超声诊断学
DIAGNOSTIC MEDICAL SONOGRAPHY

# 血　管
# The Vascular System

**第 2 版**

**主　编**　Ann Marie Kupinski
**主　译**　彭玉兰　文晓蓉　顾　鹏
**审　校**　刘吉斌



人民卫生出版社

Ann Marie Kupinski: Diagnostic Medical Sonography: The Vascular System, 2nd ed, ISBN: 9781496380593



**图书在版编目（CIP）数据**

超声诊断学. 血管/（美）安·玛丽·库平斯基（Ann Marie Kupinski）主编；彭玉兰，文晓蓉，顾鹏主译. —北京：人民卫生出版社，2018

ISBN 978-7-117-27332-9

Ⅰ. ①超… Ⅱ. ①安…②彭…③文…④顾… Ⅲ. ①血管疾病-超声波诊断 Ⅳ. ①R445.1

中国版本图书馆 CIP 数据核字(2018)第 193003 号



**图字号：01-2018-0669**

**超声诊断学：血管**

**主　　译**：彭玉兰　文晓蓉　顾　鹏
**出版发行**：人民卫生出版社（中继线 010-59780011）
**地　　址**：北京市朝阳区潘家园南里 19 号
**邮　　编**：100021
**E - mail**：pmph @ pmph.com
**购书热线**：010-59787592　010-59787584　010-65264830
**印　　刷**：北京盛通印刷股份有限公司
**经　　销**：新华书店
**开　　本**：889×1194　1/16　**印张**：30
**字　　数**：972 千字
**版　　次**：2018 年 9 月第 1 版　2019 年 9 月第 1 版第 2 次印刷
**标准书号**：ISBN 978-7-117-27332-9
**定　　价**：249.00 元
**打击盗版举报电话：010-59787491　E-mail：WQ @ pmph.com**
（凡属印装质量问题请与本社市场营销中心联系退换）

# 译者名单

**主　译**　彭玉兰　文晓蓉　顾　鹏

**审　校**　刘吉斌


**译　者**（以汉语拼音为序）

陈红艳　四川大学华西医院
陈　爽　四川大学华西医院
顾　鹏　川北医学院
蒋冰蕾　川北医学院
李加伍　四川大学华西医院
李　玲　川北医学院
罗　燕　四川大学华西医院
马　琳　四川大学华西医院
彭玉兰　四川大学华西医院
唐雪梅　川北医学院
王　萍　川北医学院
文晓蓉　四川大学华西医院
张和庆　四川大学华西医院
张静漪　四川大学华西医院
张　梅　四川大学华西医院
钟晓绯　四川大学华西医院
周琛云　四川大学华西医院

## 作者

**Ali F. AbuRahma, MD, RVT, RPVI, FACS, FRCS (C)**
Professor of Surgery
Chief, Vascular & Endovascular Surgery
Director, Vascular Fellowship & Integrated Residency Programs
Medical Director, Vascular Laboratory
Co-Director, Vascular Center of Excellence
West Virginia University, Charleston Division
Charleston Area Medical Center
Charleston, West Virginia

**Olamide Alabi, MD**
Vascular Fellow
Oregon Health & Science University
Portland, Oregon

**Enrico Ascher, MD, FACS**
Professor of Surgery
Mount Sinai School of Medicine
Chief of Vascular Surgery
NYU Lutheran Medical Center
Brooklyn, New York

**Dennis F. Bandyk, MD, FACS, FSVU**
Professor of Surgery in Residence
University of California – San Diego School of Medicine
Chief, Division of Vascular & Endovascular Surgery
Sulpizio Cardiovascular Center
La Jolla, California

**Brian Burke, MD, RVT, FAIUM**
Assistant Professor of Radiology
Hofstra Northwell School of Medicine
Manhasset, New York

**Kari A. Campbell, BS, RVT**
Senior Vascular Technologist
D.E. Strandness Jr. Vascular Laboratory
University of Washington Medical Center
Seattle, Washington

**Kathleen A. Carter, BSN, RN, RVT, FSVU**
Norfolk, Virginia

**Terrence D. Case, MEd, RVT, FSVU**
Vascular Education Consultant
Hollywood Beach, Florida

**Michael J. Costanza, MD, FACS**
Associate Professor of Surgery
SUNY Upstate Medical University
Lead Physician, Vascular Surgery
VA Medical Center
Syracuse, New York

**M. Robert DeJong, RDMS, RDCS, RVT, FSDMS, FAIUM**
Radiology Technical Manager, Ultrasound
The Johns Hopkins Medical Institutions
Baltimore, Maryland

**Colleen Douville, BA, RVT, CPMM**
Director
Vascular Ultrasound and Neurophysiology
Swedish Health Services
Seattle, Washington

**Gail Egan, MS, ANP**
Nurse Practitioner
Interventional Radiology
Sutter Medical Group
Sacramento, California

**Scott G. Erpelding, MD**
University of Kentucky
Lexington, Kentucky

**Eileen French-Sherry, MA, RVT, FSVU**
Associate Chairperson
Department of Medical Physics and Advanced Imaging
Program Director, Vascular Ultrasound
College of Health Sciences, Rush University
Chicago, Illinois

**Traci B. Fox, EdD, RT(R), RDMS, RVT**
Assistant Professor
Diagnostic Medical Sonography Program
Department of Radiologic Sciences
Jefferson College of Health Professions
Research Assistant Professor
Department of Radiology
Sidney Kimmel Medical College at Thomas Jefferson University
Philadelphia, Pennsylvania

**Monica Fuller, RDMS, RVT, CTT+**
Product Application Specialist
Philips Ultrasound
Bothell, Washington

**Vicki M. Gatz, MSPH, RVT, FSVU**
Master Technologist
Gill Heart Institute Vascular Laboratory
University of Kentucky
Lexington, Kentucky

**Shubham Gupta, MD**
Assistant Professor of Urology
University of Kentucky
Lexington, Kentucky

**Anil P. Hingorani, MD, FACS**
Vascular Surgery Attending
NYU Lutheran Medical Center
Brooklyn, New York

**Jenifer F. Kidd, RN, RVT, DMU, FSVU**
Senior Vascular Sonographer
Macquarie Vascular Laboratory
Sydney, Australia

**Ann Marie Kupinski, PhD, RVT, RDMS, FSVU**
Technical Director
North Country Vascular Diagnostics, Inc.
Clinical Professor of Radiology
Albany Medical College
Albany, New York

**Steven A. Leers, MD, RVT, FSVU**
Associate Professor of Surgery
Medical Director UPMC Vascular Laboratories
Division of Vascular Surgery
University of Pittsburgh Medical Center
Pittsburgh, Pennsylvania

**Wayne C. Leonhardt, BA, RDMS, RVT**
Senior Clinical Vascular Instructor
Gurnick Academy of Medical Arts
Diagnostic Medical Sonography Program
San Mateo, California
Sonographer, Mission Imaging Services
Ashville, North Carolina

**Peter W. Leopold, MB, BCh, MCh, FRCS**
Chief of Vascular Surgery
Frimley Park Hospital
Surrey, England

**Natalie Marks, MD, FSVM, RPVI, RVT**
Vascular Medicine Attending
The Vascular Institute of New York
NYU Lutheran Medical Center
Brooklyn, New York

**Daniel A. Merton, BS, RDMS, FSDMS, FAIUM**
Diagnostic Medical Sonography Consultant
Laurel Springs, New Jersey

**Gregory L. Moneta, MD, FACS**
Professor and Chief, Vascular Surgery
Oregon Health & Science University
Knight Cardiovascular Institute
Portland, Oregon

**Susan Murphey, BS, RDMS, RDCS, CECD**
Certified Ergonomic Compliance Director
President
Essential Work Wellness
Jacksonville, Oregon

**Anne M. Musson, BS, RVT, FSVU**
Technical Director
Vascular Laboratory
Veterans Affairs Medical Center
White River Junction, Vermont

**Terry Needham, RVT, FSVU**
Chattanooga, Tennessee

**Diana L. Neuhardt, RVT, RPhS, FSVU**
CompuDiagnostics, Inc.
Phoenix, Arizona

**Marsha M. Neumyer, BS, RVT, FSVU, FSDMS, FAIUM**
International Director
Vascular Diagnostic Educational Services
Harrisburg, Pennsylvania

**Mark Oliver, MD, RVT, RPVI, FSVU**
Co-Director, Vascular Laboratory
Gagnon Cardiovascular Institute
Attending Physician
Morristown Medical Center
Morristown, New Jersey

**Kathryn L. Parker, MD**
General Surgery Resident
University of California
San Diego, California

**Karim Salem, MD**
Vascular Surgery Resident
University of Pittsburgh Medical Center
Pittsburgh, Pennsylvania

**Sergio X. Salles Cunha, PhD, RVT, FSVU**
Consultant
Angiolab – Noninvasive Vascular Laboratories
Curitiba, Paraná and Vitoria, Espirito Santo, Brazil

**William B. Schroedter, BS, RVT, RPhS, FSVU**
Co-Owner & Co-Technical Director
Quality Vascular Imaging, Inc.
Director of Education
Virtual Vein Center
Venice, Florida

**Leslie M. Scoutt, MD, FACR, FAIUM, FSRU**
Professor of Radiology and Surgery
Yale University School of Medicine
Vice Chair for Education
Department of Radiology & Biomedical Imaging
Associate Program Director
Diagnostic Radiology
Chief, Ultrasound Service
Medical Director
Non-invasive Vascular Laboratory
Yale-New Haven Hospital
New Haven, Connecticut

**Michael J. Singh, MD, FACS, RPVI**
Associate Professor of Surgery
Chief Vascular Surgery
UPMC Shadyside
Pittsburgh, Pennsylvania

**Gary Siskin, MD, FSIR**
Professor and Chairman
Department of Radiology
Albany Medical Center
Albany, New York

**S. Wayne Smith, MD, FACP, FSVM, RVT, RPVI**
Clinical Professor of Medicine
UNC Chapel Hill
Medical Director
Vascular Diagnostic Center
Rex UNC Healthcare
Raleigh, North Carolina

**Amy Steinmetz, RVT**
Director of Vascular Lab
UPMC St. Margarets
University of Pittsburgh Medical Center
Pittsburgh, Pennsylvania

**Steven R. Talbot, RVT, FSVU**
Technical Director
Vascular Laboratory
Research Associate
Division of Vascular Surgery
University of Utah Medical Center
Salt Lake City, Utah

**Patrick A. Washko, BSRT, RDMS, RVT, FSVU**
Technical Director
Vascular Diagnostic Center
Rex UNC Healthcare
Raleigh, North Carolina

**Jean M. White-Melendez, RVT, RPhS, FSVU**
Co-Owner & Co-Technical Director
Quality Vascular Imaging, Inc.
Director of Development
Virtual Vein Center
Venice, Florida

**R. Eugene Zierler, MD, RPVI, FACS**
Professor of Surgery
University of Washington School of Medicine
Medical Director
D.E. Strandness Jr. Vascular Laboratory
University of Washington Medical Center and Harborview Medical Center
Seattle, Washington

**Robert M. Zwolak, MD, PhD, FACS**
Professor of Surgery (Vascular)
Geisel School of Medicine
Dartmouth-Hitchcock Medical Center
Lebanon, New Hampshire
Chief of Surgery
White River Junction VA Medical Center
White River Junction, Vermont

# 审阅者

**Deanna Barymon**
Arkansas State University
Jonesboro, Arkansas

**Brenda Hoopingarner**
Fort Hays State University
Hays, Kansas

**Abigail Kurtz**
Baptist College of Health Sciences
Memphis, Tennessee

# 译者序

随着医学超声仪器和技术的不断进步，超声在腹部、浅表、血管、心脏、妇产、介入等多个领域得到了广泛的应用和持续的发展，已成为临床上最常用且不可或缺的影像方法。

目前国内关于超声诊断的参考书很多，既有全面阐述各个系统的鸿篇巨著，也有某个领域精雕细琢的专著，但是针对超声检查基础如超声图像获取及质量、不同器官超声扫查方法及标准的书还很少。

《超声诊断学：血管》是《超声诊断学》系列丛书中的一本，该系列丛书内容上侧重超声检查基础及相关知识，包括解剖、生理、病理、超声检查方法以及与这些解剖和病理相关的正常和异常声像图，编排上还包含了丰富的插图、汇总表和超声图像，是美国超声技师教育的经典教材，具有一定的权威性。

我们引进《超声诊断学》系列丛书的目的是为各级超声从业人员提供超声基础及专业知识、特别是与超声检查及图像相关的基础和专业知识。面向的读者群包括超声专业的学生、规范化培养的学员、超声技师、超声医师及临床工作中对超声操作感兴趣的人员。本教材既可以作为专业的入门书籍，也可以作为专业的参考书。希望该译本的出版能够为达到该目的做出一点贡献。

在本书的翻译过程中，刘吉斌教授在百忙之中审阅了译稿，并提出了许多宝贵的意见，在本书付梓之际，特此表示衷心的感谢！全体翻译及校订人员都付出了辛勤的劳动，特别感谢潘菲在图片的翻译修改方面所做的工作！

本书的翻译在忠于原文的基础上力争达到文字流畅、言简意赅，在初次翻译之后还多次校订，真诚希望能对读者有所帮助。书中若存在错误及不当之处，还望大家批评指正！

**彭玉兰　文晓蓉**
四川大学华西医院

# 原著前言

《超声诊断学:血管》(第2版)已经更新,以确保内容是当前的,并反映了非侵入性诊断血管测试的医疗服务标准。根据需要对超声检查程序、图像、诊断标准和参考文献进行了修订。这本书包含了基础的内容和高级的主题,希望能吸引具有不同教育背景和经验的读者。本教材既可以作为专业的入门书籍,也可以作为专业的参考书。本书的内容为更好地理解解剖学、生理学和病理生理学提供了基础,对超声技师、血管技师、从业人员或学生为血管疾病患者提供医疗服务是有益的。

来自教育者和同事的意见对于决定增加6个新章节很有价值。课本的第一部分包含三个新的基本章节,讨论基本的超声波扫描主题。这些新章节是"对超声波扫描的方位"、"超声波原理"和"人体工程学":避免与工作相关的伤害。第二部分介绍了基本的血管解剖学以及动脉和静脉生理学。接下来的四个部分包含了血管特殊内容的章节,即脑血管、外周动脉、外周静脉和腹腔血管系统。外周动脉部分有一章关于非影像学的生理动脉测试,这在血管疾病诊断中是必不可少的,并且经常与超声检测一起进行。在周围静脉部分,增加了一个新的章节"静脉治疗室的超声检查"。这一章探讨了超声医师在治疗静脉疾病方面不断扩大的作用。第七部分和最后一节包含术中超声、血液透析通路扫描、造影剂的血管应用,以及质量保证。这本书的第七部分包括最后两章,"阴茎血流评估"和"补充血管成像"。

我们付出了诸多努力来制作一本跟上时代的、接地气的教科书,同时以一种有趣的、令人愉快的、全面的形式呈现这些材料,以吸引读者。对解剖学、生理学、病理学、正常和异常的超声发现的描述,在整章的众多插图和表格中都有描述。在整个教科书中有几个临床病例来说明各种超声发现。

这本书的目标是尽可能地完整,我们同时也认识到需要从同行评议的期刊中获得持续的补充信息。学习是一个终生的过程,可能是一个挑战,但应该把它当作一种受欢迎的练习。本教材中包含的基础知识应该为那些希望获得血管超声知识的人奠定基础。

Ann Marie Kupinski, PhD, RVT, RDMS

# 原著致谢

在本套《超声诊断学》丛书的编写过程中，对 Diane Kawamura 和 Tanya Nolan(腹部及浅表器官分册)和 Susan Raatz Stephenson 和 Julia Dmitrieva(妇科及产科分册)的支持和热情表示衷心的感谢。他们的投入和建议对本套丛书做出了重大贡献。

我最诚挚的感谢 Wolters Kluwer Health 团队的辛勤工作，他们在开发、编辑、推广和出版等各个领域的专业知识，带来了美妙的最终产品。我特别要感谢开发编辑 Heidi Grauel，感谢她在这一过程中所表现出的耐心、指导和技术支持。我还要感谢开发编辑 Amy Millholen、策划编辑 Jay Campbell 和所有参与这个项目的人帮助完成了这本书。另一份“感谢”要给斯波坎社区学院的血管技术项目主任 Rachel Kendoll，感谢她对一些在线辅助材料的帮助，以及她在工作伴侣手册上的出色工作。

我很高兴这本教科书的第 2 版包含了来自该领域许多公认的专家的贡献。包括来自美国各地的有广泛背景和经验的专家，以及来自澳大利亚、巴西和英国的国际专家。这本书的影响力和深度是由那些为这个项目做出贡献的了不起的作者们所决定的，我非常感谢他们的专业知识和精彩的篇章。

图像是任何教科书的关键组成部分。我要感谢本书的各位作者，他们为各自章节贡献了丰富的图片。

我还要感谢我朋友和同事，他们帮助我成为了教科书的主编。感谢我在全国各地的血管疾病医生朋友，他们教会了我很多东西。特别要感谢修女 Theresa Wysolmerski，圣罗斯学院博士，她让我开始探索科学，并在很多方面帮助我。非常感谢 Peter Leopold 先生，MB，BCh，MCh，FRCS，有足够的耐心教我做超声波扫描和回答我无数关于血管疾病的问题。

最后，我的父母、儿子和丈夫，这些年来给了我如此多的爱和支持，非常感谢！

Ann Marie Kupinski，PhD，
RVT，RDMS

# 目录

## 第一部分 超声扫查基础



## 第二部分 血管系统的介绍



## 第三部分 脑 血 管



## 第四部分 外 周 动 脉



## 第五部分 外 周 静 脉



## 第六部分 腹 部



## 第七部分 其 他

# 第一部分

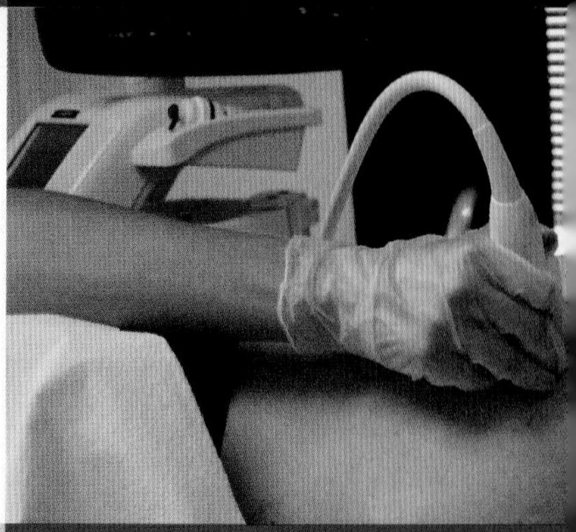

# 超声扫查基础

## 超声扫查方位

ANN MARIE KUPINSKI.| M. ROBERT DE JONG

## 第 1 章

### 目标

- 描述各解剖断面。
- 介绍血管超声方位的常用语。
- 明确常用的探头方位。
- 熟悉血管超声检查时常用的患者体位。
- 掌握血管超声检查的图像分析方法。

### 术语表

**无回声(anechoic)**:声像图上不产生反射信号的区域称为无回声区。

**冠状面(coronal plane)**:将身体划分为前(腹侧)和后(背侧)两部分的垂直断面,也叫额状面。

**不均匀(heterogeneous)**:声像图上存在混合的或不同回声的区域时描述为回声不均匀。

**均匀(homogeneous)**:声像图中各区域回声相似,呈较为一致的表现时称为回声均匀。

**高回声(hyperechoic)**:声像图中高于周围组织或者正常回声的区域称为高回声。

**低回声(hypoechoic)**:声像图中低于周围组织或正常回声的区域称为低回声。

**等回声(isoechoic)**:声像图中与周围组织回声一致的区域称为等回声。

**矢状面(sagittal plane)**:将身体划分为右侧和左侧两部分的垂直断面。

**横断面(transverse plane)**:将身体划分为上、下部分的断面;该断面与冠状面、矢状面相互垂直。

### 关键词

无回声
冠状面
回声
不均匀
均匀
高回声
低回声
等回声
矢状面
横断面

在进行超声检查(包括血管超声)前,检查者必须熟悉基本的解剖断面、术语和相关的检查方位。本章将回顾关于扫查方位、图像特征的常用术语和缩略语,并讲解各解剖断面。同时也会讲解与探头及扫查断面相对应的图像方位。

### 缩略语

医学领域以及血管超声领域都有着许多的缩略语。要在这里列出所有缩略语是不可能的。一些关于解剖、检测区和超声物理学的特殊缩略语将在其相应章节出现。表 1-1 是一个血管技术专家或超声技师可能会需要的部分缩略语的简明列表。

表 1-1 缩略语

| 缩略语 | 英文全称 | 含义 | 缩略语 | 英文全称 | 含义 |
|---|---|---|---|---|---|
| AAA | abdominal aortic aneurysm | 腹主动脉瘤 | OP | outpatient | 门诊患者 |
| ABD | abdomen | 腹部 | PAD | peripheral arterial disease | 外周动脉疾病 |
| ABI | ankle brachial index (also known as ankle arm index, AAI) | 臂踝指数(或踝臂指数) | PE | pulmonary embolus | 肺栓塞 |
| AI | acceleration index | 加速指数 | PI | pulsatility index | 搏动指数 |
| AVF | arteriovenous fistula | 动静脉瘘 | PPG | photoplethysmography | 光电容积描记 |
| AVM | arteriovenous malformation | 动静脉畸形 | PSV | peak systolic velocity | 收缩期峰值流速 |
| BP | blood pressure | 血压 | PTCA | percutaneous transluminal coronary angioplasty | 经皮腔内冠状动脉成形术 |
| CABG | coronary artery bypass graft | 冠状动脉旁路移植术 | PVD | peripheral vascular disease | 周围血管疾病 |
| CAD | coronary artery disease | 冠状动脉病 | PVR | pulse volume recording (also known as volume pulse recording, VPR) | 脉搏容积记录(也称脉冲量记录) |
| CDI | colordoppler imaging | 彩色多普勒成像 | Q | flow (blood flow) | 流量(血流量) |
| CVI | chronic venous insufficiency | 慢性静脉功能不全 | RAR | renal aortic ratio | 肾动脉主动脉流速比 |
| CVA | cerebrovascular accident | 脑血管意外 | RAS | renal artery stenosis | 肾动脉狭窄 |
| DM | diabetes mellitus | 糖尿病 | RI | resistance index (resistive index) | 阻力指数(抵抗性指数) |
| DVT | deep venous thrombosis | 深静脉血栓 | RT | right | 右侧 |
| Dx | diagnosis | 诊断 | SAG | sagittal | 矢状的 |
| EDV | end-diastolic velocity | 舒张末期流速 | TCD | transcranial doppler | 经颅多普勒 |
| HR | heart rate | 心率 | TCI | transcranial imaging | 经颅成像 |
| HTN | hypertension | 高血压 | TIA | transient ischemic attack | 短暂性脑缺血发作 |
| Hx | history (history of compliant) | 病史(依从史) | TRV | transverse | 横断的 |
| IDDM | insulin-dependent diabetes mellitus | 胰岛素依赖型糖尿病 | UE | upper extremity | 上肢 |
| IP | inpatient | 住院患者 | US | ultrasound | 超声 |
| LE | lower extremity | 下肢 | VPR | volume pulse recording (also known as pulse volume recording, PVR) | 脉冲量记录(也称为脉搏容积记录) |
| LT | left | 左侧 | WNL | within normal limits | 正常范围内 |

## 解剖

传统术语主要用于表达解剖学方位和体位。表 1-2 总结了超声常用的方位和位置术语。图 1-1 图示了人体的方位术语。请注意该图示的人体是以标准的解剖位置绘制的，即直立位、手臂置于身体两侧并且脸部及手掌朝向前方。

表 1-2　超声常用方位术语

| 术语 | 定义 |
|---|---|
| 前面的(anterior) | 朝向前的;某结构位于另一结构的前方 |
| 尾侧的[caudal(caudad)] | 朝向足侧的 |
| 头侧的[cephalad(cranial)] | 朝向头侧的 |
| 对侧的(contralateral) | 人体另一侧(指左侧和右侧)的对应结构 |
| 深面的(deep) | 远离表面或者皮肤的 |
| 远端的(distal) | 远离心脏的;远离起始部的;远离附着点的 |
| 背侧的(dorsal) | 与人体背部相关的;朝向人体后方的 |
| 下方的(inferior) | 朝向足侧的;某结构的位置低于另一结构 |
| 同侧的(ipsilateral) | 人体同一侧(指左侧和右侧)的结构 |
| 外侧的(lateral) | 远离人体中心或某一结构的;靠近人体侧面的 |
| 内侧的(media) | 朝向人体中心或某一结构的;靠近人体中线或中心的 |
| 后面的(posterior) | 位于人体后方的;某结构位于另一结构的后方 |
| 近端的(proximal) | 离心脏更近的;离起始部更近的;离附着点更近的 |
| 浅面的(superficial) | 靠近表面或皮肤的 |
| 上方的(superior) | 朝向头端的;某结构位置高于另一结构 |
| 腹侧的(ventral) | 人体前方相关结构 |

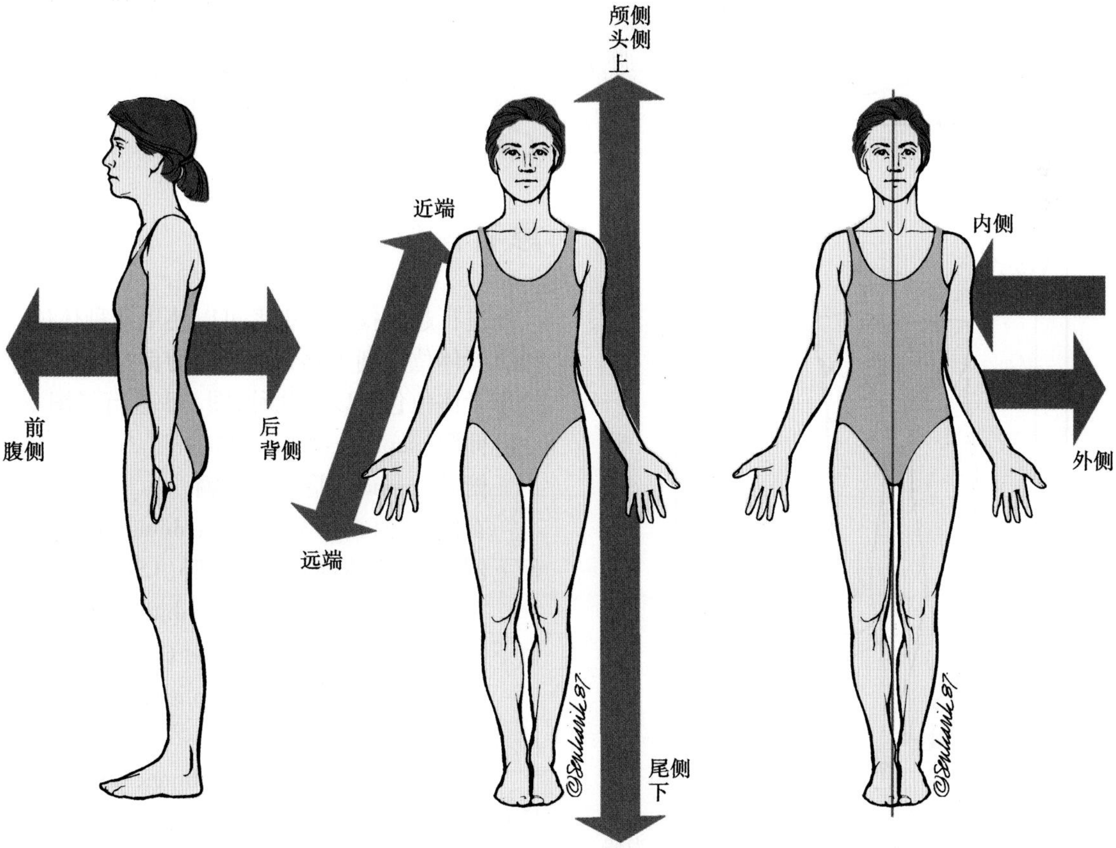


**图 1-1**　超声常用方位术语。图示人体标准方位(直立位,手臂置于身体两侧,脸部及手掌向前)。(经许可改编自 Kawamura DM,lunsford BM. *Diagnostic Medical Sonography*:*Abdomen and Superficial Structures*. Philadelphia,PA:lippincott Williams Wilkins;2012. )

超声成像是通过扫查不同的解剖断面来进行的。这些解剖断面是通过画了几条穿过人体的假想线来产生的。图 1-2 显示了人体的标准解剖位(直立位)以及矢状面、冠状面和横断面三个扫查断面。

矢状面沿身体长轴垂直走行。它将身体分成左右两部分。矢状面有时也被称为纵断面或长轴切面,

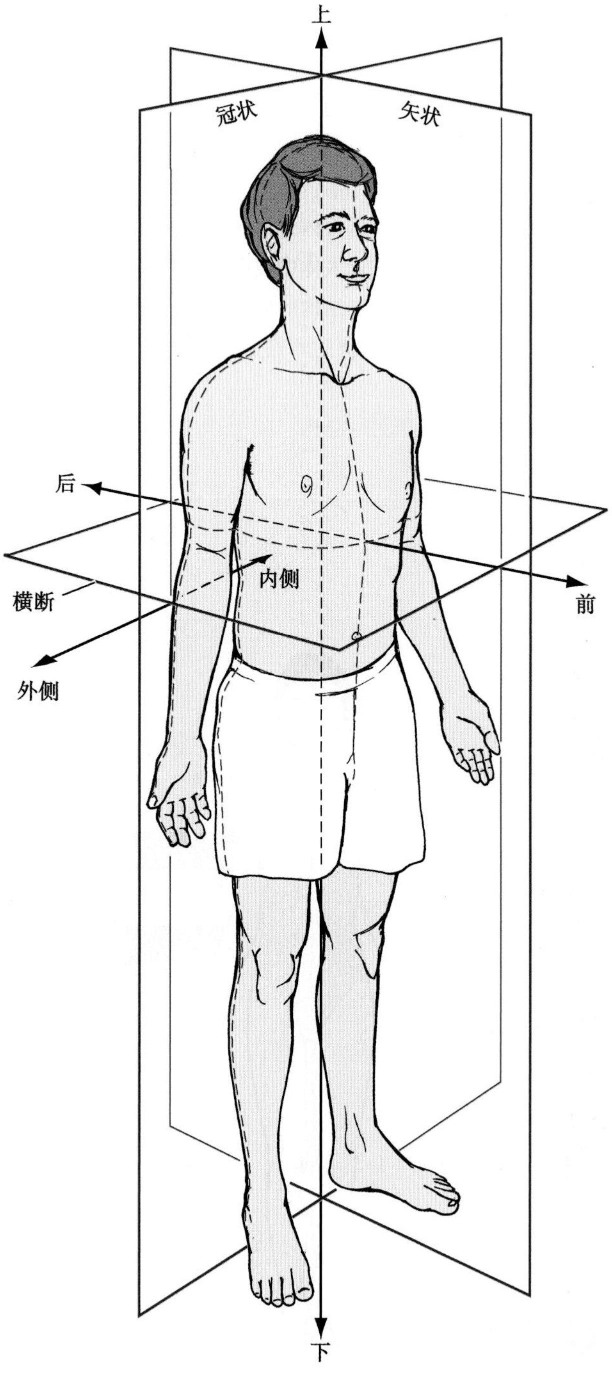


**图 1-2** 三个解剖断面:矢状面、横断面和冠状面,图示为假想的通过人体的平面。(经许可改编自 Kawamura DM, lunsford BM. *Diagnostic Medical Sonography*:*Abdomen and Superficial Structures*. Philadelphia, PA:lippincott Williams Wilkins;2012.)

但这些术语并不总是相同含义。长轴切面意味着沿其长轴进行扫查。因此,观察锁骨下动脉的长轴并非通过人体的矢状面,而是通过人体的横断面。正中矢状面位于人体中线上,通过脊柱和脐等结构。其他的矢状面沿人体长轴垂直走行但不通过中线,称为旁矢状面。使用矢状面这个术语时通常是指旁矢状面。需要注意的是,图 1-2 中的矢状面垂直于地面。如果人体的位置是侧卧,与地面的方位就会改变。如果超声检查时患者为侧卧位,矢状面将平行于地面。

冠状面垂直于地面(直立位),并将人体分成前、后断面。它同样沿人体长轴走行并垂直于矢状面。它也称为额状面。

横断面是通过人体并与地面平行的平面(直立位),垂直于矢状面和冠状面。横断面将人体分为上、下断面(头侧和足侧)。横断面有时被称为短轴切面或水平切面。同样,观察一个器官或血管的横断面可能需要在矢状面上进行,这取决于该结构在体内的位置。例如,观察肾动脉主干的横断面是人体的矢状面。而观察肾动脉主干的长轴是在人体的横断面上。

任何一个非矢状面、非冠状面且非横断面的断面称为斜断面。它与标准断面呈一定角度。人体中有许多结构不完全位于矢状面或横断面,如肾脏和胰腺。就肾脏而言,当超声扫查肾脏长轴时需将探头放置于人体的斜断面。

## 患者体位

进行超声检查时患者可以使用几种体位。正确选择患者体位有利于感兴趣区域的良好显示。超声检查的患者体位包括以下几种,图 1-3 进行了图示。

仰卧(supine):背朝下平躺

俯卧(prone):脸朝下平躺

右侧卧位(right lateral decubitus, RLD):身体右侧朝下侧卧;或身体左侧朝上侧卧(LSU)

左侧卧位(left lateral decubitus, LLD):身体左侧朝下侧卧;或身体右侧朝上侧卧(RSU)

右前斜位(right anterior oblique, RAO):俯卧位,并且身体左侧抬高

左前斜位(left anterior oblique, LAO):俯卧位,并且身体右侧抬高

右后斜位(right posterior oblique, RPO):仰卧位,并且身体左侧抬高

左后斜位(left posterior oblique, LPO):仰卧位,并且身体右侧抬高

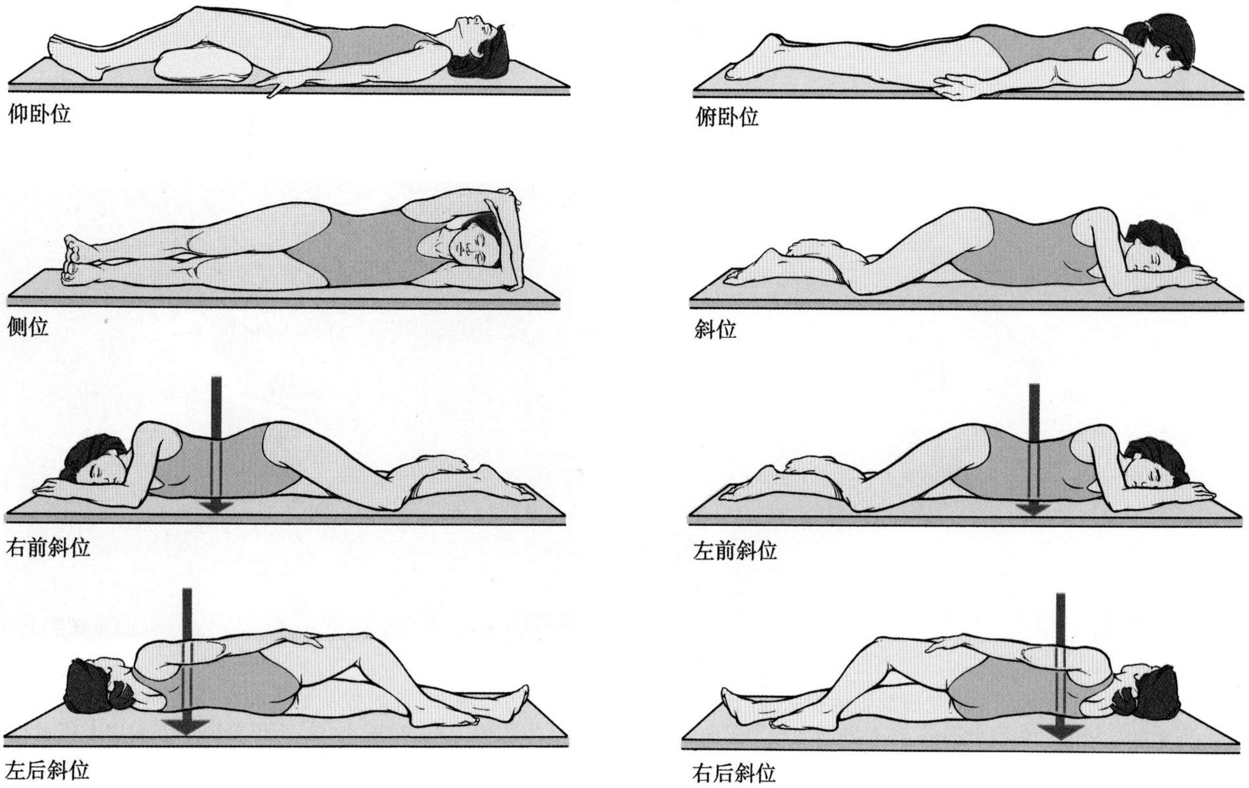


**图 1-3**　超声扫查常用体位。(经许可改编自 Kawamura DM,lunsford BM. *Diagnostic Medical Sonography*:*Abdomen and Superficial Structures*. Philadelphia,PA:lippincott Williams Wilkins;2012. )

另外,进行某些血管超声检查时需要特殊的患者体位。比如反 Trendenberg 位,这时患者取仰卧位,但身体倾斜,头侧较足侧高 15° ~30°。这种体位可以促进下肢静脉充盈,从而改善下肢静脉的显示。直立位和坐位也可用于血管超声检查,包括检查主动脉、肠系膜血管和静脉功能不全。

## 图像和探头的方位

医学图像通常都是假定患者是面向观察者站立的,因此患者的右侧对着观察者的左侧,反之亦然。如果患者取仰卧位,观察者由足侧向上观察,则该方位原则同样适用。探头的放置必须正确,才能够生成方位符合成像规范的正确图像。超声图像的正确解读始于超声探头的正确放置。探头位置的错误会导致图像位置的逆转,造成左右、内外、上下的颠倒。例如若探头位置不正确,超声图像的方位就不再是传统的方位了,应显示于图像右侧的肾上极会被显示于图像的左侧,则医生会将本来位于肾下极的病变报告成位于肾上极。超声血管成像,尤其是在进行静脉功能不全检测时,正确的方位尤其重要,因为需要对血流是顺行还是逆行进行判断。

所有的探头在较窄的一侧都有一个方位标识。这个标识可能是一个压迹、凸起或者指示灯。当横断面扫查时,探头标识应接近或指向患者的右侧(图 1-4)。在超声仪的屏幕上,制造商们都会使用某个标志或指示符来标明探头方位标识的位置(图 1-4B)。当矢状面扫查时,探头标识接近或指向患者的头部(图 1-5)。此时超声屏幕上的标志或指示符仍然是对应于探头的方位标识的(图 1-5B)。这意味着在矢状面、矢状旁断面的血管成像中,患者的头侧应该始终位于屏幕的左侧。在患者取俯卧位的横断面扫查中,患者的右侧应该位于屏幕的左侧。

图 1-6 提供的是从三种不同断面来显示左肾所对应的解剖断面、探头方位和超声图像。图像标签用以提供额外的解剖方位信息和患者体位,例如“俯卧位左肾”。图 1-7 给出了多个扫查断面的超声图像描述。这些都是由影像学会和学术机构推荐使用的常用图像描述。个别实验室可能根据它们的特殊应用而修改图像描述。如果使用其他描述,对所有图像进行相应标记尤为重要。标准化的目的是使所有读图者都能快速了解图像中解剖结构的方位,从而给出合理的解释。

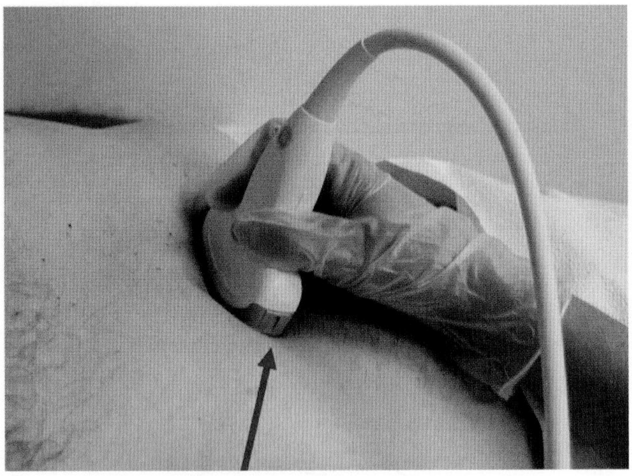

A

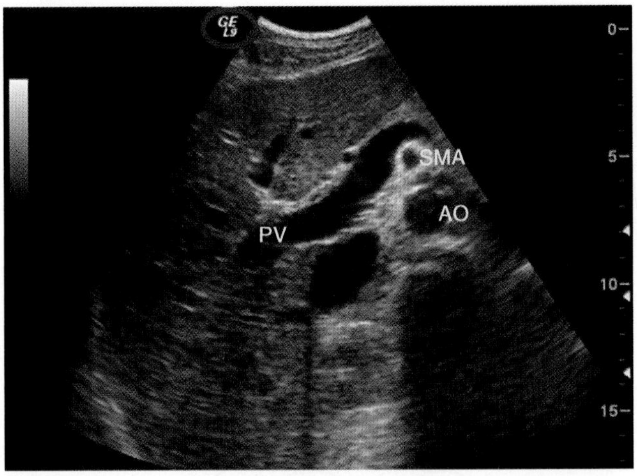


B

图 1-4 A. 一个在腹部呈横断面放置的探头,红色箭头指的是探头的方位标识,此时探头的方位标识指向患者的右侧。B. 横断面采集的一幅超声图像,红色圆圈内即为图像的方位指示符(本图中为"GE L9")。超声仪器屏幕上的这个指示符与探头的方位标识物或凸起相对应。注意:在遵循标准扫查规范时,红圈应位于患者的右侧腹

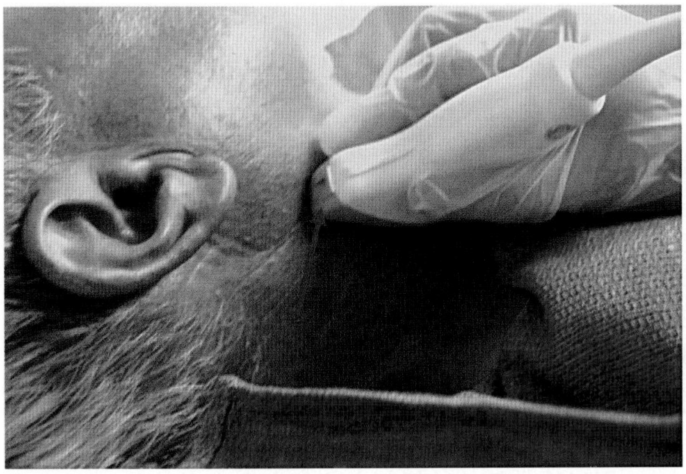

A

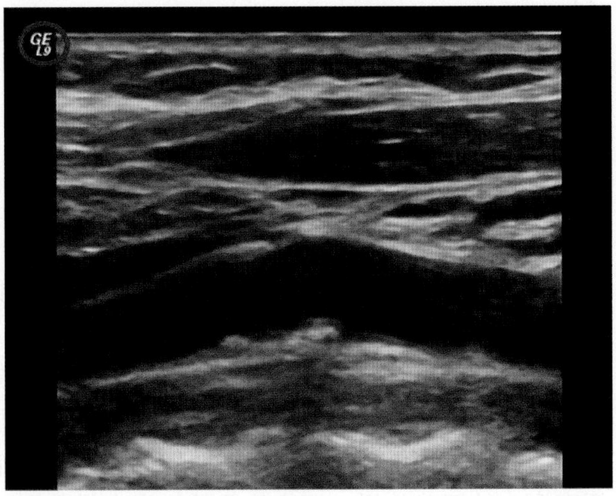


B

图 1-5 A. 一个在颈部呈矢状面放置的探头,红色箭头指的是探头的方位标识。探头的方位标识指向患者的头侧。B. 矢状面采集的一幅超声图像,红色圆圈内即为图像的方位指示符(在本图中为"GE L9")。超声仪器屏幕上的这个指示符与探头的方位标识物或凸起相对应。注意:在遵循标准扫查规范时,红圈应靠近患者头侧

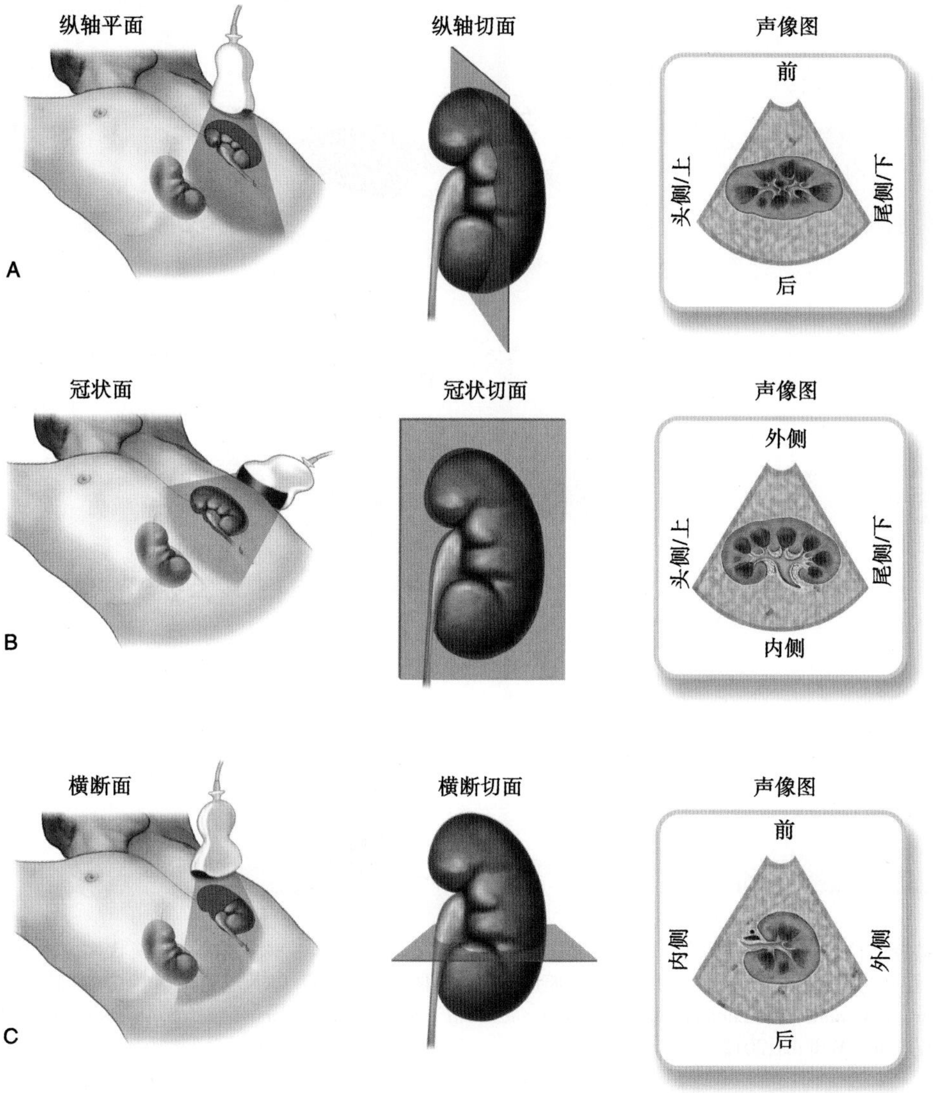


**图1-6** 探头方位。A.旁矢状断面显示左肾长轴。B.冠状断面将左肾分为前后两个部分。C.横断面显示左肾的横断面。(经许可改编自 Kawamura DM, lunsford BM. *Diagnostic Medical Sonography: Abdomen and Superficial Structures*. Philadelphia, PA: lippincott Williams Wilkins; 2012.)

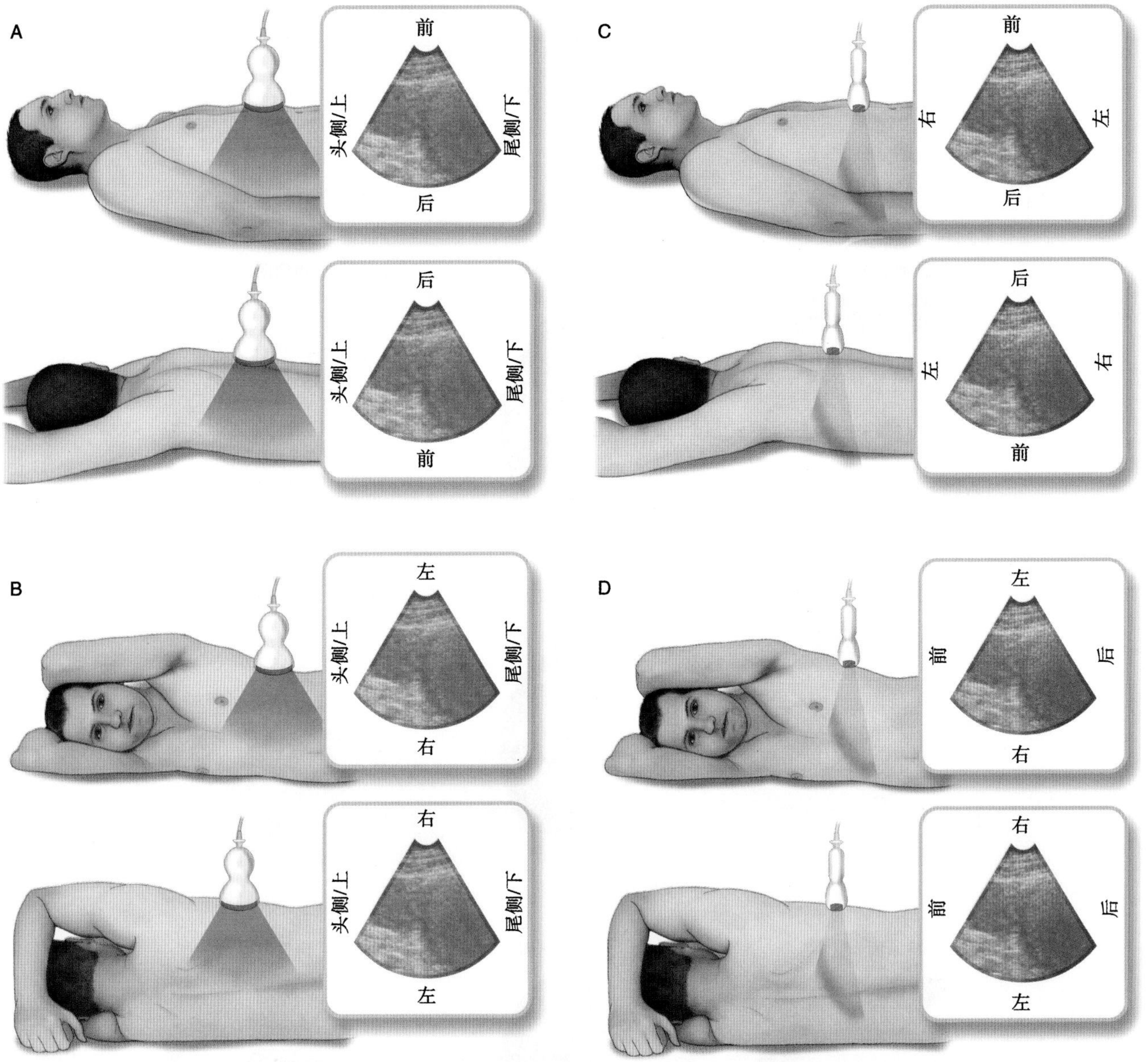


**图 1-7** 各种患者体位和探头方位下的图像方位显示。A. 患者取仰卧、俯卧位，探头取长轴、矢状面。B. 患者取右侧卧位、左侧卧位以便显示冠状面图像。C. 患者取仰卧位、俯卧位，探头取横断面。D. 患者取右侧卧位、左侧卧位，探头取横断面。（经许可改编自 Kawamura DM, Lunsford BM. *Diagnostic Medical Sonography: Abdomen and Superficial Structures*. Philadelphia, PA: lippincott Williams Wilkins; 2012.）

## 图像描述

在描述任何医学发现尤其是医学图像方面，使用共同术语进行交流是十分必要的。我们根据感兴趣区与周围组织的不同定义了特定的术语来进行超声的描述。正常时的解剖特点已经仔细地描述了，这些细节的描述有助于识别异常及病理状态。

有回声的（echogenic）：该术语指某一结构能够产生超声回波。它并没有进一步描述这些回声，只是指存在回声。某组织的回声取决于不同组织间的声阻抗差异。回声的表现也可以随设备调节而变化，例如整体图像增益。

无回声的（anechoic）：该术语描述不产生任何回声的结构或区域。图像上显示为没有任何回声。术语"透声性"是对无回声的误称。透声性是指某一介质可以使超声波通过，而无反射产生。无回声通常指充满液体的或囊性的结构，当然某些实性团块也可能表现为无回声。技术因素也可能导致某一结构呈无回声。

低回声的（hypoechoic）：该术语描述某一结构或区域的回声亮度低于周围组织。

高回声的（hyperechoic）：该术语描述某一结构或

区域的回声亮度高于周围组织。

等回声(isoechoic):该术语描述某一结构或区域的回声亮度与周围组织相同。

均匀的(homogeneous):该术语是指回声一致、强度相等。

不均匀的(heterogeneous):该术语描述的是回声各异或强度混杂。例如某一区域内同时具有无回声和高回声的部分。

## 小结

- 使用适当的缩略语和术语将有助于更好地交流超声发现。
- 认识人体不同解剖平面和结构方位有助于通过不同途径获得高质量的超声图像。
- 根据患者情况,通常需要多个检查体位。不同的超声检查也需要多种体位。
- 按照已确定的标准探头方位可规范存储标准超声图像。这些标准方位有助于超声结果交流和图像解释。
- 使用普遍接受的术语描述超声图像特征对完成高质量的超声检查也很重要。

## 思考题

1. 当患者呈仰卧位,你试图显示腹主动脉却受到肠道气体干扰时,有什么方法可以有助于完成检查?
2. 在腹主动脉分叉的矢状断面上,探头应该如何放置,此时的图像应该如何识别方位?

(钟晓绯　周琛云　译)

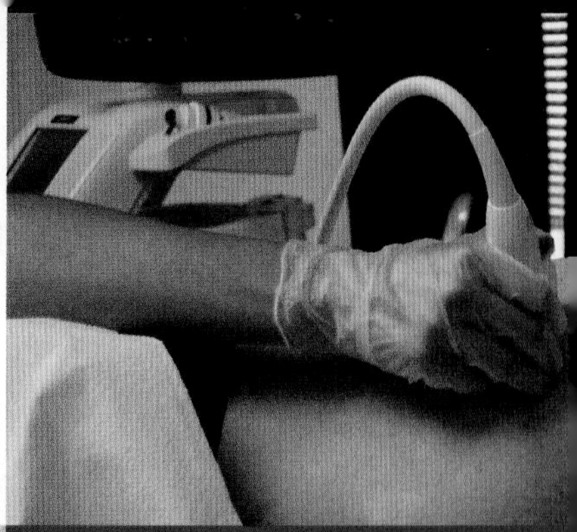

# 超声成像原理

TRACI B. FOX

# 第 2 章

## 目标

- 列出描述声波的参数。
- 描述声波在软组织中传播的特性。
- 解释多普勒成像的原理。
- 列出常见的超声伪像。

## 关键词

**伪像**
**生物效应**
**多普勒**
**脉冲波**
**探头**

## 术语表

**伪像(artifacts):** 图像中的一部分回声不是来自机体的真实反射信号,称之为伪像。

**生物效应(bioeffects):** 如果仪器设置不当,超声有导致组织发生改变的能力。

**连续波(continuous-wave):** 持续发射的声波,可将其发射入人体来获得多普勒频谱。

**多普勒(Doppler):** 使用脉冲波或连续波技术对血流进行定性或定量测量的工具。

**脉冲波(pulsed-wave):** 发射一小组声波(一个"脉冲")然后等待这个脉冲返回,从而显示出图像的方法。也用于频谱及彩色多普勒。

**探头(transducer):** 超声仪的一部分,通过一组压电元件阵列发射及接收声波

## 声波基础

在诊断性超声中,声波是由换能器内部的压电元件产生的。声波是压力波也是机械波。通电后压电元件的振动,就会导致声波的产生并在介质(如软组织)中传播。当声波遇到声阻抗不同的组织时,它便会被反射回换能器。超声仪计算出声波到达反射体以及返回所用的时间后,便可以计算出反射体的距离。有了这些信息,屏幕上会出现一个小点,它对应了反射体的距离以及回波的强度(振幅)。一条垂直的线上的一组反射体被称为一条扫描线。获取一条扫描线的信息后,机器便会发出另一条脉冲产生下一条扫描线。所有的扫描线在屏幕上显示后构成一幅完整的图像,称为一帧。

### 声波的参数

声波是一种纵波,它的传播方向与介质中分子的运动方向平行。当声波在身体中传播时,其压强、密度及质点运动都会发生周期性的变化。波的最小单元是一个循环(图 2-1)。循环可以通过高度、长度及其他参数来衡量。频率(f)是 1 秒钟发生的声波循环的次数。脉冲波超声探头中,频率主要取决于压电元件的厚度。频率也可称为工作频率、中心频率和谐振频率,

单位是赫兹(Hz)。医学诊断性超声中,频率范围通常是2～20MHz。周期(T)是一次循环所用的时间,单位为毫秒(ms)。传播速度(c)是声波穿过介质的速度,单位为m/s或cm/s。传播速度由声波传播途中所穿过的介质决定,与换能器无关。尽管不同的介质中传播速度会不同,但是几乎所有的超声仪都使用的是机体各软组织的平均传播速度,约1540m/s。也就是说,超声仪设定的传播速度始终为1540m/s,尽管声波穿过某些机体组织时的速度并不是1540m/s。波长(λ)是声波在一次循环中从开始到结尾的长度(单位mm)。波长等于传播速度除以频率。振幅是指一次循环中波从基线到波峰的高度,它的单位取决于这个循环的声波所代表的内容:压力(帕斯卡),密度(kg/m$^3$),或质点运动(mm)。声阻抗(Z,单位为瑞利)是介质的一种性质,由物体的密度(ρ)和传播速度(c)决定。声阻抗是反射回波的重要因素,相邻两种组织的声阻抗没有差异时,不会有反射出现。声阻抗差别越大,产生的回波越强。

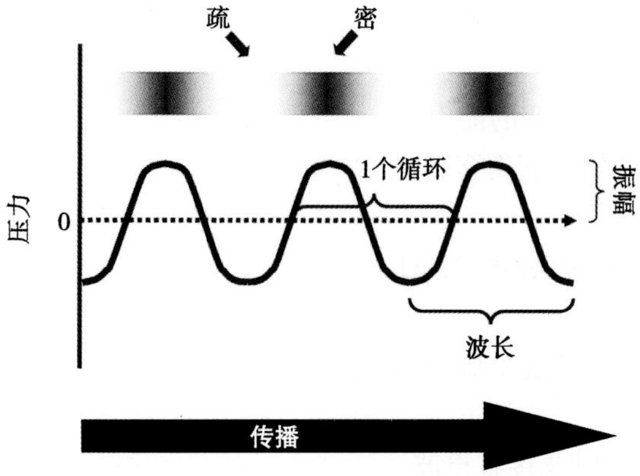


**图2-1** 关于波的图示,显示了波的一个循环,以及波长、振幅等参数。(改编许可自Penny s, FoxT, Godwin CH. *Examination Review for Ultrasound: Sonographic Principles &Instrumentation.* Philadelphia, PA: Lippincott Williams Wilkins;2011.)

对身体进行成像时,声波是以一组多个循环的形式发送到体内的,我们称之为脉冲。在脉冲波(pulsed-wave,PW)超声中,探头发射一个脉冲进入身体内,超声仪等待这个波返回之后,再发射下一个脉冲波。这个等待的时间称为接收时间,它是超声仪器测定脉冲波传播所用的时间并计算反射体所在深度所必需的。脉冲波有它们专用的描述术语,脉冲重复频率(Pulse repetition frequency,PRF),也就是每秒发射的脉冲个数,单位为Hz或kHz。PRF跟工作频率无关,与反射体的深度呈负相关。探头的每一次激发产生一次脉冲波。如果每一秒探头被激发1500次,那么每秒就会产生1500个脉冲波,这就表示PRF为1500Hz。脉冲波探头在前一个脉冲波返回之前无法发出另一个新的脉冲波。深度越深,脉冲波到达反射体再回到探头所需要的时间也就越长,脉冲波发射的频率就会减少(图2-2)。

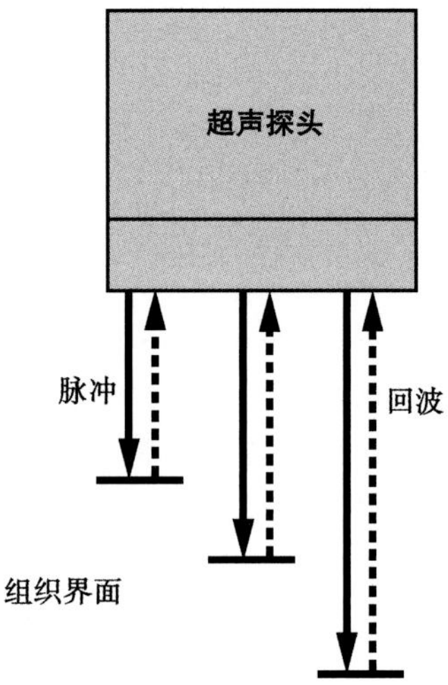


**图2-2** 脉冲-回波超声。反射体位置越深,一个脉冲从发射到接收所需要的时间越长。(改编许可自Penny S, Fox T, Godwin CH. *Examination Review for Ultrasound: Sonographic Principles &Instrumentation.* Philadelphia, PA: Lippincott Williams Wilkins;2011.)

脉冲波的长度叫做空间脉冲长度(spatial pulse length,SPL),等于波长(λ)乘以一次脉冲的循环次数(n)。当进行成像时,需要短的脉冲波以提高分辨率,通常每条脉冲波里有2～3个循环,但是在进行多普勒应用时每条脉冲波可能有30个循环。有两种方法可以衡量脉冲波持续的时间:脉冲重复周期和脉冲持续时间。脉冲重复周期(pulse repetition period,PRP)是一个脉冲发射并收到所需要的时间,包括其中的接收时间。脉冲持续时间(pulse duration,PD)只计算脉冲发射的部分,不包括接收时间(图2-3)。在脉冲波超声中,仪器花费99%的时间等待之前发射的脉冲返回。换句话说仪器向患者发射声波的实际时间只

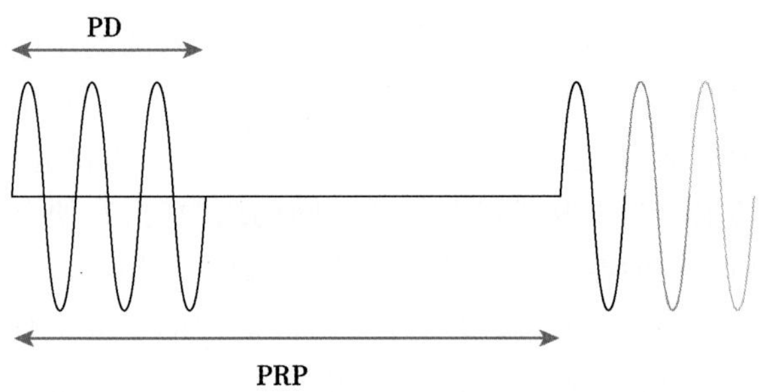


**图2-3** 脉冲持续时间(PD)和脉冲重复周期(PRP)。都从脉冲发生开始计算,但是PRP包括收听(停滞)时间

有 1%，大多数的时间机器都在等待。机器向患者发射声波的时间的百分比称为占空系数（duty factor，DF），等于 PD/PRP。另一种类型的超声是持续发射声波，称为连续波（continuous-wave，CW）超声。连续波超声至少需要两组压电元件，因为可以发射和接收声波，但不能同时传送和接收。因此，连续波超声中一组元件持续发射声波，而另一组则持续接收回波。CW 探头 100% 的时间都在发射声波，因此占空系数为 100%。机器不会停下来计算反射体距离有多远，所以 CW 探头只能用于频谱多普勒，无法进行成像。

## 声音与组织的交互作用

### 衰减

当声音在组织中传播时，它的一些能量由于衰减而丢失。衰减的原因包括：声束被吸收（声能转化为热能的过程）、声束的散射和声束的反射。不同介质中发生衰减的程度也不同。介质的衰减程度从低到高依次是水、液体、脂肪、软组织、肌肉、骨骼和空气。空气会导致几乎 100% 的声波衰减（通过反射），导致极少甚至完全没有剩余能量继续在组织中传播。骨骼也会导致明显的衰减，它会反射约 50% 的声波，还会吸收大量的声波，使这些声波无法回到探头，导致骨骼深面出现声影。因此，在进行超声波检查时最好避开空气和骨骼。

虽然不同组织导致的衰减程度不一，但软组织的平均衰减率是 0.5dB/cm/MHz。换句话说，每 1MHz 的探头，其声波每传播 1cm，声束将损失大约 0.5dB 的强度或能量。频率升高，衰减也随之增加，频率越高，衰减率越高，穿透力也就越差。超声成像是矛盾的，既希望使用高频产生最佳的空间分辨力，但同时又需要组织穿透力。在进行多普勒超声检测时，为了满足穿透力并避免混叠出现，更倾向于使用低频探头（5～7MHz）。而在 B 模式（灰阶模式）下则应考虑使用更高频率的探头，因为此时空间分辨力至关重要。

### 反射和折射

反射体分镜面和非镜面两类。镜面反射体的大小超过了发射声束的波长，包括一些较宽的结构，如膈肌和器官包膜。当声音垂直地投射在镜面反射体上时，反射体在超声图像上就显示为一条明亮的白线。声束以非 90°的角度投射到反射体时，便不会被反射回探头，声束就会消失。

当声波遇到的结构大小小于发射声束的波长，称为非镜面反射体。声波在非镜面反体上会发生散射，声束向各种不同的方向传播。与镜面反射体不同的是，非镜面反射体的反射不依赖于角度；无论入射角度如何，散射都会发生（图 2-4）。声波散射的结果是有一部分回波返回到探头，称为背向散射。非镜面反射体构成了组织器官的实质，显示为不同灰度的小点。因为非镜面反射产生的回波振幅较弱，它不像镜面反射那样明亮。当反射体的大小与声束的波长相比非常小时，会发生一种特殊类型的非镜面反射，称为瑞利散射。红细胞的直径约 6～8μm，就是一种瑞利散射体。瑞利散射的特点是，散射的数量与频率的四次方（$f^4$）成正比。因此，随着探头频率的增加，散射也急剧增加，限制了穿透力。这便是多普勒常使用低频探头的原因之一。

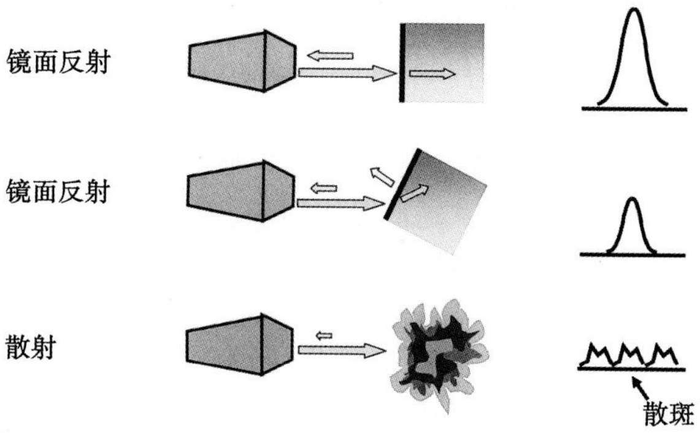


**图 2-4**　反射体类型。镜面反射体通常较大、表面平滑，并存在角度依赖性。非镜面反射体引起的声波散射称为背向散射，没有角度依赖性。（改编许可自 Penny S, Fox T, Godwin CH. *Examination Review for Ultrasound: Sonographic Principles & Instrumentation*. Philadelphia, PA: Lippincott WilliamsWilkins; 2011.）

两个相邻组织的分界线称为界面。声波在界面上发生反射有两个条件：入射角垂直于界面，以及两种介质的声阻抗不同。发生反射的数量与阻抗不匹配或两种介质的阻抗差成正比。两种介质的声阻抗相差越大，反射就越强。反射越强，向深面组织传播的声波就越少。这就是为什么反射也是衰减的原因之一。比如，在一个界面上 60% 的声波发生了反射，那么就只剩下 40% 的声波可以继续传播了。在软组织与空气的界面上，几乎 100% 的声波都被反射了，因此几乎没有声波可以继续传播。当出现以下两种情况时界面上可能发生折射：非垂直，即倾斜的入射角度，并且两个介质之间传播速度存在差异。折射是穿过界面时声束的方向发生了改变的现象。在垂直入射的情况下，穿过界面时声波不会改变方向，会以同样的角度传播到组织中。当入射角倾斜以及假定两种介质内的声波传播速度不同时，声音的传播方向就会发生改变。如果第二种介质的传播速度大于 1540m/s，则折射角将大于入射角。如果第二种介质的传播速度小于 1540m/s，折射角将小于入射角（图 2-5）。

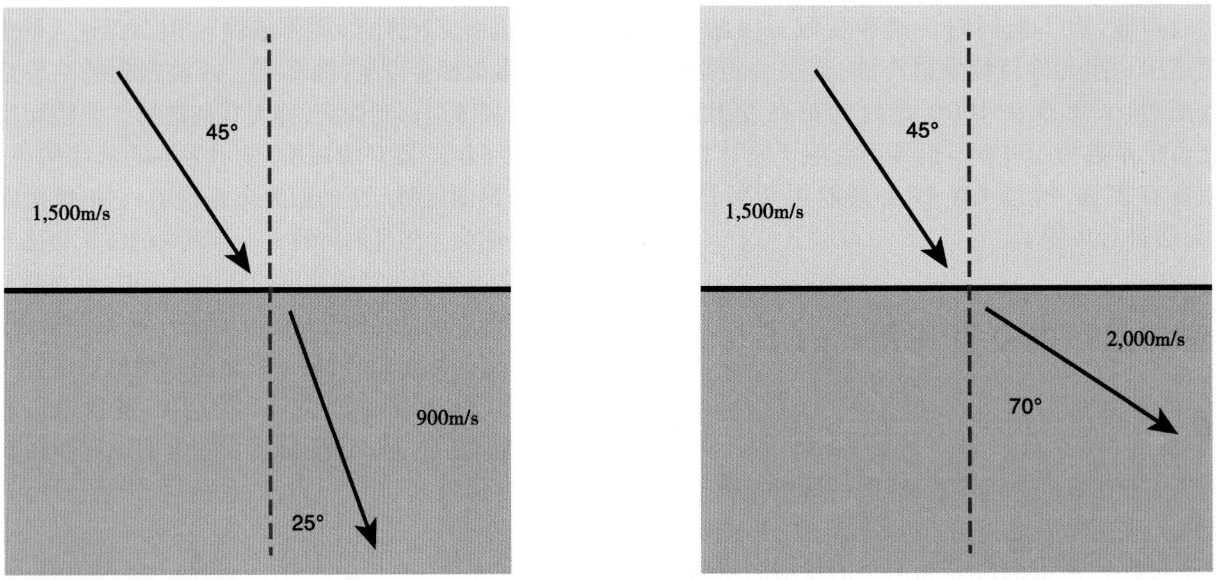


**图 2-5** 折射。声波以非垂直的入射角度穿过界面时，根据在介质内的传播速度不同，传播方向会发生相应改变

超声仪利用距离方程来确定脉冲的传播时间。要使用 B 模式超声显示回波图像，就必须知道反射体的位置。仪器测量出脉冲发射后再返回到探头所花的时间，然后使用方程 $d = ct/2$ 计算出反射体与探头之间的距离（d）。公式中的 c 是传播速度，假定为软组织的平均速度 1540m/s，t 是声波往返传播的时间。例如在软组织中，声波传播到深度 1cm 处再回到探头共需要 13μs 的时间。这常被称为 13μs 规则，可能是因为超声仪假定的介质正是软组织。不过，如果实际的传播速度不是正好为 1540m/s，反射体则可能被显示在错误的位置上。事实上，并非所有组织的传播速度都恰好是 1540m/s，因此就产生了一种伪像，使得反射体被显示在了错误的位置上（图 2-6）。

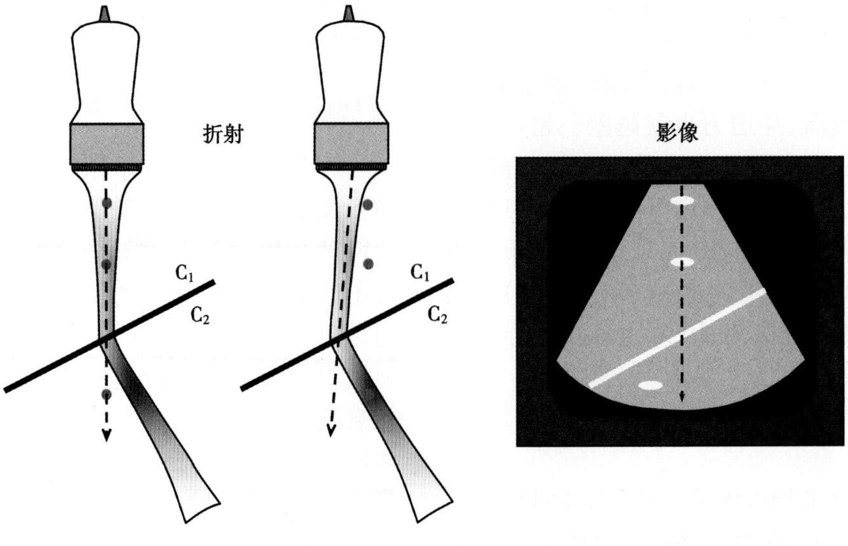


**图 2-6** 声速误差。当声波在声速非 1540m/s 的介质中传播时，回声会显示在错误的位置。（改编许可自 Bushberg JT，seibert JA，Leidholdt EM，et al. *The Essential Physics of Medical Imaging*. 3rd ed. Philadelphia，PA：Wolters Kluwer；2011.）

## 探头

超声检查者需要使用合适的探头来进行检查。检查时，还常常会根据适应证或患者体型来选择多种探头。最常用的三种探头为曲线阵列探头、线阵探头及相控阵探头。现在所使用的探头都是宽频的，也就是说，检查时可以在多个不同频率之间进行选择。因此，一个 5.0MHz 的探头可能可以在 3～7MHz 之间的频率间成像。凸阵探头(图 2-7)，也被称为“曲阵”或“曲线阵列”探头，是腹部检查时最常用的探头。这种探头也可用于血管检查，如体型较大患者的下肢静脉的检查。线性阵列探头(图 2-8)，通常被称为线阵探头，是血管检查室的“主力”，可用于大多数外周动、静脉及颅外段脑血管的检查。相控阵(图 2-9)探头通常为小的矩形或方形，主要应用于心脏或腹部，另外也可用于经颅多普勒检查。

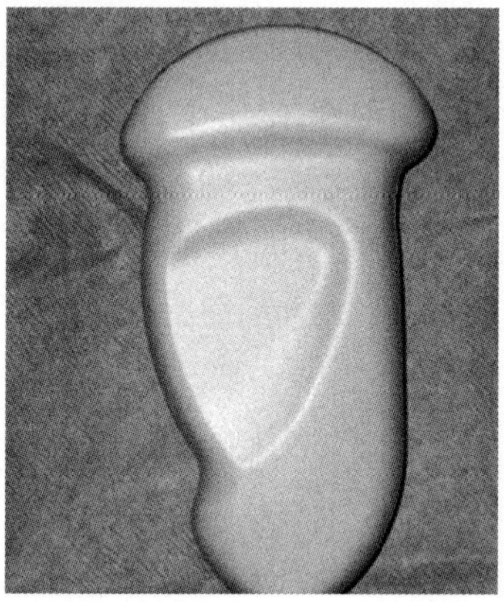

**图 2-7**　凸阵探头，也称为“曲阵”或“曲线阵列”探头。用于腹部及妇产科检查，也用于部分血管的检查。(改编许可自 Penny s，Fox T，Godwin CH. *Examination Review for Ultrasound: Sonographic Principles &Instrumentation.* Philadelphia，PA：Lippincott Williams Wilkins；2011.)

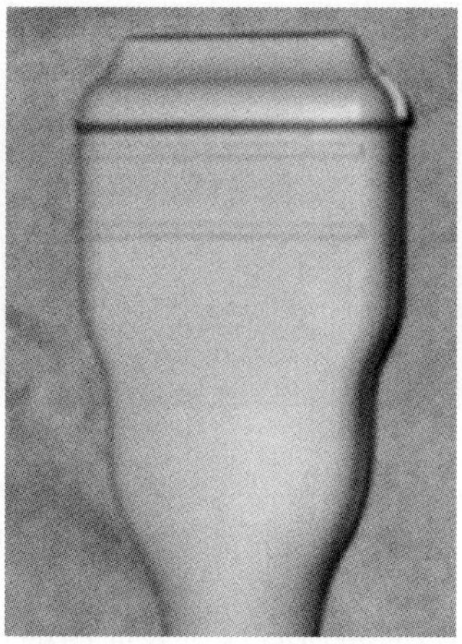

**图 2-8**　线阵探头。也被称为线性阵列探头，较高频率者用于小器官检查，较低频率者用于血管检查。(改编许可自 Penny s，Fox T，Godwin CH. *Examination Review for Ultrasound: Sonographic Principles & Instrumentation.* Philadelphia，PA：Lippincott Williams Wilkins；2011.)

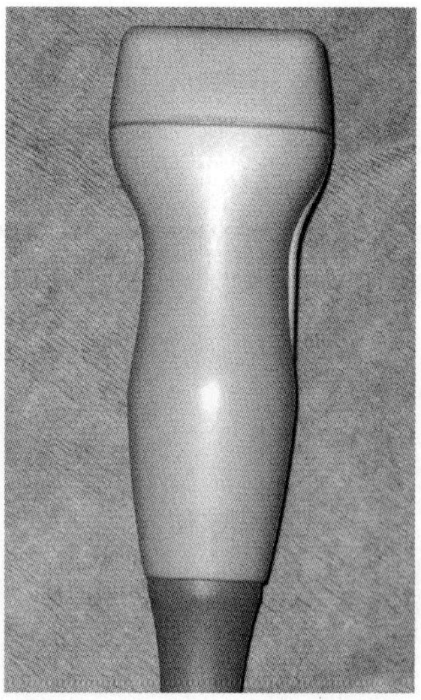

**图 2-9**　相控阵探头。小的扇形/梯形探头。(改编许可自 Penny s，Fox T，Godwin CH. *Examination Review for Ultrasound: Sonographic Principles & Instrumentation.* Philadelphia，PA：Lippincott Williams Wilkins；2011.)

探头决定了图像的形状。凸阵探头有一个弧形的近场和两条斜边。近场的宽度由探头的面积大小决定，小面积的探头近场窄，大探头的近场宽(图 2-10)。线阵探头可以显示两种图像形状：矩形或梯形。矩形图像的形状是这样的：一个长方形，有平的顶和底及两侧的直边(图 2-11)。梯形图像就是矩形的两条边倾

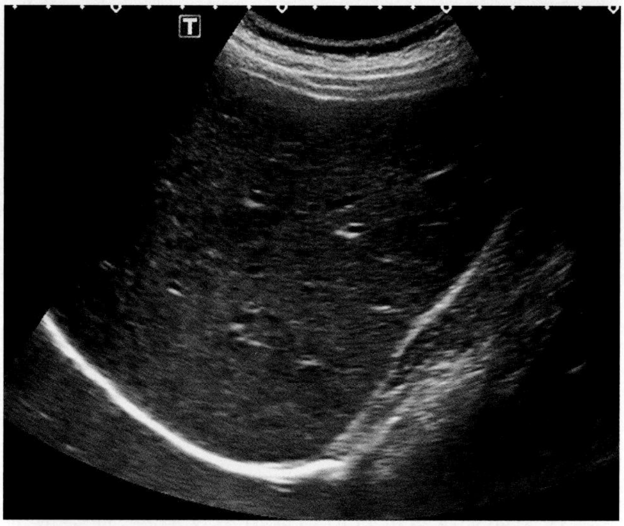


**图 2-10**　凸阵探头的图像形状。图像形状由曲线阵列(曲型、凸型)探头产生。这是肝脏的矢状面图像

斜而形成的,在血管检查中尤其有用,因为可以提供更宽的视野(图 2-12)。由线阵探头产生的梯形图像形状有时被称为虚拟凸阵。相控阵探头形成的是扇形或梯形的形状。这两种形状都像是馅饼片,但梯形图像的顶是平的,而不是尖的(图 2-13)。

除了形状,PW 超声探头的构造基本上是一样的。目前,所有的探头都使用锆钛酸铅(lead zirconate titanate,PZT)制造的压电陶瓷来产生声波,由阻尼材料来

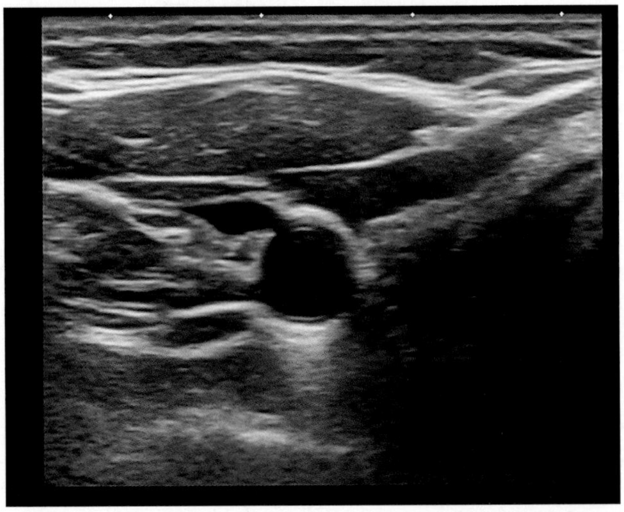

**图 2-11** 线性探头的图像形状。矩形的图像是由线阵探头扫查得到的。这是颈动脉的横断面图像

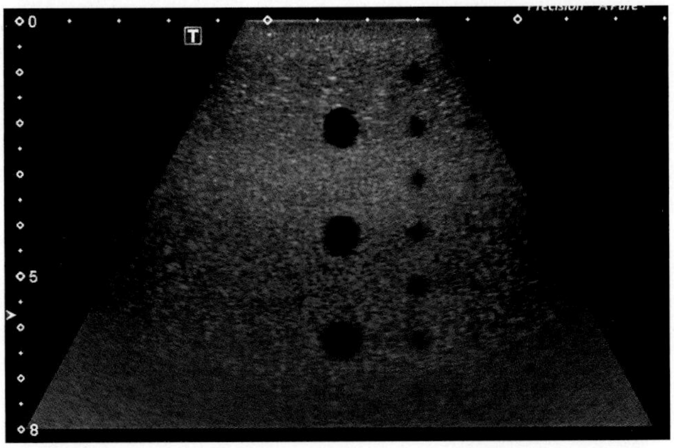

**图 2-12** 梯形的超声图像。梯形形状的图像是由线阵探头在虚拟凸阵模式下产生的。线性探头可以改变它的扫描线方向以构成梯形的图形,从而有效地构建更宽阔的视野

限制脉冲的循环数。由于压电元件和患者皮肤之间存在阻抗差,探头内有一个匹配层,用来改善声波由体外向体内的传播。凸阵和线阵探头通常又被称为有序的或顺序式的换能器,因为它们的元件从探头的一端到另一端依次被激励。线阵探头也可以通过相位调节进行工作,此时单个元件会以特定波束形状的方式被激励。使用梯形图像和改变彩色取样框的方向便是线性连续阵列的两种相位调节方法。

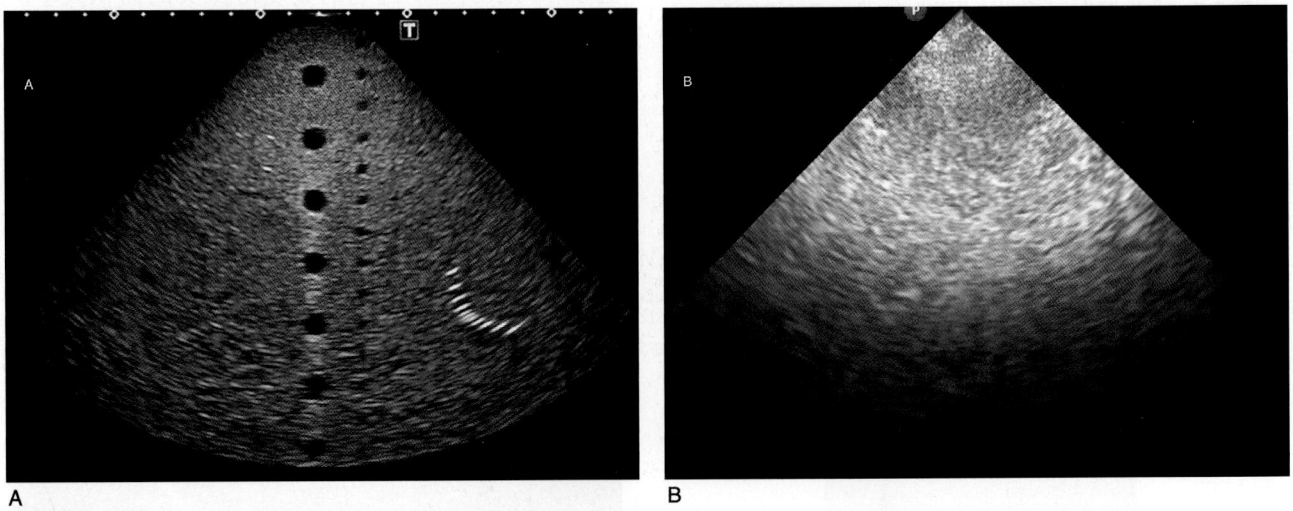


**图 2-13** 梯形和扇形的图像形状。A. 这幅图像是由相控阵探头产生的,它产生的是一种梯形的图像形状,虽然看起来像扇形,但是它的顶是平的。B. 这是一幅扇形的超声图像,也是由相控阵探头产生的,但是设计为扫描线来自一个共同的原点

## 探头的护理

探头如果没有进行适当地清洁及消毒,便会成为一种传染性疾病的潜在传播工具。清洁超声探头的第一步是,在穿戴个人防护装备(personal protective equipment,PPE)时将所有探头表面的耦合剂及其他液体擦干净。非腔内超声探头可能是不防水的,因此在清洁这些探头时要小心,决不能将它们完全浸入水或清洁剂中。在清洁探头后,可以在探头上使用经制造商许可的低效消毒剂(图 2-14)。如果探头要在皮肤

缺损区或开放的伤口上使用,探头要套上无菌套,使用无菌耦合剂以避免伤口的污染。完成检查后,要对探头进行适当地清洁和消毒。

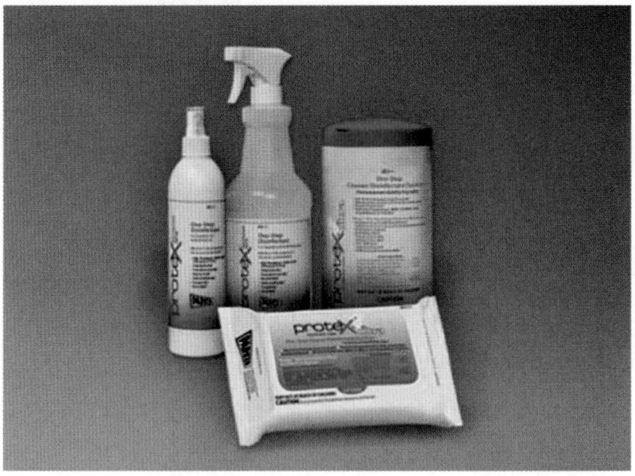

**图 2-14**　探头消毒剂。市场上可买到的用于超声探头的消毒喷雾和湿纸巾。使用前查看制造商提供的探头清洁建议。(图像由 Parker Laboratories,Fairfield,NJ. 提供)

## 功率和强度

探头中的压电元件受到电的激发后就产生了声波。电来自仪器的一个被称为脉冲器的部件。用于振动压电元件的初始总能量决定了声波的振幅或强度(图 2-15)。声强由声束的总能量除以声束的面积决定。声束的面积是变化的——例如,在聚焦带附近及近场区域声束变窄,而在远场区域声束分散。因为声强等于能量除以面积,所以假设能量相同并暂时忽略

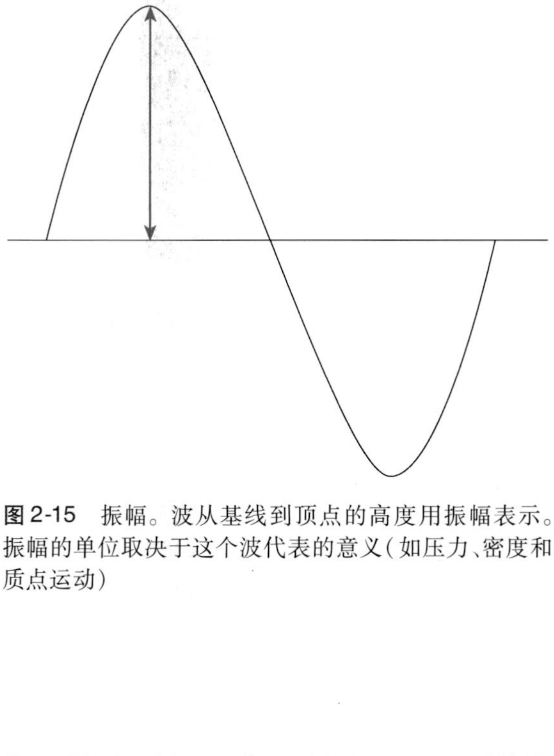

**图 2-15**　振幅。波从基线到顶点的高度用振幅表示。振幅的单位取决于这个波代表的意义(如压力、密度和质点运动)

衰减的情况下,当声束变窄时,声强就会增加。能量和强度跟患者的安全相关,所以它们都很重要。因此超声仪器的操作者都必须遵守 ALARA 原则,即:使用尽可能低的能量。ALARA 原则意味着在进行必要的检查时,永远使用最低的能量及最短的总时间来减少潜在的生物学效应。

超声可能导致的生物学效应包括:热效应(是声波的传播导致组织产热的结果)和空化效应(使组织中产生气泡)。与 B 型超声检查相比,多普勒超声能量更高、脉冲持续时间更长,因此它有产生更多生物学效应的风险。制造商使用两项特定的技术参数来提示生物学效应的风险信息:机械指数(mechanical index,MI)及热指数(thermal index,TI)。MI 反映了产生机械效应的可能性。当 MI 低于 0.4MPa 时,没有发现有空化效应的产生。TI 定义的是组织热损伤的风险。热效应的不同风险取决于被声波作用的组织类型及组织内的灌注程度。在血供丰富的区域,组织内热量被血流迅速带走,就如同一片树叶随湍急的河流漂走。在灌注程度低的组织内,热量则可能聚集,组织发生热效应损伤的风险就更高(图 2-16)。

声强的不同还取决于声束的采样位置及声束是脉冲波还是连续波。因此,可以用不同的强度参数来描述

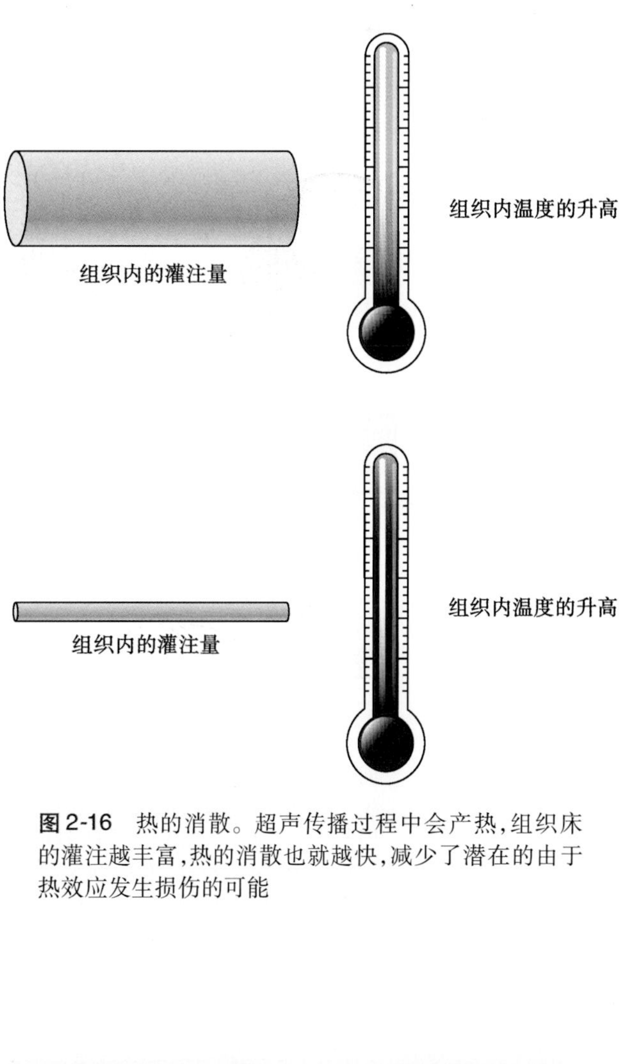


**图 2-16**　热的消散。超声传播过程中会产热,组织床的灌注越丰富,热的消散也就越快,减少了潜在的由于热效应发生损伤的可能

声强。与热效应相关的常用参数包括空间峰值、时间平均强度(temporal average intensity,SPTA)。使用没有聚焦的探头时,SPTA 低于 100mW/cm$^2$ 的强度不会发生热效应。使用聚焦探头时,只要 SPTA 低于 1W/cm$^2$ 或组织内温度的升高低于 1.5℃以下也不会产生热效应。

## 空间及时间分辨力

### 空间分辨力

分辨力可以分为两大类:空间分辨力及时间分辨力。空间分辨力包括纵向(轴向)、横向(侧向)及厚度分辨力。时间分辨力与帧频相同。纵向分辨力是指分辨与声束方向平行的多个反射体的能力。纵向分辨力取决于 SPL,脉冲越短,轴向分辨力就越好(图 2-17)。探头的工作频率越高,纵向分辨力越好。但是随着工作频率的增加,穿透力相应受限。工作频率越高,穿透力越低(图 2-18)。横向分辨力指分辨垂直于声束方向上的多个反射体的能力,由声束的宽度决定。纵向分辨力不随深度变化,但横向分辨力会根据深度的不同发生变化。声束离开探头时声束会变窄,直到达到最窄的地方——聚焦带。比聚焦带更深的位置,由于声束发散,声束宽度会增加。最好的横向分辨力出现在声束最窄的位置,就是聚焦区域。图 2-19 显示了纵向分辨力与横向分辨力的不同。

声束的厚度也称为切面厚度或垂直平面。这个平面有明显的宽度,在厚度分辨力很低时,会出现切面厚度伪像或部分容积伪像。这种伪像在血管检查中常出现(图 2-20)。

### 时间分辨力

时间分辨力是帧频的另一种说法,也就是每秒钟超声图像(帧)的数量。影响帧频的因素很多,包括图像深度、图像宽度、聚焦带的数量以及彩色多普勒的使用。创建一系列连续的扫描线后便形成了一帧。建立扫描线花的时间越长,形成一帧的时间也就越长。深度越深,声音从探头发出再返回的时间也就越长,帧频就越差。聚焦数量越多,帧频越差,因为每个聚焦点都需要独自的脉冲。所以如果有两个聚焦点,每条扫描线就需要两条单独的脉冲,有三个聚焦点时,每条扫描线就需要三条单独的脉冲,依此类推。图像宽度或每帧的扫描线数量也影响着帧频,因为要显示更多的扫描线,每帧需要花费的时间就越多,帧频就会越差(图 2-21)。彩色多普勒影响帧频的原因将会在彩色多普勒章节讨论。

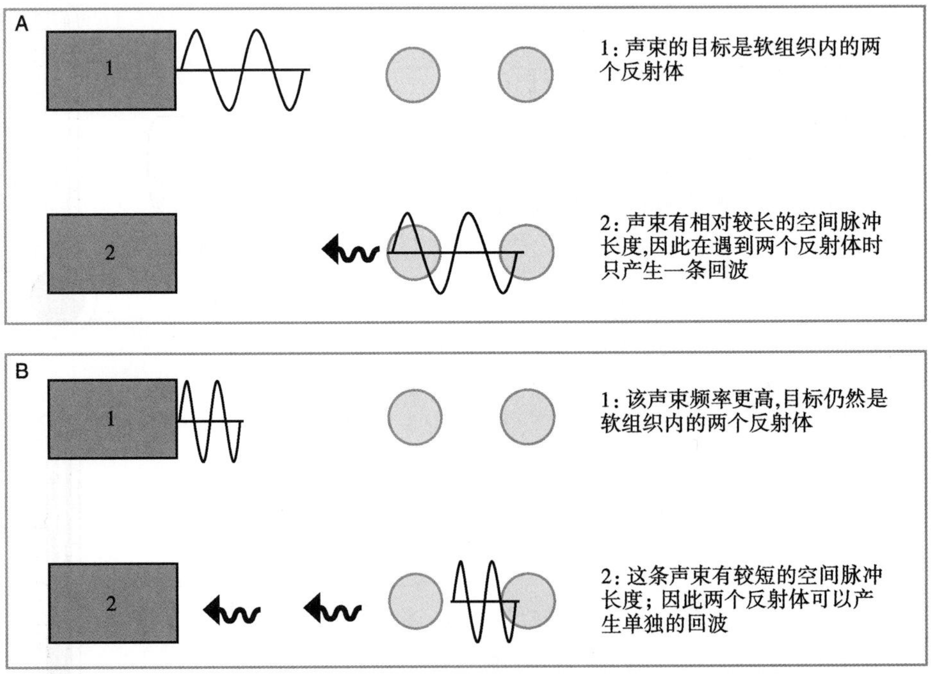


图 2-17 纵向分辨力。纵向分辨力等于空间脉冲长度(SPL)的一半,短脉冲的纵向分辨力更好。A. 在长脉冲的情况下,脉冲波同时包含了两个反射体,所以只产生一个反射波。B. 而脉冲较短时,每个反射体能独立进行声波的反射,所以会返回两条反射波。(改编许可自 Penny S, Fox T, Godwin CH. *Examination Review for Ultrasound: Sonographic Principles & Instrumentation*. Philadelphia, PA: Lippincott Williams Wilkins; 2011.)

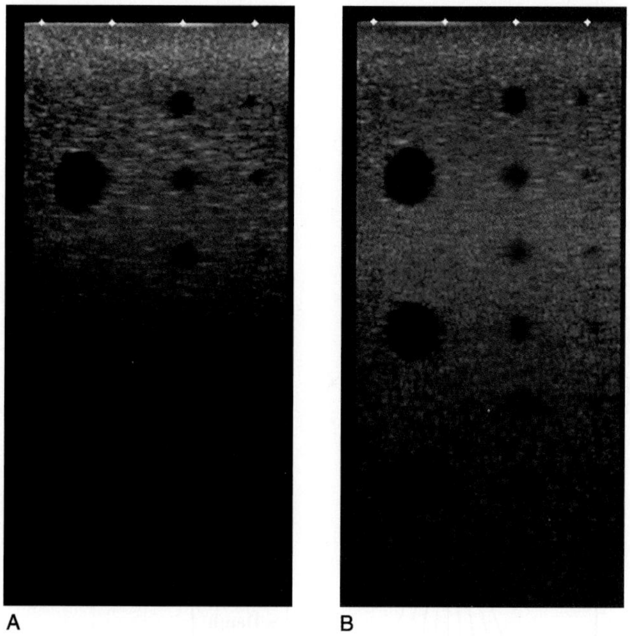

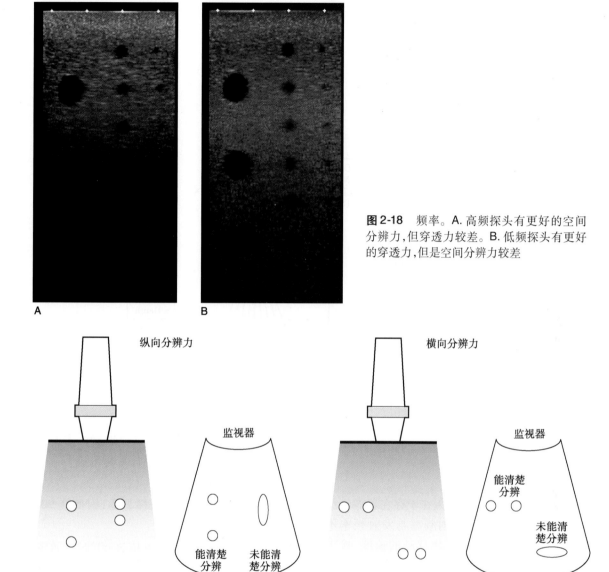

**图 2-18**　频率。A. 高频探头有更好的空间分辨力，但穿透力较差。B. 低频探头有更好的穿透力，但是空间分辨力较差

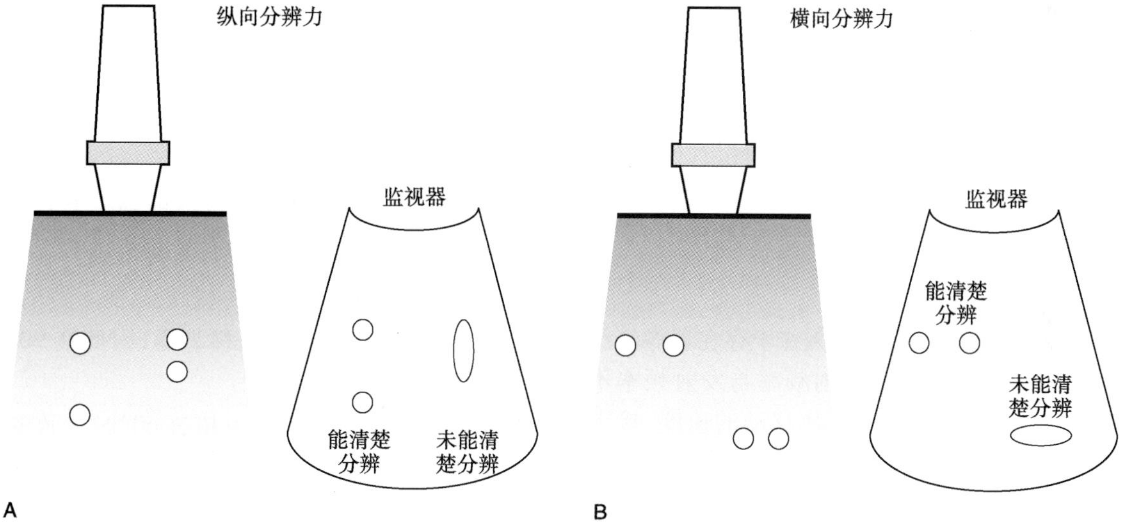


**图 2-19**　纵向及横向分辨力。A. 纵向分辨力与平行于探头的反射体相关。B. 横向分辨力与垂直于探头的反射体相关。（改编许可自 Penny S, Fox T, Godwin CH. *Examination Review for Ultrasound: Sonographic Principles & Instrumentation.* Philadelphia, PA: Lippincott Williams Wilkins; 2011.）

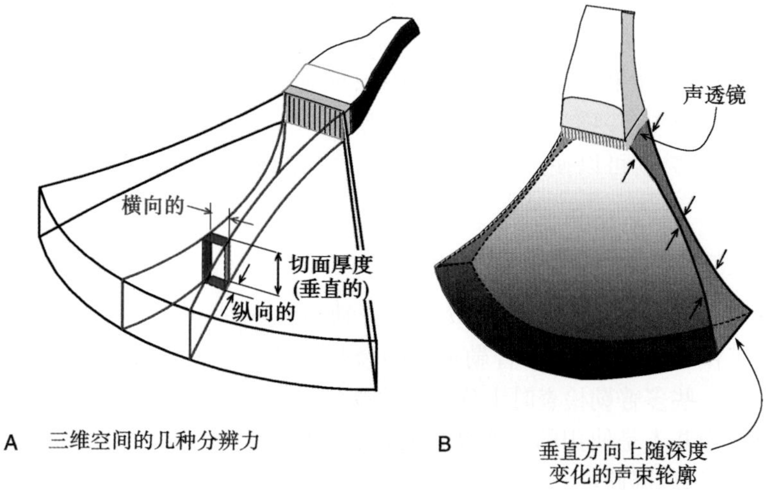


**图 2-20**　厚度分辨力。在大多数探头中，立面或切面厚度平面都可通过透镜聚焦。如果在这个平面上出现异常的反射体就可能导致伪像的发生。A. 显示超声声束的纵向、横向及厚度平面。B. 声束的切面厚度（垂直平面）。（改编许可自 Bushberg JT, Seibert JA, Leidholdt EM, et al. *The Essential Physics of Medical Imaging*. 3rd ed. Philadelphia, PA: Wolters Kluwer; 2011.）

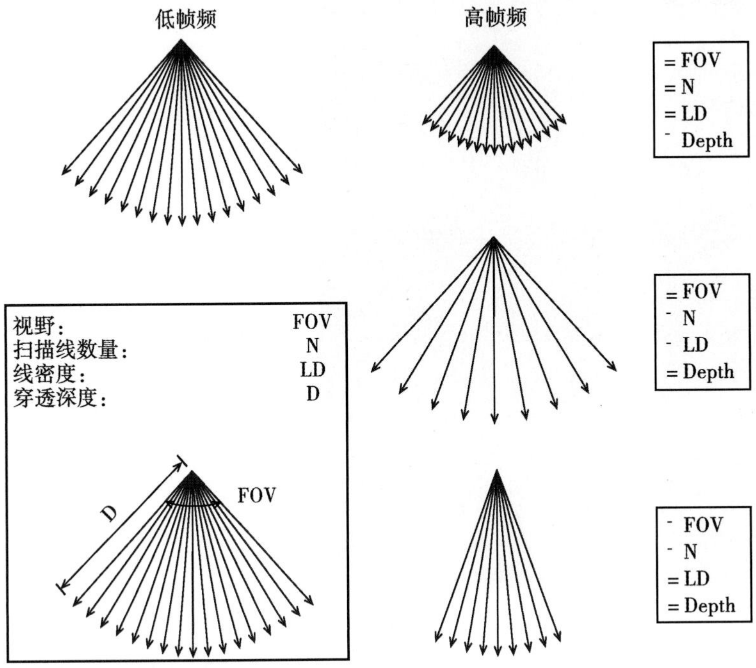


**图 2-21** 时间分辨力。时间分辨力,也就是帧频,受深度(PRF)、扫描线数量、线密度和聚焦带数量(未画出)等的影响。(改编许可自 Bushberg JT, seibert JA, Leidholdt EM, et al. *The Essential Physics of Medical Imaging*. 3rd ed. Philadelphia, PA: Wolters Kluwer; 2011. )

## 多普勒

能利用多普勒进行成像的原因在于存在着像红细胞一样运动着的反射体,它的反射频率与发射频率不同。仪器通过计算就能得到反射体移动的速度,接下来就将对此过程进行详细的解释。

### 多普勒效应

多普勒频移是超声探头发射频率与经反射体反射后的频率的差值。如果反射体是静止不动的,反射频率与发射频率是一致的,多普勒频移等于零。如果反射体朝向探头运动,反射频率将大于发射频率,称为正向频移。相反,如果反射体背向探头运动,反射体的频率将低于发射频率,称为负向频移。多普勒设备测量出多普勒频移,就可以使用方程计算出反射体的移动速度了:

$$v=c(Fd)/2f(\cos\theta)$$

其中,$v$ 是血流速度,$c$ 是声速,$Fd$ 是多普勒频移,$f$ 是探头的工作频率,$\cos\theta$ 是多普勒夹角的余弦值。这里还要介绍一些多普勒检查时十分重要的概念。由于多普勒方程中并不是使用的多普勒角度,而是使用其余弦值进行计算,因此:

- 多普勒频移为零度时结果最准确。多普勒角度越接近于零,多普勒频移的计算越准确。
- 多普勒夹角为零度时对应着最高的多普勒频移。
- 夹角为 90°时多普勒频移为零,因此在 90°时不能探测到多普勒频移。
- 角度不能大于 60°,因为超过 60°时导致的误差太大。

### 频谱多普勒

频谱多普勒,包括 PW 及 CW 频谱多普勒,给我们提供了熟悉的波形图像以及音频,常常用于血管疾病的筛查。频谱多普勒的信息以图表的形式显示出来,其中 y 轴显示频移(转换为速度),x 轴表示时间(图 2-22)。

脉冲多普勒成像的原理同 B-型超声成像相似,发射一条脉冲并必须等待该脉冲返回。这个等待周期正是 PW 多普勒的主要缺点“混叠”形成的原因,此时频谱出现反转,即正向的频移显示为负向(图 2-23)。PW 多普勒受到 PRF 的限制,可测量的最大频移等于尼奎斯特极限,正好为 PRF 的一半。如果多普勒频移超过了尼奎斯特极限,就会出现混叠,就将出现频谱的反转现象。要消除混叠,就必须提高 PRF(提高尼奎斯特极限)或者降低多普勒频移。超声检查者如何才

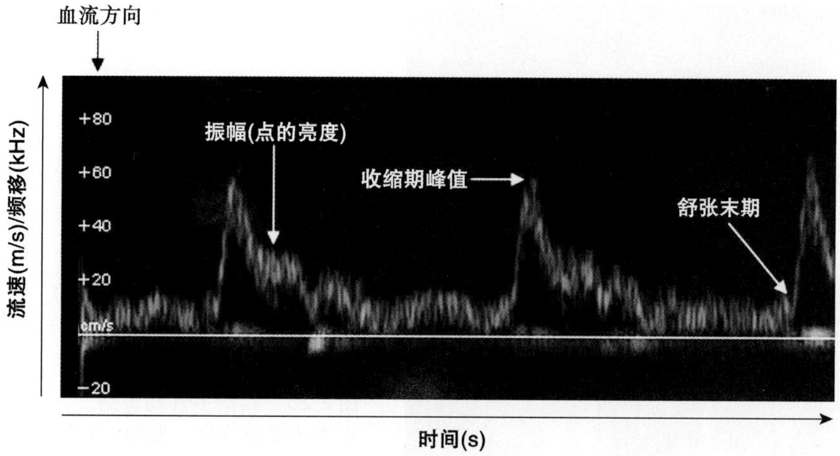


图 2-22　频谱图。现在,频移信息是以速度的形式展示于频谱图中的。y 轴代表速度,x 轴代表时间。(改编许可自 Penny S,Fox T,Godwin CH. *ExaminationReview for Ultrasound*:*Sonographic Principles &Instrumentation.* Philadelphia,PA:Lippincott WilliamsWilkins;2011. )

能降低多普勒频移呢? 或者降低频率,或者增加多普勒角度(使多普勒角度的余弦值变小)。如果这些措施都失败了,混叠无法消除,还有另一个选择,就是使用 CW 探头。CW 探头没有测量的速度限制,但也无法选择某个特定的深度进行采样。连续波探头发出的声波是连续的而不是脉冲式的。一组阵元负责发射声波,而另一组独立的阵元则负责接收声波。专用 CW 探头不能产生图像,只能形成频谱波形,所以一个双阵元的 CW 探头常被叫做“看不见的”多普勒(图 2-24)。进行心脏成像时使用的 Pedoff 探头就是一种专用的 CW 探头。

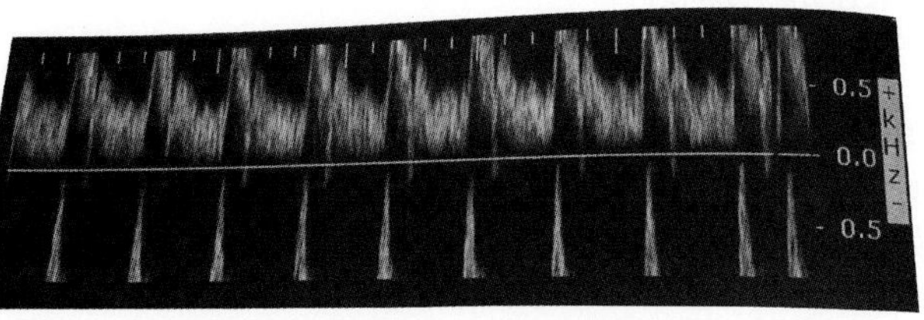


图 2-23　混叠。当频移超过了尼奎斯特极限(1/2 PRF)时会出现频谱的反转,称为混叠。(改编许可自 Penny S,Fox T,Godwin CH. *Examination Review for Ultrasound*:*Sonographic Principles & Instrumentation.* Philadelphia,PA:Lippincott Williams Wilkins;2011. )

脉冲多普勒允许操作者选择深度放置取样容积。超声检查者不但能选择进行检查的血管,还能决定取样容积的宽度。而且,在使用 PW 频谱多普勒时超声检查者还可以选择最合适的角度校正,使测量的血流速度更准确。使用 CW 频谱多普勒时的取样容积很大,这是由发射及接收的频率发生重叠决定的。超声检查者不需要选择特定的血管进行采样,在这个很大

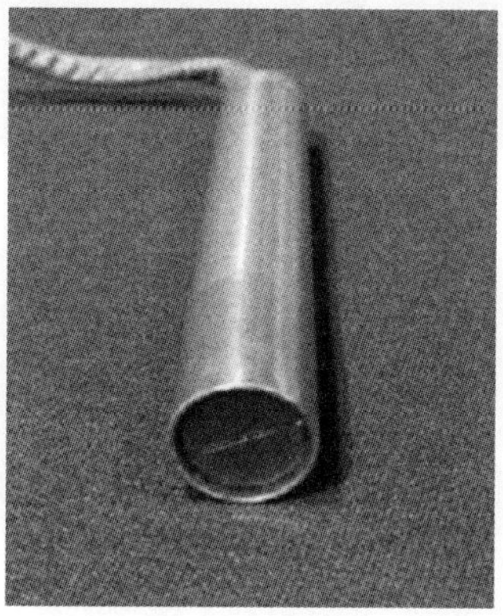

图 2-24　连续(CW)多普勒。血管检查专用的 CW 探头。注意探头的两组阵元。(改编许可自 Penny S,Fox T,Godwin CH. *ExaminationReview for Ultrasound*:*Sonographic Principles & Instrumentation.* Philadelphia,PA:Lippincott Williams Wilkins;2011. )

的取样容积内的所有血管都会在频谱中显示出来。在 CW 频谱多普勒中,因为无法使用角度校正,角度都被假定为零度。

获取多普勒频谱是十分复杂的一个过程。首先,多普勒频谱是由许多随时间变化的频移构成的。然后要使用快速傅里叶变换(fast Fourier transform,FFT)这样一种复杂的处理技术将繁杂的信息转换为超声检查者所熟悉的多普勒频谱。如果在某一时间点上流速的变化范围(频移)很窄,则频带(图 2-25)较窄。如果在某个时间点上流速的变化范围很宽,则频带就会变宽。频窗,也就是频谱下方的区域,当血管内流速范围很窄时,就会很清晰,当血管中有许多不同的流速时,它将会被填充。频窗被充填时称为频带增宽(图 2-26)。

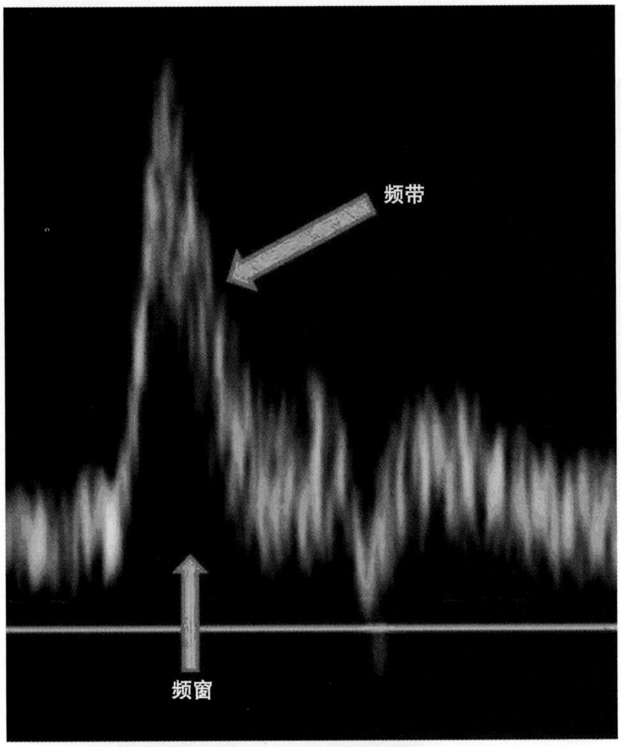


**图 2-25** 频谱多普勒包络。频谱的波形不仅仅提供血流速度的信息。振幅，也就是频谱的明亮程度，代表了所探测到的红细胞的数量，频窗的出现或消失提供了某一时间点上流速范围的大小的信息。频谱的形态取决于血流的性质，以及操作者对仪器的调节和设定。（改编许可自 Penny S, Fox T, Godwin CH. *Examination Review for Ultrasound: Sonographic Principles & Instrumentation*. Philadelphia, PA: Lippincott Williams Wilkins; 2011.）

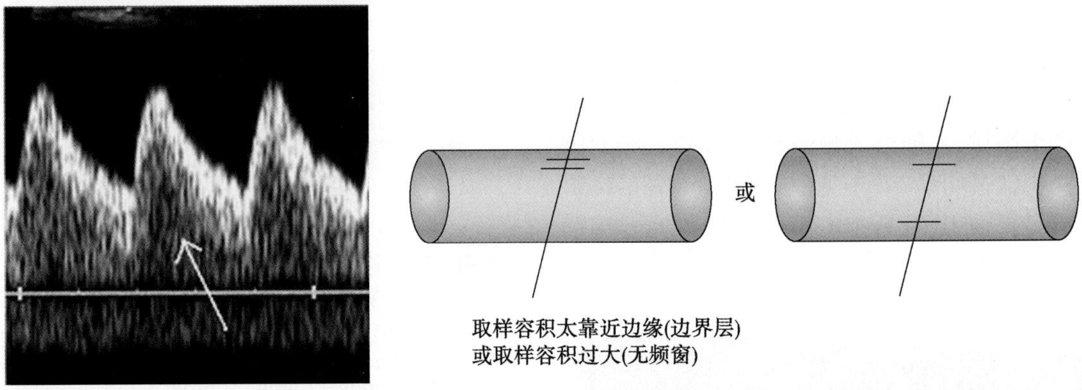


**图 2-26** 频带增宽。如果频窗（箭头）被填满，就称为频带增宽。频带增宽不一定都代表着病理的改变，也可以是某些技术调节所导致的，而在 CW 多普勒中始终存在。（改编许可自 Penny S, Fox T, Godwin CH. *Examination Review for Ultrasound: Sonographic Principles & Instrumentation*. Philadelphia, PA: Lippincott Williams Wilkins; 2011.）

## 彩色多普勒

彩色多普勒成像是多普勒超声成像的另一种模式，是将血流方向及平均速度的信息用彩色的形式叠加在 B-模式上。颜色的色调（如红色、蓝色）分别对应着正向或负向的多普勒频移。部分实验室使用 BART 原则（红迎蓝离），就是说使用蓝色代表背离探头的血流方向，用红色代表朝向探头的血流方向。另一些实验室则按习惯将动脉调为红色、静脉调为蓝色（图 2-27）。重要的是超声检查者检查时一定要注意血流的方向是否正确。

彩色多普勒成像时会发射多条脉冲，沿彩色取样框内的扫描线方向探测反射体的运动，从而得到彩色图像。静止的反射体仍然显示为不同程度的灰色的，移动的反射体则根据其频移方向进行彩色编码。彩色标尺（图 2-28）指示哪种颜色（通常是不同程度的蓝色或红色）代表正向频移（朝向探头），哪种代表负向频移（背向探头）。每条扫描线的取样（也称为数据包大小或集合长度）频率越高，仪器对低速血流就越敏感。获取彩色多普勒信息的过程会大大降低帧频。因此在进行彩色多普勒检查时要尽量将取样框调小，特别是检查深部血管时。处理彩色多普勒的算法称为自相关

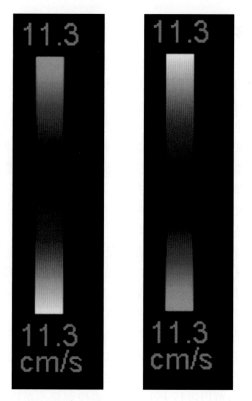


图 2-27　彩色量程。BART 原则（右侧）与 RABT 原则（左侧）。在大多数的血管检查中，操作者通常设定红色代表动脉及蓝色代表静脉。但不同实验室也会有所不同。在超声心动图检查中，通常使用 BART 原则，即红色表示正向频移（朝向探头），蓝色表示负向频移（背向探头）

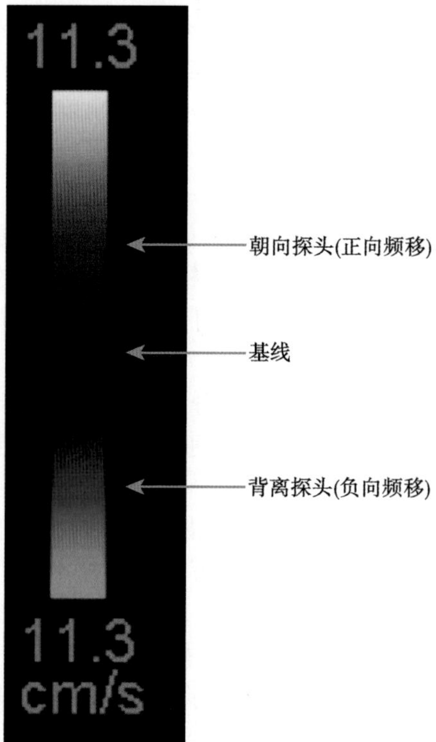


图 2-28　彩色量程。标准的血管彩色量程。顶部和底部的数值只代表平均速度。中间的黑色代表基线。在基线之上是正向频移，之下是负向频移

函数，它只能够识别平均流速，而不像频谱多普勒那样可以获取收缩期峰值流速或舒张末期流速。

彩色多普勒上也会出现混叠现象，也就是会使正向频移的信息显示为负向频移，因为彩色多普勒使用的是 PW 技术。但是从另一方面来说，彩色多普勒的混叠也可以作为识别高速射流的一件有用的工具。彩色多普勒的另一个缺点便是不能在夹角为 90°时获得信号，因为它依靠多普勒频移显示彩色信息。

彩色多普勒对血流的检测没有 PW 频谱多普勒那么敏感，所以超声检查者绝不能单独依靠彩色多普勒信息来判定血管是否阻塞。而是应该在使用彩色多普勒的基础上，再使用 PW 频谱多普勒进行检测，此时需要使用高敏感度的设置（如降低量程、增大取样容积）。

## 能量多普勒

能量多普勒也称为振幅多普勒或彩色能量图（CPA），它是根据多普勒频移的强度而不是频移本身来提供血流信息。这是很重要的，因为在夹角为 90°时不能计算出多普勒频移，但是能量多普勒不需要频移信息，只需要信号的强度。强度取决于血管内移动的红细胞的数量，强度越高信号越强。能量多普勒对小血管或低速血管十分敏感，但也容易受到其他运动的影响。血管周围的运动（呼吸、咳嗽及心跳）会产生闪烁伪像，使图像模糊、诊断能力下降甚至无法诊断（图 2-29）。

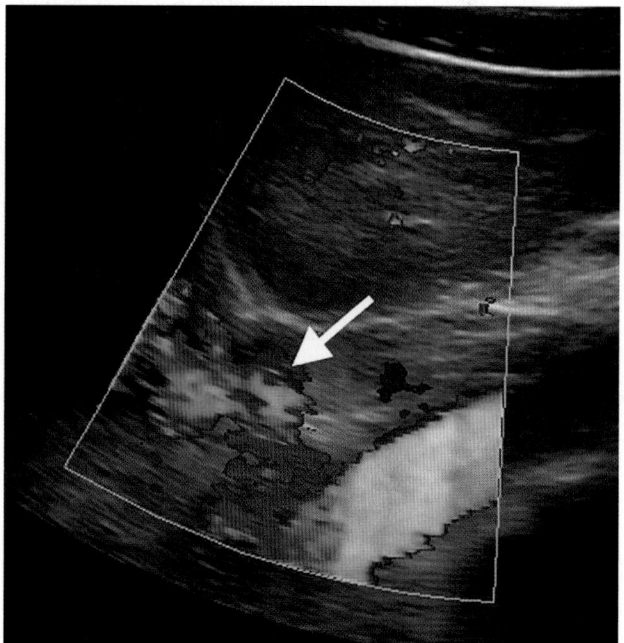

图 2-29　能量多普勒中的闪烁伪像。能量多普勒对运动十分敏感，即使非血流的运动也都会显示为彩色信号。在这幅图中，心脏的运动（箭头）导致了其相邻的腹主动脉近端产生了闪烁伪像

## 应用技术及图形优化

在这一节中我们将回顾 B-模式及彩色成像的基本应用技术。好的多普勒检查从优质的 B-模式图像开始,而图像的优化也十分重要,因为可以避免漏诊微小的斑块或其他病变。

### B-模式调节

- 总增益——总增益(增幅)同步的调整屏幕上所有像素点的亮度,同样的增加或者减少。在整体图像太亮或太暗时使用这个按键。
- 时间增益补偿(time gain compensation,TGC)——当图像中的一部分太亮或者太暗时使用 TGC 进行调节。每个单独的滑动件调节图像中的单独一个水平平面的亮度。由于声波的衰减,图像的远场通常比近场暗,这时就需要使用 TGC 滑动件来调节,补偿衰减。
- 聚焦——所有的机器都允许超声检查者设置聚焦点的数量及位置。在聚焦区声束面积最小,因此横向分辨力最好。随着技术的进步,部分机器可自动调整,但如果机器有手动聚焦调节键,那就必须将聚焦调整到感兴趣区或其深面区域。
- 频率——决定探头工作频率的是主要是阵元的厚度,但是如今的仪器允许操作者从探头能发射的频率区间(即带宽)内自行选择频率。尽管在 B-模式成像时,一般规则是在满足声束有足够穿透力的情况下使用最高的频率,但在多普勒检查中一般不使用高频,因为会增加混叠和散射。
- 深度——成像深度由 PRF 控制,设置深度时应使感兴趣区得到完整的显示且远场没有大片的“浪费空间”,相关的解剖结构也必须保留。
- 组织谐波成像(tissue harmonic imaging,THI)——THI 成像是用选择频率等于两倍发射频率的回波信号来进行成像的方法。THI 产生的图像有更好的横向分辨力及更少的伪像,尤其减少了混响伪像。与仪器的其他所有成像设置一样,需要改善图像时使用 THI,在图像质量差或解剖结构都无法显示时关掉它。
- 空间复合成像——使用空间复合成像,探头可以从不同的方向发射声束以减少图像的伪像,提高软组织显像质量。对于空间复合成像,不同的生产厂家有不同的名字,如 SieClear(西门子,美国)、CrossX-Beam(GE)、Aplipure(东芝)及 SonoCT(飞利浦)。

### 频谱多普勒调节

这一节特别针对频谱多普勒设置的调节进行讲述。使用频谱多普勒时进行优化调节对确保速度计算的准确性是非常重要的。

- 脉冲重复频率(PRF)/量程(scale)——不同的生产厂家会有不同名称,如“量程”或“脉冲重复频率”。增加量程可以测量更高的流速而不产生混叠,降低量程用于测量较低的流速。优化 PRF,使多普勒频谱大小适宜,约占据频谱显示窗口的三分之二,而不是紧贴顶部或底部。
- 频谱增益——频谱增益控制多普勒频谱的亮度。过高的增益可能导致频谱的测量值过大,而增益过低可能导致测量值偏小。最佳增益是恰好显示出波形,而没有多余背景回声。
- 取样容积/取样门(也称为距离选通)——在 PW 频谱多普勒检查时,可通过取样门的调节来选择取样的深度。取样容积,是指在取样门内的一小块区域,也可以进行大小的调节来控制是小范围取样还是大范围取样。
- 角度校正——PW 频谱多普勒最大的优点是能够选择深度(通过取样门),然后通过校正角度更准确地测量流速。多普勒方程需要这个校正的角度值来计算流速。如果角度校正是错的,那么流速也是错的。当角度为 0°时,也就是声束平行于血流时流速最准确。如果角度超过 60°,就会出现很大的误差,就不可信了。
- 扫描速度(sweep speed)——在某些检查中,超声检查者可能希望在屏幕上一次显示更多或更少的频谱波形。例如,在肾动脉检查中,用更快的扫描速度,可把波形拉长,这样可以更精确地测量波形的某一部分。
- 基线——基线代表大部分频谱波形的底部。基线是可调整的,放置的位置通常是为了避免混叠的出现。
- 反转——频谱可以反转,波形既可以显示于基线之上又可以显示于基线之下。一些超声检查者习惯于将波形保持在基线之上,即使是负向多普勒频移也不例外。此时使用反转按钮就可以翻转波形,使负向频移在基线上方显示,而正向频移其下方显示。

### 彩色多普勒调节

彩色多普勒的调节与频谱多普勒相似。

- 取样框——彩色多普勒取样框的大小和位置是用户可控的。由于彩色多普勒会减低帧频，所以理想的情况下取样框应尽量的小。从帧频的角度来看，有一个较高的取样框比一个较宽的取样框要好，因为取样框越宽，需要的扫描线就越多。除了取样框的尺寸和位置外，线阵探头的取样框还可以进行偏转。取样框的适宜偏转角度是不会与血管成90°。
- 脉冲重复频率/量程——彩色脉冲重复频率/量程调整对血流的敏感性，设置较低的脉冲重复频率/量程可用于检测低速血流，设置较高脉冲重复频率/量程可用于检测高速血流。彩色多普勒使用的是PW技术，因此会出现混叠，这时要增加脉冲重复频率/量程。
- 彩色增益——当血管内的彩色信号充盈不好时，应该增加彩色增益，并且适当地调节脉冲重复频率/量程。当彩色信号"外溢"到血管外时应该降低彩色增益。
- 反转——彩色量程可以翻转，此时彩色量程中负向频移显示在上面而正向频移显示在下面——换句话说，从BART(红迎蓝离)变成了RABT(红离蓝迎)。如前所述，色彩编码由各实验室自己协定。

## 伪像

尽管技术在进步，伪像仍然是超声成像的一部分。混响是一种常见的伪像，表现为多条平行的线状回声，它的出现是由于在探头近场区域存在强的镜面反射体(图2-30)。其中一种类型的混响叫做彗星尾征，通常是由小钙化点或手术夹(图2-31)导致的。声影是由于声波的衰减造成的，常出现在钙化斑块及骨骼的后方(图2-32)。当声波穿过某区域时的衰减相比其周围的组织衰减少时，其深部组织的回声会更亮，这叫做后方回声增强(图2-33)。有时声波穿过的区域有强镜面反射体，在实像的深面就会产生一个与原结构一模一样的伪像。旁瓣(栅瓣)伪像的出现与探头的阵列有关。这种伪像看起来就好像血管里出现了血栓

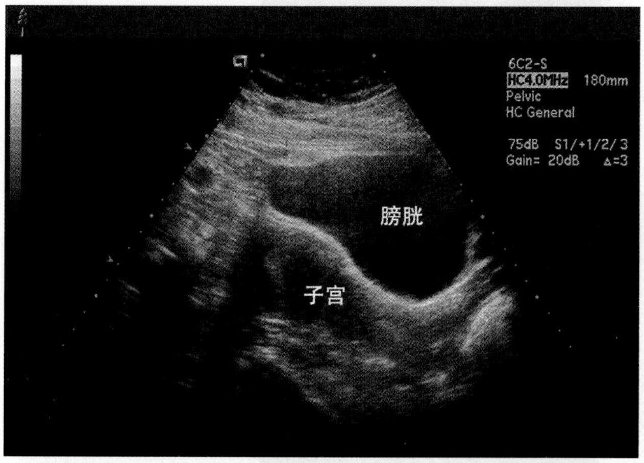


**图2-30**　混响。出现混响伪像的膀胱矢状切面图像。这种伪像通常出现在强反射体的深面，如这里的膀胱壁。(改编许可自 Stephenson SR. *Diagnostic Medical Sonography: Obstetrics and Gynecology*. 3rd ed. Philadelphia, PA: Lippincott Williams Wilkins; 2012. )

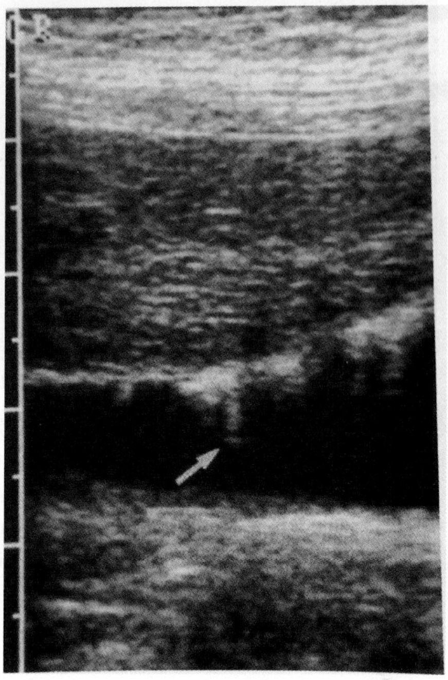

**图2-31**　彗星尾。彗星尾伪像(箭头)是一种小范围的混响，常出现在小钙化及手术夹处。(改编许可自 Penny S, Fox T, Godwin CH. *Examination Review for Ultrasound: Sonographic Principles & Instrumentation.* Philadelphia, PA: Lippincott Williams Wilkins; 2011. )

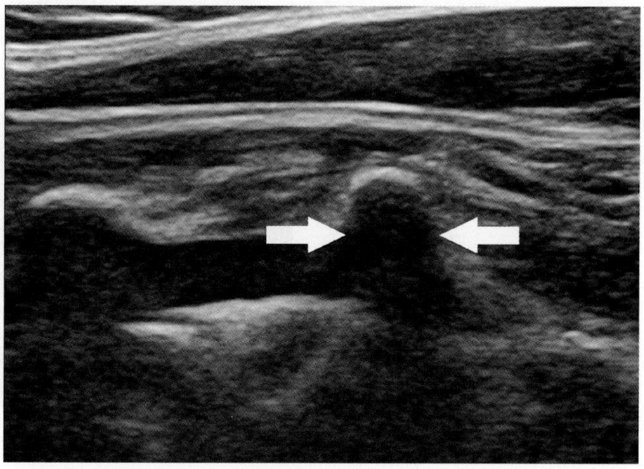

**图2-32**　声影。声影(箭头)发生在强衰减物(如该图像上椎动脉前面的椎骨)的深面。

(图 2-34),但在实时扫查是很容易辨认出这是一种伪像。镜面伪像可以发生在 B-模式、频谱及彩色多普勒模式下(图 2-35)。当镜面伪像发生在频谱及彩色多普勒时,通常是因为角度太接近 90°或增益过高。干扰是由血管壁的运动造成的一种伪像。壁的运动会产生靠近基线的高振幅、低频率的噪声,可通过高通滤波器(也称为壁滤波)来进行消除。大多数血管成像时都应该使用低的壁滤波,否则靠近基线的舒张末期有用信息也会被消除掉(图 2-36)。

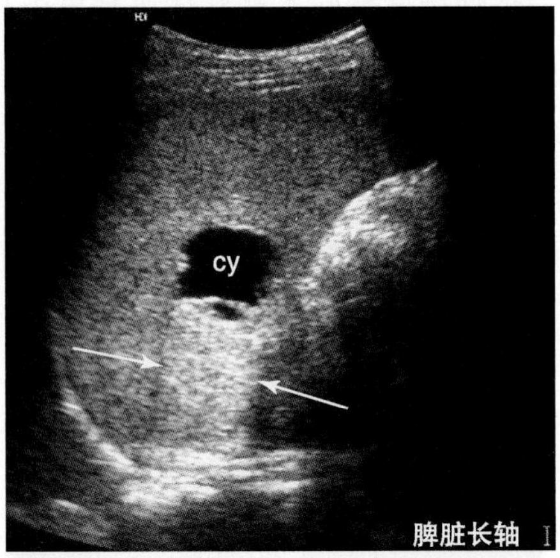


**图 2-33** 后方回声增强。后方回声增强(箭头)发生在与周围组织相比衰减较弱的组织深面。这幅图中,肝囊肿的深面出现了后方回声增强。(改编许可自 Penny S, Fox T, Godwin CH. *Examination Review for Ultrasound*: *Sonographic Principles & Instrumentation*. Philadelphia, PA: Lippincott Williams Wilkins;2011)

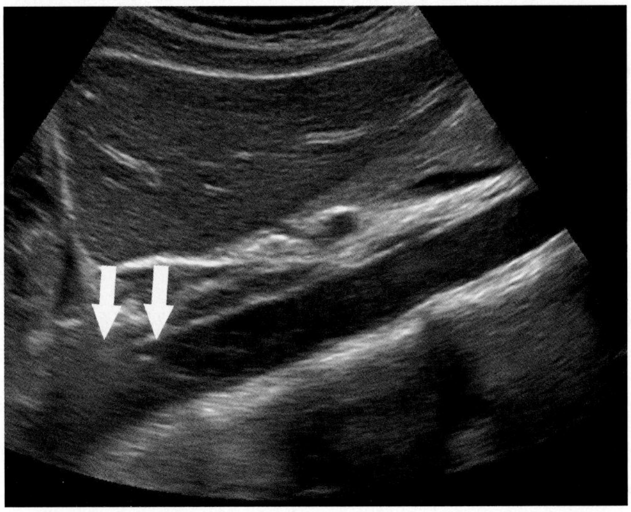

**图 2-34** 旁瓣伪像。旁瓣(箭头)由探头阵列产生,是探头接收了其他无关的声能的结果。箭头指示的是腹主动脉近端的旁瓣伪像

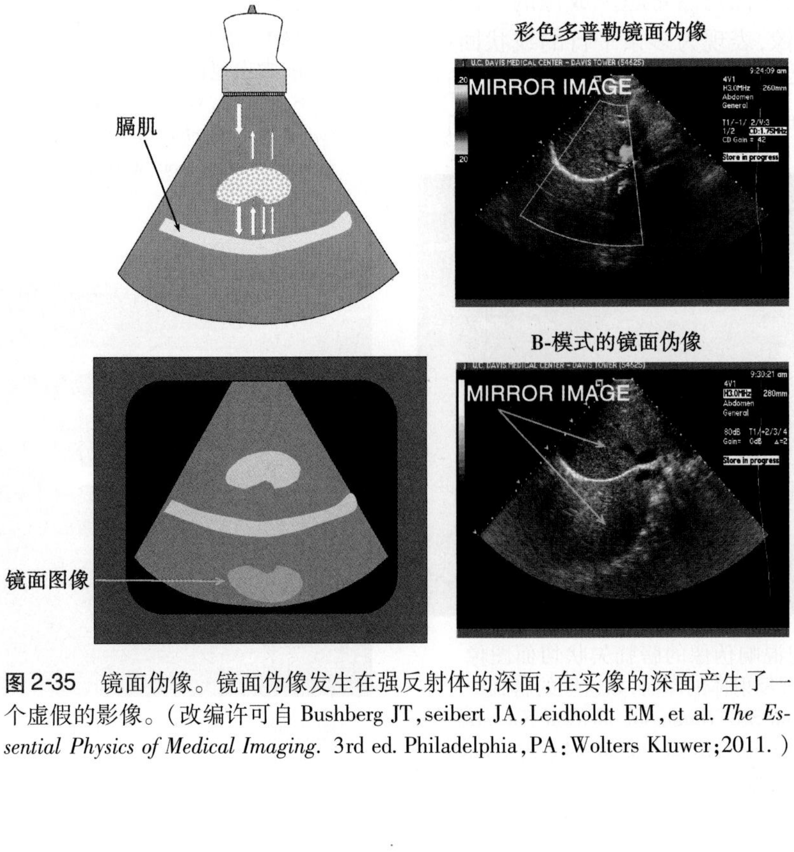


**图 2-35** 镜面伪像。镜面伪像发生在强反射体的深面,在实像的深面产生了一个虚假的影像。(改编许可自 Bushberg JT, seibert JA, Leidholdt EM, et al. *The Essential Physics of Medical Imaging*. 3rd ed. Philadelphia, PA: Wolters Kluwer;2011.)

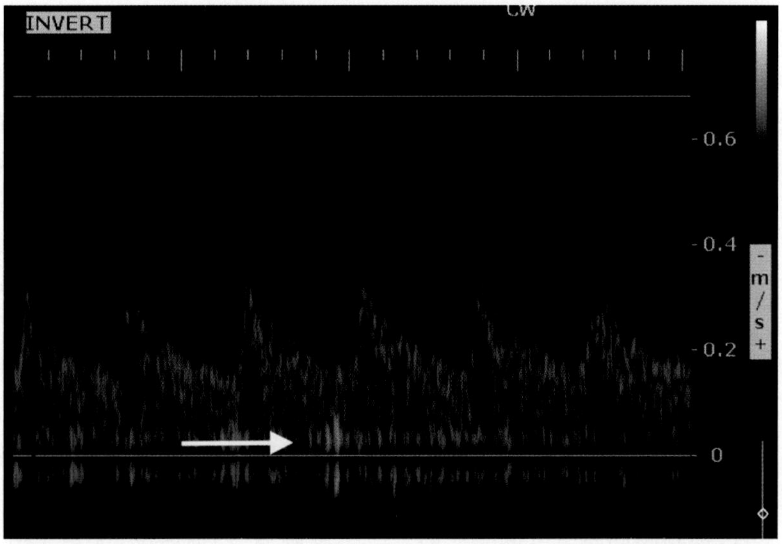


**图 2-36**　干扰。干扰表现为靠近基线的噪声,使用壁滤波可以消除干扰

## 小结

- 当探头内部的压电元件被激励时会产生超声波。医学常用超声波的频率,也就是每秒声波的循环次数为 2～20MHz。
- 其他用于描述声波的参数有周期(一个循环花费的时间)、波长(一个循环的声波长度)及传播速度(声波在介质中传播的速度)。振幅用于描述声束的强度。声阻抗是介质的一种特性,用来描述介质对声波的抵挡力。
- 脉冲波(PW)工作时,一组循环称为一条脉冲,向患者发射,然后回到探头。仪器通过测量声波从发出及返回共花费的时间,便可以计算出反射体所在的深度。
- 连续波(CW)探头有两组阵元,所以探头可以同时发射及接收声波。尽管 CW 探头不能形成图像,但可以用在高流速时获取多普勒频谱。
- 脉冲波的多普勒成像需要新的术语。脉冲重复频率(PRF)是每秒发射脉冲的个数,脉冲重复周期是指发射一条脉冲的时间,包括了等待脉冲返回的时间。
- 脉冲持续时间也是发射一条脉冲的时间,但不包括等待它返回的时间。占空系数是探头发射声波占总时间的百分比。在 PW 多普勒超声成像时,占空系数通常小于 1%,而在 CW 多普勒超声成像时则为 100%。
- 当声波在软组织中传播时,它的部分能量以热能的形式释放出来,称为吸收。吸收是衰减过程的一部分,导致声波穿过组织时逐渐减弱。衰减的其他形式包括反射和散射。空气和骨骼是两种声波无法有效穿透的组织。
- 镜面反射可显示出器官的边界、血管壁和其他明显大于波长、光滑的、线性的界面。镜面反射存在高度的角度依赖性,角度必须为 90°。非镜面反射体的大小是明显小于波长的,此时声波发生散射,可显示出实质的回声。红细胞是一种瑞利散射体,也就是说它们相比声波来说实在太小了,所以会发生非镜面反射。
- 当声波到达声阻抗不同的两个组织的交界面时,该界面上会发生反射。如果声波垂直入射(90°),可以产生反射并由探头接收。
- 在声波穿过声速不同的组织时,两组织界面上会发生折射。发生折射时,声波虽然穿过界面,但是传播角度会与入射角度不同。
- 声波在人体内传播 1cm 并返回探头所花的时间为 13μs。
- 凸阵探头的近场视野宽阔,常用于腹部检查及体型较大患者的检查。
- 扇形和梯形探头是一种相控阵探头,常用于超声心动图检查。
- 频率较低的线阵探头用于血管检查,要获得高分辨率的图像则使用频率较高的线阵探头。
- 超声探头中的压电晶体是一种称为锆钛酸铅(PZT)的人造陶瓷。
- 超声探头必须要进行适当地清洁以防止传染性病原体的传播。超声探头决不能进行高温消毒。

- 声强取决于总能量及其所施加的面积大小。能量越高，声强越大。面积越大，声强越低。
- 超声的使用必须遵循 ALARA 原则：使用尽可能的低的能量。超声可产生两种生物学效应，分别是机械效应（非热效应）及热效应。
- 纵向分辨力描述的是沿声束方向上两个反射体形成两个独立回波的之间的距离。使用短脉冲可以提高轴向分辨力。
- 横向分辨力描述的是分辨与声束传播方向相垂直的两个反射体的能力。窄的声束有更好的侧向分辨力。
- 分辨力与声束的厚度（切面厚度）有关。垂直面上的声束越薄，则血管内伪像越少。
- 时间分辨力与帧频一致，帧频越高越令人满意。时间分辨力受到聚焦数量、图像深度及每帧的扫描线数量（线密度及图像宽度）的影响。
- 多普勒频移是发射频率及反射频率之间的差值。如果红细胞朝向探头移动，反射频率就会高于发射频率。如果红细胞背向探头移动，反射频率就会低于发射频率。
- 多普勒角度为零度时结果最准确且有着最高的频移。在 90°时不会产生多普勒频移，因为这个角度时多普勒频移为零。使用多普勒时角度永远不要大于 60°，因为大于这个角度误差就会过大。
- 频谱多普勒可以是脉冲波或连续波。脉冲多普勒受混叠伪像的限制，这种现象会发生在较深的血管和（或）高速血流中。连续多普勒没有这个限制。
- 尼奎斯特极限等于 PRF 的一半，超过的时候会发生混叠。
- 频谱多普勒的处理技术称为快速傅里叶变换（FFT），彩色多普勒的处理是使用自相关函数。
- 能量多普勒不能提供方向和速度的信息，但是能帮助显示低速血流和（或）小血管。
- 超声仪器的调节包括总增益（图像整体的亮度）、TGC（改变不同深度图像的亮度）、聚焦（应该放在感兴趣区或其远场）、深度（应良好显示相应结构，且在感兴趣区深面没有大片的浪费空间）。
- 组织谐波成像是使用人体内组织产生的 2 倍于发射频率的回波进行的成像。
- 空间复合成像是将声波以不同方向发射入人体，可以更好地显示所要观察的结构。
- 频谱多普勒的调节包括：量程（脉冲重复频率），用以设置多普勒的速度范围；增益，决定多普勒频谱的亮度；角度校正，用于声束未平行于血流时的角度调节；扫描速度，决定了频谱多普勒的一个屏上显示多少次心跳；基线，决定了波形将从哪里开始。
- 彩色多普勒调节跟频谱多普勒相似，比如量程和增益，但在线阵探头中，彩色多普勒取样框的方向可以调节。
- 常见的伪像包括混响、彗星尾、声影、后方回声增强、镜像及干扰。

## 思考题

1. 你在为一位重 350 磅的男性做腹主动脉的超声检查时发现腹主动脉近端的显示很困难。要提高腹主动脉的显示，什么办法最好？
2. 你在进行颈动脉超声检查时发现多普勒频谱出现了混叠现象。你可以使用哪些方法消除掉这个伪像？
3. 因静脉置管而行锁骨下静脉超声检查时，你发现在彩色多普勒模式下该探查血管的深面出现了另一条血管，它的血流方向与浅面这条血管完全一致。这是怎么回事？

（张静漪　周琛云　译）

## 参考阅读

AIUM. Guidelines for cleaning and preparing external- and internal-use ultrasound probes between patients. 2014. Available at http://www.aium.org/officialstatements/57. Accessed Sept 12th, 2016.

AIUM. Statement on mammalian biological effects in tissues with naturally occurring gas bodies. 2015. Available at http://www.aium.org/officialStatements/6. Accessed Sept 12th, 2016.

AIUM. Statement on mammalian biological effects of heat. 2015. Available at http://www.aium.org/officialStatements/17. Accessed Sept 12th, 2016.

AIUM. Statement on mammalian biological effects of ultrasound in vivo. 2015. Available at http://www.aium.org/officialStatements/9. Accessed Sept 12th, 2016.

Bushberg JT, Seibert JA, Leidholdt EM, et al. *The Essential Physics of Medical Imaging*. 3rd ed. Philadelphia, PA: Wolters Kluwer; 2011.

Kremkau F. *Sonography Principles and Instrumentation*. 9th ed. St. Louis, MO: Elsevier; 2016.

Penny S, Fox T, Herring Godwin C. *Examination Review for Ultrasound: Sonographic Principles & Instrumentation*. Philadelphia, PA: Lippincott Williams Wilkins; 2011.

Zierler RE, Dawson D. *Strandness's Duplex Scanning in Vascular Disorders*. 5th ed. Philadelphia, PA: Wolters Kluwer; 2015.

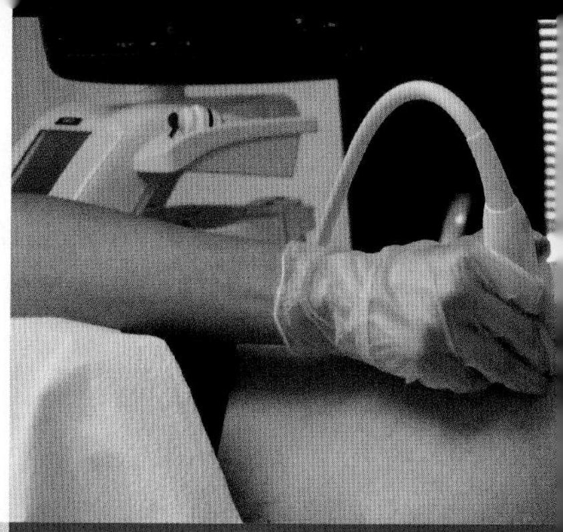

# 人体工程学：避免工作相关的损伤

SUSAN MURPHEY

第 3 章

## 目标

- 了解超声工作中与工作相关的肌肉骨骼疾病的影响。
- 识别与工作相关的肌肉骨骼疾病的危险因素。
- 了解中立位姿势的概念及其减少损伤风险的意义。
- 掌握减少危险因素的实际解决方法。

## 关键词

不良姿势
人体工程学
中立位姿势
扫查时伴随疼痛
超声工作者的损伤
WRMSD(与工作相关的肌肉骨骼疾病)

## 术语表

**不良姿势(awkward postures)**:身体的某些部位偏离了中立的位置,此时可能使得压力集中在一些关节和相关的肌肉上。不良姿势偏离中立的位置越远,持续的时间越长,则潜在的危害越大。不良姿势包括:腕关节的过屈/过伸、肩关节外展(“上肢呈展翅状”)、肩关节前伸、腰部的扭转,以及颈部的屈伸等。

**接触性压力(contact stress)**:由身体的某部位和某外部物体发生持续性的接触所产生。例如把腕部或前臂一直靠在一个锋利的边缘上。

**持续时间(duration)**:身体某部位暴露于人体工程学危险因素中的时长。持续时间越长,危险因素的危害就越大。

**力量(force)**:身体某部位完成一项工作所发挥的体力大小。力量越大和(或)用力的时间越长,危险因素的危害就越大,例如推/拉、上举、握、捏等。

**负荷(load/loading)**:物体在(收缩的)肌肉上施加的力量,不同于肌肉的张力,后者是指肌肉在物体上施加的压力。随着物体施加在肌肉上的外力与肌肉施加在物体上的力量的增加,肌肉的活动度相应增加。

**重复性(repetition)**:反复的活动,常常又同时存在其他人体工程学危险因素,例如较大的力量和(或)不良姿势等。动作重复的次数越多,再加上其他危险因素的联合作用,重复性的危害就越大。

**固定的姿势(static postures)**:身体的某部位在一段较长的时间内保持同一个姿势。姿势不良、承受持续性的压力和(或)维持较长的时间,都会导致固定姿势的危害进一步增加。比如,保持同一个姿势久坐或者久站。

与工作相关的肌肉骨骼疾病(work-related musculoskeletal disorders, WRMSDs),也被称为肌肉骨骼疾病(musculoskeletal disorders, MSDs)、肌肉骨骼张力性损伤(musculoskeletal strain injuries, MSIs)或累积性创伤性疾病(cumulative trauma disorders, CTDs),是由工作引起或加重的疼痛的症状。这些疾病会影响到肌肉、

神经、韧带和肌腱，并且已经在许多职业中被发现，其中包括超声医学。与发生在工作场所中的急性损伤例如滑倒、绊倒和坠落不同，WRMSDs 的病因为使用过度，并且由于在危险因素中反复暴露逐渐发展而来。在美国，WRMSDs 是在工作场所中引起疼痛、不适，甚至残疾的首要原因，也是工作时间被迫缩短甚至不能继续工作的最常见的原因之一。[1]这种疼痛的状态常常会让那些受到影响的人们付出沉痛的代价，他们可能再也不能工作，或者只能进行简单的工作或日常活动。[2]在工作中，由于工作者受到损伤导致的人员短缺不仅会影响到工作者的士气、身体健康和幸福感，也会影响到患者的就医。表 3-1 总结了 2011 年私人企业中由非致命性损伤或疾病所导致的工作天数减少的数量。[3]

表 3-1 2011 年私人企业中由不同类型的非致命性损伤或疾病导致的工作天数的减少[3]

| 损伤类型 | 天数 | 百分比 | 典型的受累部位 |
|---|---|---|---|
| 总数 | 908 310 | 100.0 | – |
| 扭伤、劳损和撕裂伤 | 340 870 | 37.5 | – |
| 扭伤 | 84 560 | 9.3 | 踝关节、膝关节 |
| 劳损 | 209 740 | 23.1 | 背部、肩部 |
| 肌肉、肌腱和韧带的严重撕裂 | 17 150 | 1.9 | 肩部、膝部 |
| 多重扭伤、劳损和撕裂伤 | 7130 | 0.8 | – |
| 非特异性的扭伤、劳损和撕裂伤 | 22 290 | 2.5 | – |

## WRMSD 的病因

WRMSD 源于反复的暴露于危险因素中。症状的发作取决于暴露的持续时间和频率。在所有的职业领域中，重复性张力损伤通常在 45 岁至 54 岁时达到顶峰，这是多年暴露于危险因素的累积的结果。WRMSDs 主要由上臂和手部的活动引起，包括握、持、伸和扭转等。这些常见的动作本身并不会导致明显的损伤，但是当其以一种有害的方式频繁的、反复的进行，同时又缺乏足够时间来恢复时，就会产生损伤。容易导致 WRMSDs 的工作方式包括以下几种：

- 过度用力，包括推、拉、上举。
- 反复进行相同或相似的工作，在较长的时间范围内持续进行或频繁的进行，且缺乏足够的休息时间。
- 以不良姿势工作，或长时间保持同一个姿势，例如长时间的或反复的拿取超过肩膀高度的物品、倾斜/扭曲躯干，以及颈部和腕部呈不良姿势。
- 接触性压力，身体的某一个部位靠在某坚硬的或锋利的物体边缘。
- 低温，联合上述危险因素中的任何一个都有可能增加 MSDs 发生的可能性。
- 振动，整个身体和手-上臂的振动都会对健康产生许多不良影响。

除了低温和振动，超声检查过程中操作者通常会暴露于上述一个或几个危险因素之中。所有这些物理危险因素都有可能增加 WRMSDs 的发病率。不过，还有一些社会心理因素也可能是危险因素。社会心理危险因素与工作者如何应对他们的工作环境以及他们的工作要求有关。心理危险因素包括以下几点：[4]

- 对工作缺乏影响力或者控制力。
- 需求的不断增加(比如说，需要完成更多工作量)。
- 缺乏交流或者交流很少。
- 工作单调。
- 获取的支持很少(例如从管理者或者同事处)。

这些社会心理危险因素很可能是工作环境中压力的重要来源之一。工作中的压力可以影响对疼痛的感知能力及 WRMSDs 的发展和持续。联合暴露于几个危险因素，相比暴露于其中任意一个危险因素，会增加工作者发生 MSDs 的风险。幸运的是，了解了这些可能导致 WRMSD 的危险因素，我们就可以运用一些方法来积极的预防损伤。

## 超声中与工作相关的肌肉骨骼疾病

无论什么行业，大多数工作均需要使用到上臂和双手。因此，WRMSD 常常累及双手、腕部、肘部、颈部和肩部。躯干、颈部和上肢的不良姿势，以及过度握持探头和用力下压也容易造成超声检查者的不适，增加损伤的风险。超声检查者最常报告的症状有肩部、颈部、背部、双手和腕部的疼痛和损伤。[5]调查发现，高达 90% 的超声检查者存在肩部的疼痛，69% 存在下背部的疼痛，超过一半(54%)者存在与工作相关的手部和腕部的症状。[5]

有关超声检查者们所面临的人体工程学的挑战已经有很多的报道。第一篇关于人体工程学的文章“超声检查者的肩膀”是由 Craig 在 1985 年发表的。[6]接下来，Health Care Benefit Trust 组织于 1997 年进行了一个研究，收集并报道了在美国执业的近1000名超声检查者的数据。[7]他们的结果显示84%的超声检查者存在与超声操作相关的肌肉骨骼的疼痛，并且颈部、肩部、腕部、手/手指和背部是最常受累的部位。一些职业联合会，例如超声医学诊断协会（the Society of Diagnostic Medical Sonography，SDMS）开始为超声检查者提供预防WRMSD的职业教育和资源。关于预防超声检查者的与工作相关的肌肉骨骼疾病的行业指南已经出版，超声工作站设备的设计也已经做了显著的人体工程学方面的改进。[8]事实上，现在所有的超声设备系统都做了一定程度的调整。为了满足不同超声检查的需求，检查床也进行了特别的设计。尽管有了以上的改进，2009年进行的一项研究显示90%的临床超声检查者仍存在WRMSD的症状，与1997年第一次研究的结果（81%）相比还有所增加。[7,9]图3-1比较了这些研究中报道的损伤。

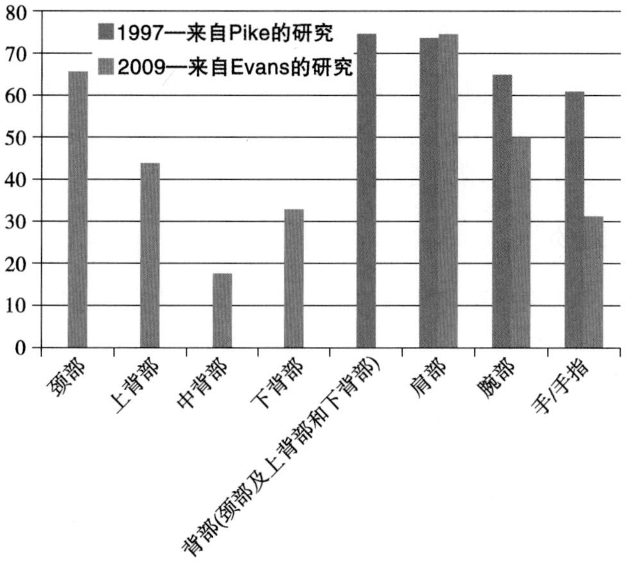


**图3-1**　超声检查者症状的比较。（来自于PikeI，Russo A，Berkowitz j，et al. The prevalence of musculoskeletal disordersamong diagnostic medical sonographers. *J Diagn Med Sonogr* 1997；13（5）：219-227；Evans k，Roll S，Baker j. Work-related musculoskeletal disorders（WRMSD）among registered diagnostic medical sonorgraphers and vasculartechnologists. *J Diagn Med Sonogr* 2009；25（6）：287-299.）

导致更多超声检查者扫查时出现疼痛的因素可能包括生理学的，社会心理学的和工作流程等多方面的因素。工作站的设备在预防WRMSDs方面起着很重要的作用，但并不是所有的检查室都安装了符合人体工程学的工作站设备。除此以外，随着技术的进步，计算机的使用越来越多，又带来了与超声检查同样的机械性的危险因素，同时增加了暴露于人体工程学危险因素的时间。工作人员的短缺和工作负荷的增加会导致产生与工作相关的压力和休息时间的不足，进一步增加了暴露于危险因素的几率。除此以外，超声的临床操作基本没有变化。很多超声检查者仍然在学习30年前的扫查技巧，其中一部分已被认为存在多种危险因素，例如不良姿势、过度用力、固定的姿势和反复扫查（图3-2）。

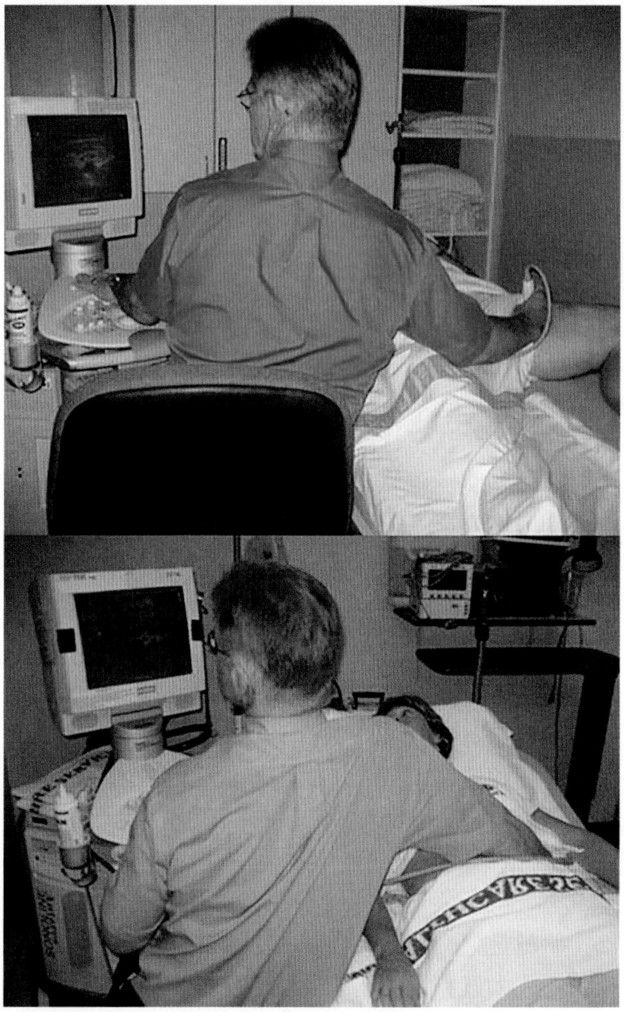

**图3-2**　传统的扫查技巧常常包括了许多危险因素，例如过度外展和躯干的不良姿势（下图），以及过度外伸和颈部的不良姿势（上图）

## 理解危险因素

WRMSD是长时间暴露于危险因素产生的损伤逐渐累积的结果。与急性损伤不同的是，由于没有症状的急性发作，WRMSD的危险因素不易被发觉。这些症状只会在日积月累之后发生。因此，要识别这些危险因素并采取预防措施比较困难，而当症状出现的时候，往往已经有一定程度的损伤了。

反复的暴露于危险因素会干扰身体的恢复能力，导致肌肉和肌腱创伤的不断累积。在超声检查者中最常见的症状是腕管和尺管综合征、肱骨外上髁炎、肩部的滑囊炎和肌腱炎。[5]在正常情况下，肌肉和肌腱进行有规律的运动，以便维持弹性和正常功能。它们在运动中收缩和放松，以利于血液的循环，为肌肉提供必需的营养，并且带走毒素。但是，当负荷的频率和持续时间超过肌肉和肌腱的承受能力时，会导致炎症，并伴发退行性改变、微小的撕裂和瘢痕的形成。持续性的暴露会引起水肿，导致神经的压迫，肌腱和韧带的退化，进一步加重肌肉和关节的压力。而创伤的不断累积还会导致关节活动度的减少以及与 MSDs 不同症状相关的肌肉功能的障碍。

## 肌肉损伤

肌肉收缩时利用碳水化合物的代谢产生化学能量，并产生副产品——乳酸。不良的姿势会使肌肉持续收缩，压迫其内血管，从而导致肌肉收缩时的血流量受限，肌肉不能获取富氧血流来处理自身的毒素，而同时肌肉过度燃烧会导致疲劳更早出现。当肌肉由于保持不良姿势或是固定姿势而长期处于收缩状态时，就会产生疼痛，这意味着该肌肉已经处于超负荷的状态，并且出现了乳酸的堆积。疼痛的严重程度取决于肌肉收缩的时长，以及过度用力期间用于恢复的时间（恢复期间肌肉可以放松并代谢掉堆积起来的具有刺激性的毒素）。肌肉过度使用所产生的重复性创伤可导致慢性疼痛和损伤。当一块肌肉不能满足工作要求时，会有额外的张力施加在该块肌肉的肌腱上。

## 肌腱损伤

肌腱是把肌肉和骨骼连接起来的纤维结缔组织。反复的或太过频繁的运动以及不良姿势会给肌腱施加张力，从而造成肌腱的 WRMSDs。肌腱相关的 WRMSDs 主要表现为两大类：腱鞘炎和肌腱炎。

### 腱鞘炎

腱鞘相关的 MSDs 发生在诸如手部和腕部的区域（图 3-3）。腱鞘分泌滑液，使肌腱润滑，使其在拉长时不会紧贴在周围的筋膜上。手部反复的或过度的运动会影响腱鞘的润滑功能，使滑液分泌不足或者滑液的质量下降。这样会使肌腱和腱鞘之间产生摩擦，从而导致肌腱的炎症和水肿，也就是所谓的腱鞘炎。比如扳机指和 De Quervain 腱鞘炎（即桡骨茎突炎）。腱鞘

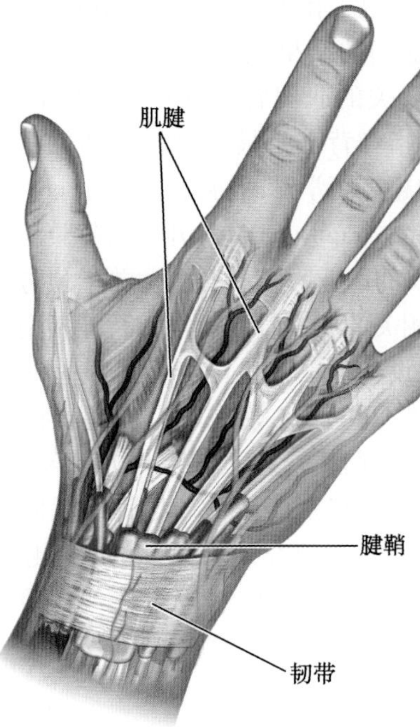


图 3-3 手指的肌腱和腱鞘

囊肿与之类似，为发炎的腱鞘内充满了滑液并且在皮下形成了一个肿块。炎症的反复发作可导致纤维组织的异常增生，限制肌腱的活动度。

### 肌腱炎

没有腱鞘包裹的肌腱主要分布在肩关节、肘关节和前臂的位置，这类肌腱很容易受到反复运动及不良姿势的损害。肌肉长时间的收缩会对肌腱产生反复的压力，引起肌腱纤维的撕裂，并引发炎症（图 3-4）。肌

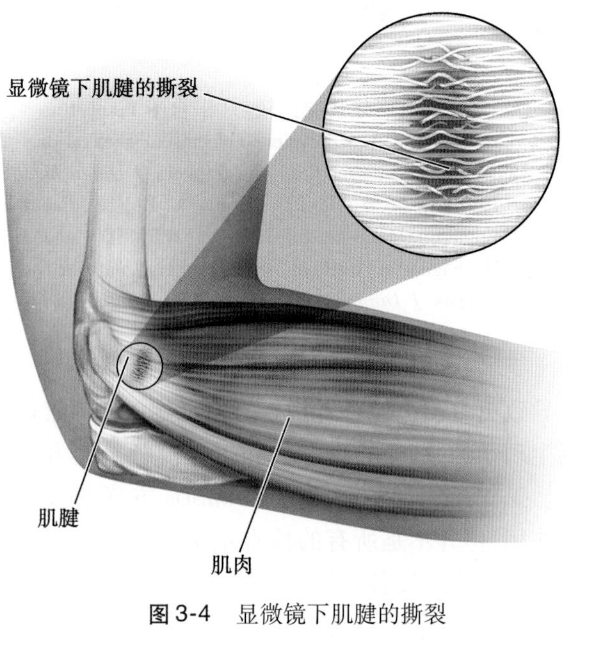


图 3-4 显微镜下肌腱的撕裂

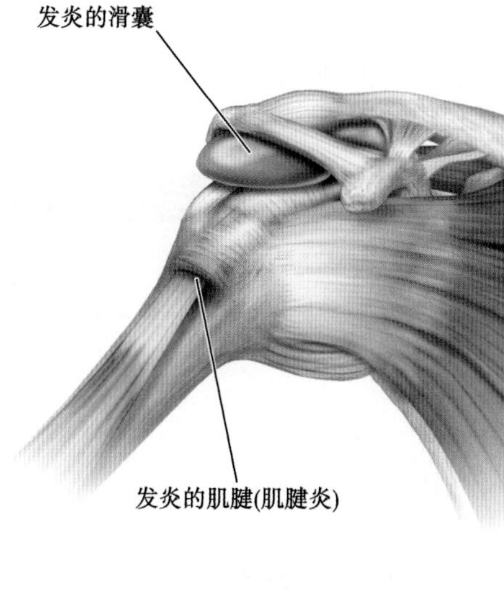


图 3-5　肌腱炎和滑囊炎

腱炎是用来描述肌腱炎症的统称。在一些关节中（诸如肩关节），肌腱会从骨骼之间狭窄的缝隙间通过，因此关节旁存在一个充满滑液的纤维囊，也就是滑囊。当肌腱因为炎症逐渐变厚，滑囊也会因为过度摩擦而发炎。滑囊的炎症叫做滑囊炎（图 3-5）。

## 神经损伤

神经由神经纤维束组成，神经纤维负责大脑与脊柱或者身体其他部分之间的信号传递，以控制肌肉的活动以及传导感觉冲动，包括温度、痛觉和触觉。当神经周围的肌肉、肌腱或韧带水肿时，神经所受的压力也会增加。由于反复运动或不良姿势而引起的炎症也会压迫神经，导致肌肉无力、刺痛感以及麻木等症状（图 3-6）。

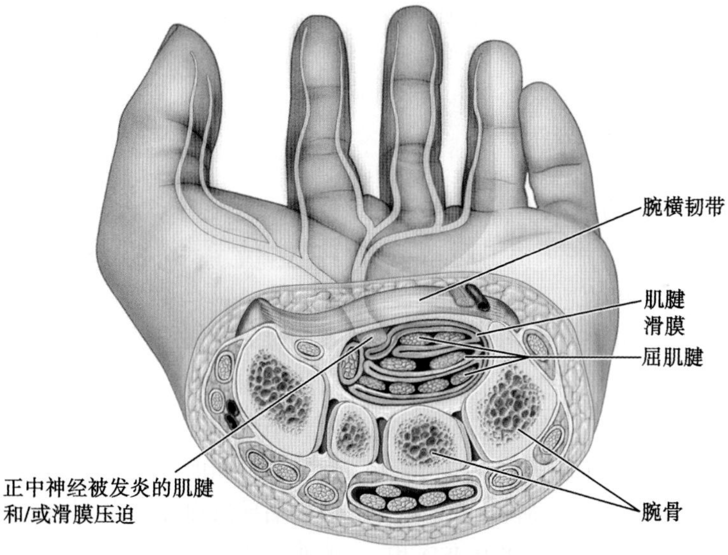


图 3-6　神经损伤

## 先使用大肌肉，再使用小肌肉

时刻谨记，是肌肉在支撑肌腱，而不是肌腱在支撑肌肉。当工作负荷超过肌肉的承受力时就会发生肌腱炎。因此，如果肌腱总是在尽最大能力承受负荷，就会导致肌腱的损伤。对较小的肌肉也是如此。首先使用较大的肌肉有助于保证肌肉能够承受工作负荷。例如，在搬运超声设备时，应利用臀部和腿部的大肌肉来推动，而不是靠上臂和背部的较小肌肉来拉动超声设备。同理，抓握探头时使用手掌（整个手部）握住探头而不是使用手指捏住探头，这也就是使用了手部较大的肌肉而不是手指上较小的肌肉。

- 使用较小的肌肉之前先使用较大的肌肉
- 依靠肌肉的力量，而不是依靠肌腱的力量
- 肌腱炎是肌腱的超负荷造成的
- 肌肉的力量必须支撑肌腱的活动

## 症状的识别

症状识别对早期诊断和治疗 MSDs 是非常重要的。通常情况下，由于反复的暴露于危险因素之中，症状是逐渐出现的，让人很难意识到这是一个与工作相关的疾病。导致这些疾病的工作或姿势可以在工作时引发疼痛，也可能在休息时才感到疼痛。实际上，在一整天长时间的暴露于危险因素之后，到了休息时或夜

晚时往往感觉症状比工作时更加明显。疼痛是最常见的症状,并可伴关节的僵硬、发红或水肿和(或)肌肉紧张。另外还可能出现麻木、刺痛和皮肤颜色改变等表现。

表 3-2 列举了一些职业危险因素及与 WRMSDs 相关的上肢常见疾病的症状。[10]

表 3-2 上肢常见的 WRMSDs

| 疾病 | 职业危险因素 | 症状 |
|---|---|---|
| 肌腱炎/腱鞘炎 | 反复的腕部运动<br>反复的肩部运动<br>上臂持续的过伸<br>肩部长时间的承受负荷 | 疼痛、无力、肿胀、烧灼感或者受影响的区域隐隐作痛 |
| 肱骨外上髁炎(肌腱炎,肘部内侧或外侧肌腱炎) | 前臂反复的或过度用力的旋转,同时屈腕 | 与肌腱炎症状相同 |
| 腕管综合征 | 反复的腕部运动 | 疼痛、麻木、刺痛感、烧灼感、拇指根部肌肉的萎缩、手掌干燥 |
| De Quervain 腱鞘炎(桡骨茎突炎) | 手部反复的转动和过度用力的握持 | 拇指根部的疼痛 |
| 胸廓出口综合征 | 长时间肩关节的屈曲<br>上臂超过肩膀高度的过伸<br>肩部负重 | 疼痛、麻木、手部的肿胀 |
| 颈部紧张综合征 | 长时间姿势受限 | 疼痛 |

WRMSD 的影响可以仅为轻微的不适,但严重的损伤也可能导致职业生涯的终结。一项由 Pike 等研究者进行的研究表明,20% 有症状的超声检查者遭受了导致职业生涯终结的损伤。[7] WRMSD 的相关症状最早在工作 6 个月后就可以出现(发病率 15%),3 年后增长到 45%,10 年后比例高达 72%。[11] 如果未能及时上报或者工作者又回到了引发最初损伤的工作环境,要想成功治愈 WRMSD 是非常困难的。所以,早期上报症状并采取预防措施非常重要,而识别 WRMSD 相关的体征对于早期上报就至关重要了。否则,损伤会持续存在,甚至会发展到不可逆转的阶段。疼痛的第一次发作就是肌肉和肌腱需要休息和恢复的信号。WRMSDs 可能会不断进展,根据其严重程度分为早、中、晚三期,见表 3-3。不是每一个个体都会遵循同样的发展规律,但都不应该推迟上报。

表 3-3 工作相关肌肉骨骼疾病的症状分期[10]

| | |
|---|---|
| 早期 | 受影响的肢体在工作时发生疼痛和疲劳,但是在夜间和休息时消失。工作量不会减少 |
| 中期 | 在工作时较早发生疼痛和疲劳,并且持续至夜间。重复性工作的能力下降 |
| 晚期 | 在休息时持续存在疼痛、疲劳和无力。不能入睡,也不能完成白天的工作 |

## 中立位置的概念

避免损伤需要减少暴露于危险因素的频率和持续时间。在超声检查者中,最常见的一个危险因素就是姿势不良,它需要肌肉过度的燃烧,因而会导致更早出现疲劳。如前所述,肌肉的过度燃烧会由于持续的肌肉收缩导致血流中断,代谢产物(乳酸)堆积,从而影响肌肉的正常生理活动。

不管做的工作是什么,都应该尽可能多的保持中立的位置。中立位时肌肉的做功最少,避免肌肉和肌腱的过度负荷和受到损伤。非中立位或姿势不良导致肌肉过度燃烧,耐受力下降,疲劳更早的出现(图 3-7)。偏离中立位置越远,肌肉的负荷越大。过度负荷的肌肉,也就是显著收缩的肌肉,更难进行控制,会影响到运动的精确性。因为手-眼协调和精确的运动控制对获得超声图像是很关键的,保持中立位置有助于改进图像质量,减少获取所需诊断信息的时间。

中立位置时人体的重心周围均为平衡的状态,此时肌肉做功最小。当人倾斜、弯曲,或者在平衡位置以外时,姿势就不平衡,会导致肌肉张力的增加,以及在骨骼和关节上不均衡的负荷分布。长时间保持非中立位,姿势的不平衡加剧,还会导致肌肉的正常生理活动

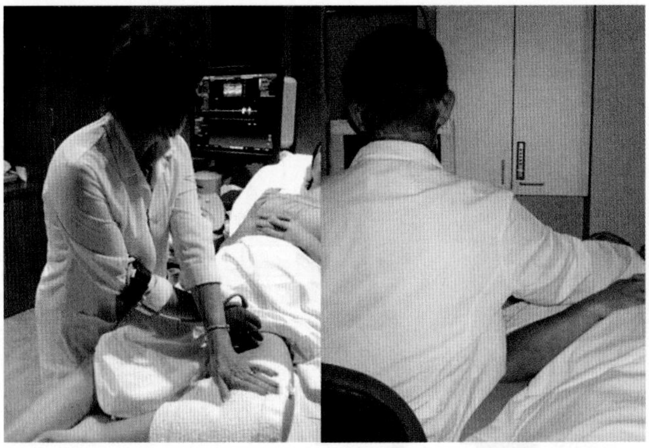

图 3-7 姿势不良（左）或者非中立位（右）的扫查姿势

减退，关节的负荷增加。在过度用力方面也是如此，不管是推/拉、上举，还是握持；肌肉的过度燃烧会导致疲劳快速出现，也增加了损伤发生的风险。

为了尽可能地保持中立位，需要时常改变工作站的布置和扫查的方法。检查时，检查者与设备之间的位置也应该根据要进行扫查的区域而随时进行调整，以尽量维持中立位置。

中立的扫查位置包括：

- 面向正前方，颈部不要有扭转、过屈或过伸。
- 脊柱直立，躯干不要扭曲或弯曲。
- 在扫查过程中，手/前臂位于身体的正前方，肘部靠近躯干。
- 双侧上臂避免过度前伸。
- 避免腕部的不良姿势，包括过屈、过伸或是旋转。
- 前臂靠近身体，尽量平行于地面。
- 坐位时双脚舒适的放置于地面、椅子的横档或者超声设备上。
- 坐位时膝关节略低于髋关节。
- 站立位时体重均匀地分布于双脚。

超声检查者应随时调节超声设备、检查床和（或）患者的高度和位置，尽可能保证进行扫查的手臂位于冠状面正中线的前方，外展不超过 30°。

调节仪器或患者的位置可以包括以下几个方面：

- 将超声设备平行于检查床放置，二者之间不留间隙。
- 调节设备的显示屏的位置，保证显示屏的上方与眼同高，显示屏在超声检查者的正前方。不要与其他人分享显示屏。
- 调节系统的控制面板，使手臂前伸的距离最短，保持非扫查手臂的肘部在身体的侧面，并且保持肘部屈曲大于等于 90°。在检查过程中根据需要随时重新调节位置。
- 调节检查床的高度，以保证扫查的手臂外展的角度在 30°以内，或肘部屈曲的角度大于等于 90°。
- 如果是坐位，调节椅子的高度，以保持躯干、颈部和上臂的中立位，并且膝盖略低于髋关节。
- 将病人安置在检查床最靠近检查者的边缘，减少扫查时手臂外展的距离。在检查过程中根据需要随时调整位置，以保持中立的扫查位置。
- 在扫查上臂和颈部结构时，让病人坐在椅子或轮椅上可能更符合人体工程学，这样可使超声检查者更容易找到较好的位置。

除此以外还有非常重要的一点是为了鼓励采用中立位置扫查，还可以考虑改变扫查方法，而不是依靠单一的传统的扫查技巧。其目的就是调节设备的位置以保证中立位，而不是为了适应设备而使超声检查者处于非中立的位置（图 3-8 和图 3-9）。

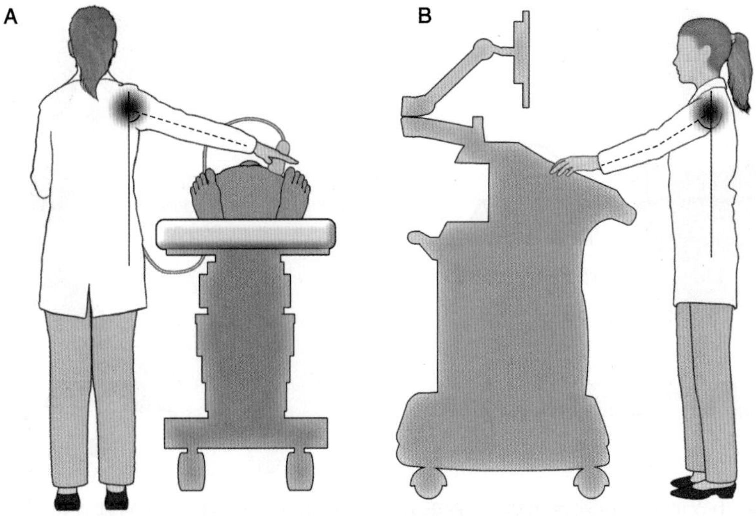


图 3-8 A. 非中立站立位扫查姿势（不良姿势），扫查手臂的外展超过了 30°。B. 非中立的站立位扫查姿势（不良姿势），非扫查手臂过度前伸

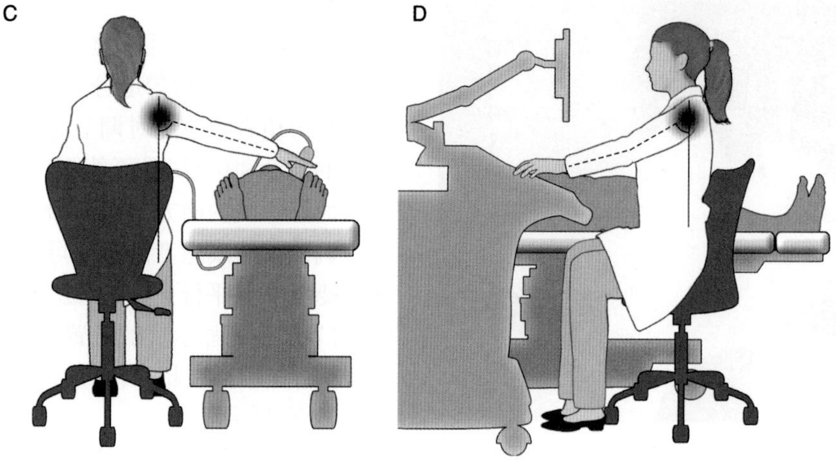


图 3-8(续) C. 非中立的坐位扫查姿势(不良姿势),扫查手臂外展超过了 30°。D. 非中立的坐位扫查姿势(不良姿势),且非扫查手臂过度前伸

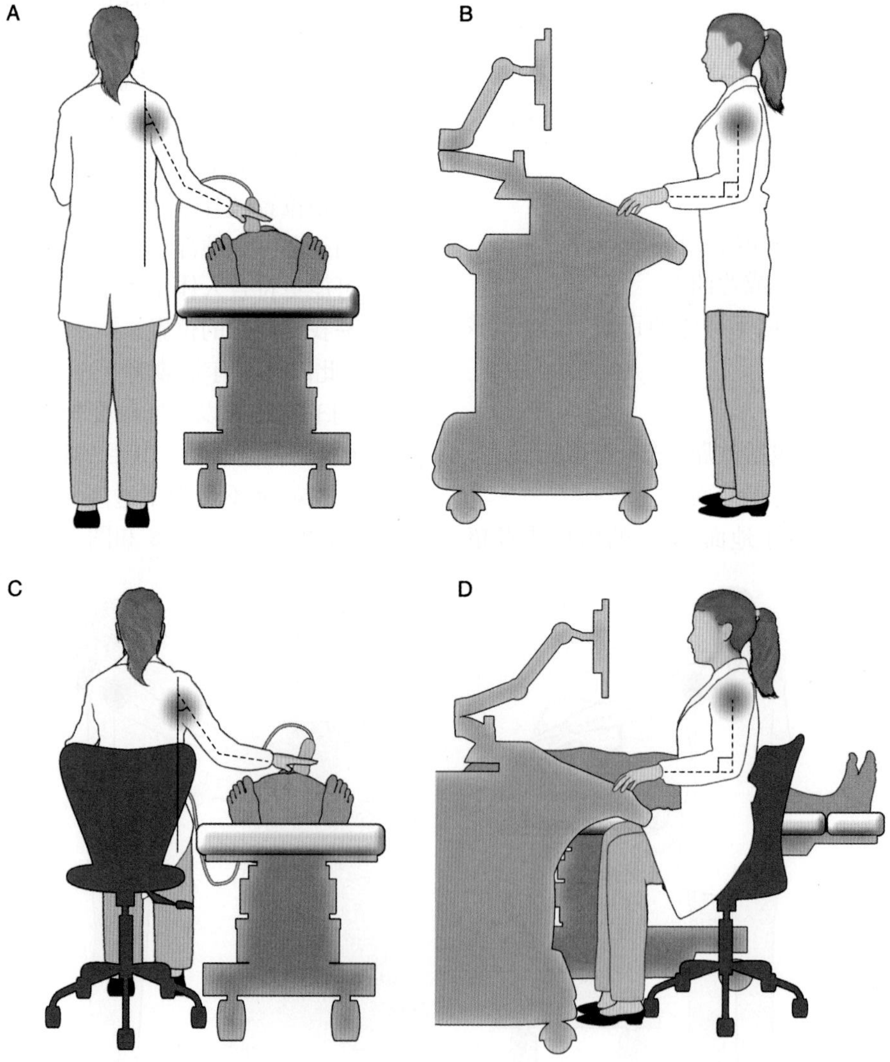


图 3-9 A. 中立的站立位扫查姿势,扫查手臂外展在 30°以内。B. 中立的站立位扫查姿势,非扫查手臂靠近躯干,肘部弯曲呈 90°。C. 中立的坐位扫查姿势,扫查手臂外展在 30°以内。D. 中立的坐位扫查姿势,非扫查手臂靠近躯干,肘部弯曲呈 90°

## 超声检查者的责任

及时上报、诊断和干预能将损伤的严重程度降低,改进治疗的效果,从而将发生残疾或永久性损伤的风险降到最低。遵循目前最好的操作规范以减少发生 MSDs 的风险是超声检查者、学生及其他超声设备使用者的责任。超声检查者可以采用许多方式将损伤的风险降到最低,包括以下几条。

### 椅子的位置

调整椅子的高度对减少上臂的外展至关重要,而上臂外展是肩关节损伤的主要危险因素。椅子足够高时进行扫查的手臂才能更接近身体的侧面,外展的角度才能小于等于 30°。如果椅子高度不能调节,可以在椅子上垫一些东西,例如折叠的枕头、腰部的支撑垫或坐垫等。或者一些检查者可能会觉得站立位扫查更能提供足够的高度以保持中立的位置。还可以去其他科室看看有没有闲置的椅子,说不定更适用于超声科。

### 检查床

为了减少检查者上臂的外展角度,保持较低的检查床的高度是最重要的。让患者尽量靠近超声检查者也有一定的帮助。这样可以减少不必要的外伸和上臂的疲劳。大多数超声检查者还不习惯把检查床降到足够低来减少上臂外展的程度。检查床的位置应该足够低,以使检查者进行扫查的上臂可以尽量靠在超声检查者身边,但不应低到超声检查者必须倾斜身体才能为患者进行扫查的程度。如果检查床的高度不能调节,可以利用加上床垫或者撤去床垫来获得理想的高度,也可以为它们重新安装不同型号的脚轮来获得最合适的高度。

### 超声设备

新近的超声设备在面板设计时已经考虑到了人体工程学的问题,加入了更多可调节性的改进。利用这些可调节的设备能显著改善扫查时的姿势。许多新的超声设备在控制面板或键盘上都加入了可调节的功能。把控制面板放在理想的位置可以减少检查者非扫查上臂的操作距离。

### 显示屏

利用显示屏高度可以调节的功能,使显示屏位于超声检查者的正前方,并保证颈部处于一个放松的体位,下巴微微向下。如果显示屏是固定的,可以试着与生产设备的工程部门进行协商,是否可以对显示屏做一些修改,使得显示屏的高度可以调节。注意,与超声设备的生产商进行协商非常重要,需要确保这样的修改不会影响之后设备的保修。

如果科室常规需要满足患者看到图像的愿望,建议为患者另外安装一个显示屏。超声设备上的显示屏主要是满足超声检查者的使用,这样可以避免扭曲颈部和躯干来观察显示屏。在固定高度的显示屏的顶部安装另一个小的显示屏对站立位扫查是有帮助的。

### 电脑设备

用于图像存储和传输的配置系统(picture archive and communication systems,PACS)和(或)电子医疗记录的电脑设备与检查室里的超声设备一样重要。安装立式的计算机主机可以在超声检查者坐的桌子下面留出腿部活动的空间。如前所述,尽量使用高度合适的椅子或是高度可调节的椅子。如果必要的话,把显示屏放在另一个平台上,使显示屏与眼等高。注意键盘的高度,把它调整到一个舒服的位置。

### 其他扫查小贴士

如果探头太窄,只能进行“捏握”,那么可尝试使用一些自制的产品来包裹探头让它变宽,从而减少小肌群的张力和拉力。

用一些便宜的打包带将探头电缆线缠在前臂上,可以支撑其部分重量,消除探头电缆线的重量对探头的拖拽,这样就无需紧紧地握住探头,从而减小腕部的扭力。

进行扫查的手臂需要在患者身上找一个支撑点,或是在肘部下方放置支撑的垫子或是卷起来的毛巾。这个简单的调整可以有效减少肩部和颈部肌肉的压力和疲劳。

### 持续进行的教育和训练

应鼓励对操作者进行持续的教育和训练。现在已经有很多资源都可以提供这类教育和培训,包括杂志、教材、在线研讨会和视频资料。科室领导或学术项目的赞助者也可以提供有价值的信息。事实上,所有的职业联合会都有研讨班、讲座、工作坊和学术会议介绍如何采取适当的扫查技巧来避免工作相关的损伤。制造商也可以提供一些教育和培训。

### 寻求帮助

劳动者有权利要求在安全的环境下工作。预

防WRMSDs的关键是共同承担责任，即科室领导和检查者都要承担起安全的责任。鼓励超声检查者、学生和他们的领导及临床科室共同合作以解决人体工程学方面的问题。在美国，如果超声检查者认为他的工作是不安全的或者还有一些疑虑，可以联系职业安全和健康管理部门（Occupational Safety and Health Administration，OSHA）。法律规定雇主需向雇员提供健康和安全的工作场所。这意味着如果有可以缓解已知风险的装置存在，雇主最好安装这类装置。OSHA的法律禁止雇主因雇员依法行使自己的权利而报复雇员（包括提出健康和安全的担忧或报告损伤的情况）。OSHA可以协助解答雇员和工作者的问题或困扰。OSHA的相关信息可以通过以下网址查询：

https://www.osha.gov/html/RAmap.html or via 1-800-321-OSHA（6742）。

## 小结

- 避免非中立位姿势及长时间的固定姿势。
- 开始扫查前花点时间调整所有相关设备，包括椅子、检查床、超声操作系统和显示屏等，根据自身的要求将它们调整在理想的位置。
- 逐步缩短暴露于危险因素的时间，例如接受给体重指数（BMI）较高及行动受限的患者检查时采集图像较困难的现实，或者监护仪器等限制我们获得更好的声窗的情况。
- 移动轮椅、病床、担架以及超声设备时，正确使用人体工程学的知识避免损伤。
- 使用专业的设备对患者进行体位的调整或抬举，而不是人工操作。
- 使患者体位摆放合适，并根据检查区域的不同改变患者的体位。
- 整理桌面的工作空间，调整电脑键盘、显示屏和椅子至恰当的位置。
- 积极参与针对工作安全和人体工程学的教育和培训。
- 记录并向领导报告有关人体工程学方面的担忧、持续存在的疼痛或损伤，并且寻求专业的医疗建议。

## 思考题

1. 你需要去完成一项床旁的检查，但当你到达病房时，你发现床旁有其他设备/家具，使得你没有足够的空间放置你的超声设备，你需要用不良姿势才能对患者进行检查。你该怎么办？
2. 一个病态肥胖的患者来做腹部多普勒检查。当你开始检查时，你发现椅子不够高，如果不外展扫查手臂到高于肩膀的高度，你就看不到你所要检查的区域。你该怎么做？
3. 你工作的地方有高度可调的椅子和检查床，但是超声设备的高度是固定的。你还可以进行哪些方面的优化以满足姿势调整的需求？

（陈爽　周琛云）

## 参考文献


1. Occupational Safety and Health Administration. Available at https://www.osha.gov/SLTC/ergonomics/. Accessed March 5, 2016.
2. Department of Labor. Available at https://www.osha.gov/pls/oshaweb/owadisp.show_document?p_table=UNIFIED_AGENDA&p_id=4481. Accessed June 6, 2016.
3. Bureau of Labor Statistics. Available at http://www.bls.gov/opub/mlr/2013/article/using-workplace-safety-data-for-prevention.htm. Accessed August 6, 2016.
4. Canadian Centre for Occupational Health and Safety; Work-related Musculoskeletal Disorders-Risk Factors. Available at https://www.ccohs.ca/oshanswers/ergonomics/risk.html. Accessed December 7, 2016.
5. Roll S, Selhorst L, Evans K. Contribution of positioning to work-related musculoskeletal discomfort in diagnostic medical sonographers. *Work* 2014;47(2):253–260. Available at http://www.ncbi.nlm.nih.gov/pmc/articles/PMC3840125/. Accessed August 6, 2016.
6. Craig M. Sonography: an occupational health hazard? *J Diagn Med Sonogr* 1985;1(3):121–126.
7. Pike I, Russo A, Berkowitz J, et al. The prevalence of musculoskeletal disorders among diagnostic medical sonographers. *J Diagn Med Sonogr* 1997;13(5):219–227.
8. Society of Diagnostic Medical Sonography. Industry standards for the prevention of work-related musculoskeletal disorders in sonography. Available at http://sdms.org/docs/default-source/Resources/industry-standards-for-prevention-of-work-related-msk-disorders.pdf. Accessed December 7, 2016.
9. Evans K, Roll S, Baker J. Work-related musculoskeletal disorders (WRMSD) among registered diagnostic medical sonographers and vascular technologists. *J Diagn Med Sonogr* 2009;25(6):287–299.
10. Canadian Centre for Occupational Health and Safety; Work-related Musculoskeletal Disorders. Available at https://www.ccohs.ca/oshanswers/diseases/rmirsi.html. Accessed August 6, 2016.
11. Muir M, Hrynkow P, Chase R, et al. The nature, cause, and extent of occupational musculoskeletal injuries among sonographers. *J Diagn Med Sonogr* 2004;20(5):317–325.

# 第二部分

# 血管系统的介绍

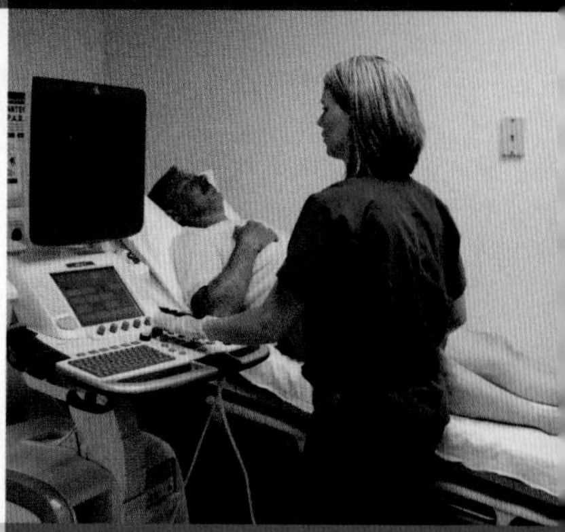

# 血 管 解 剖

ANN MARIE KUPINSKI

# 第 4 章

## 目标

- 定义血管系统的主要组成。
- 描述血管壁结构的排列层次。
- 鉴定动脉系统的主要血管。
- 鉴定静脉系统的主要血管。

## 术语表

**微动脉(arteriole)**:移行为毛细血管网并具有平滑肌层的细小终末动脉。
**动脉(artery)**:携带血液离开心脏的血管。
**毛细血管(capillary)**:由内皮和基底膜构成的细小血管,是营养物质和代谢废物交换的场所。
**静脉(vein)**:将血液带回心脏的血管。
**微静脉(venule)**:由毛细血管汇合而成的细小静脉血管。

## 关键词

微动脉
动脉
毛细血管
静脉
微静脉

超声检查是鉴定人体内的正常结构和病理改变的一种医学影像手段。超声检查专家和血管检查技师使用超声仪器获取影像,这对精确而又充足的临床资料的收集十分重要。全面掌握解剖学知识是成功进行超声检查的必要前提。本章介绍血管系统的基本解剖结构,后面几个章节将介绍与具体器官、部位、病理以及疾病有关的解剖学知识。

## 血管结构

血液通过动脉、静脉和毛细血管循环于全身。动脉将富含营养和氧气的血液从心脏运输到各个器官和组织。静脉将含氧量低的血液连同废物一起运回心脏。毛细血管是微脉管系统的重要组成部分,是氧气和营养物质与废物进行交换的场所。

### 动脉

动脉和静脉的管壁具有三层结构(图 4-1),分别是内膜、中膜和外膜(图 4-2)。"Tunica(膜)"一词是指单独的细胞层。很多人把这些血管层简称为内层、中层、外层。内膜是血管壁的最内层,由内皮细胞层和其下的结缔组织构成,是与血液相接触的细胞层。中膜是血管壁中间的最厚肌肉层,主要由环绕血管的平滑肌细胞组成,含弹性纤维和胶原。外膜是血管壁的最外层,与血管周围的组织接触。外膜主要由胶原蛋白、神经纤维和毛细血管组成。位于大动脉和静脉管

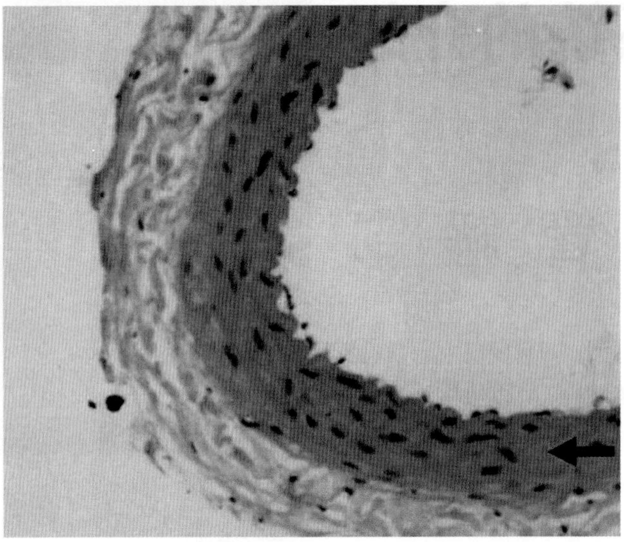

图 4-1 一个动脉管壁的横切面，黑色箭头指示在中膜中厚的平滑肌细胞层

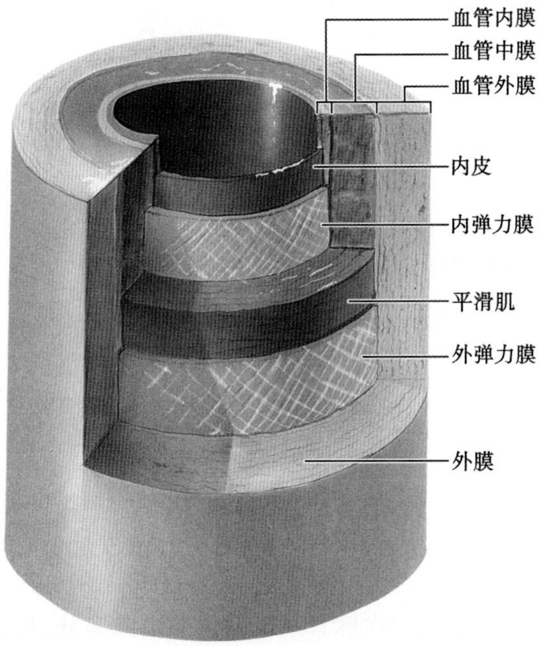


图 4-2 血管管壁内膜、中膜和外膜的简图

壁内的小血管被称为滋养血管。术语“滋养血管”由拉丁语“*the vessels of the vessels*”(血管的血管)翻译而来。虽然有不同类型的滋养血管，但是所有的功能都是为血管壁提供含有营养的血液。一些疾病与滋养血管的改变有关，而滋养血管在动脉硬化进展中所扮演的角色仍然在研究当中。

动脉按管径大小分类。微动脉直径等于或小于100μm，被称为血管系统的“闸门”，是产生血管阻力的主要部位。环形平滑肌层通过不同程度的收缩来改变血管的阻力。中、小动脉的平均直径约4mm，是分布最广泛的血管。这类血管包括除了主动脉和其最大分支以外的所有动脉。中、小动脉具有发达的平滑肌层和比微动脉更多的弹性组织以及纤维组织但少于大动脉。直径大的弹性动脉有主动脉和其最大分支(头臂动脉、左侧颈总动脉、左侧锁骨下动脉、髂总动脉)。这类动脉具有大量弹性纤维和较少平滑肌细胞。它们的基本功能是为运输到组织的血流提供管道。

## 静脉

静脉管壁具有与动脉管壁相同的层状结构，但是没有像动脉管壁那样发达的肌层。在部分静脉的管壁中，弹性纤维和胶原比肌纤维多。与管径相同的动脉相比，静脉的管壁较薄。身体不同部位的静脉的管壁厚度也不同，例如下肢静脉管壁较上肢静脉管壁更厚。

微静脉在静脉系统中最小，直径约20μm，其管壁主要由结缔组织构成。部分微静脉与毛细血管一样，对某些物质具有通透性，因此可以发生物质交换。中、小静脉具有一层薄薄的中膜和厚的外膜，管径约1～10mm，包括除了门静脉、腔静脉和其主要分支以外的所有静脉。大静脉即门静脉、上、下腔静脉和其主要属支，具有明显特征的大外膜。大静脉的外膜是其管壁的最厚一层，主要由胶原蛋白和一些弹性组织所构成。

大多数静脉具有阻止血液反流的瓣膜，称为静脉瓣，这是静脉特有的结构(图 4-3)。静脉瓣由内膜向管腔内突出而形成，因含胶原和弹性纤维而质地坚韧，表面被内皮细胞覆盖。瓣膜为两个半月形小叶，彼此

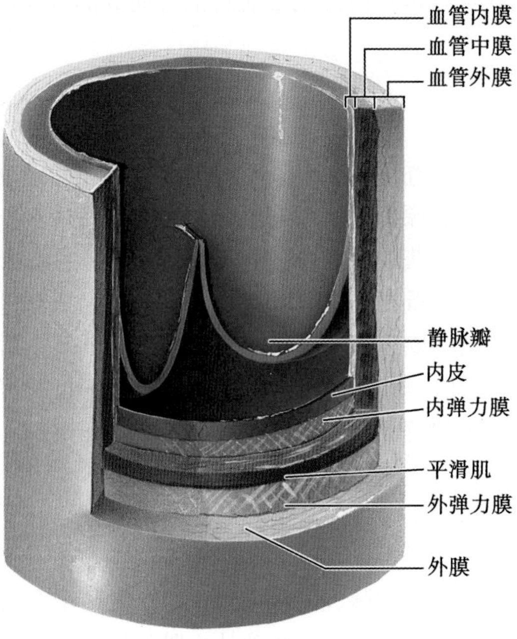


图 4-3 静脉瓣的简图

相对，根部与静脉管壁相连，游离缘朝向心脏。当血液回流时，瓣膜关闭，血液则积聚到瓣膜与静脉管壁的间隙中，使其轻微膨大，此处被称为静脉窦。静脉瓣多位于腿部，因腿部的静脉血流动需要克服重力所造成的阻力。胸、腹部静脉内，通常没有静脉瓣。

### 毛细血管

毛细血管是体内最小的血管，直径约为 8μm，仅能让一个红细胞通过。其管壁主要由一层内皮细胞和少量的基底膜组织构成。这个内皮细胞层通常被称为内膜。毛细血管壁薄，通透性高，有利于体内营养物质与代谢废物的交换。氧气和营养物质透过毛细血管壁进入组织；与此同时，组织中的二氧化碳和代谢废物透过毛细血管壁进入血液。毛细血管通透性会随着周围组织的有效屏蔽而发生一定程度的改变，例如大分子物质的扩散，尤其是在脑部。

血液在血液循环的动脉端通过微动脉进入毛细血管；然后，在血液循环的静脉端通过微静脉离开毛细血管。根据内皮细胞排列的细微差异，毛细血管分为不同的类型。在体内的某些部位，微动脉和微静脉直接相连，之间不存在着毛细血管。

## 脑血管的解剖

为头、颈部供血的主要动脉为左、右颈总动脉（common carotid arteries，CCA）。左颈总动脉是由主动脉弓发出的三支主要血管中的第二支（图 4-4）。右颈总动脉由头臂动脉发出（以前称为无名动脉）。颈总动脉沿颈两侧上行，在甲状软骨上缘的颈部中点或第四颈椎平面分叉成为颈内动脉（ICA）和颈外动脉（ECA）（图 4-5）。左、右颈内动脉为脑部和眼部提供充足的血流。颈内动脉通常位于颈外动脉后外侧，没有颅外的分支。颈内动脉在颈段没有分支，这几乎没有例外。颈内动脉的颅内段由三部分构成，即岩段、海绵窦段和大脑段。眼动脉是颈内动脉大脑段的第一分支，其具有若干分支，包括眶上动脉、额动脉和鼻动脉。颈内动脉的大脑段最终分为 4 支：大脑前动脉、大脑中动脉、后交通动脉和脉络膜前动脉。

颈外动脉通常在颈内动脉的前内侧。颈外动脉有 8 个主要分支。前部的分支包括：甲状腺上动脉、舌动脉、面动脉。后部的分支有枕动脉、耳后动脉、咽升动脉、上颌动脉和颞浅动脉（图 4-6）。甲状腺上动脉通常是颈外动脉的第一分支。颈外动脉为面部和颈部供血。

椎动脉始于锁骨下动脉，沿颈部上行（图 4-7）。左、右椎动脉连同左、右颈内动脉，共有 4 支血管为脑部提供血液。椎动脉进入第六颈椎的横突孔，作表浅行走；然后，穿过另外五个颈椎的横突孔，向内侧弯曲，穿过枕骨大孔进入颅腔。进入颅腔后，双侧椎动脉汇合形成基底动脉。

大脑动脉环（Willis 环）是由颈内动脉分支与椎动脉相互吻合而形成的一种独特结构。在发生疾病时，Wills 环将提供重要的侧支循环以维持大脑的血流灌注。Willis 环由通过前交通动脉相互连接的左、右大脑前动脉和通过后交通动脉相连的左、右大脑后动脉组成（图 4-8）。第 10 章将进一步描述颅内的血

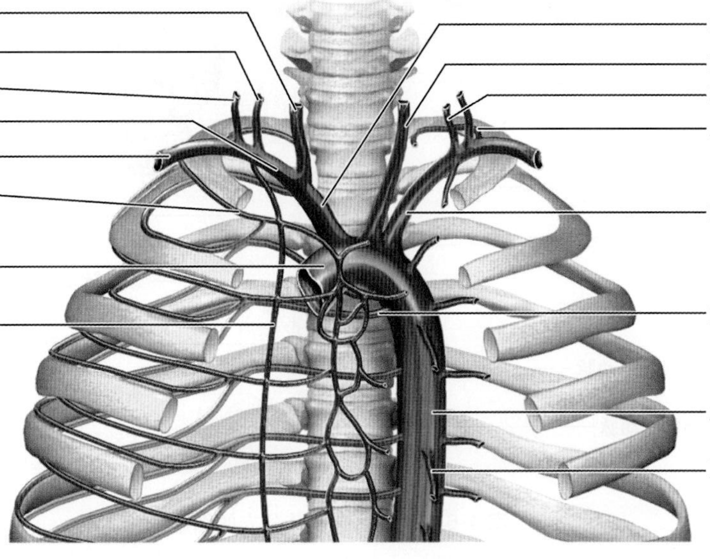


图 4-4　主动脉弓及其主要分支的图解：头臂干、左颈总动脉和左锁骨下动脉

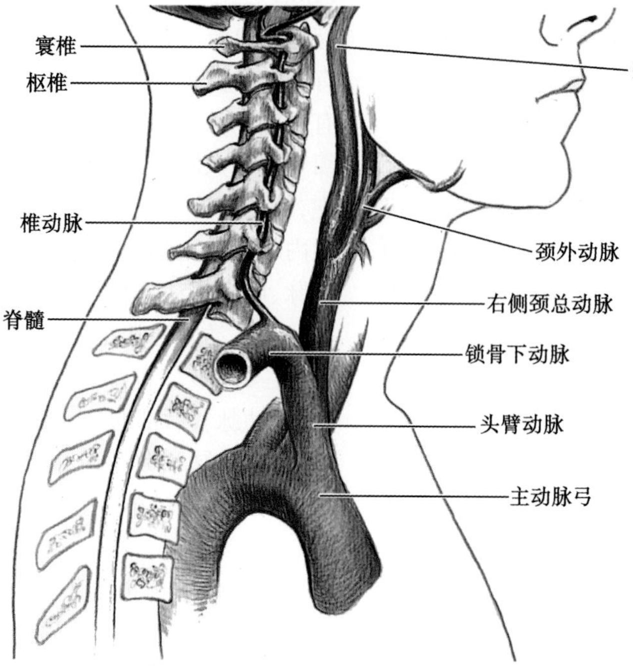


图 4-5 颈总动脉分支为颈内动脉和颈外动脉的视图

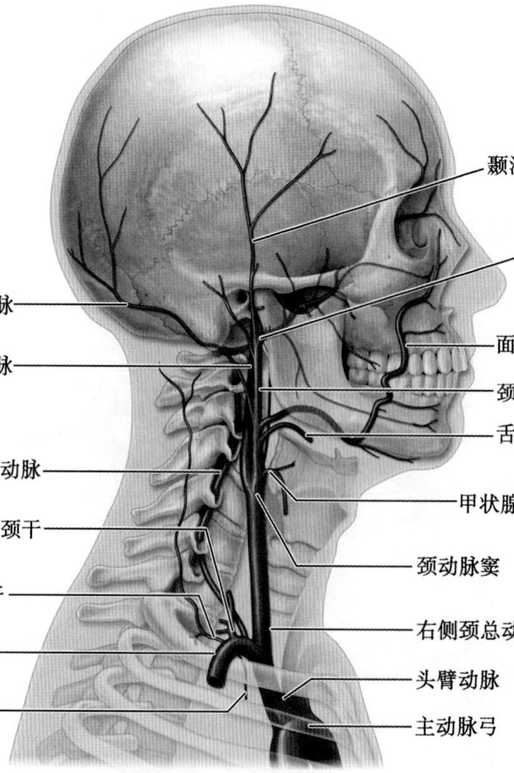


图 4-6 颈外动脉及其分支的图解

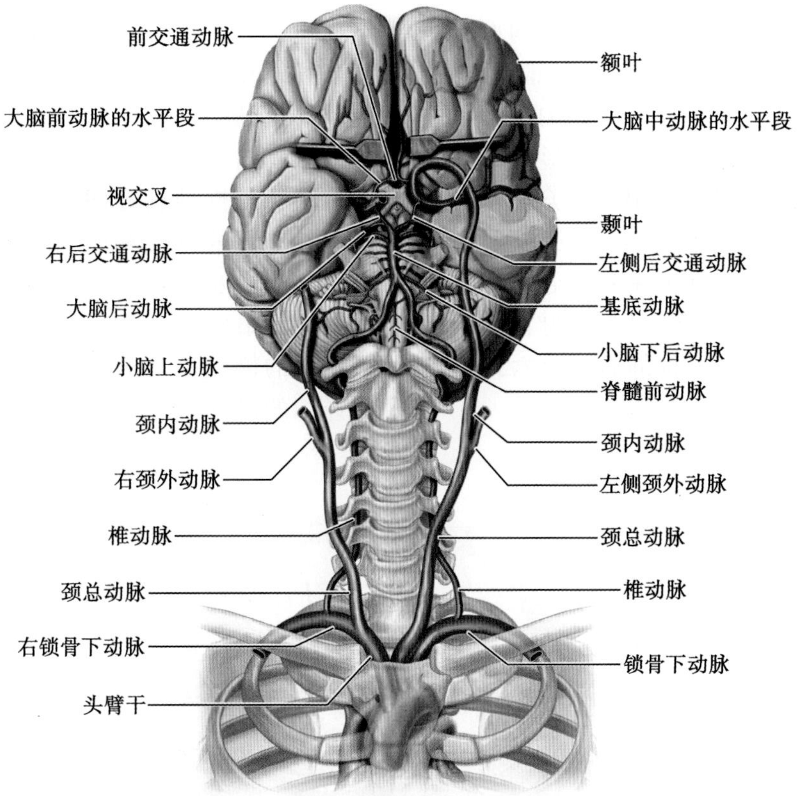


**图 4-7**　椎动脉穿过颈椎横突孔至颅腔的走行示意图

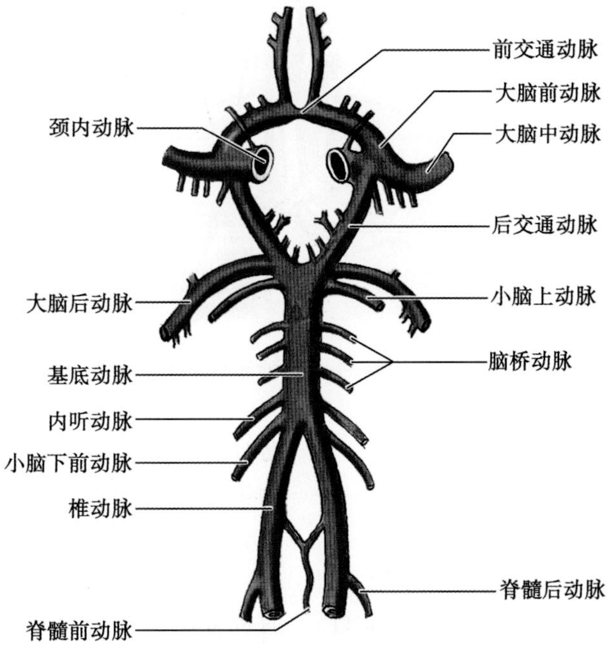


**图 4-8**　Willis 环

管解剖。

头、颈部的静脉回流通路包括颈外静脉、颈内静脉和椎静脉(图4-9)。颈外静脉穿过颈部,将来自颅腔、面部、颈部的血液送回心脏。颈外静脉的血流汇入锁骨下静脉。颈内静脉则收集来自脑部和面、颈部浅表部位的血液。颈内静脉走行于颈内动脉和颈总动脉的前外侧缘,和锁骨下静脉汇合形成头臂静脉(无名静脉)。椎静脉由椎内静脉丛的众多小属支汇合而成。椎内静脉丛的小属支与来自颈部肌肉的小静脉汇合,形成围绕椎动脉的密集血管丛。这些静脉穿过颈椎横突孔向下走行。这些静脉血管丛最后融为一支静脉,即椎静脉。椎静脉从第六颈椎穿出,汇入头臂静脉。

### 侧支循环通路

在脑血管循环系统中有许多侧支循环通路,以下描述了一些更为常见的路径。只包含一些主要起自颈外动脉的颅外通路。甲状腺上动脉、舌动脉、咽升动脉、上颌动脉可跨过中线将一侧颈外动脉的血流输送至对侧的颈外动脉。颈外动脉的分支枕动脉与椎动脉之间有吻合支。有其他通路连接颅外动脉的分支和颅内动脉的节段。颈外动脉再次充当主要供血者,而血流可通过额动脉和鼻背动脉注入眼动脉。Wills环很可能是已知最好的和最重要的侧支循环通路。颅内的通路将在第十章中详细的讨论。

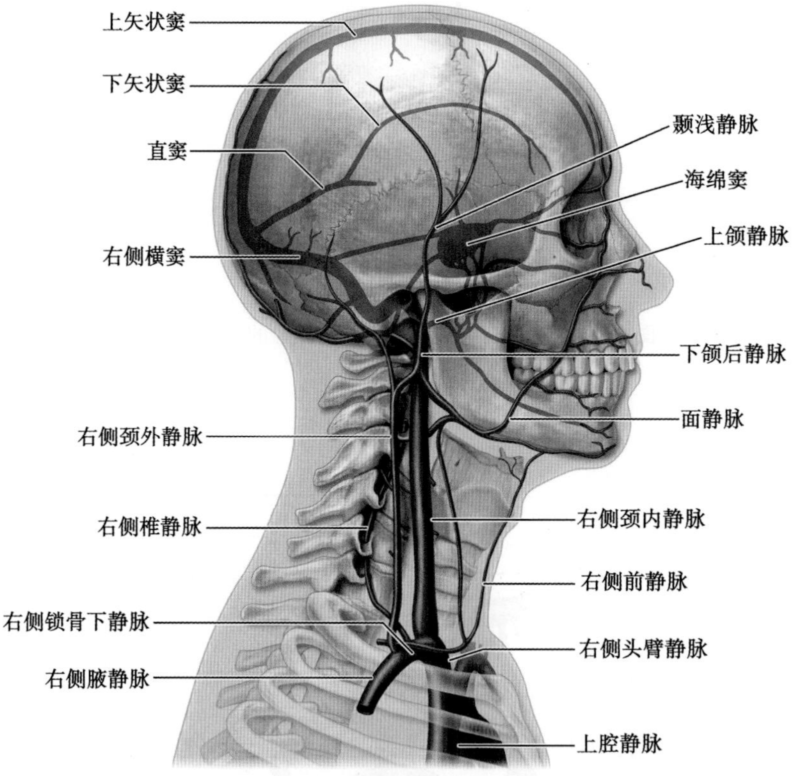


**图4-9** 大脑、头部和颈部的静脉回流

## 主动脉弓和上肢动脉

升主动脉直径约3cm,起自主动脉瓣。其向上走行,形成主动脉弓;继而向上,向后跨过气管,再向后行至气管左侧,向下弯曲,形成降主动脉。

头臂动脉是主动脉弓的第一分支,也是最大的分支(见图4-4),长度约4~5cm。该动脉在胸锁关节处分为右颈总动脉和右锁骨下动脉。主动脉弓的第二分支为左颈总动脉。最后的第三分支为左锁骨下动脉。

锁骨下动脉的诸多分支为脑部、颈部、胸壁和肩部提供血流。这些分支包括椎动脉和乳内动脉(图4-10)。越过第一肋骨外缘,锁骨下动脉移行为腋动脉。从腋窝至肘关节下大约1cm,为肱动脉。肱动脉的最大分支为肱深动脉。在桡骨颈附近，肱动脉分支为桡动脉和尺动脉。尺动脉通常比桡动脉稍粗一点。尺动脉向远端沿腕部的尺骨边缘走行，之后延续为掌浅弓（图 4-11）。尺动脉的主要分支包括前臂的尺侧返动脉和骨间动脉、腕部的掌侧和背侧分支、手部的掌深弓和掌浅弓。桡动脉沿前臂的桡侧行至腕部，然后绕过腕外侧，终至腕背侧，再向远端走行，与尺动脉掌深支吻合形成掌深弓（图 4-12）。桡动脉分支包括桡侧返动脉、桡动脉肌支、掌腕支和掌浅动脉。手部的掌浅弓和掌深弓分别是尺动脉和桡动脉的延续部分。掌浅弓以桡动脉的分支为终止点，掌深弓以尺动脉的分支为终止点。这两个体系都为指动脉提供血液。

## 侧支循环通路

上肢动脉系统的侧支循环通路包括数条常见路线。当头臂动脉或锁骨下动脉闭塞时，侧支血流可通过椎动脉进入远端的锁骨下动脉。这种病理变化被称为“锁骨下动脉盗血”。在血流通过椎动脉时产生变化，第七章中有进一步描述。尺侧上副动脉和下副动脉及后尺侧返动脉形成了内侧动脉弓，将重新进入远端的尺动脉。外侧动脉弓由桡侧副动脉（肱深动脉的一个分支）和桡侧返动脉形成，重新进入远端的桡动脉。另一个通路是由中副动脉（肱深动脉的一个分支）和骨间返动脉构成的重新注入骨间前动脉的后动脉弓。

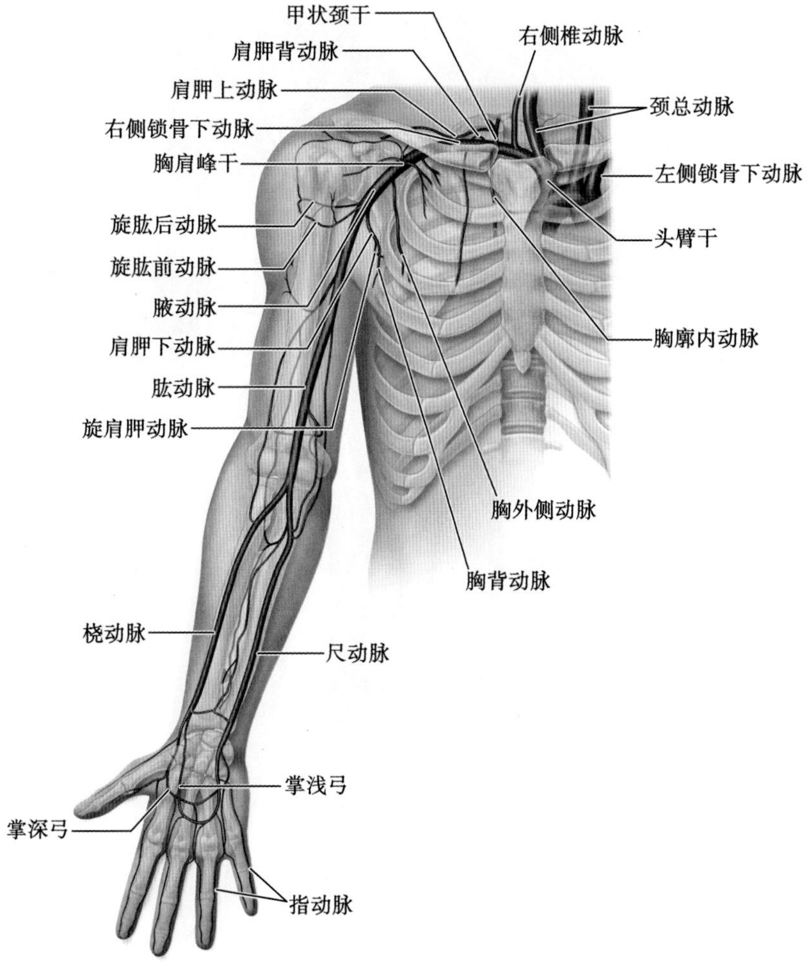


图 4-10　上肢动脉系统的简图

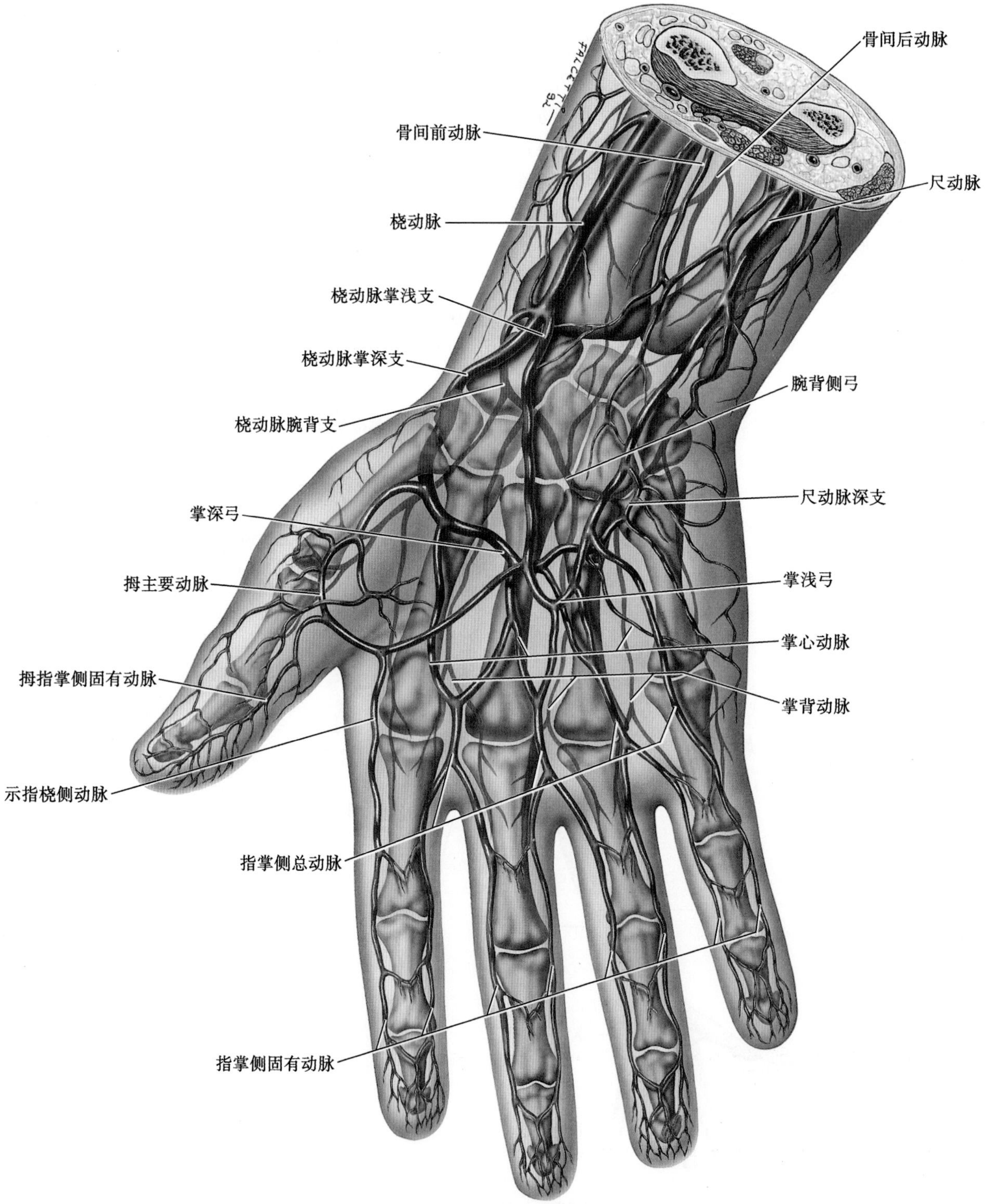


**图 4-11** 止于掌浅弓的尺动脉

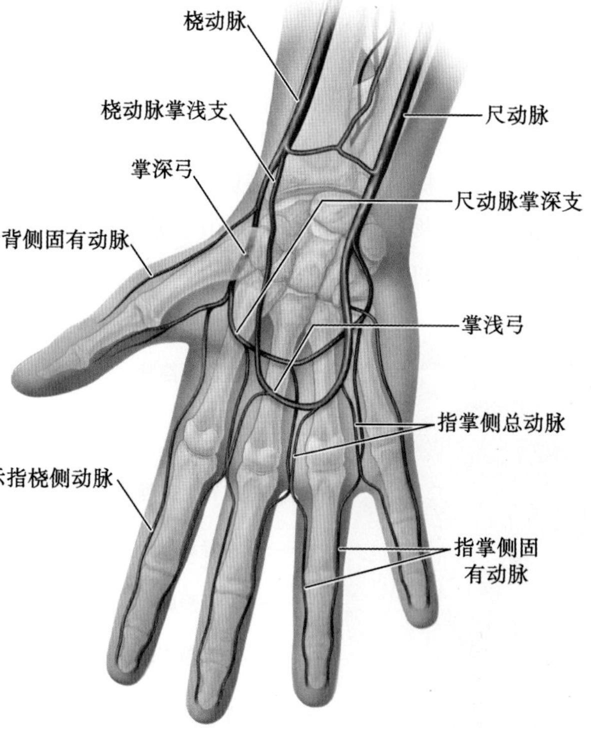


图 4-12　为掌深弓供血的桡动脉

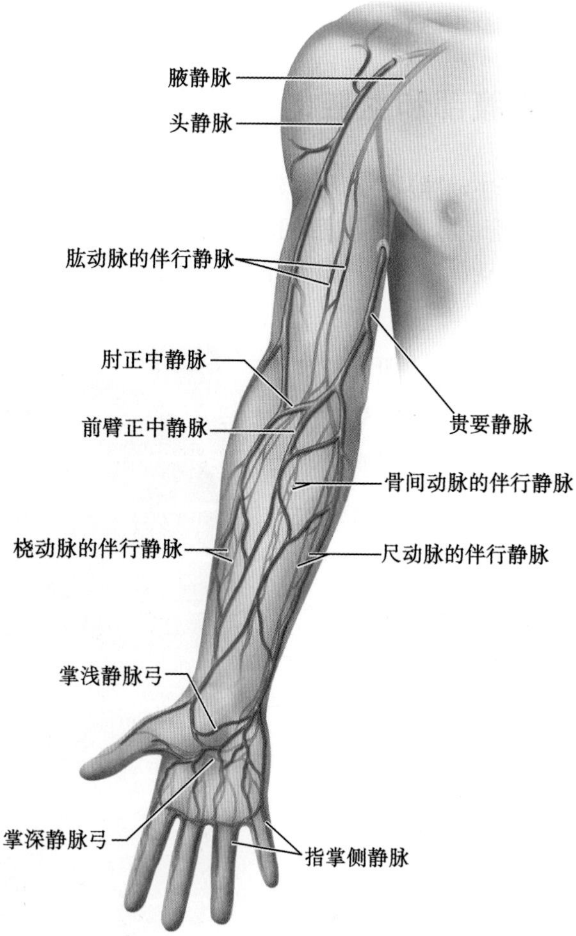


图 4-13　手部静脉回流和上肢的静脉

## 上腔静脉和上肢静脉系统

数支指背静脉汇合成为掌背静脉；掌背静脉止于手背静脉网。桡侧的静脉网汇入头静脉，而尺侧的静脉网汇入贵要静脉。指掌静脉的血液流过腕部掌面，帮助构成前臂正中静脉（图 4-13）。

同下肢静脉一样，手臂的静脉也具有深、浅两面。手臂的浅静脉包括头静脉、贵要静脉和前臂正中静脉。头静脉绕过前臂的桡骨边缘，沿肱二头肌外缘继续前行，然后汇入锁骨正下方的腋静脉（图 4-14）。贵要静脉走行于前臂尺侧，沿肱二头肌的内缘继续前行，与肱静脉汇合成为腋静脉。头静脉和贵要静脉均在肘窝处与肘正中静脉相交通。前臂正中静脉在前臂走行时，稍微偏向手臂的尺侧。该静脉止于肘正中静脉或贵要静脉。

前臂的深静脉分支是与桡动脉、尺动脉和骨间动脉伴行的那些静脉。它们沿着相应的动脉路径成对伴行。这些伴行静脉均在肘窝处汇集成为肱静脉。肱静脉通常有两支，走行于肱动脉的两侧。腋静脉始于肱静脉和贵要静脉交汇处。在头静脉终点经过第一肋骨外侧缘后，延续为锁骨下静脉。腋静脉位于腋动脉的内侧，二者有部分重叠。头臂静脉始于颈根部双侧的

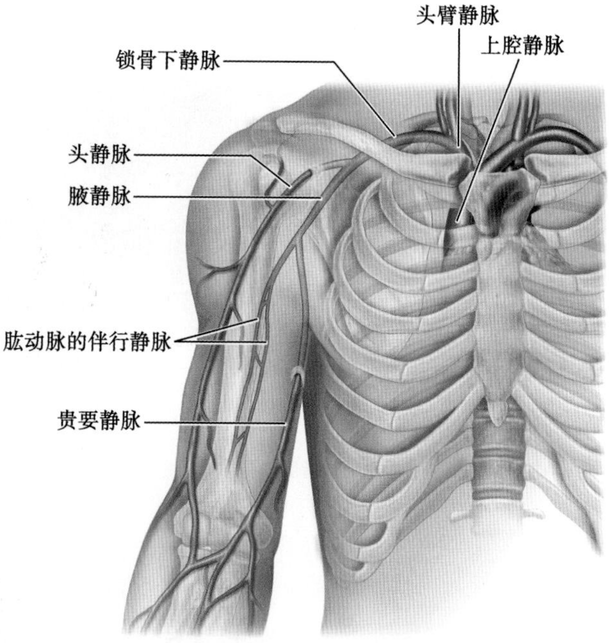


图 4-14　穿过腋窝的上肢静脉图

颈内静脉和锁骨下静脉的交汇处。上腔静脉始于胸骨右侧后的双侧头臂静脉的交汇处。

## 胸部、腹部和盆腔的主要血管

胸降主动脉从主动脉弓延续而来，其分支有支气管动脉、食管动脉、膈动脉、肋间动脉和肋下动脉。腹主动脉是胸主动脉在第十二胸椎平面穿过膈肌的主动脉裂孔后延续而形成（图 4-15）。腹主动脉前段有三大分支。第一分支为腹腔动脉，也叫做腹腔干。该血管相当短，仅 1 ~ 2cm 长。由腹腔动脉发出肝动脉、脾动脉和胃左动脉（图 4-16）。肠系膜上动脉是腹主动脉的第二分支，正好在腹腔动脉下方（图 4-17）。该动脉为大部分小肠和一部分大肠提供血液。它在腹主动脉前面，与之平行地向下行走。肠系膜下动脉是其第三分支，起自主动脉分叉上方 3 ~ 4cm 处，主要为大肠供血。

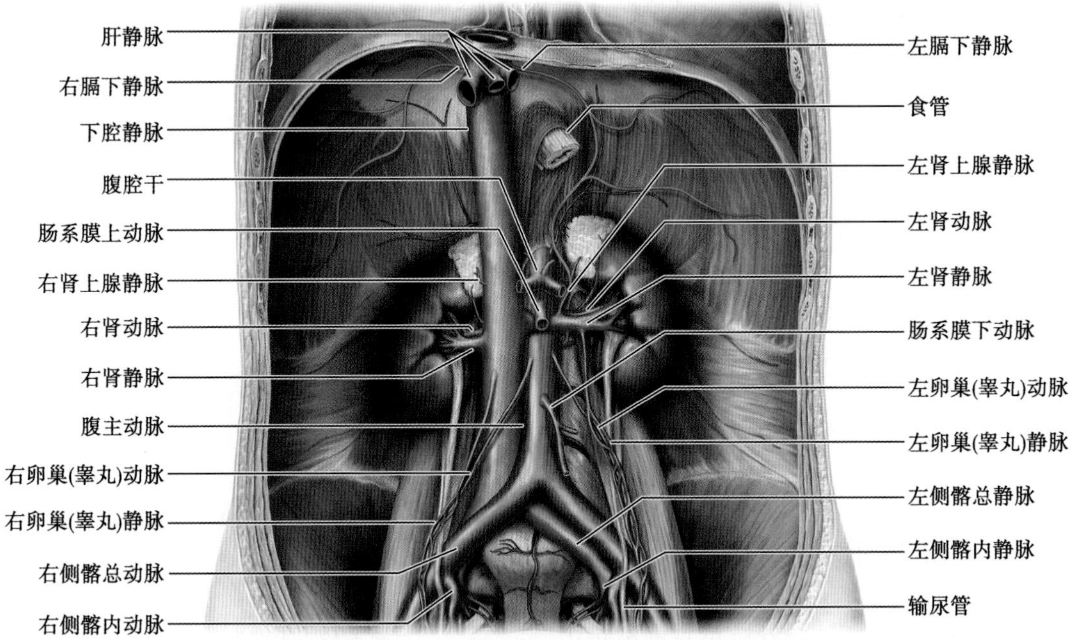


图 4-15 腹主动脉及其分支和下腔静脉及其属支

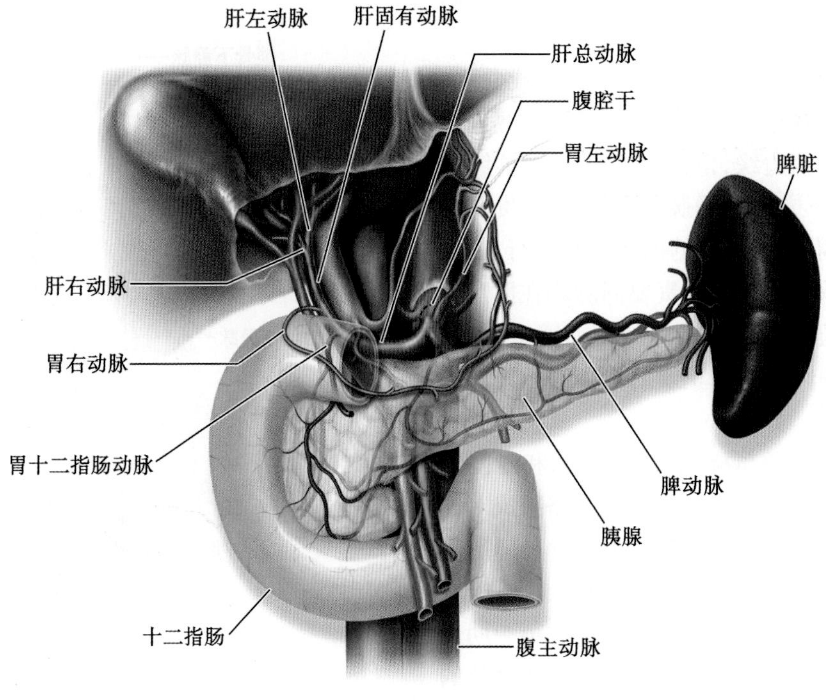


图 4-16 腹腔动脉及其分支

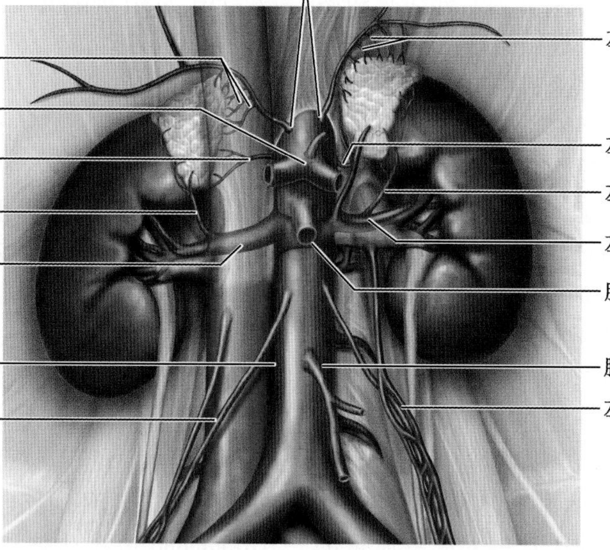


**图 4-17**　腹主动脉分支视图，包括肾动脉

肾动脉起自腹主动脉侧壁，在肠系膜上动脉的正下方（图 4-17）。右肾动脉较左肾动脉长，位置常偏高。右肾动脉在下腔静脉后方走行，直至右肾。这两条动脉在接近肾脏时，都稍偏后于肾静脉。

在肾动脉的正下方，还有两条动脉分支起自腹主动脉前侧壁，即男性的睾丸动脉和女性的卵巢动脉。除此之外，腹主动脉还向后发出了四对腰动脉，沿腰椎向后、外侧行走。偶尔还有更小的第五对动脉分支发出。骶正中动脉是腹主动脉后方的小分支；然而，它为单支动脉，起自髂动脉分叉处的正上方。

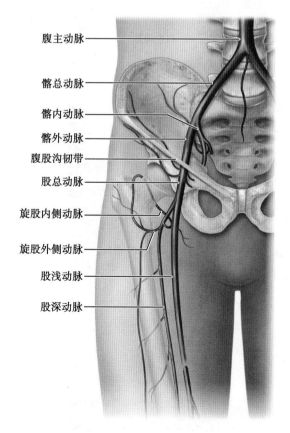

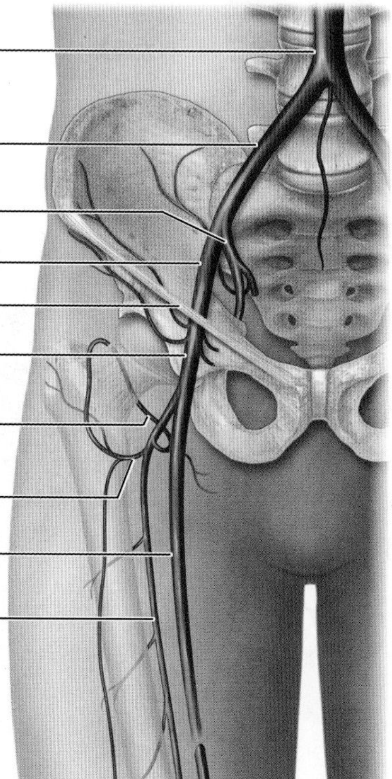


**图 4-18**　腹主动脉移行为髂部血管的简图

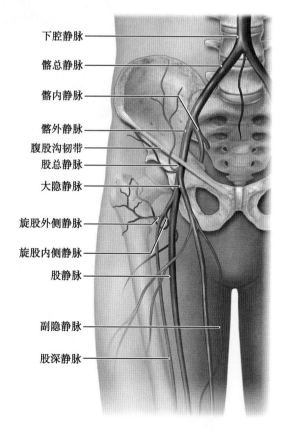

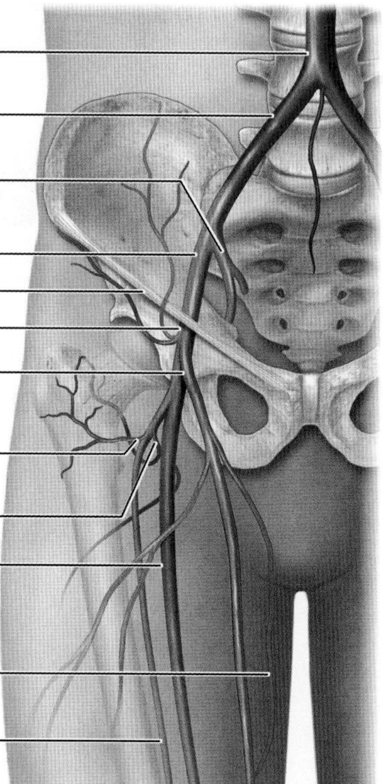

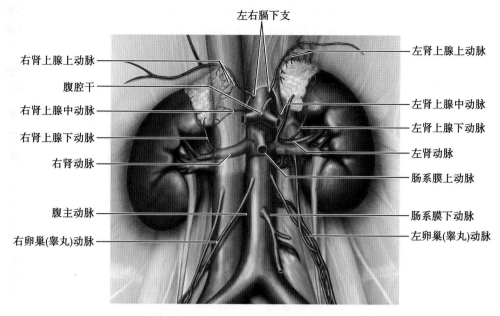

**图 4-19**　盆腔静脉系统的简图

腹主动脉到达第四腰椎水平后，移行为左、右髂总动脉（图4-18）。每支髂总动脉又分为髂外动脉和髂内动脉。髂内动脉也称为腹下动脉，为盆腔器官供血。髂外动脉向远端走行，为下肢供血。在腹股沟韧带处，移行为股总动脉。

盆腔的静脉系统由髂外静脉组成。髂外静脉是股总静脉在腹股沟韧带以上的延续部分（图4-19）。髂内静脉与髂外静脉汇合为髂总静脉。在腹主动脉分叉的水平段上，左髂总静脉邻近地走行于右髂总动脉后方。左、右髂总静脉汇合成下腔静脉。下腔静脉在腹腔内沿腹主动脉右侧穿过腹腔。肾静脉、肝静脉、腰静脉、卵巢静脉和睾丸静脉汇入下腔静脉。

肝脏具有独特的血管分布（图4-20）。肝动脉（腹腔动脉的分支）携带含氧丰富的血流进入肝脏。一般情况下，肝动脉提供给肝脏的血量占入肝总血量的30%，而其余70%的入肝血量由门静脉提供。门静脉起自脾静脉和肠系膜上静脉的汇合处，它位于胰颈后方、下腔静脉前方。血液从肝脏流出由肝静脉系统完成，其汇入三支肝静脉，即肝左静脉、肝右静脉和肝中静脉。这三支肝静脉汇入下腔静脉。在大约96%的人群中，肝中静脉和肝左静脉在汇入下腔静脉前汇合成一支（图4-21）。

## 侧支循环通路

主动脉髂动脉系统侧支循环通路的变化取决于梗阻的平面。肠系膜上、下动脉的分支能提供经髂内动脉重新注入的侧支血流。当一侧的髂总动脉闭塞时，对侧的髂动脉能提供侧支循环。更多累及髂外动脉的远端疾病可由经臀部动脉、腰部动脉、肋间动脉重新注入旋外侧动脉或股深动脉的侧支血流所代偿。

胰十二指肠动脉弓是腹腔干和肠系膜上动脉间主要的侧支循环通路。肠系膜上动脉和下动脉通过Drummond边缘动脉和Riolan动脉弓相连。肾动脉的侧支循环通路差。随着肾动脉狭窄的缓慢进展，肾上腺动脉、输尿管动脉和肾包膜动脉可扩张以提供一些侧支血流。然而，这些血流不足以维持肾功能正常。

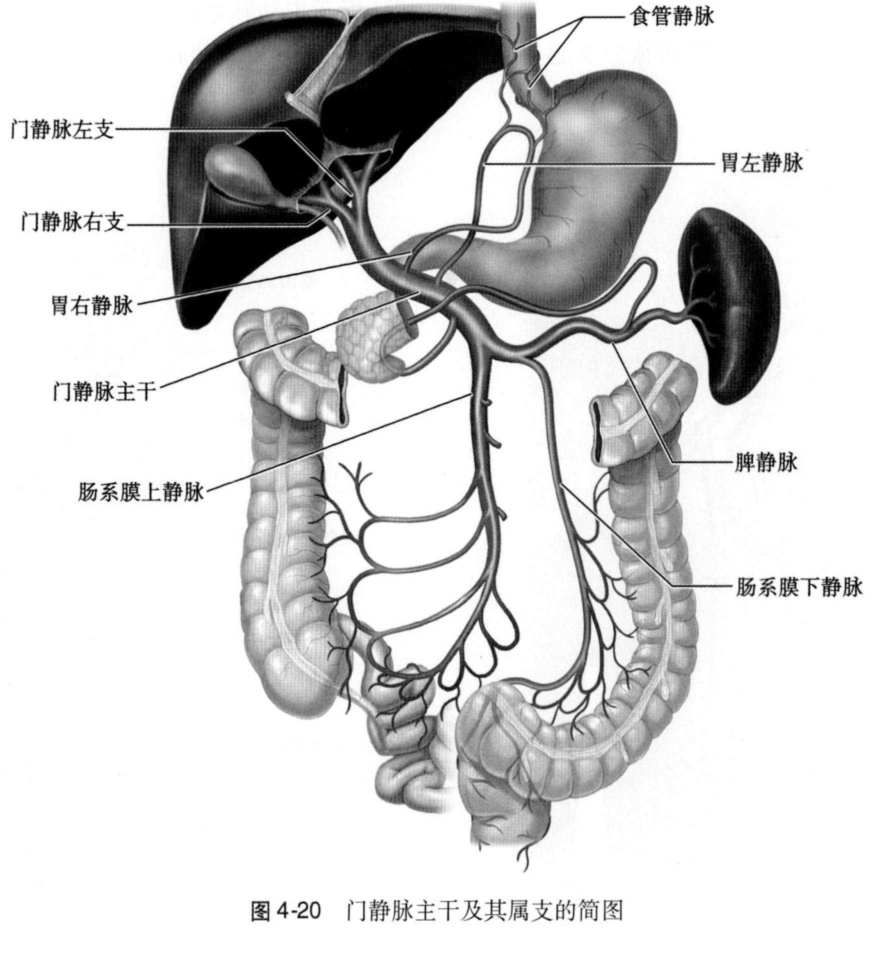


图4-20 门静脉主干及其属支的简图

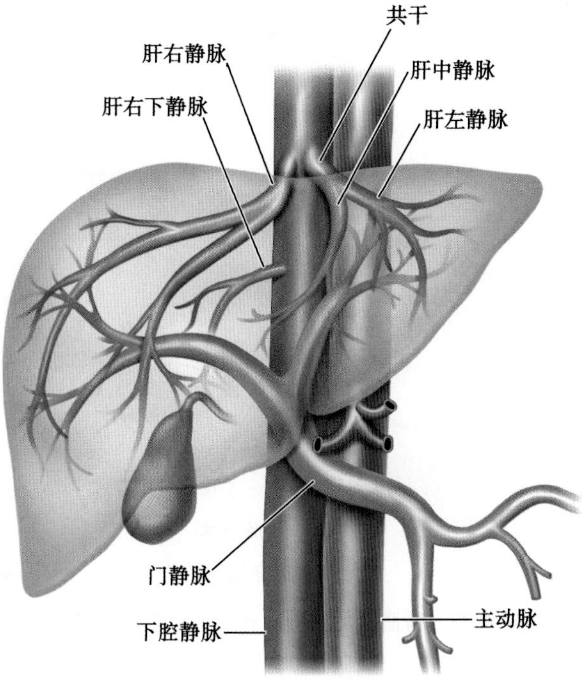


图 4-21　肝静脉简图

## 下肢的动脉和静脉

股总动脉是髂外动脉在腹股沟韧带以下的延续部分(图 4-22),其分为股浅动脉和股深动脉。股深动脉位于股浅动脉的后、外侧,其分支包括许多穿支动脉和旋股内、外侧动脉。股浅动脉向远端走行,穿过收肌管。腘动脉是股浅动脉的延续,走行于膝后的腘窝内,分支包括向腓肠肌(也称为腓肠肌动脉)和膝关节供血的动脉。腘动脉终末分支包括胫前动脉、胫后动脉和腓动脉(图 4-23)。开始时,腘动脉分为胫前动脉和胫腓干。胫腓干很短,再分为胫后动脉和腓动脉。胫前动脉穿过骨间膜,在小腿前部向远端行至踝关节前方,移行为足背动脉。胫后动脉向内走行于小腿后侧,行至内踝的后方,然后分成足底内、外侧动脉。腓动脉走行于小腿深部,沿腓骨内侧下行,其最终分支与胫后动脉和胫前动脉相吻合。足部动脉包括足底内侧动脉、足底外侧动脉和足背动脉,均与足底动脉弓的形成相关。足底弓发出跖动脉,进而又分出趾动脉。

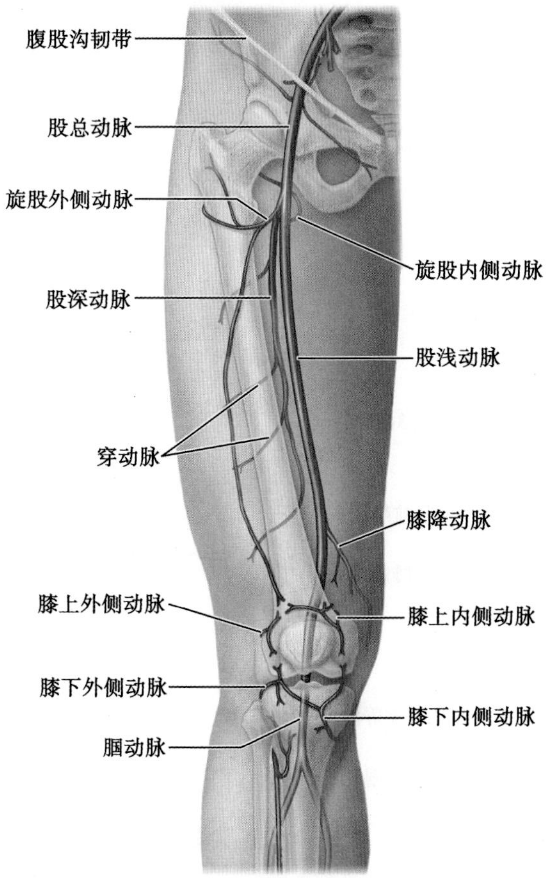


图 4-22　大腿段的下肢动脉简图

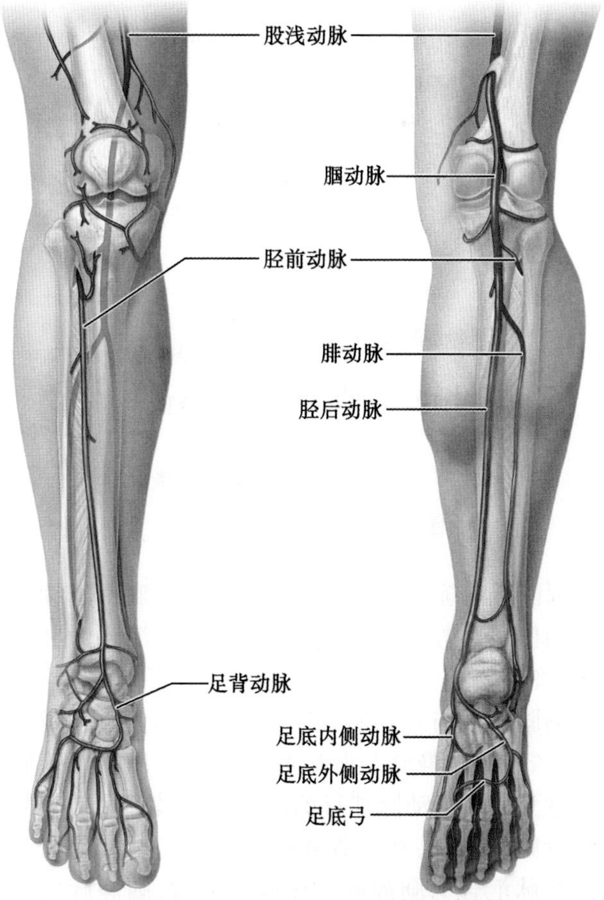


图 4-23　小腿段的下肢动脉简图

腿部的静脉同时具有深、浅两个系统。足背静脉弓于内踝前方汇入体内最长的静脉，即大隐静脉。大隐静脉与汇入它的几条属支一道，向上行走于小腿内侧，在股隐交界处止于股总静脉（图4-24）。小隐静脉起自足背静脉弓外侧缘，沿腓肠肌后方上行，穿过腓肠肌中的深筋膜。在大约70%的人群中，小隐静脉在隐腘静脉结合处汇入腘静脉；在余下的30%人群中，小隐静脉作为Giacomini静脉越过膝部上行。

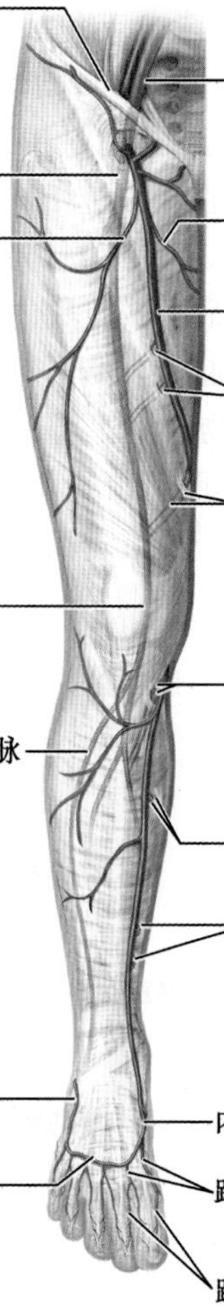


图4-24 脚部浅静脉简图

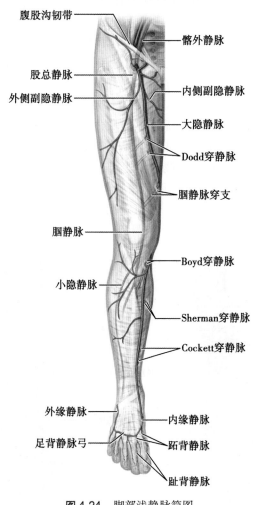

深静脉系统起自深部的足底弓。足底弓继续延伸为内侧足底静脉和外侧足底静脉，再汇合为胫后静脉（图4-25）。成对的胫后静脉与胫后动脉伴行。成对的腓静脉与腓动脉相伴，沿腓肠肌上行至其长度的2/3时，腓静脉与胫后静脉汇合为胫腓干。胫前静脉为与足背动脉伴行的静脉的延续。胫前静脉穿过骨间膜上部，在胫骨和腓骨间走行。然后与胫腓干静脉汇合为腘静脉。在远心端时，腘静脉位于腘动脉内侧，而在穿过收肌管时转移到动脉的外侧。股静脉由腘静脉延续而来，与股浅动脉伴行至腹股沟（图4-26）。股深静脉在大腿部与股深动脉伴行。股总静脉由股深静脉与股静脉汇合而成。股总静脉位于股总动脉内侧。髂外静脉为腹股沟韧带以上的股总静脉的延续。

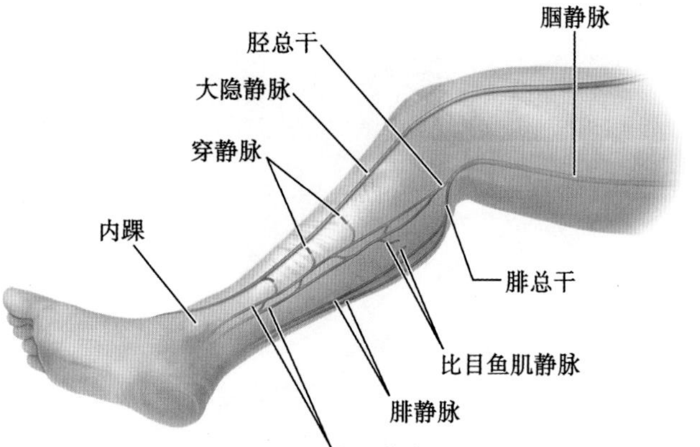


图4-25 腓肠肌的腓静脉和胫后静脉的简图

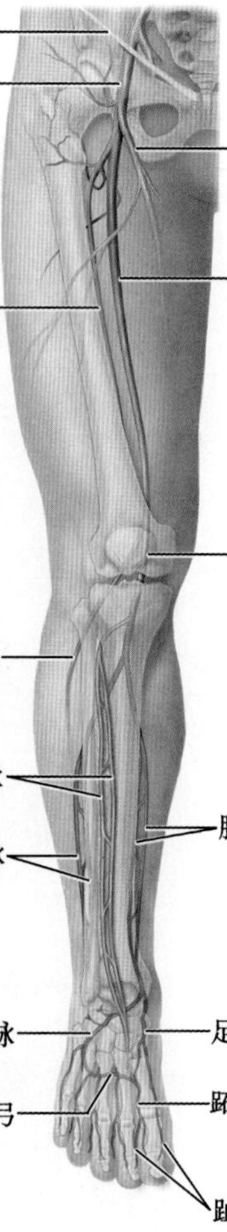

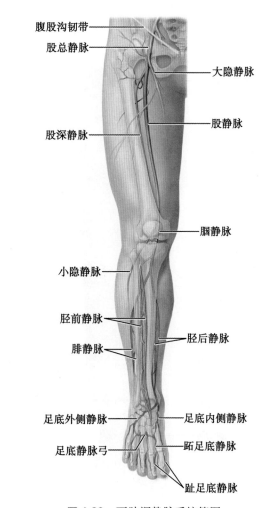

图4-26 下肢深静脉系统简图

## 侧支循环通路

许多绕过股浅动脉或腘动脉闭塞段的侧支起自股深动脉。旋股外侧动脉也能充当侧支的角色。血流可通过膝关节动脉网及其分支重新注入股浅动脉远端、腘动脉、胫动脉近端。随着更多远端动脉血管的闭塞，胫前动脉、腓动脉、胫后动脉的分支能为从腿到足的更远的区域提供侧支循环。

### 小结

- 体内血管具有相同的三层基本微观结构，即内膜、中膜、外膜。
- 肌肉、胶原、弹性纤维和结缔组织的不同结合，造成动、静脉间的基本差异，使它们具有各自的特异性功能。
- 不同大小的动、静脉定向地为器官和组织高效地提供营养物质，并将血液带回心脏，完成循环。
- 动、静脉网是很复杂的，但是若将它们按部位（如手、脚、腹部等）来观察，则比较容易理解。
- 掌握血管解剖知识将有助于全面提高超声检查专家和血管检查技师的血管超声检查技术。

### 思考题

1. 当检查颈动脉系统时，内科医师会要求你正确描述甲状腺上动脉的起始。一般情况下，为了更清楚地显示血管，你应该将检查重点朝向哪个方向？
2. 在你们科室可能有这样的检查记录：为了确认超声检查的血管是否为颈外动脉，可以敲击颞浅动脉观察颈外动脉多普勒信号，看看是否出现敲击所产生的振动波。为什么在颈内动脉里没有这样的振动波出现？
3. 如果一个腹主动脉瘤患者的瘤体存在部位是从仅低于肾动脉水平面到髂总动脉分叉处，请问随着瘤体的扩大，腹主动脉的哪些分支会受到波及？
4. 对一个大腿中段内侧贯通伤的患者，哪些血管可能受到损伤而应该作彻底检查？

（张和庆　彭玉兰 译）

## 推荐阅读


Cronenwett JL, Johnston KW. *Rutherford's Vascular Surgery*. 8th ed. Philadelphia, PA: Saunders-Elsevier; 2014.

Gilroy AM, MacPherson BR, Ross LM. *Atlas of Anatomy*. New York, NY: Thieme; 2008.

Kadir S, ed. *Diagnostic Angiography*. Philadelphia, PA: W.B. Saunders; 1986.

Krstić RV. *Human Microscopic Anatomy: An Atlas for Students of Medicine and Biology*. Berlin, Germany: Springer-Verlag; 1991.

Netter FH. *Atlas of Human Anatomy*. 4th ed. Philadelphia, PA: Saunders-Elsevier; 2006.

Standring S, ed. *Gray's Anatomy: The Anatomical Basis of Clinical Practice*. 40th ed. Edinburgh, Scotland: Churchill-Livingstone; 2008.

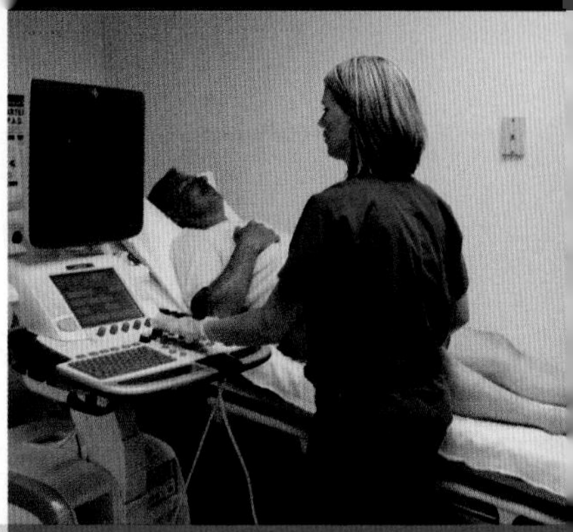

# 动脉生理

ANN MARIE KUPINSKI

第 5 章

## 关键词

惯性
动能
层流
势能
压力
阻力
湍流
流速
黏滞度

## 目标

- 列出作用于动脉系统的各种血流动力。
- 描述压力、流量和阻力之间的相互关系。
- 鉴定控制外周血流量的因素。
- 定义动脉相关疾病的生理学改变。

## 术语表

**惯性(inertia)**:躯体所具有的保持静止状态或匀速直线运动状态不变的趋势。

**动能(kinetic energy)**:做功或运动所具有的能;在血管系统中,部分体现为血液的流速。

**层流(laminar flow)**:液体以平行层面方式所作的平滑流动。

**泊肃叶定律(Poiseuille law)**:液体通过脉管的流量与液压成正比,半径的 4 次方与液体黏滞度和脉管长度成正比。

**势能(potential energy)**:储存或静止的能量;在血管系统中,其为血管内的压力。

**黏滞度(viscosity)**:液体对使其产生流动的力所具有的一种抵抗性质。

在做循环系统的超声检查时,对血管系统生理学知识的了解是十分重要的。虽然解剖学知识提供了超声检查部位结构方面的信息,但对其功能的了解也是十分重要的。影响动脉系统的因素很多。控制血流的各种因素导致了扫描系统的不同超声波频谱波形。本章回顾正常动脉生理学和病理生理学的基础知识。

## 流体的能量

血液与其他液体一样,会因总能量的差异从一个部位流到另一个部位。系统的总能量由势能和动能组成。势能也称为储存或静止的能量。在血管系统中,势能主要体现于血管内的压力,其使血管扩张。这种压力是由心脏收缩压产生的。动能是做功或运动所具有的能。血液的流速代表了血管系统中的动能成分。血液从高能(即高压力)部位流向低能(即低压力)部位。血管系统中,左心室压力最高,约为 120mmHg。血液离开左心室,沿能量(即压力)梯度流动,然后回到右心房。右心房里压力最低,为 2～6mmHg。

血管系统的另一种能量组成与身体部位的不同水平面有关。重力势能是一种做功的势能,其做功与重力有关。如果将血液置于某个参考点(通常为右心房)以上,血液就能做功,因为重力会作用于血液,使其向下流动。重力势能的下降见于参考点以下受重力作用的身体部分。流体静压也是血管内的一种压力,其与右心房这个参考点有关。在血管中,血液柱具有重量,所以身体较低部位的流体静压会增大。离参考点越低,流体静压越大。除符号为“负”外,重力势能计算公式与流体静压计算公式相同。因此,重力势能和流体静压可以相互抵消。关于流体静压的更多内容,将在第六章里讨论。

## 伯努利原理

伯努利原理是:液体匀速地从一点流到另一点时,总能量会保持不变,但前提是没有因摩擦导致的能量丢失。然而,在实际情况中,总会有部分能量“丢失”。当然,能量是不会“丢失”的,只是转化成了不同的形式。在脉管系统中,能量主要以摩擦生热的方式消散。

血管系统内的总能量在势能(血压)和动能(血流速度)之间保持平衡。如果血流速度增加,一定会有血压的下降。我们可以理解为,是一种形式的能量(血压)转换成了另一种形式的能量(血液流速)。该原理被用于超声心脏影像的分析中。通过测量狭窄瓣膜处血液流速的增大值,就可确定跨瓣膜血液压力的下降值。所以,伯努利原理有临床应用价值(图 5-1)。

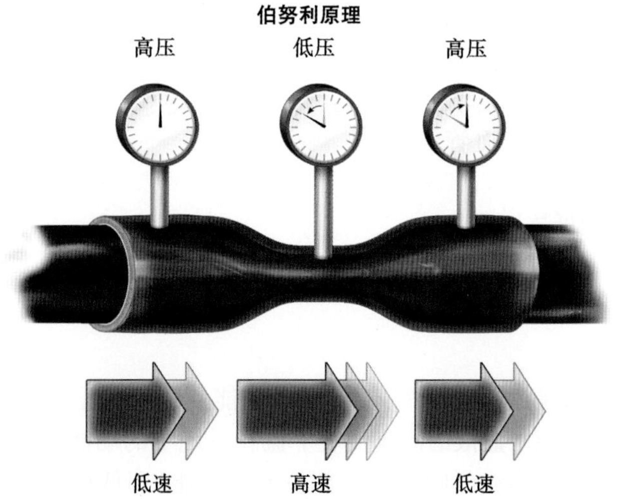


**图 5-1** 伯努利原理的图示。在血管内,横断面积减少时,血液流速增加,压力必定降低

## 黏滞度和惯性

在脉管系统中,能量“丢失”是黏滞度和惯性所导致。黏滞度是液体对使其产生流动的力所具有的一种抵抗性质;也可理解为液体边界各层流间所存在的摩擦力。想象两个打开的容器,一个装满水,一个装满蜂蜜。如果将容器倾斜让液体流出,水就比蜂蜜流出得更快。此时的蜂蜜比水更具黏稠性。黏稠性越大的液体流动得越慢。血液黏滞度随红细胞比容(红细胞的浓度)增加而增加。红细胞比容是血液黏滞度最重要的影响因素。当行经颅多普勒检查时红细胞比容应予以重视,这是由于颅内血流速度随红细胞比容的改变而变化显著。

惯性是躯体所具有的保持静止状态或匀速直线运动状态不变的趋势,除非有外力作用。这是艾萨克·牛顿所描述的物理学的基本原理之一。惯性力的一个典型例子是:当坐车时遇到紧急刹车,我们都有向前倾的动作发生。座椅安全带能给予一种阻止向前倾动的外力。每当血液被迫改变流动方向或流动速度,血管系统的惯性就会出现丢失。为了改变方向,需要施加外力,部分能量便会“丢失”。惯性的“丢失”程度取决于血流密度和血流速度。在血管中,因黏滞度导致的能量丢失大于因惯性导致的能量丢失。

## 速度和流量

血流速度和血流量这两个术语常常被交换使用,但是它们的含义有所不同。血流速度指的是血液在单位时间内的位移,可用 cm/s 或 m/s 等单位表示;而血流量指的是血液在单位时间内流动的体积,可用 ml/s、L/s、ml/min 或 L/min 等单位表示。

血流速度和血流量的关系用下面的方程表示:

$$V=\frac{Q}{A}$$

V 为血流速度,Q 为血流量,$A$ 为血管横断面积。若血流量恒定,血流速度则与血管横断面积呈负相关。因此,当血流量相同时,若血管的横断面积变小,则血流速度必定增加(图 5-2)。因此,可以根据血流速度的变化来评估血管(如颈内动脉)横断面的狭窄程度。

在整个血管系统中,血液从主动脉流入各级动脉,

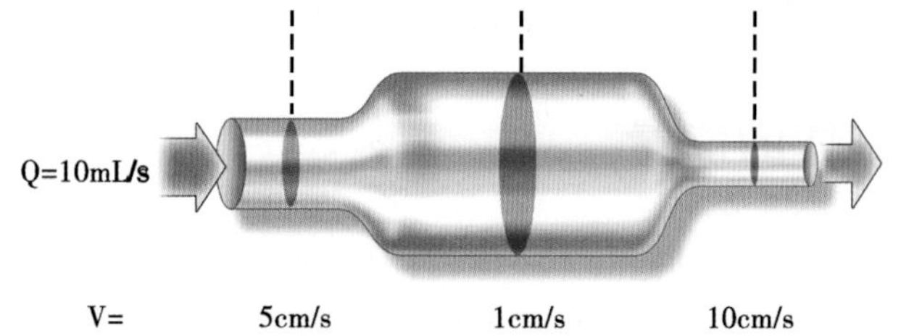


**图 5-2** 血管直径变化导致血液流速改变的示意图。注意血流通过管道的恒定速率

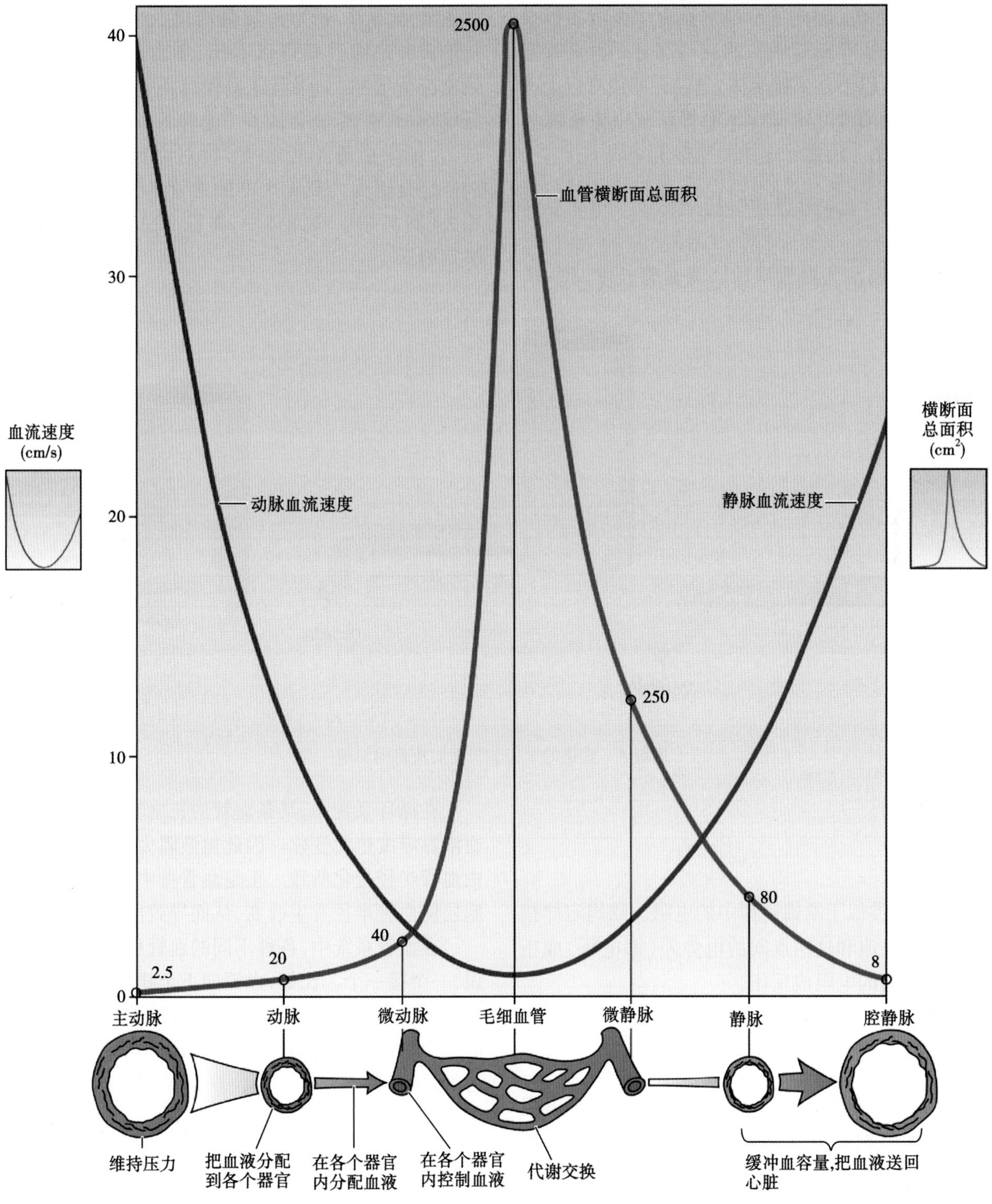


图 5-3　血管系统的横断面简图

再到微动脉,最后进入毛细血管网。血管的总横断面积呈逐级递增,血流速度呈逐级递减(图 5-3)。在毛细血管网的血流速度是最慢的,这有利于营养物质和废物的充分交换。之后,血液从毛细血管网流入微静脉,再到各级静脉,最后到上、下腔静脉,血管的总横断面积则逐级递减。当血液通过静脉系统回到心脏时,血流速度呈递增。

## 泊肃叶定律

泊肃叶定律描述牛顿流体的稳定层流。稳定流动指的是一个非搏动性流动体系。层流描述了在一系列层面中的液体流动(在以后章节里有更详细讨论)。牛顿流体是一种均质流体,如空气、水。动脉系统的血流属于搏动性血流，因此是不稳定血流。血液多以层状方式流动，至少在动脉系统的某些部分。血液肯定不是均质的，所以不是牛顿流体。然而，即使有以上改变，仍然可以用泊肃叶定律解释血管系统中血液压力与血流量的关系。泊肃叶定律的完整定义如下：

$$Q=\frac{\pi(P_1-P_2)r^4}{8\eta l}$$

$Q$ 为血流量，$r$ 为血管半径，$l$ 为血管长度，$P_1-P_2$ 为血液压力差，$\eta$ 为血液黏滞度，$\pi/8$ 是比例常数。从泊肃叶定律公式可以看出，压力的较大变化会导致血流量增加（如果其他量保持不变）。如果血液黏滞度增加，血流量会减少（记住倾倒蜂蜜和水的例子）。如果血管半径改变，将对血流量产生显著影响。这是因为大到 4 次方的血管半径与血流量呈正相关（图 5-4）。在人体中，血管半径是血流最重要的决定因素。

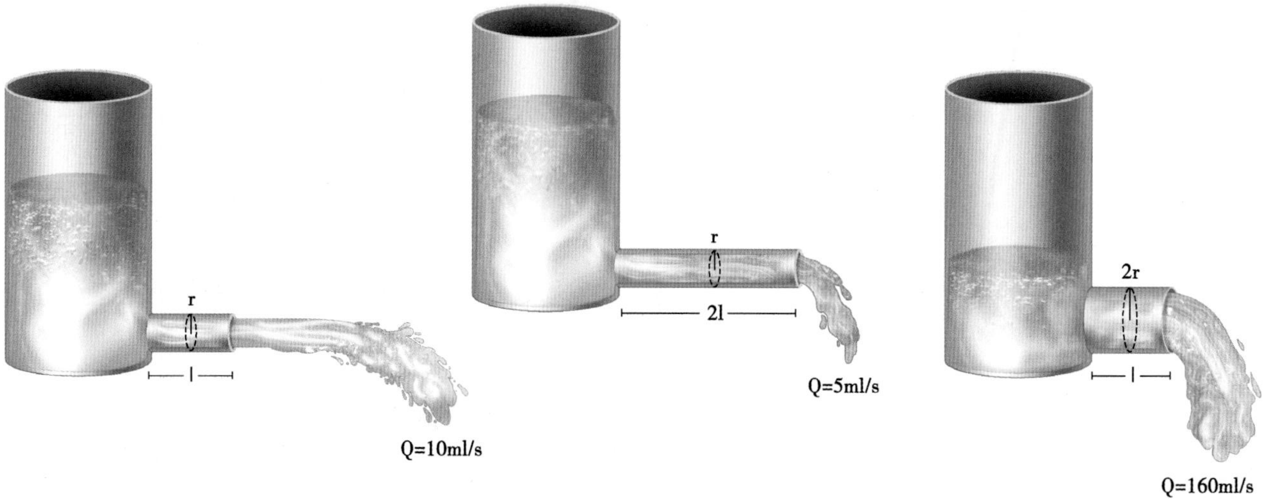


图 5-4 管道的半径和长度对流量的影响

## 血流阻力

血流阻力类似于欧姆定律中的电阻。欧姆定律指出，两点间的电流和这两点间的电势差（即电压）成正比，与这两点间的电阻成反比。

$$I=\frac{V}{R}$$

其中 $I$ 为电流，$V$ 为电压，$R$ 为电阻。为求解电阻值，可将上述公式重组为：$R=V/I$。在血管系统中，该公式可描述为：血流阻力等于血液压力下降值除以血流量，即：

$$R=\frac{\Delta P}{Q}$$

如果将泊肃叶定律的公式与欧姆定律的公式结合起来，可推导出下面这个公式以求解血管系统中的血流阻力：

$$R=\frac{8\eta l}{\pi r^4}$$

在循环系统中，某条血管的长度实际上是恒定的，血液黏滞度也无变化。因此血液阻力的改变实际上是由血管半径变化所致。正是血管壁中膜内的平滑肌细胞层使血管半径发生改变，从而导致血流阻力的变化。

在血管系统中，各种不同的血管相互串联，换句话说，一个接一个。比如，血流向下至腿部，通过主动脉，然后依次是髂动脉、股总动脉、股浅动脉等。对于串联的阻力来说，整个血管系统的总阻力等于各条血管阻力的总和（图 5-5）：

$$R_T=R_1+R_2+R_3$$

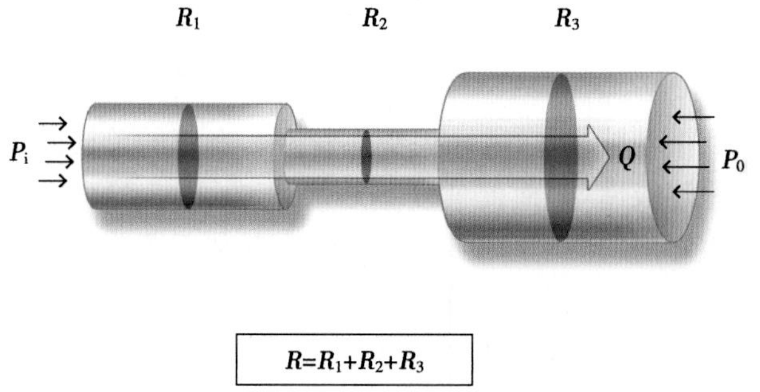


图 5-5 串联中多种阻力的简图

这样，同一血管的多处狭窄会增加血管的总阻力。

在血管系统中另一种排列方式为数条血管相互并联（或者说是并列）。对于并联的阻力来说，整个血管系统的总阻力的倒数等于各条血管阻力倒数的总和（图5-6）：

$$\frac{1}{R_T}=\frac{1}{R_1}+\frac{1}{R_2}+\frac{1}{R_3}$$

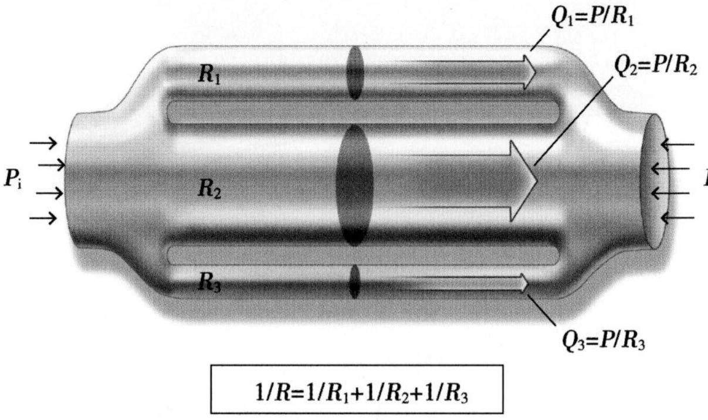


**图5-6** 并联中多种阻力的简图

在血管这样的管网中，并联的血管越多，管网的总阻力就越低。侧支动脉就是一个并联排列的例子。当主要动脉发生限流性狭窄而导致缺血时，侧支动脉就会扩张，如股浅动脉。增加狭窄部位的侧支动脉通路以绕过狭窄部位，可起到降低总阻力的作用。

## 外周血管阻力

大多数血流可表述为高阻血流或低阻血流。典型的低阻血流在整个心动周期中始终是正向的（图5-7）。这是微动脉血管床扩张所导致。颈内动脉、椎动脉、腹腔动脉、脾动脉、肝动脉和肾动脉都显示为低阻血流。这些血管的滋养区域具有持续的高代谢需求。大脑、肝、脾、肾以一定的速率不间断地工作需要大量的氧气和营养物质。因此，微动脉开放是考虑到满足

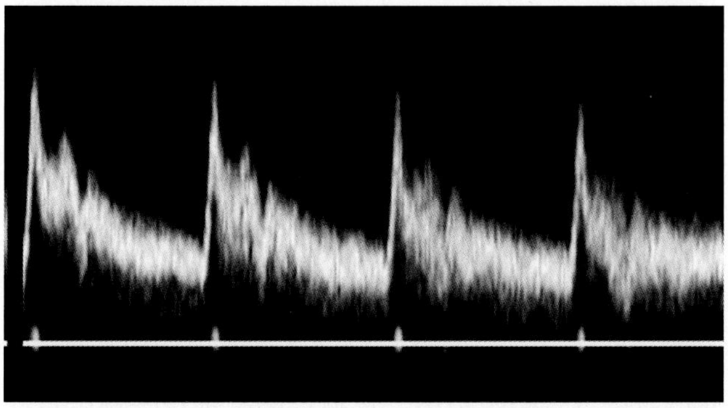

**图5-7** 整个心动周期中正向流动的低阻动脉血流特征

这些器官需求的血流的通过。

高阻血流有正向血流和反向血流（图5-8）。在心脏收缩期，血流是正向的；在舒张早期，血流是反向的，其由远端微动脉轻度收缩造成。这些血管的半径减小，导致血流阻力增加。当沿血管下行的血流遇到高阻微动脉时，会有部分血流在该血管中向上反流。此时，会有“反射波”的出现。在超声频谱分析、连续多普勒曲线和体积描述波形中，这种“反射波”十分明显。由于更近端血管的顺应性，第三个正向的血流波形可能出现。这个扩张血管的特征将在本章稍后部分中讨论。正常显示高阻血流模式的血管包括颈外动脉、锁骨下动脉、远端主动脉、髂动脉、禁食状态下的肠系膜上动脉和静息状态下的外周动脉。尽管这些区域对氧气和营养物质有基本的需求，但这些需求并不总是升高的。

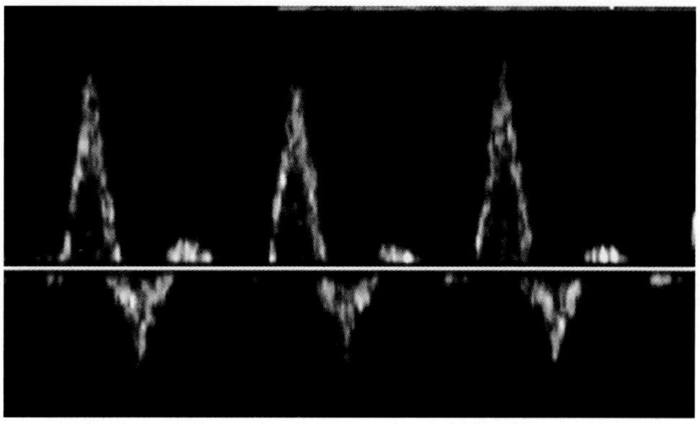

**图5-8** 同时具有正向和反向血流的高阻动脉血流特征

某些高阻的组织层可转变成为低阻的组织层。运动后的四肢动脉会有这种情况出现。在运动期间，运动肌肉对氧气和营养物质的需求升高。运动使血管舒张，而血管舒张会使血流阻力下降。其结果导致整个心动周期的血流变成低阻的正向血流。肠系膜上动脉也会出现同样的改变。餐后，组织层的血管舒张，使血流变为低阻类型。在上述两种情况下，低阻类型可使血流量增加，以满足代谢增高的需要。

## 层流和湍流

在某些情况下，流体在圆柱状管道（或血管）中会以层状或流线型方式流动。在血管入口处，血流中所有成分会有相同速率（常称为栓塞流）。在血液流动过程中，与管壁接触的很薄一层血液会黏附在管壁上而处于静止状态。由于静止层与相邻液层之间存在着摩擦力，所以相邻液层移动的速度会减慢。越靠近中

心的血液层，其流速越快。处于中心的血液层流动最快，其速度为平均速度的两倍。在距离血管入口数倍直径长的地方，层流完全形成。这样，在血管起始部，血流剖面呈现出相当钝的轮廓。距离血管入口数倍直径长的地方，血液纵向的流速呈现出抛物线形态的变化。（图 5-9）。

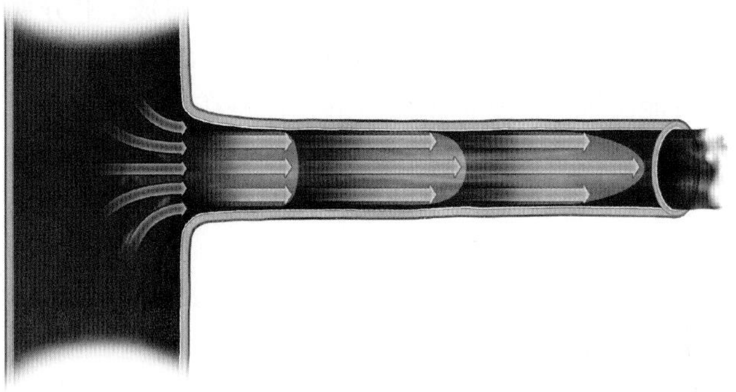

**图 5-9** 血流通过血管时，在入口处为栓塞流，在远离入口处为抛物线形流

湍流是流体中的所有成分的无规律运动，无确切层流出现，呈现出的是快速、放射状混合流。要使液体以湍流形式在某种管道中流动，则需要比层流形成的更大驱动力。

湍流以"无量纲的量"这个术语来定义，即雷诺数（Re）。雷诺数与流体的惯性力和黏滞力成正比。在血管系统中，雷诺数与血流速度、血液密度和血管半径成正比，与血液黏滞度成反比。由于血液密度和黏滞度相对稳定，所以湍流产生主要决定于血流速度和血管半径的变化。如果雷诺数在 2000 以下，血流为层流；如果雷诺数在 2000 以上，湍流则出现。当血管因动脉粥样硬化而狭窄时，通过狭窄处的血液流速将会增大而导致湍流。若发生湍流，应常规加以记载。

## 动脉系统：液压过滤器

动脉系统的主要功能是将血液输送到全身的毛细血管。动脉系统由不同半径、容量和伸展性的血管组成。由弹性管道和高阻终端组成的动脉系统成了一个类似于电阻-电容滤波器的液压过滤器。液压过滤器将心脏间断（即搏动）搏出的血流转变为稳定的血流。毛细血管中的稳定血流有利于营养物质和废物的充分交换。

在收缩期，完整每搏输出量从心脏排出。心脏收缩的部分能量转化为正向血流的动能。余下能量作为势能被可扩张动脉储存。在舒张期，动脉管壁的弹性回缩将势能转化为血液的流动，于是在舒张晚期出现了正向血流（图 5-10）。如果动脉管壁僵硬，心脏舒张期时的毛细血管内不会有血液的流动。

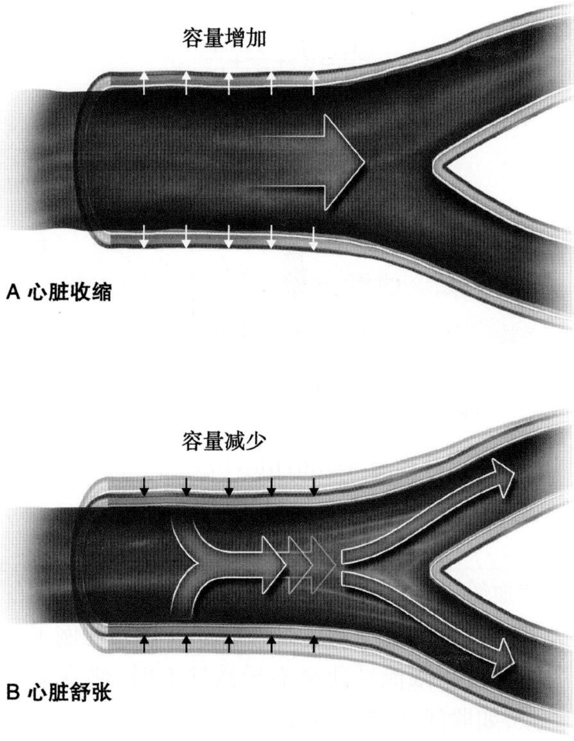


**图 5-10** 动脉管壁的扩张性简图。心脏收缩使血管管壁扩张（A）；血管弹性回缩产生心脏舒张期正向血流（B）

动脉的弹性和容量是适量血流存在的必要条件。体积的变化除以压力的变化等于容量或顺应性。压力变化处于中位数范围时，正常动脉的容量是最大的。就像是给气球充气一样，最困难的是开始充气和快要充满气的时候，而充气到中间容量是最容易的。随年龄增长，血管壁变硬，血容量减少，收缩压和脉压也会增加。脉压是收缩压和舒张压之差。

## 外周循环控制

外周循环的中枢部分由神经系统控制，而局部部分由组织层的状态控制。微动脉，作为阻力血管，参与了血流的调节。血管直径的变化是由于血管壁中层平滑肌细胞的收缩或舒张所致。这些肌细胞的恒定收缩提供给血管一定程度的运动张力。

控制流入某部位或某器官血流的微动脉就位于该部位或该器官的组织内。该部位的各种化学物质与这些微动脉接触，其浓度发生改变，使这些微动脉受到很大影响。例如，当细胞耗氧量增加，间质中的氧含量就下降，导致微动脉扩张。当血管舒张时，进入该部位的血液增加，带来更多氧气。这是控制血流的局部反馈机制的一个例子。不但氧含量可以改变血管张力而且二氧化碳、氢离子和钾离子也有这样的作用。影响局部血流的物质远远不止上面提到的这几种。

交感神经系统的神经纤维支配着微动脉。这些神经纤维释放去甲肾上腺素，使微动脉血管的张力增高。正常情况下，这些血管收缩神经具有持续的活性，使微动脉具有收缩的张力。

在某些特定的时间点，一些微动脉处于开放状态，一些则处于关闭状态。如果微动脉都同时处于开放状态，将会导致极低的血压。血流进入许多组织层是自动调节的。这意味着，当灌注压波动在很大范围时，血流量仍可保持恒定。当血压高时，阻力血管扩张；当血压低时，阻力血管收缩。这些机制有助于将恒定的氧流量和充足营养物质提供给重要的生命器官。心脏、大脑、肾脏都是可以清楚观察到自动调节的区域。

## 动脉疾病的血流动力学

动脉粥样硬化的发展是一个多因素的进程。动脉粥样硬化改变以脂肪条纹出现开始。脂肪条纹由脂肪在内膜下沉积所致。重要的病变是纤维斑块和复杂斑块的出现。纤维斑块由平滑肌和纤维组织构成，表面光滑，无钙化。复杂斑块有不规则表面，正常内皮缺失，钙化存在。内皮下胶原基质的暴露可导致血小板凝聚和血栓形成。动脉粥样硬化通常发生在动脉血管树的可再生区域包括分支点和分叉处。低的或不断改变的内皮剪切应力被认为能导致动脉粥样硬化的发生。

动脉系统中的大多数异常能量丢失是由血管腔的狭窄或阻塞所致（图 5-11）。依据泊肃叶定律，狭窄管腔内因黏滞性导致的能量丢失与狭窄管腔半径的 4 次方成反比，而与管腔长度成正比。所以，狭窄管腔的半径比其长度更为重要。甚至狭窄管腔半径的轻度改变都会导致血流量的明显变化。狭窄管腔长度的翻倍将会导致相关能量的翻倍丢失。管腔半径缩小一半将使能量丢失增加 16 倍（因为在泊肃叶定律中是半径的 4 次方）。

惯性能量丢失发生在狭窄段管腔的入口和出口。更多的能量丢失常发生在血管管径突然改变的地方，而不是逐渐变细的地方。当血液从狭窄处流出时，其惯性能量丢失更多，此时的血流动能以湍流形式丢失。

临界狭窄是指血液压力和血流量开始受到影响时的血管狭窄。实验显示，压力和流量的改变是在血管横断面积减少 75%（或管径减少 50%）时出现。因为能量丢失还取决于血流速度，相对于低流（高阻）系统，高流（低阻）系统的较不严重的狭窄也会导致血液压力和血流量的显著下降。所以，临界狭窄会随缓冲床阻力的情况而发生改变。在颈动脉和冠状动脉系统

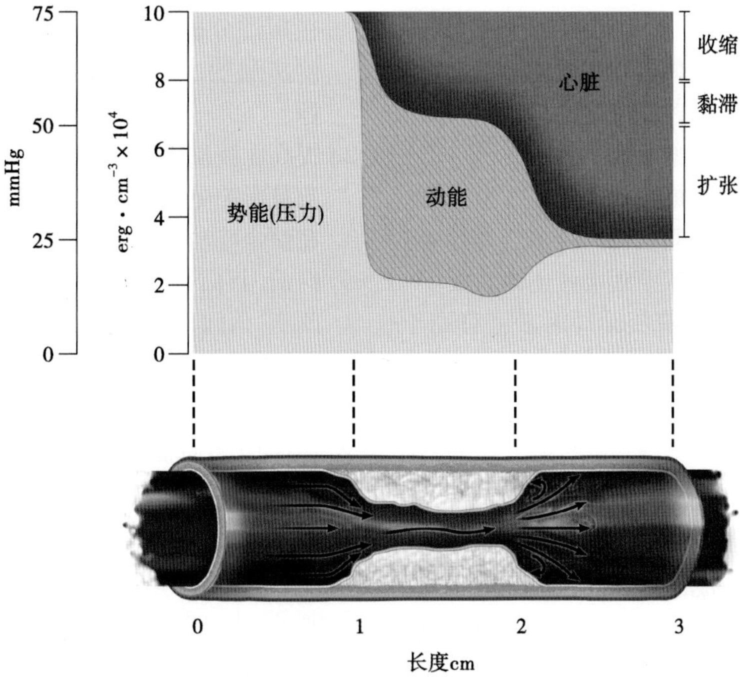


图 5-11 血流穿过狭窄处的能量丢失

（低阻系统）中，虽然动脉狭窄的严重程度并不比静息状态的下肢动脉（高阻）的大，但是临界狭窄还是发生了。在运动时，腿部的血管阻力下降，血流量增高，临界狭窄或限流狭窄可能发生。

侧支血管是事先存在的血液通道。在主要血管发生狭窄或阻塞时，侧支血管就会扩张。其为狭窄代偿的主要机制之一。侧支动脉可分为：①起源动脉，即动脉的大分支；②中央侧支动脉，即小的肌间动脉分支；③再入动脉，即与狭窄或阻塞远端主要动脉再汇合的动脉（图 5-12）。侧支血管床的阻力几乎是固定的，只是会有轻度的逐渐扩张。锻炼、交感神经切除术和血管扩张剂对侧支血管几乎没有作用，这点不像外周血管缓冲床。

正常四肢血流量在运动时会增加到静息时的至少 3～5 倍。当四肢有中、轻度病变时，血流增加量会少得多。在多级疾病患者中，运动后血流量改变微乎其微。因患中、轻度疾病，病变动脉远端的血液压力在静息状态下会下降；若患重度疾病，这种下降的程度就会更大。此时的运动会使外周血液压力进一步下降。

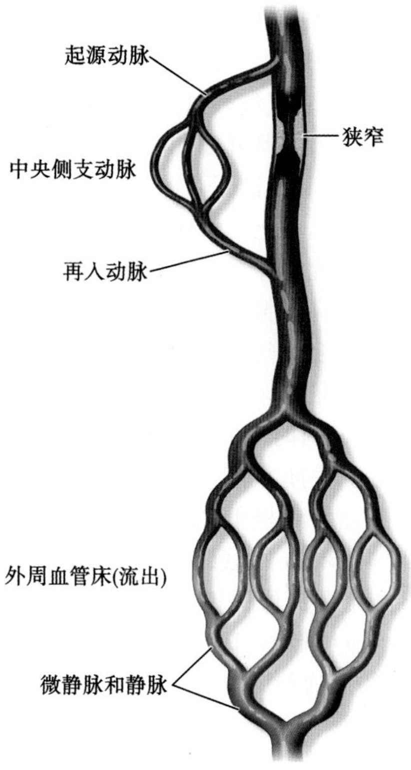


**图 5-12** 侧支动脉包括起源动脉、中央侧支动脉和再入动脉

## 小结

- 血管系统中的能量由以血管内压形式储存的势能和血液流速所代表的动能所构成。
- 动脉系统的血流动力学涉及压力、阻力和血流之间的独特关系。
- 血液流动遵循着与其他液体流动相同的运动规律。
- 血流量是由压力和阻力的改变决定的。
- 血流量的最大影响因素是血管的半径。
- 微动脉是血管系统中阻力的主要来源。
- 血管床阻力的高低取决于其代谢的需求。
- 狭窄的变化将导致压力和狭窄远端流速的改变。
- 理解在动脉系统中影响血液流动的因素将有助于理解超声影像中的速率和波形。

## 思考题

1. 当检查一位股总动脉-腘动脉旁路移植患者时，在频谱分析上检测到移植段中有一处出现血液流速加快。请问，在该区域一定出现了什么问题？
2. 提高血液黏滞度和增加管道长度，哪一个对降低血流量影响更大？
3. 在整个心动周期中，你所检查的腘动脉显示有持续向前（正向）的血流。若患者没有其他疾病或病理改变，请问，对该现象最有可能的解释是什么？

（张和庆 彭玉兰 译）

## 推荐阅读

Carter SA. Hemodynamic considerations in peripheral vascular and cerebrovascular disease. In: Zwiebel WJ, Pellerito JS, eds. *Introduction to Vascular Ultrasonography*. 5th ed. Philadelphia, PA: Elsevier Saunders; 2005:3–17.

Guyton AC, Hall JE. *Textbook of Medical Physiology*. 11th ed. Philadelphia, PA: Saunders; 2005.

Koeppen BM, Stanton BA. *Berne & Levy Physiology*. 6th ed. Philadelphia, PA: Mosby; 2009.

Mohrman DE, Heller LJ. *Cardiovascular Physiology*. New York, NY: McGraw-Hill; 1997.

Oates C, ed. *Cardiovascular Haemodynamics and Doppler Waveforms Explained*. Cambridge, England: Cambridge University Press; 2001.

Zierler RE. Hemodynamics of normal and abnormal arteries. *Strandness's Duplex Scanning in Vascular Disorders*. 4th ed. Philadelphia, PA: Lippincott Williams & Wilkins; 2010:47–55.

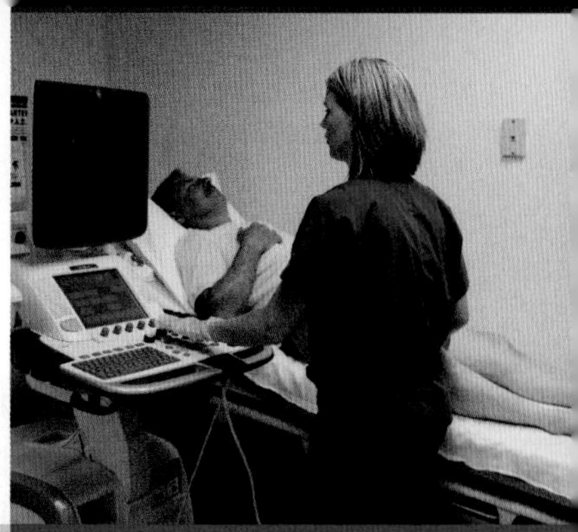

# 静 脉 生 理

ANN MARIE KUPINKSI

第 6 章

## 目标

- 列出影响静脉血流的血流动力学因素。
- 描述流体静力压的形成。
- 鉴定导致水肿形成的因素。
- 定义静脉系统在静息和运动状态下的变化。

## 关键词

腓肠肌泵
水肿
流体静力学
阻力
跨壁压
瓣膜功能不全

## 术语表

**水肿(edema)**:液体过多地聚集在机体的细胞、组织或体腔内。
**流体静压(hydrostatic pressure)**:血管系统中因血液柱重量而产生的压力。
**跨壁压(transmural pressure)**:作用于血管壁的压力。
**瓣膜功能不全(valvular insufficiency)**:反向血流持续不正常的通过静脉瓣。

静脉系统通常被认为是相当被动的,因为所有工作都是由动脉系统来完成,而静脉只负责将血液送回心脏。然而,静脉作为重要的血量蓄水池,需要将血液有效地送回心脏。静脉血流的改变可能导致各种各样的并发症,例如静脉曲张、肺栓塞等,此外还有异常静脉回流所导致的心脏疾病。静脉疾病影响到相当一部分人群,若干种因素影响到整个静脉系统的血液流动。本章将介绍静脉生理学和病理生理学的主要特征。

## 静脉容量

众所周知,静脉是机体的容量血管。它们像蓄水池一样担负着重要的角色。循环系统的静脉体系所容纳的血量约占全身总血量的 2/3(图 6-1)。循环系统的动脉体系通常容纳了全身血量的 30%,而余下的 3% ~4% 血液则储存在毛细血管中。一支完全扩张静脉的横断面积相当于对应的伴行动脉的 3 ~4 倍。静脉常常具有成对的结构,使其容纳血液的能力得到提高。

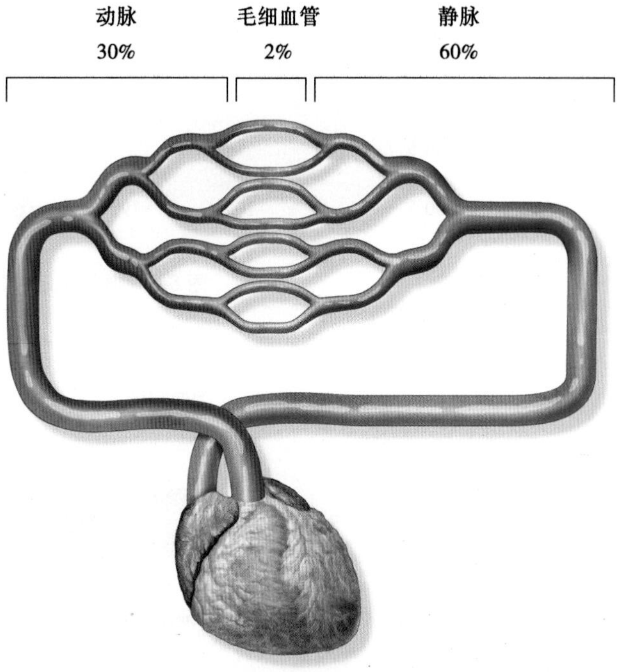


图 6-1　通过循环系统的血容量分布简图

## 静脉阻力

静脉可通过改变其横断面积来改变对血流的阻力。当局部排空时,静脉横断面呈椭圆的形态,对血流产生很大的阻力。当静脉处于扩张状态时横断面呈更圆的形态,其对血流几乎不产生阻力。值得注意的是,血管半径对阻力形成的重要性。静脉具有改变自身形状的能力,使得它能容纳增加的血量,而不会导致对心脏的压力梯度的增加。

在机体的某些部位,静脉自然会对血流产生阻力。当静脉进入胸腔时,多会塌陷。锁骨下静脉被第一肋骨压着。颈静脉因大气压而塌陷。在上肢静脉中,血流阻力变化通常是最小的,但也会因患者体位和血管内压力的不同而有所变化。下腔静脉因受腹腔脏器和腹内压的压迫,使下腔静脉的回流受到影响。腹内压对静脉血流阻力的影响将在本章稍后对静息状态下的静脉动力学介绍中作更详细的讨论。

## 流体静力学

流体静压是影响静脉系统的一种主要压力。流体静压由液体本身的重量产生。流体静压可对照参考点进行度量。如以上章节所述,人体的参考点为右心房。流体静压等于$\rho \times g \times h$,其中$\rho$为血液密度,$g$为重力加速度,$h$为血液柱的高度。

血管内的压力等于心脏收缩提供的动压加上流体静压(图6-2)。流体静压对动脉和静脉的作用是相等的。因为动压在静脉中是如此低,以致于流体静压在总静脉压的测定中起着更重要的作用。在仰卧时,所有动脉和静脉与右心房处于大致相同水平;所以,流体静压可忽略不计(图6-3)。此时,整个血管系统中的压力大致与动压相等。在这样的体位下,脚踝水平面的静脉压力约为10~15mmHg。当血液回流至右心房时压力稳步下降至2~6mmHg。

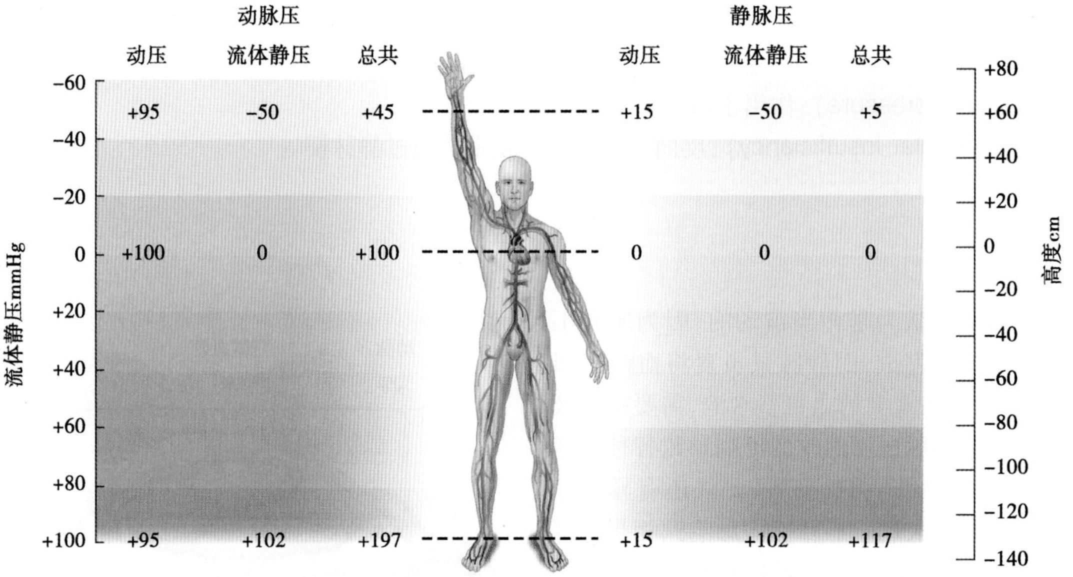


图6-2 血管系统中的动压与流体静压的图解

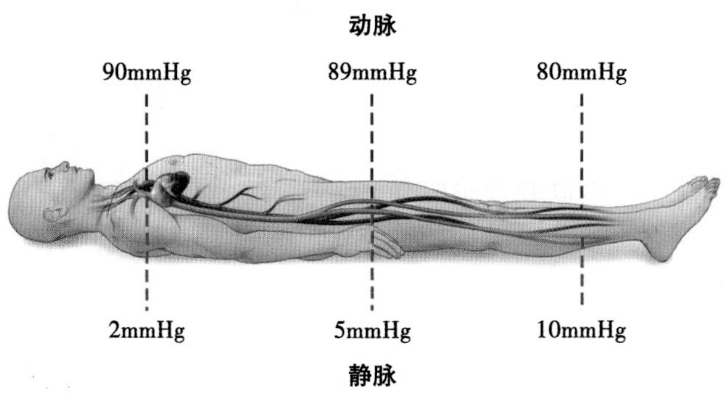


图6-3 仰卧位时的动、静脉内压

处于站立位的一个约183cm高的人，其脚踝处承受的流体静压可增加102mmHg。这样情况在动脉和静脉中都有发生。其结果，处于站立位时的跨毛细血管床的压力梯度与处于仰卧位时的是相同的，大约80mmHg。运动时，静脉压下降，低于20mmHg，导致跨毛细血管床的压力梯度增加到大约177mmHg。这种压力梯度的增加使血流量增大，以满足运动的需要。如上章所述，血液会顺着能量（压力）梯度向下流动；梯度越大，流量越多。

在上举的手臂里，流体静压为负值。手腕部的流体静压约为-50mmHg。将-50mmHg流体静压和15mmHg动压相加，便得出-35mmHg的总血管内压。然而，静脉内压力不能低于5mmHg的组织压力，否则静脉就会塌陷而没有血流从中通过。在这上举的手臂里，跨毛细血管压力梯度下降到40mmHg；而处于仰卧位时，则是80mmHg。压力梯度的下降解释了为什么手举过头顶工作更加困难。

## 压力-容量关系

由于静脉是可塌陷的管道，其形态由跨壁压决定。跨壁压等于静脉内压与组织压的差。跨壁压低时，静脉横断面呈哑铃状。当静脉内压增加时，静脉横断面则呈椭圆形。跨壁压高时，静脉横断面呈圆形（图6-4）。

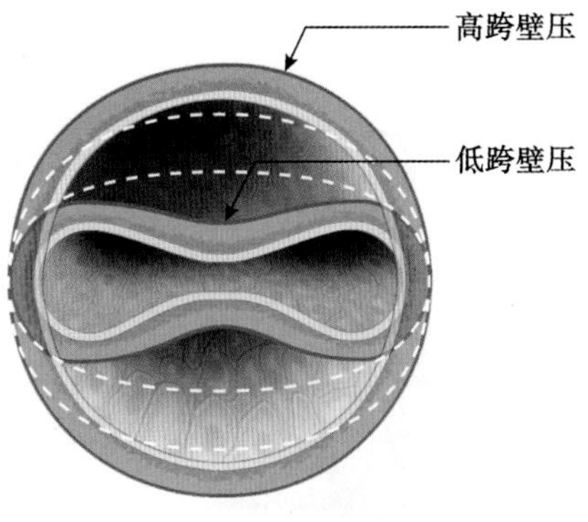


图6-4 跨壁压对静脉形态的影响

静脉形态的改变与静脉容量的大幅度增加有关（图6-5）。照这样，静脉可承受容量的大幅度变化而压力的改变甚小。这发生在5～25mmHg的压力范围内。虽然静脉壁具有相当的弹性，但是与部分塌陷、横断面呈椭圆形的静脉相比，横截面呈圆形的静脉要在容量上有所变化，都得需要很大的压力改变才能办到。仰卧位时，跨壁压低。然而，站立时压力增高，管壁变硬；这样，即使压力变化很大，但静脉容量的改变依然甚微。某些患者穿上15mmHg压力的弹力袜，其可提供不同程度压力，使组织压从5mmHg提升到15mmHg，使跨壁压减小10mmHg。当患者处于仰卧位时，这10mmHg的差异将使患者的静脉容量大大减小。然而，若患者站立，流体静压会使静脉内压升高，穿低压弹力袜几乎不起作用。这就是坐位或站位时，患者需穿较高压力弹力袜的原因。

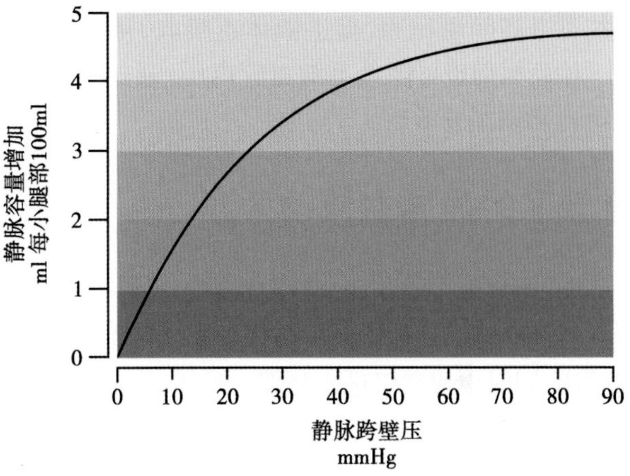


图6-5 静脉的压力-容量曲线

## 水肿

水肿常是静脉压升高的一个体征。Starling均衡定律描述了透过毛细血管的液体流动（图6-6）。毛细血管内压和间质渗透压使液体从毛细血管流出。这两种力也将有助于从间质流出液体的重吸收。渗透压是因跨半透膜（这里是毛细血管内皮）溶质浓度不同，由其液体产生的一种压力。正常情况下，各种力处于相

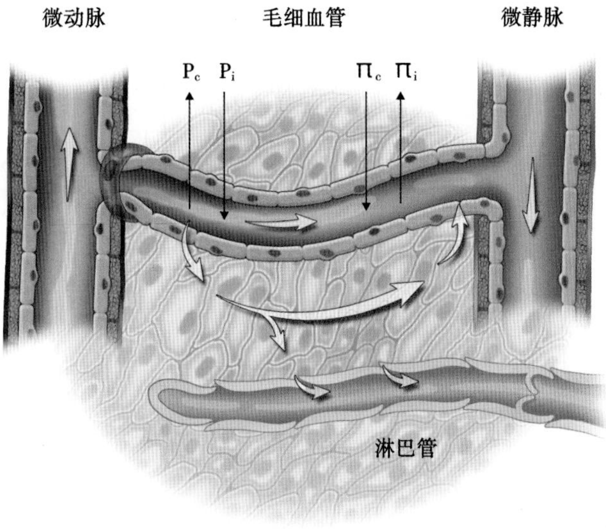


图6-6 控制液体透过毛细血管床流动的Starling力

当平衡的状态，所以几乎没有液体丢失。正常情况下，流出的极其少量液体在流入间质时也会被淋巴管吸收。站立时，毛细血管内压增高不再因重吸收作用而达到平衡，所以出现液体丢失。腓肠肌泵可遏制水肿形成。腓肠肌的收缩运动可排空静脉，降低静脉压。静脉血栓形成时，静脉压升高。升高的静脉压力通过静脉系统回传入更小的静脉，微静脉，最终到达毛细血管。毛细血管内压升高导致水肿形成。如前所述，弹力袜可升高间质压力，促进液体重吸收，从而减轻水肿。抬高腿部也可降低毛细血管内压（通过降低流体静压），遏制水肿形成。

## 静息下的静脉血流动力学

胸、腹腔内压变化对静脉回流到心脏有很大影响。吸气时，膈肌下降，使胸内压降低。这使得血液汇入肺血管床，同时也使空气进入肺部。吸气时，膈肌的下降也导致腹内压升高。使下腔静脉部分塌陷，阻止腿部静脉回流。呼气时，膈肌上移，使腹内压降低。来自腿部的血流量增加，流入胸腔的血流量减少（图 6-7）。

下肢深静脉血栓形成时，静脉部分或完全闭塞，导致静脉阻力升高，进而引起静脉压升高（图 6-8）。随呼吸变化的腹内压对小腿部位的压力梯度几乎没有影响。正常情况下，下肢的静脉回流可能减少或消失，当小腿的静脉压超过腹内静脉压的正常改变时，小腿部位的静脉回流可变为持续性。

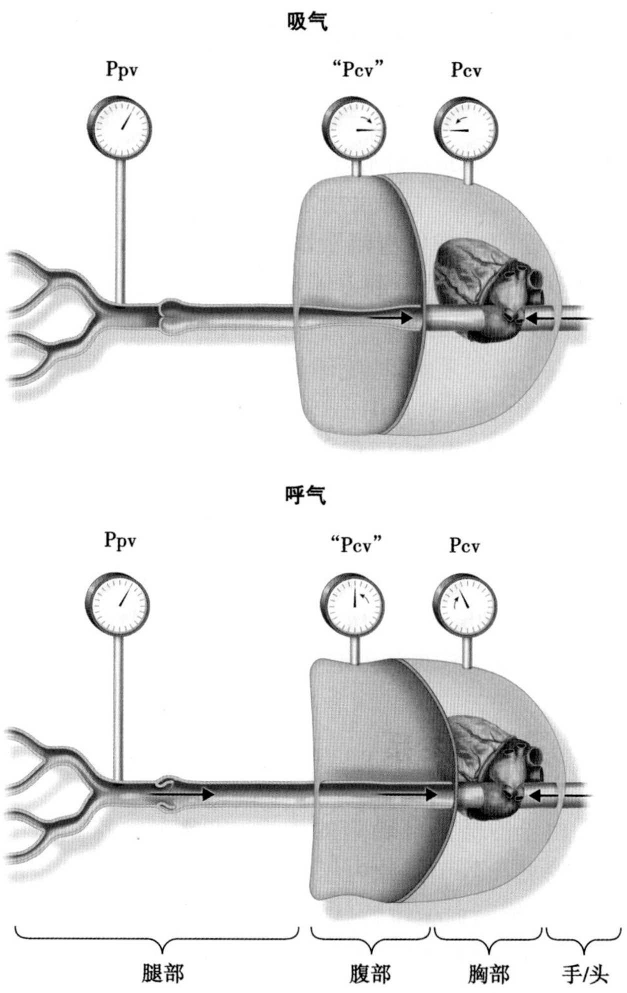


图 6-7 静息下的静脉血流和随呼吸的改变

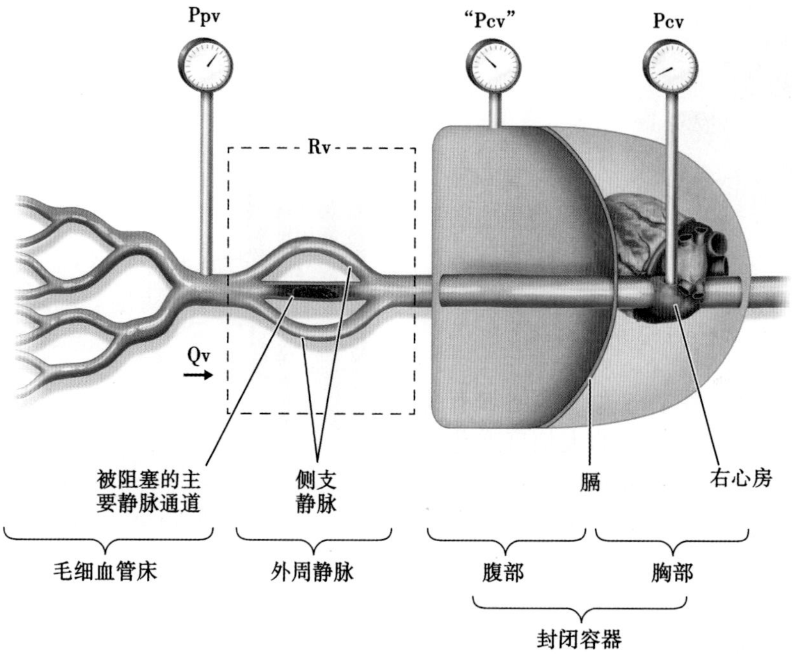


图 6-8 与深静脉血栓形成有关的静脉压变化

## 运动中的静脉血流动力学

腓肠肌泵有助于对抗重力(流体静压),阻止腿部血液的回流。腓肠肌起到动力源的作用。除了深、浅静脉,腓肠肌和比目鱼肌的肌内血窦也在这个机制中起了一定的作用。静脉瓣膜确保了腓肠肌泵的高效作用(图6-9)。深静脉瓣膜关闭可降低血柱高度,有助于降低静脉压。

在静息时,血液聚集在腿部,只是被动地依赖左心室收缩产生的动态压力梯度,将血液向前推动。腓肠肌收缩可产生大于200mmHg的压力。挤压静脉使血液在深、浅静脉中向上流动,直至心脏。为了阻止血液反流,穿静脉瓣膜和远端腓肠肌静脉瓣膜均处于关闭状态。腓肠肌松弛时,腓肠肌静脉排空,血液则通过穿静脉,从浅静脉流入腓肠肌静脉。更远端静脉也帮助血液流入腓肠肌静脉(图6-10)。下肢更近端的静脉瓣也处于关闭状态以阻止血液反流。

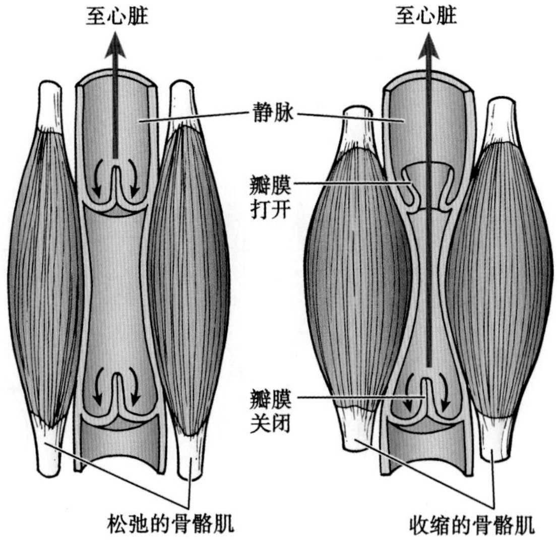


图6-9 静脉瓣膜的结构

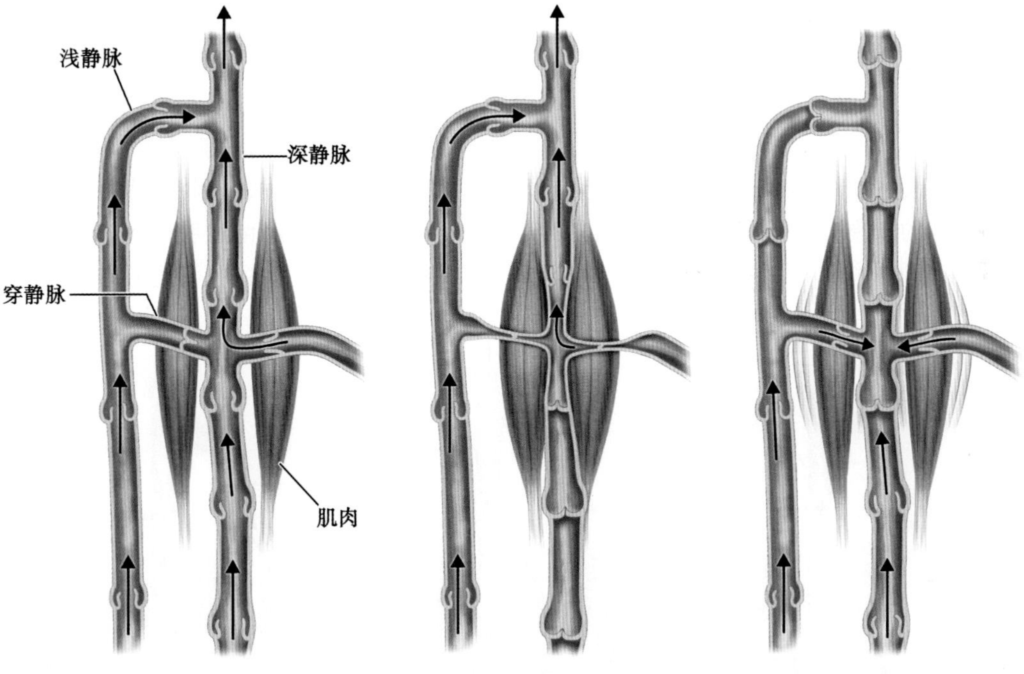


图6-10 静息时和腓肠肌收缩时的正常静脉血流模式

## 疾病

### 原发性静脉曲张

静脉曲张不伴有深静脉血栓形成被称为原发性静脉曲张。因有原发性静脉曲张,股总静脉和大隐静脉中可能存在静脉瓣膜功能不全。在一些患者中,股总静脉和髂静脉的瓣膜可能有先天缺失。原发性静脉曲张波及小隐静脉的情况极为罕见。原发性静脉曲张时,腓肠肌泵在收缩时仍旧推动血液上行。然而,腓肠肌泵在松弛时,因瓣膜功能不全,血液向下沿浅静脉反流(图6-11)。此时,血液通过穿静脉再次进入深静脉系统,形成无效血液循环。因瓣膜功能不全,血液柱的

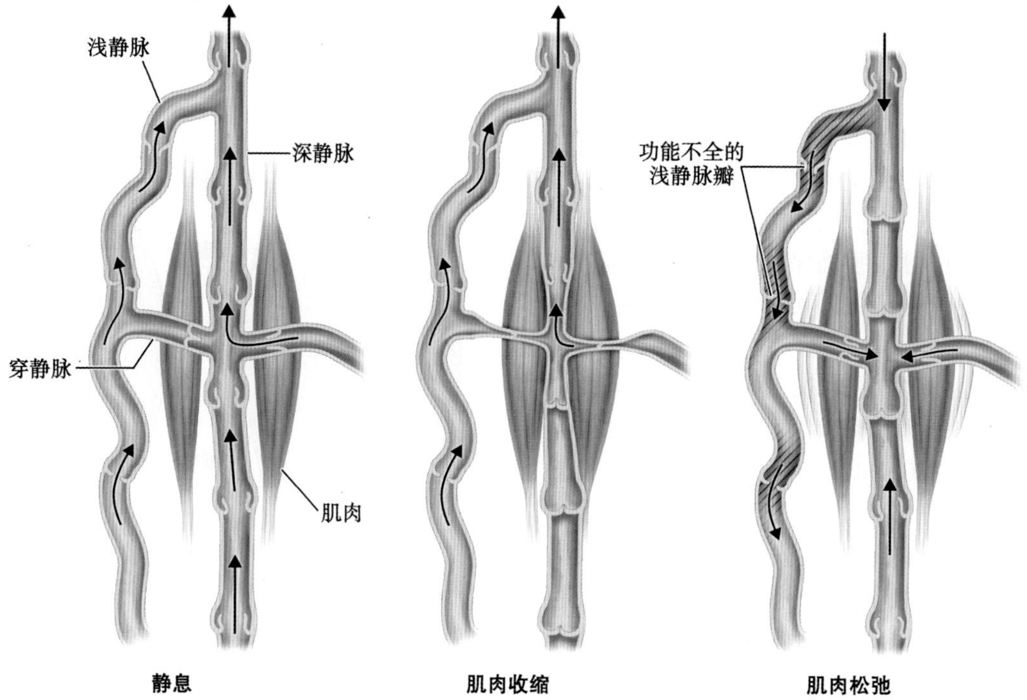


图 6-11 原发性静脉曲张的静脉血流模式

长度增加，静脉压增加。

## 继发性静脉曲张

继发性静脉曲张主要由深静脉血栓形成所致。深、浅静脉和穿静脉的瓣膜有功能不全表现，还可能存在一定程度的残留静脉梗阻。因为梗阻，浅静脉可起到侧支循环的作用。甚至在静息时，也有血液从深静脉流到浅静脉（图 6-12）。这样，静脉血流模式完全被打乱。通过穿静脉的血流成为双向血流，导致浅表静脉系统内的压力增加。因深、浅静脉系统中瓣膜功能不全，使更多血液停留在肢体远端，导致静脉压升高。如果有残留血栓存在，血管近心端的阻塞也会导致腿

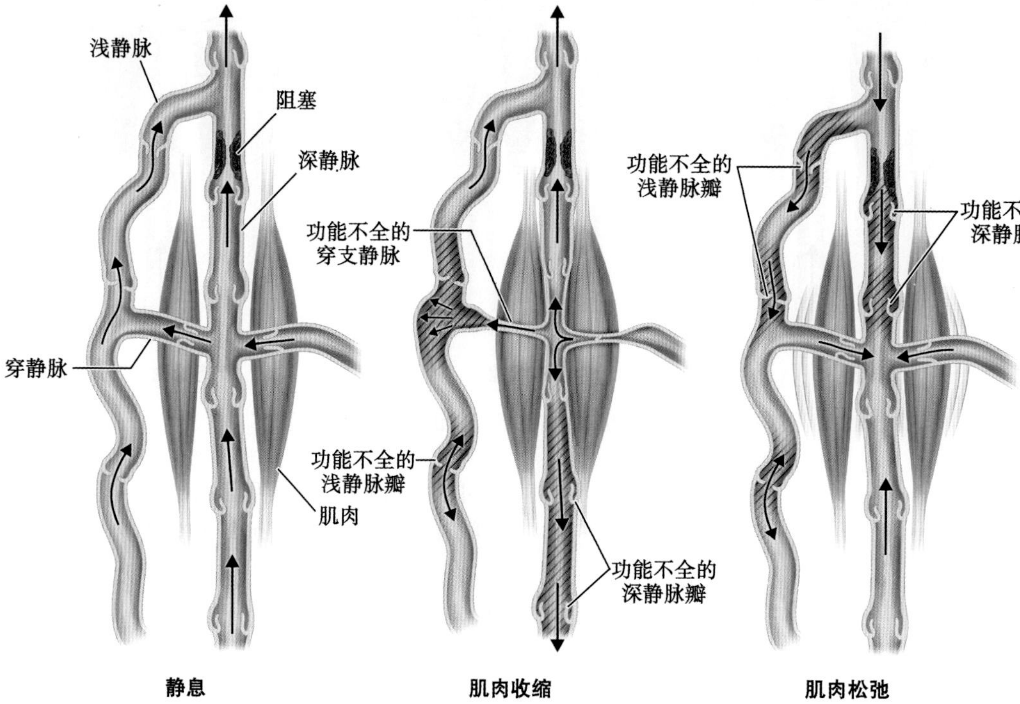


图 6-12 继发性静脉曲张的静脉血流模式

部的静脉压升高。

## 静脉曲张性溃疡

持续增高的静脉压，即静脉高压，使毛细血管扩张和毛细血管压升高。其结果，内皮细胞间的连接处出现轻度的扩张；使血浆蛋白从血管移出而进入组织。由于组织内血浆蛋白含量增高，额外的液体也将进入间质。组织受损发生，导致溃疡形成。关于此处溃疡形成的理论有多种，其中一个是纤维素聚集在间质的毛细血管周围。这种纤维素的集合被称为纤维蛋白袖，其限制了氧气通过毛细血管。另一个理论是毛细血管和微静脉中白细胞的迁移和陷入。毛细血管和微静脉的白细胞填塞也限制了氧转移到组织床。氧气转移减少导致组织缺血。缺血加重导致溃疡发生。所以，静脉曲张性溃疡是静脉疾患的严重后果。

## 妊娠与静脉曲张

在妊娠期，当孕妇处于仰卧位时，下腔静脉和髂静脉会受到长大子宫的压迫，尤其是在妊娠的最后 3 个月。这可能导致持续的下肢静脉血流信号，其不再受呼吸所引起的血流压力变化的影响。下肢静脉血流的变化是因盆腔静脉受压而致的静脉压升高。当孕妇处于侧卧位时，这种情况多少有些缓解，以至于妊娠子宫重量不再对静脉有太大影响。

妊娠期间体液因子的循环可使静脉的顺应性增强。妊娠晚期增大子宫所致的静脉压升高，再加上静脉顺应性的增强，导致静脉的显著扩张，最终使从腿部流出的静脉血流速度下降，促使深静脉血栓形成。

妊娠并不导致静脉曲张。妊娠期的静脉压升高和静脉扩张可使静脉曲张易患因素的作用增强。因此，静脉曲张常初发于妊娠期，再次妊娠时加重。

### 小结

- 静脉是机体的容量血管。
- 静脉可以通过改变形状来对血流产生阻力。
- 由液体本身的重力产生能对照参考点进行度量的压力称为流体静压。
- 静脉容量、跨壁压、流体静压及其他相关的解剖学和生理学因素均有助于静脉血流的控制。
- 当跨壁压低时，静脉横断面呈椭圆形。当跨壁压高时，静脉横断面呈圆形。
- 水肿是静脉压升高的一个体征。
- 腓肠肌泵和静脉瓣以一种高效的方式帮助血液从腿部回流至心脏。
- 原发性静脉曲张与浅静脉中瓣膜功能不全有关。
- 继发性静脉曲张与既往深静脉血栓有关。深、浅静脉和穿静脉的瓣膜可有功能不全。
- 在二维超声检查中，静脉生理将影响观察到的超声图像和静脉多普勒信号所获得的信息。

### 思考题

1. 你正在给一位患者做腓静脉超声检查。这些静脉看起来很小，难于观察。患者呈仰卧位，头部稍微抬高。在不影响超声系统的前提下，只要作一个简单的改变就能使这些静脉更易观察。请问，这个简单的改变是什么？
2. 显示出一个无呼吸相的连续静脉多普勒信号的股总静脉压是高于还是低于其正常值？
3. 一位患者有明确的静脉曲张临床表现，但无深静脉血栓史和静脉溃疡史。请问静脉功能不全更有可能发生在深静脉系统还是浅静脉系统，或者发生在两个系统？

（张和庆　彭玉兰　译）

## 推荐阅读

Carter SA. Hemodynamic considerations in peripheral vascular and cerebrovascular disease. In: Zwiebel WJ, Pellerito JS, eds. *Introduction to Vascular Ultrasonography*. 5th ed. Philadelphia, PA: Elsevier Saunders; 2005:3–17.

Eberhardt RT, Raffetto JD. Chronic venous insufficiency. *Circulation*. 2005;111:2398–2409.

Guyton AC, Hall JE. *Textbook of Medical Physiology*. 11th ed. Philadelphia, PA: Saunders; 2005.

Koeppen BM, Stanton BA. *Berne & Levy Physiology*. 6th ed. Philadelphia, PA: Mosby; 2009.

Kupinski AM. Dynamics of venous disease. *Vascular US Today*. 2006;11:1–20.

Meissner MH. Venous anatomy and hemodynamics. In: Zierler RE, ed. *Strandness's Duplex Scanning in Vascular Disorders*. 4th ed. Philadelphia, PA: Lippincott Williams & Wilkins; 2010:56–60.

Mohrman DE, Heller LJ. *Cardiovascular Physiology*. New York, NY: McGraw-Hill; 1997.

Oates C, ed. *Cardiovascular Haemodynamics and Doppler Waveforms Explained*. Cambridge, England: Cambridge University Press; 2001.

# 第三部分

# 脑血管

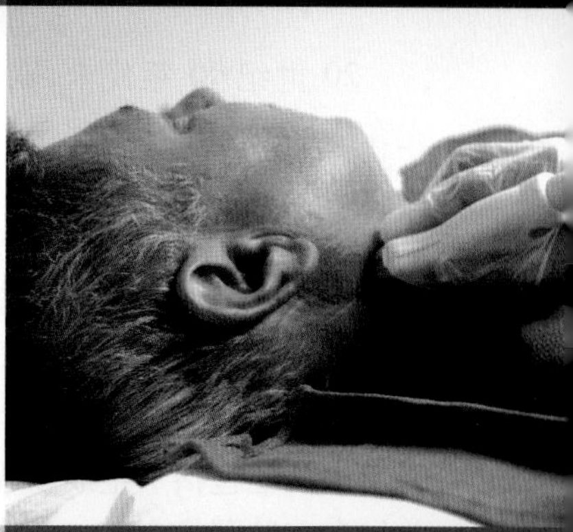

# 颈动脉颅外段的双功能超声检查

KARI A. CAMPBELL | R. EUGENE ZIERLER

## 第 7 章

## 目标

- 列出颈动脉双功能超声检查的基本内容。
- 描述正常的颈动脉颅外段的血流频谱特点。
- 定义颈动脉颅外段病变的通用诊断标准。
- 描述颈动脉双功能超声检查中常见的疾病。

## 术语表

**杂音(bruit)**:在给动脉例如颈动脉听诊时,会从听诊器里听到异常的"吹风样"杂音或"飕飕"声;这种声音是血流流过狭窄的动脉时产生了振动并通过组织传递出来而产生的。尽管杂音是动脉疾病的一个体征,但没有杂音并不具有诊断意义,因为不是所有的狭窄都和杂音有关。

**颈动脉窦部(carotid bulb)**:颈总动脉远段和颈内动脉近段管径轻微扩张的部分,通常也包括了颈外动脉的起始部。这里正是反射性调节血压的压力感受器所在的位置。颈动脉窦在健康的年轻人中更明显。

**多普勒角度(Doppler angle)**:通常被定义为多普勒声束取样线和动脉壁之间的夹角(也可称为声波的角度);在计算血流速度的多普勒方程中这是一个关键的变量。

**频谱分析(spectral analysis)**:把多普勒血流信号中所有频率和强度的内容都展示出来的信号处理技术被称之为频谱分析。频谱的信息通常以波形的形式展示,纵轴为频率(转换为速度量程),横轴为时间,强度由灰阶图像表示。

**频带增宽(spectral broadening)**:即频谱波形的宽度(即频带)增加或者收缩峰下方正常空窗区域的填充。它的出现意味着出现了与动脉病变有关的湍流。

**短暂性脑缺血发作(transient ischemic attack,TIA)**:指卒中样神经症状的发作,通常仅持续几分钟到几小时,然后自行完全缓解;是由某脑动脉血流暂时性的中断引起的该脑动脉分布区域的神经功能障碍。

关键词

颈动脉
颈动脉双功能超声
多普勒频谱
颅外段脑血管疾病
频谱分析
脑卒中
椎动脉
短暂性脑缺血发作

20 世纪 70 年代末,双功能超声仪的临床应用首先在华盛顿大学开展起来,其第一项任务则是评价颅外段脑血管。[1,2]当时的灰阶超声和多普勒超声是单独应用于血管病变检查的,双功能超声则是将实时的灰阶超声和脉冲多普勒血流检测在同一个机器内联合起来,就是为了同时获得血管的解剖结构和生理变化的信息。除了灰阶超声和脉冲多普勒系统,第一台双功能超声仪还包括了生成多普勒频谱的频谱分析仪。由叠加在灰阶图像上的一条线和一个光标分别显示了多普勒声束和脉冲多普勒取样容积的位置。自引入双功能超声扫查技术之后,加上灰阶超声图像分辨率的改善,可供选择的多种探头,以及多种显示血流信息的方法例如彩色多普勒和能量多普勒,超声技术得到了长足的发展。与血管造影术用直径的减少来计算具体的狭窄百分率的方法不同,双功能超声是将动脉病变根据狭窄程度分级来进行归类。

颅外段脑血管疾病的非侵入性检查的最重要的目的是筛选出由于粥样硬化斑而有卒中风险的病人,并推进治疗——颈动脉内膜剥脱术(carotid endarterectomy,CEA)、支架置入术或者可改变危险因素的积极的医疗措施。另一个目的则是记录介入术后有再狭窄风险的病人的疾病进展情况。双功能超声也能筛查出累及颅外段颈动脉及椎动脉的多种非粥样硬化性疾病,比如夹层、肌纤维发育不良、外伤、动脉炎、放射性动脉损伤以及动脉瘤。

## 超声检查技巧

颈动脉和椎动脉双功能超声检查的主要指征包括:颈部出现无症状的杂音,大脑半球或眼部的短暂性脑缺血发作(transient ischemic attack,TIA),有脑卒中病史,大部分心脏手术、外周血管手术或者其他外科手术的术前筛查,颈动脉内膜剥脱术或支架置入术术后的随访。颅外段脑血管的粥样硬化性病变可以不引起神经症状,部分病变可产生颈部杂音。我们的经验显示,仅有约 1/3 的杂音与颈内动脉的严重狭窄(管径减少≥50%)有关。[3,4]引发脑血管疾病症状的原因包括粥样硬化斑脱落形成的栓子,血管严重狭窄导致的血流减少以及动脉血栓。颅外段颈动脉系统的溃疡斑块破裂后的粥样物质或血小板的聚集均可产生小栓子,这可能是导致暂时性及永久性神经功能缺损的一个重要机制。斑块内的出血或者坏死有可能导致溃疡斑块的形成以及症状的出现。尽管重度狭窄会减少受累颈内动脉的血流量,但这几乎从来不是导致症状的首要原因,因为可以通过 Wills 环由侧支循环供血。

与颅外段颈动脉病变有关的典型症状包括短暂性脑缺血发作、一过性黑矇、可逆性缺血性神经功能缺损(reversible ischemic neurologic deficits,RINDs)以及脑卒中。短暂性脑缺血发作有时也被称为“小卒中”,以肢体一侧的面部、上肢、下肢的各种不同组合的局部无力(麻痹)或者麻木(感觉异常)为主要临床表现。说话困难(失语)也可能发生。这些症状发生在受累颈动脉和大脑半球的对侧肢体。短暂性脑缺血发作通常持续几分钟到几个小时,但不会超过 24 小时。一过性黑矇是眼部的短暂性缺血发作,是颈动脉病变同侧的单眼的失明。可逆性缺血性神经功能缺损与短暂性脑缺血发作类似,但持续 24 至 72 小时。脑卒中,也被定义为脑血管事件(cerebrovascular accident,CVA),会导致特定的或者永久的神经功能障碍。椎基底动脉供血不足所产生的症状没有与颈动脉循环相关的症状那么有特异性,包括头晕、复视和共济失调。总的来说,有颈内动脉供血区域内的暂时性的神经症状(短暂性脑缺血发作,可逆性缺血性神经功能缺损,一过性黑矇)的患者被认为有脑卒中的风险。[5]对于有短暂性脑缺血发作病史的患者来说,每年发生脑卒中的总风险为 6%,症状发生后的一年内发生脑卒中的风险为 12%。在首次脑卒中后存活下来的病人,每年脑卒中复发的风险为 6% ~11%。[6]

### 患者准备

做颈动脉超声之前,患者应取掉颈部的首饰,脱去颈部较紧的衣物,使得颈动脉的检查区域没有任何遮挡。询问患者以获得既往相关的病史及现在的症状、体征,明确颈动脉检查的要求(表 7-1)。也可以做一个简单的体格检查,包括触诊脉搏的强度和节律(包括颈动脉、腋动脉、肱动脉和桡动脉)和使用听诊器听诊血管(颈部的远段、中段、近段以及锁骨的区域)是否有杂音。

### 患者体位

检查时患者平躺于检查床上。为了更舒适,可以将床头升高并在患者膝下垫一个枕头。偶尔会遇到不能耐受平卧位的患者,只能坐在椅子上完成检查。这并不是一个理想的体位,因为患者可能无法保持固定姿势,而对超声检查者和血管超声技术人员来说也不符合人体工程学原理。在患者的头部及肩部下面放置枕头并调整位置,以使患者抬高下巴,而不是下巴朝向胸部。如果始终不能得到满意的体位,则把枕头挪开,在患者的颈部垫一条毛巾以便支撑。患者的头部应偏向对侧约 45°(图 7-1)。

**表 7-1　患者相关病史的询问要点**

- 正在治疗高血压吗?
- 正在治疗高胆固醇血症(高脂血症)吗?
- 有糖尿病吗? 如果有,多久了? 治疗方式是饮食控制、口服降糖药还是使用胰岛素?
- 有过心脏病发作史(心肌梗死)或者胸痛吗?
- 做过血管方面的外科手术或者介入手术吗(冠状动脉旁路搭桥术或者支架置入术,颈动脉内膜剥脱术或者支架置入术,以及外周动脉血管重建术)?
- 曾经有过脑卒中或小卒中发作(脑血管事件、TIA)吗?
- 最近经历过或者正在经历以下脑卒中样症状吗?
  - 一侧肢体的无力或者麻痹
  - 平衡或行走困难
  - 言语不清或者构音障碍
  - 眩晕、恶心、呕吐
  - 严重的头疼
  - 视力障碍,如云雾征或者单眼内阴影

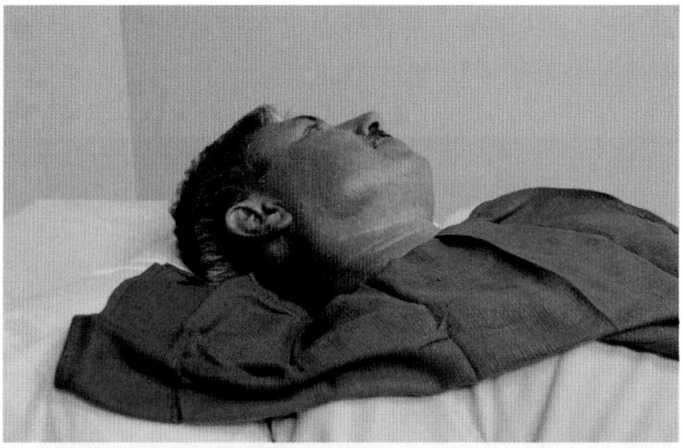

**图 7-1**　患者进行颈动脉检查的正确体位。患者下巴需抬高,并且头部应朝向对侧约 45°

### 避免重复性压力损伤

超声检查者/技术人员工作中的舒适度和职业生涯的长度很大程度上依赖于检查过程中正确的姿势,因为正确的姿势有利于避免重复性的压力损伤(repetitive stress injuries,RSIs)。双手灵活运用、动作舒展灵活,以及把设备放在合适的位置均有助于减轻 RSI 症状的严重程度。双手操作尤其有帮助。任何一个超声检查者或者超声技术人员都应该训练双手扫查的能力。交替使用双手进行检查可以使一组肌群的张力在一天中多个时间段里得到缓解,从而延长手、上肢以及肩膀的使用寿命。保证一天中的饮水量,并通过肌肉的拉伸和放松来锻炼其灵活性。在每个检查前后花点时间舒展双手、上肢、肩膀及背部对于预防 RSI 是非常重要的。有很多讲述这些技巧的文字的、图片的以及视频的资料可供参考。保持适当的水分可使肌肉不容易受伤,并且可以促进修复。花点时间将平车或检查床,以及超声仪放在合适的位置,使得检查时可以尽可能地靠近病人。尤其是在病房为住院病人检查时,可能需要移动房间里的设备和家具才能尽可能地靠近病人。锻炼从床的两侧,甚至从床头进行扫查的能力。为了减少颈部和肩部肌肉的压力,要扫查的上肢应保持尽可能地靠近检查者的身体。毛巾卷或者检查床可用来支撑进行扫查的上臂。

## 设备

要成功完成颈动脉超声检查选择合适的探头是非常必要的。选择探头需要考虑两个关键因素一是是否有保证图像质量的发射频率,二是探头的“接触面”是否便于放置和成像(图 7-2)。如 7～4MHz 的线阵探头一般可以提供最好的图像分辨率,并且在进行多普勒角度矫正时提供最多选择。该探头的中间发射频率能使 2～10cm 深度的区域分辨率较高。该探头是矩形的且接触面较窄(长约 4cm,宽约 1cm)。

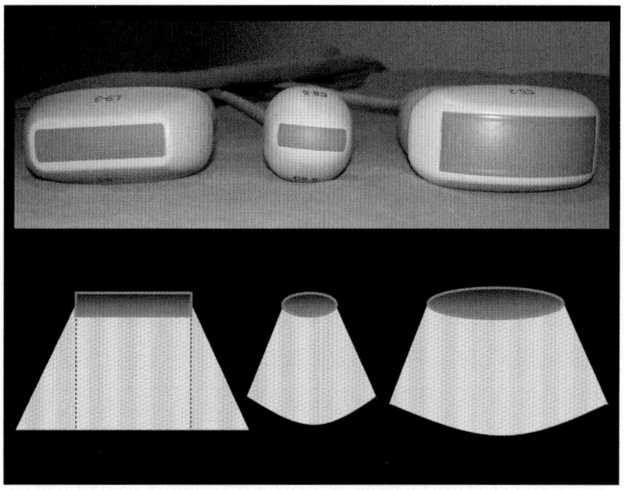

**图 7-2**　行颈动脉超声检查时可供选择的探头及其图像形状:9～3MHz 线阵探头(适合中等身材患者的颈部检查),8～5MHz 凸阵探头(颈部较短时适用,扫查空间较小时使用),5～2MHz 凸阵探头(扫查较深区域时使用)

而在某些情况下还需要保证有其他探头可供使用。当颈部扫查空间有限,例如当患者的颈部较短,有颈内静脉置管或者行气管切开术时,更倾向于选择频率范围为 8～5MHz 的凸阵探头。由于中间发射频率相似，该探头的图像质量与7～4MHz线阵探头相似。该探头的表面轻度弯曲，有较小的矩形平面，长约2.5cm，宽约0.5cm。这是适合于扫查置管和骨性结构周围区域的一个极好的探头。当颈部血管位置较深的时候，则必须使用相控阵探头、4～1MHz扇形探头或5～2MHz凸阵探头。

## 扫查技巧

一般来讲，颈动脉的评估内容包括双侧颈总动脉（common carotid artery，CCA）、颈内动脉（internal carotid artery，ICA）、颈外动脉（external carotid artery，ECA）、颈部中段的椎动脉和邻近的锁骨下动脉。在特殊情况下可能只做单侧的或局部的评估。颈动脉需要在横轴和纵轴两个断面进行评估，还要结合灰阶超声、彩色多普勒以及脉冲多普勒进行分析。

首先从灰阶超声开始，将探头放置于颈部中份（自锁骨到下颌角之间）的前外侧区，对血管进行定位。从锁骨到下颌角区域以横切面扫查颈动脉。移动探头到颈部更前和更后的位置，以寻找最佳成像路径，并观察动脉及静脉的位置及相互的关系。然后转动探头成长轴切面，显示颈总动脉、颈内动脉及颈外动脉从锁骨到下颌角的整个长度。描述腔内的回声例如斑块或其他的内膜病变，并且观察颈动脉及其周围所有感兴趣区的组织回声。存储的灰阶图像至少应包括颈总动脉、颈内动脉及分叉处长轴的图像。

然后使用彩色多普勒模式再次从锁骨扫查至下颌角，显示颈动脉各节段的横断面。彩色多普勒量程是平均血流速度的体现，所以量程一般设置在20～40cm/s范围内。存储分叉处的颈总动脉远段、颈内动脉及颈外动脉近段的横断面及纵断面图像。另外还需要关注所有出现了彩色多普勒信号紊乱、混叠或马赛克血流模式的区域，并且要观察组织中任何产生多普勒信号的区域，因为这些区域意味着可能存在多普勒杂音。

然后使用脉冲多普勒，从右侧颈部较低的位置开始，如果可能的话，可以从无名动脉（头臂干）开始。如前所述，在锁骨或胸骨后方使用较小的探头采集超声图像是比较理想的。还可以对头臂干的远段和左右颈总动脉的起始部进行多普勒频谱分析。不过，当任意一侧颈总动脉的近段和中段出现湍流时，这个步骤就是必须进行的了。由于左侧颈总动脉直接起源于主动脉弓，因此这一节段的血管不能使用标准的线阵探头来进行显示，必须使用其他的探头和方法。将多普勒取样容积放置在颈总动脉的近段、中段和远段进行多普勒信号采集，记录下具有代表性的收缩期峰值流速（peak systolic Doppler flow velocities，PSV）。颈总动脉的舒张末期血流速度（end-diastolic Doppler flow velocities，EDV）不是必须记录的内容。不过，当发现血流阻力升高时，或在需要与对侧相应节段进行对比时，就需要测量EDV了。

用以下一种或两种技巧明确区分颈内动脉和颈外动脉。颈外动脉一般位于颈内动脉的前方和内侧，在颈动脉分叉上方有较多分支。需要注意的是正常的解剖变异，颈内动脉的近段或者颈总动脉的远段也有可能发出分支（通常发出的分支为甲状腺上动脉）。第二个技巧为用手扪及耳前的颞浅动脉搏动，当采集颈外动脉近段频谱时敲击颞浅动脉使血流产生振动（颞浅动脉敲击试验）（图7-3）。敲击（振动）产生的杂波可以在颈外动脉的频谱上看到，而颈内动脉的频谱则不受影响。颞浅动脉敲击试验也不总是准确的，尤其当患者的颈内动脉闭塞，颈外动脉形成侧支循环时。在一些患者中，如果颞浅动脉被敲击得过于用力，颈内动脉也会产生振动。此外，如果颞浅动脉被敲击的力度不够，颈外动脉的多普勒频谱也不会产生振动。所以，虽然颞浅动脉敲击试验在很多病人中是有帮助的，但还是需要谨慎使用。

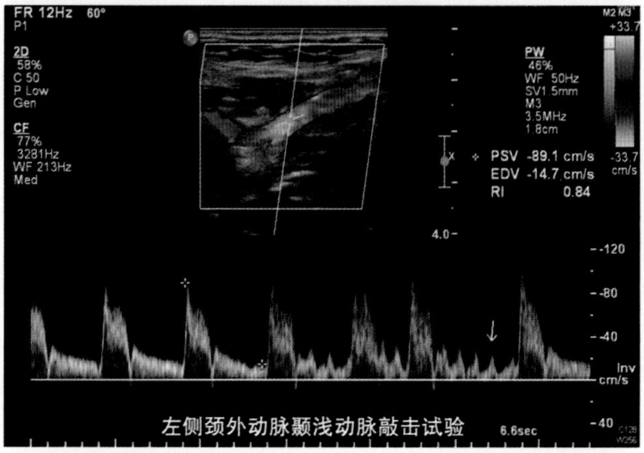


**图7-3** 颈外动脉的双功能超声图像展示了“颞浅动脉敲击实验”，其多普勒血流信号会受到同侧颞浅动脉快速振动的影响（箭头）

将多普勒取样容积逐渐从颈总动脉远段移至颈外动脉，持续的采集频谱以获得颈外动脉近段最高的收缩期流速。继续将多普勒取样容积从颈外动脉近段移动至中段，看看是否出现任何频谱形态的改变。当在颈外动脉探及升高的血流速度时，需描述狭窄后是否存在湍流，这有助于判断是否有血流动力学意义。

回到颈总动脉远段，将多普勒取样容积放置于颈内动脉近段，观察颈内动脉起始部是否存在狭窄。可以的话，记录下颈动脉窦部的血流分层现象，即一小片区域血流反向的现象。其典型位置是沿着颈动脉窦部的外侧壁，血流分叉的对侧分布，如图 7-4 所示。当斑块逐渐形成并填充颈动脉窦部时，血流分层现象就消失了。没有必要测量反向部分的血流速度。在颈动脉窦部逐渐移动取样容积，寻找最高的收缩期峰值流速和舒张末期流速。接下来在颈内动脉的起始部、近段、中段及远段采集频谱。通常颈内动脉的远段越过下颌角后常常难以显示或者难以采集频谱。但在肌纤维发育不良的高风险患者（中青年女性）中评价颈内动脉的这些节段是尤其重要的。这时使用凸阵或相控阵探头是最理想的。

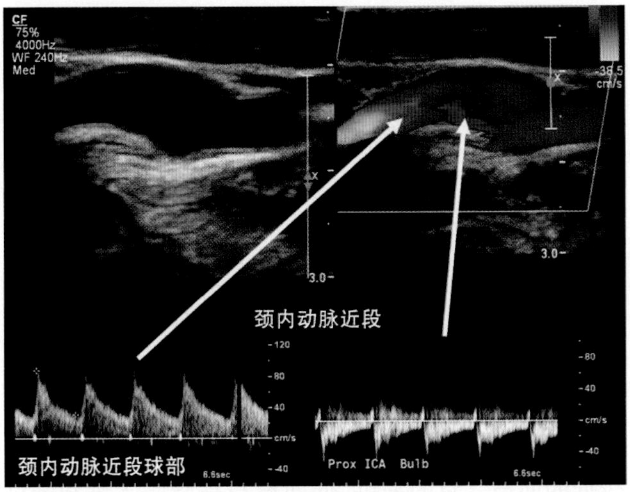


**图 7-4**　颈内动脉近段（颈动脉球部）的双功能超声图像显示了该处血流分层的现象

下一个要评价的血管是椎动脉。把探头以长轴置于颈部中段前-内侧份。一旦找到颈总动脉，向后方慢慢的滑动探头，并且调整探头的角度，注意在颈总动脉的深面，各颈椎横突之间寻找椎动脉。在颈部中段水平认真识别其血流方向并描述频谱形态。异常的频谱形态或者异常的血流方向意味着同侧锁骨下动脉近段存在有血流动力学意义的狭窄，这个将在后文中进一步讨论。当在颈部中下份的椎动脉中发现有湍流的多普勒血流时，应评估椎动脉的起始部和近段是否存在狭窄。

最后，把探头以横断面放置在颈根部采集锁骨下动脉的频谱。把多普勒取样容积尽可能放置在血管的近段，然后逐渐向远段移动，以获取最大的收缩期峰值流速以及最窄的多普勒频谱。如果发现流速升高，通过扫查锁骨下方的锁骨下动脉远段以及是否存在狭窄后的湍流来判断其有无血流动力学意义。

## 误区

大部分病人的颈动脉在颈部较高的位置（颈内动脉的远段）和较低的位置（颈总动脉的近段和头臂干）都是极难显示的。一部分脖子较短和较胖的患者由于血管位置较深和位置较高使得血管难以清楚的显示。较低频率的探头在深度较大时则具备更好的多普勒穿透力和较好的成像能力。4～1MHz 相控阵探头的接触面既小又平，面积大约为 3cm$^2$。5～2MHz 的凸阵探头也具备低到中度的发射频率，而且图像分辨率比相控阵探头更好。凸阵探头的接触面是带弧度的矩形，长约 6cm，宽约 1.5cm，比相控阵探头的面积稍大。使用这些不同的探头时，最主要的挑战是角度校正和声束偏转的范围有限。扇形或者楔形的图像格式不能像线阵探头那样轻松地对多普勒声束进行多角度的校正。

# 诊断

与早期的超声系统相比，现代技术下的超声图像质量已经得到大幅度的改善。早期在进行双功能超声扫查时，灰阶超声主要用于定位感兴趣的血管，频谱多普勒几乎提供了有关血管通畅性的所有信息。现在，多普勒继续提供有关狭窄程度的最可靠的数据。除此之外，得益于现代设备产生的高分辨率灰阶超声图像和谐波成像技术的应用，我们可以收集到大量关于斑块组成成分、内-中膜厚度以及整个血管壁情况的数据。[7,8] 常见表现总结于疾病相关知识点 7-1。

## 灰阶超声的特征

正常颈动脉血管壁光滑，血管腔内没有可见的斑块。内中膜清晰可见，表现为覆盖于整条血管管壁最里层的一条均匀的薄薄的灰白线条（图 7-5）。血管外膜位于内中膜外层，表现为比周围组织更亮的线状回声。血管管腔是无回声的。常常在横、纵两个断面上均能看到颈动脉管腔内出现可移动的回声，这是邻近的颈内静脉管壁产生了混响伪像而导致的。

颈动脉大部分的异常情况可在灰阶超声图像上显示，包括斑块形成，管腔内的异常（例如夹层或者血栓的形成），还有医源性损伤（例如假性动脉瘤或者累及邻近颈内静脉的动静脉瘘）。

**疾病相关知识点 7-1**
**颈动脉病理**

| 病变 | 超声表现 | | |
|---|---|---|---|
| | 灰阶超声 | 彩色多普勒超声 | 频谱多普勒超声 |
| 正常颈内动脉 | 没有斑块或者没有血管壁的增厚 | 血流束完全充满管腔<br>沿窦部外壁出现血流分层现象 | PSV <125cm/s<br>频带窄,且在收缩峰下方有空窗<br>沿窦部外壁出现血流分层(或边界层) |
| 颈内动脉重度狭窄(80% ~99%) | 广泛的斑块形成,由于斑块内钙化常伴后方声影 | 管腔狭窄<br>彩色血流图上有混叠 | PSV≥125cm/s,EDV≥140cm/s<br>整个心动周期频带增宽 |
| 颈内动脉“线样征” | 广泛的斑块形成,由于斑块内钙化常伴后方声影 | 严重狭窄的管腔<br>能量多普勒也许能显示一个很小的管腔 | 血流速度变化很大(高速,低速或者测不到)<br>同侧颈总动脉的舒张末期流速可能降低 |
| 颈内动脉闭塞 | 广泛的斑块形成充满管腔,由于斑块内钙化常伴后方声影 | 彩色多普勒或能量多普勒均显示颈动脉窦部以上节段没有血流信号 | 颈内动脉无血流<br>同侧颈总动脉的舒张期流速降低 |
| 锁骨下动脉盗血(上臂收缩期血压差>15mmHg) | 血压降低侧的锁骨下动脉可能有斑块形成 | 同侧椎动脉出现反向的血流 | 血压降低侧锁骨下动脉的收缩期峰值流速升高<br>同侧椎动脉血流反向或呈迟疑型血流<br>对侧椎动脉的收缩期峰值流速可能升高 |

PSV,收缩期峰值流速;EDV,舒张末期血流速度

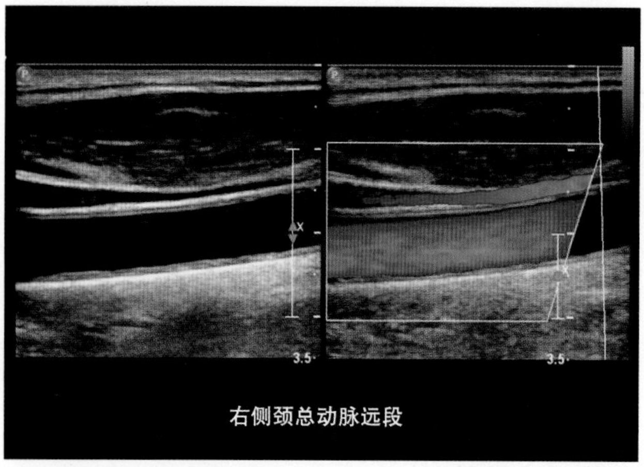


**图 7-5** 颈总动脉的灰阶超声和彩色多普勒图像,可见到清晰的内-中膜回声

## 斑块

现代的灰阶超声图像可提供非常详细的关于动脉粥样硬化斑块表面和内部成分的信息。斑块可在颈动脉颅外段的任何节段形成,不过颈总动脉分叉处(颈总动脉的远段、颈内动脉和颈外动脉的近段)还是最常形成斑块的位置。斑块早期表现为内中膜的增厚,并且在斑块和管腔之间可形成纤维帽(图 7-6)。

斑块的表面可以描述为光滑或者不规则,但是不鼓励使用“溃疡型”这样的描述。严格来讲,溃疡指的是一个区域有血管内膜的缺失。尽管一些不规则的斑块可能有溃疡的形成,但是单凭超声是不能进行准确诊断的(图 7-7)。溃疡形成最好是在外科手术时根据病理切片来描述。粥样硬化斑内部的特征通常根据它们的回声特点是均质还是不均质来做定性描述。

均质斑块在图像上表现为回声均匀,而且通常是较低的回声。总的来讲,低回声与高脂肪含量和纤维脂肪组织的存在相关。这种斑块的表面还有可能有一个光滑的纤维帽。不均质斑块,也可称为混合回声的斑块,可能由脂肪组织和钙化共同组成,后者常常产生较高的回声和后方声影(图 7-8)。声影是由于钙化使声波的传播发生了衰减,因此在钙化区域的深面产生了“阴影”。不均质斑块内部的无回声区意味着脂肪成分或者是出血(图 7-9)。

斑块有破裂的可能,破裂后斑块内容物将暴露于动脉管腔和血流中。在完整纤维帽下的斑块内的出血被称为斑块内出血,它会使斑块变得“不稳定”。这些不稳定的斑块可能长大,增加狭窄的程度,并可能导致脑栓塞的发生。溃疡形成或纤维帽破裂是不稳定斑块的特征,也会增加栓子形成及栓塞的风险。灰阶超声识别斑块表面特征和内部成分的临床价值是有争议的。回顾性分析表明,与高回声斑块或表面光滑的斑块相比,以无回声区为主或是不规则的斑块更有可能与神经系统症状相关。[8-10]

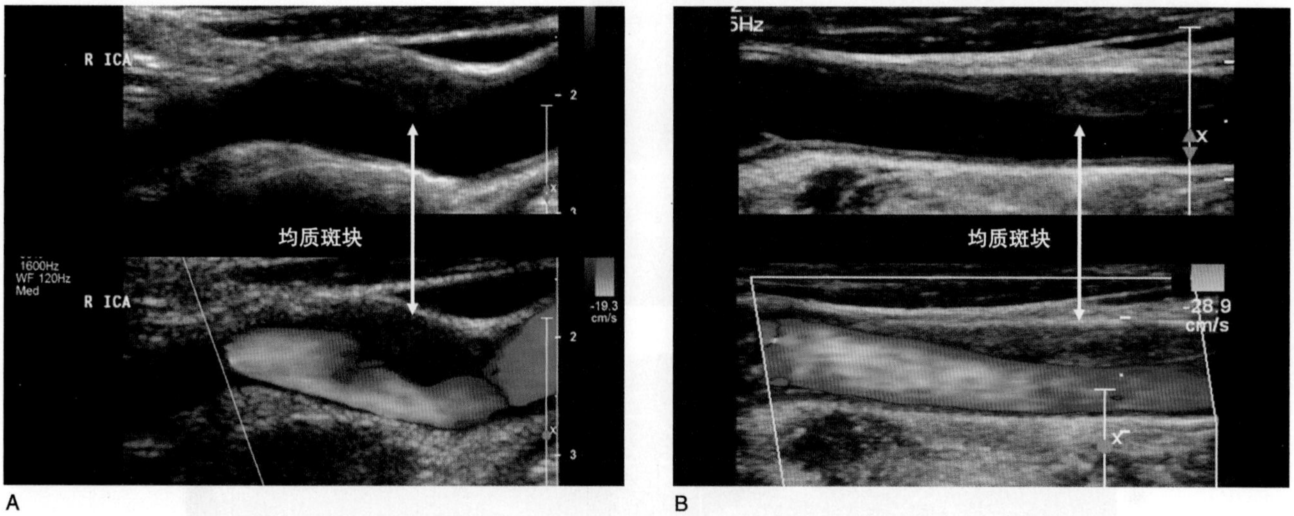


图7-6 灰阶超声和彩色多普勒超声图像显示颈动脉光滑均质的斑块。A. 颈内动脉均质的斑块。B. 颈总动脉均质的斑块。纤维帽表现为沿着斑块的管腔面分布的一条较亮的线状结构

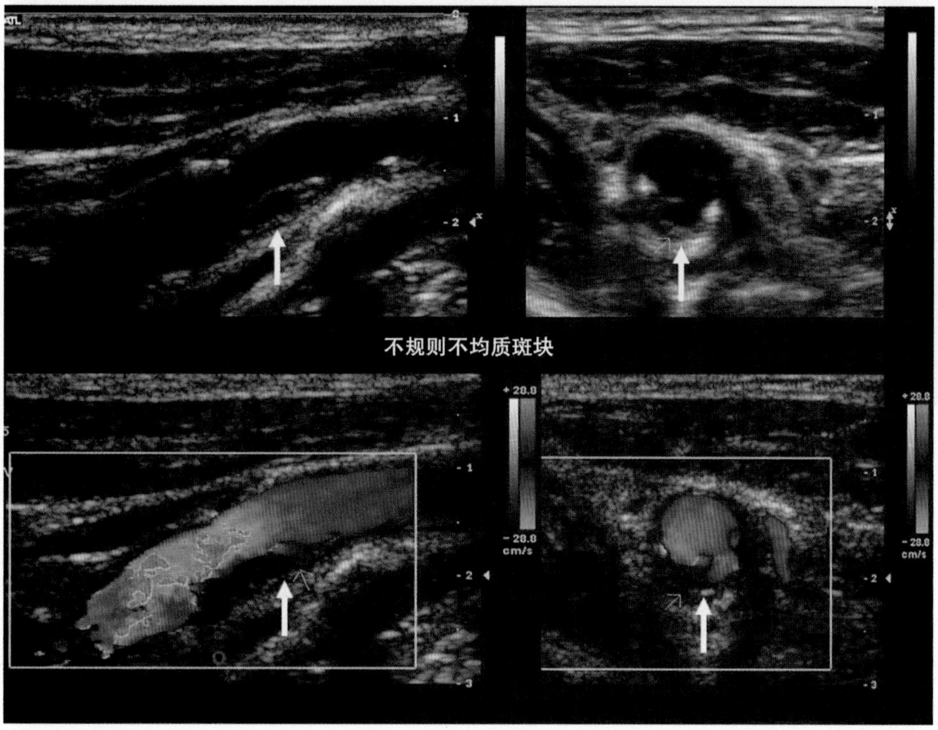


图7-7 颈内动脉近段不均质不规则斑块的灰阶图像和彩色图像。注意斑块凹陷部分表面血流的涡流，其提示了可能有溃疡（箭头）

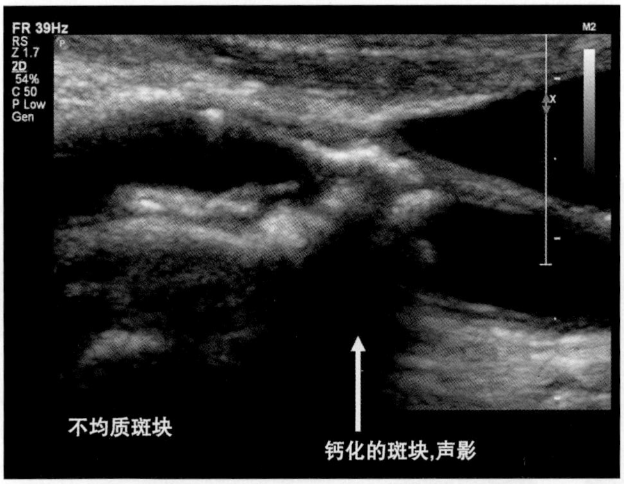


**图 7-8** 颈动脉分叉处的灰阶超声显示了不均质斑块,为混合回声,伴钙化和声影

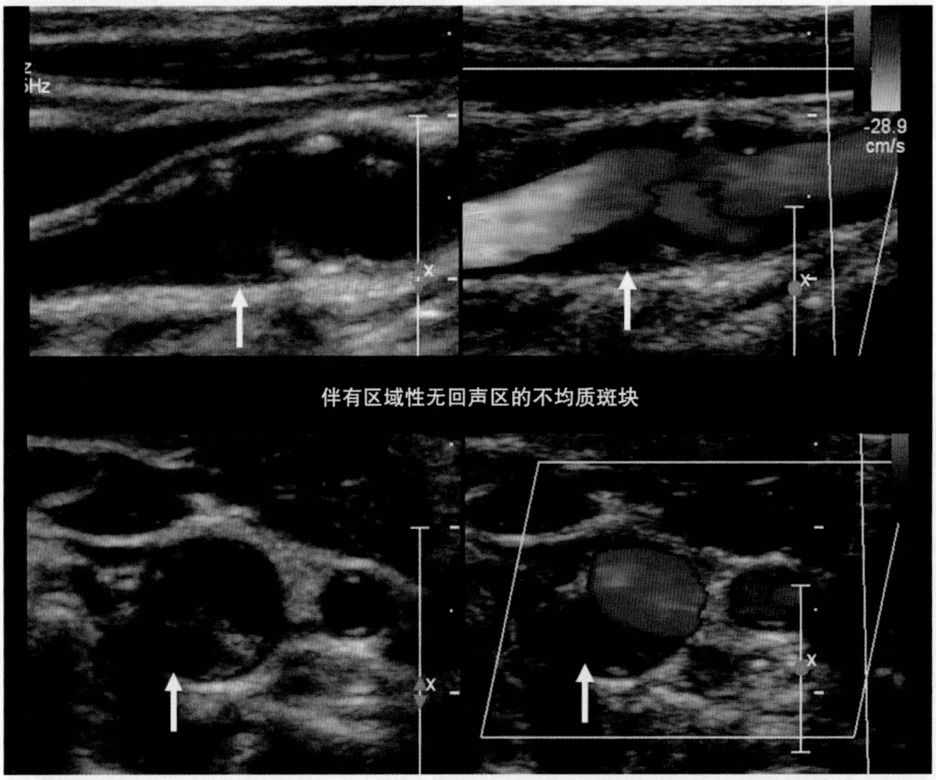


**图 7-9** 颈内动脉近段的灰阶图像和彩色图像显示了斑块内部有无回声区(箭头)。这种发现可能意味着脂质核心和斑块内出血

## 管腔内病变

颈动脉管腔内病变包括内膜的破裂,导致来自真腔的血流在血管壁各层之间流动。管壁各层结构的分离被称为动脉夹层,是在血管内产生了另一个(假的)腔隙。夹层会沿着血管以旋转的方式形成,使真腔变窄,产生一个无用的假腔,并可能继发血栓形成。内膜的夹层可以自发形成,也可由外伤形成。颈动脉夹层与颈内静脉管壁伪像的鉴别非常重要。必须通过多个切面的图像确认存在夹层。使用彩色多普勒来检测是否存在异常血流,其通常表现为在两个腔内出现方向相反的血流(图 7-10)。使用频谱多普勒通常可以清楚地辨别真腔和假腔中不同的血流模式。血流模式在一个腔内可能表现为正常或者狭窄的特征,随后会延迟回填到另一个腔内。

自发性夹层通常从主动脉根部开始,可能与胸主动脉瘤的形成有关。一旦夹层发生,血管壁会在血流的动力作用下,在整个心动周期内顺着血管壁的长轴发生持续性分离。外伤性夹层可以在钝挫伤或者扭伤后开始于血管壁的任意一点。例如在车祸中安全带跨

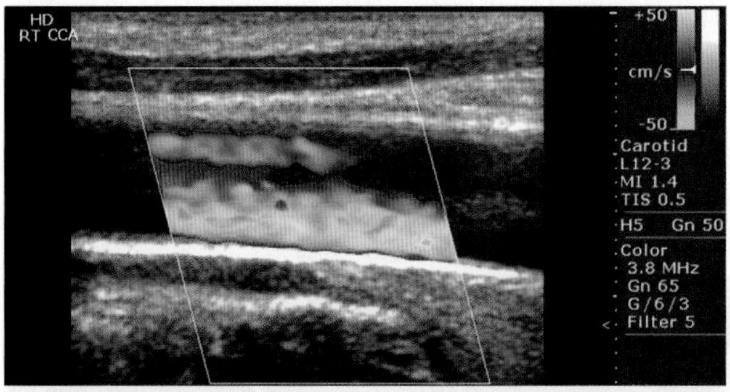


A

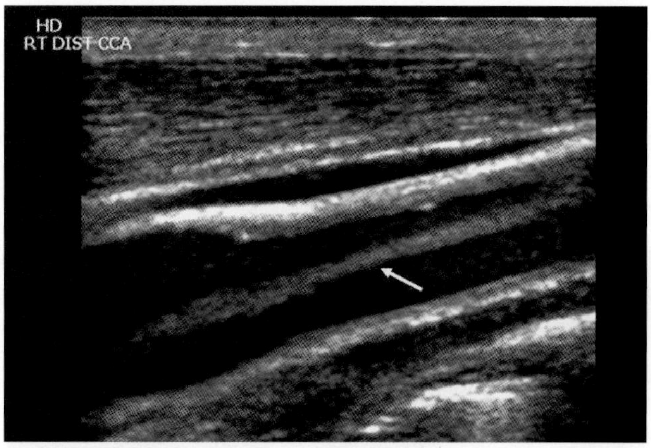


B

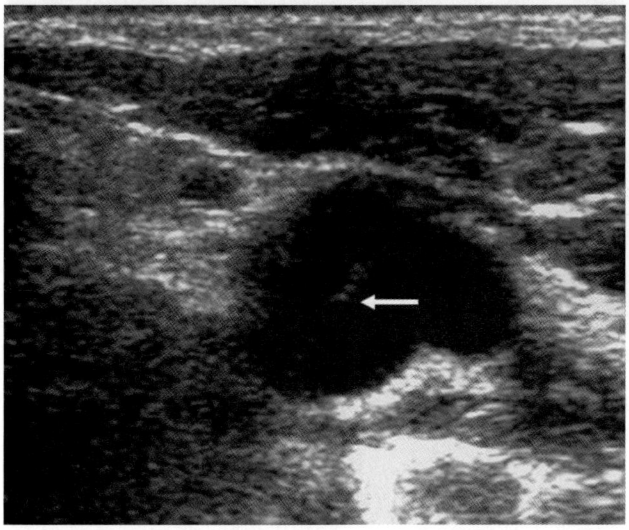

C

**图 7-10**　A. 颈总动脉夹层表现为真腔和假腔内彩色血流的不同。B. 颈总动脉远段矢状面的灰阶图像显示了管腔内的病变（箭头）。C. 颈动脉分叉处横断面的灰阶图像上可见颈内动脉管腔内的夹层（箭头）

过胸膛处所造成的损伤，体育活动或体育器械的钝力所造成的损伤，以及在按摩颈椎时所造成的损伤。较小的内膜损伤也有可能发生，表现为管腔内较短的内膜飘动，但不会沿着血管延伸很长的距离。尽管一部分病变可以自行痊愈，另一些则可能会继续进展，并且与血栓形成或者栓塞有关。

颈动脉形成血栓是少见的，鉴别均质的弱回声斑块和血栓是具有挑战性的。急性血栓和一些均质斑块有相似的声像图表现，均表现为均匀的弱回声（图 7-11）。颈动脉的血栓形成大部分与持续进展的粥样硬化斑有关，血栓最后会使剩余的管腔闭塞。另一些来源可能包括心源性栓子、外伤和夹层。

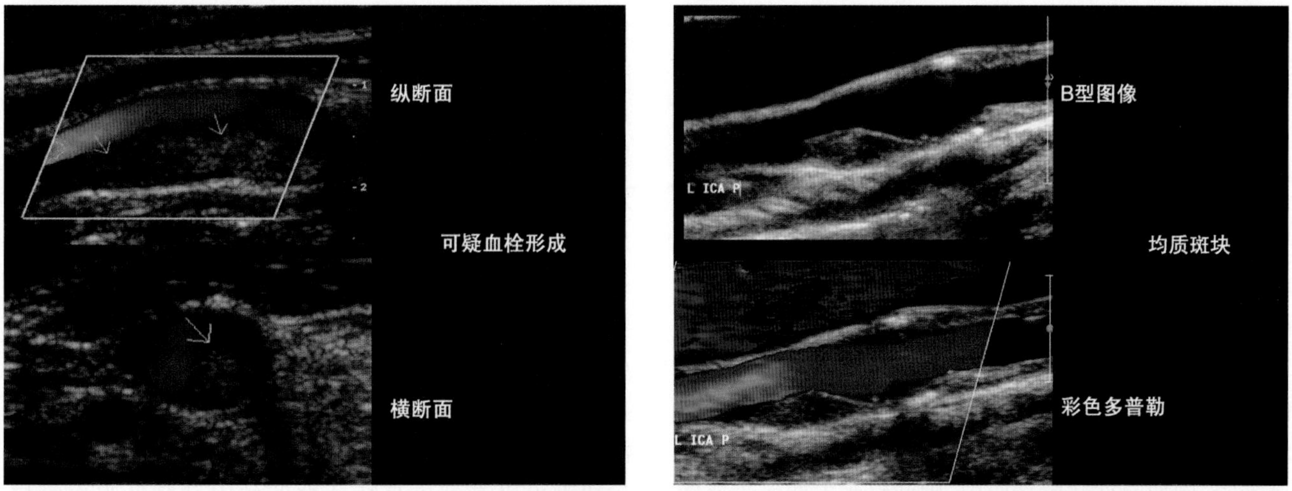


A　　B

**图 7-11**　颈动脉管腔内弱回声物质的灰阶图像和彩色多普勒图像。A. 双功能超声的表现结合患者病史提示颈动脉部分性（非阻塞性）血栓形成。B. 超声表现提示弱回声均质斑块形成

### 医源性损伤

医源性损伤的定义为在诊断或治疗的过程中由于医务人员的疏忽而给患者造成的任何不良事件。颈动脉的医源性损伤可发生在导管插管或是静脉输液时。颈动脉穿刺时的疏忽有可能导致穿刺点处的假性动脉瘤、颈总动脉与颈内静脉或者颈外静脉之间的动静脉瘘以及夹层(图 7-12)。动脉管腔内的损伤可能由颈动脉或颅内段动脉手术中置入导管和导丝所引起,包括行球囊扩张术或支架置入术。

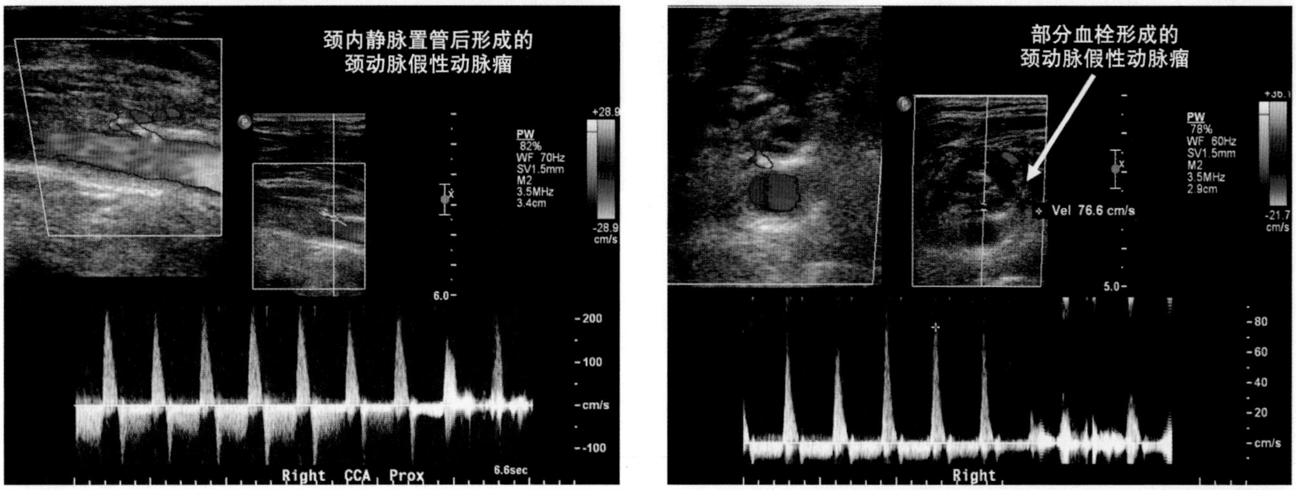


A B

图 7-12 颈内静脉置管后形成的颈总动脉假性动脉瘤。A. 双功能超声提示起源于颈总动脉的假性动脉瘤瘤颈处的双期双向血流。B. 假性动脉瘤的双功能超声图像,大部分都已形成血栓

## 频谱多普勒的特征

除了灰阶超声提供的颈动脉的信息以外,颈动脉每个节段都应该采集频谱,并且应该使用频谱多普勒仔细评价血流的速度和频谱的特点。双功能超声可以同时收集解剖结构和生理状态的信息,这一点与仅能提供解剖结构信息的动脉血管造影和 CT 血管成像相比是独一无二的。生理数据提供了有关血流动力学的信息,可以说明任何一个频谱采集位置的近段和远段的血流变化。频谱多普勒分析为评价血管的通畅性和狭窄的程度提供了最可靠的工具。

### 多普勒频谱分析

多普勒频谱形态与心输出量,血管顺应性和远端血管床的状态(外周阻力)直接相关。正常颈总动脉、颈内动脉和颈外动脉的多普勒频谱有一个快速的收缩期加速,尖锐的收缩期波峰,以及一个空的频窗(图 7-13)。由于颈内动脉直接供应大脑,其外周阻力最低,舒张期血流速度最高,并且在整个心动周期血流方向均是正向的。颈外动脉通常供应血管阻力相对较高的血管床,例如面部和唇部肌肉,因此舒张末期血流速度较低,呈一种与外周动脉相似的多相频谱。颈总动脉的多普勒频谱同时呈现了颈内动脉和颈外动脉的特征,因为颈总动脉供应这两个分支;尽管如此,颈总动脉正常血流的 70% 进入了颈内动脉,所以颈总动脉通常也是低阻的血流模式,并且在整个心动周期血流方向都是正向的(图 7-14)。头臂干的血流阻力较高,反映了它供应的多个血管床的状态:上肢(高阻力),面部(高阻力),以及脑部(低阻力)。

颈动脉窦,也叫颈动脉球部,是颈动脉局部稍扩张的部分,也是反射性调节血压的压力感受器所在的地方。而与控制呼吸频率相关的化学感受器——颈动脉体——也在附近。颈动脉窦包含了颈内动脉的起始部和近段,但这个扩张的节段还可能包含了颈总动脉的远段和颈外动脉的起始部。如何对颈动脉窦区域内颈内动脉的狭窄进行分级是很多研究的目标。如前所述,正常情况下分叉处的对侧沿颈动脉窦部的外壁会出现一个血流分层现象,这是血流从颈总动脉进入到扩张的窦部时所产生的,血管几何结构上的变化导致了螺旋形的血流模式,包括一部分反向的,低速的血流(图 7-15)。在这种情况下血流分层的表现被认为是正常的,并且通常与窦部没有斑块或者斑块很小有关。沿窦部血流分层处以及在窦部上方的颈内动脉中段和远段都可以看到更具特征性的颈内动脉低阻血流模式。当斑块形成后,斑块会填充一部分窦部的管腔,使残余管径更趋向一致,这时分层的现象就消失了。因

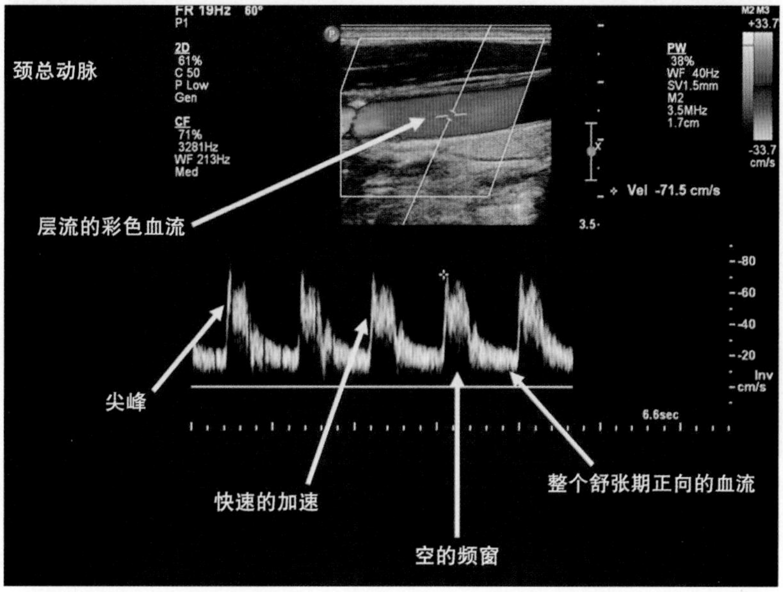


图 7-13　颈总动脉的正常多普勒血流及频谱

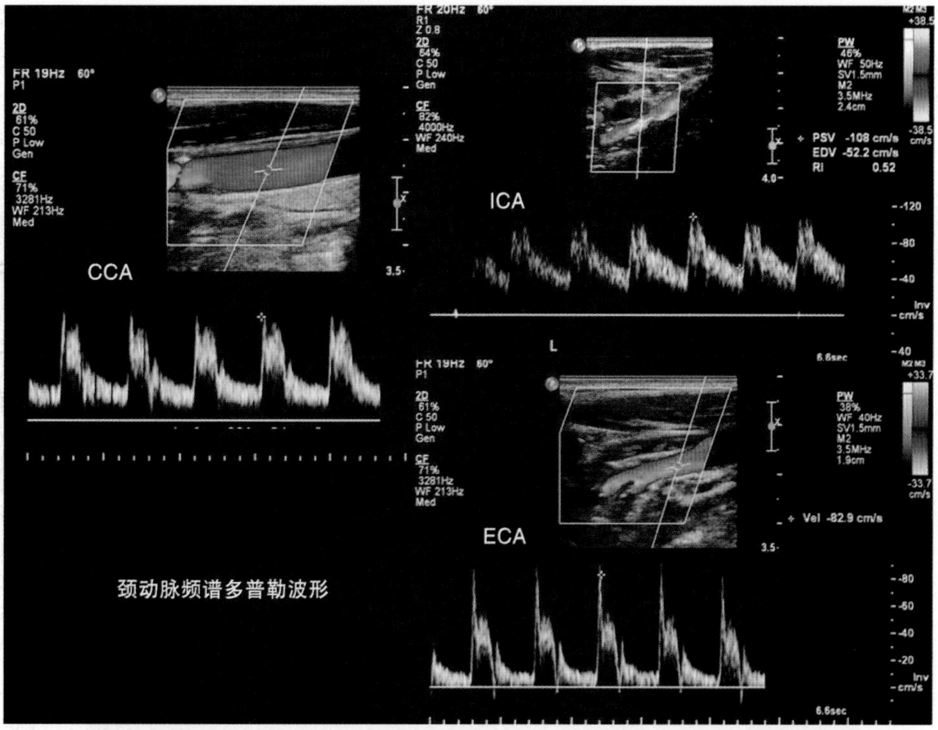


图 7-14　颈总动脉、颈外动脉和颈内动脉的正常多普勒血流及频谱

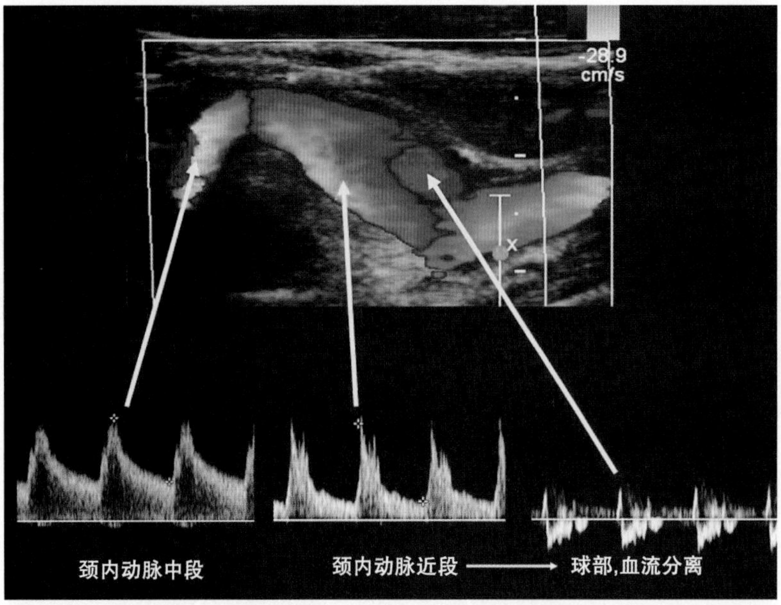


图 7-15 颈动脉球部和颈内动脉的正常多普勒血流和频谱特征

此,尽管多普勒显示动脉的频谱形态可能表现为正常,但是窦部反向血流的消失也被认为是异常的。

与动脉疾病相关的多普勒频谱的变化很大程度上取决于是否是在狭窄或闭塞的相应位置采集频谱。另外,侧支循环也可影响频谱形态,这取决于狭窄是位于动脉分支的近端还是远端。血流动力学原理决定了典型的狭窄处的多普勒频谱以高速射流为特征。显著狭窄远端的多普勒频谱会减弱,表现为血流速度下降,加速延迟,以及波峰较为圆钝,有时可称之为"小慢波"(图 7-16)。如果采集频谱的位置恰好在狭窄段的远端,可以看到狭窄后的湍流,导致频带增宽。高速的射流和最大程度的频带增宽可能只在狭窄段远端比较明显,所以在相对靠近病变的位置采集频谱多普勒是非常重要的。随着狭窄程度的增加,高速射流下游的范围和狭窄后减弱的血流也有可能增加。狭窄近端采集的多普勒频谱的特征取决于狭窄的程度和参与其中的侧支循环。如果有丰富的侧支循环,那么频谱有可能表现为基本正常。如果侧支循环的血流量有限而且狭窄的程度较重,频谱可能表现为"高阻"模式伴随低速血流,或是缺乏舒张期血流(图 7-17)。最严重的狭窄,也就是接近于闭塞,可能产生最异常的闭塞前频谱,也就是所谓的"线样征"血流。

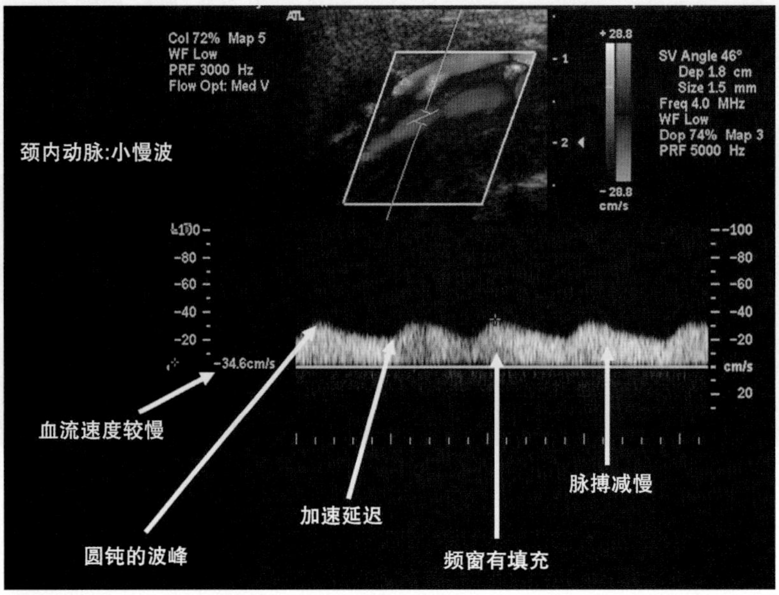


图 7-16 颈内动脉异常的减弱的多普勒频谱,被称为"小慢波"

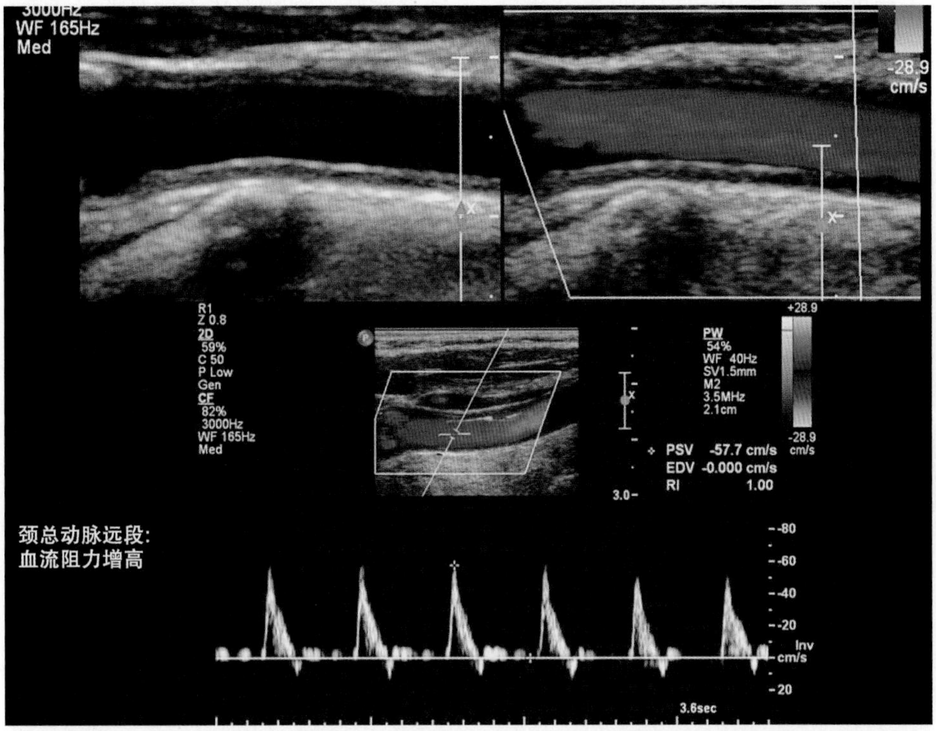


图 7-17 颈内动脉闭塞时同侧颈总动脉表现为异常的高阻血流

## “盗血”频谱特点

另一个异常的频谱多普勒表现为“盗血”现象。盗血现象描述的是一个血管床把另一个血管床的血液抽走或者“偷走”,这种情况倾向于发生在两个不同阻力的血管床之间,而这两个血管床又仅有一个有限的供血来源。动脉盗血的程度取决于狭窄的程度和下游不同血管床的阻力。

“隐匿型”盗血是血流刚开始显现出反向的迹象,但是还没完全反向。这种异常血流的逐渐发展,就意味着即将发展成为“盗血”。“迟疑型(Hesitant)”频谱,即在血流流向头部之前出现暂停,并出现一个深深的血流反向的切迹(图 7-18)。当这个多普勒频谱中的深切迹延伸到基线以下,即一部分血流在部分心动周期中完全反向时,这种频谱被称为“部分型”或“双向型”。在锁骨下动脉近段的狭窄逐步发展时,同侧

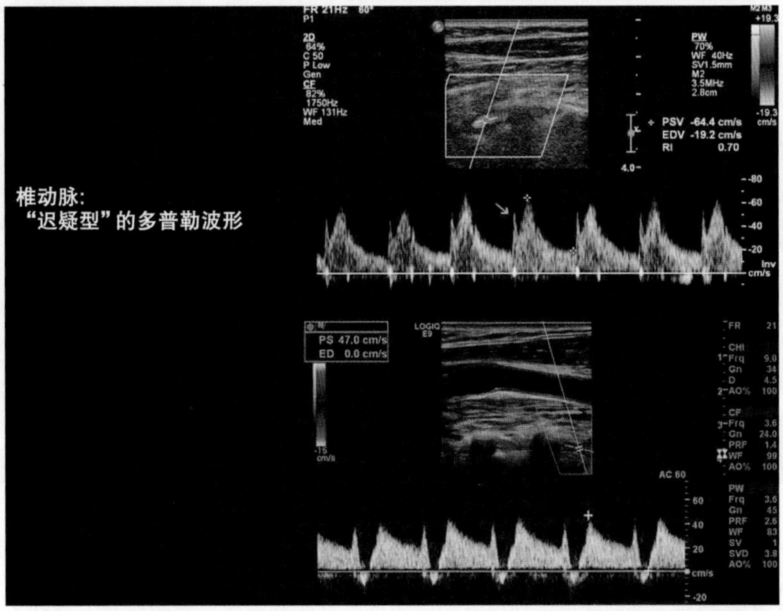


图 7-18 椎动脉异常的“迟疑型”多普勒频谱,提示锁骨下动脉隐匿型盗血

椎动脉起始部压力梯度的不断变化可以不断改变椎动脉正向和逆向的血流比例，直至其血流完全反向一即“完全型”盗血。在这种情况下，根据彩色多普勒和频谱多普勒来判断血流方向是非常重要的。头臂干狭窄或者闭塞的情况下有可能发生异常的盗血模式。在任意一种情况下，颈动脉供血区域(图 7-19A)以及锁骨

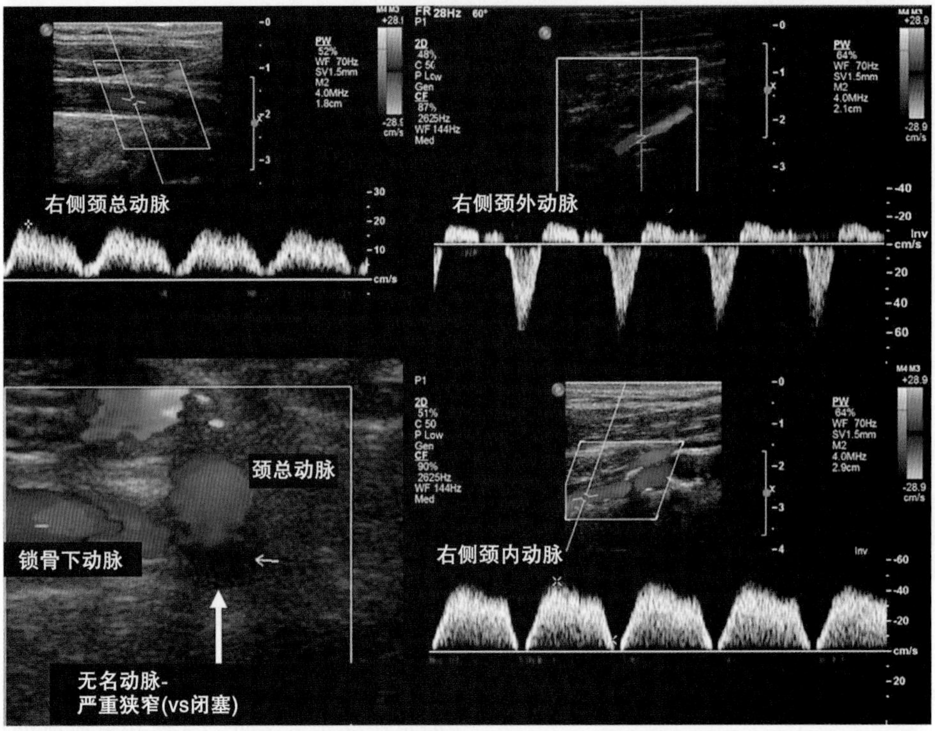


A

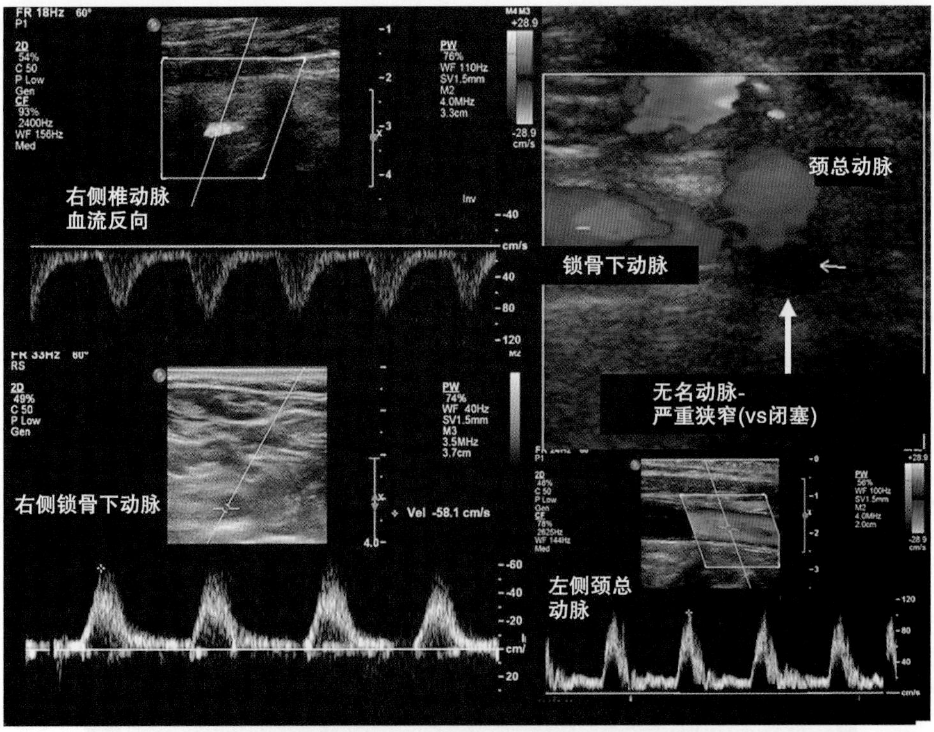


B

图 7-19 头臂干严重狭窄的双功能超声图像。A. 右侧颈动脉供血区域的异常多普勒血流。右侧颈总动脉和颈内动脉表现为低流速“迟疑型”的血流模式，而颈外动脉出现交替或往复的血流。B. 右侧锁骨下动脉和椎动脉供血区域的异常多普勒血流。右侧锁骨下动脉为减弱的血流模式，而右侧椎动脉为反向血流。这里左侧颈总动脉的血流频谱是用于对比的

下动脉和椎动脉供血区域内(图 7-19B)的血流都可能受到影响。

### 特定血管的异常频谱

“线样征”血流的频谱特点是波峰圆钝,流速降低,阻力稍高,是血管完全闭塞以前的血流模式(图 7-20)。这个最有可能在颈内动脉重度狭窄、仅有很小的线样管腔残存时出现。从完全闭塞的血管中识别出线状血流是非常重要的。如果一个患者还存在线状的血流,那么说明颈内动脉是通畅的,这个患者可以行内膜剥脱术,而颈内动脉完全闭塞的患者则不适合行外科治疗。因此为了帮助鉴别,应使用彩色多普勒(降低量程,调高增益)和能量多普勒在纵断面和横断面显示血管,努力查找任何线样血流的存在。仔细探查颈内动脉颅外段的最远段是非常重要的,因为可以避免忽略掉该区域很小、但仍通畅的管腔。

颈内动脉颅外段的舒张期流速显著降低,阻力增高,或者呈完全低钝的波形提示了其远段或颅内段有严重的狭窄或闭塞(图 7-21)。肌纤维发育不良或节段性夹层导致的颈内动脉颅外段远段重度狭窄可能与

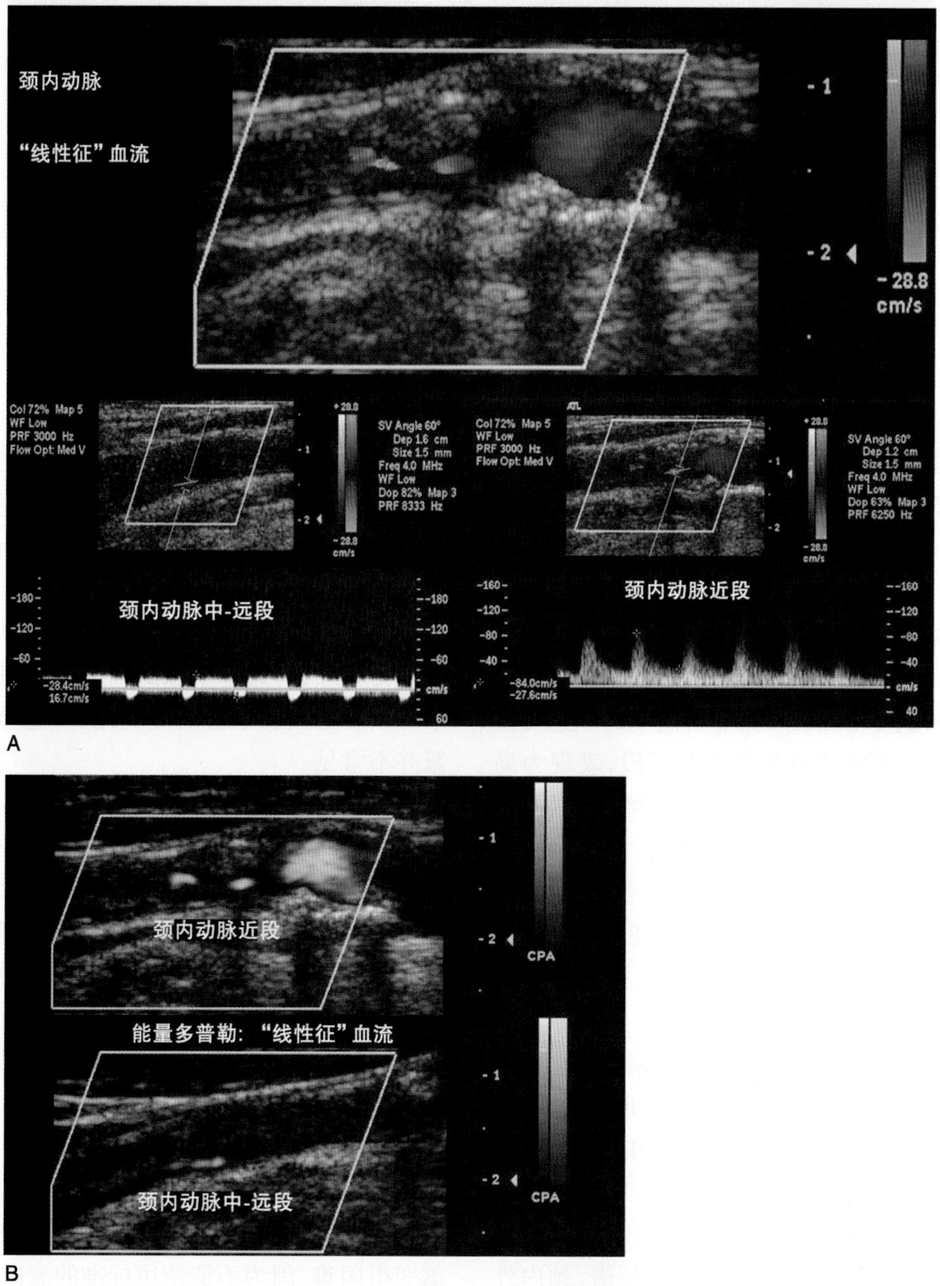


图 7-20　功能上闭塞的颈内动脉内呈“线样征”的多普勒血流。A. 使用彩色多普勒和频谱多普勒模式。B. 使用能量多普勒模式

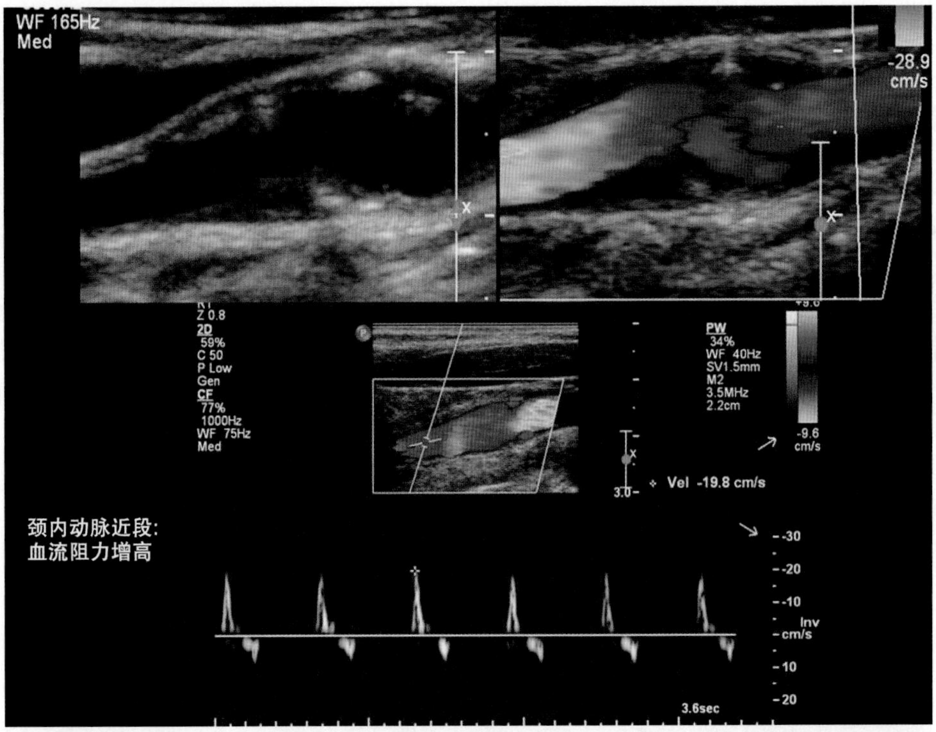


**图 7-21** 双功能超声显示颈内动脉近段血流通畅,但频谱形态异常,表现为波峰低钝,阻力升高,提示颈内动脉颅外段的远段或颅内段有严重的狭窄或闭塞

此相关。即使同时存在颈内动脉近段狭窄的时候,也可以观察到这样的现象。颈内动脉的血流阻力增加和波峰低钝时颈总动脉也会有相应表现。这就类似于当颈内动脉颅外段闭塞时,颈总动脉的血流模式会表现为与颈外动脉的特征一致。仔细比较双侧颈内动脉舒张末期血流速度对证实单侧的远段狭窄是非常必要的。

识别严重的颈外动脉狭窄是非常简单的。这支血管的粥样硬化病变可能累及起始部和近段,表现为局部血流速度的升高、狭窄后的湍流(频带增宽)以及远段频谱减弱。当同侧的颈内动脉闭塞时,由于颅内侧支循环的建立和代偿,颈外动脉的速度会普遍增加。

主动脉瓣或者主动脉根部的狭窄会使双侧颈动脉出现对称的异常多普勒频谱(图 7-22)。根据狭窄的严重程度,上臂动脉的收缩期血压可能发生对称性的降低。头臂干严重的狭窄或闭塞会使右侧颈总动脉和锁骨下动脉以及远段分支动脉的压力降低,频谱形态改变。因此,当头臂干的分叉处通畅时,可能会从锁骨下动脉和椎动脉盗血来供应颈总动脉。

颈总动脉近段、中段和远段的严重狭窄或闭塞会影响狭窄处以远的各动脉节段的多普勒频谱,颈内外动脉同理。颈总动脉远段的严重堵塞而分叉处仍保持通畅通常被称为"窒息病灶"(图 7-23)。窒息病灶远段的血流方向取决于局部的压力梯度,并且会导致不同程度的盗血。在这种情况下,通常是颈外动脉的血流反向以供应颈内动脉(图 7-24)。少数情况下,由于异常的颅内侧支循环,颈内动脉的血流会反向供应颈外动脉。在这些情况中,确保正确识别上述血管是非常重要的。当颈内动脉闭塞时,颈总动脉的多普勒频谱阻力增加,与颈外动脉的频谱更相似(图 7-25)。由于有众多分支和丰富的侧支循环,完全的颈外动脉闭塞并不常见。

## 特别需要注意的事项

心输出量降低、射血分数下降时会影响全身的动脉压力和颈动脉系统的多普勒频谱形态。即便没有狭窄或狭窄后的湍流,所评估的每条动脉都会出现多普勒频谱减弱的现象,并伴有加速时间延长。使用双功能超声区分低心输出量和主动脉狭窄是有困难的。不过,患主动脉瓣疾病和肥厚型梗阻性心肌病的患者的颈动脉可出现称为"交替脉"的异常频谱,这种频谱有两个突出的收缩期波峰,并被收缩期切迹分开。[11] 心律失常(异常的心脏节律和速率)也会使解读多普勒频谱变得困难,因为不能使用标准的流速规范,频谱形态也有所改变(图 7-26)。

心衰患者在发生心肌梗死或者在心脏外科手术的

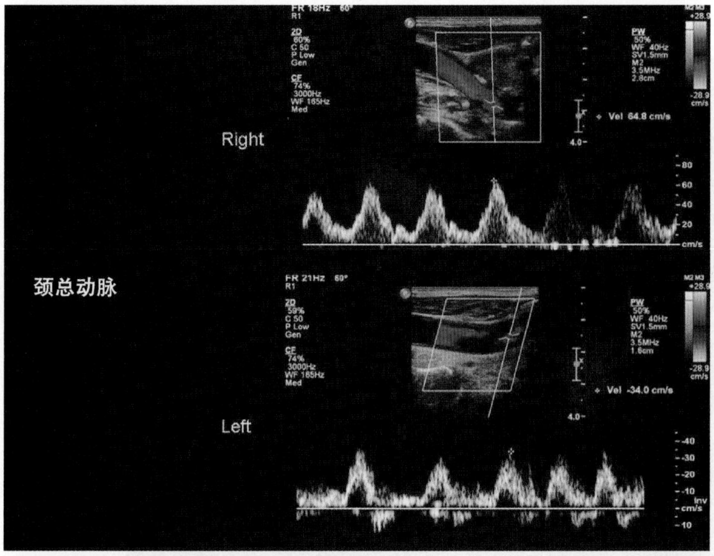


A

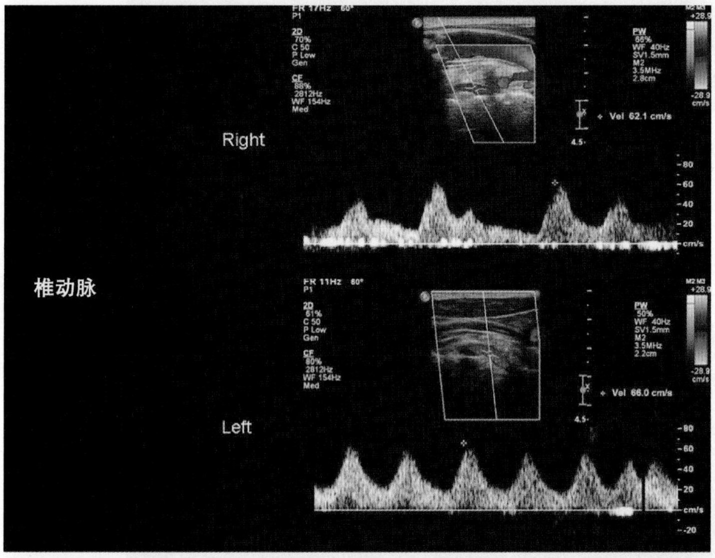


B

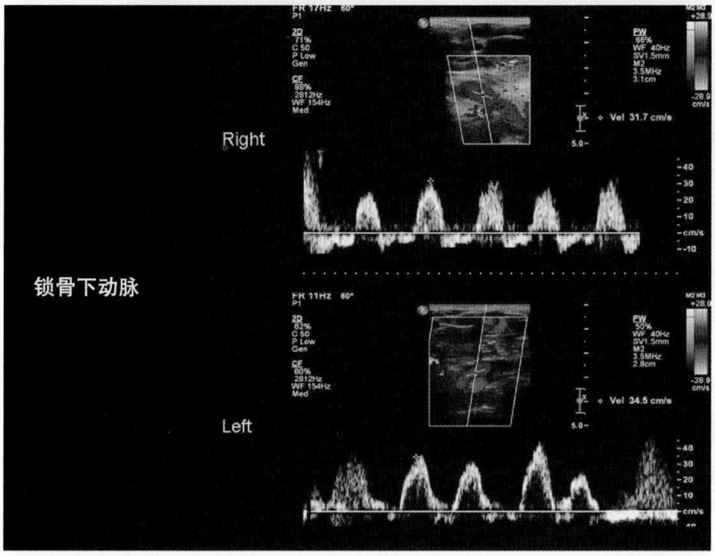


C

图 7-22　由于主动脉狭窄所导致的双侧颈动脉对称性异常的双功能超声多普勒图像（分别给出了右侧和左侧的血流频谱）。A. 颈总动脉。B. 椎动脉。C. 锁骨下动脉

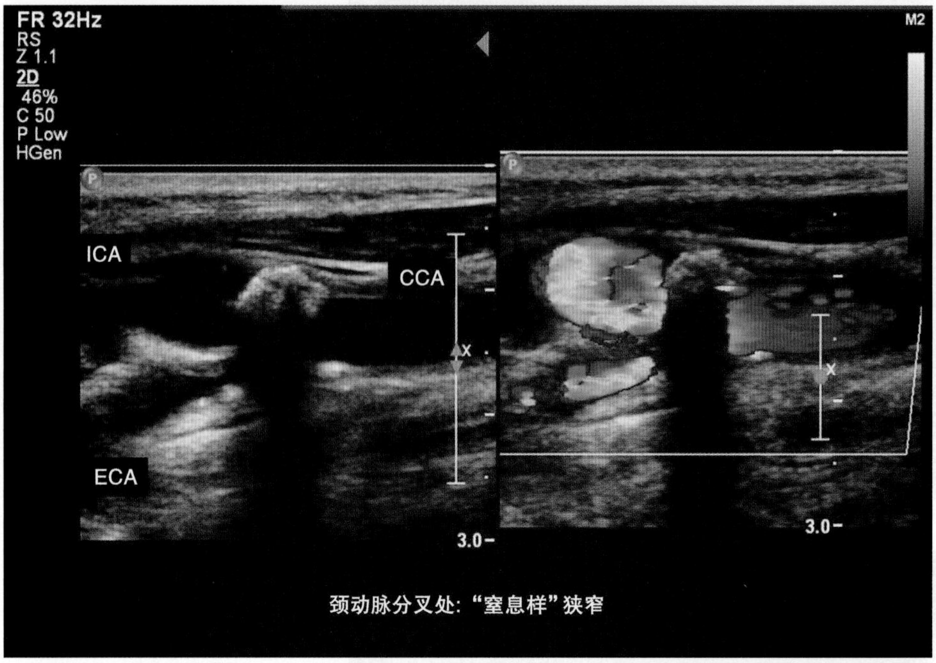


图7-23 颈总动脉远段狭窄,或被称为“窒息病灶”的灰阶图像和彩色多普勒图像。斑块有明显的钙化,后方伴声影

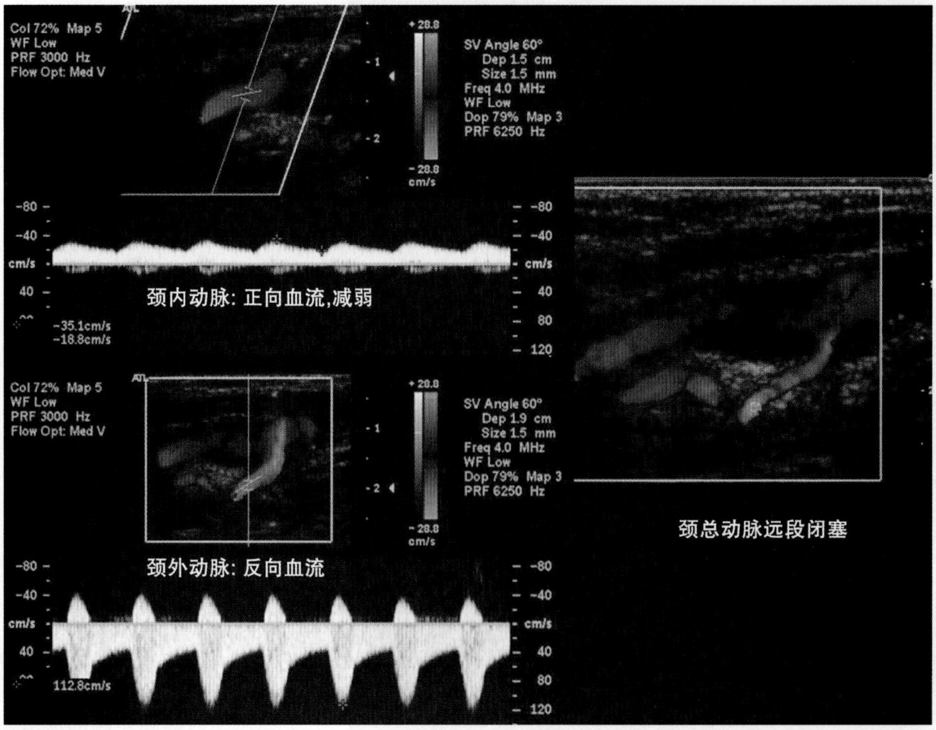


图7-24 双功能超声显示颈总动脉远段闭塞,颈外动脉管腔内反向的多普勒血流,颈内动脉近段管腔内减弱的正向血流

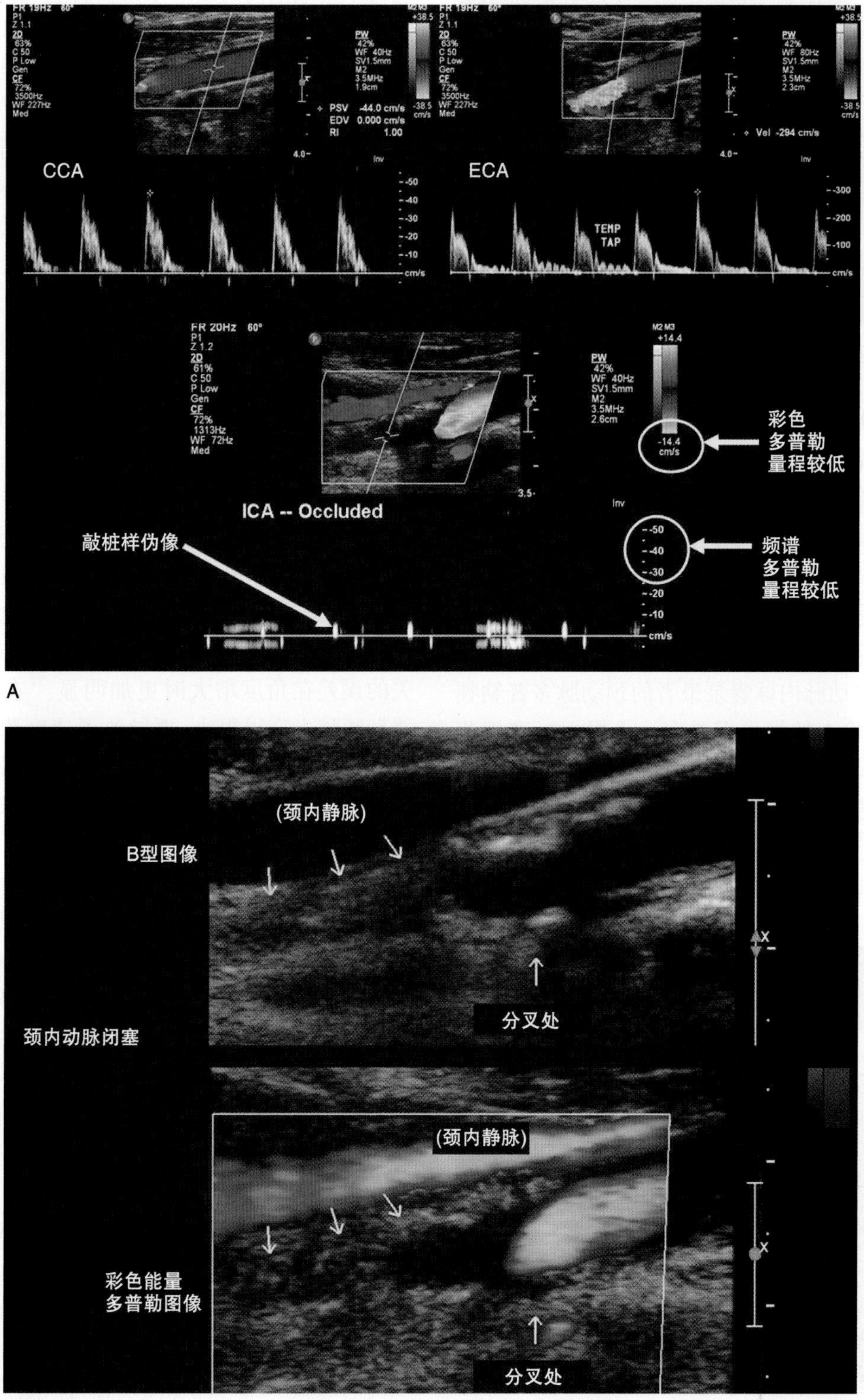


图 7-25　颈内动脉闭塞的双功能超声表现，管腔内没有多普勒血流信号。A. 使用彩色多普勒和频谱多普勒模式。B. 使用能量多普勒模式

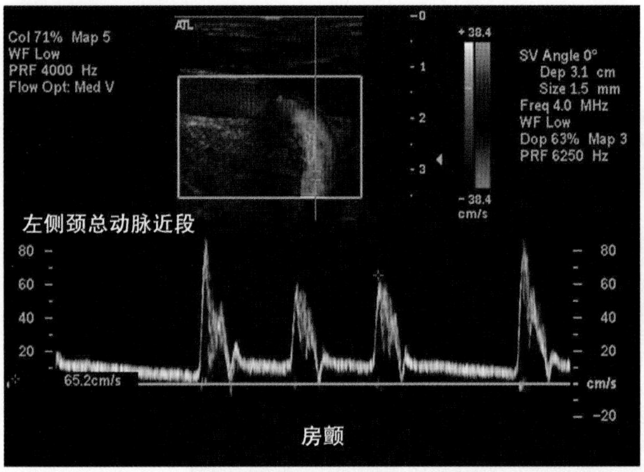


**图 7-26** 房颤患者的颈总动脉多普勒血流信号

恢复期时常常使用心脏辅助装置以支持心脏功能。一些心脏辅助装置是短期使用,另一些则作为心脏移植的过渡装置需要长期使用。左心室辅助装置(left ventricular assist device,LVAD)和主动脉内球囊泵(intra-aortic balloon pump,IABP)就是两种心脏辅助装置。心脏辅助装置对动脉的多普勒频谱的影响是明显的,可能会产生不能被识别的动脉血流频谱。图 7-27 展示了一个装有主动脉内球囊泵患者的颈动脉多普勒频谱。因此,血管检查的报告需要有一个根据标准规范不能解释多普勒频谱的“免责声明”。有住院患者的血管检查室会遇到这部分患者,因为他们多半是住院病人。不过,这类装置一部分是可携带的,所以偶尔也会有带有这些装置的门诊患者出现在血管检查室。

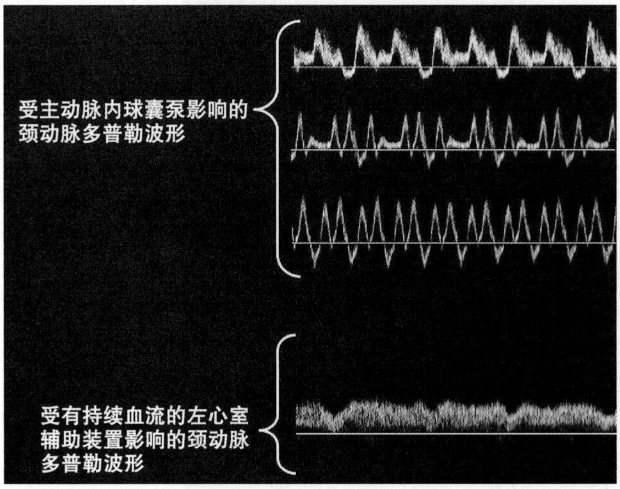


**图 7-27** 颈动脉的多普勒血流受到心脏辅助装置的影响:主动脉内球囊泵(IABP)和左心室辅助装置(LVAD)

## 多普勒血流速度的测量

由多普勒频谱得到的血流速度是双功能超声对狭窄严重程度进行分级的主要参考指标。取得精确的多普勒信息高度依赖于恰当的检查技巧,尤其是使用正确的采集频谱的角度。采集多普勒频谱的角度的传统定义为超声声束与频谱多普勒取样容积所在位置的动脉管壁的夹角。把血流的方向假定为与动脉壁平行,并且校正角度使光标平行于血管壁。尽管如此,病变动脉中“偏离轴向”的血流(不与管壁平行的血流)也是常见的。当偏离轴向的血流方向能根据彩色血流图像进行判定时,一些血管检查室将校正角度设置为与血流平行,但这是否比将校正角度设置成与管壁平行更准确,还未有定论。

测量所有动脉速度时频谱采集角度都应小于或等于 60°。要么通过调节多普勒声束的偏转来完成,或者操作探头完成所谓的“脚趾-脚跟”动作来实现。这种操作的具体方法为在探头的任何一头(“脚趾”或“脚跟”)轻轻的加压,使血管移位而形成一个微小的角度。这样移动血管足以产生一个小于或等于 60°的角度。尽管对多普勒原理的深度讨论超出了本章的范围,但还是要在此说明这个建议的理论基础。因为角度越接近 90°,余弦值变化越快,所以与多普勒角度相关的误差在角度增大时更加明显。[12] 在角度变大时多普勒频移也变得很小,更导致了速度测量准确性的降低。对颈动脉双功能超声检查来说,保证多普勒角度小于或等于 60°测量的流速才可为临床提供用于狭窄严重程度分级的可靠信息。

要获得整条颈动脉血流速度变化最完整和最准确的信息,就必须使频谱多普勒取样容积缓慢的持续的沿着整条血管移动。使用简单的“点测量”某一处的血流模式进行检查可能忽略掉非常局限的血流紊乱。当怀疑某处有狭窄时,应把取样容积在该区域内从近端移动到远端以评价血流,并且用较小的间隔沿着管腔移动取样容积,以探查到最高流速。而在此过程中,必须随时评估和校正多普勒角度,保证每个节段都正确测量。

颈动脉和椎动脉系统在颅底部由 Willis 环连接起来。Willis 环的分支变异众多,在颅外段脑血管病变时可通过多条侧支通路进行代偿。潜在的侧支通路包括:后循环与前循环的通路、两半球间的通路和颅外-颅内的通路。当一侧颈内动脉有严重狭窄或完全闭塞时,对侧颈动脉由于侧支血流的代偿,血流速度可能加快。识别这种情况非常重要,可避免过度估计对侧疾病的严重程度。代偿血流通常表现为对侧 CCA 和 ICA 整体的血流速度升高,但没有局部的高速射流或者其他局限性的血流紊乱。如果一侧颈内动脉血流动力学改变在对侧存在重度狭窄或闭塞时达到了狭窄的诊断标准，应考虑其流速的升高可能部分由对侧病变所导致。更多的有关颅内特殊侧支循环通路的信息可以通过经颅多普勒检查获得。

## 病变分级标准

将双功能超声的结果和作为“金标准”的影像学方法或外科手术的结果进行比较，建立了颈动脉病变分级的灰阶超声图像特点和多普勒超声的参数标准。可供选择的标准的影像学方法包括动脉造影，CT 血管成像（computed tomography arteriography，CTA）和磁共振血管成像（magnetic resonance arteriography，MRA）。颈动脉双功能超声的大部分诊断标准适用于颈内动脉。因此，必须强调的是这些标准不能用于颈总动脉或者颈外动脉。

### 颈内动脉

被广泛应用的评价颈内动脉狭窄的标准之一是由华盛顿大学 D. Eugene Strandness，Jr. 医生组织完成的。此标准将颈内动脉的狭窄性病变分成以下几个级别：正常、1% ~15%、16% ~49%、50% ~79%、80% ~99% 和闭塞（表 7-2）。颈内动脉狭窄率达 50% 的主要阈值标准是狭窄处收缩期峰值流速达 125cm/s 或更快。直径狭窄率小于 50% 的狭窄分级（正常，1% ~15%，16% ~49%）的区别在于颈动脉窦部是否存在血流分层现象、频带增宽程度以及可观察的斑块数量。由于对这些特征的评价往往是主观的，一些检查室选择将这些类别中的一个或多个组合起来。一旦狭窄程度超过 50%，下一个阈值是舒张末期流速达 140cm/s 或更快，此时狭窄率达到了 80% ~99%。而狭窄率为 50% ~79% 的指征是收缩期峰值流速大于等于 125cm/s 且舒张末期流速小于 140cm/s。确诊颈内动脉闭塞需结合多种表现，包括颈内动脉的斑块、管腔内充满血栓，同时没有血流信号，同侧颈总动脉的舒张末期血流减少甚至消失，对侧颈动脉系统出现代偿的证据。前瞻性的使用这个标准表明其诊断颈动脉疾病的敏感度为 99%，诊断正常颈动脉的特异性为 84%。[13]

**表 7-2　华盛顿大学颈内动脉疾病分级标准**

| 动脉直径减少[a] | 收缩期峰值流速(PSV，cm/s) | 舒张末期流速(EDV，cm/s) | 频谱特征 | 灰阶超声 | 其他参数 |
|---|---|---|---|---|---|
| 0%（正常） | <125 | — | 没有或轻微的频带增宽；颈动脉窦部存在血流分层现象 | 正常动脉壁 | |
| 1% ~15% | <125 | — | 仅收缩期的减速期频带增宽 | 血管壁增厚 | |
| 16% ~49% | <125 | — | 整个收缩期频带增宽 | 斑块 | |
| 50% ~79% | ≥125 | <140 | 显著的频带增宽 | 斑块 | PSV≥230cm/s 或 ICA/CCA≥4.0 提示狭窄率达到 NASCET 标准的 70% |
| 80% ~99% | ≥125 | ≥140 | 显著的频带增宽 | 斑块 | |
| 100%（闭塞） | — | — | 颈内动脉没有血流信号；同侧的颈总动脉舒张期血流减慢或消失 | 颈内动脉腔内存在斑块或血栓 | 对侧颈动脉系统收缩期峰值流速可能普遍增加或同侧颈外动脉由于侧枝代偿导致的舒张期血流增加 |

流速标准是基于角度校正后多普勒角度小于或等于 60°得到的多普勒流速。ICA/CCA 比值的定义为颈内动脉与颈总动脉的收缩期峰值流速比。

NASCET，the North American Symptomatic Carotid Endarterectomy Trial，北美症状性颈动脉内膜剥脱术临床试验。

[a]管径的减少是行血管造影时通过比较颈内动脉残余内径与估计的颈动脉窦部的管径得到的

颈动脉超声的诊断标准经历了几次周期性的更新，以期与当前的临床保持一致。例如在 20 世纪 90 年代，一些用以评价颈动脉内膜剥脱术（CEA）疗效的随机临床试验促进了一些新的诊断标准的发展。[14-16]在北美症状性颈动脉内膜剥脱术的临床试验（the North American Symptomatic Carotid Endarterectomy Trial，NASCET）中，颈内动脉狭窄率达 70% ~99% 且临床症状明显的患者从颈动脉内膜剥脱术中获得了明显的益处。一篇综述详细回顾了多篇关于多普勒频谱参数的文献，它认为诊断颈内动脉狭窄率大于等于70%（同NASCET中的定义）的最佳标准为，收缩期峰值流速大于等于230cm/s，或是颈内动脉与颈总动脉的收缩期峰值流速比（ICA/CCA比值）大于等于4。[17]其中，ICA测值为颈内动脉狭窄部位的最高收缩期峰值流速，CCA测值为颈总动脉正常的中段到远段的收缩期峰值流速（正常节段指的是图像上动脉的前后内壁平行），这是非常重要的（图7-28）。当颈总动脉有明显病变时，ICA/CCA比值是无效的。

在北美大多数的颈动脉内膜剥脱术的试验中，计算颈内动脉狭窄严重程度的方法是在动脉造影图上比较狭窄处最小残余内径与正常颈内动脉远段的直径。[14]现在这种测量狭窄的方法常被称为"NASCET

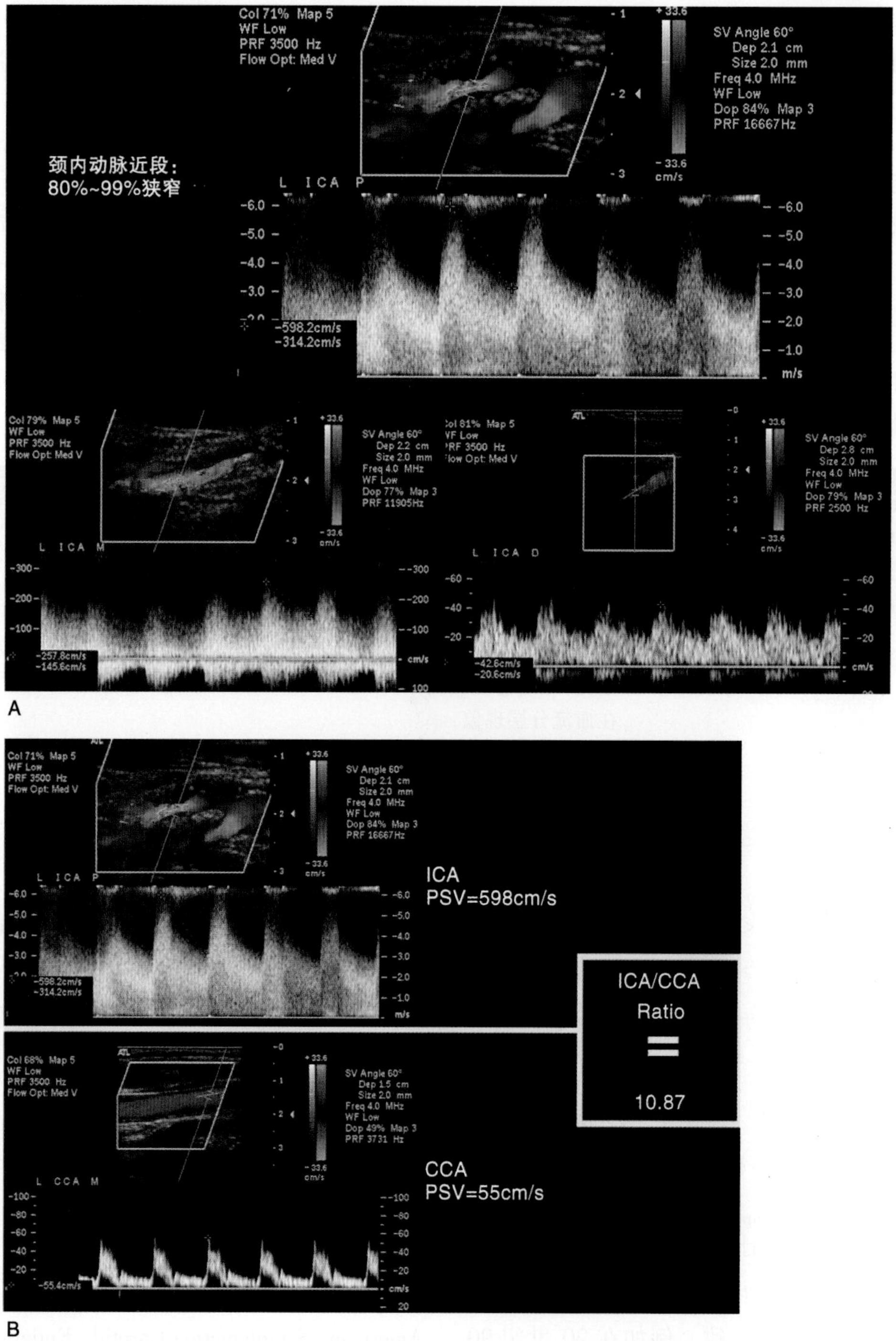


图7-28 颈内动脉（ICA）重度狭窄的双功能超声图像。A. ICA近段80%～99%的狭窄，伴有狭窄后的湍流；B. 计算颈内动脉与颈总动脉的流速比

法”。华盛顿大学对颈动脉狭窄的分级标准也是根据动脉造影图像，但远早于 CEA 试验就已经发展起来了，那时是通过比较狭窄处的直径与包括了颈内动脉起始部及近段的正常颈动脉窦部的最大直径来计算的。然而，由于颈动脉窦部的直径通常比颈内动脉远段的直径大，所以对于血管造影显示的同一处狭窄病变，用这两种评估狭窄的方法测量所得到的狭窄程度百分比不相同。把颈内动脉远段作为计算狭窄的参考血管会比把窦部作为参考血管得到的狭窄百分比要低一些。这个效应在中度狭窄的病变中尤为明显，随着狭窄程度的增加，差别减小。

由于颈动脉双功能超声检查的过程和对结果的解释差异较大，2002 年由来自不同医学专业的权威人士组成的专家组制定了有关颈动脉超声检查关键部分的共识，以及对疾病分级的适用规范。[18]专家推荐统一使用相对较大的狭窄范围对颈内动脉狭窄进行分类。专家们也指出，在对直径狭窄率小于 50% 的狭窄进行亚分级时多普勒参数不够准确，因此推荐将这种病变归于一个狭窄级别。专家们发现尽管峰值流速是一个重要的参数，但它的测量太主观，变异相当大。为了尽量减小变异，建议采集多普勒频谱时取样角度尽可能接近 60°，但不能超过 60°，并且取样容积应放置在最狭窄处。其他的参数例如 ICA/CCA 比值和 EDV 都是次要的参数。表 7-3 是对专家共识的总结。要强调的是，这些规范还没有用于任何严格的前瞻性的试验，也不能代表任何一个检查室或者任何一项研究的结果。尽管如此，它能为还没有建立内部规范的检查室提供参考。

**表 7-3　颈内动脉狭窄分级的专家共识**

| |
|---|
| **正常：**颈内动脉 PSV 小于 125cm/s，没有可见的斑块或内膜增厚。正常动脉的 ICA/CCA 比值应小于 2，且颈内动脉 EDV 小于 40cm/s |
| **颈内动脉狭窄小于 50%：**颈内动脉 PSV 小于 125cm/s，有可见的斑块或内膜增厚。ICA/CCA 比值应小于 2，且颈内动脉 EDV 应小于 40cm/s |
| **颈内动脉狭窄 50% ~69%：**颈内动脉 PSV 在 125 ~ 230cm/s 之间，有可见的斑块。狭窄处 ICA/CCA 比值为 2 ~ 4，且颈内动脉 EDV 为 40 ~ 100cm/s |
| **颈内动脉狭窄 70% ~99%：**还未到接近闭塞的程度。颈内动脉 PSV 大于 230cm/s，灰阶图像和彩色多普勒图像都有可见的斑块并伴管腔狭窄。峰值流速越高，有严重疾病的可能性就越大（较高的阳性预测值）。狭窄处 ICA/CCA 比值大于 4，且颈内动脉 EDV 流速大于 100cm/s |
| **颈内动脉接近闭塞：**此时流速参数可能不再适用。“闭塞前”病变处的流速可高可低，或者检测不到。因此，首先在彩色多普勒图像上明确显示出极度狭窄的管腔才能做出接近闭塞的诊断。一部分接近闭塞的病变可通过彩色多普勒或能量多普勒观察是否有稀疏的血流穿过管腔来区分接近闭塞和闭塞 |
| **闭塞：**灰阶图像上没有可见的通畅的管腔，脉冲多普勒、彩色多普勒或是能量多普勒也显示没有血流。仅使用灰阶超声和脉冲多普勒进行频谱分析时，接近闭塞可能被误诊为闭塞 |

ICA，颈内动脉；PSV，收缩期峰值流速；CCA，颈总动脉；EDV，舒张末期流速；ICA/CCA 比值，颈内动脉与颈总动脉最大峰值流速比

## 颈总动脉及颈外动脉

如前所述，用于颈内动脉病变的分级标准并不适用于颈总动脉或者颈外动脉。尽管如此，这些血管的狭窄或闭塞仍能通过灰阶图像上存在斑块，彩色模式下显示出湍流来得到确定。参考外周动脉狭窄病变的双功能超声诊断标准，颈总动脉和颈外动脉的有明显血流动力学改变的狭窄可通过局限性升高的收缩期峰值流速和狭窄后的湍流来确定。动脉狭窄率大于 50% 的通用阈值标准为狭窄处的收缩期峰值流速是其近端的正常的收缩期峰值流速的两倍或更多。[19,20]这个参数通常被称为“流速比”，可用于颈总动脉中的某些病变；但它不适合大多数颈外动脉狭窄的判断，因为颈外动脉的狭窄常常累及其起始部，无法测得其近端的正常收缩期峰值流速。

华盛顿大学的检查室则根据灰阶图像上有无斑块、有无局限性血流紊乱以及该处的收缩期峰值流速是否高于此处正常的收缩期峰值流速值两倍或两倍以上，将颈总动脉和颈外动脉的狭窄病变分成三级：正常、小于 50% 及 50% ~99%。颈总动脉及颈外动脉狭窄更细的分类和更多种类的狭窄分类方案尚未得到验证，临床上似乎也用处不大。一般来说，当颈总动脉或颈外动脉局部的收缩期峰值流速升高达 200cm/s 及以上时应考虑存在 50% ~99% 的狭窄。颈外动脉收缩期峰值流速增加也可能是由于同侧颈内动脉闭塞，颈外动脉作为侧枝代偿性血流增加所致。而在颈总动脉起始段和近段采集血流频谱时出现的收缩期峰值流速增加可能与血管走行扭曲相

关。当颈总动脉起始段有明显狭窄时，颈总动脉远段的频谱会减弱，收缩期峰值流速降低，收缩期加速减慢。这些颈总动脉频谱的改变有非常重要的诊断价值，因为整体血流的减慢可能会导致同侧颈内动脉狭窄处的流速出现降低的假象，从而导致低估该处病变的严重程度。

一个相对较小的研究比较了双功能超声与动脉造影或 CTA 成像的结果，发现将颈总动脉收缩期峰值流速≥250cm/s 且舒张末期流速≥60cm/s 作为颈总动脉狭窄程度超过 60% 的阈值标准准确性很高。[21]一项类似的研究也评估了颈总动脉的双功能超声参数，不过是与 CTA 成像得到的狭窄面积百分比进行比较，结果发现收缩期峰值流速大于 182cm/s 是狭窄率 50% 的最佳诊断标准。[22]一些研究已经提出了颈外动脉狭窄的流速标准。其中一个研究将灰阶超声影像特征和测量得到的收缩期峰值流速与经磁共振血管成像确定的狭窄程度进行了比较，结果发现颈外动脉收缩期峰值流速<150cm/s 时可预测该处狭窄程度<50%，而当收缩期峰值流速>250cm/s 时则与狭窄程度>60% 相关。[23]一项关注颈动脉介入术后颈外动脉情况的研究指出，可以使用颈外动脉与颈总动脉的收缩期峰值流速比（与之前提到的 ICA/CCA 比值相似）来判断颈外动脉的狭窄率，该比值大于等于 4.0 可作为诊断狭窄率≥80% 的阈值。[24]

## 彩色多普勒和能量多普勒表现

近几代的超声诊断仪在使用彩色多普勒和能量多普勒提供血流信息方面已经取得了相当大的进步。然而，在评估颈动脉时，这些方法的诊断意义仍然次于多普勒频谱波形和相关多普勒流速的测定。使用彩色多普勒和能量多普勒最大的益处在于可以快速识别紊乱的血流，明确高速射流的位置和方向。当敏感度设置合适时，与狭窄后湍流有关的花色血流可以很容易的在彩色多普勒图像上表现出来（图 7-29）。能量多普勒在探查极低流速的血流时尤其有用，包括“线样征”血流（图 7-20）。

有几种调节方法可以优化彩色多普勒图像，并保持适当的敏感度。在任何可能的时候，彩色多普勒量程的高限要保证在心动周期的任何时段都没有彩色混叠出现，低限要保证即便是最低流速的血流，彩色信号也能够填满通畅的管腔（图 7-30）。当血流速度范围较宽时，这个可能不适用，在这种情况下，彩色的混叠可以用来识别高速血流的位置。可以根据血管的深度调节彩色多普勒的发射频率，以提供更好的分辨率或者穿透力。

平滑的、单一的低到中等强度的彩色图像提示为层流。当血流速度超过了彩色多普勒量程时，会出现混叠，此时色彩更明亮，甚至变为相反的颜色（例如，

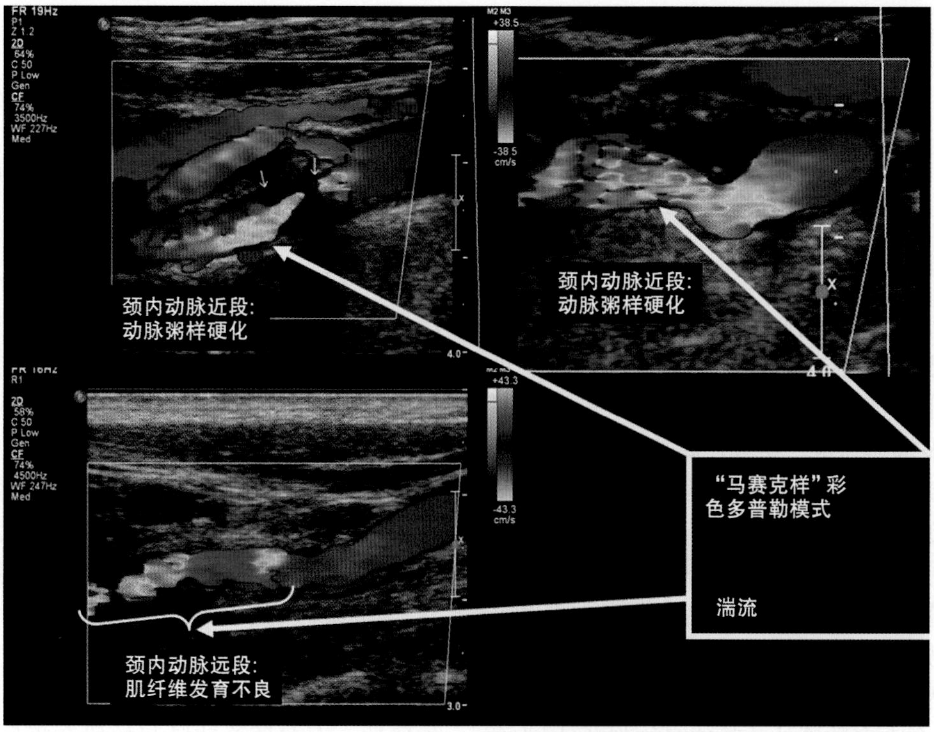


图 7-29 动脉血流的湍流表现为马赛克样的彩色模式

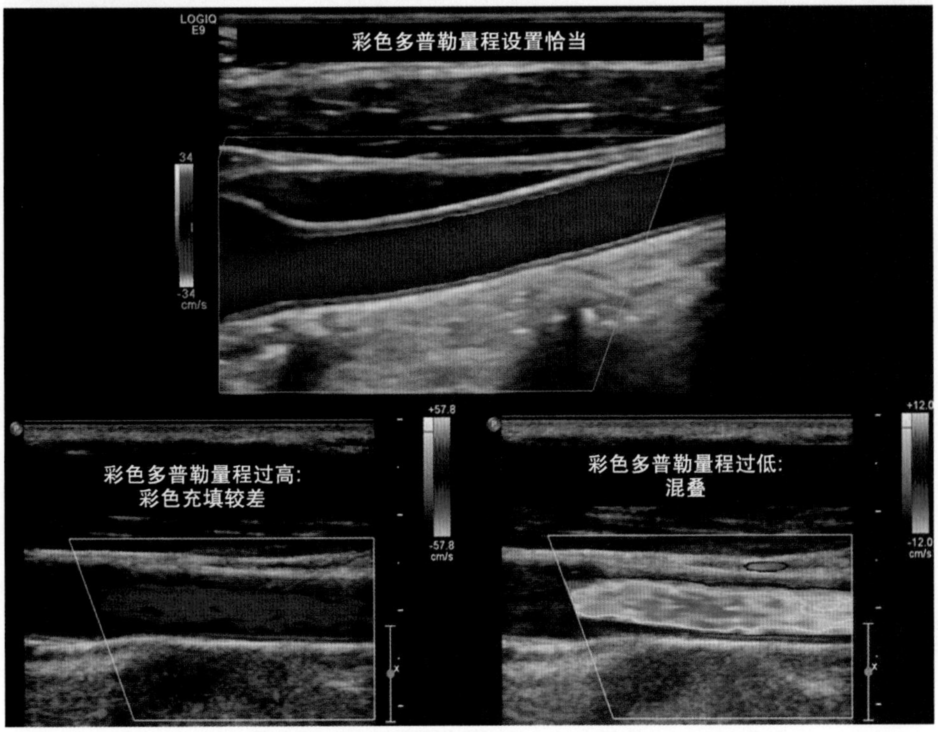


图 7-30　彩色多普勒量程设置:恰当、过高及过低

红色变蓝色)。湍流会产生典型的“马赛克样”彩色多普勒模式(图 7-31)。但不管彩色血流是何特征,我们还是必须依靠多普勒频谱分析来对病变的严重程度进行分级。

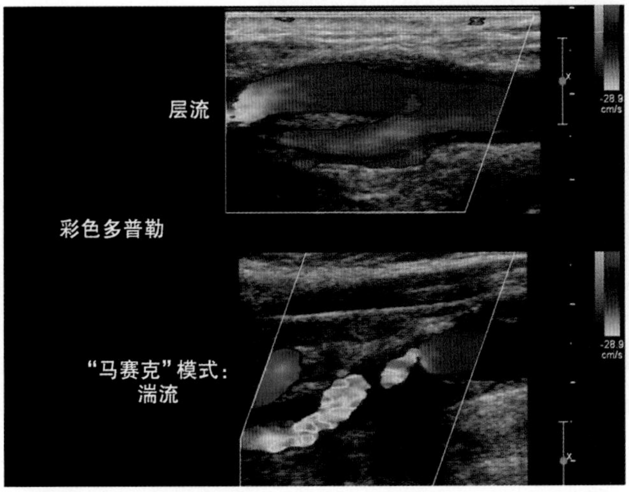


图 7-31　层流和湍流(马赛克模式)的彩色多普勒血流的对比

能量多普勒是根据多普勒信号的振幅,而不是频移的变化来显示血流,因此不能提供任何有关血流方向的信息。这种血流的显示是与多普勒角度无关的。能量多普勒的主要优势在于探查低速血流。

## 椎动脉狭窄

在常规扫查颈动脉时也进行椎动脉近段的评价,尽管由于椎动脉走行于颈椎的横突之间,会因声影的遮挡而无法显示椎动脉的全貌。正常椎动脉与颈内动脉的血流模式相同,为低阻动脉频谱,并且在整个心动周期中都是正向(朝向大脑)的。频谱特征为快速的收缩期加速度,尖锐的波峰和流速相对较高的舒张期血流(图 7-32)。椎动脉的狭窄通常发生于锁骨下动脉的椎动脉起始部。椎动脉近段的狭窄会使椎动脉远段出现异常的减弱的频谱,加速延迟,波峰圆钝,并可能出现狭窄后湍流。

椎动脉更远节段发生狭窄或闭塞(颅外或颅内段)时,颈段的椎动脉频谱会有明显的表现。在这种情况下,多普勒频谱会有一个快速的收缩期加速度和一个尖峰,阻力升高,而舒张期正向血流很小或者没有正向的血流(图 7-33)。这种频谱特征被称为阻力升高或者低钝。当发现有这种改变时,评价对侧椎动脉的血流有助于判断远段的病变是位于同侧的椎动脉还是位于基底动脉。当有临床指征时,可能需要使用经颅多普勒直接了解椎动脉颅内段和基底动脉。

椎动脉的正常收缩期峰值流速值通常为 30 ~ 50cm/s。不过,也经常发现收缩期峰值流速已经高达

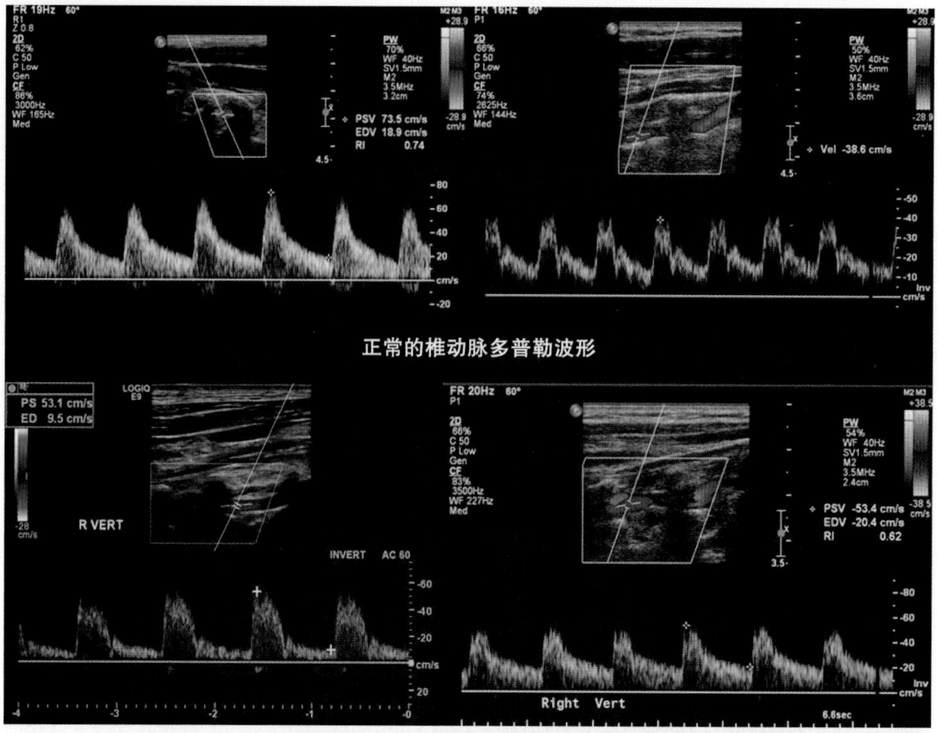


图 7-32 双功能超声显示的正常椎动脉的不同多普勒频谱形态

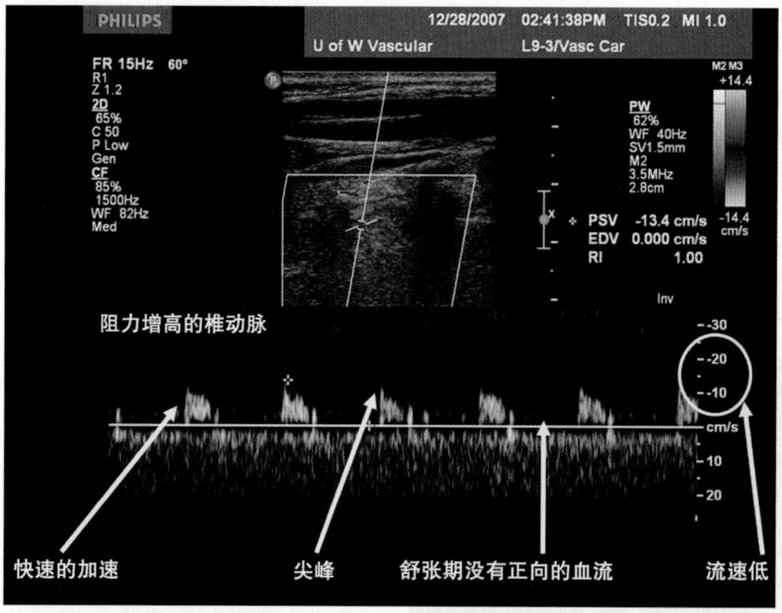


图 7-33 异常的、阻力升高的及低钝的椎动脉多普勒频谱，提示远段（和颅内段）有严重的狭窄或闭塞

80～90cm/s，但患者并没有任何明显异常。这种差异可能是由于优势椎动脉或较细但正常的椎动脉出现了血流量的增加而导致的。如能监测到远端存在狭窄后的湍流则能帮助确定该 PSV 的增加与椎动脉狭窄有关。两侧椎动脉的血流模式通常是相似的，但椎动脉直径不对称时，收缩期和舒张期流速可能不相同。因此，当椎动脉血流模式不对称时，记录椎动脉的直径是非常重要的。

目前尚没有公认的椎动脉狭窄的流速标准，不过判断颈总动脉和颈外动脉狭窄的通用原则同样适用。华盛顿大学血管检查室发现，椎动脉局部的收缩期峰值流速大于等于 150cm/s 可作为提示此处狭窄程度≥50% 的指标，但这个流速阈值还未经严格验证。一项报告评估了多种诊断椎动脉狭窄≥50% 的双功能超声结果，其中一种使用了流速比来进行诊断，即以椎动脉近段（V1段）的最大PSV除以正常椎动脉远段（V2段）PSV。[25]这项研究发现，椎动脉速度比>2.2的敏感性和特异性最高，但PSV>108cm/s对诊断椎动脉狭窄也有显著价值。

## 锁骨下动脉盗血

关于盗血的一般特征已经在前面进行了讨论。锁骨下动脉近段有血流动力学意义的狭窄可能会导致双上臂的收缩期血压差大于15～20mmHg。除了显著的压力梯度外，锁骨下动脉远段大于等于2的流速比及单相的血流模式是锁骨下动脉狭窄率≥50%的可靠指标。[26]一旦发现了双上臂收缩期血压的差异，都应评估椎动脉是否有盗血现象。当椎动脉起始部近段的锁骨下动脉（或是右侧的头臂干）有严重的狭窄或闭塞时，就可能发生锁骨下动脉盗血。狭窄或闭塞会引起同侧椎动脉起始部压力降低，导致椎动脉血流反向，因为异常的压力梯度会从椎动脉循环中"盗走"血流以供应上肢。

当上肢动脉系统的阻塞不断进展时，椎动脉血流的多普勒频谱形态会从正常的正向血流变成在心动周期中期有一个深切迹的正向血流（迟疑型），接着进展为交替（往复）的血流，最后血流完全反向，表明形成了锁骨下动脉完全盗血（图7-34）。

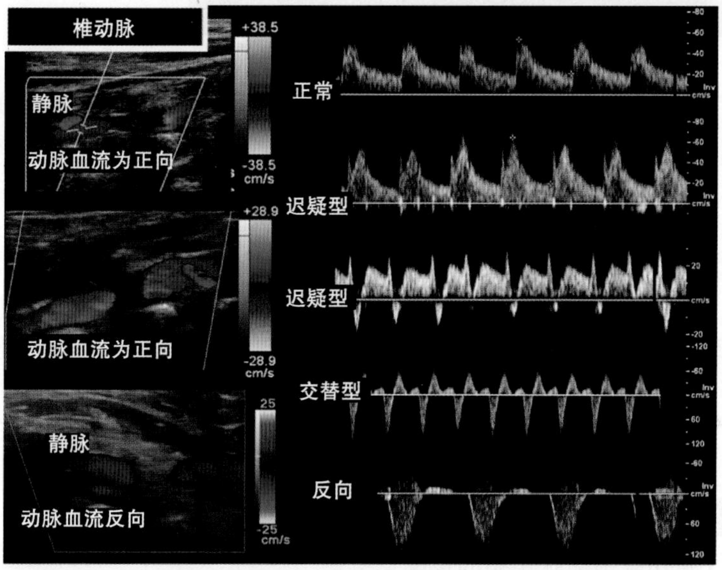

A

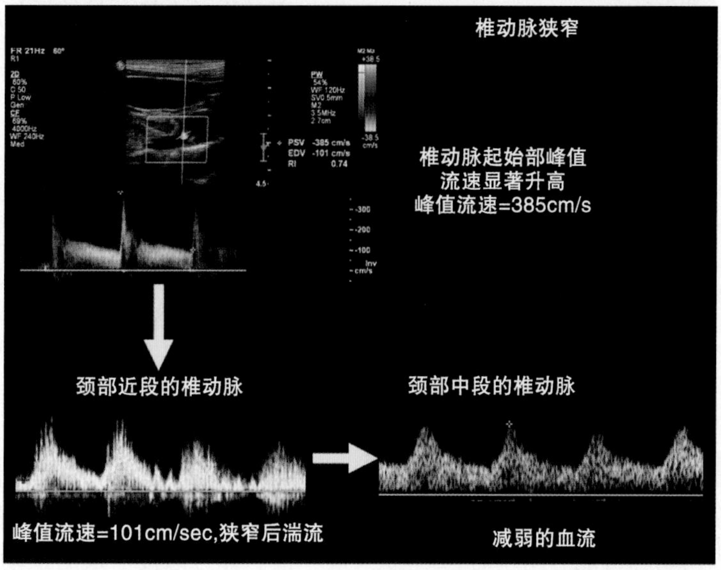

B

图7-34　异常的椎动脉多普勒血流信号。A. 椎动脉从正常多普勒频谱发展为迟疑型血流和交替型血流，并进展到椎动脉血流反向。B. 椎动脉狭窄

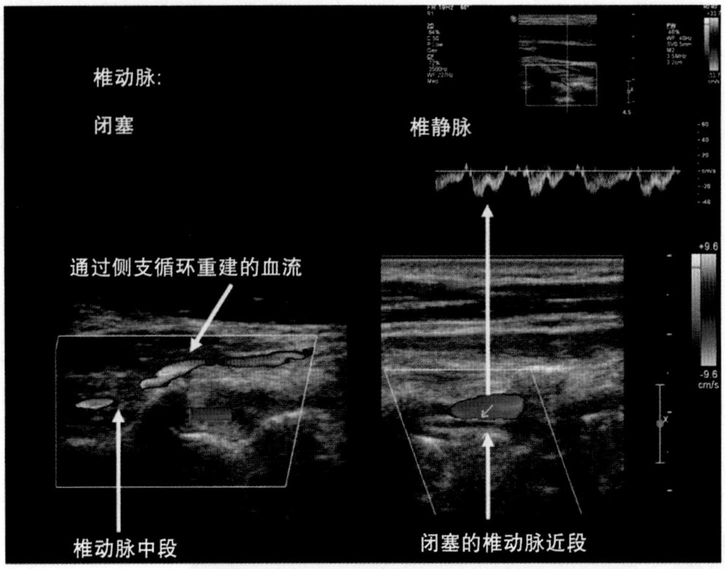


图 7-34(续) C. 椎动脉颅外段近段的闭塞伴有侧枝动脉重建

**反应性充血试验**

反应性充血试验是一种刺激性的非侵入性试验,可把锁骨下动脉盗血从"隐匿型"或"迟疑型"刺激成"完全型",使其更容易识别。进行该试验首先需要把血压计的袖带套在上臂,然后给袖带充气,使袖带压力达到收缩压以上,维持 3 ~ 5 分钟。在整个过程中,使用超声持续扫查观察椎动脉的血流模式。在充气结束以后,袖带被快速的放气,同时观察同侧椎动脉血流。动脉被压闭期间造成的组织缺血会导致血管扩张和上肢收缩压力梯度的上升。当椎动脉血流完全反向时,该试验结果为阳性。

当一侧椎动脉先天性或是病理性变细时,对侧椎动脉常会扩张,增加血流量以进行代偿。当一侧锁骨下动脉发生严重盗血时,对侧椎动脉的血流速度可能增加。当发生累及一侧或双侧颈总动脉或是颈内动脉的复杂病变时,椎动脉的血流速度会增加,以通过 Wills 环的侧支循环进行代偿。

## 小结

- 使用双功能超声进行颅外段颈动脉疾病的诊断已经成为临床医生的标准方法。
- 尽管根据不同的速度标准来判断动脉狭窄程度的差异性较大,但已经证明联合使用实时灰阶图像、频谱多普勒分析和彩色多普勒图像是准确的,也具有临床价值。
- 多项研究已经建立了对颈动脉狭窄和闭塞进行分级的可靠标准。
- 使用超声技术能较容易的发现和监测动脉粥样硬化性疾病及动脉的其他异常病变,以避免发生脑卒中等严重的后果。

## 思考题

1. 当使用灰阶超声和多普勒血流对左侧颈动脉系统进行初步评价提示颈内动脉可能有闭塞时,哪些关键特征有助于证实左侧颈内动脉的闭塞?
2. 心脏监护室内一个等待心脏移植的患者需要行颈动脉和椎动脉双功能超声检查。该名患者安置了主动脉内球囊泵装置,其多普勒频谱形态发生了显著的改变,并且有房颤。在对其进行双功检查时,该怎样合理解释多普勒血流速度及血流模式,又该使用哪一种诊断标准呢?
3. 在进行颈动脉及椎动脉双功能超声检查时,你发现了左侧颈内动脉近段有 80% ~99% 的狭窄。而在其右侧颈内动脉近段(跨过了颈动脉分叉处)有很小的可见的斑块,并且多处收缩期峰值流速达到了 165cm/s。这是一个 50% ~79% 程度的狭窄吗?当一侧狭窄率达 80% ~99% 时,对侧流速加快可能是什么原因?你将怎样在报告中描述这种情况?
4. 双上臂血压不对称:右侧为 86mmHg,左侧为 138mmHg。当开始检查时,在右侧颈总动脉的近段发现了一个异常的、减弱的、迟疑型的多普勒频谱。你考虑接下来的颈动脉及椎动脉超声会得到什么样的信息?

(陈爽 周琛云 译)

## 参考文献


1. Barber FE, Baker DW, Nation AWC, et al. Ultrasonic duplex echo-Doppler scanner. *IEEE Trans Biomed Eng*. 1974;21:109–113.
2. Beach KW. D. Eugene Strandness, Jr, MD, and the revolution in noninvasive vascular diagnosis. Part 1: foundations. *J Ultrasound Med*. 2005;24:259–272.
3. Fell G, Breslau P, Knox RA, et al. Importance of noninvasive ultrasonic Doppler testing in the evaluation of patients with asymptomatic carotid bruits. *Am Heart J*. 1981;102:221–226.
4. Fell G, Phillips DJ, Chikos PM, et al. Ultrasonic duplex scanning for disease of the carotid artery. *Circulation*. 1981;64:1191–1195.
5. Johnston SC, Gress DR, Browner WS, et al. Short-term prognosis after emergency department diagnosis of TIA. *JAMA*. 2000;284:2901–2906.
6. Whisnant JP. The role of the neurologist in the decline of stroke. *Ann Neurol*. 1983;14:1–7.
7. Santos RD, Nasir K. Insights into atherosclerosis from invasive and non-invasive imaging studies: should we treat subclinical atherosclerosis? *Atherosclerosis*. 2009;205:349–356.
8. Grogan JK, Shaalan WE, Cheng H, et al. B-mode ultrasonographic characterization of carotid atherosclerotic plaques in symptomatic and asymptomatic patients. *J Vasc Surg*. 2005;42:435–441.
9. El-Barghouty N, Geroulakos G, Nicolaides A, et al. Computer assisted carotid plaque characterization. *Eur J Vasc Endovasc Surg*. 1995;9:389–393.
10. Takiuchi S, Rakugi H, Honda K, et al. Quantitative ultrasonic tissue characterization can identify high-risk atherosclerotic alteration in human carotid arteries. *Circulation*. 2000;102:776–770.
11. Rohren EM, Kliewer MA, Carroll BA, et al. A spectrum of Doppler waveforms in the carotid and vertebral arteries. *AJR* 2001;181:1695–1704.
12. Kremkau FW. *Diagnostic Ultrasound Principles and Instruments*. St. Louis, MO: Saunders Elsevier; 2006.
13. Moneta GL, Mitchell EL, Esmonde N, et al. Extracranial carotid and vertebral arteries. In: Zierler RE, ed. *Strandness's Duplex Scanning in Vascular Disorders*. 4th ed. Philadelphia, PA: Lippincott Williams & Wilkens; 2010:87–100.
14. North American Symptomatic Carotid Endarterectomy Trial Collaborators. Beneficial effect of carotid endarterectomy in patients with high-grade carotid stenosis. *N Engl J Med*. 1991;325:445–453.
15. European Carotid Surgery Trialists' Collaborative Group (ECST). MRC European Carotid surgery Trial: interim results for symptomatic patients with severe (70-99%) or with mild (0-29%) carotid stenosis. *Lancet*. 1996;347:1591–1593.
16. Executive Committee for Asymptomatic Carotid Atherosclerosis Study. Endarterectomy for asymptomatic carotid artery stenosis. *JAMA*. 1995;273:1421–1428.
17. Moneta GL, Edwards JM, Papanicolaou G, et al. Screening for asymptomatic internal carotid artery stenosis: duplex criteria for discriminating 60% to 99% stenosis. *J Vasc Surg*. 1995;21:989–994.
18. Grant EG, Benson CB, Moneta GL, et al. Carotid artery stenosis: gray-scale and Doppler US diagnosis—Society of Radiologists in Ultrasound Consensus Conference. *Radiology*. 2003;229:340–346.
19. Whyman MR, Hoskins PR, Leng GC, et al. Accuracy and reproducibility of duplex ultrasound imaging in a phantom model of femoral artery stenosis. *J Vasc Surg*. 1993;17:524–530.
20. Leng GC, Whyman MR, Donnan PT, et al. Accuracy and reproducibility of duplex ultrasonography in grading femoropopliteal stenoses. *J Vasc Surg*. 1993;17:510–517.
21. Matos JM, Barshes NR, Mccoy S, et al. Validating common carotid stenosis by duplex ultrasound with carotid angiogram or computed tomography scan. *J Vasc Surg*. 2014;59:435–439.
22. Slovut DP, Romero JM, Hannon KM, et al. Detection of common carotid artery stenosis using duplex ultrasonography: a validation study with computed tomographic angiography. *J Vasc Surg*. 2010;51:65–70.
23. Ascer E, Gennaro M, Pollina RM, et al. The natural history of the external carotid artery after carotid endarterectomy: implications for management. *J Vasc Surg*. 1996;23:582–586.
24. Casey K, Zhou W, Tedesco MM, et al. Fate of the external carotid artery following carotid interventions. *Int J Angiol*. 2009;18:173–176.
25. Yurdakul M, Tola M. Proximal vertebral artery stenosis of 50% or more. *J Ultrasound Med*. 2011;30:163–168.
26. Yurdakul M, Tola M, Uslu OS. Color Doppler ultrasonography in occlusive diseases of the brachiocephalic and proximal subclavian arteries. *J Ultrasound Med*. 2008;27:1065–1070.
27. Beach KW, Leotta DF, Zierler RE. Carotid Doppler velocity measurements and anatomic stenosis: correlation is futile. *Vasc Endovascular Surg*. 2012;46:466–474.

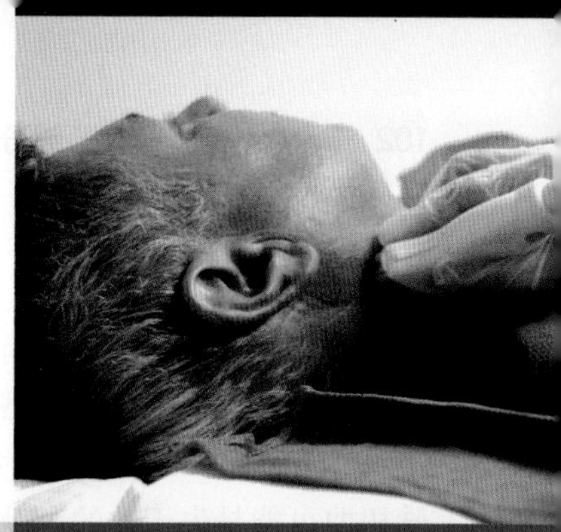

# 颈动脉系统的非常见疾病

EILEEN FRENCH-SHERRY

第 8 章

## 目标

- 识别患者颈动脉非粥样硬化性疾病的体征和症状。
- 知晓颈动脉的罕见疾病。
- 制订恰当的有助于诊断颈动脉罕见疾病的双功能超声检查计划。
- 使用灰阶超声、多普勒和彩色超声技术采集可用于解释颈动脉罕见病的图像。
- 学会在扫查和描述颈动脉罕见病时避免误诊。

## 术语表

**动脉瘤(aneurysm)**:动脉壁的局限性扩张。

**动脉炎(arteritis)**:动脉的炎性病变。

**颈动脉体瘤(carotid body tumor)**:颈动脉体(位于颈动脉分叉处的一个小圆形结构)的一种良性肿瘤(也称为副节神经瘤或者化学感受器瘤)。

**夹层(dissection)**:动脉内膜的撕裂伤,导致血管壁的裂开或者分离。

**肌纤维发育不良(fibromuscular dysplasia)**:动脉壁肌层的异常生长和发育,伴随纤维化和胶原的沉积,从而引起狭窄。

**内膜片(intimal flap)**:血管壁较小的撕裂伤所导致的部分内膜和部分中膜突入到管腔内;这部分游离的血管壁可能会随着血流的搏动而在管腔中飘动。

**假性动脉瘤(pseudoaneurysm)**:血管壁或吻合口的破裂导致动脉外形成的搏动性的或不断扩大的血肿。

**扭曲(tortuosity)**:动脉在走行中出现迂曲、蜿蜒、扭结的现象。


## 关键词

动脉瘤
动脉炎
颈动脉体瘤
夹层
肌纤维发育不良
内膜片
假性动脉瘤
放射性损伤
扭曲


动脉粥样硬化无疑是颈动脉超声检查中最常见的疾病,然而血管超声检查者在进行颈动脉扫查时仍然会遇到其他类型的疾病和异常。其中一些异常表现会时常遇到,例如走行扭曲,而另一些则比较少见,例如颈动脉动脉瘤。当遇到非动脉粥样硬化性疾病时,知晓其超声表现和扫查要求是非常重要的。这一章将回顾在颈动脉双功能超声检查中几种不常见的颈动脉疾病。

## 扭曲和成结

超声检查者常常遇到走行扭曲的颈动脉。这些动脉表现为不同程度的弯曲和盘绕,甚至其中一些会扭曲成一明显的锐角。多达 1/4 的成人的颈内动脉(internal carotid artery,ICA)都有一定程度的扭曲,且常双侧发生。

## 体征和症状

颈内动脉扭曲时常没有任何症状，但是动脉的扭结可以引起脑卒中的症状或短暂性脑缺血发作（transient ischemic attack，TIA），尤其在转头的时候。颈动脉扭曲可能是先天性的，女性比男性更多见，但有症状者更多见于老年人。[1]内科医生经常把非常扭曲的颈总动脉（common carotid artery，CCA）近段或者头臂干（无名动脉）误诊为颈动脉动脉瘤，因为颈部近端一条走行浅表且扭曲的大血管在触诊时表现为一个搏动性的肿块，甚至/或者在视诊中也呈搏动性。而双功能超声检查能轻易地将两者进行区分。

## 超声检查的技巧

尽管 CCA 的扭曲并不罕见，但实际上 ICA 的扭曲更常见。在纵断面和横断面上追踪扫查这样的血管是非常具有挑战性的。当血管弯曲、成袢或者扭结时，需要改变扫查切面进行探查，这时需要更多的技巧和经验来辨识这些血管的走行（图 8-1）。在扫查扭曲的血管时，彩色多普勒几乎是必需的，而且需要非常仔细的扫查，以避免一不小心就把探头移到与扭曲的血管相交叉的分支上。将探头从颈部缓慢的向上移动，每次只关注 0.5cm 范围的图像，这样沿着所需的平面移动探头可以保证检查者追踪到血管。超声检查者可能需要使用特别的倾斜角度或者特殊切面移动探头，甚至可能在横断面上，当血管走形扭曲时需要不时地向近端移动探头。在一张图片上获得整个扭曲节段的图像常常是不可能的，但是一旦可以，将会生成一张非常漂亮、复杂的彩色图片（图 8-2）。尽管在动脉走行垂直的节段上，多普勒角度会接近于零，从而引起彩色混叠，而在走形扭曲处外侧缘血流会自然的增加，在彩色多普勒上也可能发生混叠现象。虽然传统的彩色多普勒图像对血流方向的显示非常重要，但使用能量多普勒可以更好地显示血流的走行，且避免了彩色多普勒图像中扭曲血管内颜色的变化有可能分散注意力。不过使用能量多普勒扫查扭曲血管时要注意非常重要的一点，就是要避免探头移到附近的其他静脉或动脉上。

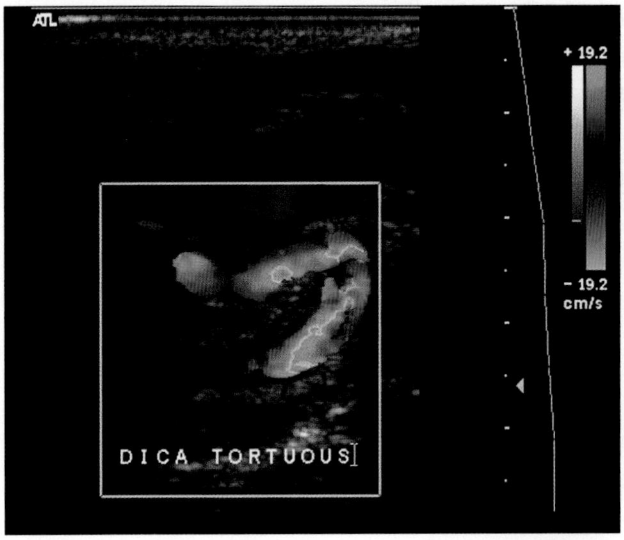


**图 8-1** 彩色模式是评价颈内动脉远段走行扭曲的有用工具。（图像由芝加哥大学血管检查室的 Kimberly Gaydula，BS，RVT 提供）

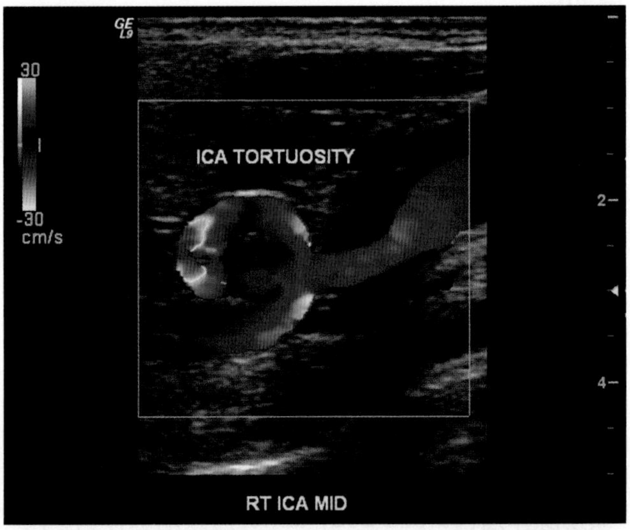


**图 8-2** 彩色多普勒清晰地显示了一条扭曲成环的颈内动脉。动脉先朝图像的左上方走行，随后在图像的中央显示为红色节段的区域转向下方走行，其沿着血管的外侧壁处有较高的血流速度（混叠）。（图像由拉什大学血管检查室的 Damaris Gonzalez，RVT，RDMS 提供）

另一个挑战是在扭曲的颈动脉上获得合理的多普勒频谱和流速。如果没有动脉粥样硬化疾病或严重的扭结，最好在血管较为平直的节段上采集多普勒频谱，例如扭曲之前或之后的节段，而不是直接在弯曲度最大的部位采集。如果必须测量动脉扭曲节段的速度，一定要好好设置光标，使角度校正后的光标的中心正好与动脉壁平行，尽管光标的一端或者两端可能并未处于正确的位置（图 8-3）。只有取样容积处的多普勒频率才会用来进行流速的计算，因此只需要好好校正取样容积处的角度，而不需要在意取样容积前方或后方的角度是否正确。

尽管在弯曲处外侧缘的血流速度更高，但与任何一个颈动脉双功能超声检查一样，取样容积要尽量小，且要保持在血流束的中央。弯曲处内侧缘的血流速度更低，且在弯曲处或者刚过弯曲处会有血流的分层现

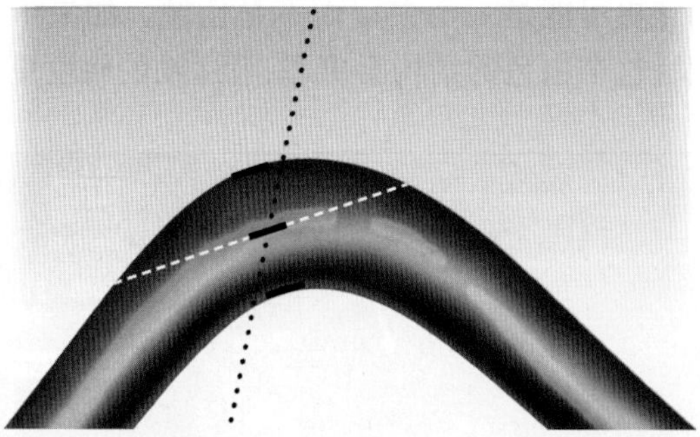

**图 8-3**　在血管弯曲处放置取样容积的恰当的角度校正方法。角度校正光标的中心需要平行于扭曲血管的血管壁

象。一些检查室会选择把取样容积放在血流速度最高的地方，不管是否平行于管壁的方向。尽管这样可以保证不遗漏掉高速血流，但在扭曲的血管中，取样容积沿着外壁放置可能会使解释更加困难，因为即便是在正常的血管内，外壁处测量的速度也可能超出正常范围。解释扭曲血管边缘的血流速度仍然是具有挑战性的，建议将多切面的灰阶超声信息和多普勒流速相结合，这样也许能更好地对可疑区域进行解释。

### 技术问题

正如上一章所述，首先应完成一个标准的颈动脉双功能超声检查，然后采集颈动脉扭曲节段横断面和纵断面的彩色图像。如前所述，把经角度校正后的光标的中心置于与动脉壁平行处，在扭曲或扭结的节段中持续移动取样容积，记录扭曲前和扭曲后的血流速度。使用灰阶超声的横断面和纵断面识别扭曲节段的斑块。横断面的灰阶图像有助于识别动脉扭结处的直径。一些检查室会在患者转头时记录经过扭结处的血流变化和(或)症状。

## 诊断

经过扭曲部位时血流速度自然会加快，故很难在血管扭曲处严格使用流速标准来进行诊断。尽管如此，识别这种正常的血流现象有助于解释动脉管腔正常时出现的假阳性的流速增加。不幸的是，由于成角有不同的程度，尚没有具体的血流速度标准应用于扭曲的血管。在多个切面上结合灰阶图像及彩色图像进行仔细分析有助于证实弯曲周围的速度变化是由于斑块的形成还是由于明显的扭结，而不能简单地认为是血流在弯曲的血管中的正常变化。在有明显狭窄的病例中，狭窄后会出现湍流，并且湍流会在病变区域的远段也持续存在。

## 夹层/内膜片

简单来说，动脉夹层就是动脉各层之间的分离，典型者为内膜与中膜的分离，是由内膜的撕裂引起的。断裂的内膜(可能包含部分中膜)，会在动脉管腔中自由的飘动或摆动，不过也有一些是固定不动的。当断裂的内膜在管腔内随着脉搏飘动时，有时可能会暂时挡住动脉分支的开口(例如肾动脉在主动脉的开口)，从而导致每个心动周期中的某一段时间内血流不能进入到该分支血管内。夹层时动脉壁各层之间的分离可导致动脉壁的薄弱，从而导致假性动脉瘤的形成。

内膜的撕裂形成了一个假腔，血液可通过破口进入假腔，在假腔中血液可以流动和(或)可形成血栓。血液可以以下面两种方式中的任何一种离开假腔：通过同一个破口进入和离开假腔；也可从原来破口的远端或近端的另一个破口离开假腔(图 8-4A 和 B)。两者都会在假腔中产生与真腔不相同的血流模式。假腔的血流可能表现为：①正向血流，因为血流持续从另一个破口进入真腔；②血流以“往-复”的模式进入和离开假腔；③血栓形成导致狭窄，或者堵塞整条动脉，因为血栓的扩大会压迫到动脉真腔；④出现血流反向，血流会通过近端的另一个破口离开假腔。

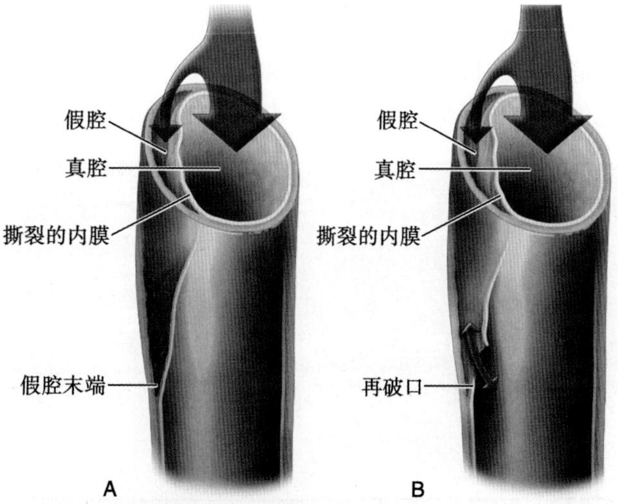


**图 8-4**　A. 有盲端的夹层的示意图。B. 有另一个破口的夹层的示意图

## 体征和症状

颈动脉的夹层通常是由主动脉弓的夹层延伸至颈总动脉的。一些夹层可能与某些疾病有关，例如马方

(Marfan)综合征,或者埃勒斯-当洛斯(Ehlers-Danlos)综合征。也有一部分夹层起源于颈动脉球部以远 2 ~ 3cm 处的颈内动脉中远段,并向近段延伸,或者出现在颈动脉分叉处的末端。这些夹层可能是自发性的,也可能是外伤导致的。在颈动脉内膜剥脱术后则可能在手术的节段形成内膜片。

在主动脉夹层的患者中,颈动脉夹层可能是一个意外发现,因为这些夹层不会引起头部症状或者疼痛。而其他有夹层的患者,尤其是起源于颈内动脉的夹层,可能出现头部、面部或者颈部的疼痛,伴或不伴大脑半球的症状。当一个没有动脉粥样硬化危险因素的青年患者(通常为 35 ~50 岁)出现脑卒中症状时需要考虑到夹层的诊断,尤其是有外伤病史者。一开始导致夹层的外伤可能并不那么明显,可以只是像咳嗽或是转头一样轻微的动作,当然也可能是更为明显的头部或颈部钝挫伤。在发展过程中动脉会被拉伸,从而引起动脉壁的撕裂,也可能是内膜本身的薄弱使得个体更容易发生这样的现象。对于自发性的夹层,主要的危险因素通常是高血压。[3-6]

## 超声检查技巧

双功能超声提示可能存在夹层的第一个征象为动脉部分节段中有异常的彩色血流模式,却没有动脉粥样硬化的表现,或者是管腔中有一条薄薄的随脉搏飘动的白线。以灰阶模式在纵断面和横断面追踪白线是否持续存在是非常重要的,并需要确定它不是来自附近静脉瓣的折射伪像(图 8-5 和图 8-6)。如果这个白色的结构在多个切面中都能显示,包括前后断面和侧面,则它更可能是一个夹层而不是伪像。如果中膜也被累及,这个白色的结构会更厚,且运动的幅度更小。

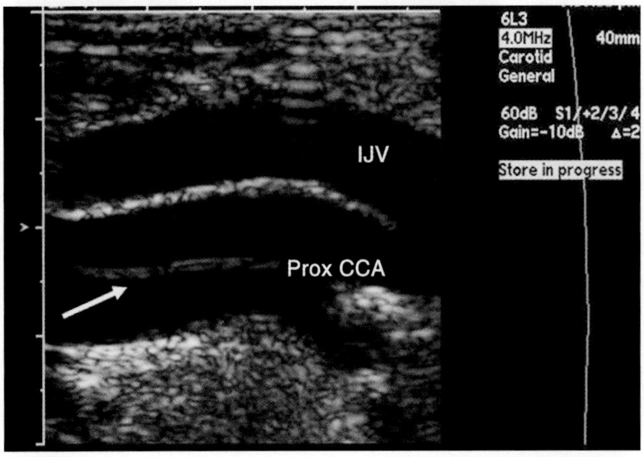


**图 8-5** 颈总动脉近段(prox CCA)纵断面,显示了其管腔内一条薄的明亮的结构(箭头),意味着夹层的出现。颈内静脉(internal jugular vein,IJV)位于颈总动脉的前方。(图像由拉什大学血管检查室的 Damaris Gonzalez,RVT,RDMS 提供)

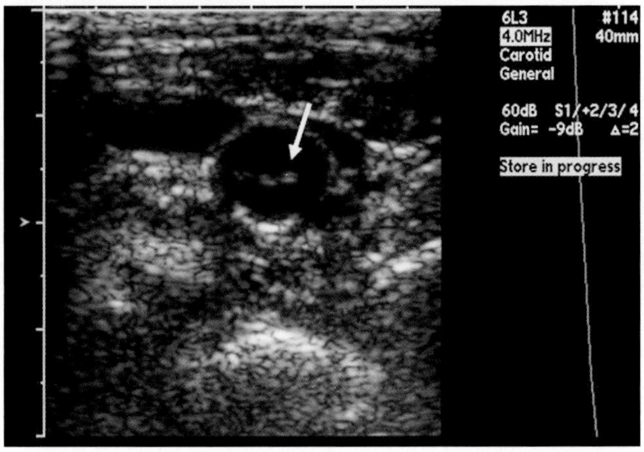


**图 8-6** 颈总动脉横断面,显示了管腔内的一条薄的明亮的结构,意味着夹层的出现(箭头)。(图像由拉什大学血管检查室的 Damaris Gonzalez,RVT,RDMS 提供)

断裂内膜两侧(真腔和假腔)的血流模式均需使用多普勒进行分析,两者常存在明显差异(图 8-7A ~ C)。当内膜仅有一个破口时,真腔中的血流多普勒可能表现为持续低阻的模式,而假腔的血流模式完全不同,可能表现为高阻的模式。当假腔中的血栓或血液堵塞了相当一部分动脉的管腔时,会导致真腔形成狭窄,并表现为狭窄的血流模式。典型的由假腔内血栓形成导致的狭窄是平滑的,呈锥形,有可能比粥样硬化斑块导致的狭窄更长。当假腔内血栓形成造成了颈内动脉远段的严重狭窄或闭塞时,颈内动脉的近段和中段可能表现为舒张期血流稀疏或者没有血流的高阻血流模式,这是颈内动脉远段闭塞的典型血流表现。

有盲端的假腔中如果还有血流,血流模式应为高阻的。部分假腔中会有逆向的血流,因为血流除了通过原来内膜上的破口回到真腔之外无处可去。

在既有流入口又有流出口的夹层病例中,真腔和假腔内的血流均可以是正向的,但各腔内的血流又是不同的,并且其中一个腔内可以为逆向血流。

注意不要把看到的螺旋形血流的血流方向的改变(有时可在颈总动脉内看到)与真性夹层混淆。典型的真性夹层会在两股不同血流之间显示一条白色线样回声,而这种回声是不会出现在正常颈总动脉中螺旋形血流的横断面图像中的。

### 技术问题

在完成了标准的颈动脉双功能超声检查之后,还要求采集一些额外的图像。如果可能的话,夹层的灰

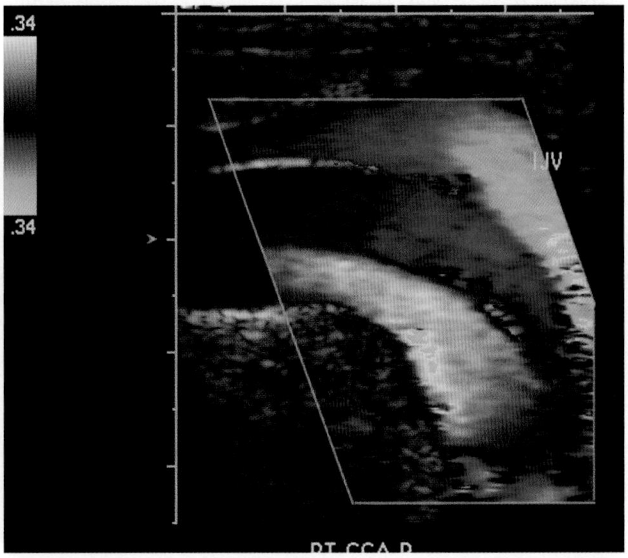

A

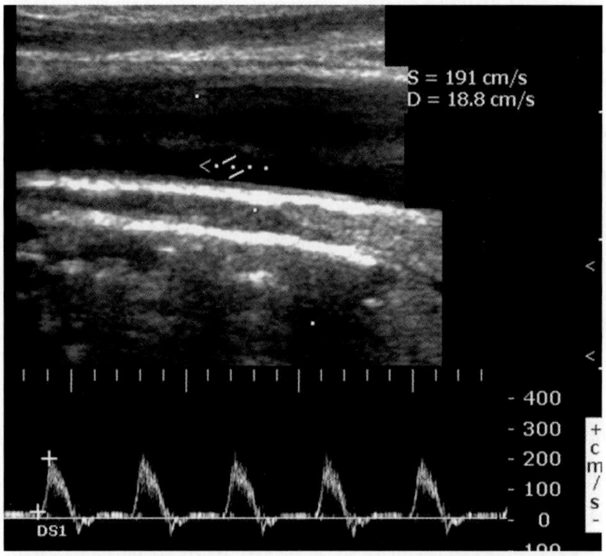

B

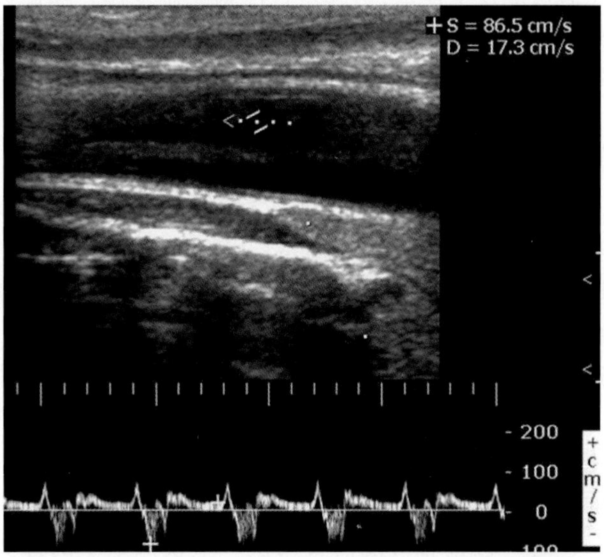

C

图 8-7 A. 动脉夹层真腔和假腔内的彩色血流信号提示了各腔中不同的血流方向。最浅面的蓝色为颈内静脉的血流。位于深面的两条血流通道是颈总动脉的真腔和假腔。（图像由拉什大学血管检查室的 Damaris Gonzalez，RVT，RDMS 提供）B. 颈总动脉夹层的真腔中采集的频谱多普勒，可观察到血流阻力的增加。C. 颈总动脉夹层的假腔中采集的频谱多普勒，可看到“往-复”（钟摆样）的血流模式

阶图像应该包括纵断面、横断面以及其他多个切面的图像。在夹层的真腔和假腔内都要采集多普勒频谱，获得血流速度，而在内膜片之前、内膜片的位置和内膜片之后的节段也需要采集多普勒频谱，获得血流速度。彩色图像可以用来记录病变的位置、夹层的近端和远端、腔内血流通畅还是有血栓形成、是否为锥形狭窄、狭窄的长度以及夹层的表现。

### 诊断

颈动脉夹层时，颈动脉双功能超声检查可能不会发现任何粥样硬化性疾病的证据，尤其是在年轻患者。仔细观察动脉管腔的灰阶图像可以发现动脉管腔中有一条细的白色的结构，这就是断裂的内膜以及部分结缔组织。该结构可能是飘动的，也可能是固定不动的，这取决于断裂的节段中是否包含了中膜层，从而使得该结构变得较厚，或者取决于假腔是否有完全或部分的血栓形成。这种狭窄的典型表现为位于 CCA 近段/中段或分叉平面以上的 ICA 中段/远段的较为平滑的并且呈锥形的狭窄。要把这种病变与长段的光滑的粥样硬化斑完全区分开是非常困难的。但在后一种情况中，邻近动脉可能会有更多动脉粥样硬化斑块的证据。在 CCA 近段/中段或在跨过分叉处的 ICA 中段/远段处可能会发现彩色信号的变化。动脉夹层的一个重要特征就是多普勒频谱显示的真腔和假腔内明显不同的血流模式。

## 肌纤维发育不良

肌纤维发育不良（fibromuscular dysplasia，FMD）是

一种与动脉壁异常发育相关的疾病,有可能累及内膜、中膜和(或)外膜。中膜是最常见的累及区域,会出现平滑肌细胞和纤维组织的异常发育。有时异常发育会引起多个节段的动脉管腔狭窄,而在狭窄节段之间的血管壁正常或是有轻微的动脉瘤样扩张。这势必会在动脉造影的图像上显示为“串珠样”的改变,表现为管径依次扩大或缩小。

## 体征和症状

肌纤维发育不良主要见于年轻的(25～50 岁)高加索人种,女性的发病率为男性的 3 倍。[4-7]最常见的发病部位为肾动脉,肾脏受累者还常出现高血压的表现。其次最容易受累的血管为颈内动脉。有颈动脉肌纤维发育不良的患者通常没有症状,也可出现颈部杂音。患者可能发生栓塞,引起短暂性脑缺血发作。除此以外,大约 30% 的颈动脉肌纤维发育不良的患者可能伴有颅内动脉动脉瘤。

## 超声检查技巧

当一个年轻人被送到血管检查室要求行颈动脉双功能超声检查时,应注意寻找 FMD 的证据。典型的 FMD 发生于双侧。最开始典型的动脉“串珠样”改变可能并不明显,因为该疾病主要累及颈内动脉的远段,这段血管常常走行于组织深处,要获得明确的图像非常困难。在颈动脉超声检查中诊断 FMD 的第一个征象最有可能为其近段动脉没有动脉粥样硬化的病变,而在远段突然出现湍流,伴随较高的血流速度(图 8-8)。超声检查者可能需要切换一个较低频率的探头来显示颈内动脉更远端的节段(图 8-9)。能量多普勒可以避免湍流产生的混叠对血流的干扰,可能有助于显示特征性的串珠样改变(图 8-10)。

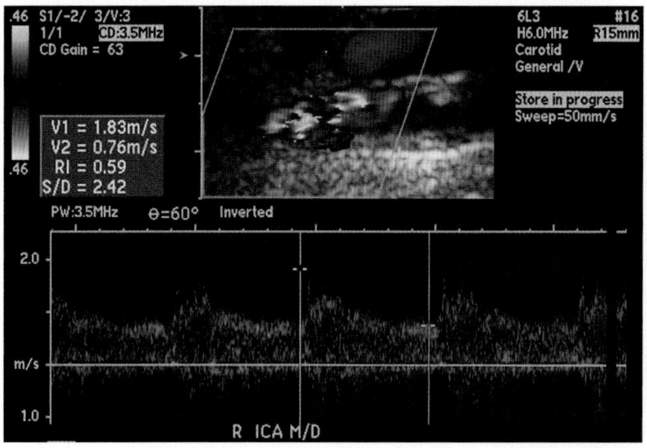


图 8-8 颈内动脉 FMD。在 ICA 中/远段 FMD 的区域,频谱多普勒显示出明显的湍流伴频带增宽,这与 ICA 近段的正常频谱明显不同。(图像由芝加哥大学血管检查室 Besnike Ramadani, BS, RVT 提供)

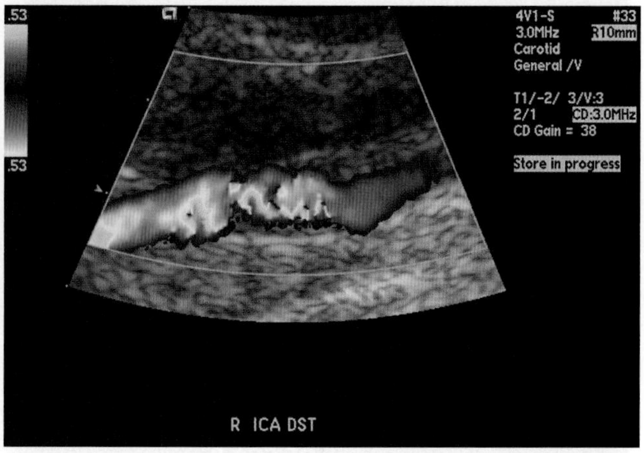


图 8-9 FMD,来自图 8-8 的同一个患者。将 3MHz 探头置于耳后获得了这张 ICA 远段 FMD 的图像。该图清晰地显示了湍流以及动脉的“串珠样改变”。(图像由芝加哥大学血管检查室 Besnike Ramadani, BS, RVT 提供)

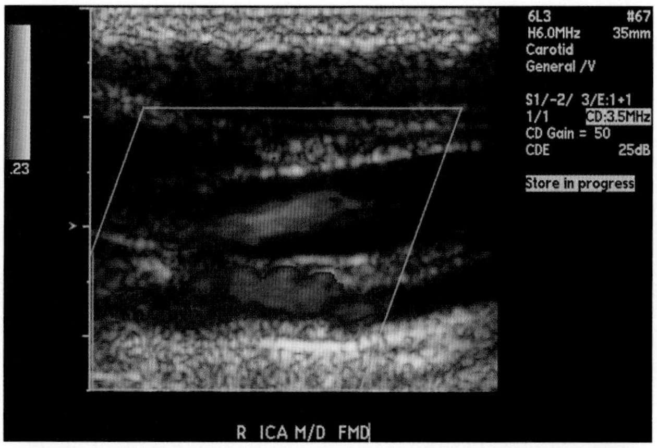


图 8-10 能量多普勒有助于显示出管腔的扩张和狭窄,这正是 FMD 的特征。(图像由芝加哥大学血管检查室 Besnike Ramadani, BS, RVT 提供)

### 技术问题

应该采用彩色多普勒模式以及灰阶模式仔细检查颈内动脉的远段,寻找正常颈总动脉和 ICA 近段之后是否有突然出现的湍流。可能需要更低频率的探头以显示耳后的 ICA 远段。

对 FMD 的病例还需要采集更多其他图像。例如,当存在 FMD 时,需要采集一张 ICA 远段纵断面的彩色图像以显示从近段正常血流到远段湍流的变化。要判断 FMD 病变是否伴有显著的管腔狭窄,就必须在 ICA 远段血流速度最高处采集血流频谱,并观察是否存在湍流的频谱形态改变。还需要使用能量多普勒尽量记录直径的变化或“串珠样”改变的图像。在该区域内还需采集灰阶图像以进一步显示直径的变化，特别在彩色血流难以调节的时候。

当在颈动脉发现 FMD 的证据时，内科医生可能会预约肾动脉检查，因为 FMD 常在多支血管中出现。

### 诊断

一个在颈动脉分叉处未发现粥样硬化疾病的青年患者，如果在 ICA 的远段发现有明显的湍流并伴随血流速度增高，则应该考虑符合 FMD 的超声特征。灰阶模式，彩色多普勒或能量多普勒图像显示 ICA 远段的“串珠样改变”有助于确诊 FMD。尽管如此，诊断 FMD 的金标准仍然为动脉造影。

## 颈动脉体瘤

颈动脉体是位于颈动脉分叉处动脉外膜上一大小约 1.0～1.5mm 的结构，其作用为控制血压，动脉 pH 值及血气指标。颈动脉体上也可发生肿瘤，使用双功能超声能轻易的发现。这些肿瘤被归为副神经节瘤，且通常为良性。

### 体征和症状

颈动脉体瘤（carotid body tumor，CBT）通常没有症状。通常情况为患者在颈部前方会注意到一个小肿块，且缓慢生长多年。该区域可出现轻微的不适感，部分患者会注意到有吞咽困难，头痛或声音的变化。[4,8]

### 超声检查技巧

双功能超声可轻易的发现颈动脉体瘤，表现为颈动脉分叉处、颈内动脉和颈外动脉（external carotid artery，ECA）之间的边界清楚的肿块，把颈内外动脉分开（图 8-11）。这些肿瘤实质内血供非常丰富，由 ECA 及其分支供血。在彩色血流模式下常常可以看到这些血管进入肿块内。可能需要将彩色量程调低以识别这些小的血管（图 8-12）。肿瘤内血流的典型表现为低阻频谱。

#### 技术问题

在对有颈动脉体瘤的患者进行扫查时，要保存肿块的彩色图像以显示其血供情况。还需要使用彩色图像确定 ICA 和 ECA 近段与肿块之间的毗邻关系。[4]需要使用多个不同切面的灰阶图像以显示肿块的整体大小，并且需要在纵断面和横断面进行测量。

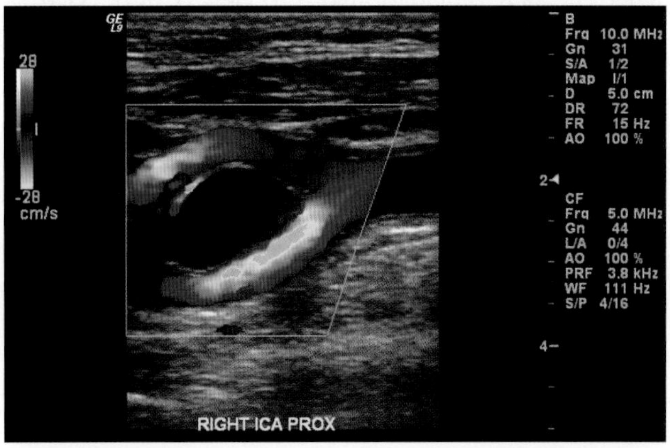


图 8-11　彩色血流清楚的显示了 ECA（近场）和 ICA（远场）被 CBT 分开。（图像由拉什大学血管检查室 Damaris Gonzalez，RVT，RDMS 提供）

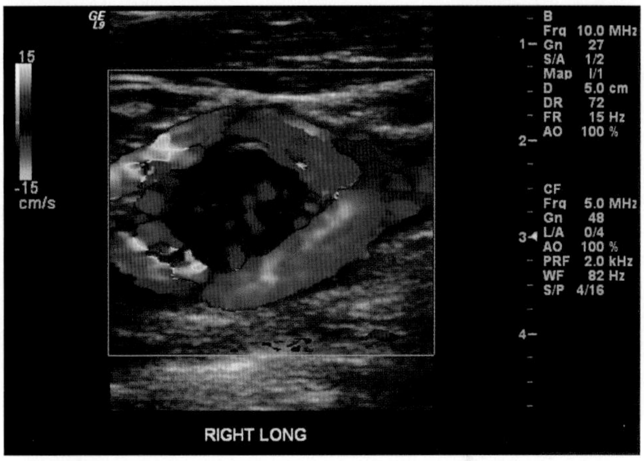


图 8-12　降低彩色血流的量程以便评价颈动脉体瘤内部的血流。（图像由拉什大学血管检查室 Damaris Gonzalez，RVT，RDMS 提供）

### 诊断

双功能超声上发现的局限性的富血供的肿块常常可以明确提示颈动脉体瘤。颈动脉体瘤位于颈动脉分叉处，将 ICA 和 ECA 分开。典型的颈动脉体瘤是富血供的，并由 ECA 分支供血。肿瘤内部的血流为低阻性的。对外科医生而言，注意颈动脉体瘤的上下径线是非常重要的，还要注意肿瘤是否挨着颈动脉，是部分包绕血管，还是完全包绕 ICA、ECA 和（或）CCA。

## 颈动脉的动脉瘤

动脉瘤是包含动脉壁三层结构的扩张，真性的颈动脉动脉瘤非常少见。颈动脉最常出现动脉瘤的位置是 CCA，并常位于分叉处，尽管颈外动脉也可能发生动脉瘤。[9]动脉粥样硬化似乎是绝大多数病人最常见的原因。一部分颈动脉的动脉瘤是感染造成的,被称为细菌性动脉瘤。[10]

## 体征和症状

怀疑有颈动脉动脉瘤的患者通常表现为颈部的无压痛的搏动的肿块。患者可能没有症状,也可能表现为 TIA 或脑卒中。颈动脉瘤破裂很罕见,但可能有脑神经功能障碍,例如声音嘶哑。[11]

## 超声检查技巧

对于可疑的动脉瘤病变,一定要采集多个纵断面和横断面的灰阶图像并且加以测量以获得动脉瘤的完整印象。还需要将 CCA、ICA、ECA 的直径与对侧颈动脉系统进行比较。

### 技术问题

血管最宽区域的纵断面、横断面的灰阶及彩色图像都需要进行采集,并且要与正常节段进行比较。分别在前后位及侧位测量横断面的最大直径。为了避免高估大小,在纵断面沿着血流轴线(与血流或血管壁呈 90°)测量最大的直径。这是一个非常有用的确定血管直径的方法,尤其是在血管有轻微扭曲时。最后,还需要在纵断面和横断面上测量双侧 CCA 和 ICA 正常节段的直径,以便与扩张的区域进行比较。

## 诊断

真性颈动脉动脉瘤非常少见。将膨大明显的颈动脉球部和一个中型或小型的动脉瘤相鉴别非常困难。一些学者把位于颈内动脉或颈总动脉膨大部的真性动脉瘤定义为直径大于正常颈内动脉直径的两倍或者直径大于颈总动脉直径的 1.5 倍(图 8-13)。[10]

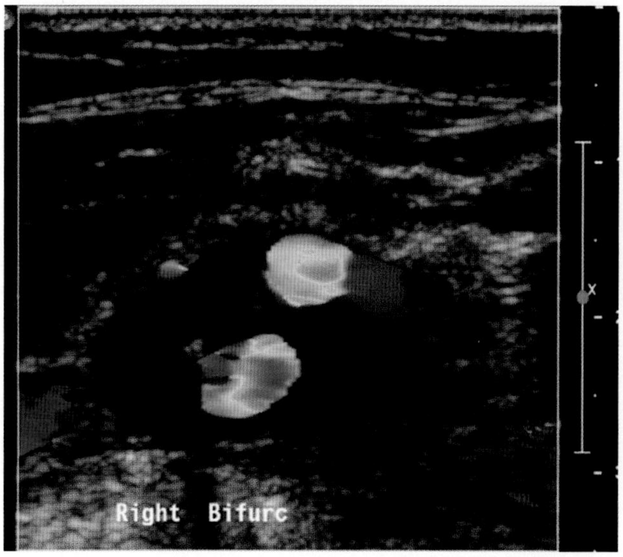


图 8-13 该图像显示了颈动脉分叉处霉菌性动脉瘤的横断面。(图片转自 *Journal for Vascular Ultrasound* 2010;34:81)

# 假性动脉瘤

假性动脉瘤(pseudoaneurysm,PA)在颈动脉中也非常少见。假性动脉瘤通常由穿透性创伤或是医源性损伤引起,造成动脉壁的穿孔,血液自动脉壁溢出,进入到周围的组织中。[4]假性动脉瘤也可以发生在动脉内膜剥脱术的位置或是在颈动脉旁路移植的吻合口处。流出动脉管壁的血流形成了一个球形的或者椭圆形的以周围组织为边界的肿块。肿块内伴或不伴有血栓的形成。连接假性动脉瘤和动脉之间的通道被称为假性动脉瘤"瘤颈",瘤颈可短可长,可宽可窄,其内的典型血流特征为"双期双向"的表现,即血流流出动脉进入到肿块内部,然后又回到动脉内。

## 体征和症状

患者通常表现为颈部出现一个可触及的,搏动性的肿块,通常有相关的外伤史,医源性的或其他原因的外伤。颈动脉旁路移植后出现搏动性的肿块也是进行颈动脉双功能超声检查的指征。患者可能出现短暂性脑缺血发作或脑卒中,但很少发生瘤体破裂。

## 超声检查技巧

以彩色多普勒模式进行快速的颈动脉横断面的扫查是最简单快速确定病变区域的方法,以便对其行进一步的检查。要注意与动脉毗邻的,内有搏动性彩色血流充填或部分充填的肿块。横断面上假性动脉瘤内的典型彩色血流特点为"阴-阳"征,即一半为红色,一半为蓝色,显示了血流流进、流出肿块。进一步仔细调节彩色增益和量程,就会注意到动脉壁上的破口,血流正是通过这个破口溢出动脉壁,进入到充满彩色信号的假性动脉瘤"瘤颈"内的。瘤颈可能很短,血流直接进入肿块内;瘤颈也可能很长并且走行迂曲。动脉壁上破口的大小和假性动脉瘤瘤颈的直径都不尽相同。不过,瘤颈的关键特征为双期双向的多普勒血流模式并伴随高流速。而假性动脉瘤内部的血流速度则通常低得多,这是由于瘤体的直径较大所导致的。假性动脉瘤内可自发的形成血栓,所以瘤内可查见数量不等的血栓。要适当降低彩色量程以获得足够充盈的彩色信号。还需要调整不同的偏转角度和观察的平面以便估计肿块内部血栓的百分比。

超声检查者必须注意，不要把假性动脉瘤与肿大淋巴结或肿瘤混淆起来。淋巴结或者肿瘤也可以表现为一个内部有血流的肿块，但是淋巴结内部血管的血流模式或淋巴结的滋养血管的血流模式，要么为典型的动脉频谱，要么为静脉频谱，不会是典型的双期双向型多普勒频谱。肿瘤的动脉血管可表现为低阻的动脉频谱，而其滋养动脉也没有真正假性动脉瘤所特有的那种钟摆样的血流模式。

### 技术问题

首先以横断面从锁骨到下颌平面扫查颈动脉，确定是否有肿块毗邻颈动脉。彩色多普勒模式对识别假性动脉瘤非常有帮助，尤其在它还没有完全被血栓充满时。用彩色多普勒存储 PA 的图像，尤其要注意显示出与此结构相关的红蓝相间的血流模式。PA 的最大直径在纵断面和横断面上都要测量。部分检查室要估计 PA 内部血栓的数量（如 30%、50%、接近完全闭塞），以帮助临床医师确定治疗方案。很多 PA 可以自发形成血栓，那些瘤颈较长且几乎完全形成血栓的假性动脉瘤是最可能在不进行干预的情况下发生完全闭塞的。灰阶超声可从多个切面上记录下这种预测的依据。

要识别假性动脉瘤的起源部位，可使用彩色多普勒追踪瘤颈从 PA 到原发动脉的走行。另外，沿原发动脉的动脉壁扫查，也会在其破口的位置发现彩色信号的变化（例如彩色的混叠），也可能出现彩色涡流。使用频谱多普勒识别与假性动脉瘤瘤颈相关的双期双向的血流模式。如果可能，尽量使用灰阶模式测量动脉壁上破口的大小。这不是每次都能做到，而且需要非常仔细的测量。它能被用来估计血管壁损伤的大小。最后，原发动脉在 PA 之前和之后的多普勒血流模式都应该进行描述。

### 诊断

PA 的典型表现为肿块内出现搏动性的彩色血流，呈“阴-阳”征，即红蓝相间的特点。然而诊断 PA 最重要的特征为 PA 瘤颈内双期双向的多普勒血流模式。正如在前面的段落中提到的，肿块内部伴或不伴有血栓，估计肿块内部血栓的百分比对临床医师是有帮助的。

## 放射性动脉损伤

放射性动脉损伤（radiation-induced arterial injury，RIAI）是在治疗各种肿瘤的过程中使用治疗性辐照引起的。放疗更倾向于杀伤癌细胞而对其他组织损伤较小。尽管如此，由于血管壁存在对射线很敏感的内皮细胞，所以放疗对血管也有潜在的影响。最常受影响的血管包括毛细血管、小动脉和小静脉，但一部分患者的颈动脉也会受累。动脉中膜层滋养动脉的损伤会引起纤维化，再加上内膜的再生则可能导致管腔的狭窄。其他的危险因素，例如高脂血症和高血压，可能会加重放疗对血管的不良影响，但也不是所有患者都会发展成这些病变。[12]

### 体征和症状

患者会陈述检查前数年曾有接受放疗的历史。通常，这些患者缺乏典型的动脉粥样硬化的危险因素。非典型位置的动脉粥样硬化性狭窄会使检查者考虑到 RIAI 的可能性。在很多患者中，仅在非典型位置出现可疑的单发的狭窄，而颈动脉其他区域并没有粥样硬化斑块。病变可引起 TIA 或者脑血管事件（cerebrovascular accident，CVA）。

### 超声扫查技巧

放疗引起的病变的分布范围、狭窄程度、超声的图像特征均与典型的动脉粥样硬化性疾病不同。超声检查必须包括灰阶模式下颈总动脉的完整扫查，因为放疗引起的颈动脉狭窄更多的发生在颈总动脉，而不是分叉处和颈内动脉。采集横断面和纵断面的灰阶图像以便反映这些病灶的回声特点。与所有的颈动脉检查相同，狭窄的区域也要用频谱多普勒和彩色血流图像来评价。

#### 技术问题

标准的颈动脉双功能超声是必须进行的，尽管放疗使一些患者的软组织发生了改变，从而导致成像困难。放疗后患者的颈部软组织通常不再柔软，而是质地变硬，穿透性降低。任何改变颈部解剖的外科手术都可能导致扫查困难，但要获取相关信息也并非完全无法完成。仔细回顾患者以往所有与放疗相关的病史，以及治疗的确切部位，这能提醒解读报告的医生加以注意。

### 诊断

一个不典型位置的颈动脉病变，且过去有放疗病史的患者都要考虑其病因可能为 RIAI。由放疗引起的狭窄病灶比非放疗引起的狭窄病灶要长得多。放疗所致病灶的最狭窄区域更倾向于位于狭窄区域的末端。其导致狭窄的病灶中通常没有钙化，而可能有一些低回声的小病灶（图 8-14 和图 8-15）。

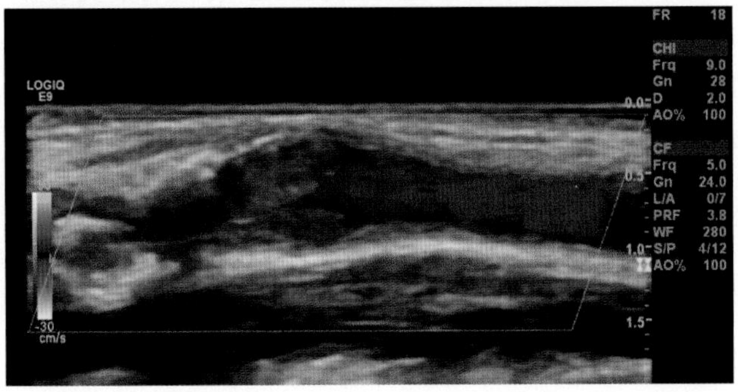


图 8-14 RIAI。这张图显示了一位 51 岁的男性在放疗后颈内动脉发生了闭塞。颈总动脉内可见彩色信号充填，而颈内动脉管腔内没有彩色信号充填。注意病灶内几处低回声的区域。（图像由麻省总医院血管检查室 Kathleen Hannon，RN，MS，RVT，RDMS 提供）

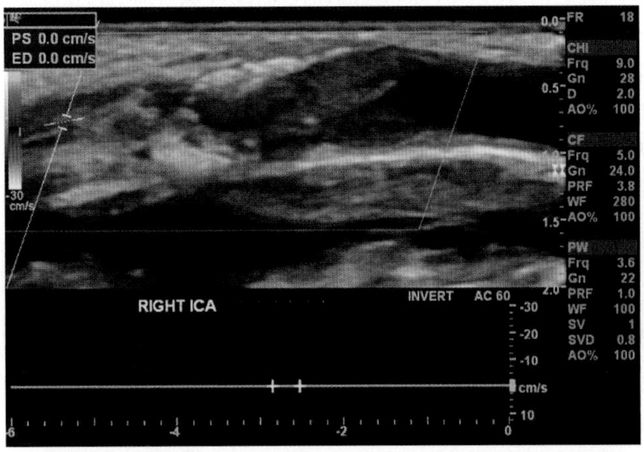


图 8-15 RIAI。这幅图像采集自图 8-14 的同一位患者。频谱多普勒证实了颈内动脉的闭塞。（图像由麻省总医院血管检查室 Kathleen Hannon，RN，MS，RVT，RDMS 提供）

## 动脉炎

动脉炎是动脉壁的炎症，会导致动脉壁结构的损害，可能导致闭塞，有时还会引起远端的缺血。血管检查室的颈动脉检查可能会见到两种形式的动脉炎：高安氏动脉炎（大动脉炎）和颞动脉炎，后者为巨细胞性动脉炎的一种。

高安氏动脉炎累及主动脉弓和大血管，包括头臂干、颈动脉和锁骨下动脉。巨细胞性动脉炎影响中型动脉和较大的血管，所以也可能累及主动脉弓和颈动脉。另外，颞浅动脉（superficial temporal artery，STA）也常常被要求进行检查以辅助诊断。目前还没有明确的动脉炎的超声诊断规范，需要结合一系列的血液检查和临床表现来进行诊断。

### 体征和症状

动脉炎的临床表现多种多样的，且没有明确的病因。不过，自身免疫缺陷被认为是这些疾病的可疑病因。女性患者多于男性，男女比例为 1∶2。动脉炎既可发生于年轻人，也可发生于老年人，但年轻人通常表现为高安氏动脉炎，而颞动脉炎则更多见于年长者。在高安氏动脉炎的患者，如果锁骨下动脉受累，则可能表现出上肢的“跛行”和桡动脉搏动的缺失，也可能表现为 TIA、视力障碍、脑卒中和多种血管杂音。[13]而颞动脉炎有可能出现头痛、低热、下颌的“跛行”、颞区压痛和视觉障碍，甚至失明。

### 超声扫查技巧

青年人，尤其是在青年女性，主要考虑高安氏动脉炎。血管检查室可能会被要求检查颈动脉和肾动脉，因为主动脉弓和大血管通常以以下顺序逐渐开始闭塞：锁骨下动脉，颈总动脉，主动脉和肾动脉。如果颈动脉出现病变，最可能的表现为动脉长距离的、平滑的、均匀的狭窄，更多地表现为动脉壁的增厚，这不同于典型的管腔内的动脉粥样硬化斑块。

巨细胞性动脉炎则更常累及 ECA 的分支，包括面动脉、枕动脉和上颌动脉，而最容易检查到的分支为颞浅动脉（STA）。STA 走行于头部颞侧、耳廓上方并穿过前额的节段很容易进行扫查。任何一处出现无回声区或低回声“晕环”包绕动脉，就是动脉炎的阳性征象。该疾病中的炎症呈灶状分布，节段性的累及动脉，可能导致狭窄或闭塞。最好使用最高频率的探头，例如 12MHz 或 15MHz 的探头进行检查。耳前是检查 STA 的最佳位置，如果该区域的节段是正常的，则可以触及其搏动。随后需以横断面持续追踪该动脉的走行：沿头侧上行并穿过前额，在前额可探及其多个分支。寻找特征性的“晕环”以识别炎症区域，避免“点状的检查”，因为其炎症病灶是间断性的，如果不对颞动脉进行完整的扫查则可能漏掉病变。如果可能，使用彩色血流寻找狭窄或闭塞的区域。在彩色多普勒中发现任何有混叠现象的区域，最好采集多普勒频谱。如果没有的话，则在任意点采集多普勒信号，正常情况下频谱是高阻力型的。

#### 技术问题

在给高安氏动脉炎的患者行超声检查时，应特别注意采集血管近段的多普勒频谱(例如右侧要在头臂干采集,左侧则尽可能地在近心端采集)。一定要获得双侧的上臂血压和双侧锁骨下动脉的频谱,以评价锁骨下动脉和(或)主动脉近段或远段在疾病中的受累情况。采集多个纵断面和横断面的灰阶图像,仔细检查是否存在动脉壁的增厚或管腔狭窄,尤其注意颈总动脉。

对于颞动脉炎,则应使用灰阶模式以横断面连续扫查整个 STA。用此方法辨认任何有晕环的区域,或者至少记录 3 个代表性的横断面作为没有晕环的证据。使用彩色血流图像记录颞动脉内血流的概况。在正常的节段或者任何怀疑有狭窄或闭塞的区域采集多普勒频谱。

## 诊断

尽管这些炎症性疾病还没有确诊性的试验,双功能超声能提供有助于明确诊断的信息。高安氏动脉炎患者会有典型的异常增厚的动脉壁,一部分患者表现为颈总动脉有长段的狭窄,且回声均匀。通常这种病变在横断面上具有向心性、均匀分布的特点(图 8-16)。这与动脉粥样硬化疾病相反,后者是偏心性的、不规则的。这些患者的异常主要与颈总动脉近段和锁骨下动脉的受累相关,有时会出现异常的频谱提示主动脉近段或者大血管起始部的疾病。如果主动脉弓的近段受累,可以看到双侧颈总动脉频谱形态的改变,例如双侧收缩期上升较慢,且流速低于正常。如果主动脉狭窄区域位于头臂干和左侧颈总动脉之间,则左侧颈总动脉和左侧锁骨下动脉的频谱是湍流的、衰减的并且流速低于右侧的 CCA 和右侧锁骨下动脉。

颞动脉周围的无回声晕环高度提示颞动脉炎。据最近有关晕环的诊断价值的研究报道,在颞动脉炎患者中其敏感性为 75% ~86% ,特异性为 83% ~92% 。[14,15]再次强调,检查时需注意有无节段性局部速度加快的区域。疾病相关知识点 8-1 对本章提到的颈部各种疾病类型进行了总结。

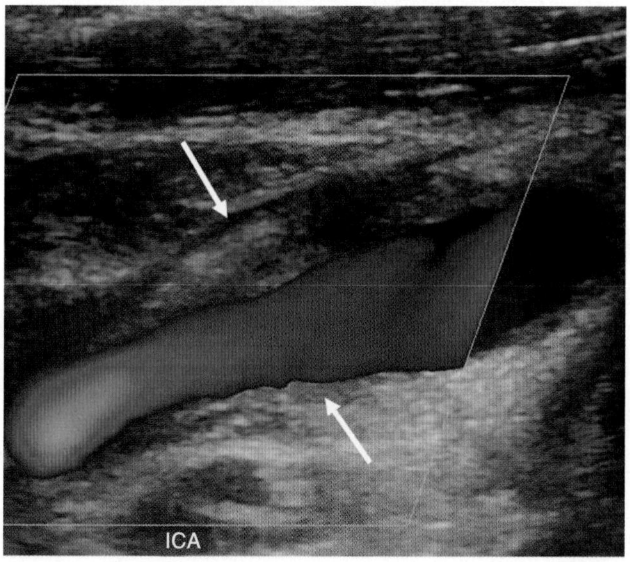


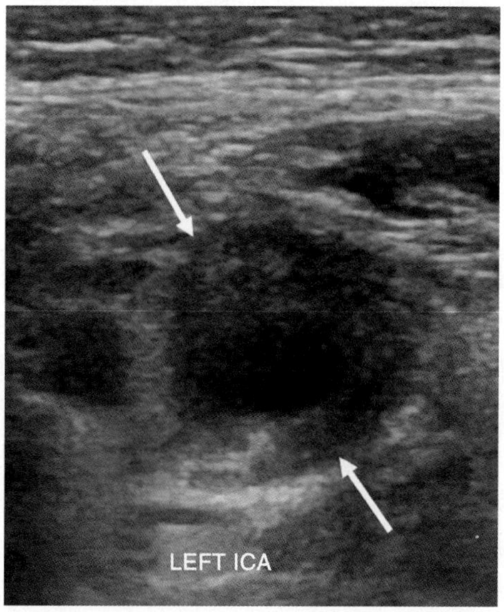


图 8-16　A. 颈总动脉分叉处并延伸至 ICA 近段的动脉炎长轴断面。B. 同一血管的横断面,显示了向心性的动脉壁增厚。两幅图中的箭头处都显示了动脉炎时血管壁均匀性增厚的表现。(图像由 AriaLevitas, BS and Richard Jackson, MD, Neurodiagnostics Laboratory, Glens Falls Hospital, Glens Falls, NY 提供)

**疾病相关知识点 8-1**
**少见的颈动脉系统疾病**

| 病变 | B 模式 | 彩色模式 | 多普勒模式 |
| --- | --- | --- | --- |
| 夹层或内膜片 | 管腔内的白线;可移动。横断面和纵断面均可显示。闭塞或血栓形成的节段会出现平滑的锥形的狭窄 | 两侧可能出现两种颜色,如果有高速血流则出现彩色混叠 | 白线的两侧出现两种明显不同的血流模式。一侧管腔内可能闭塞,呈高阻血流或者是血流反向 |

**疾病相关知识点 8-1(续)**
**少见的颈动脉系统疾病**

| 病变 | B模式 | 彩色模式 | 多普勒模式 |
|---|---|---|---|
| 动脉瘤 | 部分研究者认为动脉节段性扩张的标准至少为正常颈内动脉的2倍或者颈总动脉的1.5倍。非常少见 | 动脉扩张的区域,伴有血液的分离和(或)部分血栓形成 | 由于管径较大,血流速度较低 |
| 假性动脉瘤 | 动脉的穿透伤或医源性损伤造成的动脉旁肿块。可有不同程度的血栓形成,或没有血栓形成 | 肿块内部的彩色血流模式为阴-阳征(红/蓝相间) | 在假性动脉瘤瘤颈处为独特的双期双向模式 |
| 肌纤维发育不良(FMD) | 很难观察到颈内动脉远段"串珠样"增宽和狭窄的改变 | 血流速度和/或能量多普勒可能显示出"串珠样改变" | 典型的多普勒频谱表现为:颈动脉球部和ICA中段为正常的血流模式,而到ICA远段时突然出现明显的湍流,流速增高 |
| 颞动脉炎 | 无回声"晕环"节段性的包绕STA | 如发生狭窄,彩色多普勒显示出混叠 | 如有狭窄,频谱多普勒显示流速可能增高,也可能不增高 |
| 颈动脉体瘤(CBT) | 位于ICA和ECA之间的肿块,并且把这两条血管分开 | 彩色多普勒显示富血供的肿块。由ECA供血 | 多普勒显示肿块内为低阻动脉血流 |
| 走行扭曲 | 仅用灰阶模式很难追踪扭曲的血管 | 彩色多普勒追踪扭曲的血管非常有用。由于角度尖锐(接近于0度)和(或)弯曲处流速较高,常常可见彩色混叠。弯曲内部可见血流束的分离 | 血流经过弯曲处时速度自然升高。将光标的中心(角度矫正)设置为与血管壁平行,以便测量流速。只需光标的中心与血管壁平行,光标的边缘可以不与管壁平行 |

## 小结

- 超声检查者在行颈动脉超声检查时大多数时候碰到的是粥样硬化斑块,但除此之外也会遇到很多其他病症。
- 这些颈动脉异常疾病包括扭曲、夹层、纤维肌发育不良,颈动脉体瘤、动脉炎、假性动脉瘤及罕见的动脉瘤。
- 理解不同疾病的病理和相关的超声表现可以帮助我们在遇到不常见颈动脉病变时做出正确的诊断。

## 思考题

1. 当检查扭曲的颈内动脉时,会观察到彩色混叠的区域。为了明确是否有狭窄,你该怎么做?
2. 当在夹层的假腔中采集到了多普勒频谱时,你认为其血流方向是怎样的?
3. 患者颈部出现搏动性肿块,你要如何进行鉴别诊断?

**(陈爽 周琛云 译)**

## 参考文献


1. Lin PH, Lumsden AB. Carotid kinks and coils. In: Ernst CB, Stanley JC, eds. *Current Therapy in Vascular Surgery*. 4th ed. St. Louis, MO: Mosby; 2001:114–117.
2. Patel RR, Adam R, Maldjian C, et al. Cervical carotid dissection: current review of diagnosis and treatment. *Cardiovasc Rev*. 2012;20:145–152.
3. Treiman RL, Treiman GS. Carotid artery dissection. In: Ernst CB, Stanley JC, eds. *Current Therapy in Vascular Surgery*. 4th ed. St. Louis, MO: Mosby; 2001:108–111.
4. Zweibel WJ, Pellerito JS. Carotid occlusion, uncommon carotid pathology and tricky carotid cases. In: Zweibel WJ, Pellerito JS, eds. *Introduction to Vascular Ultrasonography*. 5th ed. Philadelphia, PA: Elsevier; 2005:191–210.
5. Morasch R, Pearce WH. Extracranial cerebrovascular disease. In: Fahey VA, ed. *Vascular Nursing*. 4th ed. Philadelphia, PA: Elsevier (USA); 2004:290–291.
6. Daigle R. Carotid color duplex imaging. In: Daigle RJ, ed. *Techniques in Noninvasive Vascular Diagnosis*. 2nd ed. Littleton, CO: Summer Publishing; 2002:23–48.
7. Kulbaski MJ, Smith RB. Surgical treatment of fibromuscular dysplasia of the carotid artery. In: Ernst CB, Stanley JC, eds. *Current Therapy in Vascular Surgery*. 4th ed. St. Louis, MO: Mosby; 2001:112–114.
8. Hallett JW. Carotid body tumors. In: Ernst CB, Stanley JC, eds.

*Current Therapy in Vascular Surgery.* 4th ed. St. Louis, MO: Mosby; 2001:118–122.
9. El-Sabrout R, Cooley DA. Extracranial carotid artery aneurysms: Texas Heart Institute experience. *J Vasc Surg.* 2000;31:701–712.
10. Bekker D, Hannon K, Jaff MR, et al. Carotid artery mycotic aneurysm identified by duplex imaging. *J Vasc Ultrasound.* 2010;34:80–81.
11. Stanley JC. Extracranial carotid artery aneurysms. In: Ernst CB, Stanley JC, eds. *Current Therapy in Vascular Surgery.* 4th ed. St. Louis, MO: Mosby; 2001:104–107.
12. Modrall JG, Rosen SF, McIntyre KE. Radiation-induced arterial injury. In: Ernst CB, Stanley JC, eds. *Current Therapy in Vascular Surgery.* 4th ed. St. Louis, MO: Mosby; 2001:131–134.
13. Webb TH, Perler BA. Takayasu arteritis. In: Ernst CB, Stanley JC, eds. *Current Therapy in Vascular Surgery.* 4th ed. St. Louis, MO: Mosby; 2001:122–127.
14. LeSar CJ, Meier GH, DeMasi RJ, et al. The utility of color duplex ultrasonography in the diagnosis of temporal arteritis. *J Vasc Surg.* 2002;36:1154–1160.
15. Ball EL, Walsh SR, Yang TY, et al. Role of ultrasonography in the diagnosis of temporal arteritis. *Brit J Surg.* 2010;97:1765–1771.

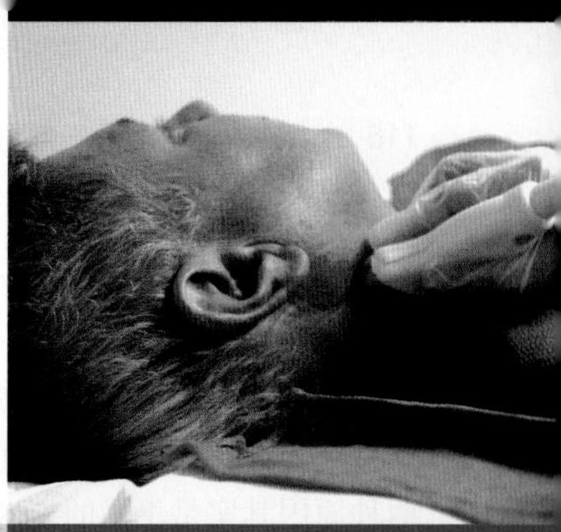

# 颈动脉介入治疗

ALI F. ABURAHMA

# 第 9 章

## 目标

- 介绍颈动脉内膜剥脱术后和颈动脉支架置入术后患者颈动脉超声的特殊扫查方案。
- 定义与颈动脉支架相关的正常和异常的诊断标准。
- 列出在手术或介入治疗后的颈动脉超声中可能遇到的各类病理改变。

## 术语表

**动脉切开术(arteriotomy)**:通过切开动脉壁进入动脉管腔的手术方式。
**颈动脉支架(carotid artery stenting)**:一种以导管为基础的使血管狭窄处扩张的装置。具体为在球囊扩张术后将一个金属网管放置到一根动脉内并呈持续打开的状态。
**颈动脉内膜剥脱术(carotid endarterectomy)**:一种将颈动脉切开并将斑块切除以重新恢复正常血管内径的手术方式。
**支架内再狭窄(in-stent restenosis)**:由于支架内腔的缩小所导致的狭窄。
**聚四氟乙烯(polytetrafluoroethylene,PTFE)**:一种合成的移植材料,用以制造移植物和血管补片;其中一种常见品牌为 Gore-Tex。

## 关键词

**动脉切开术**
**颈动脉支架**
**颈动脉内膜剥脱术**
**外翻式颈动脉内膜剥脱术**
**支架内再狭窄**

超声检查者和临床医生都应该认识到对于颈动脉支架置入术(carotid artery stenting,CAS)后患者的双功多普勒结果不应该与颈动脉内膜剥脱术(carotid endarterectomy,CEA)后患者的超声结果做同样的解释,这一点非常重要。还有很重要的一点就是要认识到,传统的双功多普勒血流速度标准虽然可以用于传统的直接缝合的 CEA 患者,但这种标准可能并不适用于行补片缝合的 CEA 患者。本章节将回顾手术和支架置入术后颈动脉超声检查的技术和诊断标准。

## 颈动脉内膜剥脱术

颈动脉双功能超声通常用于 CEA 患者术后即刻、术后 30 天内或 CEA 后的长期随访。检查者需要熟悉这种手术操作以及它在手术中和手术后可能出现的并发症。

传统的 CEA 是开放性的手术,即用动脉切开术标准化的依次纵行切开颈内动脉(internal carotid artery,ICA)、颈动脉球部及颈总动脉(common carotid artery,CCA)。粥样硬化物质可能从 CCA 远段一直延伸到近段 ICA 的末端,因此手术需要充分的暴露病变区域以完整的移除粥样硬化物质。斑块被切除后,就可以将动脉壁的切缘缝合起来,动脉切开术就结束了。对于许多患者来说,尤其是妇女和血管直径较小的患者,直接的缝合术可能会导致缝合处的管腔变窄,甚至达到狭窄的程度。这种狭窄更常发生于动脉切开的远端边缘,也就是正常的 ICA 区域。在那个位置可能导致狭窄的常见潜在原因包括:①缝合导致的狭窄;②切除不完整,有残余斑块存在;③手术导致的新生内膜增生(出现在随后几个月的随访中,通常不到 18 个月)。这三者当中,只有最后一个能称之为真正的再狭窄,另两种原因其实是手术的技术失误。

## CEA 手术及补片修补

因为狭窄可能是由于动脉切开术的缝合导致的,手术医生经常通过缝合补片扩大管腔来减少该原因导致的狭窄。另外,补片还可以降低可能导致再狭窄的内膜增生的发生。[1] 总体而言,补片可以减少围术期颈动脉血栓形成,围术期的卒中和晚期的再狭窄。[1,2]

超声检查者评估 CEA 随访病人时很可能发现大多数的 CEA 患者存在补片,尤其是女性患者,因为女性患者的动脉往往比男性的更细。CEA 的补片可能是自身的静脉或者是人工合成的血管。后者是由涤纶、聚四氟乙烯(PTFE)或牛心包补片所制造的。用来做补片的静脉可能是切口处暴露出来的一段颈静脉,或是从踝关节处或大腿上份取出的大隐静脉。当使用自体静脉时,静脉的内膜面会面向动脉的内腔。[1]

## 外翻式及传统的 CEA 手术

近年来,外科医生开始使用一种称为外翻式 CEA 的外科技术来进行手术。这种技术正获得大家越来越多的关注,目前在欧洲非常流行,在美国稍少一些。不同于动脉切开术的使用纵行动脉切口和补片,外翻式 CEA 手术是在分叉平面完全切断 ICA 或者同时切断 ICA 和 ECA,然后通过从切口处尽量外翻动脉的两侧切缘,并在外翻过程中将动脉壁上的斑块剥离出来。最后将动脉的两端翻转回来恢复至正常位置。这个过程不需要补片,因为最后的缝合是在 ICA 膨大的球部进行的。(图 9-1)[2]

在血管检查者看来,外翻式 CEA(颈动脉内膜切除术)在图像上不如传统的 CEA 加上补片的图像那么清晰和容易辨认。它更类似于传统的直接缝合的血运重建术(不加补片)。如果可以分辨,缝线应该是围绕在 ICA 周围的。在标准的 CEA 患者身上,缝线应该出现在 ICA 前壁的长轴轴线上。外翻的技术优点在于不需要补片,因为 ICA 远段的管径是维持正常的,甚

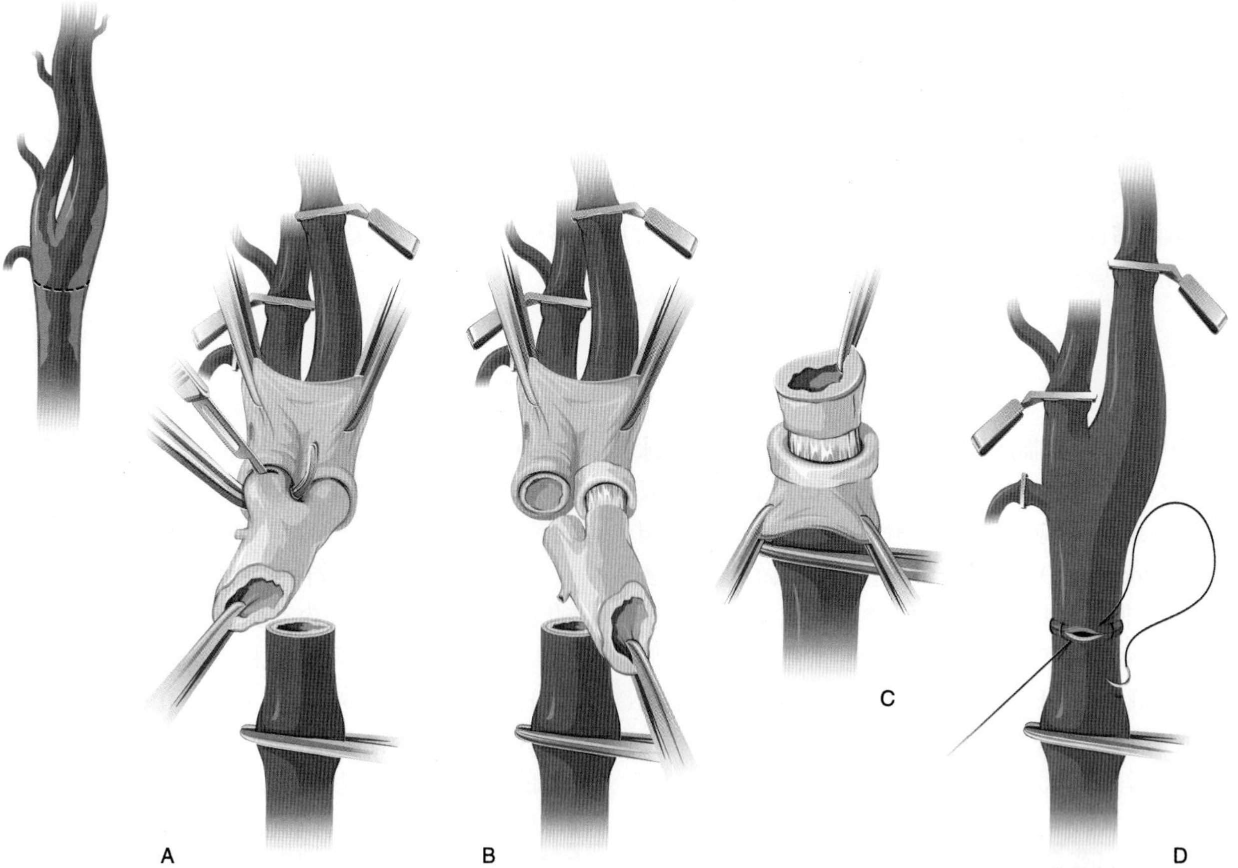


**图 9-1** 外翻式 CEA。(转载自 Berguer R. *Function and Surgery of the Carotid and Vertebral Arteries*. Philadelphia, PA: Wolters Kluwer; 2013; Figure 5-17.)

至可能由于消除了球部以上区域的斑块而导致了管腔的扩大。血管检查者所发现的外翻式 CEA 患者的再狭窄率应该比传统缝合方式者的更少，然而外翻式的再狭窄率似乎与传统的 CEA 加补片方式者的接近。[2]

## 超声检查技术

大多数的门诊随访评估患者会在预约时间按时出现。手术室或者术后康复室里的患者，也就是术后就立即要求行急诊检查评估的患者并不常见。

### 患者准备

刚刚手术完立刻进行 CEA 的评估可能尤其困难。缝线、缝合钉以及敷料都会影响检查。可以使用无菌垫、消毒耦合剂、探头套或生物性敷料等各种无菌技术以最大化的减少患者 48 小时内进行检查的感染风险。一旦皮肤愈合，进行超声检查就几乎没有什么风险了。通常检查前无需特殊准备，只是需要摘掉会阻挡颈部检查的首饰或者衣物。

从长远来看，CEA 的患者应该使用双功能超声检查进行随访。所有随访手册都提到，在 CEA 术后的第 1 个月内进行首次双功能超声检查是非常重要的。这次检查能提供血流速度的基础数据，随后进行的各次随访结果可与之进行比较。

### 患者体位

患者体位与标准的颈部超声检查体位相同，即患者取仰卧位，头部向检查部位的对侧偏转，下颌部略向上抬。

### 检查技巧

超声检查技巧和术前检查相似。使用灰阶超声和彩色多普勒成像技术对 CCA、ICA 及 ECA 进行检查。使用频谱多普勒对第 7 章里详细说明的标准血管节段进行检查。一些特殊的区域需要仔细检查，这将在下面的段落里进行详述。

### 技术方面的考虑

CEA 患者的评估中最基本的内容应该包括残余斑块或内膜片引起的狭窄、缝合所致的管腔变细、或者血栓引起的狭窄、闭塞。出于这些考虑，内膜剥脱的区域以及内膜剥脱两端的区域都必须进行仔细的超声检查。在术后即刻进行的超声检查中，特别是对于那些使用了某些类型补片（如 PTFE）实施缝合术的 CEA 患者，可获得的信息可能仅限于了解颅外段 ICA 的远段是否有血供。不过这时确定血流的性质，比如是否存在狭窄后的湍流，仍是非常重要的。但超声观察这些补片效果不太好，原因之一是补片材料带入了空气。

检查时检查者很有可能无法得到 CEA 手术的具体信息，这时最好假设手术方式为传统的 CEA 手术加补片。如果确认有补片，那么应该确认它是人工合成材料还是自体静脉。合成材料补片可能表现为血管壁上的一种针织状物（比如涤纶补片，图 9-2）或者显示为两条明亮的线状回声（如双层的 PTTE 补片）。静脉补片的回声则更接近于血管壁回声。外翻式 CEA 超声表现上类似于直接缝合的标准 CEA。

对于手术侧出现颈部肿胀的 CEA 患者，都应该评估其出现血肿、感染或假性动脉瘤的可能性，这些都与合成材料补片相关。而静脉补片则可能与补片的破裂相关。做双功能超声评估的目的在于确认软组织层补片周围是出现了液体集聚，还是一个有包膜的团块。切记，与 CEA 相关的补片和肿胀一般都存在于内膜剥脱区域的浅面。有包膜的肿块则与血

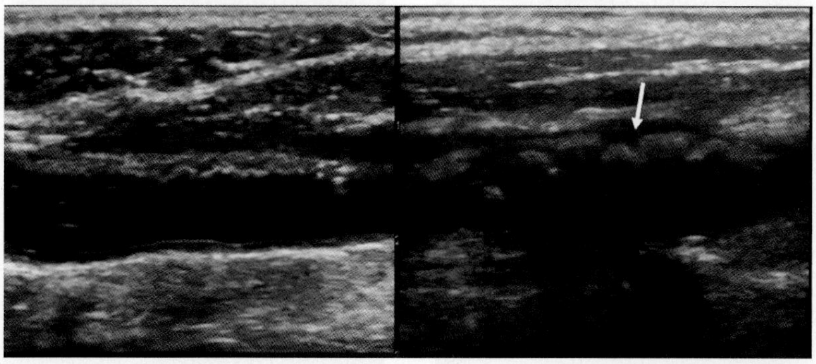

A　　B

图 9-2　内膜剥脱术的尼龙补片。A. 内膜剥脱术区域血管前壁的正常尼龙补片。B. 异常的尼龙补片，补片呈波纹状改变，低回声的团块（箭头处）提示血管腔外的液体集聚，这是感染的证据

肿或假性动脉瘤相关,但也可能提示存在与感染相关的炎性病灶。在尼龙补片不规则波纹的上面出现血管周围的液体集聚也被认为是提示了存在炎症预兆或炎症的活跃(图 9-2)。[3]

向血管外渗漏或假性动脉瘤并不常见,但是,一旦发生在合成材料补片病例中,则极可能为缝合处的破裂所导致的。在使用静脉补片时若出现液体的渗出则与补片的破裂相关。合成材料补片可能由于质量问题出现缝线处针眼出血而导致血肿,而在静脉补片中一般不会出现这种情况。纤维蛋白封闭剂或者止血剂可用来减少出血,但若效果不佳也可能导致血肿。血肿也可能是周围软组织渗血的结果。感染早期可能仅表现为伤口的并发症和血肿,感染晚期则可能出现明显的颈部肿胀。Knight[3]认为,大多数合成材料补片导致的感染是无痛性的,没有局部或全身性的感染征象。感染通常不发生于静脉补片中,在使用合成材料补片的患者中也很罕见,在后者中的发生率大约为 0.18%。[1]鉴于此,超声检查者可能不会认为这是一个值得关注的问题。不过,双功能超声评估通常是诊断的第一个步骤,检查者还是必须知晓这些异常情况,从而在患者发生颈部肿胀时给出全面的诊断。

### 误区

在术后早期,也就是手术后的几天之内,由于在关闭切口前空气被包裹在合成材料补片的基质中或者被混入到止血剂里,亦或是由于伤口的血肿,超声表现可能很复杂。由于所包裹的气体通常位于 CEA 区域的正前方,因此正好遮挡了该区域后方结构的显示,超声检查者通常需要尽可能地通过后前位检查颈动脉分叉处。在手术后第一次随访时(通常第 30 天),图像就不会再被包裹的气体所干扰了。伤口的血肿也应该明显的缩小了。

## CEA 术后诊断要点

与 CEA 相关的血管内问题包括狭窄和非狭窄性的病理改变。一种 CEA 相关的非狭窄性病变包括过大的或者是不规则的补片,导致血管出现动脉瘤样的改变。这时,直径是非常重要的测量指标。必须认识到合成材料补片比自体静脉补片更加容易导致血栓形成。当合成材料补片出现动脉瘤样改变时,由于血流流速减慢,更加容易导致血栓的形成。评估患者过大的补片是否出现了附壁血栓是很重要的。另一个非狭窄性的问题是在 CEA 手术区的管腔内可能会发现一些松散的活动性物质。这种物质可能是内膜片或者一些松散的条状缝合材料。内膜片可能很小,也不会引起严重的临床症状,但也可能更加严重,有可能导致颈动脉血栓,或者成为 TIA 或者卒中的栓子的来源。内膜片在灰阶超声图像中表现为血管壁上一个小破口上的小片状物质(内膜和一些附加的管壁组织)并向管腔内突起。内膜片也会导致湍流,并且根据程度的不同,导致不同程度的流速加快(图 9-3)。

狭窄可分为手术技术导致的狭窄和再狭窄两类。术后一个月内确定的狭窄应该考虑是手术技术问题所导致的。它们可能是当时缝合时管腔变窄的结果,也可能是手术时没有充分切除而有斑块残留所导致的。后者被称为“断崖式病变(Shelf lesion)”。遗留下的斑

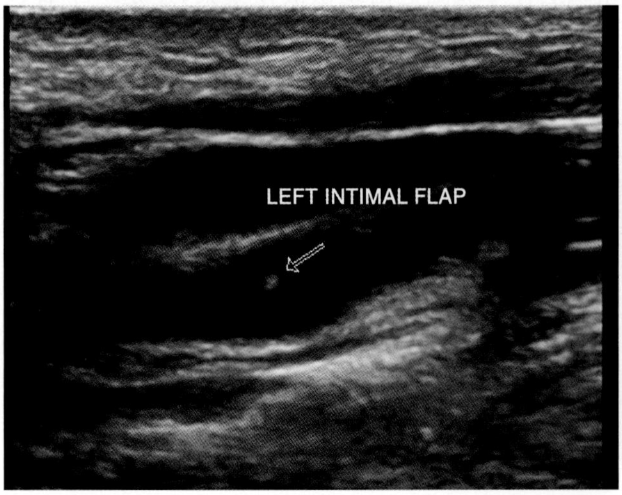


A

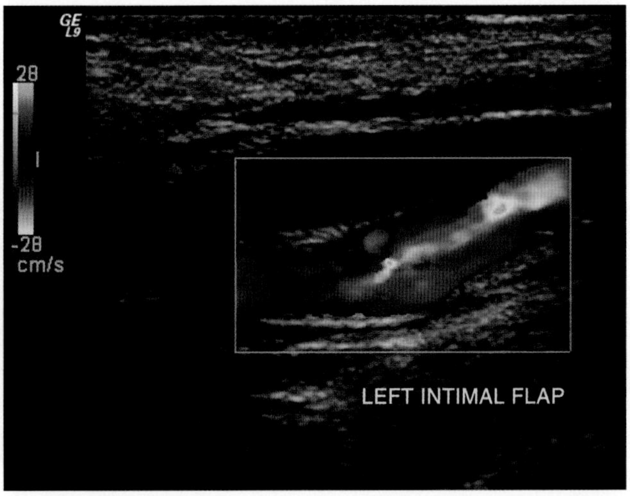


B

图 9-3 CEA 术后颈动脉内膜片。A. 灰阶图像显示 ICA 的前壁上凸向管腔内的病变(箭头)。B. 彩色血流显示在内膜片区域的花色血流

块切缘导致了动脉壁上一个突然的台阶样的边缘。这种“断崖式病变”可以出现在CEA区域的近端和远端。但是狭窄更多与远端病变相关，尤其是在“高位分叉”限制了外科手术路径，不能将斑块彻底清除剥脱的时候。在灰阶超声图像上，内膜剥脱术区域邻近血管壁的残留斑块的边缘是很容易观察到的。狭窄性病变也可能是手术操作产生的未导致阻塞的附壁血栓所引起的。这种血栓的形成可能与CEA的位置及补片相关。[4]最后，虽然CEA术后的检查更多关注于手术的位置，但还是有可能发现一些术前漏诊的CCA近段或者无名动脉（右侧）的病变。

## CEA术后再狭窄

术后1个月发现的狭窄通常与手术残留的斑块或血栓相关，而发生于CEA术后24个月内者则被认为是新生内膜增生的结果。由于栓塞可能性较低，纤维性斑块被认为是相对良性的增生性病变。2年后的狭窄则被认为是粥样硬化性的，有潜在风险的病变，即它有向症状性病变发展的风险。文献中的再狭窄率差异很大，Rosenborough估计CEA术后的再狭窄率发生率为6%～14%（疾病相关知识点9-1）。[5]

**疾病相关知识点9-1**
**CEA相关的常见病理学改变**

| 病理改变 | 超声特征 |
|---|---|
| 残余斑块 | 在CEA区域的远端观察到的斑块，可能有着突然的台阶样的边缘（断崖式病变），彩色多普勒可显示出局部的湍流，频谱多普勒可看到狭窄所导致的PSV升高 |
| 内膜片 | 血管壁上出现小破口，局部内膜突向管腔，并有可活动性；花色的彩色血流模式，并常伴有PSV的升高 |
| 闭塞 | 无彩色信号充盈，探测不到管腔，探测不到频谱多普勒信号 |
| 补片感染 | 血管壁上的不规则波纹状补片结构；血管周围积液 |
| 血肿 | 血管旁的无血流的肿块；可表现为囊性或者里面有不同程度的回声 |
| 假性动脉瘤 | 血管旁的囊性肿块，内有血流信号和多普勒信号；在囊性肿块与来源血管的连接处可探及“往-复”的血流模式；囊腔内出现彩色涡流信号（阴-阳模式） |
| 再狭窄 | 局部的流速加快伴狭窄后的涡流；若血管壁上出现均质回声，提示为增生引起的再狭窄 |

CEA，颈动脉内膜剥脱术；PSV，收缩期峰值流速

在为随访患者做评估时，一些血管检查室可能会调整CEA术后的流速标准。大多数会使用血管检查室开展工作前自己建立的流速标准来确定狭窄率。尤其是直接缝合的CEA或外翻式CEA更加适用。

双功颈动脉检查的流速是在非手术的颈动脉中进行的验证，因此这些流速标准可能并不适用于补片修补CEA术后的颈动脉再狭窄的诊断。补片远端的ICA常会出现流速升高，这是由于补片的远端存在正常ICA相对变窄的现象。[6]

一项研究纳入了200名患者以确定补片血管成形术是否改变了CEA远端的速度，并探讨用于检测再狭窄率≥30%、≥50%和≥70%的最佳流速标准。[7]研究将超声检查结果与CT血管造影（CTA）结果进行了对比。当采用未手术动脉的流速标准进行诊断时，分别有37%和10%的患者被认为存在50%～70%和70%～99%的再狭窄，而CTA和血管造影诊断的再狭窄率仅分别为11.3%和11.3%。研究认为再狭窄率≥30%、≥50%和≥70%的患者的平均PSV分别为172cm/s、249cm/s和389cm/s（$P<0.001$，表9-1）。PSV≥155cm/s是诊断ICA再狭窄率≥30%的最佳标准，其敏感性和特异性达98%。PSV≥213cm/s是诊断ICA再狭窄率≥50%的最佳标准，其敏感性为99%，特异性为100%。PSV≥274cm/s是诊断ICA再狭窄率≥70%的最佳标准，敏感性为99%，特异性为91%（表9-2）。受试者工作特征曲线（ROC）显示，在诊断≥30%和≥50%的再狭窄时，PSV是显著优于EDV和ICA/CCA比值。本研究的结论是，CEA补片远端的正常ICA的平均PSV是高于正常的非手术的ICA流速的，因此应该修改CEA补片缝合术后双功能超声的正常流速标准。

如果CEA联合补片术后的再狭窄率相对较低并且病变也是相对良性的，超声检查者可能会质疑术后监测的必要性。从某个角度来说，这种随访与对无症状血管病变的监测是一致的。然而，与初发的无症状性病变不同的是，术后的增生可能非常剧烈并且迅速发展至闭塞，尤其是术前为闭塞病变的患者。外科医生的第一任务是尽早确定再狭窄，并且在随访中发现病变有进展时，在发生闭塞之前进行干预。随访对于对侧分叉处的病变也是非常重要的。动脉粥样硬化病变有一定的对称性。患者因为一侧颈动脉分叉处的病变而进行了手术，其对侧分叉处也有着发生进展性病变的危险，因此术后应该对双侧都进行检查。

表 9-1 平均流速及流速比值与狭窄程度[7]

| 参数 | <30(n=112) | | | ≥30~50(n=39) | | | ≥50~70(n=22) | | | ≥70~99(n=22) | | | P值 |
|---|---|---|---|---|---|---|---|---|---|---|---|---|---|
| | 平均值 | 标准差 | 范围 | 平均值 | 标准差 | 范围 | 平均值 | 标准差 | 范围 | 平均值 | 标准差 | 范围 | |
| PSV | 107.13 | 30.75 | 44~162 | 172 | 14.35 | 150~213 | 248.5 | 61 | 201~327 | 389 | 84.22 | 221~525 | <0.0001 |
| EDV | 29.46 | 11.37 | 10~57 | 44 | 10.71 | 22~62 | 63.4 | 16.6 | 33~94 | 129 | 52.1 | 43~237 | <0.0001 |
| 流速比值 | 1.28 | 0.52 | 0.49~3.1 | 1.93 | 0.77 | 0.62~4.35 | 2.35 | 1.02 | 0.88~4.61 | 3.68 | 1.58 | 1.14~6.51 | <0.0001 |

表 9-2 PSV、EDV、ICA/CCA 比值的诊断阈值[7]

| 狭窄百分比 | PSV | | EDV | | ICA/CCA 流速比值 | |
|---|---|---|---|---|---|---|
| | 阈值 | AUC(95%CI) | 阈值 | AUC(95%CI) | 阈值 | AUC(95%CI) |
| >30 | 155 | 99.8(99.5~100) | 41 | 90.3(86.1~94.4) | 1.64 | 84.0(78.3~89.6) |
| >50 | 213 | 100(99.5~100) | 60 | 95.3(92.1~98.6) | 2.25 | 84.3(77.1~91.5) |
| >70 | 274 | 99.2(98.1~100) | 80 | 97.3(93.9~100) | 3.35 | 88.6(80.3~96.8) |

AUC,曲线下面积;CI,可信区间

还有一项研究对 489 例补片缝合(共 501 例 CEA)患者的术后常规超声的作用进行了分析。[8]所有患者术后立即进行双功能超声检查,并在术后 1 个月、6 个月、12 个月时进行定期复查,之后每 12 个月检查一次,平均随访 20.4 个月。研究结果显示,共有 15 例(3.1%)患者发生了≥50% 的再狭窄:其中 9 例再狭窄率为 50% ~80%,4 例再狭窄率为 80% ~99%,2 例出现了迟发性的颈动脉闭塞。除一位患者出现了短暂性脑缺血发作之外,其他所有患者均无症状。CEA 术后再狭窄程度达 50% ~80% 的平均时间为 14.7 个月,而达≥80% 再狭窄的时间为 19.8 个月。结果显示:术后 1、2、3、4、5 年不发生≥50% 和≥80% 的再狭窄的可能性分别为 98%、96%、94%、94%、94% 和 99%、98%、97%、97%、97%。这项监测预估费用为 3.6(每名患者行超声检查的平均次数)×489(患者数量)×800(颈动脉双功能超声检查费用),共计 1 408 320 美元,但仅能检测到 4 名再狭窄率在 80% ~99% 以上的可能需要再次行介入治疗的患者。因此,本研究得出的结论是,CEA 补片缝合术后行常规术后双功能超声监测的价值可能是有限的,特别是对于术后即刻行超声检查或术后 6 个月随访时超声检查结果正常或仅存在微小病变的患者。

## 颈动脉支架

目前,CAS 已被建议作为严重颈动脉狭窄,尤其存在手术高风险的患者的一种 CEA 的替代疗法。[9-11]2005 年,颅外段脑血管病变患者中仅 10% 进行了 CAS。受到并发症的高发生率和低报销比例的影响,CAS 没有得到广泛应用。[12]然而,随着脑栓塞保护装置和支架置入术中 ICA 逆行冲洗法的使用不断增加,CAS 并发症的发生率在持续降低。尽管与 CEA 相比,CAS 的确切效果仍存在争议,但其临床应用在世界范围内均有着明显的增加。不过,一些颈动脉支架置入试验中显示出的 CAS 的良好效果并没有呈现在实践当中。

2005 年至 2009 年期间,根据医疗保险和医疗补助服务中心(Centers for Medicare and Medicaid Services)的 CAS 数据库的数据进行了一个大规模回顾性队列研究,该研究纳入超过 22 000 名患者,其中 60% 为男性,一半为有症状的患者,91% 的患者存在高手术风险,且患者的围术期死亡率是之前的 CREST 和 SAPPHIRE 试验中患者人群的至少两倍以上。[9,13,14] 80% 的患者符合 SAPPHIRE 试验指征,其中约半数符合至少一项 SAPPHIRE 高手术风险的标准。结果发现,调整前的 30 天死亡风险为 1.7%,卒中风险为 3.3%,心肌梗死(MI)风险为 2.5%。平均随访 2 年。总体来说,80 岁以上患者的死亡率为 42%,高手术风险患者的死亡率为 37%。有高手术风险的有症状患者中,总体死亡率为 37%。在无症状的 50 岁以上的患者人群中,CAS 的术后死亡率超过三分之一。超过 80% 的医师未达到 SAPPHIRE 试验中的 CAS 最低操作数量要求和(或)最低并发症率,而超过 90% 的医师未达到 CREST 试验的要求。该研究的结论是,在将随机临床试验的结果用于现实之前,大家必须首先达成一个普遍共识。[13]

不过,当严格控制应用范围后,CAS 被证实与 CEA 有相同的治疗效果,因此 CAS 的使用有所增长。一旦 CAS 的适应证和报销得以放宽,血管检查室将会遇到更多接受 CAS 治疗的患者,而超声检查者应该熟悉 CAS 有关的双功能超声检查内容。

CAS 手术的操作和支架的置入都是"与生命息息相关的",为了提供相应的技术支持,在 CAS 术前、术后都应进行超声检查。对检查者来说,手术相关的多方面内容都是很重要的,都必须进行描述。不仅包括颈动脉分叉处,还包括导管要到达狭窄处所穿过的整个通道。后者相当重要,因为血管超声检查者可能需要在 CAS 术前和术后确定该通道的状态。

据报道,颈动脉支架内狭窄发生率在 1% ~50% 不等[15-19]。这种明显的差异归咎于多个因素,例如狭窄率的计算方法,随访时间以及对狭窄严重程度的定义。尽管颈动脉双功能超声是评估 CEA 术后狭窄发生率的首选方法,但其在确定颈动脉支架内狭窄发生率方面的作用一直存在争议。[18-29]

## 支架置入技术

经典的 CAS 手术中使用的导管是经腹股沟区的股总动脉入路的。另外也有肱动脉入路的手术方式。术后并发症并不局限于颈动脉分叉处,术中感觉导管前进困难的区域还可能出现夹层、血栓形成和穿孔。导管首先定位在 CCA 中部,靠近颈动脉分叉处,然后将一纤细的过滤导丝穿过病变部位。这是用于定位脑栓塞保护装置(EPD)的。然后是定位使用的球囊和接下来需要的支架导管。必须保证 EPD 可到达病变远端的 ICA 节段。EPD 一旦到位,就常规使用球囊导管进行预扩张。随后,将支架导管置于病变处,从狭窄的远端开始逐渐展开。然后收缩病变处的支架导管使支架出鞘。自膨式支架的展开应该覆盖住整个病变区域,从远端边缘到近端边缘。通常还需要使用第二个球囊支架置于该处并进行扩张,以确保支架的完全膨胀。为了完全覆盖住病变区域,所选支架打开后应该超出病变远端和近端至少数个毫米。支架可以从 CCA 延伸至颈动脉球部,支架对 ECA 的遮盖并不认为是 CAS 的一个禁忌证。

## 超声检查技术

使用颈动脉双功能超声进行颈动脉狭窄的检查已有超过三十年的历史。该技术也可以用来检查置入了支架的颈动脉。虽然支架材料具有很强的超声反射性,它并不会产生显著的伪像从而限制超声对支架的观察。超声可以提供很多支架的细节图像、血管壁特征及其他异常情况。

CAS 术后患者的超声评估应该使用与常规颈动脉检查相似的检查技术,重点是灰阶成像。双侧检查,使用高分辨率线阵探头以纵断面和横断面进行检查。从 CCA 起始部开始,到支架置入的 CCA/ICA 和分叉处,直到 ICA 的远端。超声应该能完整显示支架的全程。

采集多普勒频谱时均使用 1 ~1.5mm 的多普勒取样容积,多普勒角度小于或等于 60°。检查还应记录 CCA、颈动脉分叉处、颈动脉支架(近端、中段和远端),ICA 远端无支架段和 ECA 的灰阶模式图及和彩色多普勒图像。彩色和(或)能量多普勒都可以用来帮助确认血流动力学和潜在的管腔狭窄。记录 ICA、CCA 的 PSV 和 EDV 以及 ICA/CCA 的 PSV 比值。尽可能在最接近病灶处采集 PSV。使用支架中的最高流速来进行分析和与其他成像模式进行对比。支架可能会横跨 ECA 的开口,但通常经支架的缝隙进入 ECA 的血流就足够了。置入的支架一般会从 CCA 一直到近端的 ICA 处。

应该多个切面进行颈动脉支架的观察。还需注意支架周围的斑块,新生内膜增生所致管腔狭窄以及管腔的扩张等异常表现。另外,当怀疑有支架受压、膨胀不全或其他变形时也应该进行灰阶超声检查以寻找证据(图 9-4)。应在多个位置测量管腔直径和流速(图 9-5 和图 9-6)。

### 误区

术前检查时,伴有声影的致密钙化会在随访评估中继续干扰灰阶超声及多普勒超声对支架血管的检查。运用多角度的扫查以尽量避开有声影的区域。但有时声影仍然无法避开,因此钙化区域远段的信号对确定是否存在病变非常重要。在这些区域的远段出现湍流则提示可能存在狭窄。

在支架置入术中这些支架周围的致密钙化也是很有影响的。在支架置入时它会导致病变处球囊扩张困难,因此增加了操作过程,并增加了不全膨胀的风险。这都是超声检查者需要尤其关注钙化区流速变化的原因。操作的增加还可能会加重增生,而不全膨胀可能导致残余狭窄。

## CAS 术后诊断要点

颈动脉支架的正常超声表现为支架壁紧贴血管

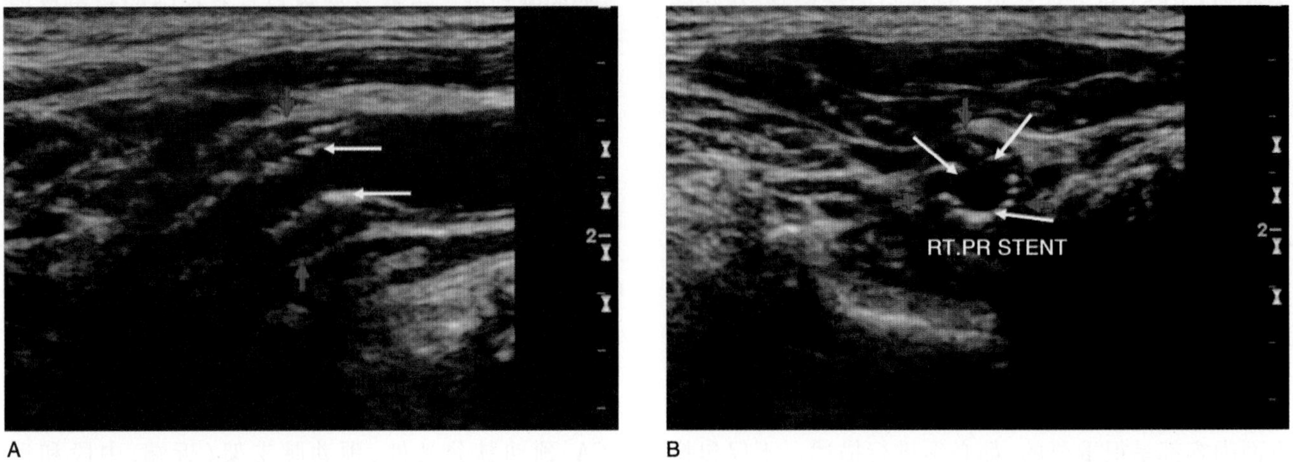


图 9-4 灰阶超声显示变形的支架。支架壁(白色箭头)没有紧贴于血管壁(红色箭头)。在血管壁与支架管之间可探及一个大斑块。A. 纵断面。B. 横断面

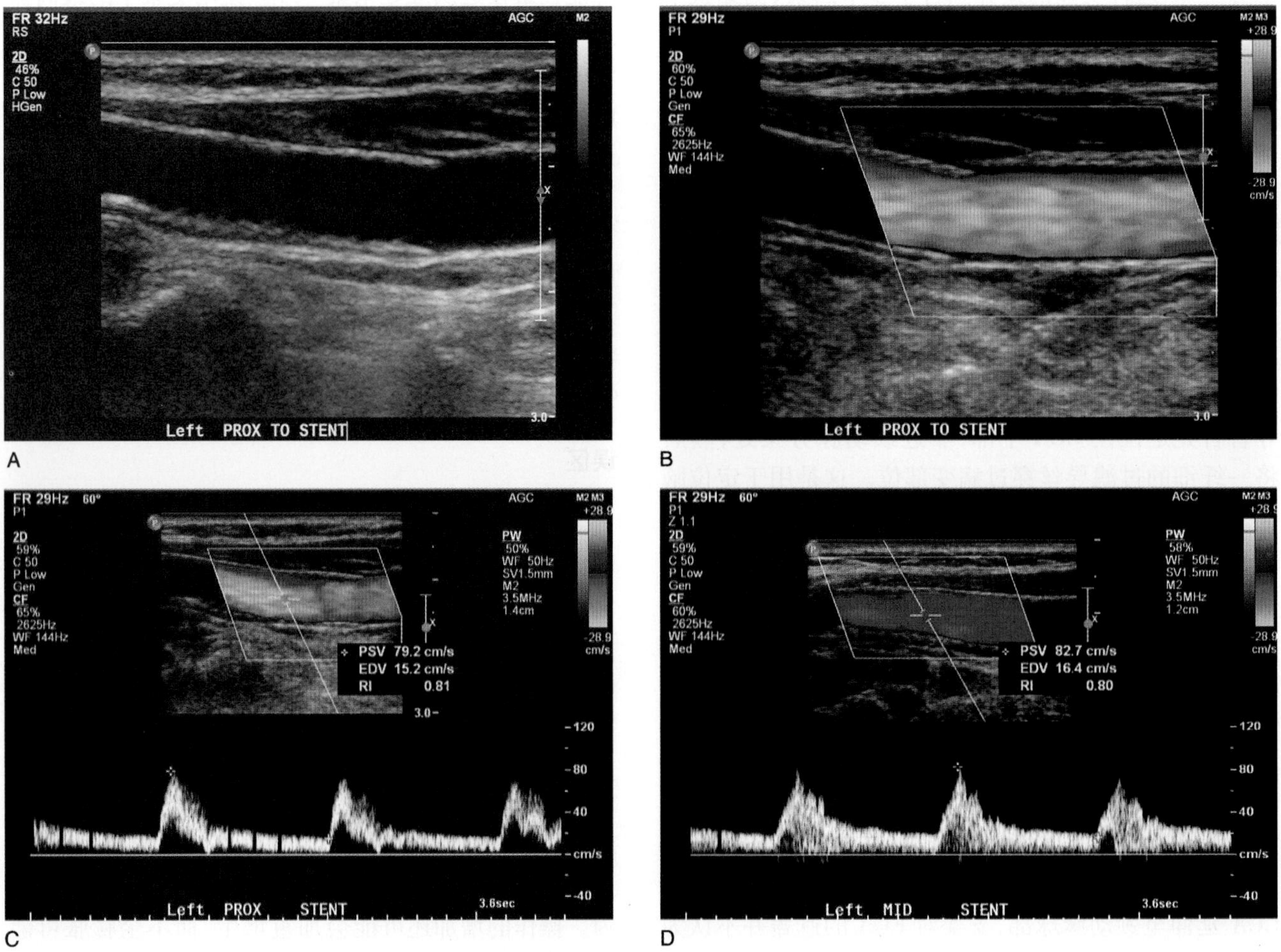


图 9-5 A. 正常支架的灰阶超声图像。B. 正常支架内的彩色血流。C. 正常支架近端的多普勒血流频谱。D. 正常支架中段的多普勒血流频谱

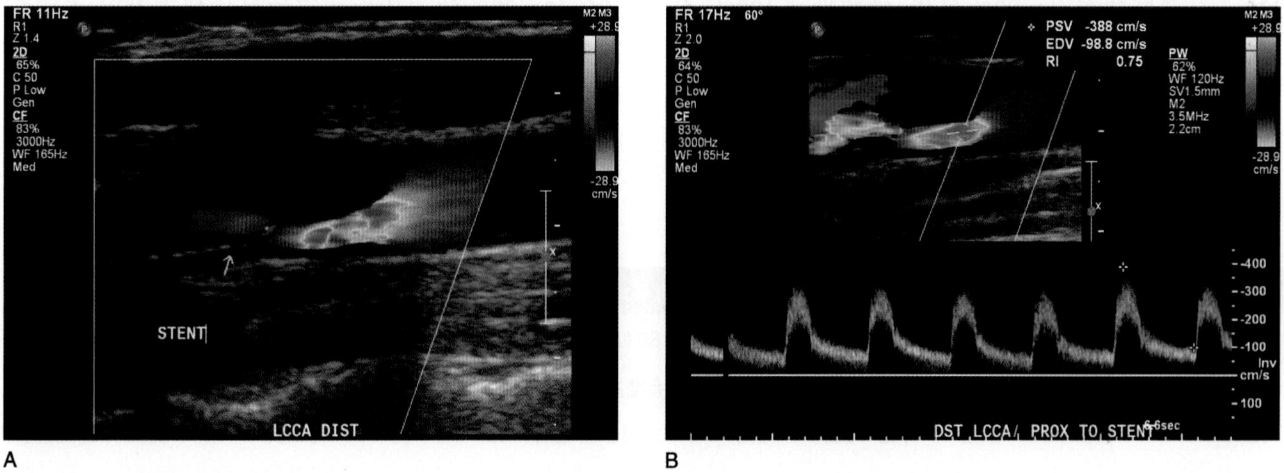


图 9-6　A. 灰阶超声联合彩色多普勒血流成像显示颈总动脉远段即支架近端的重度狭窄（箭头）。B. 相同位置的支架内重度再狭窄的多普勒血流速度

壁。壁的回声应该是基本一致的，血流信号完全充填整个管腔（直到支架的边缘）。支架内所有区域都没有流速的增高（图 9-5）。CAS 患者会出现一些特有的病理学改变。对于血管超声检查者，需要关注的包括支架断裂、支架移位、血栓形成、夹层、内膜片、内膜增生以及支架内再狭窄（疾病相关知识点 9-2）。

**疾病相关知识点 9-2**
**与 CAS 相关的常见知识点**

| 病理病变 | 超声表现 |
|---|---|
| 再狭窄 | 局部区域的流速加快伴随狭窄后的湍流；支架壁上出现均质的结构 |
| 支架断裂 | 支架轮廓不规则，出现尖锐的边缘；彩色和频谱多普勒出现明显湍流 |
| 支架变形 | 支架的边缘向管腔内突起；血流束变细；根据变形程度的不同可出现 PSV 升高 |
| 血栓 | 支架内或者血管腔内出现均质的、有平滑边缘的物质；彩色血流束变细；PSV 升高 |
| 夹层 | 多角度检测到管腔内出现一条白线，可能有一定动度；夹层两边均可显示湍流的彩色血流模式及多普勒频谱 |
| 闭塞 | 无彩色信号充盈，探测不到管腔，无多普勒信号 |

PSV，收缩期峰值流速；CAS，颈动脉支架置入术

### 支架内再狭窄的双功能超声流速标准

据推测，支架置入可能会降低颈动脉的顺应性，因此即使在正常管腔内置入支架也可能导致 PSV 升高。[19-22] 支架-动脉壁复合物增加的刚度使得颈动脉的血流压力关系与在刚性管道中观察到的相似，于是通常用来使动脉扩张的能量转向导致流速增加。另外，由于 CAS 中斑块没有被去除，这也可能导致顺应性的降低以及流速的增加。尽管灰阶超声成像数据是有用的，但是在大多数血管实验室中用于诊断颈动脉狭窄严重程度的主要超声参数一直是血流动力学参数（包括 PSV、EDV 和 ICA/CCA PSV 比值）。这些参数可单独或组合使用来进行评估。

目前 CAS 术后患者的超声流速诊断标准尚未标准化。Robbin 等[20]早期的一项研究认为，由于流速测量变异大，超声在颈动脉支架成形术后随访中的应用并不可靠。Ringer 等[21]也回顾了他们的 CAS 术后经验，认为严格的狭窄流速标准是不可靠的。

我们进行了一项前瞻性研究来确定支架狭窄率≥30%、≥50%和≥80%～99%等不同狭窄程度时的流速。[23]本研究纳入了 144 例接受 CAS 手术的患者作为临床试验的一部分。所有患者均行完整的动脉造影以及术后颈动脉超声检查，并在术后 1 个月及之后每 6 个月进行一次复查。ICA 的 PSV≥130cm/s 的患者行颈动脉 CTA 检查。记录 ICA 和 CCA 的 PSV、EDV 以及 ICA 与 CCA 的 PSV 比值。使用 ROC 曲线分析来确定检测≥30%、≥50%和≥80%支架内狭窄的最佳流速标准。表 9-3 总结了不同程度支架内再狭窄的平均流速。

本研究的 ROC 曲线分析显示 ICA 的 PSV≥154cm/s 是诊断狭窄率≥30%的最佳指标，敏感性为 99%，特异性为 89%。ICA 的 EDV 为 42cm/s 时检测狭窄率≥30%的敏感性为 86%，特异性为 62%。ICA 的 PSV≥224cm/s 是狭窄率≥50%的最佳指标，敏感性达 99%，特异性达 90%。在检测狭窄率≥50%时，ICA 的 EDV 为 88cm/s 时敏感性达 96%，特异性达 100%。ICA/CCA 比值为 3.4 在检测狭窄率≥50%时可达 96%的敏感性和 100%的特异性。ICA 的 PSV≥

325cm/s 诊断狭窄率≥80%最优，敏感性达 100%，特异性达 99%。在检测狭窄率≥80%时，最佳参数为 ICA 的 EDV，阈值为 119cm/s 的敏感性达 99%，特异性达 100%（表 9-4）。支架置入的血管的 PSV 与 EDV 或 ICA/CCA 比值相比，PSV 能更好地预测≥50%的支架内狭窄（图 9-7）。该研究得出的结论是≥30%、≥50%和≥80%的支架内狭窄的最佳超声 PSV 流速标准分别为 154cm/s、224cm/s 和 325cm/s。使用 ROC 曲线分析数据，临床医生可以选择具有高阴性预测值和高敏感性的阈值，从而在进行下一步影像学检查或干预措施前，确保颈动脉超声作为一种筛查手段尽量不会漏诊支架内的狭窄。

表 9-3 支架内再狭窄的不同程度的 PSV、EDV 及流速比值的平均值[23]

| 参数 | >30～50(n=38) | | | >50～80(n=11) | | | >80～99(n=8) | | | *P* 值 |
|---|---|---|---|---|---|---|---|---|---|---|
| | 平均值 | 标准差 | 范围 | 平均值 | 标准差 | 范围 | 平均值 | 标准差 | 范围 | |
| PSV | 178 | 4.02 | 142～265 | 278 | 17.32 | 201～408 | 403 | 59.58 | 58～613 | <0.0001 |
| EDV | 43 | 2.54 | 20～80 | 65 | 11.09 | 20～119 | 130 | 17.5 | 26～181 | <0.0001 |
| 流速比值[α] | 1.99 | 0.11 | 0.97～3.38 | 2.93 | 0.31 | 1.51～4.53 | 5.26 | 0.97 | 0.16～8.88 | <0.0001 |

[α]ICA 与 CCA 的流速的比值

表 9-4 颈动脉支架内狭窄的 PSV、EDV、ICA/CCA 比值的最佳阈值[23]

| 狭窄率 | PSV 阈值 | PSV AUC(95% CI) | SE | EDV 阈值 | EDV AUC(95%CI) | SE | ICA/CCA 比值阈值 | ICA/CCA 比值 AUC (95%CI) | SE |
|---|---|---|---|---|---|---|---|---|---|
| ≥30% | >154 | 0.97(0.93～1) | 0.02 | >42 | 0.76(0.68～0.84) | 0.04 | >1.533 | 0.83(0.77～0.90) | 0.03 |
| ≥50% | >224 | 0.95(0.84～1) | 0.05 | >88 | 0.82(0.69～0.96) | 0.07 | >3.439 | 0.88(0.77～0.99) | 0.06 |
| ≥80% | >325 | 0.88(0.63～1) | 0.12 | >119 | 0.90(0.72～1) | 0.09 | >4.533 | 0.86(0.62～1) | 0.12 |

SE，标准误；AUC，曲线下面积

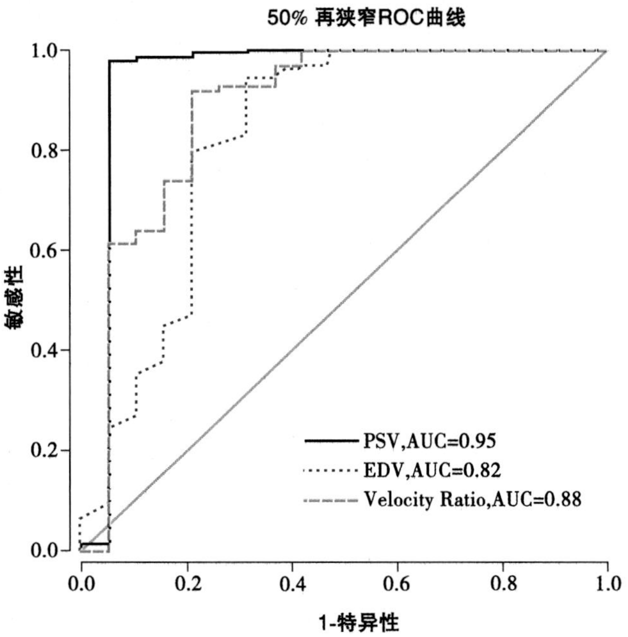


PSV vs EDV, *P* = 0.0588; PSV vs Velocity, *P* = 0.0279; EDV vs Velocity, *P* = 0.3442

**图 9-7** 支架内狭窄率≥50%的受试者工作曲线。PSV，最大峰值流速；EDV，舒张末期流速；Velocity Ratio：流速比值；AUC，曲线下面积

近来更多的研究提出了检测支架内狭窄率≥50%的最佳双功能超声流速标准。Kwon 等人[30]指出，诊断支架内狭窄率≥50%的最佳参数为 PSV 200cm/s 和 ICA/CCA 比值为 2.5，其敏感性达 90%，特异性达 97%。Stanziale 等[31]研究认为 PSV≥350cm/s 和 ICA/CCA 比值≥4.75 是检测支架内狭窄率≥70%的最佳指标。他们还得出结论：PSV≥225cm/s 和 ICA/CCA 比值≥2.5 时颈动脉支架内狭窄率≥50%。

Lal 等针对颈动脉置入支架后的超声诊断标准的研究结果与 AbuRahma 在 2008 年进行的研究有一定相似之处。[23,25]ROC 曲线分析提出了下列狭窄的最佳阈值：狭窄率≥20%（PSV≥150cm/s，ICA/CCA 比≥2.15），支架内狭窄率≥50%（PSV≥220cm/s，ICA/CCA 比≥2.7），支架内狭窄率≥80%（PSV 340cm/s，ICA/CCA 比≥4.15）。

Peterson 等[32]分析了 158 例接受 CAS 治疗的患者的超声流速指标，认为术后即刻进行颈动脉超声检查非常重要，因为可以作为之后随访检查的参考标准，从而确保早期发现支架内的狭窄。而其他研究也得到了相似的结论。[21,23]表 9-5 总结了诊断支架内再狭窄的各流速标准。

表 9-5 CAS 术后双功能超声诊断标准

| 研究团队 | 狭窄率 20% 的阈值 | | | 狭窄率 30% 的阈值 | | | 狭窄率 50% 的阈值 | | | 狭窄率 70% 的阈值 | | | 狭窄率 75% 的阈值 | | | 狭窄率 80% 的阈值 | | |
|---|---|---|---|---|---|---|---|---|---|---|---|---|---|---|---|---|---|---|
| | PSV | EDV | ICA/CCA | PSV | EDV | ICA/CCA | PSV | EDV | ICA/CCA | PSV | EDV | ICA/CCA | PSV | EDV | ICA/CCA | PSV | EDV | ICA/CCA |
| Aburahma[19] | | | | 154 | 42 | | 224 | 88 | | | | | | | | 325 | 119 | |
| Setacci[33] | | | | 105 | | | 175 | | | 300 | 140 | 3. 8 | | | | | | |
| Chi[27] | | | | | | | 240 | | 2. 45 | 450 | | 4. 3 | | | | | | |
| Chahwan[28] | 137 | 20 | | | | | 195 | 62 | | | | | | | | 300 | 96 | |
| Lal[22] | 150 | | 2. 15 | | | | 220 | | 2. 7 | | | | | | | 340 | | 4. 15 |
| Zhou[29] | | | | | | | | | | 300 | 90 | 4. 0 | | | | | | |
| Armstrong[26] | | | | | | | | | | | | | 300 | 125 | | | | |
| Kwon[30] | | | | | | | 200 | | 2. 5 | | | | | | | | | |
| Stanziale[31] | | | | | | | 225 | | 2. 5 | 350 | | 4. 75 | | | | | | |

### CAS 的术后监测

CAS 患者的术后早期监测与 CEA 患者一样，都是非常重要的。第一次超声检查常常在术后第一个月内进行，以查找是否存在任何技术问题相关的残余狭窄、血栓或者支架膨胀不全，并收集流速的基础信息。在这个时期，由于动脉顺应性的改变，流速升高明显。这时期以后发生的流速升高则应该认为是再狭窄的潜在证据。

1 个月以后随访监测的评估常以是否存在增生性病变导致再狭窄为重点。同 CEA 一样，术后发生再狭窄通常是无症状的，双功能超声的监测内容为有无进展性的病变，其目的是确认可能进展为闭塞的再狭窄，而这种病变的进展速度与确认重度狭窄一样重要。如果在随访监测中检测到明显的流速改变，则应建议更频繁的随访。

所有接受 CAS 的患者都应该进行常规随访。大部分≥50% 的狭窄是在术后 18 个月内发生的。[23]一般而言，CAS 患者在术后头两年应每 6 个月评估一次，之后每年评估一次。这些流速的测量结果应与 CAS 术后立即检查所得的流速进行比较(最好在同一所医院)，之后的结果也应该与之进行比较。

正如前述提到的那样，在 CAS 随访时双功能超声诊断中度狭窄可能并不可靠。但是这不应该使得术后随访可有可无。对于同一个患者个体，还是可以通过一系列的随访，通过多个角度的扫查，判断出中度狭窄的发生，只要始终保持角度的正确矫正。比如，某个支架内基础 PSV 值为 175cm/s，如果在后期随访检查中该数值一直维持不变则无需对它加以关注。但是如果在随后的检查中，PSV 由 175cm/s 升高到 200cm/s，又升高到 250cm/s，那就符合快速进展的中度狭窄了，提示该患者可能需要进一步的检查，以在 PSV 进一步升高达到重度狭窄之前进行介入治疗了。

### 支架的断裂和移位

到目前为止，支架的移位和断裂都还没有被认为是一种严重的情况。普遍认为支架的断裂非常罕见(78 例患者中只有 1.9% 的发生率)。[34,35]不过，已发现与头部倾斜、颈部旋转及吞咽等动作相关的生物机械力可导致颈动脉分叉处支架的扭曲。用 X 线透视检查时可显示做这些动作时支架一过性的的延长、扭曲和压缩变形。[36]在平均随访 18 个月的患者中行 X 线平片检查时发现其长期的影响也是很明显的。在 48 例 CAS 中，支架断裂的发生率为 29%(其中大部分是良性断裂)。[37] 14 例支架断裂中只有 3 例伴有流速的变化。断裂与钙化是密切相关的。有人提出，当颈部做旋转动作时支架发生扭转，使支架反复与坚硬的钙化表面发生摩擦，就可能会出问题。支架结构完整性的维持应该认为是有时间依赖性的。超声检查者可能需要警惕反复颈部弯曲的生物机械性变形导致支架断裂及刺激迟发性增生反应的可能性。支架的正常使用年限还不太清楚，长期使用可能会导致迟发的并发症。在一例支架变形的病例中可以看到支架的边缘凸向血管腔(图 9-4)。支架的断裂可能导致支架区域的一个突起，伴随彩色血流信号出现相应的变化。

## 小结

- 虽然有新的技术出现，CEA 仍然是相对稳定的分叉处病变的传统治疗方式。
- CAS 的相关问题目前还缺乏明确的定义，但是根据 CAS 的最新研究，血管超声检查者可以预期的是，随着 CAS 的经验日益丰富，行 CAS 治疗的人数将不断增多。
- 对于血管超声检查者来说，认识到 CEA 和 CAS 患者随访时双功能超声评估中存在的明显差异是非常重要的。
- 正常颈动脉的双功能超声检查流速标准不能用于 CAS 患者或补片修补的 CEA 患者。
- 假以时日，双功能超声将是评估支架置入的临床表现的最重要的方法。

## 思考题

1. 在复苏室中你要对一个刚做完 CEA 手术的患者进行颈动脉超声检查。你会通过哪些切面来显示 CEA 的位置，为什么？
2. 当在为一名 CEA 术后 2 周的患者进行超声检查时，你观察到血管壁上有一些异常回声，伴有花色血流和流速的加快。你认为导致狭窄的最可能原因是什么？
3. 在为 CAS 或 CEA 术后患者进行检查时会出现声影的现象吗？为什么？

(周琛云 译)

## 参考文献


1. Muto A, Nishibe T, Dardik H, et al. Patches for carotid artery endarterectomy: current materials and prospects. *J Vasc Surg*. 2009;50:206–213.
2. AbuRahma AF. Processes of care for carotid endarterectomy: surgical and anesthesia considerations. *J Vasc Surg*. 2009;50:921–933.
3. Knight BC, Tait WF. Dacron patch infection following carotid endarterectomy: a systematic review of the literature. *Eur J Vasc Endovasc Surg*. 2009;37:140–148.
4. Flanigan DP, Flanigan ME, Dorne AL, et al. Long-term results of 442 consecutive, standardized carotid endarterectomy procedures in standard-risk and high-risk patients. *J Vasc Surg*. 2007;46:876–882.
5. Roseborough GS, Perler BA. Carotid artery disease: endarterectomy. In: Cronenwett JL, Johnston KW, eds. *Rutherford's Vascular Surgery*. 7th ed. Philadelphia, PA: Saunders/Elsevier; 2010:1443–1468.
6. Hirsch M, Bernt RA, Hirschl MM. Carotid endarterectomy of the internal carotid artery with and without patch angioplasty: comparison of hemodynamic and morphological parameters. *Int Angiol*. 1989;8:10–15.
7. AbuRahma AF, Stone PA, Deem S, et al. Proposed duplex velocity criteria for carotid restenosis following carotid endarterectomy with patch closure. *J Vasc Surg*. 2009;50:286–291.
8. AbuRahma AF, Srivastava M, AbuRahma Z, et al. The value and economic analysis of routine postoperative carotid duplex ultrasound surveillance after carotid endarterectomy. *J Vasc Surg*. 2015;62:378–384.
9. Brott TG, Hobson RW, Howard G, et al. Stenting versus endarterectomy for treatment of carotid-artery stenosis. *N Engl J Med*. 2010;363:11–23.
10. Mas JL, Arquizan C, Calvet D, et al. Long-term follow-up study of endarterectomy versus angioplasty in patients with symptomatic severe carotid stenosis trial. *Stroke*. 2014;45:2750–2756.
11. Ricotta JJ, AbuRahma A, Ascher E, et al; Society for Vascular Surgery. Updated society for vascular surgery guidelines for management of extracranial carotid disease. *J Vasc Surg*. 2011;54:e1–e31.
12. Timaran CH, Veith FJ, Rosero EB, et al. Intracranial hemorrhage after carotid endarterectomy and carotid stenting in the United States in 2005. *J Vasc Surg*. 2009;49:623–628.
13. Jalbert JJ, Nguyen LL, Gerhard-Herman MD, et al. Outcomes after carotid artery stenting in medicare beneficiaries, 2005 to 2009. *JAMA Neurol*. 2015;72:276–286.
14. Yadav J; SAPPHIRE Investigators. Stenting and angioplasty with protection in patients at high risk for endarterectomy: the SAPPHIRE study. *Circulation*. 2002;106:2986–2989.
15. Ferguson RD, Ferguson JG. Carotid angioplasty. In search of a worthy alternative to endarterectomy. *Arch Neurol*. 1996;53(7):696–698.
16. New G, Roubin GS, Iyer SS, et al. Safety, efficacy and durability of carotid artery stenting for stenosis following carotid endarterectomy: a multicenter study. *J Endovasc Ther*. 2000;7:345–352.
17. Hobson RW, Lal BK, Chakhtoura E, et al. Carotid artery stenting: analysis of data for 105 patients at high risk. *J Vasc Surg*. 2003;37(6):1234–1239.
18. Lal BK, Hobson RW, Goldstein J, et al. In-stent recurrent stenosis after carotid artery stenting: life table analysis and clinical relevance. *J Vasc Surg*. 2003;38(6):1162–1168; discussion 9.
19. AbuRahma AF, Maxwell D, Eads K, et al. Carotid duplex velocity criteria revisited for the diagnosis of carotid in-stent stenosis. *Vascular*. 2007;15:119–125.
20. Robbin ML, Lockhart ME, Weber TM, et al. Carotid artery stents: early and intermediate follow-up with Doppler US. *Radiology*. 1997;205:749–756.
21. Ringer AJ, German JW, Guterman LR, et al. Follow-up of stented carotid arteries by Doppler ultrasound. *Neurosurgery*. 2002;51:639–643.
22. Lal BK, Hobson RW, Goldstein J, et al. Carotid artery stenting: Is there a need to revise ultrasound velocity criteria? *J Vasc Surg*. 2004;39:58–66.
23. AbuRahma AF, Abu-Halimah S, Bensenhaver J, et al. Optimal carotid duplex velocity criteria for defining the severity of carotid in-stent restenosis. *J Vasc Surg*. 2008;48:589–594.
24. Lal BK, Kaperonis EA, Cuadra S, et al. Patterns of in-stent restenosis after carotid artery stenting: classification and implications for long-term outcome. *J Vasc Surg*. 2007;46:833–840.
25. Lal BK, Hobson RW II, Tofighi B, et al. Duplex ultrasound velocity criteria for the stented carotid artery. *J Vasc Surg*. 2008;47:63–73.
26. Armstrong PA, Bandyk DF, Johnson BL, et al. Duplex scan surveillance after carotid angioplasty and stenting: a rational definition of stent stenosis. *J Vasc Surg*. 2007;46:460–465.
27. Chi YW, White CJ, Woods TC, et al. Ultrasound velocity criteria for carotid in-stent restenosis. *Catheter Cardiovasc Interv*. 2007;69:349–354.
28. Chahwan S, Miller MT, Pigott JP, et al. Carotid artery velocity characteristics after carotid artery angioplasty and stenting. *J Vasc Surg*. 2007;45:523–526.
29. Zhou W, Felkai DD, Evans M, et al. Ultrasound criteria for severe in-stent restenosis following carotid artery stenting. *J Vasc Surg*. 2008;47:74–80.
30. Kwon BJ, Jung C, Sheen SH, et al. CT angiography of stented carotid arteries: comparison with Doppler ultrasonography. *J Endovasc Ther*. 2007;14:489–497.
31. Stanziale SF, Wholey MH, Boules TN, et al. Determining in-stent stenosis of carotid arteries by duplex ultrasound criteria. *J Endovasc Ther*. 2005;12:346–353.
32. Peterson BG, Longo GM, Kibbe MR, et al. Duplex ultrasound remains a reliable test even after carotid stenting. *Ann Vasc Surg*. 2005;19:793–797.
33. Setacci C, Chisci E, Setacci F, et al. Grading carotid intrastent restenosis: a 6-year follow-up study. *Stroke*. 2008;39:1189–1196.
34. Varcoe RL, Mah J, Young N, et al. Relevance of carotid stent fractures in a single-center experience. *J Endovasc Ther*. 2008;15:485–489.
35. Surdell D, Shaibani A, Bendok B, et al. Fracture of a nitinol carotid artery stent that caused restenosis. *J Vasc Interv Radiol*. 2007;18:1297–1299.
36. Robertson SW, Cheng CP, Razavi MK. Biomechanical response of stented carotid arteries to swallowing and neck motion. *J Endovasc Ther*. 2008;15:663–671.
37. Ling AJ, Mwipatayi P, Gandhi T, et al. Stenting for carotid artery stenosis: fractures, proposed etiology and the need for surveillance. *J Vasc Surg*. 2008;47:1220–1226.

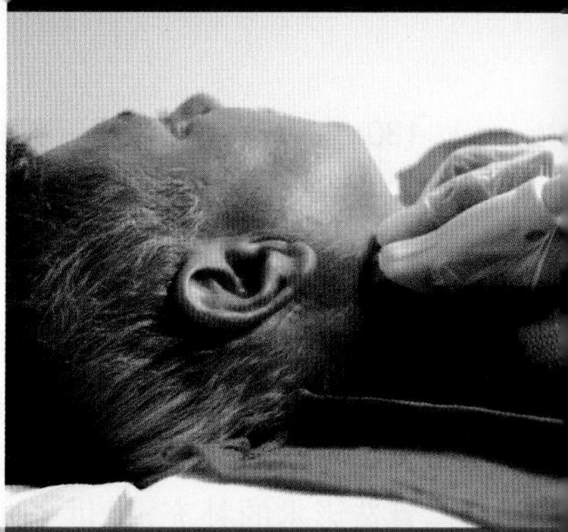

# 颅内脑血管检查

COLLEEN DOUVILLE

第 10 章

## 目标

- 描述可使用经颅多普勒(TCD)和经颅双功能超声技术(TCDI)进行标准化检查的颅内动脉。
- 描述成人脑血管的超声应用解剖。
- 列出经颅多普勒检查在临床中的应用范围。
- 描述经 TCD 及 TCDI 检查所得到的各颅内动脉的正常流速值。
- 定义侧支循环开放的诊断标准。
- 列出诊断大脑中动脉及颈内动脉颅内段大于 50% 狭窄的参考值。
- 列出大脑中动脉痉挛的诊断标准。
- 介绍如何使用颈内动脉颅外段与颅内段的流速比值来诊断动脉痉挛。

## 术语表

**Willis 环(circle of Willis)**:位于脑底部、由几支脑动脉形成的一个大致呈环状的解剖结构。

**侧支(collateral)**:是与一血管平行的另一支血管,当该血管发生严重狭窄或闭塞时维持局部脑血流的重要结构。

**血管痉挛指数(Lindegaard ratio)**:为大脑中动脉平均流速与下颌处颈内动脉平均流速的比值;该比值可用于区分大脑中动脉或颈内动脉颅内段的流速升高是由于血流容积的增加还是动脉直径减少,是非常重要的指标。

**搏动指数(pulsatility)**:也称为 Gosling 搏动指数(用收缩期峰值流速减去舒张末期流速,再除以时间平均的峰值流速)。

**Sviri 比值(Sviri ratio)**:用于将后循环的血管痉挛与血流的高灌注状态进行鉴别诊断的一种比值参数,是用基底动脉的最高平均流速除以双侧阿特斯拉(atlas)环处的椎动脉的平均流速得到的。

**经颅多普勒超声(transcranial Doppler,TCD)**:一种使用超声波来测量颅内脑血管血流速度的无创检查方法。

**经颅双功能超声 (transcranial duplex imaging,TCDI)**:一种无创的使用超声波进行颅内脑血管检查的方法,不仅提供了血流速度的多普勒图像,还提供了彩色血流的图像。

**血管痉挛(vasospasm)**:为血管突然的收缩,可导致血流受限。

## 关键词

大脑前动脉
前交通动脉
基底动脉
侧支循环
颅内动脉狭窄
大脑中动脉
大脑后动脉
后交通动脉
经颅多普勒
经颅双功能超声
动脉痉挛
椎动脉

TCD 和 TCDI 是 1982 年由 Rune Aasid 最早开始运用于诊断蛛网膜下腔出血(SAH)后的继发性脑血管痉挛,现在已广泛地应用于多种脑血管疾病的诊断。[1]这种超声波技术是其他脑部影像技术,如增强计算机断层扫描(CTA)、增强磁共振成像(MRA)和脑血管造影术的补充,提供了实时的、可重复的生理学数据,在评价复杂的脑血流动力学方面是一个很有价值的工具。

## 解剖

TCD 直接检查位于脑底部的颅内供血动脉,包括被解剖学家命名为 Willis 环的动脉结构以及向 Willis 环供血的前、后循环的动脉主干。检查前要充分理解局部的解剖结构,非常重要的一点就是这些结构都是很小的,比如 Willis 环的中心也就只有指甲盖那么大小,而脑底部动脉的平均直径仅约 2 ~4mm。[2,3]

根据其解剖走行或分支点将多数脑动脉分为数个节段,并使用一种数字命名系统,即“名字+数字”来命名每个节段。Willis 环的变异多见,人群中约占 18% ~54%,包括血管直径、走行及分支的起源等多种变异。[4-6]

前循环由颈内动脉向颅内的延续而组成。其中最容易被 TCD 所探查到的是海绵窦段的颈内动脉,因为其迂曲的走行又常被称为颈内动脉虹吸段(图 10-1)。虹吸段以远分为三个节段:蝶鞍旁段(C4)、膝部(C3)和床突上段(C2),然后穿过硬脑膜进入蛛网膜下腔,成为终末段(C1),最终分为大脑中动脉(MCA)和大脑前动脉(ACA)。TCD 检查中颈内动脉远段的分支中还有两支很重要的动脉:眼动脉(OA)和后交通动脉(PCOA)。

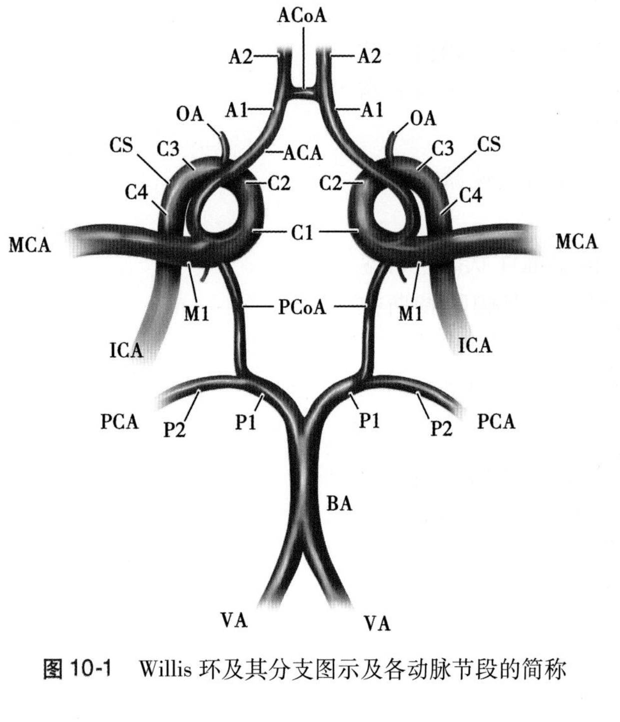


图 10-1 Willis 环及其分支图示及各动脉节段的简称

MCA 是从 ICA 分支而来,并向外侧走行。ICA 先发出 MCA 主干或称 M1 段,随后分为两支或三支,称为 M2 段,迅速转向、上行到达岛叶区域。双侧的大脑中动脉一般较为对称。大脑前动脉(A1 段或交通前段)自 ICA 发出后向中线走行很短一段即称为 A2 段或交通后段。两侧的 ACA 在视交叉处通过前交通动脉(ACOA)相连。两侧的 ACA 常常出现变异,包括直径的变异和走行弯曲程度的不同。[4-6]

双侧椎动脉(VA)的延续即为颅内的后循环。椎动脉穿过枕骨大孔、进入蛛网膜下腔(V4 段)、走行于脑干下方,其主要分支为小脑后下动脉(PICA)。PICA 常起自椎动脉的远段(V4 段),为脑干和小脑供血。椎动脉可能走行弯曲,管径粗细也常不对称。[7]基底动脉由双侧椎动脉汇合而成,终止于双侧大脑后动脉(PCA)的起点。从基底动脉上发出两对分支:小脑前下动脉(AICA)和小脑上动脉(SCA),并有许多小穿支伴行。[7]

PCA 自 BA 发出后,到 PCOA 发出之前的一小节段称为 P1 段或交通前段。过了 PCOA 发出点后就称为 P2 段或交通后段,这一段盘绕于大脑脚处。PCOA 解剖上把前后循环沟通了起来,但是有可能是发育不良的状态。正常 PCA 起源于基底动脉,但人群中有 18% ~27% 为“胚胎型起源”,其血供可单独来源于颈内动脉,或者是由颈内动脉及基底动脉双重供血。[7]

## 超声检查技术

### 患者准备

经颅多普勒超声的临床适应症众多,涉及多个医学专业。例如,传统的心脏或血管检查室里的短暂性脑缺血发作(TIA)和颈动脉狭窄的患者,神经重症监护病房里的 SAH 患者以及血液科的镰状细胞病(SCD)的儿童都有经颅多普勒超声检查的指征。颈动脉支架置入术和颈动脉内膜剥脱术的围术期监测也需要了解相关的信息。由于临床表现和病变部位变化多样,还应该进行病史的询问和查体以获得更多信息。

2010 年,美国神经影像学会发布了 TCD 的实践标准。一个多学科的专家小组发布了 TCD 临床适应证,包括 SCD、脑缺血、右向左分流的检测、SAH、脑死亡、围术期或手术监测。[8]

使用简单易懂的语言让患者理解这项检查并保持安静，除非确实有说话的必要，否则检查过程中应尽量不要说话。询问患者相关的病史或参考其就诊资料，记下与该检查相关的重要信息（表 10-1）。在重症监护室（ICU）进行检查时，如需改变患者头部的位置，需先获得护士的允许。测量并记录下检查时的血压。

表 10-1 患者问诊查体要点

| 相关病史 | 危险因素 | 体格检查 |
|---|---|---|
| 近期是否存在下列症状：<br>• 单侧或双侧面部、下肢和（或）上肢麻木、刺痛、无力<br>• 构音障碍、口齿不清、言语呐吃，语义含混不清，不能说话或理解语言<br>• 一过性黑朦；短暂的单眼失明；偏盲：单侧或双侧的视野缺损；复视<br>• 共济失调，步态障碍，突然跌倒（腿部突然无力，摔倒但没有失去知觉）<br>• 眩晕、意识丧失<br>• 剧烈头痛 | • 糖尿病<br>• 高血压<br>• 高血脂<br>• 吸烟<br>• 心脏疾病，心脏病发作<br>• 跛行（行走时感觉下肢肌肉疼痛）<br>• 卒中或短暂性脑缺血发作<br>• 血管疾病治疗史（颈动脉内膜剥脱术/支架置入术，冠脉旁路移植术/支架置入术，外周动脉旁路移植术/支架置入术） | • 触诊桡动脉、颈动脉和颞浅动脉搏动性<br>• 评估双手握力，请患者尽可能用力紧握双手；比较双侧力量<br>• 评估大腿肌力：患者屈髋、屈膝，上抬约 8 英寸，检查者向下推大腿，让患者尽力抵抗推力保持姿势。评估小腿肌力：患者足背屈、跖屈，对抗检查者的阻力<br>• 双侧肱动脉血压<br>• 让患者微笑，评估面部对称性 |

颈动脉双功能超声可以联合或者不联合颅内动脉检查。两个检查在评估卒中或卒中风险方面问诊要点相似

## 患者体位

患者取仰卧位，头部略抬高，通过颞窗、眼窗及下颌下窗进行前循环的检查。建议垫上一个卷好的手巾或小枕头便于更好的暴露头部和颈部。检查过程中应让患者尽可能舒适以便很好地保持姿势和配合检查，这对保证检查质量非常重要。检查室中等亮度的照明能让人放松，也更适合对超声图像的观察。为了尽量减少生理性波动所引起的血流频谱变化，请在检查前给予适当时间休息，让心脏、呼吸和血压保持稳定状态。

椎动脉和基底动脉需要从枕骨大孔的声窗进行检查。让患者呈侧卧位，用小枕头或毛巾垫在头部以使颈部保持正中位置。在项部正中颅底下方约 1.25 英寸处触诊并轻微屈曲颈部。若患者不能侧卧，则患者仰卧，仅头部转向对侧，将探头置于枕骨大孔的左侧或右侧进行扫查。可走动的患者也可采取坐位检查作为替代体位，患者轻微屈曲头部，头部可用手臂和手掌支撑以维持稳定。对于不能转头或保持良好体位的 ICU 或者其他住院患者，可以用卷好的毛巾撑起头部转向检查对侧，给予探头足够大的空间，使其可以放置于中线处或枕骨大孔旁，这样检查椎基底动脉也常常可以获得较好的效果。

## 操作者体位

操作者的体位可根据机器而做相应变化。门诊患者是从检查桌的头侧或侧面来进行检查的，而对于住院患者，机器和操作者常常是位于床的侧面的。专门的 TCD 仪常常配置有远程操作，就是为了便于检查者能在远离仪器的地方开展检查。双功能超声系统在这方面则比较受限，需要检查者及检查仪器更加靠近患者才能进行检查。

TCD 的探头（仅有频谱多普勒功能）比其他多数超声成像仪的探头更加小巧，其唯一的人体工程学的损伤可能是抓持探头过紧、拇指弯曲和腕部过度背伸引起的。为了避免肌腱炎和其他手部损伤，应使用最小力度握持探头，并在手部感觉疲劳时休息，还可以向人体工程学专家咨询预防损伤的锻炼方法。

## 设备

专用的 TCD 仪无成像系统，使用的是 1～2MHz 的脉冲波探头和频谱多普勒分析技术，另外可配有 M 型超声。所配置的专用软件至少可以获取以下指标：收缩期峰值流速（PSV），舒张末期流速（EDV），时间平均的峰值流速（TAP-V），以及 Goslings 搏动指数。当自动计算出现错误时我们可以使用光标和频谱轮廓追踪来计算上述指标。还有一些附加的软件可以完成一些特殊的功能，比如监测微栓子和速度变化趋势，显示瞬时的速度变化。

2002 年增加的能量 M 型技术使用了 32 通道获取同步信号，以不同色带来显示血流的强度和方向（红色代表迎向探头，而蓝色代表背离探头）。这种方法的可显示范围为 25～85mm，并对应于动脉的行程和深度。能量 M 型显示出的信息能帮助使用者创建一

种视觉路线图，能比彩色血流图更容易的寻找到信号。

标准的双功能超声检查技术允许 TCDI 使用频率为 1～5MHz 的宽频相控阵探头进行检查，而其软件可提供同专用 TCD 仪相似的计算包。然而，TCDI 并没有常规的开展于临床工作中，因为对于头部来说，其探头体积相对过大，而且大多数公司并没有针对这些应用开发专门的仪器硬件和软件。无论是 TCD 还是 TCDI 检查，都应该为每个患者优化设备的设置。

## 报告要求

这两种检查技术（TCD 和 TCDI）通常都是基于对频谱的分析。在 TCDI 检查时进行灰阶超声结合彩色多普勒超声的主要目的是便于获得多普勒信号，因为它提供了彩色血流图。除此之外，彩色和能量多普勒信号可以有利我们对许多血管进行确认，而灰阶超声还提供了大脑中线移位的信息以及肿块的图像。M 型超声可捕捉到一些一过性的高强度信号（HITS），这就是微栓子的信号。由于所运用的检查类型不同，检查报告也可能有所不同，我们将在后面的章节对每一种应用展开讨论。

颅内的动脉是颈动脉和椎动脉的延续，因此，按照从近至远的顺序进行检查更便于分析。完整的检查包括对双侧大脑半球和后循环的各动脉节段（即前文所列出的动脉）的频谱多普勒检测。[8]当出现病变时，还可能需要测量更多额外的频谱以显示病变区异常的血流特征。

在以下情况中可能仅进行局部的 TCD 检查，比如，在急性脑卒中患者中运用快速诊断策略以确定某一血管的通畅性时需反复检查某一支血管，[9]或监测微栓子信号时，或者在介入手术进行 TCD 监测时。此时检查报告依赖于检查的特殊目的，为什么要进行这项检查，以及哪些是其感兴趣的动脉。而对于通常的检查，报告中至少应包括每一支纳入研究的动脉或动脉节段的一个血流频谱，如果有病变的话，还需要采集多张频谱以显示病变并做出合理的解释。

### 血流多普勒的特点

由于对结果的分析几乎完全依赖于血流多普勒信号，因此所有要研究的动脉节段都必须采集一幅高质量的血流多普勒图像。与平均直径只有 2～4mm 的动脉相比，TCD 检查的取样框是比较大的，因此即使是正常的血流，频谱也会出现频窗增宽的表现。TCD 与颅外段血管的血流速度定量的最大差别就在于其普遍运用了 TAP-V。TAP-V 是通过整个心动周期来获得并进行解释的，而颅外段颈动脉是利用单一时间点的 PSV 和 EDV 来进行的分析的。不同厂家会对这个指标给出不同名称，为了统一它，我们常称之为平均流速（这个术语也会出现在本章节中）。将平均流速和搏动指数的定量值、频谱形态及其他一些频谱的特殊表现综合起来，就可以进行成人 TCD 结果的解读。当出现严重狭窄、动脉痉挛及侧支开放时，可探测到明显增高的流速和涡流，并自动加以显示，而高动力的血流会导致复杂血流频谱的出现。仪器常常会使用自动包络功能来实现相应指标的实时计算，然而，当流速变得太复杂时，这些包络线往往无法跟踪到正确的频谱边缘线，这时就需要人工的计算了。不同的设备会给出不同的计算方法，一种为用光标分别定出 PSV 和 EDV 这两个点，而另一种方法为使用光标来描绘频谱的边缘线（图 10-2）。

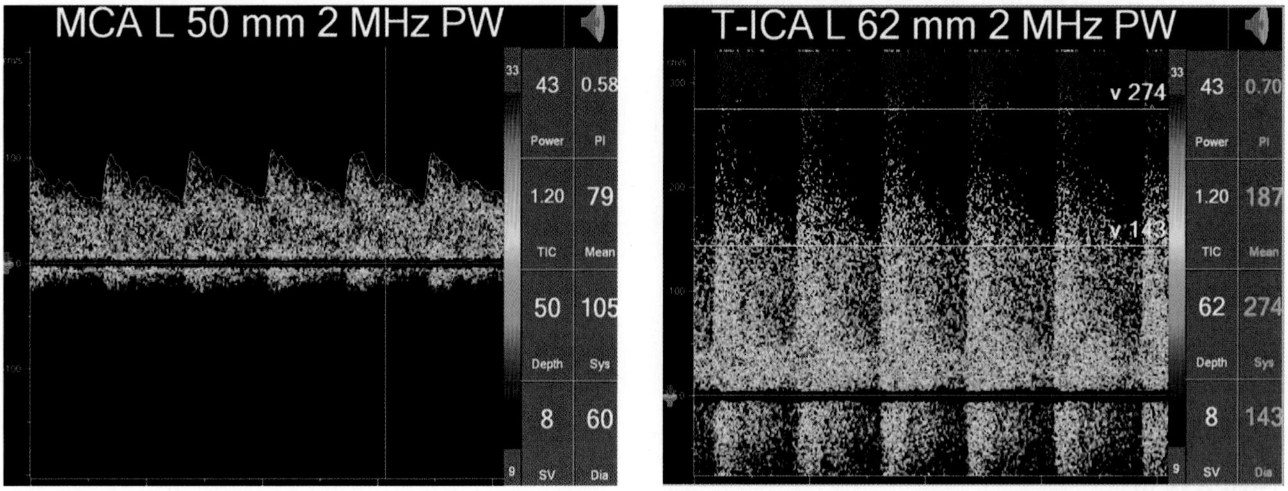


A B

图 10-2 A. 大脑中动脉血流频谱；包络线计算出了时间平均峰值流速（平均流速）。B. 大脑中动脉的血流频谱未优化，自动包络功能关闭，人工使用光标来分别标记峰值流速和舒张末期流速，可得到一个大致的平均流速的计算结果

除 OA 以外,TCD 所检查的所有动脉都是向脑组织供血的。由于脑是一个低阻力的器官,这些动脉在舒张期仍维持相对较高的血流,与颅外段的 ICA 相似。这些动脉的正常值范围很宽,主要原因在于存在年龄及性别的差异、心脏的影响以及其他内源性和外源性的病理变化。血流频谱不仅用来做定量分析,还可用来做定性分析,以及可以让我们了解会明显影响血流的生理改变。

### 音频

血流多普勒信号不仅可视,还是可听的。随着超声仪器的日益复杂化,“听多普勒信号”的重要性正逐渐被忽略。但事实上,人类的耳朵和大脑设计精巧,可觉察到细微的声音改变。在进行血管检查时,音频还能作为一个反馈回路帮助我们更好的优化信号。因此,在无成像的 TCD 检查中,提高听力技能是尤其重要的,可以促进我们获取更好的信号,在 TCDI 的检查中这项技能也不应被忽视。

## 解剖声窗

TCD 和 TCDI 是使用相同的颅窗来获取脑底动脉信息的。我们使用四个途径——也称为声窗——来获得大脑的血流信息:经颞窗途径、[1]经眼窗途径、[10]经枕窗途径[11,12]和经下颌下窗途径[13,14](图 10-3)。第五种途径是在寰椎环处获得椎动脉信号,可通过计算一个特定的比值来判断是否存在基底动脉痉挛。[15,16]

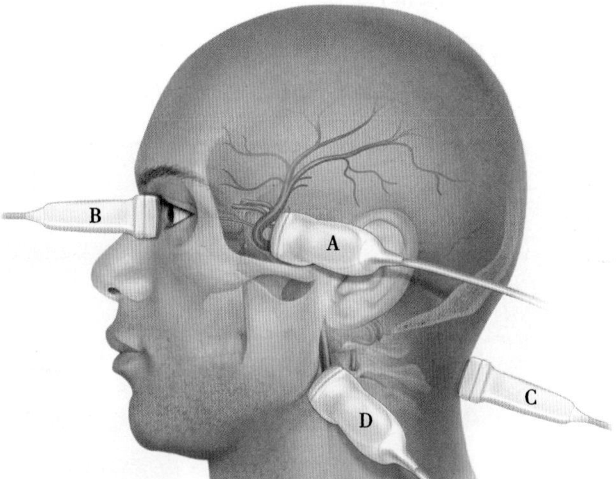


**图 10-3**　经颅检查的 4 种途径:颞窗(A)、眼窗(B)、枕窗(C)和下颌下窗(D)

### 经颞窗途径

经颞窗途径是将探头放置于颞骨处、颧弓上方、耳屏前方和稍上方进行检查。虽然颞骨相对比较薄,但在这个界面还是会有超声信号的明显衰减。早期实验测量了从颞骨区发射入颅的超声能量,结果显示不同颅骨样本之间能量丢失的范围很宽,依赖于颅骨的厚度。[17]不同个体颞窗还存在差异,根据个体差异又可细分为颞后窗、颞中窗、颞前窗和额前窗(图 10-4)。为了寻找最优的超声穿透位点,所有区域都应该被彻底探索。声窗的位置就决定了要探查第一个目标——MCA——探头所需要的方位。为了使声束位于动脉血流的同一轴线上,在任何位置上探头角度都需要进行一定的调整。如从颞后窗扫查时,声束需稍偏向前方;而若是从颞前窗或额前窗扫查时,声束需稍偏向后方。一般来说,从颞中窗扫查时,声束更垂直(图 10-5A)。

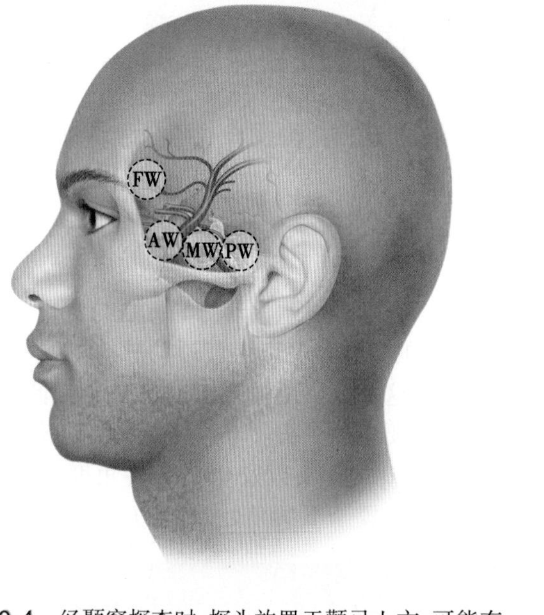


**图 10-4**　经颞窗探查时,探头放置于颧弓上方,可能有四个部位可用以检查:FW,额前窗;AW,颞前窗;MW,颞中窗;PW,颞后窗

### 经眼窗途径

由于在眼窗区域超声波的声束只需要穿过额骨很薄的眼眶骨板,经视神经管和眶上裂,就能到达颅内进行检查,因此此处信号的衰减要比通过颞骨时的声衰减小[10](图 10-5B)。能量强度需要降低到超声波直接暴露于眼睛时的强度限制,请遵循仪器厂家的建议和 ALARA 原则(即尽可能低,越低越好)。

## 经枕骨大孔途径

经枕骨大孔途径利用了颅骨的枕骨大孔来进行检查，这是脊髓所穿过的、自然开放的一个通道。探头放置于距颅底下方大约1.25英寸处，声束朝向鼻根点。该区域皮下软组织的厚度在个体间有相当大的差异，因此会影响到我们在此确认椎动脉和基底动脉的深度（图10-5C）。

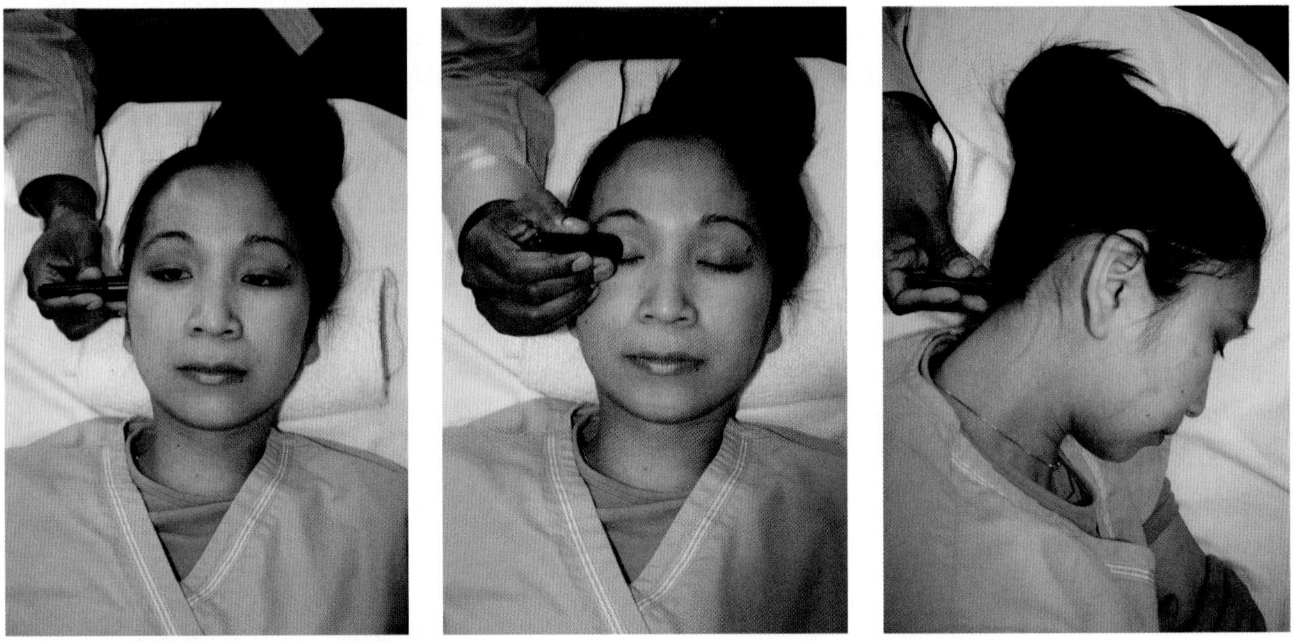

A　B　C

图10-5 A.经颞窗探查最常用的是颞后窗，此时超声声束偏向前方。B.显示经眼窗探查时的探头位置，位于眼睑中央，声束向内侧偏转15°~20°。C.显示经枕骨大孔途径探查时探头放置于颅底下方中线，声束指向鼻根点

## 经下颌下途径

这种探查颅外段颈内动脉的方法与常规使用线阵探头及60°的偏转角度来探查颈动脉的技术方法是明显不同的。这种方法所需要的能量是非常低的，因为声束并不需要穿过骨头。下颌后的颈内动脉的信号是通过使用TCD的探头以及0°的偏转角度来进行探查的。将探头放置于下颌角处，声束方向朝向脑部。获取这个结果常用来计算血管痉挛指数（Lindegaard指数）以评价SAH患者继发的动脉痉挛的程度，或者评价肌纤维发育不良和动脉夹层患者的远段颈内动脉的狭窄程度[11]（图10-6A）。

## 经阿特拉斯环（寰椎）途径

这是最早由von Reutern描述的一种利用连续波多普勒技术通过获取颅外段VA的血流信号以计算出

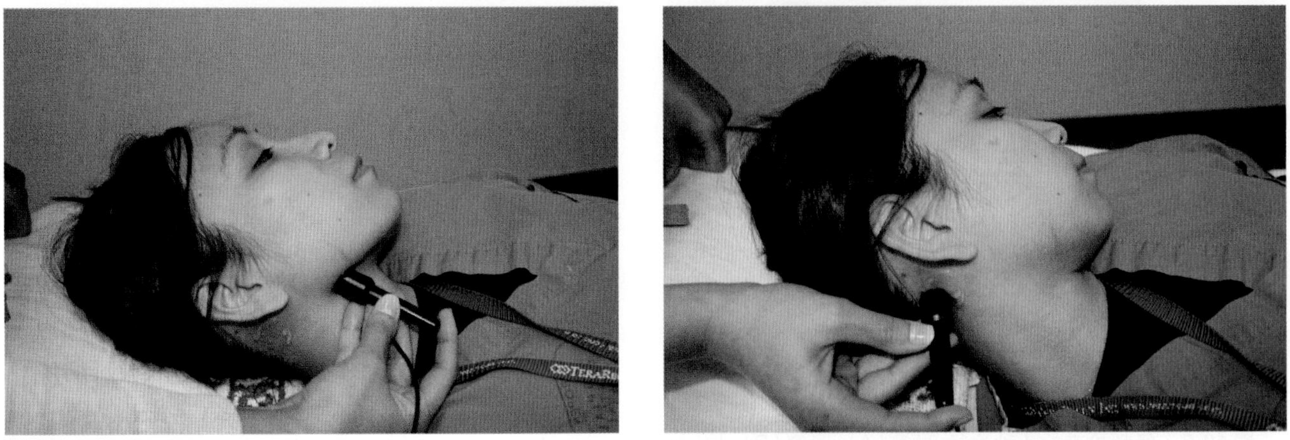

A　B

图10-6 A.在下颌角处探查下颌下区颈内动脉。B.在阿特拉斯环区探查椎动脉

BA/VA 的流速比值来研究颅外段 VA 的方法。[2]这个比值与 Lindegaard 指数作用相似，可有效的评价动脉痉挛程度或是在常规检查中确诊病变。[16]探头放置在乳突下约 1.25 英寸处、胸锁乳突肌的后方进行检查。此时也需要降低能量，因为这是采集颅外段的信号，无需穿透骨头（图 10-6B）。

## 标准的经颅多普勒检查技术

TCD 检查是临床上多种颅内血管病变的诊断工具。这种检查提供了解剖图像之外的生理学信息，其结果可能为治疗脑缺血和卒中提供依据。

只要有需要，住院患者和门诊患者均可进行标准的 TCD 检查。一个完整的常规 TCD 检查使用脉冲多普勒探查颅底各大动脉，包括双侧 ICA 的海绵窦段和终末段、OA、MCA、ACA、PCA、VA 及 BA。[8]另外，还有一些患者需要进行下颌后的颅外段 ICA 及 atlas 环处的 VA 的检查，以计算动脉痉挛比值（表 10-2）。

表 10-2　经颅超声检查各脑底动脉的名称、缩写及完整的正常的 TCD 或 TCDI 检查的基本内容

| 动脉名称 | 缩写 | 需采集频谱个数 | 备注 |
|---|---|---|---|
| 眼动脉 | OA | 1 | |
| 颈内动脉虹吸段 | CS | 1～3 | 如果可能的话，探查 C2（床突上段），C3（膝段），C4（鞍旁段） |
| 颈内动脉终末段 | TICA | 1 | C1 |
| 大脑中动脉 | MCA 和 MCA2 | 3 | 近段、中段、远段（包括 MCA2 分支） |
| 大脑前动脉交通前段 | ACA | 1 | |
| 大脑前动脉交通后段 | ACA2 | 1 | 只可能用 TCDI 检查 |
| 前交通动脉 | ACOA | 1 | 当作为侧枝开放时 |
| 大脑后动脉交通前段 | PCA1 | 1 | |
| 大脑后动脉交通后段 | PCA2 | 1 | |
| 后交通动脉 | PCOA | 1 | 当作为侧枝开放时 |
| 下颌下颈内动脉 | SM-ICA | 1 | 用于计算血管痉挛指数或反映远段的狭窄程度 |
| 椎动脉 | VA4 | 3 | 近段、中段和远段 |
| Atlas 环处椎动脉（V3） | VA3 | 1 | 用以计算 Sviri 比值来反映动脉痉挛 |
| 基底动脉 | BA | 3 | 近段、中段和远段 |

由于 TCD 的多普勒血流频谱是在没有灰阶超声或者彩色超声的引导下盲法进行探查的，因此需要对颅内血管的解剖和生理学有充分的理解，并且进行精细的、系统性的检查操作。

以下 5 项为确认各血管的主要标准：

1. 声窗：每个经颅声窗只能探查特定的几支血管。

2. 取样容积的深度：每根动脉依据其走行有其特定的深度范围。

3. 血流方向是指相对于超声探头的方向。

4. 一根血管与另一根血管之间的空间毗邻关系。如前循环，将颈内动脉终末段的分支处作为参考，通过分析它与其他血管之间的空间位置关系来确认其他血管。

5. 血流速度：一般来说，MCA>ACA>PCA=BA=VA。这种关系帮助我们确认血管，当血流速度发生改变时也能帮助我们确认病理的血流状态。详见表 10-3。[18,19]

### 经眼窗途径

通过眼窗能确认的血管包括眼动脉和颈内动脉海绵窦段（虹吸段）。需根据厂家的建议将声强降低并严格遵循 ALARA 原则。嘱患者轻轻闭上眼睛并坚持到经眼窗检查结束以避免超声耦合剂进入到眼内。将少量超声耦合剂轻轻的涂于探头上和/或闭合的眼睑中央，探头向中线倾斜 15°～20°，注意不要对眼球加压。

由于探查眼动脉的取样框深度范围为 40～60mm，所以 OA 与颈内动脉虹吸段很好区分。眼动脉的频谱形态很独特，流速低，并且由于与大脑相比眼部的血管床阻力更高，其舒张末期流速通常很低。检查 OA 需注意确认其血流是正向还是反向，眼动脉的血流反向提示了从颈外动脉（ECA）到 ICA 的侧枝血流的存在。[10,11]

表 10-3 完整的诊断性 TCD 检查用以确认各动脉节段的标准[18,19]

| 颅骨的声窗 | 动脉节段 | 相对于探头的血流方向 | 取样容积深度范围(mm) | 与 MCA/ACA 分支处的空间关系 | TCD 平均流速的正常值范围和标准差(cm/s) | TCDI(经角度校正后)20～39 岁平均流速的正常值范围(cm/s) | TCDI(经角度校正后)40～59 岁平均流速的正常值范围(cm/s) | TCDI(角度校正后)60 岁以上者平均流速的正常值范围(cm/s) |
|---|---|---|---|---|---|---|---|---|
| 颞窗 | MCA(M1 和 M2 近段) | M1-朝向探头<br>M2-背离探头 | 30～60 | 用于定位的血管 | 55±12 | 71～76 | 69～76 | 55～61 |
| 颞窗 | TICA(C1) | 朝向和(或)背离探头 | 60～70 | 下方 | 39±9 | | | |
| 颞窗 | ACA(A1) | 背离探头 | 60～75 | 前上方 | 50±11 | 57～62 | 57～64 | 48～54 |
| 颞窗 | PCA(P1) | 朝向探头 | 60～75 | 后下方 | 39±10 | 51～55 | 48～51 | 40～45 |
| 颞窗 | PCA(P2) | 背离探头 | 60～65 | 后下方 | 40±10 | 45～49 | 46～51 | 39～45 |
| 眼窗 | OA | 朝向探头 | 35～55 | | 21±5 | | | |
| 眼窗 | 颈内动脉虹吸段(C4,C3,C2) | 朝向探头,双向,背离探头 | 65～80 | | C2:41±11<br>C4:47±14 | | | |
| 下颌下窗 | ICA | 背离探头 | 35～80 | | 30±9 | | | |
| atlas 环 | VA(V3) | | 40～50 | | | | | |
| 枕骨大孔 | VA | 背离探头 | 60～90 | | 38±10 | 42～47 | 38～43 | 30～36 |
| 枕骨大孔 | BA | 背离探头 | 70～120 | | 41±10 | 47～53 | 39～48 | 31～40 |

增加取样容积深度到 60~70mm 即可探查到颈内动脉虹吸段的血流。之所以称之为虹吸段就是因为该段颈内动脉走行弯曲，导致了其血流方向的不同，可能是朝向探头的，背离探头的，也可能是双向的，取决于局部血流相对于探头的血流方向（不过通常情况下，生理性的血流方向还是背离探头的）[10,11]（图 10-7）。

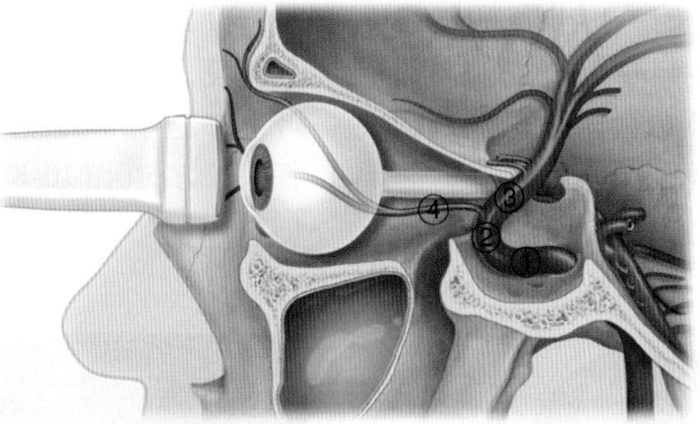


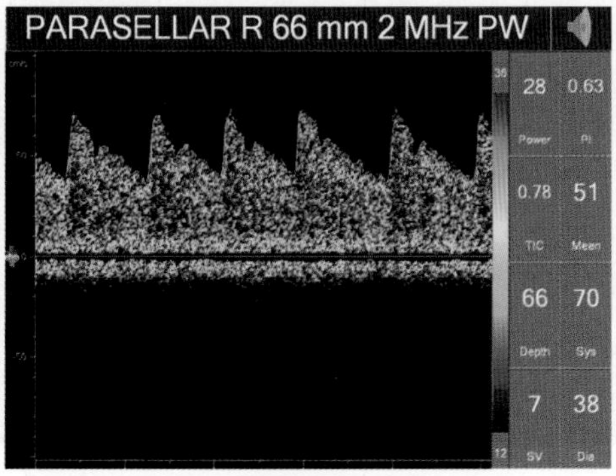


1蝶鞍旁段

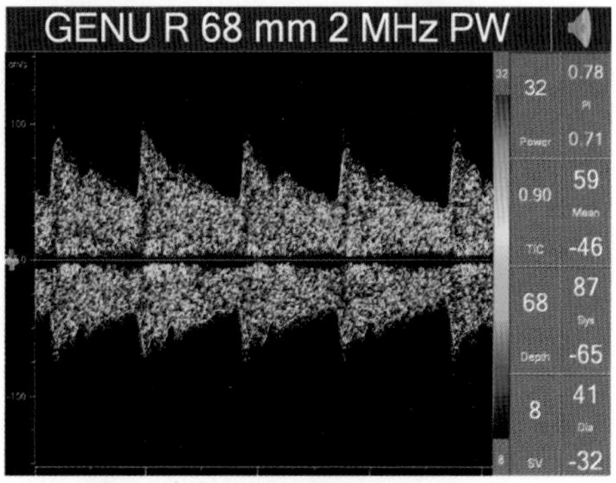


2膝段

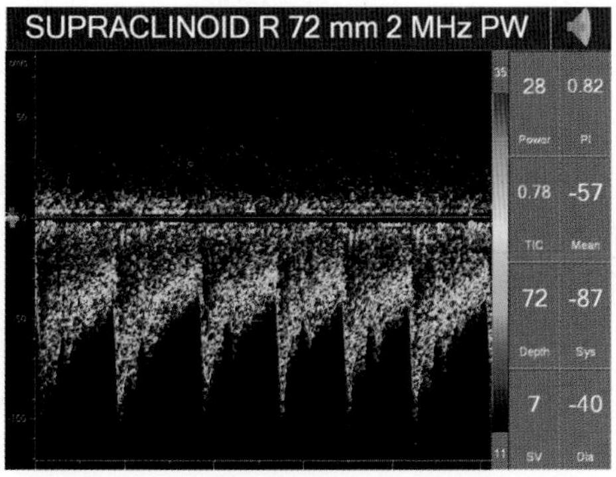


3床突上段

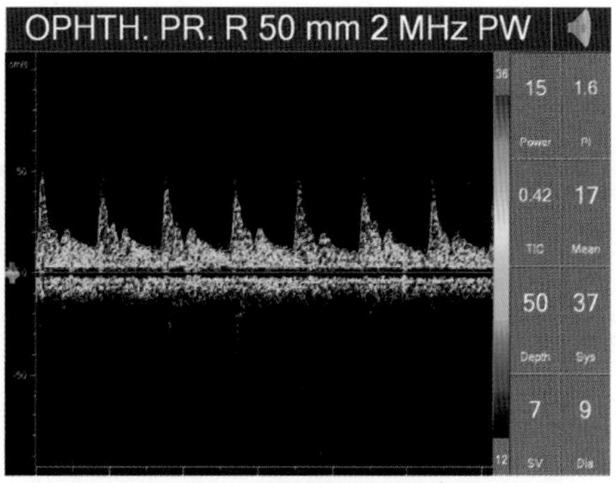


4眼动脉

**图 10-7**　经眼窗途径显示颈内动脉虹吸段和眼动脉的多普勒频谱图。1，颅内段 ICA 的蝶鞍旁段显示为低阻力型频谱。2，膝段的双向血流信号。3，ICA 虹吸段的血流为背离探头的方向。4，眼动脉为低速、高阻的频谱形态

## 经颞窗途径

通过颞窗途径我们能确认的动脉包括 MCA（M1 段和 M2 段的近段），ACA（A1 段），颈内动脉终末段（TICA）和 PCA（P1 段和 P2 段的近段）。前交通动脉和后交通动脉常常只有在它们起到侧枝的作用、血流量增加时才能被探查到。为了超声波传播时有良好的界面，需要在探头上和患者的皮肤上挤上足量的耦合剂。[11]

要在颞骨上准确寻找到最佳超声穿透位置是一项具有挑战性的工作。在这个区域内系统性的进行探查，手部尽量小幅度的运动，可能会有所帮助。为利于

寻找颞窗,将能量设置为最大,取样容积放置于 50mm 深度处以找到 MCA。

首先将探头放置于颞后窗开始检查,声束稍朝向前上方,手部以圆周运动进行扫查以寻找多普勒音频和频谱信号。如果使用 M 型模式,使用同样的手法同时观察 M 型的图像显示:30 ~ 65mm 深度区域的红色频带。[20]如果没有获得或只获得很微弱的信号,可依次移动探头至颞中窗、颞前窗和额前窗位置,重复进行上述操作直到完成信号采集。

一旦确认合适的声窗位置,改变探头的着力点以确认每一支动脉。最先在深度约 50mm 处探查到的朝向探头方向的动脉常常就是 MCA,随后将取样容积的深度以 2 ~ 5mm 的间距逐步减低以探查 MCA 的远段。在远段,MCA 的主干分支成为 M2 段,这些分支沿岛叶上方走行,流速减慢,血流方向也可能改变成为背离探头的方向(图 10-8)。

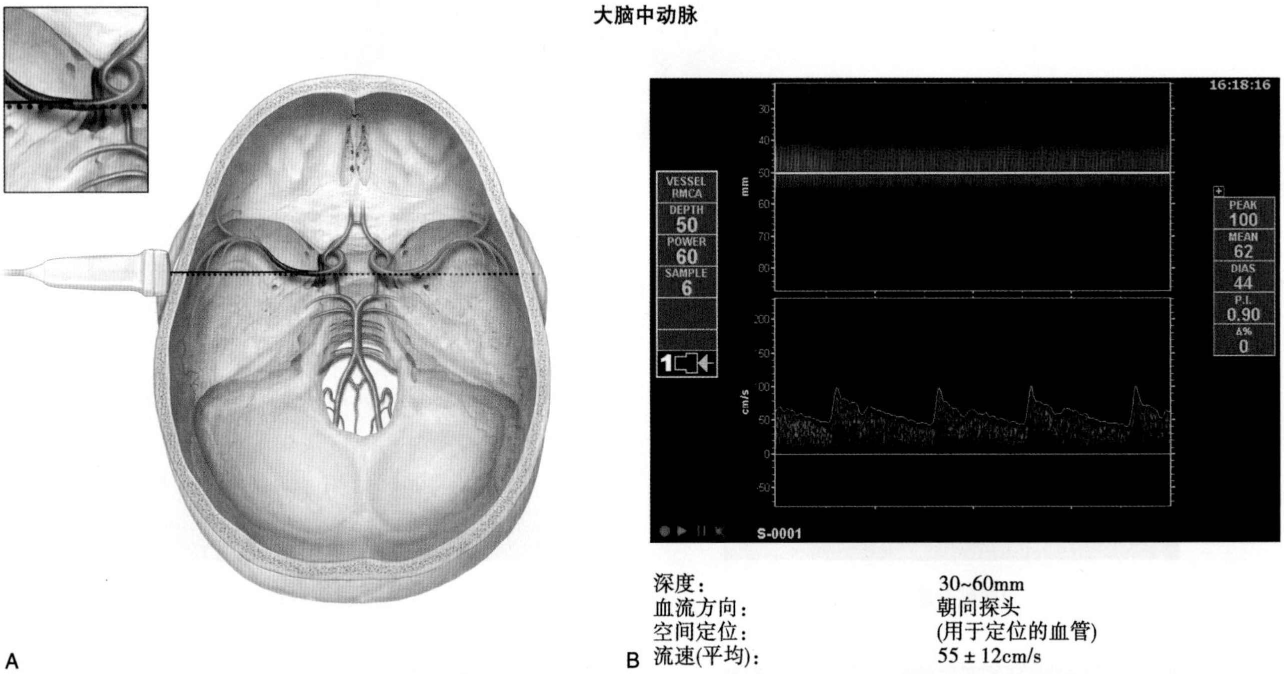


图 10-8 A. 经颞窗途径,将取样容积放置于 MCA 主干处(M1 段)以测量 MCA 的示意图。B. 正常血流频谱及 M 型模式(显示在深度 30 ~ 60mm 处朝向探头的一血流色带)

然后增加取样容积深度,向 MCA 近段追踪直至深度约 50 ~ 65mm 的起始部,就可探及一个血流分支的信号,即颈内动脉终末段分叉为 MCA 和 ACA 的地方,这也是后面检查的一个参考位置。当取样容积较大(5 ~ 10mm)时,大脑前动脉和大脑中动脉常常自动显示为双向血流信号,只要它们正好都位于声束方向上。M 型模式检查时也可以显示出色带——红色表示深度较小;而过了 TICA 分叉处出现的蓝色(提示该血流为背离探头的方向),常常为 ACA。此时必须要注意的是,在这个深度上背离探头的血流也不一定就是 ACA。如果声束的朝向是稍向下的,那么扭曲的 TICA 也可以表现为背离探头的血流,因此至关重要的一点就是要随时弄清楚相对于分叉处的血流信号,当前的声束是朝向哪个方向的(图 10-9)。

确认分叉处后,增加取样容积深度并将探头稍偏向前上方即可确认 ACA。ACA 交通前段的管径存在变异,且发育不良时该节段流速较低。其走行也存在变异,在 50 ~ 70 岁的人群中会有一部分出现走行弯曲向下而不是向上。[2]ACA 一直走向脑中线,此时可探查到一个同双侧 ACA 均相关的双向血流信号。通常情况下,ACA 是背离探头的方向,当成为侧支循环时血流可以反向。M 型模式时可以在对应于 ACA 的深度显示出一条窄的蓝色色带。ACOA 太细小了,所以我们无法辨认它,除非它作为侧枝通路开放(图 10-10)。

要确认 TICA,取样容积深度需要再次退回到标志位点——颈内动脉分叉处,然后,在同一深度,声束向下偏转。由于 TICA 的解剖走行与声束的相对位置,测得的 TICA 的流速较低。这是由于此处声束与血流方向接近于垂直,导致两者间夹角过大,因此计算出的血流速度较低(图 10-11)。

最后,再次将取样容积返回到 ACA/MCA 起始处,增加 5mm 深度,将探头稍向后下方移动,可探及 PCA。寻找 PCA 只需要做很小的移动,因此很容易就旋转过度。P1 段和 P2 近段的方向是朝向探头的。M 型上会

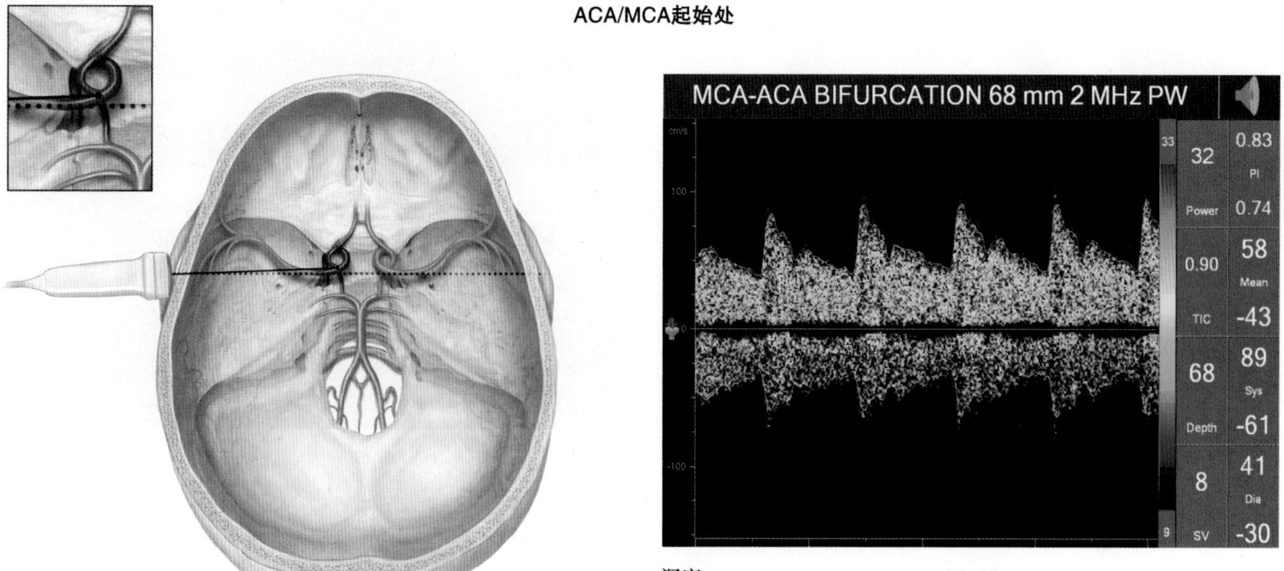


| | |
|---|---|
| 深度： | 55~65mm |
| 血流方向： | 双向 |

A B

图 10-9 A. 标志性的颈内动脉分叉处，当取样容积相对较大时自动包含了 MCA 近段和 ACA 的血流。B. 在 55 ~ 65mm 深度颈内动脉分叉处自动显示出的 MCA 近段和 ACA 血流的双向的血流频谱

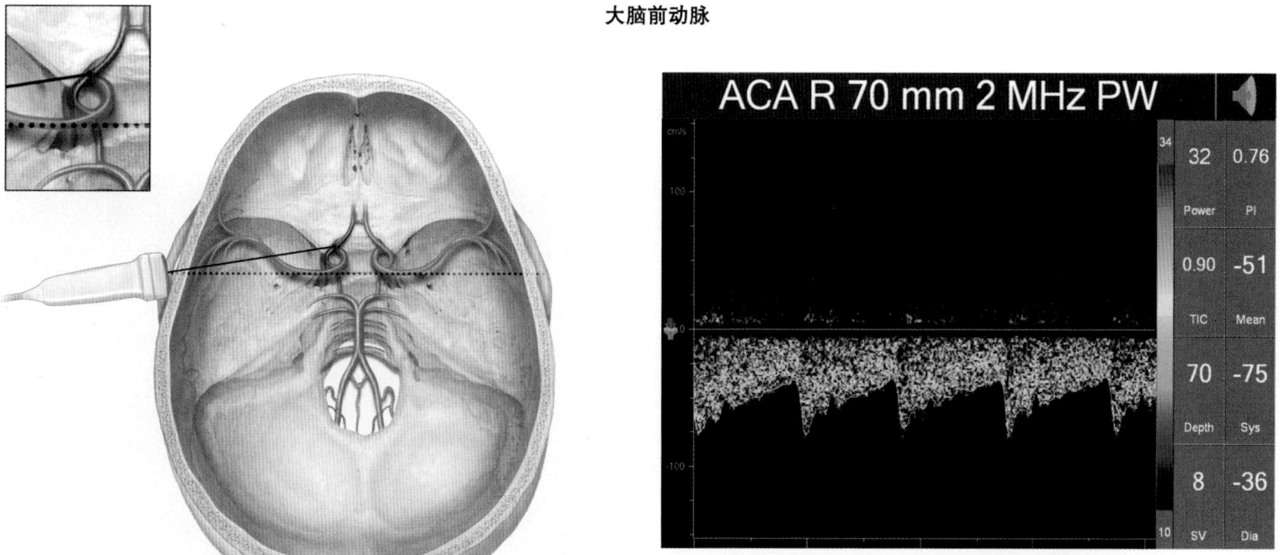


| | |
|---|---|
| 深度： | 60~80mm |
| 血流方向： | 背离探头 |
| 空间定位： | 前/上 |
| 流速(平均)： | 50 ± 11cm/s |

A B

图 10-10 A. 通常将探头朝向前上方可探查到 ACA。B. 血流频谱显示 ACA 的血流方向为背离探头

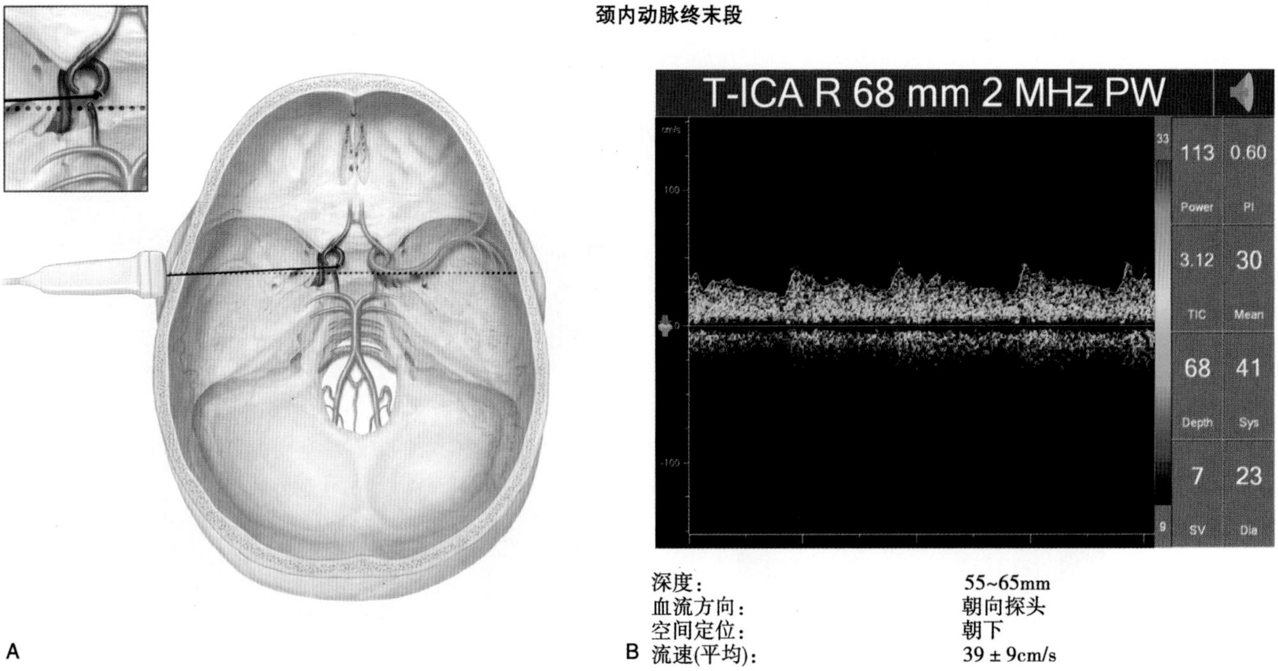


图 10-11 A. 当取样容积深度位于标志性的分叉处时，探头位置朝向下方，可探及颈内动脉终末段。B. TICA 的血流频谱显示，由于声束方向不佳而导致的相对较低的血流速度

出现一窄的红色色带，代表着相应深度的 P1 段和 P2 近段。而对侧的 P1 段则表现为更深处的蓝色血流。将深度增加至 70～80mm 时，可见到双侧的 PCA 从 BA 的顶端发出，所以此处表现为双向的血流信号。

一旦 P1 段被确认，接下来在同样的后下方向进一步旋转，可得到背离探头方向的 P2 段。PCOA 常常无法探及，除非它们作为侧枝通路开放，血流量增加，伴相应的高流速和湍流（图 10-12）。

## 经枕骨大孔途径

椎动脉和基底动脉是经枕窗进行检查的。检查时将探头放置于枕骨大孔下方中线处，患者的头稍屈曲，

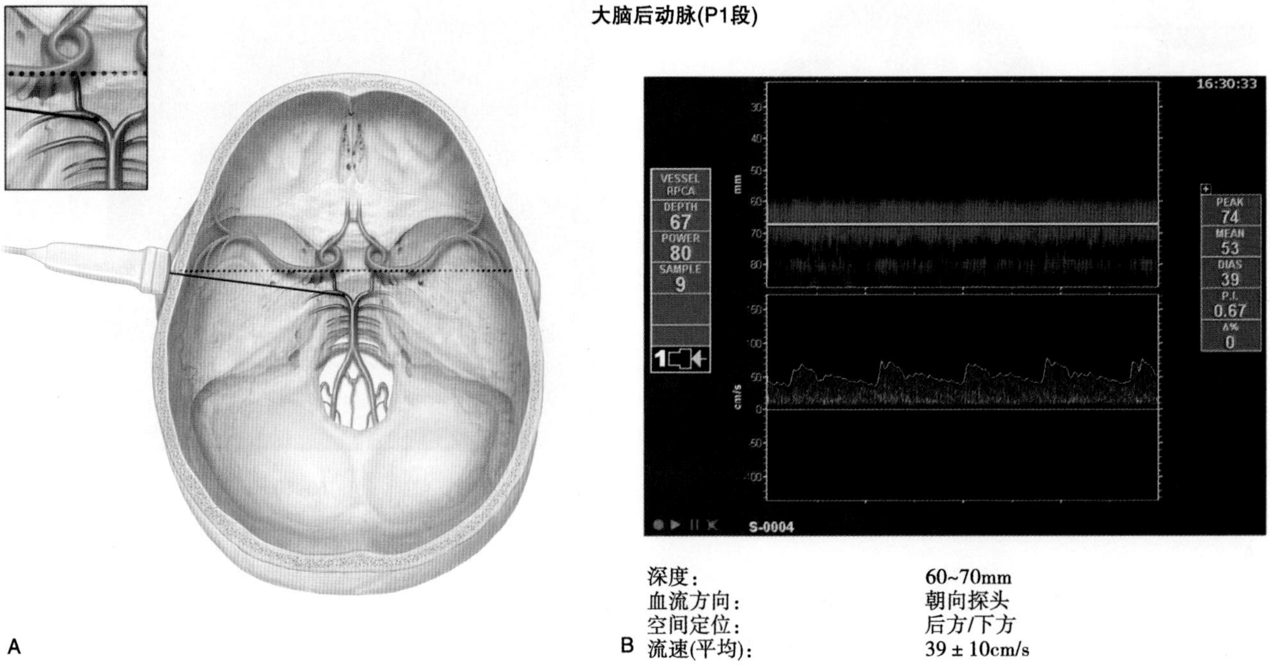


图 10-12 A. 在 ACA 近段的深度，将探头向后下偏转，可探及 PCA。B. P1 段和 P2 近段的血流方向为朝向探头，M 型模式的色带显示了声束穿过脑中线时的双侧 P1 段

超声声束朝上指向患者的眉弓中心。血流的正常方向是背离探头的,继发于锁骨下动脉盗血或无名动脉盗血时任何节段都可能出现血流反向。为了找到声窗,将取样容积深度设置为 60mm,探头朝向眼眶方向,向右、向左做最小程度的偏移,直至探查到血流信号。双侧椎动脉可通过从一根椎动脉移到另一根椎动脉之间存在多普勒信号的缺失来进行确认,而且两者的频谱形态常常有所差异。椎动脉一侧为优势侧而另一侧为非优势侧,这是很常见的情况。较细的椎动脉流速较低,频谱形态也会不一样。将双侧椎动脉区分出来以后,要从每一侧的近段向远段进行扫查。在近场约 55mm 深度处可探及双向的血流信号,这是椎动脉向颅外段移行的区域。而在 65mm 深度时也会出现双向的信号,因为此处有小脑后下动脉分支。将探头放置于枕骨大孔的外侧也可用来检查椎动脉。不过,通过这种途径可能出现将一侧椎动脉误判为对侧椎动脉的情况。这往往只出现于双侧椎动脉的血流频谱形态和流速均非常相似的情况下,大约占 1/3。双侧椎动脉汇成基底动脉的确切汇合点在没有二维成像的 TCD 检查中可能很难确认。在一些病例中,随着取样容积深度的增加,TCD 信号会自动包含了双侧的椎动脉信号,而相应的血流频谱也会显示出双侧椎动脉频谱的叠加。椎动脉汇合处的深度存在个体差异,变化范围大约为 69+/-7mm。[21]

基底动脉走行于脑干下方并向前上方走行;因此要确认这个节段,超声探头需稍向项部下方滑动,探头指向比椎动脉更高的位置。这根血管相对比较长(33+/-6mm),因此可能需要追踪 3~4cm 长以探查其远段。[19] 椎动脉和基底动脉都发出数个分支动脉供应小脑,当探及这些分支处时血流信号为双向的(图 10-13)。

**椎动脉**

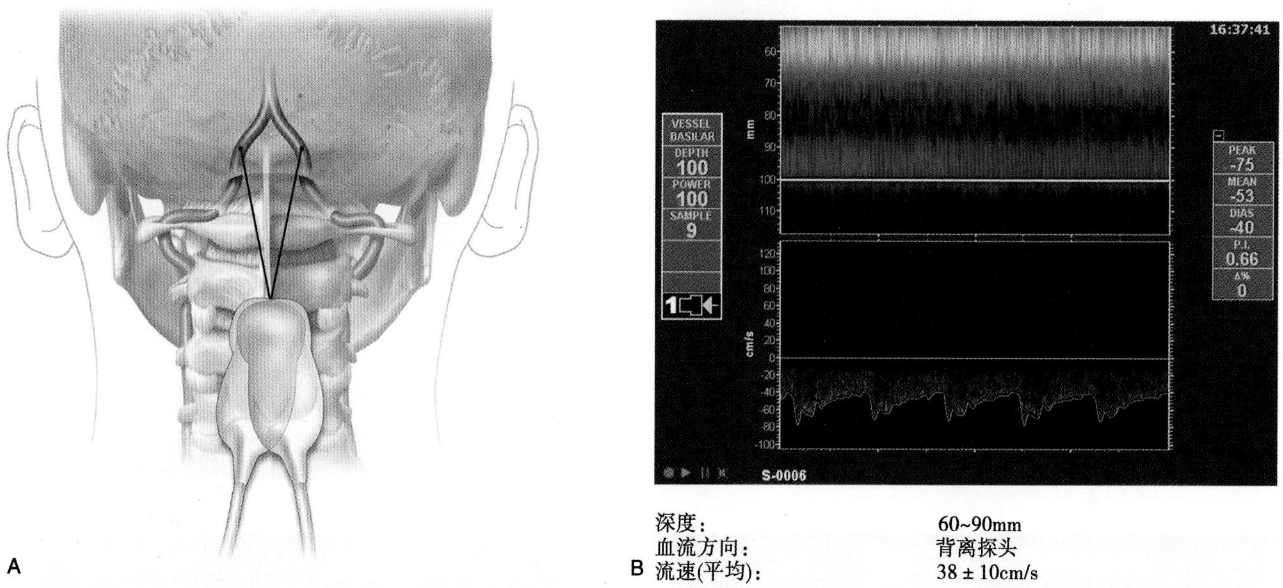


图 10-13 A. 经枕骨大孔途径,从中线区域采集频谱,可确认椎动脉颅内段。B. 基底动脉的 M 型超声和频谱多普勒表现;注意基底动脉走行的深度范围

## 经颅双功多普勒超声扫查技术(TCDI)

使用双功能超声诊断仪来检查颅内血液循环既有优势也存在缺陷。能准确辨认血管并缩短了学习时间是 TCDI 技术两个最重要的贡献。缺点在于由于探头的接触面面积较大,可能限制了其在小声窗和困难声窗中的应用,并且探头也不适合固定在头架上以进行持续监测等操作。TCDI 使用的是较低频率的宽频相控阵探头,多普勒频率一般为 2~3MHz,二维频率一般最高 5MHz。

### 经眼窗途径

使用经眼窗途径时,超声能量要先穿过眼眶进入颅内,因此美国食品药品监督管理局降低了该声窗下可允许使用的最大输出声能。这是考虑到了超声波对眼睛的潜在生物学作用。多数仪器都设置有一个专门针对眼窗的能量设置,自动的限制了其输出功率。

患者取仰卧位,双眼轻轻地闭上。嘱患者保持闭眼状态直至经眼窗的检查完全结束、耦合剂被擦干净。

无论检查左眼还是右眼，探头上的方位标识都要朝向正中线。探头要轻轻地放置在闭合眼睑的中心位置。握探头的手可以放在患者的脸颊部以获得支撑保持稳定。注意不要向眼睛施加压力。

灰阶超声检查时，屏幕左侧为眼睛的内侧缘，屏幕右侧为眼睛的外侧缘。眼球表现为近场的一个圆形的无回声的结构。当探头置于正前后位时可看到视神经从眼底部边缘向深面延伸。当把彩色取样框放置于球后方并包含视神经的近段时，常常可以显示出视网膜中央动静脉、泪腺动脉以及睫后长、短动脉。这些都是眼动脉的分支并向眼睛的不同区域供血。

## 眼动脉

要定位眼动脉的主干，探头需倾斜15°～20°并指向中线。这个切面下眼球可能不再呈圆形，也看不到视神经的回声。将彩色取样框放置于深度40～60mm处，降低彩色量程（通常流速为21+/-5cm/s）。正常血流的方向为朝向探头（红色）。动脉从外侧向内侧走行，并穿过视神经。在太表浅或太外侧采集到的血流信号可能是泪腺动脉的分支血流。将多普勒取样容积放置于彩色取样框中，应显示为低流速、高阻力的血流频谱，与颈外动脉相似。当颈内动脉近段发生严重狭窄或闭塞时，眼动脉可作为侧枝向颅内供血，此时其血

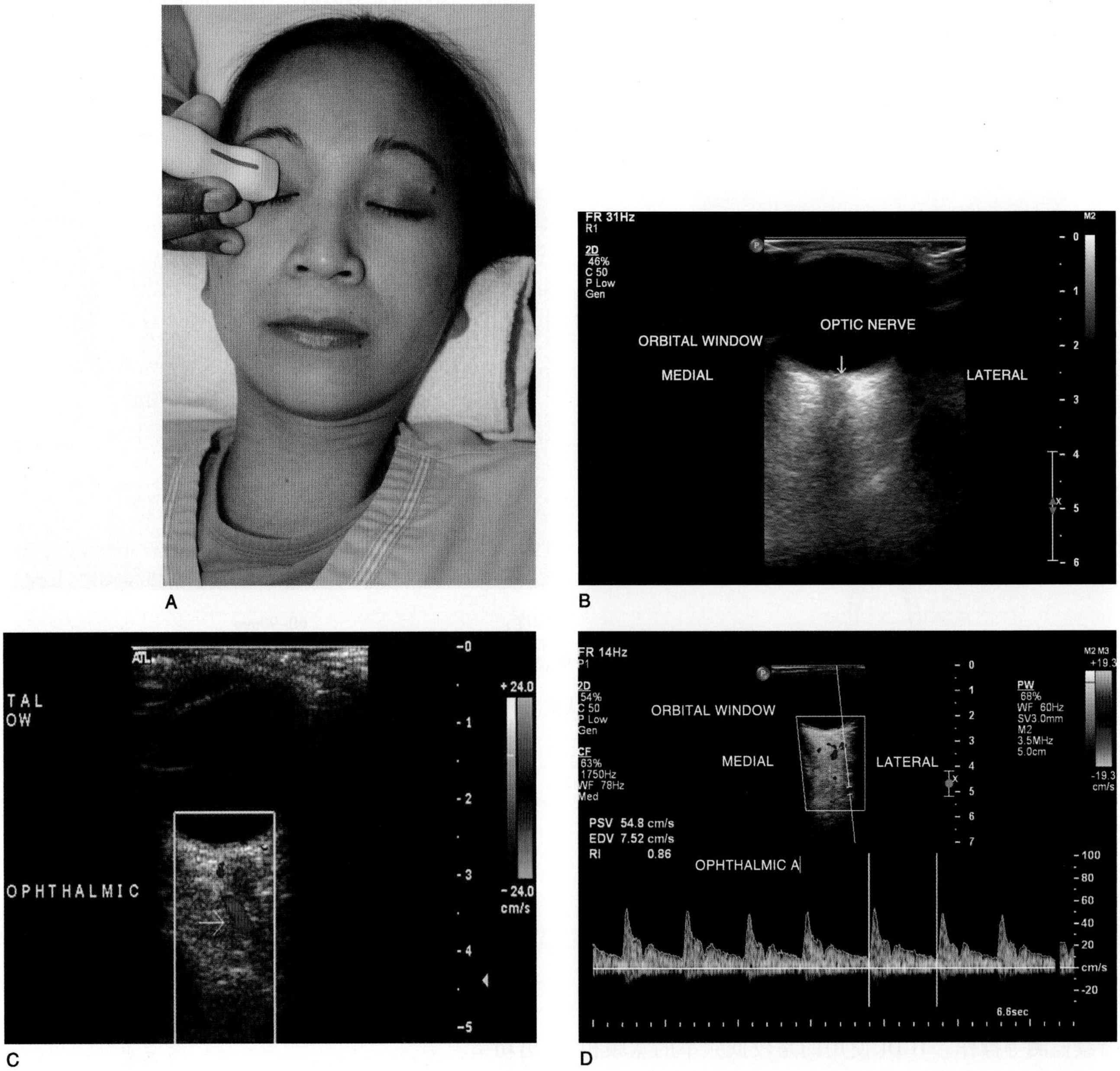


图10-14 A. TCDI经眼窗途径扫查，探头上的方位标识朝向患者鼻部（中线）。B. 探头置于正前后位时眼球和视神经（箭头）的灰阶超声图像。C. 眼动脉的彩色多普勒信号（箭头）。D. OA的频谱多普勒信号

流反向，流速可能增高，搏动指数可能降低(图 10-14)。

### 颈内动脉虹吸段

颈内动脉海绵窦段周围并没有特殊的二维解剖标志。使用与眼动脉相同的探头方向，彩色取样框放置于 60～75mm 深度，增加速度量程(正常流速为 47±14cm/s)进行探查。颈内动脉这个节段常常弯曲走行，因而可能表现为朝向探头、背离探头或双向的血流信号。应使用频谱多普勒获得每个节段的血流频谱(图 10-15)。

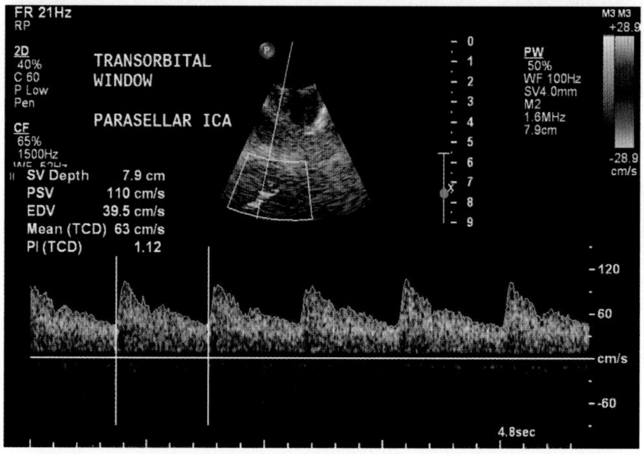


图 10-15 经眼窗相应深度探及的颈内动脉虹吸段的彩色多普勒信号

### 经颞窗途径

开始检查时使用最大能量以利于寻找到声窗。一旦确定声窗，遵循 ALARA 原则调低能量，尤其是当患者进行了半侧颅骨切除术，检查局部缺乏骨瓣的时候。

经颞窗可以检查到多支动脉，这些动脉及其分支向大脑半球的所有脑叶供血。通常情况下，即使是在声窗良好的患者，我们也是分别通过左侧和右侧颞窗来检查左侧和右侧的大脑，因为此时的频谱多普勒的强度和角度都是最佳的。

探头行横断扫查，探头上的方位标识朝向前方或朝向患者的鼻部(图 10-16)。灰阶图像显示出大脑的横断切面。图像的近场显示的是同侧的大脑半球，而远场显示的是对侧的大脑半球，大脑前份位于图像的左侧，而后份位于图像的右侧。

### 灰阶模式下使用解剖标志确定声窗

在头部颞窗区域给予足量耦合剂后，将探头放置于颧弓上方并平行于颧弓。将视窗深度设定在 15cm 以上。如果声窗透声良好，可以在大约 5cm 深度看到

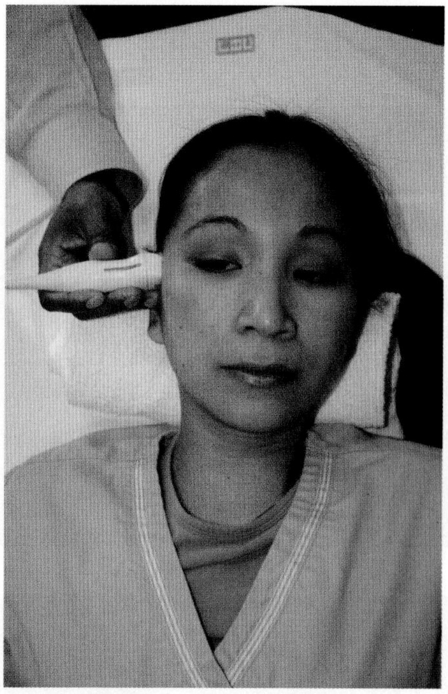

图 10-16 经颞窗扫查时，探头以横断面置于颞部，方位标识朝向鼻部

一个新月形的强反射信号。这个强回声信号来自于蝶骨小翼(前)和颞骨的岩骨嵴(后)。稍向下倾斜探头，正好在蝶骨翼顶的下方是前床突。如果看不清这些结构，向前方、后方以及(或者)向下，非常缓慢、非常细微的移动或倾斜探头，直至看到这些结构。如果在灰阶模式下这些反射界面都是均匀一致的灰色，则说明没有声窗(图 10-17)。

确认了颅底部骨性结构的强反射信号后，稍向前方倾斜或滑动探头，确认下面几个结构：①对侧的颅骨(注意其内侧面的深度)和大脑中线(位于对侧颅骨深度约一半处)；②大脑镰，表现为一条细的亮线，来自于位于中线纵裂处的双层硬脑膜结构的回声；③中线处的中脑，位于图像中心稍靠后的位置，表现为一个无回声的蝶形或心形结构。

### 颈内动脉终末段

如果声窗欠佳，将视窗深度减小到 8cm 后再次定位上述骨性结构。将取样框置于前床突，这是颈内动脉走行的区域。这时会出现一个小的彩色环状结构。将探头向冠状面倾斜，会出现一个 S 形的彩色血流结构，这就是颈内动脉终末段。该处动脉走行迂曲，因此虽然是正常的血流方向，也会表现为节段性的蓝色和红色。采集多普勒信号并保存其最高流速。超声检查颈内动脉该节段的角度并非最佳，因此其流速会比角度为 0°时更低(图 10-18)。

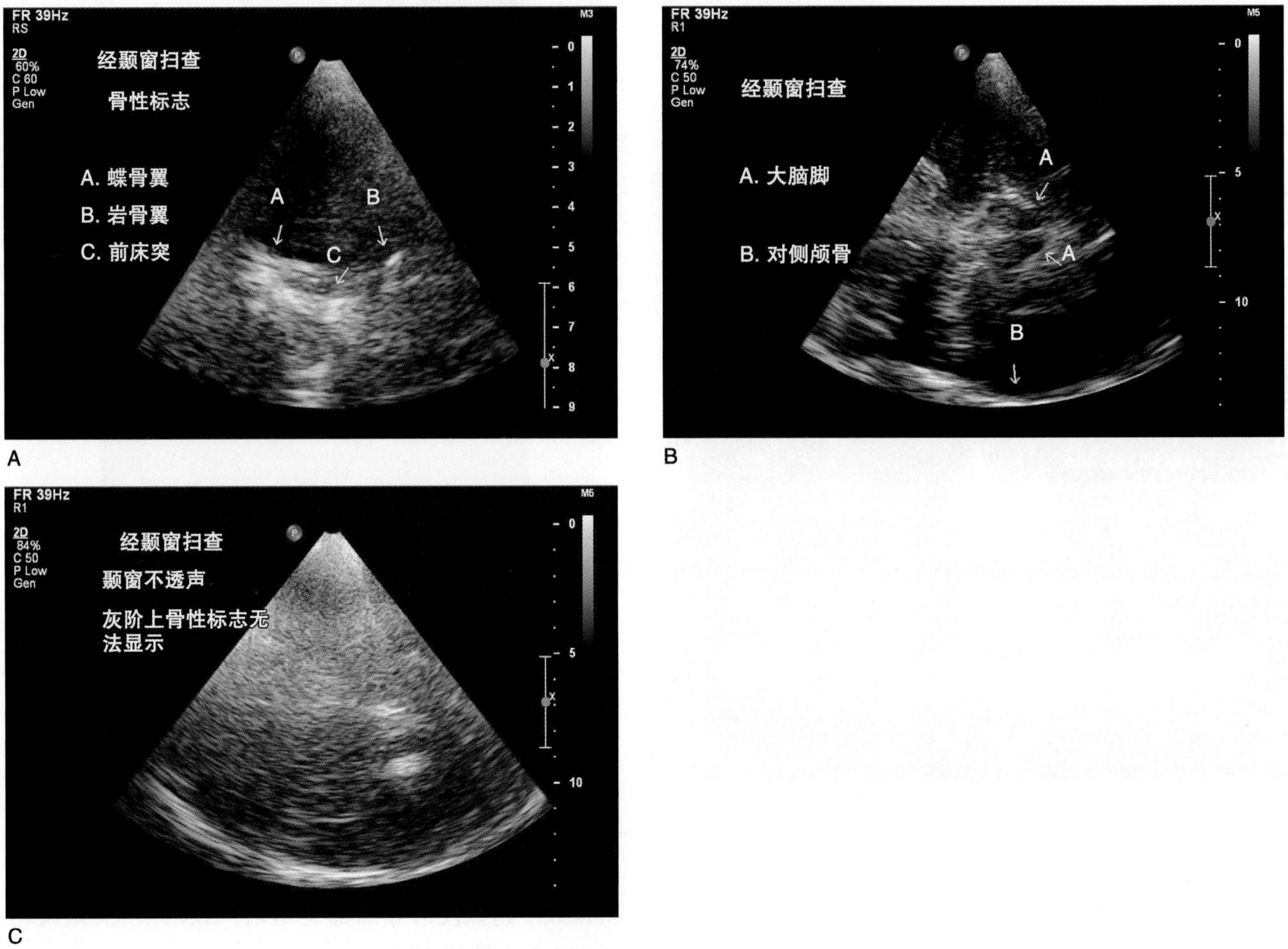


图 10-17 经颞窗的灰阶解剖标志。A. 近场处从蝶骨翼、岩骨嵴,以及前床突的骨性结构所产生的强回声信号。B. 脑实质的标记,包括大脑脚和大脑镰。C. 均匀一致的灰阶图像,无法辨认上述结构意味着几乎或者完全没有声窗

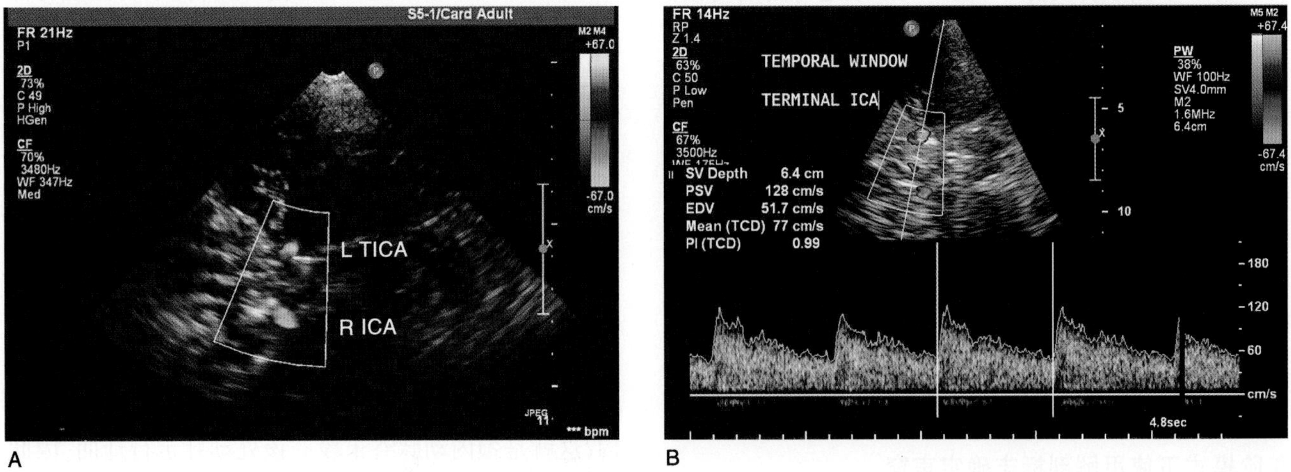


图 10-18 A. 彩色取样框放置于前床突显示双侧 TICA。B. TICA 的多普勒血流频谱

## 大脑中动脉

大脑中动脉位于蝶骨小翼稍上方并平行于蝶骨小翼。显示出 TICA 后，精细的操控探头，缓慢地向头侧小幅移动探头。MCA 主干的血流方向是朝向探头的，所以为红色。从 MCA 远段发出的分支通常是弯曲朝上，朝向外侧裂方向，所以是蓝色的。为了更好的显示 MCA 分支，要将声束方向朝向上方。在分支处采集多普勒信号，然后对主干以最多 5mm 的间距采集频谱信号，获得近段、中段、远段的血流速度。如果出现彩色混叠现象则需将速度量程调高，如果彩色血流显示差则将量程调低(图 10-19)。

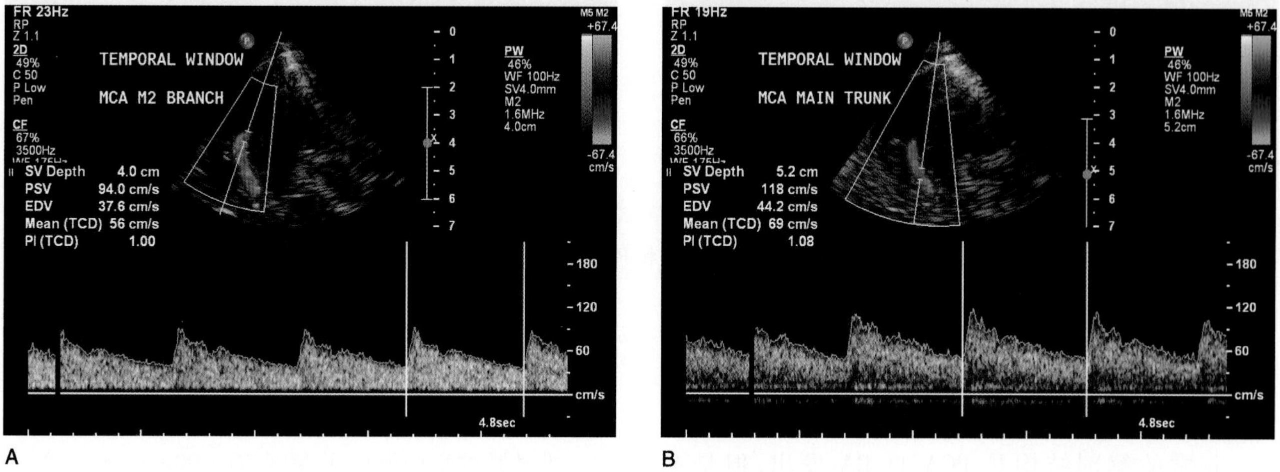


图 10-19 MCA 的 M2 分支处(A)和 MCA 主干(B)处的彩色和频谱多普勒信号

## 大脑前动脉

ACA 很短，使用彩色多普勒确认 ACA 常常是具有挑战性的，尤其当这根血管并没有与 MCA 位于同一轴线上时。当没有看到与 MCA 呈前后排列的 ACA 时，进行下面这些探头的调整可能有所帮助：①将探头的前端向上方旋转；②向上方滑动探头；③向上倾斜探头；④将探头转向下方，但注意不要将 TICA 误认为 ACA。ACA 并没有邻近颅骨，灰阶图像上不会像 TICA 那样周边有骨质的强回声信号。ACA 的交通前段非常短，止于中线区域。交通后段的近段常常能被看到是朝向屏幕的左侧走行的(前方)。ACA 在彩色多普勒中显示为蓝色，但作为侧枝开放时血流方向可以相反。以 5mm 间隔采集多个频谱多普勒信号。如果彩色取样框中没有血流显示，可以试着将频谱多普勒放置在可能的区域直接采集 ACA 的血流频谱(图 10-20)。

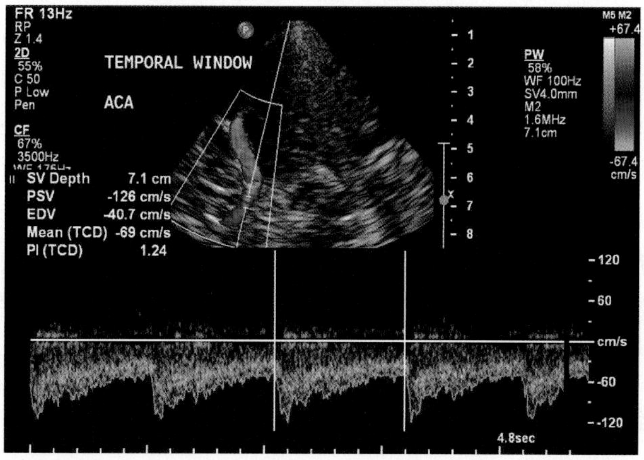


图 10-20 ACA(A1 段)的彩色和多普勒信号；注意灰阶图像上其周围通常并没有强回声，因为 ACA 常常走行在骨性突起的上方

ACA 的解剖变异发生率很高，包括发育不良、闭锁以及最常见的左右两侧管径不对称。当发生功能缺失时，其作为侧枝的代偿能力(通过 ACA 和 ACOA 从一侧半球到另一侧半球)就会严重受限或丧失。

## 大脑后动脉

使用灰阶超声显示出无回声的蝶形中脑，并放置彩色取样框，就能看到围绕着中脑的 PCA。P1 段和 P2 近段的血流都是朝向探头的(红色)。旋转探头以完整的显示弯曲的血管。由于 PCA 是沿着中脑弯曲的，血流的方向为背离探头的(蓝色)部分就是交通后段了，也称为 P2 段。

为了区分 P1 和 P2 段，彩色取样框放置在同时可以显示 PCA 和 TICA 的区域。在这两根血管之间画一条假想的线，这就代表 PCOA 的位置。如果速度量程足够低，这根动脉常常能被彩色多普勒所探及，即使它并没有发挥其侧枝的功能。比这根假想线更深的同侧

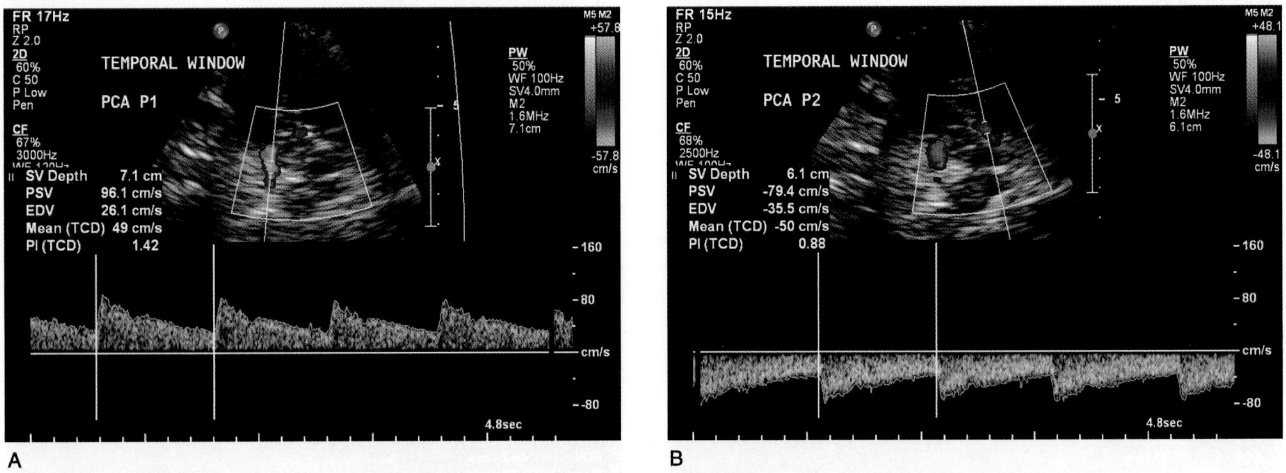


图 10-21 A. 弱回声的大脑脚和 PCA 的 P1 段。B. PCA 的 P2 段

PCA 就是 P1 段，比它表浅的是 P2 段。在 PCA 处采集多普勒频谱信号并分别记录下 P1 和 P2 段的最高流速(图 10-21)。

正常的解剖结构是 PCA 自 BA 发出，但是在 18% ~27% 的人群中 PCA 血流是由 TICA 单独供血或是由 BA 和 TICA 联合供血。[6]这被认为是一种胚胎型的起源方式，常常被 TCDI 所探及。当在 BA 和 PCA 之间没有看到血流的时候，应高度怀疑胚胎型大脑后动脉的存在。还可以通过以下彩色多普勒征象证实胚胎型大脑后动脉，即在短小的 P1 段位置没有发现血流或多普勒信号，却发现一支自 TICA 发出的大血管向后侧走行。胚胎型大脑后动脉可能会给颈内动脉狭窄和/或者椎基底动脉病变的患者带来明显的临床症状，因此应该在报告中注明并给出解释。

## 经枕骨大孔途径

枕骨大孔是穿过枕骨中心的一个很大的开口。将探头放置于颅底下方约 1.25 英寸处，将声束朝向鼻根处。在图像近场(深度约 5cm 处)会显示出枕骨大孔区呈环状的骨质强回声信号。为了寻找到最佳声窗，探头可以从枕骨大孔的一侧移动到另一侧，探头可旋转呈斜位或矢状位。打开彩色多普勒模式，将取样框置于约 55 ~65mm 深度。椎动脉是背离探头(蓝色)的方向，也可呈高度扭曲的状态。在近场约 50 ~ 55mm 深度处，血流可能是双向的，这是由于血管在此处从寰椎穿过枕骨大孔成为 V4 段，走行方向发生了改变。

追踪两根椎动脉直至它们汇合成基底动脉。每间隔 5mm 采集一个椎动脉的多普勒信号。记录下每根椎动脉的最高流速。椎动脉的直径常常是不一致的，人群中 74% 为一侧椎动脉优势。[7]小脑后下动脉(PICA)是椎动脉远段发出的分支，常常是朝向探头的方向。椎动脉的汇合处位于深度 70 ~90mm 之间，两支椎动脉汇合成为基底动脉的血流信号看起来就是一个“Y”字。将彩色取样框缩小以获得更快的帧频，可增加彩色显示的深度。

基底动脉长 3 ~4cm，其深度，在一些患者中，可以达到 120mm。基底动脉的中远段可能很难用 TCDI 的彩色多普勒显示，但是使用频谱多普勒可以提高更深处信号的采集能力，追踪 BA 的轨迹。每间隔 5mm 采集一个频谱多普勒信号，分别记录下 BA 的近段、中段、远段的血流速度(图 10-22)。

## 经下颌下途径

在蛛网膜下腔出血(SAH)、头部外伤、颅内动脉狭窄和动静脉畸形的患者中常规进行下颌后硬膜外的颈内动脉的检查以计算血管痉挛指数。这个指数的定义是 MCA/SM-ICA(颅外段颈内动脉)，在鉴别诊断 MCA 的血管痉挛、狭窄与高血流状态时非常重要[13,22]。但如果患者有颅外段动脉>50% 的狭窄，该比值的计算就可能无效，不应再使用。这个方法对于确定 ICA 远段狭窄也是有用的。远段颈动脉的狭窄常常与颈动脉夹层或纤维肌发育不良有关。

将能量降低，探头放置于下颌角处，方位标识朝向上方，并微朝向后内侧。颈内动脉会出现在屏幕的右侧(近场)至左侧(远场)处，呈背离探头(蓝色)的方向。将取样容积放置于能使声束角度调整为 0°时的

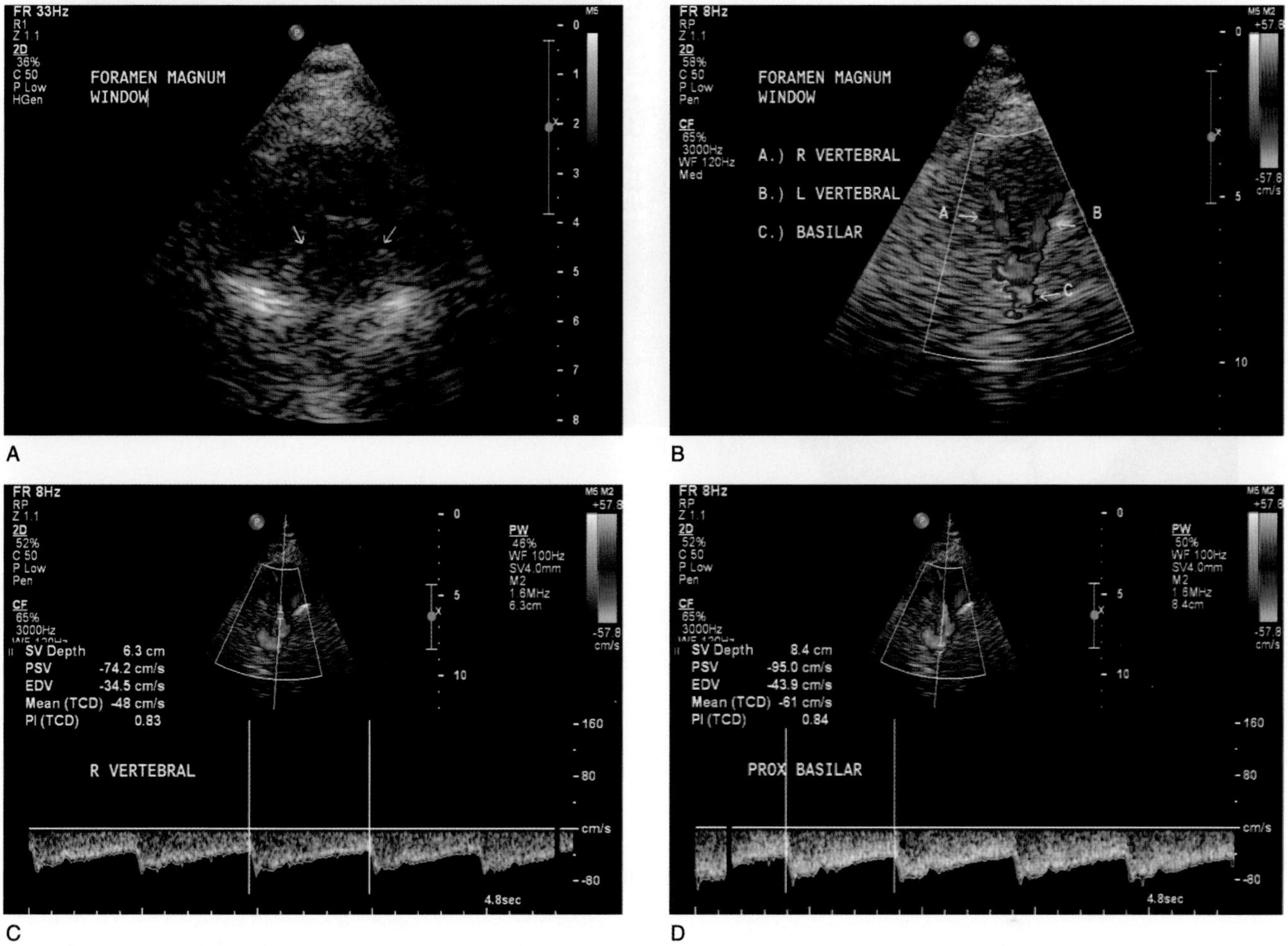


**图 10-22**　A. 灰阶显示枕骨大孔(箭头处),为由枕骨的骨质强回声包围的结构。B. 双侧椎动脉进入到颅内并向中线处走行,汇合为基底动脉。C. 椎动脉的频谱多普勒信号。D. 基底动脉的频谱多普勒信号

最佳深度,通常为大约 4 ~ 5cm 处,以获得一个最高流速的频谱多普勒图像(图 10-23)。

## 诊断技术方面

大约 10% 的老年患者存在颞骨的骨质增生,此时由于超声波的衰减,我们无法从颞窗获取超声信号。骨质增生可以发生于单侧或者是双侧。次优的声窗可提供某些角度的穿透性,但是能探查到的动脉数量常常有限。对于这些颞窗透声缺乏的患者,我们则只能经眼窗和经枕骨大孔来进行一个有限的检查。

虽然经眼窗检查时我们会把探头轻轻放置于眼睛表面,并注意不给予任何压力,但是为了避免任何无意的损伤,在眼部手术后的 6 周内不要使用经眼窗途径进行检查。

由于 Wliils 环解剖变异众多,准确辨认各血管是非常具有挑战性的,尤其是使用无灰阶图像的 TCD 进行检查时。解剖上的变异包括动脉起源、管径和走行等方面的变异。将 TICA 与 $PCA_1$ 混淆,难以区分双侧椎动脉以及确认它们的汇合平面都是容易出错的地方。BA 的远段 1/3 由于位置太深难以穿透,并且走行扭曲,诊断准确率很低。

## 陷阱

TCD 结果的准确性具有操作者依赖性。学习曲线是非常明显的,至少需要 6 个月的检查经历和至少 100 个病例的研究并与熟练程度相关。

通过多普勒频移的变化来进行流速的计算依赖于探查的角度。使用无灰阶显示技术进行探查时是不测量这个角度的,并且角度有操作者依赖性,需要掌握通过辨识最高的音调来探测最大流速的技巧。

为了检查的准确性,患者需很好的配合检查。一些患者可能会因为情绪激动而无法保持静止不动或者安静的状态。

在严重狭窄、动脉痉挛、侧枝血流和高血流状态的

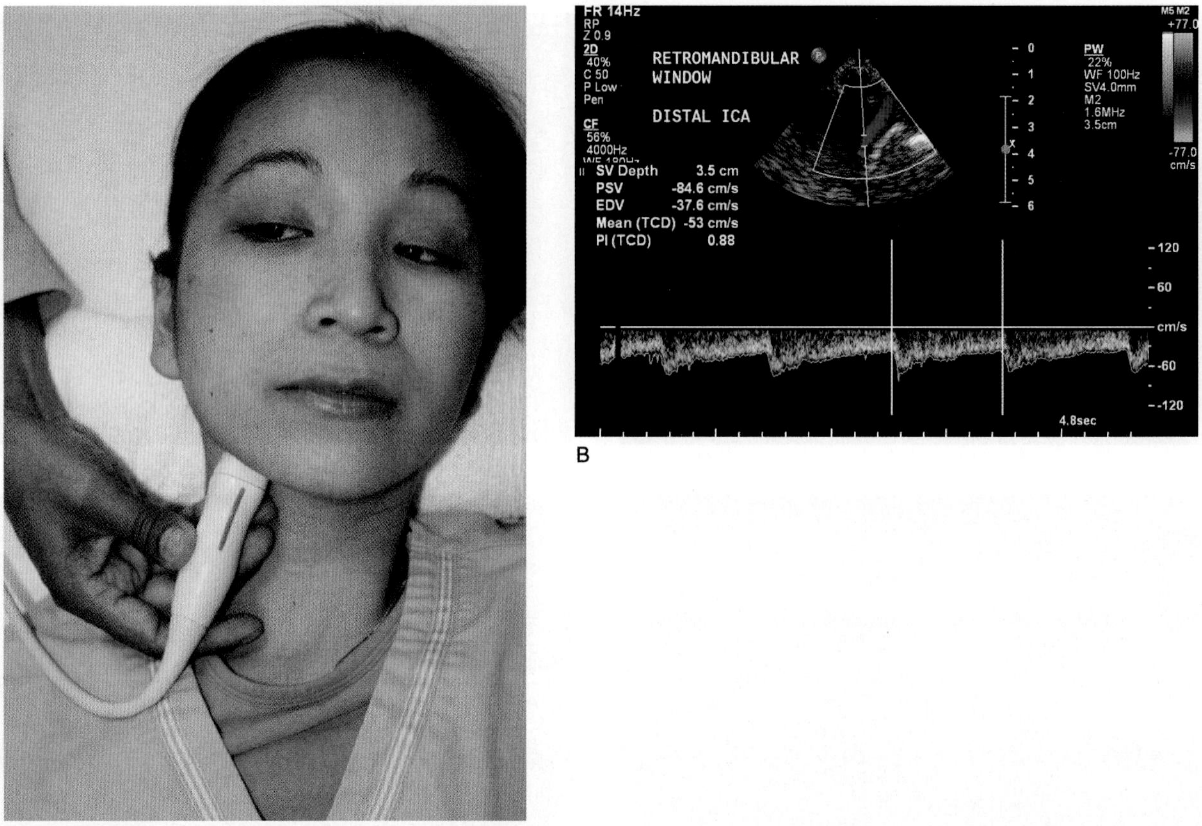


图 10-23 A. 探头放置于下颌下，经下颌下途径探查 ICA。B. 下颌下探查到的 ICA 的彩色和多普勒信号

情况下，可能出现流速增高。频谱多普勒中会出现混叠现象，应注意识别。

## 诊断

TCD 和 TCDI 均依赖于频谱多普勒信号来判断正常或异常。每根动脉节段都应建立其频谱多普勒的正常值水平。对 TCD 结果进行分析需要对影响脑血液循环的血流动力学及系统性的生理变量等有扎实的理解，以及较强的特征识别能力（表 7-3）。用于诊断的多普勒信号的基本特征包括：①流速的变化；②层流状态的改变；③搏动性的变化；④血流方向的改变。相邻动脉的比值、左/右侧和颅外段/颅内段指数等参数也逐渐被应用于鉴别诊断中。

频谱多普勒参数包括：

- 流速：通常以 cm/s 来表示。频谱分析可以获得 PSV、EDV 和 TAP-V（常被简化为“平均流速”）的定量结果。平均流速是 TCD 和 TCDI 使用的基本诊断指标。
- 搏动性：在成年人，这个指数用 Gosling 搏动指数（PI）来表示，计算公式如下：

$$PI=\frac{(PSV-EDV)}{TAP-V}$$

- 湍流或扰流：频谱多普勒表现为宽振幅、低流速的特点，血流速度接近或者低于基线。也可以表现为频谱包络线失去平滑的轮廓。
- 收缩期上升峰：在收缩期的加速阶段，峰值流速包络线的第一个斜坡。
- 血管痉挛指数（Lindegaard 指数）：是通过计算 MCA 的平均流速与下颌下段 ICA 的平均流速的比值来获得的。当 MCA 和颅内段 ICA 出现流速升高时可用该比值来鉴别诊断是血流量增加引起的还是管径减小引起的。
- Sviri 比值：这个比值同 Lindegaard 指数相似，是用来鉴别后循环的动脉痉挛与高血流状态的指标。用基底动脉的最大平均血流速度除以双侧寰椎段椎动脉的平均流速即可获得 Sviri 比值（图 10-24）。

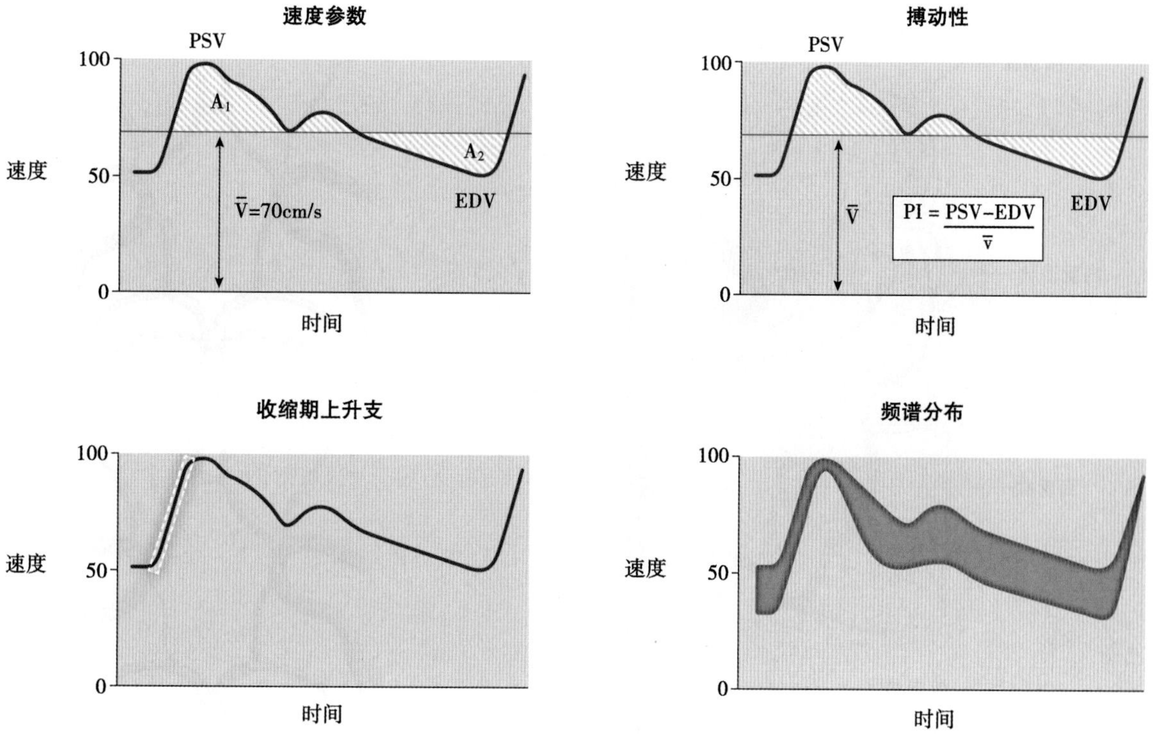


图 10-24 TCD 检查中对多普勒频谱各诊断指标的解释：平均流速、搏动指数、收缩期上升峰以及频谱的振幅分布

## 颅内脑血管检查的应用

颅内脑血管检查适合于多种临床应用，并且近年来应用范围还有所扩展。随着技术的不断进步，出现了更多的进行颅内脑血管评估的应用。疾病相关知识点 10-1 列出了在 TCD 和 TCDI 检查中可以发现的最常见的一些病理改变。

**疾病相关知识点 10-1**
**能通过 TCD 或 TCDI 观察到的常见病理改变**

| 病变 | 检查表现 |
|---|---|
| 狭窄 | • 流速的局部加快<br>• 狭窄后的湍流<br>• 两侧半球流速差异超过 30cm/s<br>• 参考表 10-3 的完整标准 |
| 闭塞（急性，完全性） | • 缺乏彩色血流信号及多普勒信号<br>• 闭塞近段血流阻力增高 |
| 痉挛（严重） | • MCA 流速>200cm/s<br>• 1 支以上血管出现流速升高<br>• 是暂时的改变 |
| 栓子 | • 很短暂的信号，持续时间<300ms<br>• 强度至少高出背景 3dB<br>• 单向信号<br>• 伴有“拍击声”“鸟鸣音”或者“呻吟声” |

### 颅外段颈动脉病变时的 TCD 的表现——侧支血流

当颅外段颈动脉出现了导致血流动力学明显改变的狭窄时，大脑会通过侧支循环和自调节机制来进行代偿。TCD 在确定和评估侧支循环的存在和是否提供了足够代偿的评估中非常有用，并且有利于对个体脑循环功能和状态的理解。TCD 对脑侧支循环的评估也有助于预测在颈动脉内膜剥脱术中钳闭血管时的血流动力学改变。使用 TCD 可以准确的判断三大初级侧枝模式，每个侧枝开放的诊断标准如下（图 10-25）。

#### 通过血流反向的眼动脉实现颈外动脉到颈内动脉的侧支[23,24]

- 颈动脉病变的直接证据
- 眼动脉血流方向逆转
- 眼动脉搏动指数降低，流速加快
- 眼动脉闭塞、血流减少或血流反向，并伴颈外动脉分支（颞浅动脉、面动脉或内眦动脉）的血流减少

#### 通过前交通动脉的跨大脑半球的侧枝

- 颈动脉病变的直接证据。
- 颈动脉病变同侧的 ACA 的 A1 段血流方向逆转。

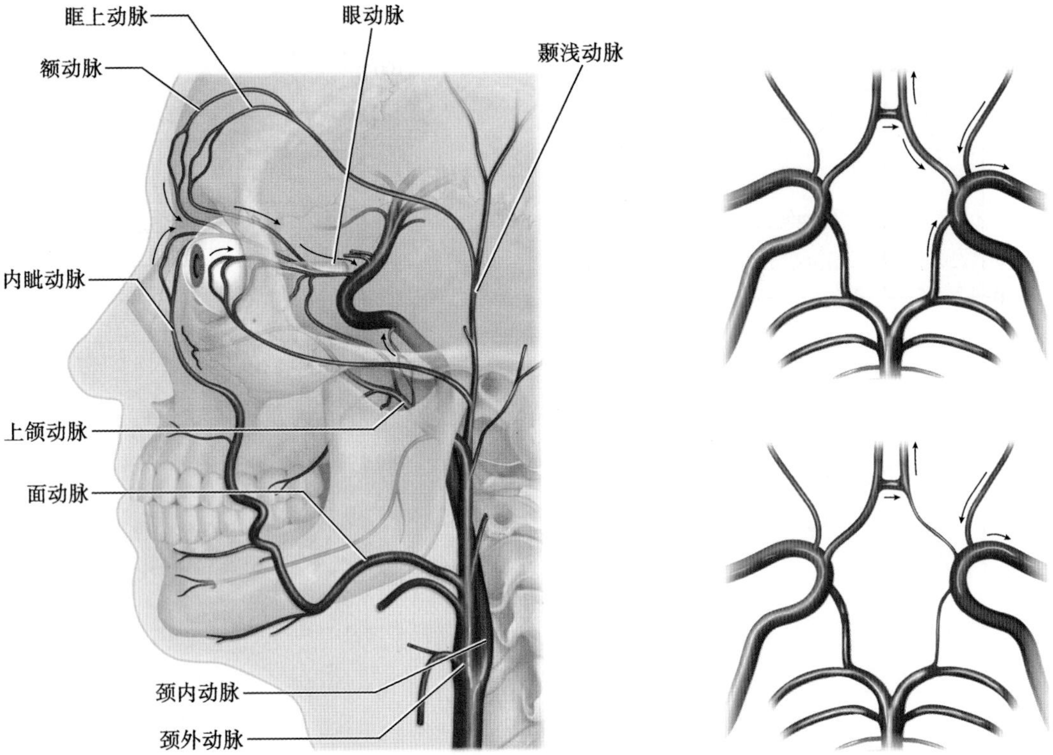


**图 10-25** 通过 Willis 环进行侧枝代偿时血流方向的改变，包括颈内动脉狭窄或闭塞时同侧眼动脉和大脑前动脉的血流方向逆转

- 对侧 ACA 血流速度加快（ACA 平均流速/同侧 MCA 平均流速>150%）。流速的加快同血流量的增加以及相应血管的直径增加均相关。在个别病例中，会由于 ACA 的直径较大而出现前交通动脉开放而 ACA 流速正常的情况。
- ACOA 管径纤细时通常会在中线处测到很高的流速。

在经验丰富的检查室使用 TCD 评价 ACOA 侧枝开放的敏感性为 93%，特异性 100%，准确性 98%。[23,24]

### 通过后交通动脉的后向前的侧枝

- 颈动脉病变的直接证据
- 同侧 PCA 的 P1 段流速加快（PCA 平均流速/同侧 MCA 平均流速>125%）
- 在个别病例中，可由于侧枝血管的直径较大和容量较大而出现 PCOA 流速较低的现象
- 一旦能探测到，PCOA 的流速一般都相当高。

据报道，TCD 评价 PCOA 后向前侧枝开放的敏感性为 87%，特异性为 96%，准确性为 92%。[23,24]

### 软脑膜侧枝开放

当 MCA 的主干出现狭窄或闭塞导致血流动力学明显改变时，同侧 ACA 和 PCA 可能会出现流速加快，这是由于软脑膜侧枝开放导致的。

### 颅内动脉的狭窄和闭塞

颅内动脉的狭窄是一个非常复杂的问题，有多种致病因素和相应的复杂的病理生理学变化。通常来说，引发狭窄和闭塞的原因包括血管自身病变和血栓栓塞。TCD 检查有助于评估狭窄率>50% 的颅内狭窄和闭塞。[25]只要充分考虑了其局限性和可能发生的错误，TCD 就是一种可靠的发现病变的诊断工具。

多种情况都可导致脑动脉内腔发生狭窄，最常见的就是动脉粥样硬化性病变。其他不常见的非炎症性病变包括夹层、肌纤维发育不良、放射相关的血管病变及 Moyamoya 病。还有一大类可能影响颅底脑血管的炎症性血管病变和血液系统疾病相关的脑卒中，包括颞动脉炎、脑脊膜炎、毒性相关性血管炎和镰状细胞病。

### 动脉粥样硬化

在美国，每年大约有 9%（70 000～90 000 例）的人群由于颅内动脉的粥样硬化（ASO）引起脑卒中的发生。[26]这种疾病的影响在非裔、亚裔和西班牙裔的美国人中更加明显，[25,27,28]其脑卒中的再发生率很高，有报道称最高达每年 15%。[29-31]

颅内动脉的 ASO 可以累及 ICA 海绵窦段、MCA、ACA、VA、BA 和 PCA。导致大动脉粥样硬化狭窄的风

险增高的四大因素包括高血脂、动脉性高血压、吸烟和糖尿病。[32]颅内病变可能导致微栓子形成，而微栓子可随血液移行到远心段动脉，引起缺血和(或)进展成明显的狭窄或闭塞，从而导致局部组织缺乏血流灌注，尤其在缺乏足够侧枝代偿能力时更加明显。后者可能与该病灶的位置直接相关，尤其当它位于 Willis 环的远段或是存在解剖变异时侧枝代偿能力差。

## 后循环

过去，大家对前循环病变的认识远多于后循环病变。Caplan 等为后循环出现短暂性脑缺血发作(TIA)或脑卒中的患者进行了“后循环登记”(PCR)。他们分析指出，颅内椎动脉狭窄的发生率同颅外段的发生率相当。

在 PCR 中，32% 的患者存在颅内段椎动脉的狭窄，其中一些为双侧的，而 2% 的患者则存在基底动脉病变。栓塞为后循环卒中最常见的原因。其中，心源性的栓子比动脉至动脉间的栓子更为多见。另外，预后不良也与心源性栓塞相关。[33]

## 颅内动脉狭窄的诊断标准

早在 1990 年，Ley-Poso 和 Ringelstein 开创性的进行了一个大样本的 TIA 和脑卒中患者的研究，提出了 TCD 诊断颈内动脉虹吸段和大脑中动脉狭窄、闭塞的标准。在这个影响深远的研究中，133 名患者接受了 TCD 检查和传统的血管成像。TCD 检查使用了多个诊断标准，包括狭窄处局部血流速度的加快，双侧同名动脉的流速差异，频谱形态体现出的下游动脉的血流动力学变化，以及确认邻近血管无血流等来进行辅助诊断，得到了可靠的诊断。总的病变诊断准确性为 95.7%，敏感性为 91.7%，特异性为 96.5%。[34]之后的研究定义了更高的阈值标准，MCA 为 100 ~ 120cm/s，椎动脉和基底动脉为 110cm/s。与使用颈总动脉与颈内动脉的流速比进行颅外段病变的狭窄分级类似，颅内的 MCA、VA 和 BA 也可以用狭窄处与狭窄前的流速比来进行狭窄分级。[26,35]

对频谱形态的解释依赖于对正常和异常数值的准确认识；要认识狭窄近段、狭窄处及狭窄远段的频谱形态的改变；要很好的理解一个患者个体所存在着的复杂的、有时是混杂的生理变量，这些变量可以在任何一个时间点并存着。表 10-4 中提出的诊断标准可用于初步的评估。[26,35,36]要充分理解诊断标准非常重要的一点就是，在诊断颅内动脉狭窄之前，要先排除该高流速是侧枝代偿的结果。另外还有多个可显著影响血流速度的全身性因素应纳入考虑中，包括年龄、心率、血压、红细胞压积、发热及 $CO_2$水平(表 10-4)。

表 10-4 MCA(大脑中动脉)、[26,35]ICA(颈内动脉虹吸段)、ACA/A1(大脑前动脉)、PCA/P1(大脑后动脉)，椎动脉以及基底动脉[35]的狭窄标准

| 血管名称 | 深度(mm) | 平均流速(cm/s) | 与邻近动脉的流速比值 | 频谱特征(狭窄后) |
|---|---|---|---|---|
| MCA 近段 | 50 ~ 65 | 100<br>120 | >2，≥50%<br>>3，≥70% | 湍流、收缩期上升速度减慢、杂音 |
| ICA 虹吸段 | 55 ~ 65 | 90 | N/A | 湍流、收缩期上升速度减慢、杂音 |
| ACA(A1) | 65 ~ 75 | >90 | ACA>MCA | 湍流、收缩期上升速度减慢、杂音 |
| PCA | 56 ~ 65 | >80 | PCA>ACA/ICA | 湍流、收缩期上升速度减慢、杂音 |
| 基底动脉 | 75 ~ 110 | 110 | | 湍流、收缩期上升速度减慢、杂音 |
| 椎动脉 | 40 ~ 75 | 110 | | 湍流、收缩期上升速度减慢、杂音 |

“流速”是指流速的平均值

## 血栓性的狭窄和闭塞

Willis 环以远区域动脉闭塞最常见的原因是栓塞，大约占脑卒中的 15% ~ 30%，其中大脑中动脉区域是最常受累的。[37]心脏的多种病变，包括心律不齐、缺血性心脏病、瓣膜病、扩张性心肌病、房间隔异常和心脏内的肿瘤均可产生栓子，导致颅内动脉的狭窄和闭塞。栓子的其他来源包括主动脉弓的粥样斑块、颅外段颈动脉和椎动脉的斑块，以及卵圆孔未闭患者的静脉栓子穿过卵圆孔而进入到动脉系统中。[31]

在急性脑卒中患者中使用脑动脉超声检查需要一个改良的检查规范，以允许迅速扫查病变区域的供血动脉并快速进行数据分析。TCD 可以提供急性颅内动脉闭塞时关于栓子的重要信息，这通常是一

个动态的过程，包括血管再通。Demchuk 建立了一种 TCD 血流分级系统来预测缺血性脑卒中颅内栓子溶解的成功率和短期内的改善状况。“缺血性脑卒中的溶栓分级”（TIBI）可测量栓子周围的残存血流。一般来说，大量的残存血流预示着溶栓治疗的成功。[38]急性血栓形成时，TIBI 标准可用于急性脑卒中患者迅速出现再通和再梗死的变化状态的分级（表 10-5）。

表 10-5 溶栓治疗中及治疗后使用 TCD 监测 MCA 再通程度的 TIBI 分级标准

| TIBI 评分 | 大脑中动脉血流(DSA) | TCD 征象描述 |
|---|---|---|
| 0 | 梗阻，无残余血流 | 缺血、没有血流信号 |
| 1 | 没有前向的残余血流 | 仅收缩期有低流速的血流信号 |
| 2 | 次全梗阻，有缓慢的前向血流 | 低流速，缓升缓降的收缩期和舒张期血流信号，收缩期加速度降低，PI<1. 2 |
| 3 | 次全梗阻，有缓慢的前向血流 | PI 增高>1. 2，收缩期有明显血流信号，但同对侧 MCA 相比，流速减少 30% 以上 |
| 4 | 再通但管腔狭窄 | 流速加快，>80cm/s 或比对侧 MCA 高出 30% 以上 |
| 5 | 完全再通，血流正常 | 同对侧 MCA 相比，流速差异在 30% 以内，PI 相似 |

## 血管痉挛

蛛网膜下腔出血（SAH）是脑卒中中一个最具致命性的类型，大约占所有脑卒中的 5% ~15%，会导致 60% 的患者死亡或者残疾。[26,35,36]这些患者会遭遇早期颅内出血的损伤，后续手术或介入治疗带来的风险和并发症，以及一系列其他并发症。其中一个会导致迟发性缺血性神经功能缺损（DINDS）的重要原因就是在出血后 2 周内所出现的脑动脉痉挛。对动脉痉挛的病理生理改变、诊断、预防和治疗仍然是最急需研究的课题，以改善这些患者的临床预后。

脑动脉痉挛是 SAH 发生后颅底动脉一过性和延迟性的狭窄，其确切的原因仍然是亟待研究的课题。它主要发生于颅底的大动脉（其次也可以发生于这些动脉的远段分支中），会明显增加这些患者的致残率和死亡率。根据血管造影的结果，这些动脉的收缩最早可出现于出血后的 3 ~4 天，在 6 ~8 天时狭窄最严重，SAH 后 2 ~7 周缓解。[36]血管造影显示 SAH 后的动脉痉挛发生率可高达 50% 以上，而约 1/3 的动脉瘤所致 SAH 患者会出现有症状的血管痉挛。[37]由脑动脉痉挛所导致的神经功能缺损可缓解，但即使给予了最强的治疗，也可能进展成为脑梗死甚至导致死亡。

对脑动脉痉挛的处理主要是针对其血流动力学的治疗以改善脑血供。钙通道拮抗剂被广泛地应用，且已证明可以减少不良预后。对于临床的严重动脉痉挛，即使使用最强效药物治疗也无改善的患者，进行球囊血管成形术已被证明是有效的，可以改善神经功能缺损。进行血管成形术的时机非常重要，应该在患者出现脑梗死之前进行。

在 2004 年，美国神经病学学会（AAN）曾专门发表一篇文章，根据一个等级系统提出了该如何使用 TCD 和 TCDI 来诊断多发颅内动脉病变。他们认为 TCD 在用于检测和监控颅底大动脉的动脉痉挛上具有最高的证据级别（A 型，1 ~2 级证据），尤其是检测 MCA 和 BA。[38]

在 SAH 中 TCD 一旦探测到升高的血流速度，就可提示出现了脑动脉痉挛，并确认患者存在 DINDS 的风险。这些患者需在出血后的大概 2 周内行每日一次的 TCD 检查，以动态观察血管痉挛的发生、累及范围、程度和逐渐好转。

使用 TCD 或 TCDI 进行 SAH 后血管痉挛检测的患者通常都是在 ICU 或神经科住院治疗的。通常需要进行连续性的观察，可以每隔 24 小时检查 1 次，持续 2 周或更长时间。根据治疗的方案，是药物治疗、开放性夹闭手术、线圈栓塞还是支架放置术，来决定是否同时需要使用微栓子监测技术。

可从医疗记录中获得患者的病史信息，一旦检查中发现患者的临床情况发生变化，就需要引起检查者重视，且应考虑可能与血管痉挛有关。也可能是出现了影响血流速度的并发症或一些生理变化，包括颅内压升高，发热，血细胞比容降低，血压以及动脉血二氧化碳分压的改变等。这些指标应每天记录一次，有助于对频谱进行合理解释（表 10-6）。

TCD 结果的准确性依赖于检查者的经验。对结果进行分析是比较复杂的，因为存在一系列潜在的影响因素，比如颅内压、血压、血细胞比容、动脉血二氧化碳分压、侧支循环、自调节作用和对治疗的反应等。前循环的 TCD 结果中 MCA 的测量最为可靠。MCA 的平均流速≥200cm/s，流速逐日迅速升高，以及同侧半球比值≥6.0，提示严重的 MCA 痉挛（>50% 直径的减少）。[39-42]

表 10-6　SAH 患者需要记录的其他信息

| SAH 患者 | 每天记录的生理参数 |
|---|---|
| • SAH 后天数 | • 心率（HR） |
| • 动脉瘤的个数和位置 | • 血压（MAP） |
| • 治疗方式和手术日期（夹闭/弹簧圈/支架） | • 体温 |
| • 出血后天数（PBD） | • 颅内压（ICP，如果在监测的话） |
| • Glascow Coma 评分（GCS） | |
| 若在进行微栓子监测：<br>• 微栓子数量<br>• 微栓子位置<br>• 频率（个/每小时）<br>• 治疗方式 | • 脑灌注压，尤其在创伤患者中，用 MAP 减去 ICP 计算得到 |
| | • 红细胞压积（HCT） |
| | • 二氧化碳分压（$CO_2$） |

TCD 可与脑血流量（CBF）联合进行研究，以协助治疗决策的制定。CBF 研究可测量出脑血管痉挛累及区域的血流灌注情况。由于症状严重，通常 SAH 患者的临床体格检查是不准确的。补充 TCD 和 CBF 的数据可以协助临床医师制定合适的治疗方案，另外如果患者有继发于动脉痉挛的脑缺血发生风险时在 2 周内确定最佳手术时机。

我们还需要进行更多的研究以更好的定义每支动脉确切的流速标准。到目前为止，同脑动脉血管造影相比，MCA 准确率相对最高。尚需更多的前瞻性研究来确定后循环的预测价值[14]（表 10-7）。

表 10-7　各动脉节段诊断血管痉挛的标准

| 血管痉挛标准 | 流速（cm/s） | Lindegaard 指数或 Sviri 比值 aforEa |
|---|---|---|
| MCA 和 ICA | | |
| 轻度 | 120～149 | >3.0 |
| 中度 | 150～199 | >3.0 |
| 重度 | >200 | >6.0 |
| 高血流量 | >80 | <3.0 |
| ACA | | |
| 血管痉挛（未分级） | >130 | |
| 血管痉挛和侧支循环 | >130 | 同时存在 MCA 和（或）ICA 血管痉挛 |
| PCA | | |
| 血管痉挛（未分级） | >110 | |
| 血管痉挛和侧支循环 | >110 | 同时存在 MCA 和（或）ICA 血管痉挛 |
| VA | | |
| 血管痉挛 | >80 | |
| BA | | |
| 可疑血管痉挛 | 70～84 | >2.0 |
| 中度/重度血管痉挛 | >85 | >2.5 |
| 重度血管痉挛 | >85 | >3.0 |

## 微栓子检测

TCD 可用于多种情况下的微栓子的监测，包括颈动脉内膜剥脱术，颈动脉支架置入术，体外循环心脏手术和神经外科手术。使用头架将 TCD 探头固定于某一位置以利于持续的进行颅内血管的监测。MCA 是最经典的微栓子监测血管。TCD 仪器的系统中多数安装了自动微栓子计数的软件。微栓子信号（MES）也被称为 HITS，是一种高强度的一过性的信号（图 10-26）。它们

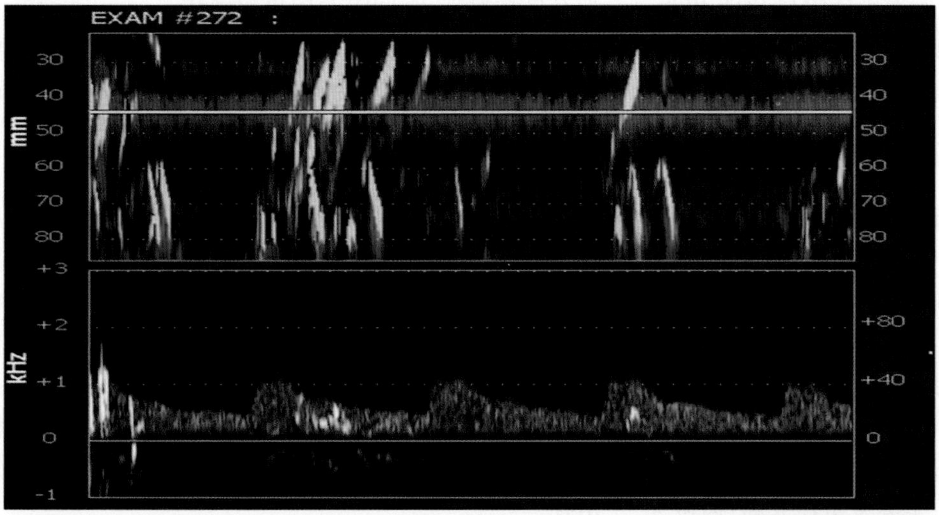


图 10-26　TCD 显示微栓子的病例

有 4 个特点:①信号时长非常短,常常持续不到 300 毫秒;②TCD 信号强度至少大于背景 3 分贝;③在频谱中呈单向信号;④该信号会产生一种特征性的可闻的声音,常常被描述为“拍击声”“鸟鸣音”或者“呻吟声”。[43]

微栓子信号被认为可以预测急性卒中、症状性的颈动脉疾病和颈动脉内膜剥脱术后的卒中风险。微栓子是否存在及其数量有助于指导和评估有卒中风险患者的治疗效果。[44]

## 检测心脏异常分流

TCD 能用于检测卵圆孔未闭(PFO)的存在或其他的右向左心脏分流。[45]这种技术通常被称为发泡实验,需要将生理盐水和空气混合均匀后,经静脉注射入体内。此时使用 TCD 监测 MCA,一旦探测到 HITS 信号,则可以确定存在心脏的异常分流了。探测到的 HITS 信号越多,心脏分流的程度越严重。

## 脑循环停止

脑死亡是一种有明确临床标准的临床诊断。2010 年,美国神经学研究院发布了一项循证医学指南,确认 TCD 作为支持脑循环停止(CCA)诊断的辅助检查。其他辅助检查包括脑电图,带示踪剂$^{99m}$Tc-HMPAO(六甲基丙烯胺肟)的单光子发射计算机断层扫描和脑血管造影。一篇 Meta 分析的结果显示,TCD 诊断 CCA 的敏感性为 89%,特异性为 98%。[46]

CCA 是从动脉循环的远端开始,随后向近端逐渐发展的。因此,随着脑水肿的不断发展,远端动脉阻力逐渐增加。当颅内压等于舒张压时,TCD 的频谱显示舒张期血流消失,但收缩期仍然保持前向血流;这种模式和 CCA 无关。当出现无灌注时,TCD 显示为振荡模式,即前向的收缩期流速与逆向的舒张期流速相等,这时的实际血流量为零。这一现象被血管造影证实与 CCA 相关。随着 CCA 继续进展,开始出现短时长-低流速的收缩期“钉子形”血流频谱,直到最终无法检测到血流信号。[47]

一旦 CCA 的临床先决条件被确认,只要患者没有进行脑室引流和/或骨瓣切开减压手术,TCD 就可以用作确诊试验。超声指南要求确诊试验必须获取并存储双侧颅内动脉(ICA 和 MCA)和颅外动脉(CCA、ICA 和 VA)的频谱多普勒图像(图 10-27)两次,并且两次检查的时间间隔至少为 30 分钟。一项 Meta 分析的结果显示 TCD 诊断 CCA 的敏感性为 89%,特异性为 98%。[48,49]

## 镰状细胞病

SCD 是一种遗传性疾病,主要发生在非洲、西班牙

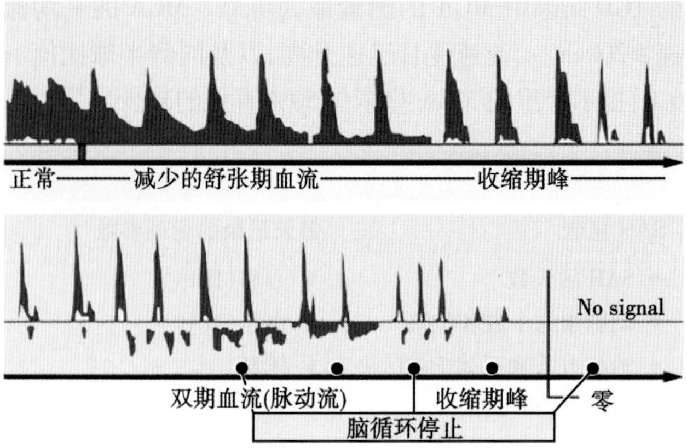


**图 10-27** 从正常发展成为 CCA 的 MCA 频谱形态改变。搏动性的增加和舒张末期流速的降低,反应了 ICP 的增加和 CCP 的降低(上图)。只有当正向和负向的频谱波形相等时才与 CCA 相对应。心脏泵出的血液在大脑中遇到非常高的阻力,并使血液在舒张期向心脏回流

裔、中东和亚洲印度裔人群中。该病会使红细胞发展成镰刀状而变得僵硬,血液黏度降低,导致向四肢和器官组织的供血量下降。据报道,纯合子 SCD 患者中有 11% 会在 20 岁以前发生卒中。[50]

TCD 和 TCDI 在评价儿童镰状细胞病中起着举足轻重的作用。镰状细胞贫血预防脑卒中实验(STOP)发现,早期通过 TCD 监测出 MCA 和 ICA 流速的异常,随即进行输血治疗可以成功地将首次卒中的发病率降低 90%。[51]根据这项试验的结果,并且由于儿童的高卒中风险,他们建议 2~16 岁的患儿每年进行一次常规的 TCD 筛查。

进行该筛查工作的超声检查者应在开始这项技术之前先获得 STOP 的技术认证,以确定其具备相关资质。必须严格遵守操作规范,并非常仔细的进行检查以获得最高流速,不准确的测量可能导致不正确的卒中风险预测。需要在患者临床症状稳定时进行检查,如有异常发现,需间隔两周再次确认。

儿童的头围会随着年龄的增加而增加,因此需要用卡尺测量颞窗之间的距离。将卡尺的尖端置于颧弓的前方和上方,测量直径并记录。通过这个方法建立了颅内动脉的预计深度[52](表 10-8)。

### 诊断标准

临床上常规建议所有 TCD 初次检查结果正常的镰状细胞病患儿每年进行一次 TCD 筛查,如果初次检查结果处于临界状态,则每 3~6 个月复查一次。如果不正常,则在 2~4 周内复查,若第二次检查仍为异常,或单次检查为 220cm/s 或更高(表 10-9),则建议输血治疗。[53]

表 10-8 头部直径与血管深度[52]

| 头部直径(cm) | MCA 远段 | MCA 近段 | ICA 分叉处 | ACA | PCA | 基底动脉尖部 |
|---|---|---|---|---|---|---|
| 12 | 30~36 | 30~54 | 50~54 | 50~58 | 40~60 | 60 |
| 13 | 30~36 | 30~58 | 52~58 | 52~62 | 42~66 | 65 |
| 14 | 34~40 | 34~63 | 56~64 | 56~68 | 46~70 | 70 |
| 15 | 40~46 | 40~66 | 56~66 | 56~72 | 50~70 | 75 |

表 10-9 镰状细胞病的流速标准[53]

| 动脉 | 正常 | 临界 | 异常 | 不足以诊断 |
|---|---|---|---|---|
| MCA,T-ICA,颅内分叉 | <170cm/s | 170~199cm/s | ≥200cm/s | 双侧都不能获得信息 |

STOP 标准里使用的是时间平均的最大流速(TAMM)标准

这个使用输血疗法治疗 SCD 以降低卒中的临床指南是基于已经验证的多普勒 TCD 的流速结果而进行的。比较大多数经颅双功能超声(TCDI)与多普勒 TCD 的研究结果发现,使用 TCDI 时的速度略低。这种差异很可能是因为使用了彩色多普勒图像来获取最高速度。当使用多普勒 TCD 技术时可以通过尽量找到最高的多普勒频率的方法来进行改善。[54]通常不建议在进行这种检查方法时进行角度校正。

## TCD 在急性脑卒中中的应用

目前,越来越多的溶栓药物被应用于急性脑卒中患者的治疗。TCD 在治疗中及治疗后,在选择患者及疗效监测中都起到了重要的作用。在使用静脉溶栓药物时进行持续的 TCD 监测,可以看到 MCA 流速的突然改变,因此 TCD 是一种准确的无创评估再通过程的工具。[55]

一些最新的进展显示 TCD 的作用还包括可以增强溶栓药物的作用。溶栓药物的成功依赖于药物与血栓接触的能力。溶栓药物越是能渗透入血栓中,溶栓越能更快成功。超声能在血栓和血流停滞的界面区域提供一个机械的能量。超声能使纤维网中的部分成分崩解,微微地移动它们,也就改善了该区域的血流,并能协助溶栓药物进行渗透。[56]更多关于 TCD 的应用还在继续研究中。

### 小结

- 使用经颅多普勒技术检查颅内脑动脉能提供大量的解剖和生理学信息。
- 检查颅内动脉需要精确的解剖学知识以及精细手法的掌握。
- 运用经颅多普勒或经颅影像技术能评估多种不同的病理状态。
- 对颅内血管的全面理解能帮助我们正确评估患者是否存在临床怀疑的颅内动脉病变。

### 思考题

1. 无法侧卧的住院患者需要进行 TCD 时能进行 VA 和 BA 的检查吗? 如果能,该怎么完成?
2. 分析 TCD 结果时,哪些情况下可能会出现阻力指数增高或降低?
3. 当经颞窗途径检查看到 2 支血管并且有分支时,为了确定它们是哪些血管,还需要哪些附加的信息?
4. 一个患者需要持续的 MCA 流速监测,哪种类型的超声探头最为合适? 为什么?

(周琛云 译)

## 参考文献


1. Aaslid R, Markwalder T-M, Nornes H. Noninvasive transcranial Doppler ultrasound recording of flow velocity in cerebral arteries. *J Neurosurg*. 1982;57:769–774.
2. von Reutern G-M, von Budingen HJ. *Ultrasound Diagnosis of Cerebrovascular Disease*. New York, NY: Thieme Medical Publishers; 1993.
3. Gabrielsen TO, Greitz T. Normal size of the internal carotid, middle cerebral and anterior cerebral arteries. *Acta Radiol Diagnosis*. 1970;101:68–87.
4. Lang J. *Neurokranium, orbita, kraniozervikaler ubergang. Klinische anatomie des kopfes*. Berlin/Heidelberg/New York: Springer; 1981.
5. Riggs HE, Rupp C. Variation in form of circle of Willis: the relation of the variations to collateral circulation: anatomic analysis. *Arch Neurol*. 1963;8:24–30.
6. Hodes PJ, Campy F, Riggs HE, et al. Cerebral angiography: fundamentals in anatomy and physiology. *Am J Roentgenol*. 1953;70:61–82.
7. Taveras JM, Wood EH. *Diagnostic Neuroradiology*. Baltimore, MD: Williams and Wilkins; 1976.
8. Alexandrov AV, Sloan MA, Tegeler CH, et al. Practice standards for

transcranial Doppler Ultrasound Part II—clinical indications and expected outcomes. *J Neuroimaging*. 2012;22:215–224.
9. Alexandrov AV, Sloan MA, Wong LKS. Practice standards for transcranial Doppler ultrasound: Part I—test performance. *J Neuroimaging*. 2006;17:11–18.
10. Alexandrov AV, Demchuk AM, Wein TH, et al. The yield of transcranial Doppler in acute cerebral ischemia. *Stroke*. 1999;30:1605–1609.
11. Spencer MP, Whisler D. Transorbital Doppler diagnosis of intracranial arterial stenosis. *Stroke*. 1986;17:916–921.
12. Aaslid R, ed. *Transcranial Doppler Sonography*. Wien, New York: Springer-Verlag; 1986.
13. Arnolds BJ, von Reutern MG. Transcranial Doppler sonography. Examination techniques and normal reference values. *Ultrasound Med Biol*. 1986;12:115–123.
14. Lindegaard KF, Nornes H, Bakke SJ, et al. Cerebral vasospasm diagnosis by means of angiography and blood velocity measurements. *Acta Neurochir*. 1989;100:12–24.
15. Lindegaard KF. The role of transcranial Doppler in the management of patients with subarachnoid haemorrhage: a review. *Acta Neurochir*. 1999;72:59–71.
16. Soustiel JF, Shik V, Shreiber R, et al. Basilar vasospasm diagnosis: investigation of a modified "Lindegaard Index" based on imaging studies and blood velocity measurements of the basilar artery. *Stroke*. 2002;33:72–77.
17. Sviri GE, Ghodke B, Britz GW. Transcranial Doppler grading criteria for basilar artery vasospasm. *Neurosurgery*. 2006;59:360–366.
18. Grolimund P. Transmission of ultrasound through the temporal bone. In: Aaslid A, ed. *Transcranial Doppler Sonography*. Wien, New York: Springer-Verlag; 1986:10–21.
19. Ringelstein EB. A practical guide to transcranial Doppler sonography. In: Weinberger J, ed. *Noninvasive Imaging of Cerebrovascular Disease*. New York, NY: Alan R. Liss; 1989:75–121.
20. Martin PJ, Evans DH, Naylor AR. Transcranial color-coded sonography of the basal cerebral circulation reference data from 115 volunteers. *Stroke*. 1994;25:390–396.
21. Alexandrov Av, Demchuk AM, Burgin WS. Insonation method and diagnostic flow signatures for transcranial power motion (M-mode) Doppler. *J Neuroimaging*. 2002;12:236–244.
22. Kellermann M, Babava DG, Csiba L, et al. Visualization of the basilar artery by transcranial color-coded duplex sonography: comparison with postmortem results. *Stroke*. 2000;31:1123–1127.
23. Newell DW, Winn HR. Transcranial Doppler in cerebral vasospasm. *Neurosurg Clin N Am*. 1990;1:1–28.
24. Lindegaard K, Bakke S, Grolimund P. Assessment of intracranial hemodynamics in carotid artery disease by transcranial Doppler ultrasound. *J Neurosurg*. 1985;63:890–898.
25. Fujioka KA, Nonoshita-Karr L. The effects of extracranial arterial occlusive disease. *J Vasc Tech*. 2000;24(1):27–32.
26. Felberg RA, Christou I, Demchuk AM, et al. Screening for intracranial stenosis with transcranial Doppler: the accuracy of mean flow velocity thresholds. *J Neuroimaging*. 2002;12:9.
27. Sacco RL, Kargman DE, Gu Q, et al. Race—ethnicity and determinants of intracranial atherosclerotic cerebral infarction; the Northern Manhattan Stroke Study. *Stroke*. 1995;26:14–20.
28. Wityk RJ, Lehman D, Klag M, et al. Race and sex differences in the distribution of cerebral atherosclerosis. *Stroke*. 1996;27:1974–1980.
29. Feldmann E, Daneault N, Kwan E, et al. Chinese-white differences in the distribution of occlusive cerebrovascular disease. *Neurology*. 1990;40:1541–1545.
30. Jiang WJ, Wang YJ, Du B, et al. Stenting of symptomatic M1 stenosis of middle cerebral artery, an initial experience of 40 patients. *Stroke*. 2004;35:1375–1380.
31. Chimowitz MI, Kokkinos J, Strong J, et al. The Warfarin-aspirin symptomatic intracranial disease study. *Neurology*. 1995;45:1488–1493.
32. The Warfarin-Aspirin Symptomatic Intracranial Disease (WASID) Study Group. Prognosis of patients with symptomatic vertebral or basilar artery stenosis. *Stroke*. 1998;29:1389–1392.
33. Chaves CJ, Jones HR. *Ischemic Stroke*. In: Jones HR, ed. *Netter's Neurology*. Teterboro, NJ: Icon Learning Systems; 2005:195–199.
34. Caplan LR, Wityk RJ, Glass TA, et al. New England medical center posterior circulation registry. *Ann Neurol*. 2004;56:389–398.
35. Zhao L, Barlinn K, Alexandrov AV, et al. Velocity criteria for intracranial stenosis revisited, an international multicenter study of transcranial Doppler and digital subtraction angiography. *Stroke*. 2011;42(12):3429–3434.
36. Zhao L, Sharma VK, Tsivgoulis G, et al. Velocity criteria for intracranial stenosis revisited: a multicenter study of transcranial Doppler (TCD) and digital subtraction angiography (DSA). *Stroke*. 2010;41:e233–e234.
37. Ley-Pozo J, Ringelstein EB. Noninvasive detection of occlusive disease of the carotid siphon and middle cerebral artery. *Ann Neurol*. 1990;28:640–647.
38. Bederson J, Awad IA, Wiebers DO, et al. Recommendations for the management of patients with unruptured intracranial aneurysms. *Circulation*. 2000;102:2300–2308.
39. Bederson JB, Awad IA, Wiebers DO. Recommendations for the management of patients with unruptured intracranial aneurysms: a statement for healthcare professionals from the Stroke Council of the American Heart Association. *Stroke*. 2000;31:2742–2750.
40. Weir B, Grace M, Hansen J, et al. Time course of vasospasm in Man. *J Neurosurg*. 1978;48:173.
41. Dorsch NWC, King MT. A review of cerebral vasospasm in aneurismal subarachnoid haemorrhage: I. Incidence and effects. *J Clin Neurosci*. 1994;1:19.
42. Sloan MA, Alexandrov AV, Tegeler CH, et al. Assessment: transcranial Doppler ultrasonography: report of the therapeutics and technology assessment subcommittee of the American Academy of Neurology. *Neurology*. 2004;62:1468–1481.
43. Consensus Committee of the Ninth International Cerebral Hemodynamic Symposium. Basic identification criteria of Doppler microembolic signals. *Stroke*. 1995;26:1123.
44. King A, Markus HS. Doppler embolic signals in cerebrovascular disease and prediction of stroke risk, a systmeatic review and meta-analysis. *Stroke*. 2009;40:3711–3717.
45. Blersch WK, Draganski BM, Holmer SR, et al. Transcranial duplex sonography in the detection of patent foramen ovale. *Radiology*. 2002;225:693–699.
46. Chang JJ, Tsivgoulis G, Katsanos S, et al. Diagnostic accuracy of transcranial Doppler for brain death confirmation: systematic review and meta-analysis. *Am J Neuroradiol*. 2016;37:408–414.
47. Hassler W, Steinmeerz H, Pirschel J. Transcranial Doppler study of intracranial circulatory arrest. *J Neurosurg*. 1989;71:195–201.
48. Ducrocq X, Hassler W, Moritake K, et al. Consensus opinion on diagnosis of cerebral circulatory arrest using Doppler-sonography. Task Force Group on cerebral death of the Neurosonology Research Group of the World Federation of Neurology. *J Neurol Sci*. 1998;159:145–150.
49. Monteiro LM, Bollen CS, Van Huffelen AC, et al. Transcranial Doppler ultrasonography to confirm brain death: a meta-analysis. *Intensive Care Med*. 2006;32(12):1937–1944.
50. Yawn BP, John-Sowah J. Management of sickle cell disease: recommendations from the 2014 expert panel report. *Am Fam Physician*. 2015;92(12):1069–1076.
51. Adams R, McKie V, Nichols F, et al. The use of transcranial ultrasonography to predict stroke in sickle cell disease *N Engl J Med*. 1992;(326):605–610.
52. Nichols FT, Jones AM, Adams RJ. Stroke Prevention in Sickle Cell Disease (STOP) study guidelines for transcranial Doppler testing. *J Neuroimaging*. 2001;11:354–362.
53. Enninful-Eghan H, Moore RH, Ichord R, et al. Transcranial Doppler ultrasonography and prophylactic transfusion program is effective in preventing overt stroke in children with sickle cell disease. *J Pediatr*. 2010;157(3):479–484.
54. Padayachee ST, Thomas N, Arnold AJ, et al. Problems with implementing a standardized transcranial Doppler screening program: impact of instrumentation variation on STOP classification. *Pediatr Radiol*. 2012;(42):470–474.
55. Rubiera M, Cava L, Tsivgoulis G, et al. Diagnostic criteria and yield of real-time transcranial Doppler monitoring of intra-arterial reperfusion procedures. *Stroke*. 2010;41:695–699.
56. Alexandrov AV. Ultrasound enhancement of fibrinolysis. *Stroke*. 2009;40:S107–S110.

# 第四部分

# 外周动脉

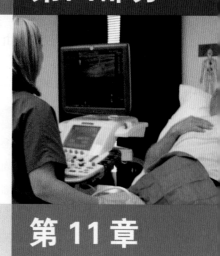

# 动脉疾病的间接评估

TERRY NEEDHAM

# 第 11 章

## 目标

- 阐述间接检测的类型包括收缩压测量，多普勒波形检测和体积描记法。
- 识别正常和异常的连续波和体积描记波形。
- 描述与周围动脉闭塞性疾病有关的各种症状和体征。
- 列举用于评估上肢动脉的间接检测技术。

## 术语表

**Allen 试验**：压迫和松开桡动脉及尺动脉时评估手部血流灌注的一系列测试。

**踝肱指数（ankle-brachial index）**：踝部动脉与肱动脉收缩压的比值。

**跛行（claudication）**：由锻炼或活动引起肌肉群的疼痛，使得活动终止；可发生在小腿、大腿和臀部。

**光电容积描记（photoplethysmography）**：通过检测背散射红外光的变化反映组织灌注的一种间接的生理测试。

**体积描记法（plethysmography）**：测量在全身、器官或肢体的体积或电阻抗变化的一种间接的生理测试。

**雷诺病（Raynaud's disease）**：由于寒冷引起的手指动脉痉挛，可由多种病因引起。

**静息痛（rest pain）**：在下肢没有运动或活动，即“静止”时的疼痛；可发生在脚趾、脚、或脚踝。

**胸廓出口综合征（thoracic outlet syndrome）**：臂丛神经、锁骨下动脉或静脉在其进或出胸腔处受压迫而产生的一系列症状。


## 关键词

踝肱指数
跛行
光电容积描记
静息痛
容积
体积描记法


间接（非成像）检测模式是用于检测四肢周围动脉闭塞性疾病（peripheral arterial occlusive disease, PAOD）并对其总体严重程度进行分级的一种可靠方法。影响下肢最常见的 PAOD 症状是由活动引起的腿部不适，这种不适会随着活动的停止而消退，称为间歇性跛行。患者可能会将间歇性跛行的感觉描述为乏力、感觉在爬坡、疼痛或者疲劳的感觉。这种症状通常从小腿开始，也可根据疾病的部位和严重程度发展到大腿和（或）臀部（表 11-1）。产生这种症状的活动量在 PAOD 没有加速进展的情况下可以长时间保持良好的一致性。由于症状产生的部位发生在病变部位的远端，因此可以提示动脉病变的部位，比如局限于小腿的跛行与股浅动脉/腘动脉或胫动脉病变有关，大腿的跛行则由髂股动脉病变引起，而臀部跛行则与同侧髂股动脉病变（若是单侧）或者主髂动脉病变（双侧）有关。

表 11-1 腿部疼痛的各种表现

| 疾病 | 疼痛部位 | 是否与运动相关？ | 如何缓解？ |
|---|---|---|---|
| 间歇性跛行 | 臀部、大腿、髋部、小腿 | 一直 | 停止运动 |
| 椎管狭窄 | 臀部、大腿、髋部、小腿 | 是，与站立相关 | 坐，弯曲或脊柱活动 |
| 椎间盘突出 | 放射到腿部 | 不一定 | 多种，阿司匹林或抗炎药 |
| 骨关节炎 | 屁股、膝盖、脚踝 | 不一定，并不总是引发 | 多种，阿司匹林或抗炎药 |

区分由活动导致腿部不适的原因非常重要，特别是活动后症状的缓解机制。[1]需要静止站立使症状缓解的是由于缺血性间歇跛行，而需要坐和（或）弯曲脊柱缓解症状的则更多由于椎管狭窄（见表 11-1）。随着 PAOD 的发展，跛行的距离逐渐减少，症状的恢复时间逐渐增加，有时还伴随着脚趾甲的增厚和趾毛脱落的现象。当 PAOD 达到最严重的程度时，皮肤可能会出现变色、鳞片状或者前脚掌疼痛并常伴跛行距离小于 15m。在病变的情况下，患者卧位将腿抬高至高于心脏 30cm 或以上通常会造成足部皮肤变苍白，而使皮肤变红具有依赖性，即抬高性苍白/依赖性变红。脚趾变青，可能是单侧的，可以看作动脉瘤疾病的初始症状，这种情况可由动脉瘤内血栓脱落导致肢体远端动脉栓塞引起，可进一步发展成为坏疽。尽管这些情况更多的是与突然的闭塞有关，而不是栓塞引起，但腘动脉外周动脉瘤最常见的部位。

在所有的病例中，PAOD 发生在上肢的情况不足 5%。[2]通常情况下，它仅限于麻木、疼痛、肩胛部受外源性压迫引起的疲劳或者寒冷相关的血管痉挛。在所有外部压力相关的症状中，大约 95% 来源于神经血管，仅有 3% ~4% 来源于静脉压迫，而来源于动脉的只有 1% ~2%。[3]该类症状属于胸廓出口综合征（thoracic outlet syndrome，TOS）。

冷敏感是与冷暴露或情绪压力有关的一种剧烈的阵发性痉挛，[4]通常称为雷诺现象，包括雷诺氏病（原发性雷诺现象）和雷诺氏综合征（继发性雷诺现象）。原发性雷诺现象的病因具有特发性。继发性雷诺现象与硬皮病或创伤等基础疾病有关。原发性雷诺现象通常为双侧，累及大多数手指（尽管大拇指可以幸免），而继发性雷诺现象可能是单侧的，甚至可能只影响单个手指。

用于检测 PAOD 的非成像方法通常包括收缩压测定、多普勒波形检测、体积描记法以及光电容积描记法。这些检测有助于明确整个肢体的灌注，因此可以作为评估肢体功能状态的指标。然而，当 PAOD 累及多个层面时，这些检测是不太可靠的，这是由于近端的中-重度病变会减少远端血流量，从而掩盖了远端 PAOD 的存在。本章将介绍这些间接检测的方法、应用及其诊断标准。

## 检查准备

尽管血管间接检测的方法各异，但在开始测试之前均需要类似的准备工作。为了获取满意的结果，病人需要进行适当的准备和姿势调整。

### 患者准备

本研究首先要明确患者的身份并验证所安排的测试是适合患者的体征和（或）症状的。该项研究的性质应该向患者和（或）陪伴的成人解释清楚，并且患者对该解释的理解应该记录成文并作为部门质量保证计划的一部分。

与下肢 PAOD 相关的病史应该包括：

- 临床问题、体征/症状、发病/持续时间，以及是否稳定、改善或恶化
- 间歇性跛行的部位及程度；引起症状的活动开始后症状减轻所需的时间
- 合并的临床疾病，如中风/短暂性脑缺血、颈动脉疾病、心力衰竭、冠心病、高血压、糖尿病、血脂紊乱等
- 吸烟史
- 家族心脏/外周血管病史
- 锻炼活动

对于上肢，应该获取与下肢相似的病史，除了间歇性跛行外，应包含如下症状：

- 手臂乏力/麻木/疼痛等与体位相关的症状
- 冷敏感相关的症状

### 患者姿势

检查台应足够低，以方便患者安全的使用，最好不要使用凳子。检查台的理想高度是 56 ~ 61cm，尽管对于技术专家的舒适程度来说这高度太低了（若整个检查过程都站立），所以检查台应该能够升高。检查台的宽度应该能够避免因患者翻身至侧卧位而掉落的危险（根据习惯，侧卧位更有利于腹股沟的检查）。下肢检查时，患者应取仰卧位并且用枕头略微抬高头部—舒适考虑，但不要太高以至于心脏水平被抬高。腿稍稍外展，膝盖弯曲，从而保证多普勒传感器能检查到腘动脉。

在使用体积描记法的时候，应在脚后跟处放一个枕头来支撑腿部从而避免压迫袖带，但要注意不要高于心脏水平。为避免静水压力的影响，应在与心脏同一水平测量收缩压。

在上肢检查中，患者的体位与下肢检查类似，但枕头要垫在膝盖后方来降低背部压力并增强患者的舒适感。手臂应稍稍外展，放在枕头上使肌肉放松，注意要维持在心脏水平—这在测量收缩压时是非常重要的。

一旦患者处于恰当的体位，检查台的高度应该调整到适合技术专家的高度（通常在 71 ~ 81cm 之间）。当技术专家或超声检查者坐着检查时，可以将检查台适度降低，这样可以减少技术人员的背部损伤。为避免工作人员在整个检查过程中因久坐而产生体位性损伤，设备应该能够在不需要检查者身体扭曲或用力的情况下进行操作。尽管在检查期间或之后改变体位对超声检查者有益，但使用远程控制来调整设备参数可以提高工作效率并且加快结果的获取。

## 收缩压

肢体收缩压的测量是最早的无创血管检查之一。[5] 基于这些早期的测定，人们发现沿手臂到腿部各点的压力测量值之间是存在联系的。所测得的收缩压对应的是血压计袖带下的血管压力，而不是传感器记录的压力信号。

### 检查技术

患者卧位休息 10 ~ 15 分钟后开始检查。这段休息时间可以使那些最初进入检查室产生焦虑的患者血压恢复至正常水平，同时也确保外周血流处于静息状态而不会由于任何充血情况有所增加，充血情况在患者走近实验设备时是很有可能发生的。在这期间，应该获取上文提及的相关病史。

血压计袖带包裹在手臂和腿上。为准确地测量血压，合适的袖带大小是非常重要的。袖带宽度应该比远端肢体的直径宽至少 20%。[6] 如果袖带太窄，测得的血压将偏高；反之，如果袖带太宽，测得的血压将偏低。对大多数患者来说，12cm 的袖带足以用来测量肱动脉压，但可能需要根据体型而加宽；同样对于脚踝，通常 10cm 的袖带是合适的。测量踝-肱指数时，袖带应放在脚踝和上臂周围。对于多节段的下肢检查，袖带应放在上臂、大腿、小腿和踝部。对于上肢的评估，袖带可以放在上臂、前臂和腕部。

收缩压的测量始于袖带远端多普勒信号的获取。图 11-1 显示多普勒信号作用的正确位置。必须注意多普勒传感器不要压迫其下方的动脉（图 11-2），特别是胫后动脉（posterior tibial artery，PTA）、足背动脉（dorsalis pedis artery，DPA）和桡动脉，因为每根血管都走行在相邻的骨上方。在监测多普勒信号时，袖带会一直充气直到信号消失。若多普勒信号在监测器或记录仪上显示的话，就会出现从一个脉冲波形（当多普勒信号可探测到时）变成平坦的线条（一旦多普勒信号不再被探测到时）。在这个压力点会继续充气 20mmHg，随后袖带会以大约 3mmHg/s 的速度慢慢放气，多普勒信号（或脉冲多普勒波形）重新出现时的压力就是收缩压。患者心律失常时记录的血压可能不准确，因此对于心率失常的患者应进行多次测量来计算平均收缩压。

### 踝肱指数

在 20 世纪 50 年代阐述了肢体收缩压降低（通常采用体积描记法测量）与下肢 PAOD 之间的联系。[5] 1969 年首次描述了肱动脉和踝部动脉多普勒收缩压比值，[7] 并称为踝收缩压指数，现在称为踝肱指数（ankle/brachial index，ABI），也叫踝臂指数（ankle arm index，AAI），踝臂指数这个名称并不常用。ABI 表明了心脏和脚踝之间 PAOD 的总体严重程度。

ABI 的计算是通过将踝部 PTA 或 DPA/远端胫前动脉（anterior tibial artery，ATA）测量到的收缩压最高值除以双侧肱动脉收缩压中的较高值。下面是 ABI 计算的一个实例：

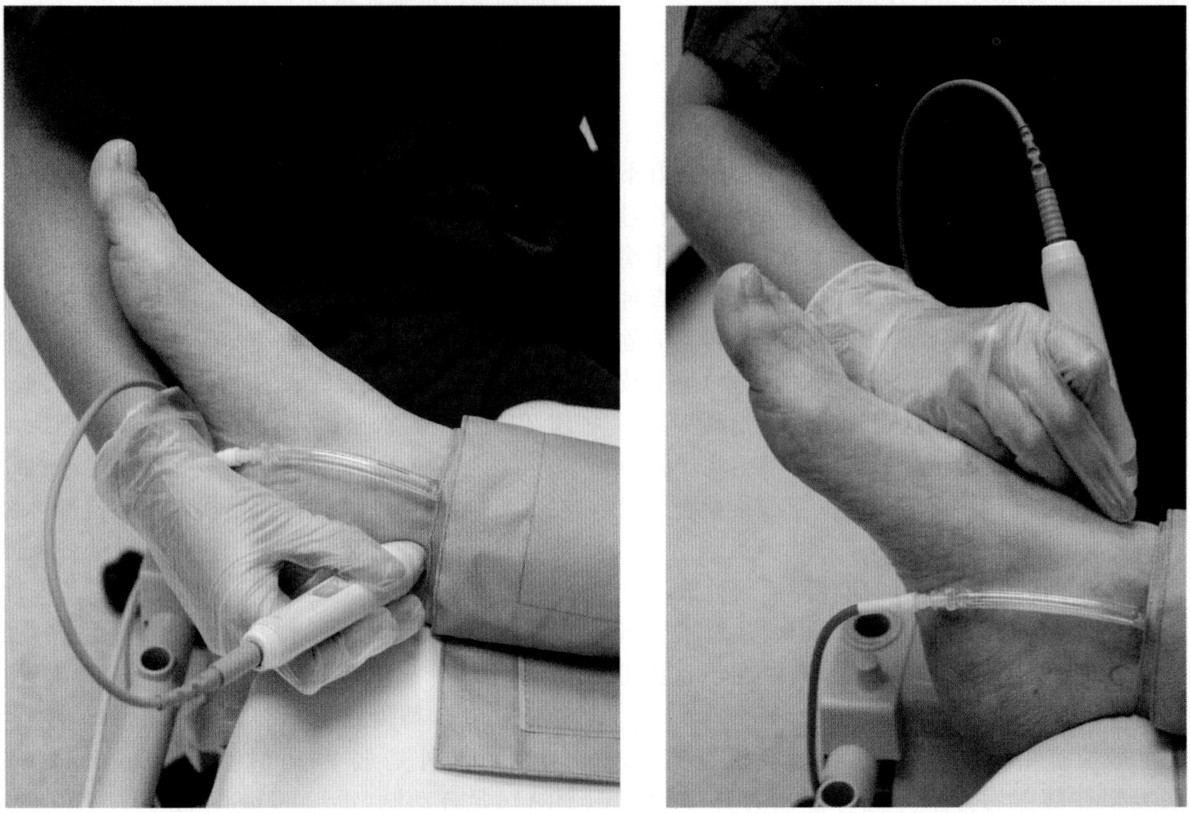

图 11-1 多普勒超声检查时传感器放置的正确位置。A. 超声检测胫后动脉。B. 超声检测足背动脉

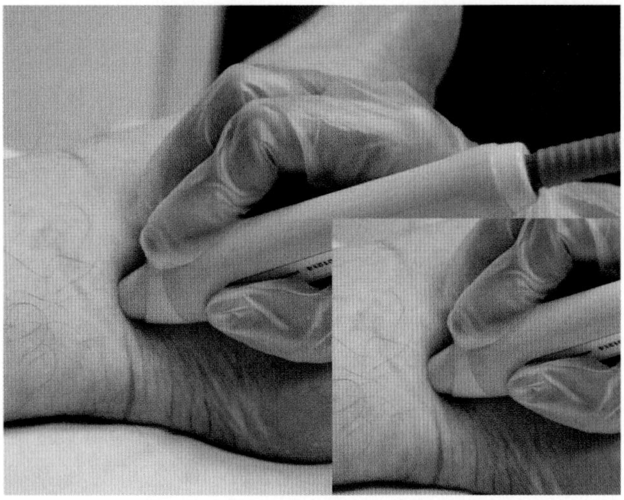

图 11-2 足背动脉受到探头不恰当的加压，这种压力会压迫到动脉

| | 右 | 左 |
|---|---|---|
| 肱动脉 | 152 | 146 |
| 胫后动脉 | 112 | 158 |
| 足背动脉 | 108 | 154 |
| ABI(踝肱指数) | 0.74 | 1.04 |

右侧 ABI 值通过将踝部收缩压的最高值(胫后动脉压:112mmHg)除以双侧肱动脉收缩压中的较高值(152mmHg)得到。左侧 ABI 值的是 158mmHg 除以 152mmHg。一张 ABI 表应记录双侧肱动脉收缩压及踝部 PTA 和 DPA/ATA 收缩压。

## 诊断

尽管现有的标准并不统一，但表 11-2 中的标准仍然被广泛接受。不管采用什么样的标准，ABI 必须至少有 0.15 的改变才能认为是有意义的。[8]

从心脏到下肢远端平均动脉压会下降约 10mmHg，[9]但是，远端脉冲的振幅会有相应的增加(即收缩压增加而舒张压降低)，这是由于肢体远端外周阻力(PR)和动脉弹性反冲增加所致。因此，正常静息状态下踝收缩压往往比肱收缩压高—尽管有时会略低，但这也认为是正常的(见表 11-2)。最初，正常静息时 ABI 的下限值为 1.0，[7]后来改为 0.9，[10]特别是对高血压和低血压患者。

当 ABI 异常时，应再次测量双侧肱动脉压的较高值，以确保在测量 ABI 时，没有因为血压本身较高而人为的系统性的测值降低。在踝部，PTA 收缩压通常比 DPA 或远端 ATA 高。

表 11-2　静息踝肱指数与周围动脉闭塞性疾病（PAOD）严重程度的关系

| 静息踝肱指数 | PAOD 严重程度 |
|---|---|
| >1.30 | 不可压缩 |
| 0.90～1.30 | 正常 |
| 0.75～0.89 | 轻度 |
| 0.50～0.74 | 中度 |
| <0.50 | 重度 |
| <0.35 | 引起组织病变 |

对具有血管钙化的患者，收缩压的测量受到明显的限制。当动脉钙化且管壁不可压缩时，测得的收缩压是无效的，[11]此时采用脉搏波形和趾收缩压更为可靠（将在本章后面讨论）。当多普勒信号在明确界定的压力下不能重现且振幅不能随着袖带进一步放气而提高，则提示存在动脉钙化。并且，升高的压力与脉冲波形也不一致。然而，即便动脉中层钙化使踝部动脉管壁不可压缩，负静水压效应（下肢抬高至心脏水平以上）仍可以用来评估最小收缩压。如果仍可以检测出多普勒信号或者当同侧脚抬高至高于心脏水平66～69cm 处时，体积描记波形仍保持轻微的搏动，那么踝部收缩压至少是 50mmHg，详见图 11-3。

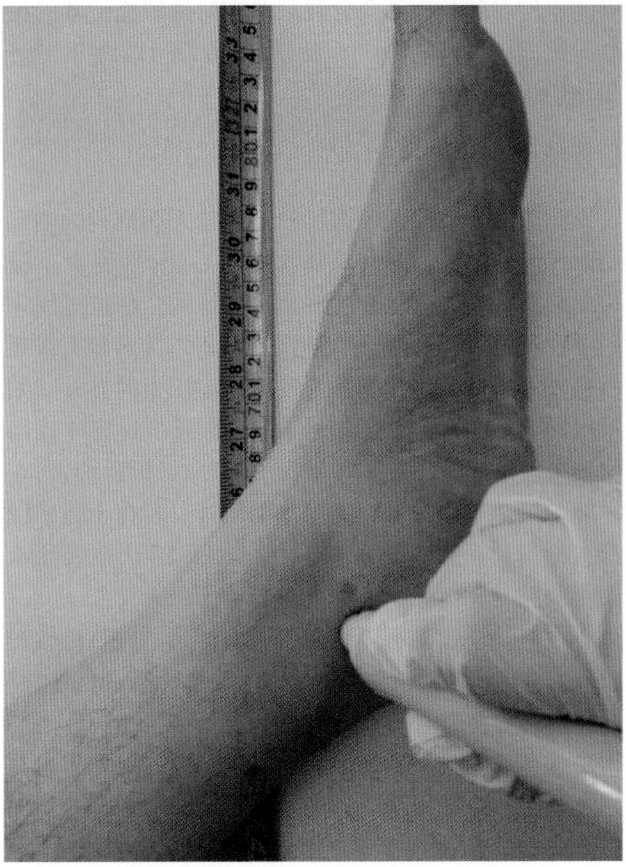

图 11-3　动脉中层钙化时踝部动脉壁不可压缩，下肢抬高至心脏水平以上时的负静水压效应的影响可以用来评估最小收缩压

## 节段性肢体收缩压

如前所述，异常的 ABI 表明了 PAOD 的总体严重程度，而不一定是某部位，特别是当它处于某个特定水平之上时。当近端 PAOD 导致流向远端动脉的血流量减少时，这种多部位的限制性就会体现出来，而且很有可能合并其他疾病。在这种情况下，尽管可以检测出脉搏波形的变化，但是远端节段可能并不表现出收缩压的异常降低。在一定程度上，除了比较波形，还可通过测量更近端的 2 到 3 个节段的收缩压来修正。完成踝部水平的测量后，可以分别在小腿段和大腿段测量节段收缩压。

在节段性血压测量时，必须选择在膝部以上是采用一个宽袖带（17cm 或 19cm）还是两个窄袖带（10cm 或 12cm）（图 11-4）。这通常被称为 3 袖带或 4 袖带法。3 袖带法使用一个宽的大腿袖带、小腿袖带和脚踝袖带。4 袖带法使用两个窄的大腿袖带，一个置于大腿近端，另一个置于大腿较远端仅仅高于膝盖的位置，外加一个小腿袖带和脚踝袖带。两个大腿袖带可以帮助操作者从髂-股病变中区分出股浅动脉病变，从而进一步明确病变节段。对于超声检查者和血管技术专家来说，两个袖带会面临一些实际问题。通常，大腿可能不够长到能舒适地放置两个并排的袖带——根本

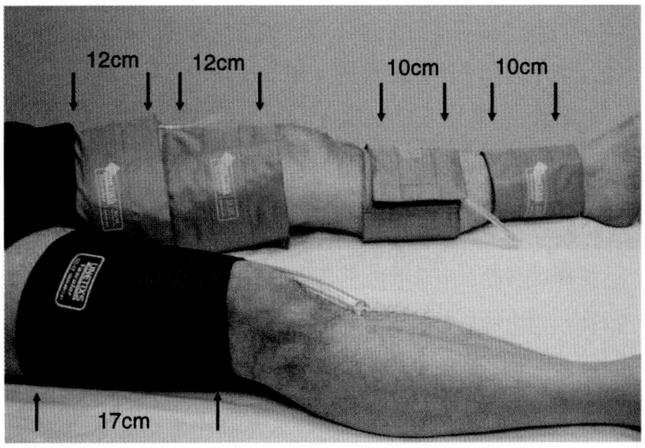


图 11-4　下肢节段性压力测定时袖带的放置位置。一条腿为 4 袖带法，而另一条腿为 3 袖带法

没有足够的空间。在这种情况下，通常会取掉一个袖带或者改为 3 袖带法。另外，在大腿段使用 10cm 或 12cm 的窄袖带需要较高的充气压来对皮下组织施加相同的压力，从而得到收缩压测量值。应告知患者在这种压力测试过程中大腿会被紧紧地挤压，并保证这在正常的或接近正常的肢体中是可预料到的。假如提

供的连接管的长度不会导致制造商对体积描记器的校准无效，那么同样的袖带可以用于节段性收缩压测量和体积容积描记的检查。

## 检查技术

测量肢体节段性收缩压的技术与之前描述的测量ABI的技术相似。测量踝部收缩压后，分别测量小腿和大腿段收缩压。尽管胫后和足背这两个部位可用来记录踝部压力，但在记录更近端压力时，技术专家或超声检查者通常会选择能承受较大声波压力的血管。如果踝部不能获取多普勒信号，可将袖带移到肢体较高位置来获取。有了小腿袖带，就可以取掉脚踝袖带，在小腿中段获取胫部血管的多普勒信号。若在小腿中段没有检测到动脉多普勒信号，那么可以尝试在腘窝水平获取腘动脉信号。

在上臂、前臂和腕部包裹袖带可测量上肢节段性血压。通常超声都能检测桡动脉和尺动脉多普勒信号，并且通过这两个部位来记录腕部血压，其中压力较高者会用来记录前臂和上臂的收缩压。和下肢一样，如果远端多普勒信号检测不到（在腕部水平），可将多普勒探头放置在肱动脉近端，以记录上臂袖带压力。

## 诊断

表 11-3 和表 11-4 列举了下肢动脉和上肢动脉的正常表现。随着血液向远端流动，收缩压通常会增加，尽管可能会存在轻微的降低（表 11-3d）。然而，相邻节段间远端压力降低都应<30mmHg（大腿与小腿、小腿与脚踝）（详见表 11-3i），[12]降低值大于该值提示可能存在近端阻塞。

| 表 11-3 下肢动脉的正常表现 |
|---|
| a. 膝部近端静息多普勒波形表现为三相波/双期双向波 |
| b. 体积描记波形可见一重搏切迹 |
| c. 脉搏波形可见一尖锐的波峰 |
| d. 休息和运动后踝肱指数（ABI）为 0.9～1.3 |
| e. 休息和运动后趾肱指数>0.80 |
| f. 膝部以上单一（宽）袖带收缩压等于或高于肱动脉压 |
| g. 高位大腿的（窄）袖带收缩压应比双侧肱动脉压较高值高至少 30mmHg |
| h. 所有的脉冲收缩期加速时间很短（如果可以测量的话，应<135ms） |
| i. 相邻肢体段的压力差≤30mmHg |
| j. 两肱动脉收缩压差≤20mmHg |

在评估大腿压力时，大腿袖带的宽度会改变标准。通过单一的宽的大腿袖带测得的正常收缩压（宽 17 或 19cm）应等于或高于双侧肱动脉压（见表 11-3f）。由于窄袖带（宽 10 或 12cm）需要较高的充气压，高位大腿的正常收缩压（使用窄袖带）要比双侧肱动脉压的较高值高至少约 30mmHg（详见表 11-3g）。

与下肢相比，PAOD 在上肢很少见，但是当它出现在上肢时，最有可能累及锁骨下动脉和腋动脉近端。表 11-4 列举了上肢动脉的正常表现。在这些动脉中，直径减小≥75% 的都会使肱动脉收缩压之间存在 10%～15% mmHg 的差异。通常这些情况伴随着异常的锁骨下动脉脉搏波形。在肘部以上和以下收缩压差异不应>20mmHg。

| 表 11-4 上肢动脉的正常表现 |
|---|
| a. 静息多普勒波形表现为三相波/双期双向波 |
| b. 体积描记波形可见一重搏切迹 |
| c. 脉搏波形可见一尖锐的波峰 |
| d. 休息和运动后指肱指数≥0.90 |
| e. 肘部以上和以下收缩压压力梯度≤20mmHg |
| f. 肱动脉收缩压压力梯度≤20mmHg |
| g. 脉搏和体温恢复时间≤10 分钟 |

# 运动测试

运动测试主要用于研究具有间歇性跛行症状的患者，他们在休息时 ABI 值正常或接近正常（≥0.8）。运动负荷可以通过电动跑步机施加或者采用反应性充血实现。

跑步机的负荷范围通常是从基线水平到 10% 级，1.6～3.2km/h，最多 5 分钟（若被症状所限制则更早）。不同的患者负荷程度不同。即使这个运动建议是基于正常或接近正常的 ABI 进行，但并不是所有患者都可以，除非由医生或一个有相应资格的卫生专家监控。若没有这些人参与，外周血管研究中进行跑步机运动实验对于具有下列症状的患者是禁忌的：

- 胸部疼痛
- 心律失常
- 心肌梗死后/心脏手术失败
- 站立不稳
- 高血压>180mmHg

患者按自己的步伐步行或者抬高脚后跟运动是跑步机运动的有效替代方式，但是负荷可重复性较低。

由于工作量的变化,医疗保险不会报销这些额外的费用。超声技师或技术专家应陪同患者按照自己的步伐锻炼,他们应在患者身后缓慢地行走,关注患者任何症状的发生并决定患者何时返回检查室。抬高脚后跟运动(图 11-5)在关节炎患者中可能会受到限制,而且由于大腿肌肉最低程度的消耗,踝部收缩压运动后的降低可能会变得更加短暂。

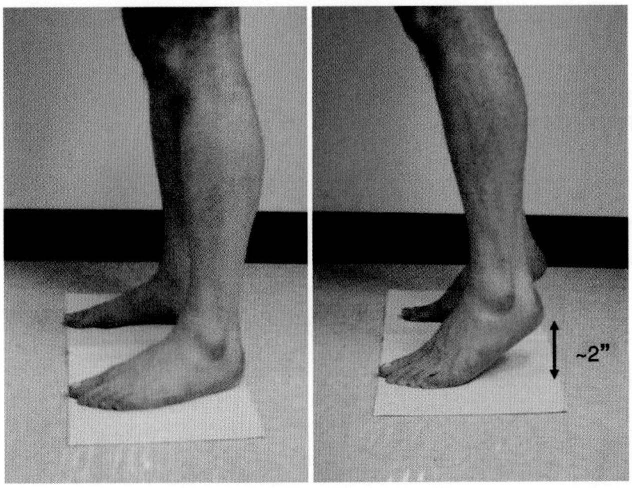


图 11-5 抬高脚后跟进行运动实验研究

### 检查技术

假如患者可以进行运动实验,那么静息压力测量完毕后,袖带可以留下(并用胶带固定),也可以取掉。让患者在跑步机上,如果患者看起来有点疑惑、焦虑或者不安,那么初始速度可以设置为"慢速",倾斜度设置为最小值。随着运动的进行,速度和倾斜度提高到计划好的设定值。如果由于跑步机的设置使患者无法进行该研究,则可降低相应设置。设置值的改变必须记录在协议中。若患者表现出任何痛苦的迹象(胸痛、不稳定或呼吸困难),或者由于腿部症状太痛苦而无法继续运动,则在 5 分钟后或者更早终止运动。立即将患者置于检查台,若取掉了脚踝袖带,应尽快重新绑上,测量即时运动后踝部动脉压。运动后肱动脉压只需测量较高值。根据实验室规定,踝部动脉压和肱动脉压较高值的测量通常每 2 分钟重复一次直至返回基线值或到达特定的时间(10、15 和 20 分钟)。

### 诊断

运动后 ABI 的最低值划分了功能严重程度的级别(使用表 11-2),而返回到运动前水平的时间提示是单部位 PAOD 还是多部位 PAOD。ABI 能够在 5 分钟或更短时间内回到运动前水平,提示单部位病变,而 ABI 需要大于 10 分钟才能回到运动前水平的则与多部位病变相关。[13]

## 多普勒波形

通常,基于非成像的动脉检测模式采用连续(continuous wave,CW)多普勒。这与记录收缩压测量值的多普勒传感器相同。

### 检查技术

连续多普勒波束的定位要排除相邻静脉的干扰,但这具有非常大的主观性,可以要求患者屏住呼吸减少静脉回流,来降低静脉的干扰。对于下肢,要记录股总动脉、股浅动脉、腘动脉、PTA 远端和 DPA 的多普勒波形。对于上肢,要记录锁骨下动脉、腋动脉、肱动脉、桡动脉远端和尺动脉远端的多普勒波形。多普勒探头放置在被测血管的大致区域,然后将它向中间和周边缓慢移动直到获取到动脉信号,随后将探头调整到与皮肤之间大约 45°的位置,这种轻微的变化会增加多普勒频移,从而获取具有最大偏移的准确波形。

### 诊断

非成像模式不允许通过矫正角度来计算血流速度,因此对四肢多普勒波形的解析仅限于它的形状(表 11-3 和表 11-4a)。医学界一直就多普勒波形分类的术语进行讨论。这些问题都是针对双功能超声频谱波形和连续多普勒波形。尽管这些问题还没解决,但大多数的实验室使用以下这些连续多普勒的经典波形术语:

A. 三相波
B. 双期:双向
C. 双期:单向
D. 单相波:中度/重度
E. 单相波:重度/极重度

正常多普勒波形是双向的并且在收缩后期/舒张早期出现部分反流,如图 11-6A、B 所示。[14]波形 B 并没有从反向恢复到正向,这在老年患者和那些脚冷患者中是常见的,不认为该波形是异常的。波形 C 和 D 出现在 PAOD 从轻度、中度发展到重度的过程中,而波形 E 提示它现在处于一个极重度阶段;这三者波形(C、D 和 E)都是单向的。

图 11-7 描述了上肢的 CW 波形,显示右侧正常,左侧异常。左侧锁骨下段的异常波形提示近端病变。图 11-8 下肢波形显示右侧异常,提示髂股段动脉病

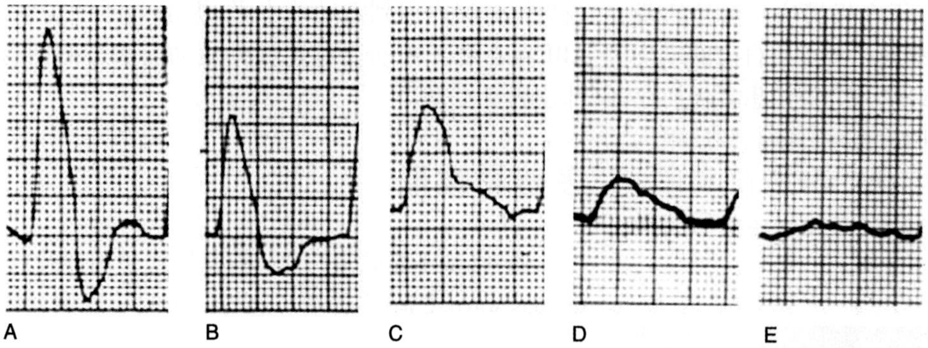


**图 11-6** 多普勒各种波形：(A)三相波；(B)双期：双向；(C)双期：单向；(D)单相波：中/重度；(E)单相波：重度/极重度

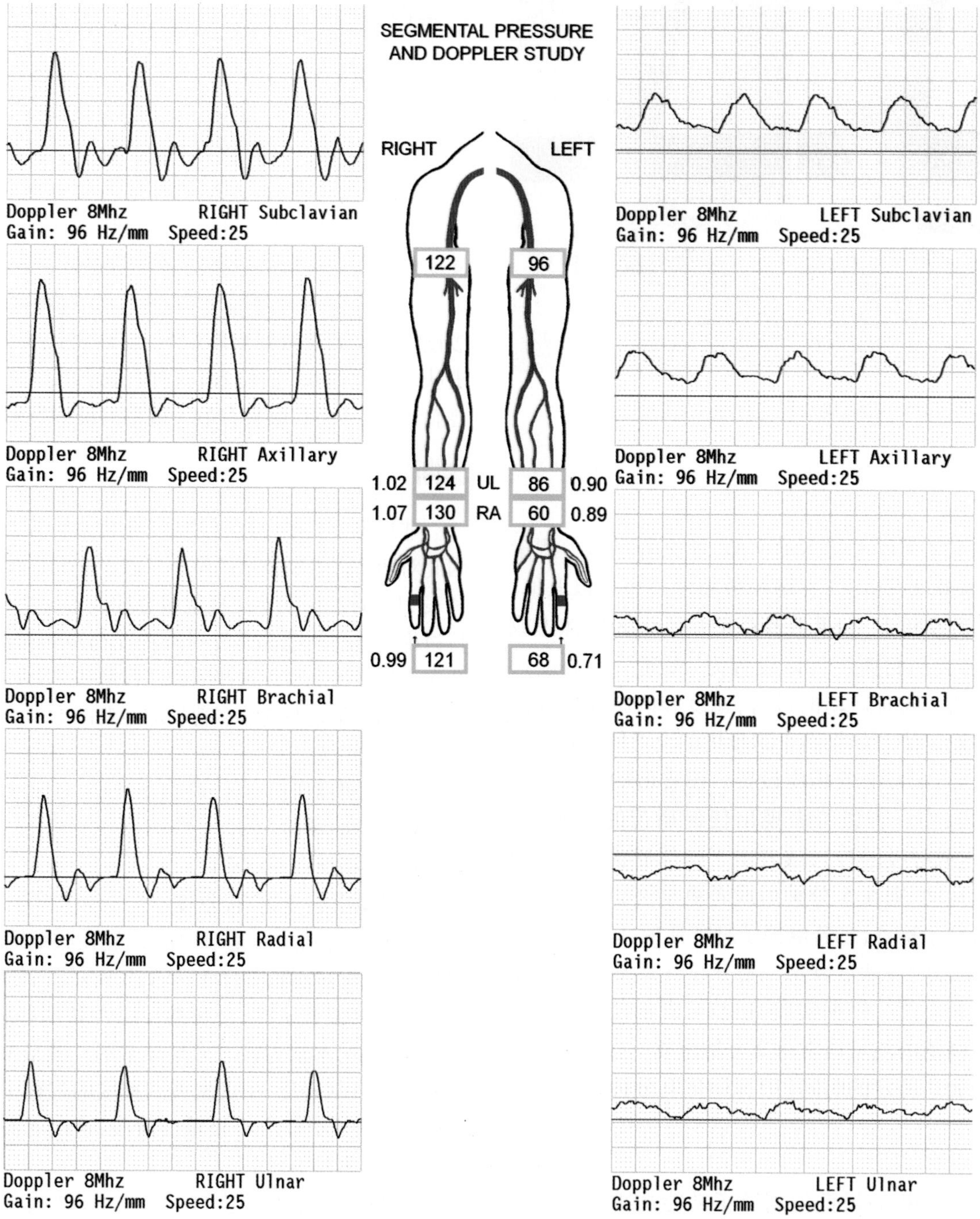


**图 11-7** 上肢多普勒波形显示右侧正常，左侧异常，提示左侧近端动脉病变。（图像由 Robert Scissons，RVT，FSVU，Toledo，OH 提供）

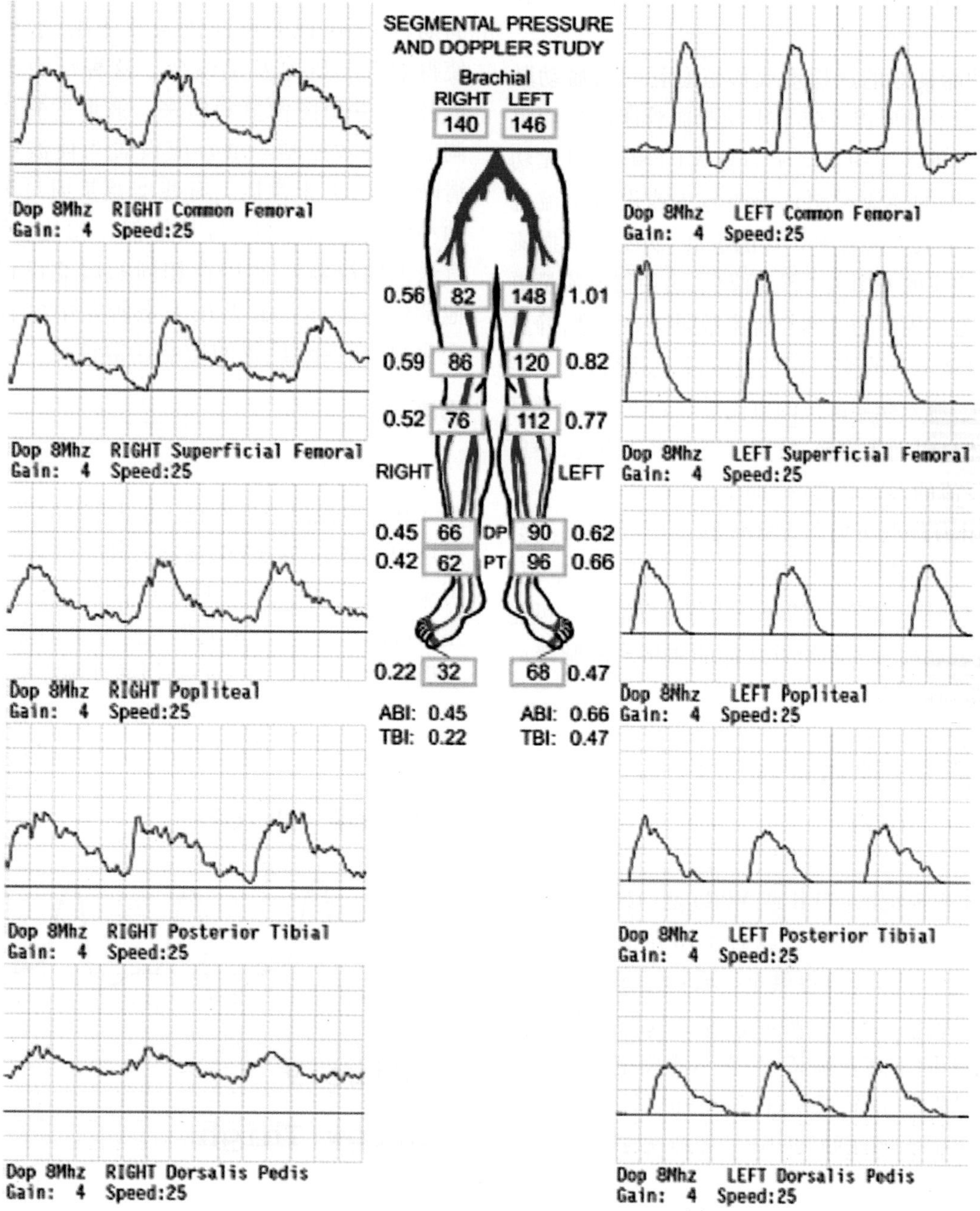


**图 11-8**　下肢的异常多普勒波形提示右侧髂股段病变，左侧股腘段疾病。(图像由 Robert Scissons, RVT, FSVU, Toledo, OH 提供)

变。左侧股总动脉波形正常，远端异常，提示股腘段动脉病变。在这两个上肢和下肢的例子中，收缩压测量值与 CW 波形是相关的。尽管在没有图像的情况下可以测量收缩期加速时间（从收缩开始到达到波峰）和搏动指数，但这仅限于双功能超声（表 11-3h）。

除了功能良好的透析瘘或移植血管的供血动脉外，静息状态下的反流反映了小动脉血管床的外周阻力水平，反流越多说明血流阻力越大（忽略通过无功能的主动脉瓣的逆流影响），反流越少或没有反流说明血流阻力越低。随着 PAOD 的进展，病变远端血流量降低，但相应的外周阻力没有降低，这使得血流量更低。然而，若外周阻力降到与血流量同样的程度，静息时的血流量就不会改变。在危急阶段，小动脉床不能进一步扩张，流入受累部位的血流量开始下降，患者可能会出现休息时前脚疼痛，特别是平卧时。因此，静息时动脉无反流的多普勒波形（即单向）是异常的，并且提示外周阻力降低可能与 PAOD 相关（注意：反流会在正常的肢体运动后消失，但在 2 ~ 5 分钟内会重现。对于近期成功进行肢体血管吻合的患者反流信号可能会消失，或者如前所述的给有功能的透析动静脉瘘或移植血管供血的动脉）。

## 体积描记法：脉冲量描记（PVR）/容积脉搏描记（VPR）

空气体积描记法（PVR 或 VPR）是一种比多普勒超声描记曲线更短的模式，这种类型在低负荷血管研究中（少于 1 周）可以提供更一致的结果。因为袖带环绕整个肢体，因此这种测试模式反映肢体的总体灌注，但不同于多普勒超声，它不能确定具体的动脉。虽然不能显示血流方向，但当动脉不可压缩时 PVR 就发挥了它的优势，因为在这种情况下波形相对变化不大。

### 检查技术

PVR 技术在膝部以上使用一个或两个袖带（见图 11-4、表 11-3 和表 11-4b、c），另外在小腿和踝部各加一个袖带。这些袖带与用于节段性血压测定中的袖带一样。有些还包括一个缠绕在足趾部的袖带。PVR 也可进行手指研究，这将在手指评估部分讨论。

一旦绑定袖带，将每一个袖带充气 55 ~ 65mmHg，因为袖带包裹不一致可能会改变波形，所以常常通过记录充气体积来表示袖带张力。[15]在这种压力下，袖带下肢体静脉回流受阻，袖带下唯一的体积变化是由动脉流入而带来的。每一个心动周期，一定体积的血液流入肢体端，这种体积变化使得袖带下压力发生改变。这种压力改变会转换成波形，并由图像显示出来。波形的整体高度通过调节增益来控制。增益应设置为使波形整体轮廓清晰直观，易于评估。有些增益是通过第一次记录的小腿波形来设置（与其他部位相比，这些通常具有最大的波幅），然后在相同的增益设置下记录其他部位的波形。由于在手指研究中血管树的体积变化很小，因此设置的增益通常较高。

### 诊断

PVR 波形与（肢体）体积变换时时相关，这是动脉流入和静脉流出差异所致。正常肢体体积在收缩期迅速增加，因此正常 PVR 波形表现为收缩期快速上升，可见一尖锐的高峰（图 11-9A、表 11-3 和表 11-4b、c）。正常静息状态下 PVR 波形在舒张早期降支显示一个“切迹”，然后在下一个心动周期开始之前呈凹形曲线返回至基线水平（向基线弯曲）。这个切迹在外周阻力减低的情况下可能会变小，比如当病人处于温暖状

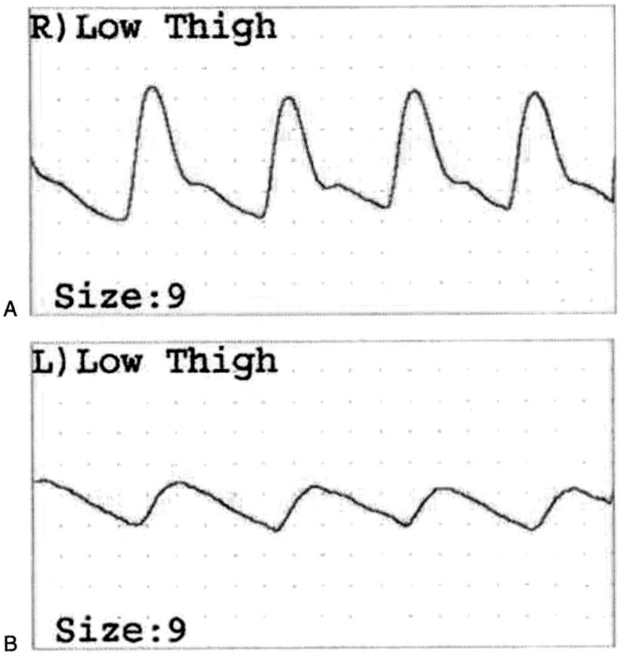


图 11-9 A. 右侧低位大腿正常的 PVR 波形，表现为快速上升至波峰。B. 同一患者左侧大腿下段 PVR 提示中-重度 PAOD，波形表现为上升延迟，波峰圆钝

态或者给透析的动静脉瘘供血的动脉。该切迹通常称作重搏切迹，它是正常血管出现反射波的结果。综上所述，正常高阻的外周动脉血管床在舒张早期出现短暂的反流，这种反流也被称为反射波，它增加了袖带下小容量的血液，使 PVR 记录到重搏切迹。中-重度 PAOD 时波形会出现异常，通常会观察到上升支延迟，波峰圆钝，正如在异常多普勒波形中看到的那样（图 11-9B）。此外，PAOD 向重度发展过程中舒张期会变成凸形曲线。

图 11-10 显示了四种用于 PVR 分级的常见波形。[12]由于波形是定性评估灌注情况，因此对于波形的解释有些主观。许多实验室采用一种用于区别正常、轻度、中度和重度疾病的分级系统。随着病情的进展，波形会变得越来越宽，波峰越来越平。当疾病最为严重时，波形会变得几乎平直，振幅极低。

图 11-11 中描记的下肢 PVR 波形显示右侧正常，左侧异常。右侧 PVR 波形表现为收缩期快速上升，舒张期呈凹形曲线（朝向基线水平弯曲）。而左下肢每一部位波形均表现为收缩期上升延迟，舒张期呈凸形曲线（背离基线水平弯曲），且没有重搏切迹。左下肢这些表现与髂股段血管狭窄（或闭塞伴侧支循环形成）时的波形相一致。手指波形也表现为不对称，左侧显示出上升过程轻微的延迟和更圆钝的波形形态。

在对 PVR 波形和生理性数据解释时主要的不足之一是无法区别狭窄和闭塞。因为这些间接的测试方法不能显示具体的动脉，所以不能确定血管是否闭塞。血管闭塞伴有明显侧枝血流时所表现的结果与重度狭窄相似。因此，在解释间接测试的结果时，绝不应使用“闭塞”一词。

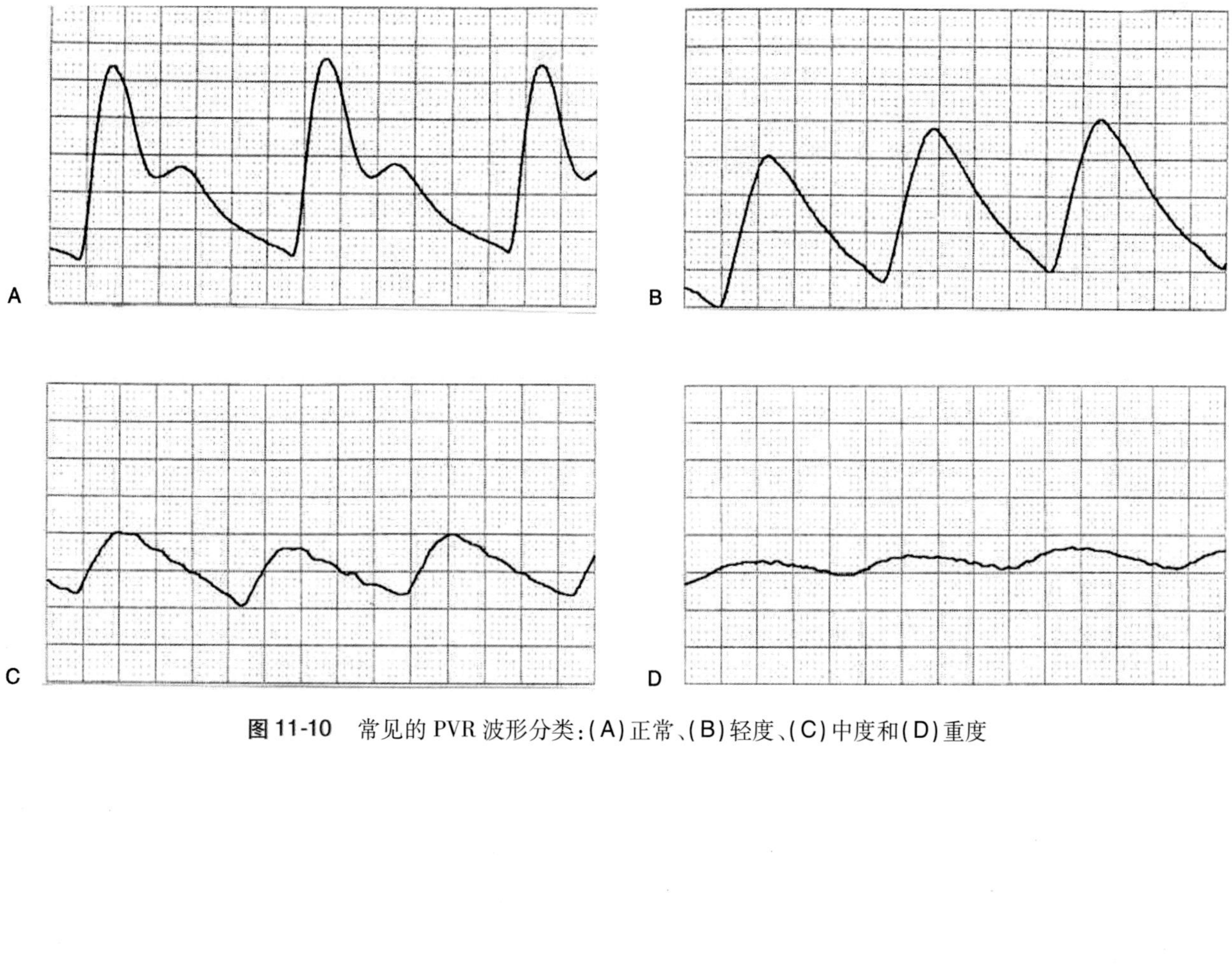


**图 11-10** 常见的 PVR 波形分类：(A)正常、(B)轻度、(C)中度和(D)重度

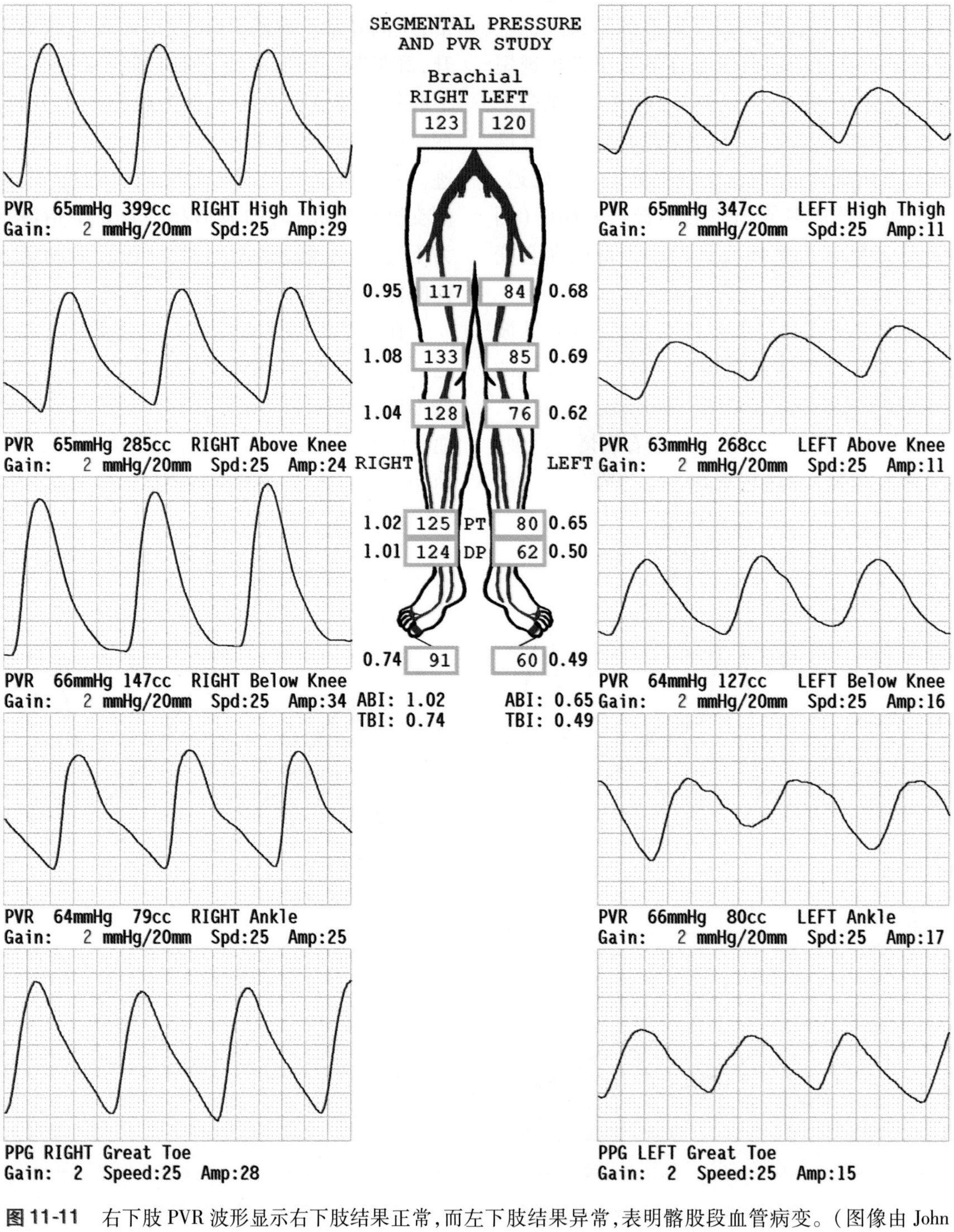


**图 11-11** 右下肢 PVR 波形显示右下肢结果正常，而左下肢结果异常，表明髂股段血管病变。（图像由 John Hobby，RVT，Pueblo，CO 提供）

# 手指评估

手指评估包括压力和波形。波形可以通过空气体积描记法（PVR）或者光电容积描记法（PPG）记录，PPG 更为通用。影响血管系统的各种疾病可以通过手指血流的检测来诊断。下面将回顾一些手指评估中所采用的技术及应用。

## 检查技术

在测量方面，可以用类似于其他压力测试的方式记录手指压力。手指袖带的宽度略有不同，通常是 1.9～2.5cm。PPG 是测量手指压力最便捷的方法，但是可以用 PVR 替代。将多普勒声束（通常仅有 1～2mm 宽）稳定在一个手指动脉的管腔是不容易的。

PPG 不是真正的体积描记仪，因为它们不能按体积标准校准；然而用它们描记动脉脉搏波的形状却很方便。PPG 将红外线传送到组织中，并检测来自 1 ~ 3mm 深度处血流量的光变化。使用双面胶带（图 11-12A）、尼龙扣带或夹式装置（图 11-12B）让 PPG 传感器与皮肤保持接触。PPG 装置放置于手指，在 1 ~ 2 秒短暂的周期后，传感器检测到反射的红外线，随后显示出波形。PPG 和 PVR 仪器所显示的波形形态相似，所以可以按相似的方法解析，正常波形的特征是收缩期快速上升，可见一尖锐的波峰，舒张期呈凹形曲线返回至基线水平（图 11-10A）。

除了记录动脉脉搏波，PPG 也可用来测量手指收缩压。记录波形时使用一个缓慢的记录或扫描速度，并调整增益到大约是记录纸宽度三分之一的波幅（图 11-13）。如果记录的脉搏波幅过大，则肢体或手指的运动会干扰混淆波形返回点。袖带充气直到脉搏消失，然后放气直到波形重现。手脚保暖可以增加波幅。将一小块毛巾放入微波炉加热 1 分钟，记录时将毛巾缠绕在手脚上。增大波幅更容易确定并记录波形返回点。

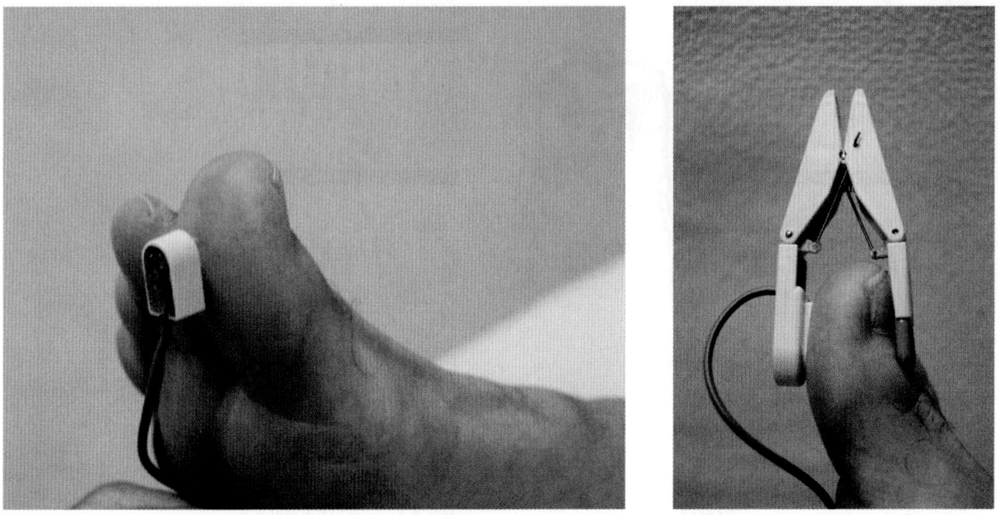
A　B

图 11-12　PPG 传感器的位置。使用双面胶带（A）和夹式装置（B）使它们与皮肤保持接触

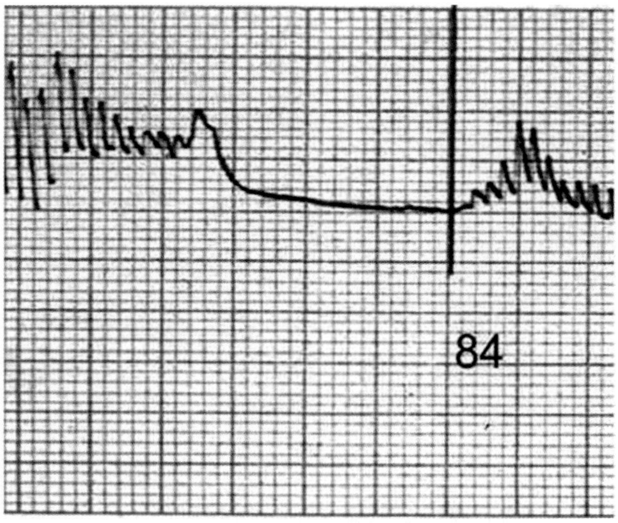


图 11-13　使用 PPG 记录手指收缩压的结果。从正常的脉搏信号开始追踪，利用封闭袖带使压力增加，直到脉搏信号消失；缓慢释放压力，直到脉搏信号恢复；注意脉搏信号重新恢复时的收缩压，在本例中显示是 84mmHg

## 诊断

脚趾压力可用来计算趾肱指数（TBI），据报道正常值应该≥0.8（见表 11-3e）。[16]这与测量踝部压力计算 ABI 相似。当踝部血管不可压缩时，TBIs 就显得特别有用，并且在运动反应的评估中可以替代 ABI。脚趾压力也可以直接用 mmHg 表示。为反映前脚/脚趾端血管手术愈合的可能性，即使存在糖尿病，50mmHg 也认为是足够的。

在透析用的动静脉瘘及移植血管建立或修复之前进行上肢手指压力检测对评估病情很重要，同时对于评估瘘口或移植血管的盗血情况也很重要。绝对压力表明手部存在或潜在缺血，与 ABI 和 TBI 类似，它也可用来计算 DBI。DBI 的正常值应≥0.9（表 11-4d）。[17]在瘘管盗血的透析患者中，瘘的流出道受到压迫时手指压力会加倍。

## 胸廓出口综合征

胸廓出口综合征（thoracic outlet syndrome，TOS）指神经血管受到压迫从而引起上肢症状，这种综合征是常见的，并且在某种程度上有 60% 的人不会引起症状。[18]症状来自肩胛部的压迫，通常在上肢处于某种特定体位或进行特定活动时出现。

检测 TOS 最便捷的方式就是记录 PPG 手指波形，这需要患者保暖、坐位且手臂舒适地放在膝盖上（图 11-14 和图 11-15）。分别记录以下体位的波形：

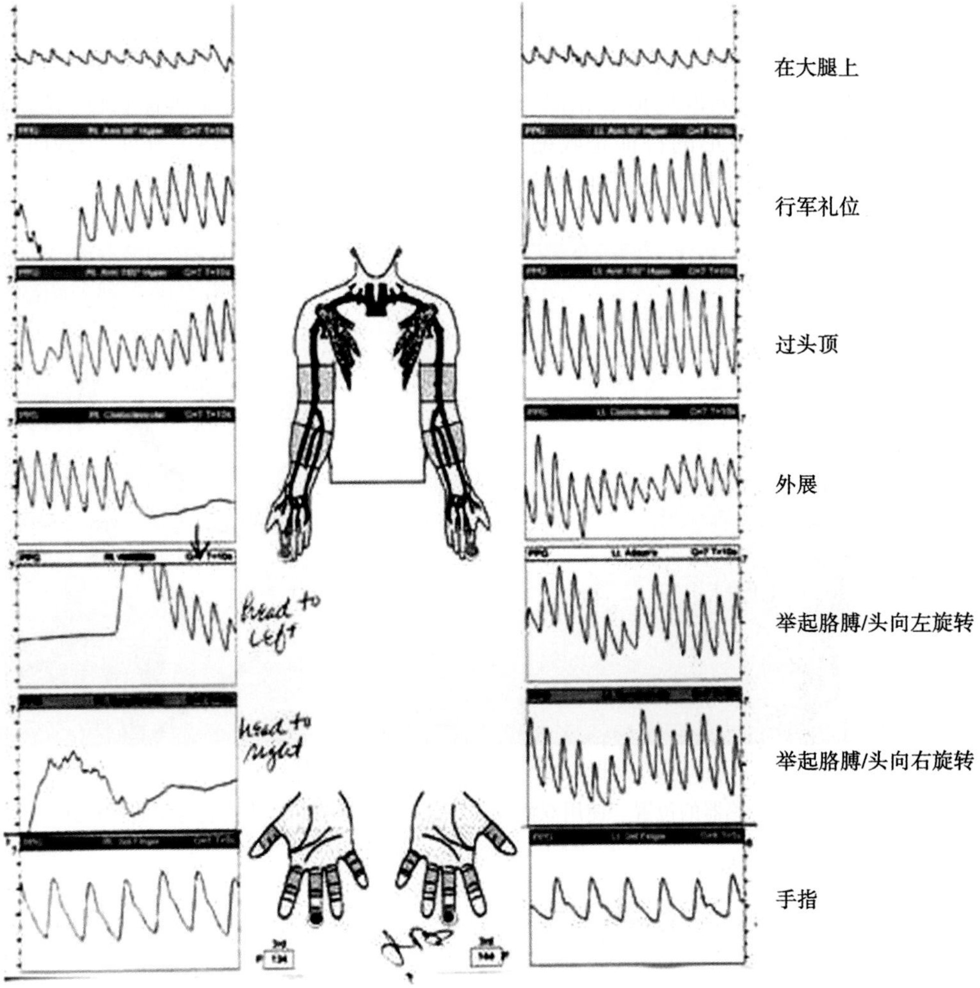


图 11-14 各种体位下记录的 PPG 波形

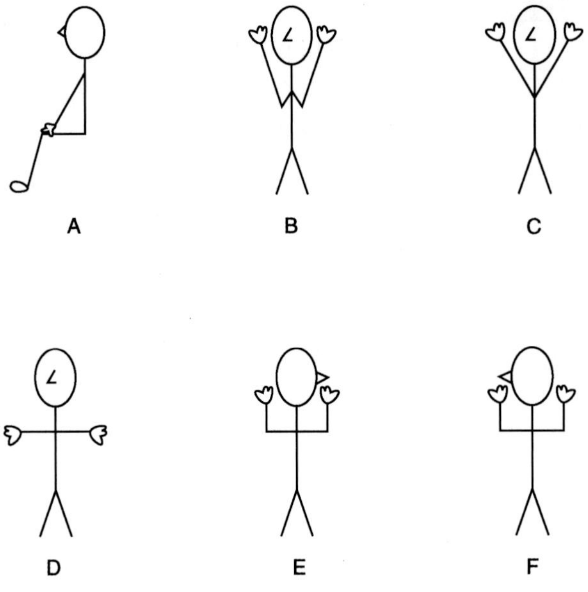


图 11-15 图示胸廓出口测试时患者的体位。A. 中立位，休息。B. 手臂抬起，肘部弯曲 45°。C. 手臂抬高过头顶。D. 手臂向两侧垂直伸出 90°。E. Adson 检查法头向左旋转；F. 头向右旋转

- 手臂轻松地放在膝盖上
- 手肘向后，手臂直立，手掌向前（行军礼位）
- 手臂抬高过头顶
- 手臂向后外展
- 手臂两侧伸出（外展），头向前，然后转身向左，再向右（Adson 检查法）
- 任何引起症状的其他体位

最后，应该记录手臂轻松放在膝盖时的波形，来证明在检查完成时波形是存在的。如果在某种体位下波形变平，那么保持这个体位约 30 秒钟，以确定患者是否出现症状（患者可能需要协助来保持该体位）。需要注意的是，高达 60% 的人群受到压迫但没有明显的症状。对于阳性的 TOS 报告，收缩压/脉搏波形一定会受到检查体位的影响，且患者必然会产生相应的症状。

## 冷敏感

如前所述，雷诺氏病分为原发性和继发性，通过详细的病史可以鉴别。继发性雷诺现象可累及一根或多根手指或整只手，这些症状或体征是不对称的。这些患者通常也会出现组织损伤。患者往往是老年人，并且男性和女性均会受到影响。继发性雷诺现象的病因是创伤，包括使用振动的工具或设备（手提钻、骑行摩托车等），诸如将手用作锤击打的伤害（尺骨锤综合征）或严重冻伤，其他原因可能包括如硬皮病等基础疾病。

当怀疑继发性雷诺氏病时，患者不应将手浸泡于冰水中，以避免进一步损伤。为证实雷诺氏病，除了详细的记录病史外，还可以记录手指波形和手指压力（如记录脚趾压力一样，PPG 是最简单的方法）。浸入冷水之前出现波形减弱和（或）压力异常（DBI 小于 0.90）提示存在继发性雷诺现象。

原发性雷诺氏病通常发生在青春后期或青少年早期，且女性比男性更易发病。在这种情况下，手受到寒冷刺激时会对称地改变颜色。这种颜色变化的过程是由白色转变为青紫色，当手变暖时再转变为红色。这些症状会因接触冰冷的物体如一杯冰水或情绪受到刺激而持续出现，或者当整个身体微微发冷，如季节变换导致气温降低时也会出现。在这种情况下，春秋凉爽的早晨着轻薄的衣服，血管痉挛反应会触发自主交感神经系统收缩，原发性雷诺氏病患者由于这种过度反应导致颜色发生变化，此时通过穿着比平时更暖和的衣服可减少这种反应。

原发性雷诺氏病的测试可以通过分析手指描记波形和（或）手指温度监测装置完成（图 11-16）。手指波形分析应在冰水浸泡之前进行，它可能表现正常或在波形上升部分（收缩期）出现一个"尖峰脉冲"（图 11-17），这在原发性雷诺氏病中是常见的。[19] 可以采用"应力计量仪"或"生物反馈监测仪"，这些仪器能精确到< 0.1℃且价格便宜。在开始测试和将手浸泡到冰水之前，手至少要温暖到 28℃。将双手浸在温水（不是热水）里几分钟，直到感觉到温暖。另外，实验室应该保持温暖（23～24℃），使患者不觉得冷。

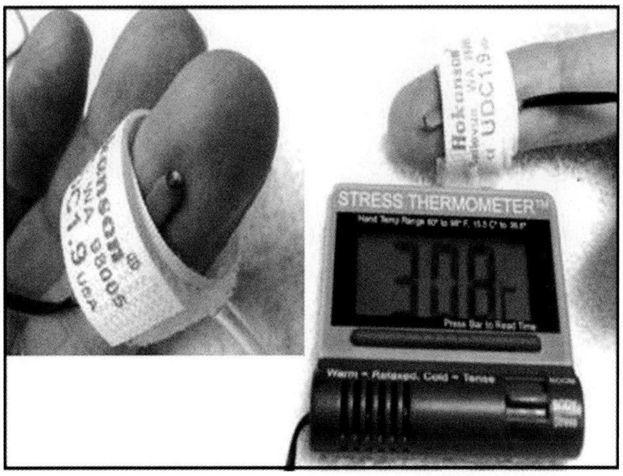


图 11-16　用于雷诺病测试的手指温度监测装置

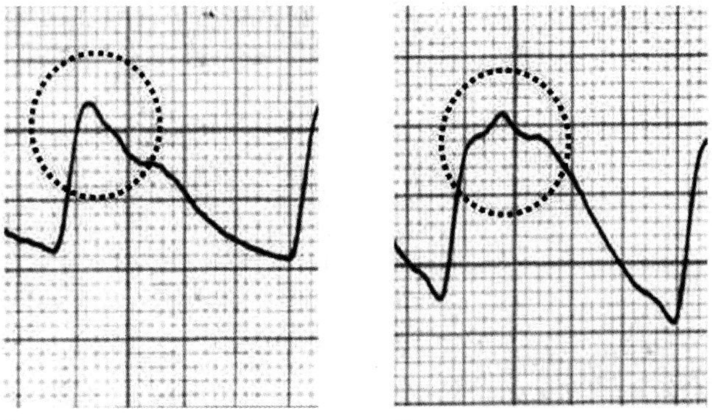

A　B

图 11-17　手指 PPG 波形。A. 正常波形。B. 常见于原发性雷诺氏病的"尖峰脉冲"波形

在这个检查中，患者舒适地坐在椅子上（有靠背的椅子更方便），膝盖上搭一块毛巾，从而避免当手从水中拿出时水溅到患者身上。记录所有手指静息时的波形和（或）温度。若患者按指示或个性化流程的一部分做，则可进行手指血压测量。PPG 应该固定在手腕，以避免探头脱离手指。将探头用双面胶带固定到手指上可使 PPG 追踪更清晰。如果使用了温度计，需要使用魔术贴将传感探头固定在手指上，而 PPG 探头固定在手腕。

将双手置于一个一次性大乳胶手套中是非常有用的（如果没有乳胶过敏），并用一条带子将手套固定在手腕上（图 11-18）。这样可以防止手被打湿，也不需要将手从冰水中拿出后再擦干。双手浸入水中到手套顶部位置（图 11-19）。浸泡手需要一个大容器，医院常用的“洗浴盆”就非常好。将盆放在患者面前的一个小桌上以方便浸泡和防止意外溢出。

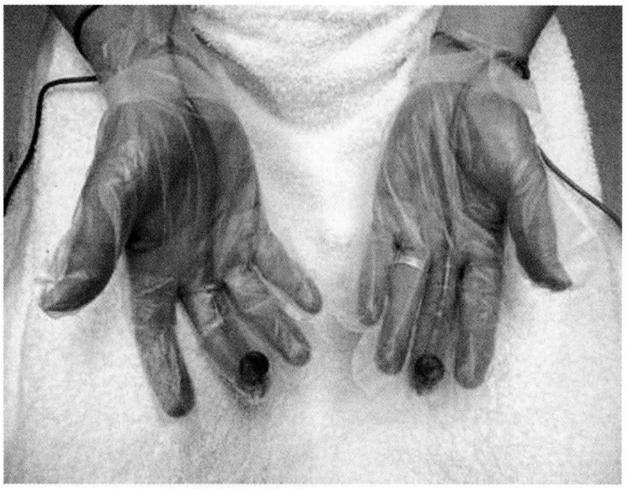

**图 11-18** 使用一次性手套，以保护冷激发试验中使用的 PPG 传感器

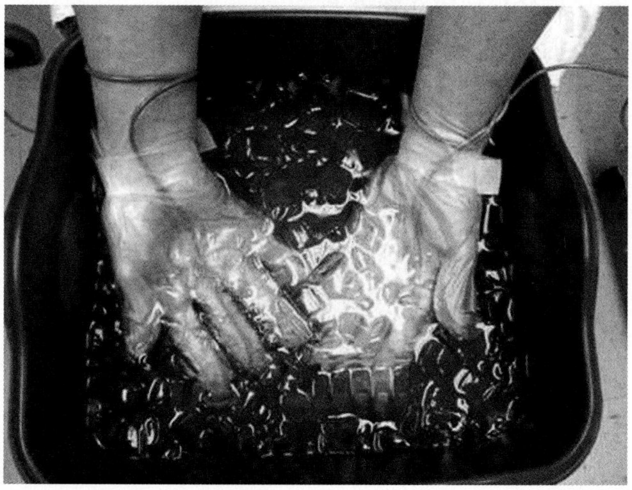

**图 11-19** 冷激发试验中患者手部进行冰浴时的姿势

冷浸泡持续时间不超过 30～40 秒，随后立即将手从水中取出并摘下手套。如果手上沾有水，应拍干而不是擦干。在 2 分钟、5 分钟和 10 分钟分别测量手指波形（图 11-20）和（或）温度。正常情况下手指波形和（或）温度应在 10 分钟内恢复至浸泡前的状态（图 11-21 和表 11-4g），若>10 分钟则认为是冷敏感。

如果研究结果是异常的，应在患者离开前确认波形和（或）温度。

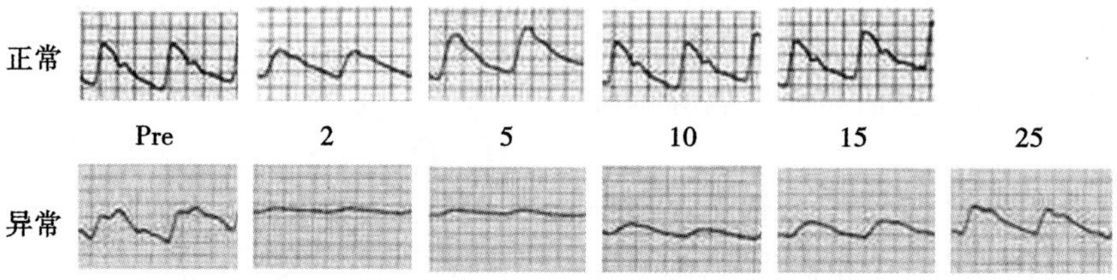


**图 11-20** 冷激发试验中记录的正常和异常的手指 PPG 波形。Pre 显示在室内温度下的初始波形。2、5、10、15 和 25 分别表示手从冰水中取出后的分钟数

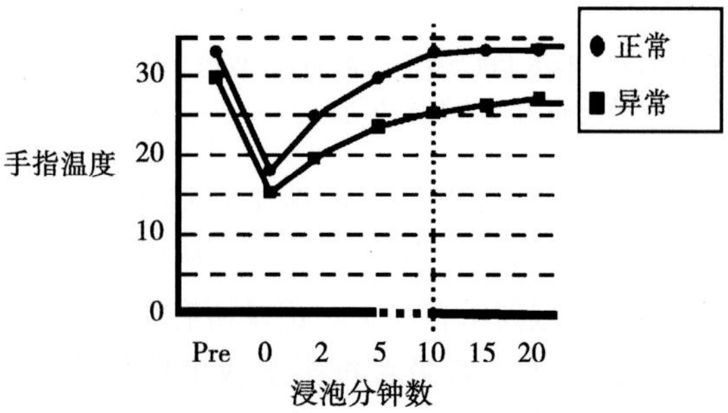


**图 11-21** 采用手在冰水中浸泡的方法进行冷激发试验时正常和异常的温度。正常的反应是解除寒冷刺激后 10 分钟内温度恢复到基线水平

| 时间（分钟） | PPG 波形 | 手指温度 |
|---|---|---|
| 手从冷水取出后即刻 | 波幅降低 | ≤20℃ |
| 2 | 波幅升高 | 20～25℃ |
| 5 | 尖锐波峰返回 | 28～30℃ |
| 10 | 恢复至浸泡前 | 30～33℃ |

## Allen 实验

Allen 试验是通过桡动脉和尺动脉两者或其中之一的 PPG 波形来显示手部血液灌注是否充足。在一些特定的手术之前评估动脉的灌注情况是必要的，如透析的动静脉内瘘或移植血管的建立及冠状动脉旁路

移植术前桡动脉的采集。将 PPG 传感器贴在中指或示指上记录波形。桡、尺动脉被压缩时判断波形是否持续(图 11-22),其目的是检测动脉压缩时波幅不会如图 11-22 中那样消失,从而进一步证实当桡动脉用于瘘或移植血管,或用于收集旁路血管血液时,手部供血不会中断。

疾病相关知识点 11-1 总结了上肢和下肢中常见的动脉病理类型,同时列出了相应的间接测试结果。

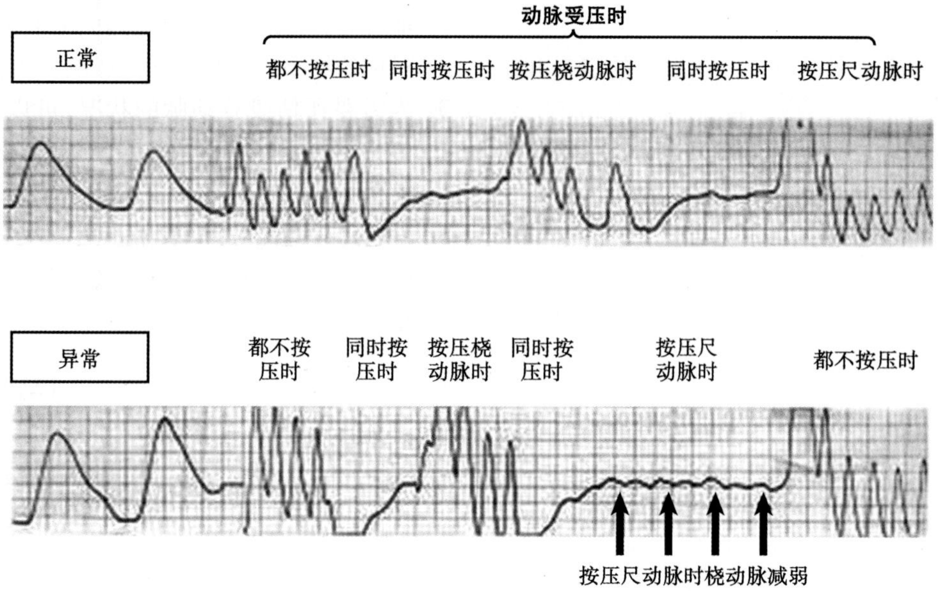


图 11-22　Allen 实验过程中记录的 PPG 波形。图为按压桡动脉和尺动脉时正常和异常的反应

**疾病相关知识点 11-1**
**上肢动脉、下肢动脉间接评估**

| 疾病 | 间接测试结果 |
|---|---|
| 周围动脉闭塞性疾病 | • ABI<0.9 |
| | • 病变段压力梯度>20~30mmHg |
| | • PVRs 反射波(重搏切迹)消失 |
| | • 多普勒波形上反流部分消失 |
| 足趾缺血: | • TBI<0.8 |
| 下肢 | • 足趾波形减弱 |
| 手指缺血: | • DBI<0.9 |
| 上肢 | • 手指波形减弱 |
| 胸廓出口综合征 | • 刺激手臂/肩膀时和在病情进展过程中 PPG 手指波形减弱或平直 |
| 雷诺病 | • 静息时 PPG 波形减弱 |
| | • DBI<0.9 |
| | • PPG 或 PVR 波形出现“尖峰脉冲” |
| | • 冷刺激时手指波形恢复到基线水平的时间>10min |
| 掌弓不完整(桡/尺动脉依赖) | • Allen 实验阳性:桡动脉或尺动脉人工压迫时手指波形减弱 |

ABI,踝肱指数;DBI,指肱指数;PPG,光电容积描记法;PVR,空气体积描记法;TBI,趾肱指数

## 小结

- 动脉的间接测试是检查疑似 PAOD 患者的有效手段。
- 此外,还有其他几个合适的指标可用于肢体的间接测试。
- 收缩压结合脉搏波形提供了肢体血流的定量和定性信息。
- 本章所描述的非成像技术可用于评估整体灌注,从而了解肢体功能状态。

## 思考题

1. 关于生理检查时病人体位的两个重要因素是什么?
2. 当你对腿相对比较短的病人进行节段性血压评估时,如果没有足够的空间来放置较高和较低的大腿袖带时,可以使用一个宽的大腿袖带。你认为这会对你的结果产生什么样的影响?为什么?
3. 当需要评估股总动脉的状况,可以进行 PVR、CW 多普勒检查或节段性血压测定,你会选择哪些检查?为什么?
4. 手指评估通常用来评估患者 TOS 和雷诺氏病,哪些血管会受到这些疾病的影响?为什么要使用手指评估?

(马琳 文晓蓉 译)

## 参考文献


1. LaPerna L. Diagnosis and medical management of patients with intermittent claudication. *J Am Osteopath Assoc.* 2001;100:S10–S14.
2. Edwards JM, Porter JM. Evaluation of upper extremity ischemia. In: Bernstein EF, ed. *Vascular Diagnosis*. 4th ed. St. Louis, MO: Mosby; 1993:630–640.
3. Sanders RJ, Hammond SL, Rao NM. Diagnosis of thoracic outlet syndrome. *J Vasc Surg.* 2007;46:601–604.
4. Herrick AL. Pathogenesis of Raynaud's phenomenon. *Rheumatology*. 2005;44:587–596.
5. Winsor TA. Influence of arterial disease on the systolic blood pressure gradients of the extremity. *Am J Med Sci*. 1950;220:117–126.
6. Daigle RJ. *Techniques in Noninvasive Vascular Diagnosis*. 2nd ed. Littleton, CO: Summer Publishing; 2005:142.
7. Yao ST, Hobbs JT, Irvine WT. Ankle systolic pressure measurements in arterial disease affecting the lower extremities. *Br J Surg.* 1969;56:676–679.
8. Baker JD, Dix DE. Variability of Doppler ankle pressures with arterial occlusive disease: an evaluation of ankle index and brachial-ankle pressure gradient. *Surgery*. 1981;89:134–137.
9. Strandness DE Jr, Sumner DS. *Hemodynamics for Surgeons*. New York, NY: Grune & Stratton; 1975:228.
10. Stein R, Hriljac I, Halperin JL, et al. Limitation of the resting ankle-brachial index in symptomatic patients with peripheral arterial disease. *Vasc Med.* 2006;11:29–33.
11. AbuRahma AF. Segmental doppler pressures and doppler waveform analysis in peripheral vascular disease of the lower extremities. In: AbuRahma AF, Bergan JJ, eds. *Noninvasive Vascular Diagnosis*. London, UK: Springer; 2000:213–229.
12. Gerhard-Herman M, Gardin JM, Jaff M, et al. Guidelines for noninvasive vascular laboratory testing: a report from the American Society of Echocardiography and the Society of Vascular Medicine and Biology. *J Am Soc Echocardiogr*. 2006;19:955–972.
13. vanLangen H, vanGurp J, Rubbens L. Interobserver variability of ankle-brachial index measurements at rest and post exercise in patients with intermittent claudication. *Vasc Med*. 2009;14:221–226.
14. Scissons R, Comerota A. Confusion of peripheral arterial doppler waveform terminology. *J Diagn Med Sonogr*. 2009;25:185–194.
15. Daigle RJ. *Techniques in Noninvasive Vascular Diagnosis*. 2nd ed. Littleton, CO: Summer Publishing; 2005:151.
16. Carter SA, Lezack JD. Digital systolic pressures in the lower limbs in arterial disease. *Circulation*. 1971;43:905–914.
17. Rumwell C, McPharlin M. *Vascular Technology*. 4th ed. Pasadena, CA: Davies Publishing; 2009:110.
18. Gergoudis R. Thoracic outlet arterial compression: prevalence in normal persons. *Angiology*. 1980;31:538–541.
19. Mclafferty RB, Edwards JM, Porter JM. Diagnosis and management of Raynaud's syndrome. In: Perler BA, Becker GJ, eds. *Vascular Intervention: A Clinical Approach*. New York, NY: Thieme; 1998:239–247.

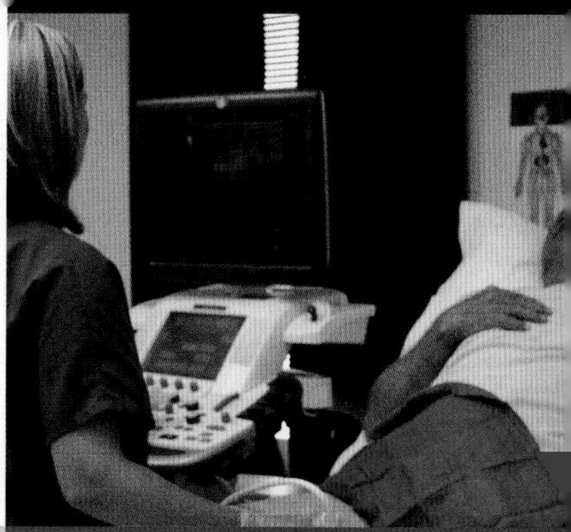

# 下肢动脉的双功能超声检查

NATALIE MARKS | ANIL P. HINGORANI | ENRICO ASCHER

第 12 章

## 目标

- 描述用于下肢动脉成像的超声技术。
- 定义外周动脉的正常图像及多普勒特征。
- 识别外周动脉的异常图像及波形。
- 描述超声在动脉血管重建过程中的应用。

## 关键词

**动脉瘤**
**动脉闭塞**
**动脉狭窄**
**动脉血栓**
**动脉造影**
**双功能超声动脉成像**
**收缩期峰值流速**
**收缩期峰值流速比**
**斑块**

## 术语表

**动脉瘤(aneurysm)**:包含动脉壁三层结构的动脉局限性扩张。

**动脉造影(contrast arteriography,CA)**:一种使用电离辐射和血管内造影剂显示详细的动脉系统结构和病理信息的放射成像技术。

**双功能超声动脉成像(duplex arteriography,DA)**:可以用来评估动脉粥样硬化或其他动脉疾病的超声图像,从而描绘出详细的动脉系统。

**斑块(plaque)**:血管壁脂肪物质的沉积,是动脉粥样硬化的特征性表现。

动脉造影(contrast arteriography,CA)是几十年来用于评估外周动脉系统的金标准成像技术,特别是对于下肢血管重建的评估。众所周知,CA 会引起全身或局部并发症,因此,受中等教育程度的患者现在越来越要求微创的替代方法。目前超声成像设备的发展已经促使许多学者去研究双功能超声动脉成像技术(DA),来取代标准的 CA 在动脉系统评估中的潜力。[1-13]尽管许多学者已经表明动脉造影与 DA 之间有很好的相关性[1-9],但有些学者并不这么热衷,他们仍继续推广术前或旁路前动脉造影术。[10-13]导致结果不同的因素有:①血管技师的经验、技能以及解剖和血流动力学知识的不足;②缺乏时间和精力来完善这项技术;③过时的双功能超声设备成像质量差;④外科医生不愿意放弃动脉造影术呈现的整体视觉效果,不接受双功能超声声像图;⑤在某些患者中,严重的血管钙化和其他局灶病变使血管不能接受足够的声波作用,成像受限。

自 1998 年学者们优先使用 DA 进行动脉成像以来,已经积累了一些经验。起初,DA 单纯地用于下肢血管重建患者的诊断。[14-17]在过去的 12 年里,DA 不仅用于诊断,也用于血管介入,如双功能超声引导的血管成形术。[18-21]术中和介入术后动脉超声的应用将在本书的后续章节中进行讨论。本章将探讨 DA 在下肢动脉系统疾病诊断中的应用。

## 适应证

动脉疾病的症状和体征已经在之前的动脉的间接检测一章中阐述过,这些症状和体征同样适用于下肢动脉的双功能超声检查。动脉功能不全或缺血的典型症状包括间歇性跛行、静息痛、无法愈合的溃疡和坏疽,也可能出现一些细微的改变如脱发、指甲增厚或者皮肤改变。苍白、无脉、瘫痪、感觉异常和剧烈的疼痛等症状表明有急性动脉缺血。如果在股动脉或者腘动脉区域触及搏动性肿块应考虑有动脉瘤的可能。如果患者有明确的腹主动脉瘤或胸主动脉瘤病史,那么外周动脉也应该检查以明确有无动脉瘤病变。对大多数人来说,动脉粥样硬化和动脉瘤样病变是主要的可疑病变。诸如外伤性和医源性损伤这些少见的动脉疾病,则需要 DA 来诊断。

虽然动脉疾病本身并不是检查的指征,但许多患者有一种或多种共同的危险因素。这些危险因素包括糖尿病、高脂血症、高血压、吸烟、冠心病和慢性肾功能不全。此外还包括肥胖、久坐不动的生活方式、遗传、性别和年龄。

## 超声检查技术

### 患者准备

需要对患者解释检查的程序。患者需要脱掉腰以下除了内衣的所有衣物,给患者准备长袍或者适当的遮盖物。

### 患者体位

患者取仰卧位,膝盖轻微弯曲,大腿外展,这样能够显示股总动脉、股浅动脉和股深动脉(图 12-1)。同样的体位从内侧可以检查腘动脉膝上段,从后方检查

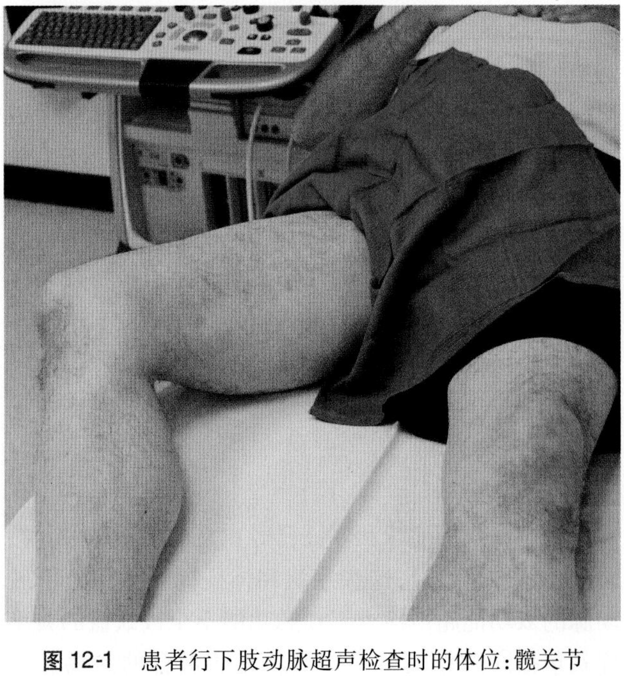

图 12-1 患者行下肢动脉超声检查时的体位:髋关节向外旋转,膝关节略微弯曲

腘动脉膝后段及膝下段。内侧检查也可以显示胫后动脉及其足底分支。嘱患者向与检查侧相反的方向侧卧位,同侧的膝关节和髋关节略微弯曲,可以检查胫腓干和腘动脉(图 12-2)。将探头放置在腓骨近端后方,可以评估胫前动脉的起始段。将探头放置在小腿近端胫骨与腓骨之间则可以显示余下的胫前动脉。最后,在仰卧位可以观察足背动脉及其跖骨分支。

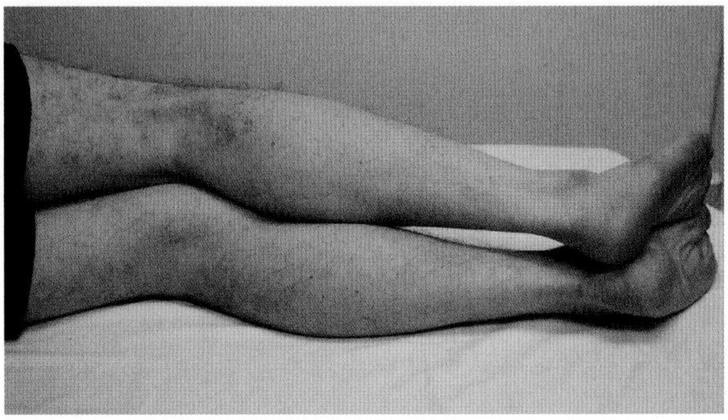

图 12-2 患者处于左侧卧位,行腘动脉、胫腓干和腓动脉检查

### 扫查技术

完整的下肢动脉疾病评估包括主髂动脉的超声检查以及通过测量踝部压力来计算踝肱指数。一些实验室把多种生理测试如脉冲容量记录、连续多普勒波形和节段性压力测量列入常规的下肢检查项目中。主髂动脉的双功能超声检查将在第 23 章进行讨论,踝部压力的测量在第 11 章中阐述。

许多探头可以获取高质量的二维、彩色和频谱多普勒图像及可靠的速度频谱。5 ~ 2MHz 的曲阵探头和 3 ~ 2MHz 的相控阵探头通常用于主髂动脉的扫描,但对于四肢肥大的患者也需要低频探头来扫查位置较深的下肢血管。7 ~ 4MHz 的线阵探头用于股、腘和胫血管的显示。高分辨率的 15 ~ 7MHz 的线阵探头可以很好地显示踝部和足部的浅表动脉。

腹股沟以下血管的双功能超声检查从腹股沟区开始,在这个位置,可探查髂外动脉的远端部分和股总动脉(CFA),探头顺着大腿向下轻微移动可显示股总动脉的分叉及股浅动脉(SFA)和股深动脉(PFA 或 DFA)(图 12-3)。大多数实验室规定只需要扫描到 PFA 起始段几厘米,经过很短的距离,PFA 走行至大腿更深处并发出多个分支。采用内侧扫描的方法可显示 SFA 整个走行。在大腿的下段,SFA 穿过收肌管,也称为 Hunter 管。一旦通过这个管道,SFA 就变为沿腿后方走行的腘动脉。移动探头至膝关节的后方和在大腿

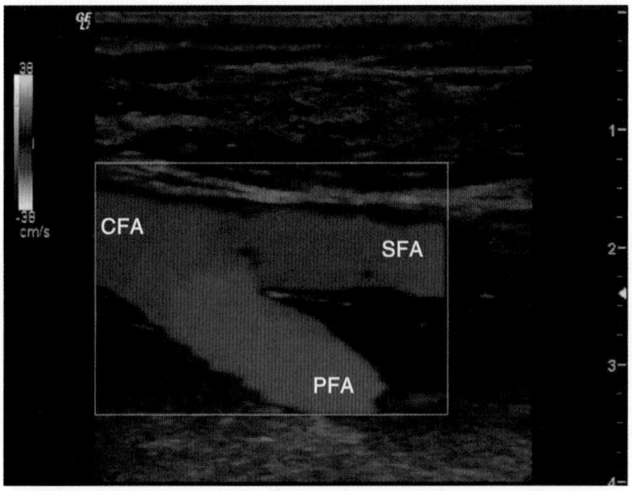


**图 12-3** 股总动脉(CFA)分为股浅动脉(SFA)和股深动脉(PFA)

下段可以显示该动脉。结合内侧和后方的扫查方法,可以观察到完整的 SFA 以及腘动脉膝上段、膝后段和膝下段。

在腘窝处可以检查腘动脉,其有许多小分支,包括腓肠肌动脉(也称腓肠动脉)(图 12-4)。在一项完整的检查中,小腿的三支胫部动脉均要显示。在后方扫查可以显示腘动脉的分支-胫前动脉(图 12-5),这根血管走行在小腿较低的位置,在前外侧显示出来;找到胫前动脉起始部之后,能够找到胫腓干进行评估。胫腓干的直径比腘动脉略小,长约 3~5cm。胫腓干分为胫后动脉和腓动脉。在小腿内侧扫查可以显示胫后动脉;根据其深度,在内侧或者后外侧可以显示腓动脉(图 12-6)。通常下肢动脉的检查还包括足背动脉。当扫查胫后动脉远端、胫前动脉和足背动脉时需要特别注意这些动脉非常表浅,如果探头加压过大,很容易使其部分压瘪。

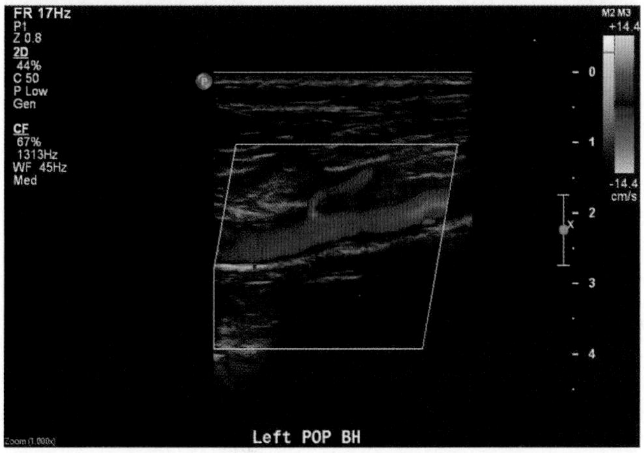


**图 12-4** 腘动脉及其伴行的腓肠肌动脉

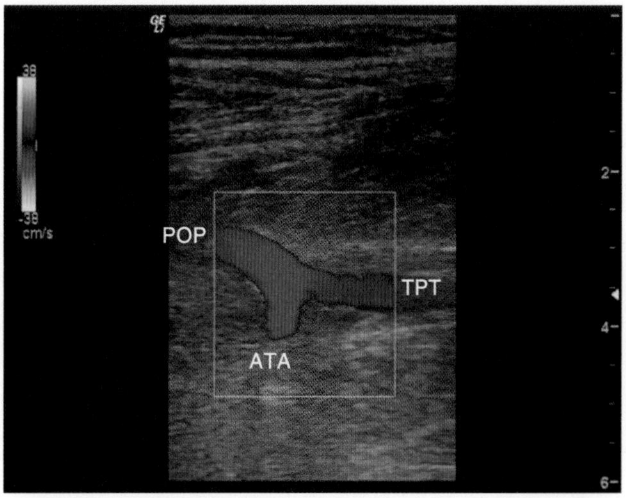


**图 12-5** 胫前动脉(ATA)由腘动脉(POP)发出;也同时显示胫腓干(TPT)

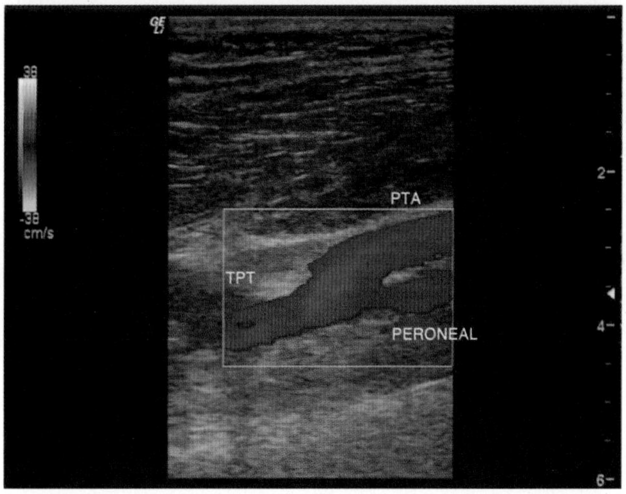


**图 12-6** 胫后动脉(PTA)和腓动脉起源于胫腓干(TPT)

每个实验室的规定各不相同,但通常都包括记录灰阶图像、彩色血流图像和频谱多普勒波形。每一个主要动脉节段都应该记录这些图像,特别是 SFA 和胫动脉的近段、中段和远段。灰阶图像分别记录矢状面和横断面图像(图 12-7)。对疾病进行描述时,记录其严重程度是很重要的,如果怀疑有动脉瘤,应该记录累及区域的直径及其邻近部位的直径。

一般来讲,彩色和能量多普勒主要用来帮助定位血管和追踪其走行。彩色多普勒可以快速评估血流动力学情况,在识别与动脉斑块有关的异常血流时非常有用(图 12-8),同时也有助于引导操作者将多普勒取样框放置在流速最大的位置。当血流速度非常低或者怀疑有血管闭塞时应该使用能量多普勒超声。

速度频谱是对疾病进行分类的主要工具。所有主

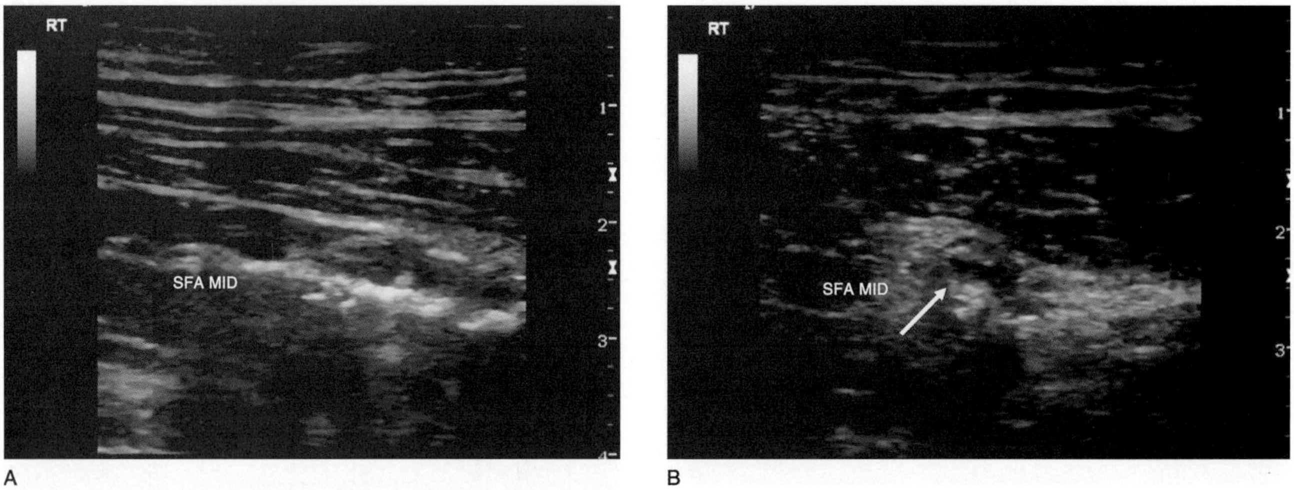


图 12-7 A. 动脉粥样硬化斑的矢状切面扫查。B. 同一个斑块的横断面扫查(箭头所示)

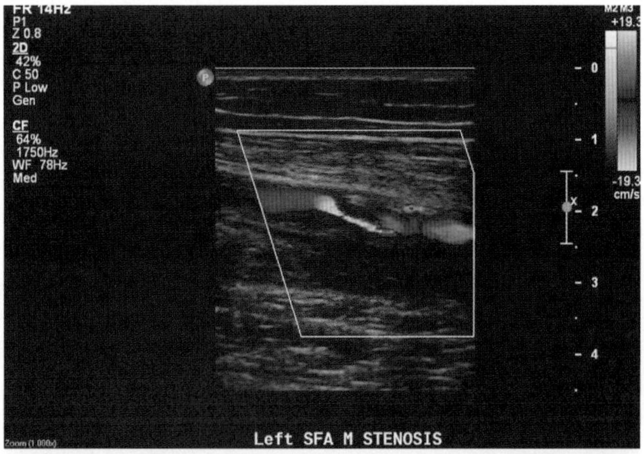


图 12-8 彩色血流成像显示低回声斑块引起的血流异常

要的血管均要记录收缩期峰值流速(PSV)。动脉狭窄时,应分别记录狭窄近段、狭窄段和狭窄即后段 PSV(图 12-9),狭窄即后段的波形与狭窄引起的血流动力学变化有关,即狭窄后湍流。用狭窄处的 PSV 除以狭窄近段的 PSV 来计算流速比($V_r$)。除了 PSV,$V_r$也常用来评估动脉狭窄的程度。

动脉分支情况对外科医生来说是有价值的信息,因此在 DA 检查时应尽可能显示胫部动脉和足背动脉分支,包括踝、足底、跗骨、深足底的动脉以及 DA 检查中指定的血管的分支。高频探头(15 ~ 7MHz)在这部分血管的检查中尤其有用。

对单发局灶性病变或多发病变,需要精确评估动脉管径、长度、狭窄程度以及斑块特征来判断是否适合用球囊成形术和(或)支架植入术。超声技师或血管专家向医师咨询尽可能多的信息是非常重要的,这样可以获取为患者制定治疗决策所需的超声数据。咨询医师要制定一个特定的手术方案或干预措施,需要相关的数据来规划最合适的流程和方法。通常,当遇到血管闭塞时,利用重建的侧枝血流有助于提示闭塞部位。

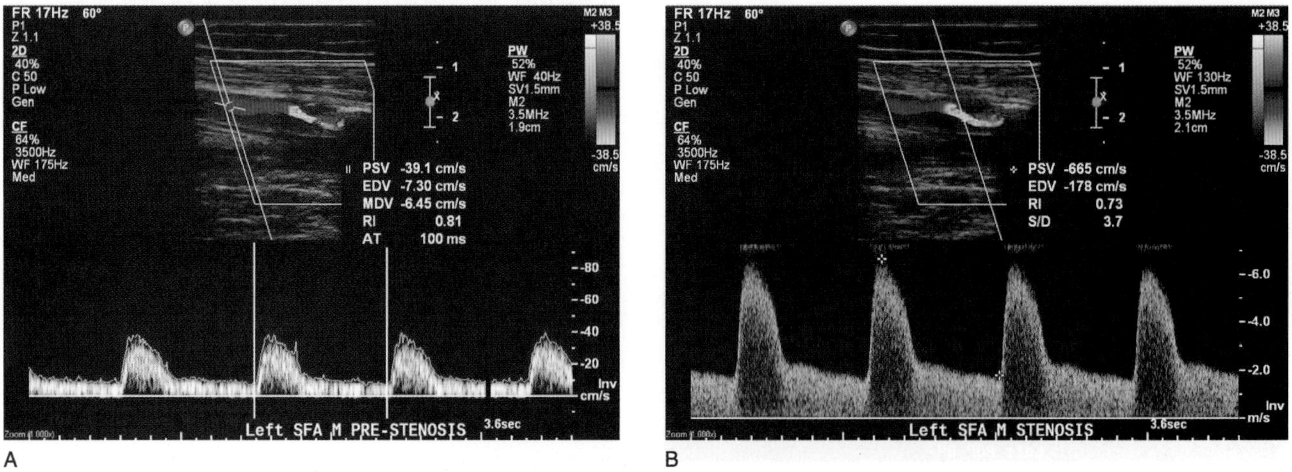


图 12-9 A. 狭窄近端的多普勒波形。B. 狭窄处最大流速处多普勒波形

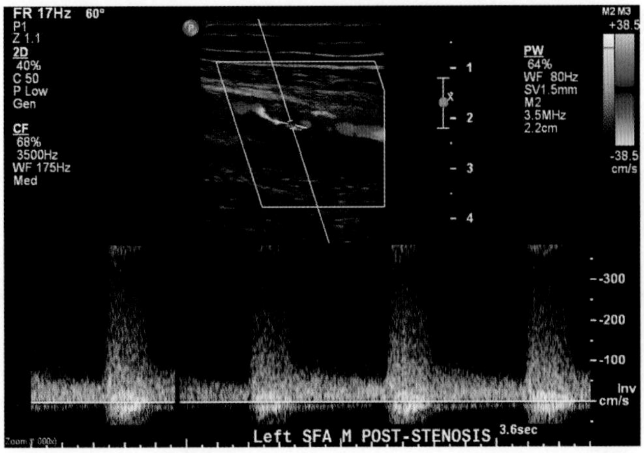


C

图 12-9（续）　C. 狭窄远端的多普勒波形，表现为狭窄后湍流

绘制动脉树的彩色编码图方便了外科医生的阅读，有助于在采用搭桥或者血管成形术时选择流入道和流出道的最优吻合位置（图 12-10），这幅图包含了对血管壁、血流速度和血管管径的说明。

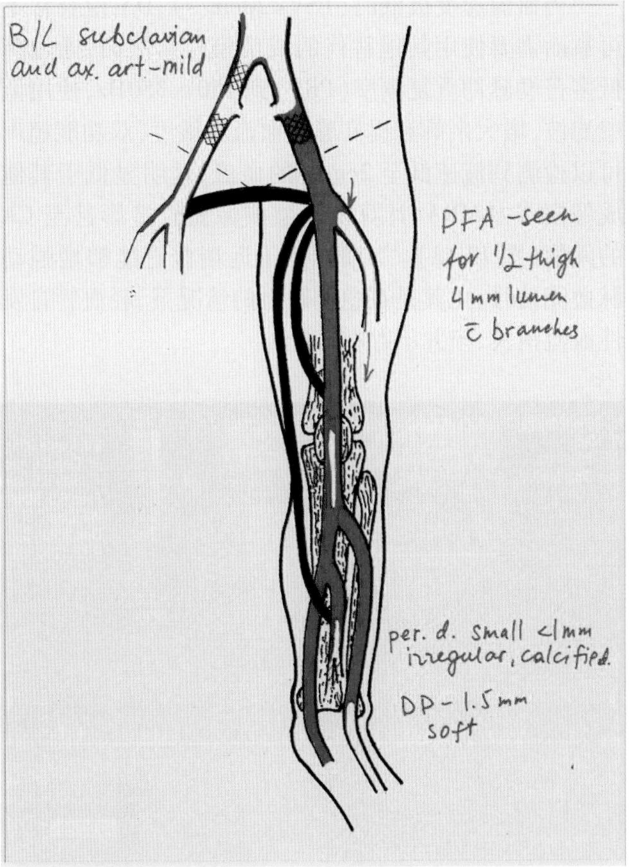


图 12-10　一个行聚四乙烯材料（PTEE）搭桥多次失败的患者动脉图谱

## 技术考虑

多年来，术前 DA 已经发展为评估血管重建过程不可分割的一部分。在作者的这个研究机构，DA 是用于指导制定手术方案，术中和术后常规检查的首选方法，也是紧急成像的工具。基于双功能超声扫描仪的便携特性，使得它的用途多样。由于 DA 检查可以在床旁、手术间或者等候区进行，从而节省了患者的运输时间和人员消耗。另外，DA 不会因为操作或解释而耽误时间，而对虚弱病人严重缺血的肢体进行 CA 或磁共振血管造影（MRA）检查则会出现这种情况。当 DA 一旦发现病人需要进行紧急血管重建，超声技师或血管专家可以携带超声设备到医院的任何地方进行简便的、有针对性的或者全面的检查。

DA 这项技术不仅用于显示管腔，对血管壁的评估也很重要。高频双功能超声成像可以测量血管的直径和管壁厚度，管壁厚度可以精确到 1/10mm，这个特点非常重要。因为二维动脉造影术不常规用于对整个动脉树的评估，因此偏心性的动脉病变由 CA 检查可能会出现漏诊。

DA 相较于其他成像工具的另一个独特的优势是它能够识别血管壁中柔软的部分，术前准备时可于皮肤上进行标记。血管的广泛钙化会使缝合非常困难，因此没有斑块或钙化的区域会优先考虑。对流出道最适合的吻合位置进行标记，尤其是膝下段的标记，可以限制切口大小，避免在寻找动脉柔软段的过程中导致广泛动脉夹层的形成（图 12-11）。

DA 最强的优势之一是它在急性动脉缺血中的应用。[22]当前治疗急性下肢缺血已经从简单的局部麻醉下手术取栓术演变到具有挑战性的动脉重建。这种在老年患者保肢中进行的更激进的处理方法的巨大变革由一个训练有素的血管外科医生完成。另一方面，许多急性下肢缺血病人具有潜在的多段闭塞的动脉疾病，而不是一个简单的栓子阻塞在一个健康的血管里

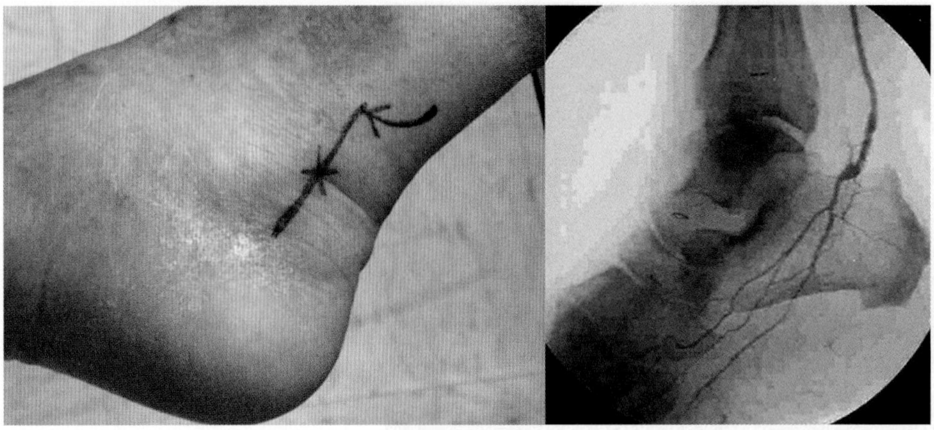

图 12-11 左图:术前在皮肤上标记的胫后动脉远端部分以及一支大的流入分支。右图:同一位患者在术中完成的新建的静脉旁路血管造影显示出正常的与远端胫后动脉的吻合以及保留的一支大的侧枝

(图 12-12)。虽然临床诊断下肢缺血并不困难,但是标准的术前成像模式有时无法确定流入道、流出道和闭塞的动脉段的解剖。

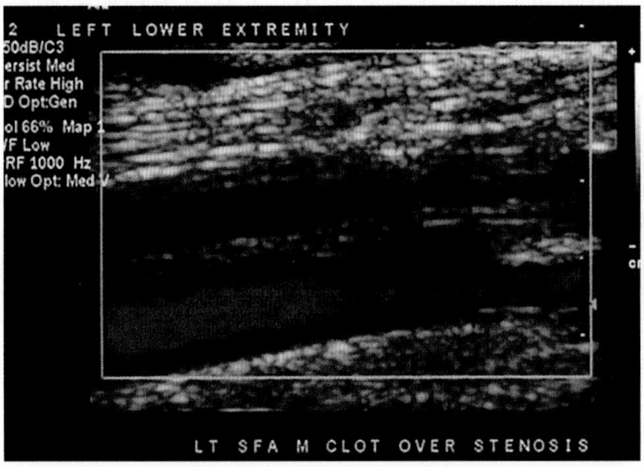


图 12-12 彩色多普勒成像显示在严重的慢性动脉疾病基础上发生的急性血栓引起的股浅动脉闭塞

最后,在下肢动脉的检查过程中,可能需要评估其他血管节段。通常在 DA 检查时,也可以进行静脉成像以识别可供使用的静脉。对锁骨下-腋段的检查,其可作为严重的腹主动脉-髂动脉疾病患者的可能血流流入源。完成这个检查没有额外的胸主动脉造影的风险,也不需花费时间进行额外的胸部 MRA。

## 陷阱

调查人员已清楚地论证了 DA 的可行性和多重优势,但与任何技术一样,认识它的局限性也很重要。

总的来说,DA 最常见的问题与血管壁钙化有关。然而,即使是严重钙化的血管,采用一些技术仍然可以获得必要的信息,比如使用多切面超声扫查,增加彩色和能量多普勒增益、敏感性和持久性,或者使用 SonoCT 成像模式。

当血流速度极低时(PSV<20cm/s),DA 检查常不可靠而需要使用其他替代的成像模式。然而,通过降低多普勒脉冲重复频率(PRF)到 150~350Hz,使用低壁滤波、增大余辉和提高彩色血流灵敏度,双功能超声可以检测到流速低至 2cm/s 的血流,这明显低于其他成像模式如 MRA、计算机断层成像血管造影甚至 CA 的阈值(图 12-13)。[23]有时,挤压远端血管能够增强动脉血流信号,尤其是在急性缺血的情况下,胫血管自发性血流消失,但并不存在血栓。

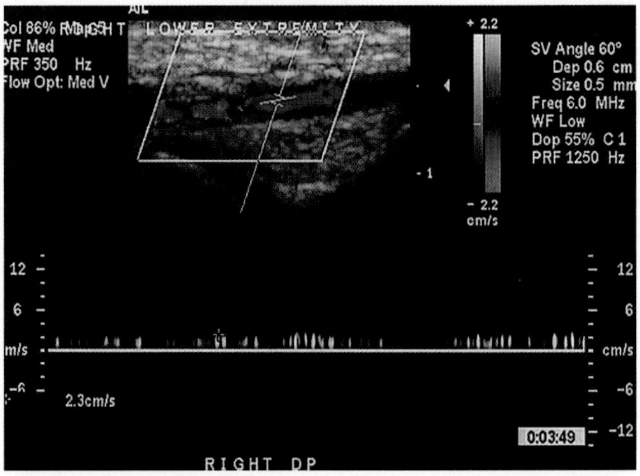


图 12-13 双功超声显示足背动脉流速极低(PSV=2.3cm/s)(诊断性动脉造影提示闭塞)

DA 扫描中遇到的一些问题可能需要一些非常特殊的方法。当病人遭受严重缺血性疼痛,有时会阻止检查的完成,这时在检查前使用大量的止痛剂是有帮

助的。另外，因为超声检查需要病人的合作，因此在糊涂的老年病人的检查期间，留一个家庭成员在场可以帮助他们更好的配合完成检查。患者保持空腹可以使髂动脉得到更好的显示。对于非急诊的 DA 检查，在检查前将腿抬高 24～48 小时，通常可以减少小腿水肿，使胫血管得到充分的显示。

胫腓干的深面、腓动脉近端和胫后动脉的起始部，以及走行在收肌管（Hunter 管）的 SFA 可能需要使用低频探头来显示。然而，这往往会牺牲掉细节分辨率，使得在这些区域出现一些难以解释的结果。

尽管开放性溃疡或瘢痕区域会使超声检查无法进行，但这些区域也不是适用于吻合的区域。所以，即使在那些皮肤条件差、严重肥胖或者水肿（导致血管位置过深）的患者中，有时还是可以获得足够的信息以完成必要的干预治疗。比如，如果一个跛行的患者可以探及腘动脉和一个血管流出道，但其他胫血管没有充分评估，这个信息足以完成股腘动脉的分流，而不必顾及其他胫血管的条件。如果一个糖尿病坏疽患者发现有一个通畅的管壁光滑的足背动脉以及足够的管径，但胫前动脉因太多钙化而显示不清，则可以选择进行足背动脉旁路吻合，因为胫前动脉并不是最佳的远端吻合位置。

一个完整的 DA 检查时长一直是它的缺点之一，经常受到批判。然而，显示从腹主动脉到足背动脉的所有血管真的有必要吗？比如，对于有严重的髂动脉疾病，而没有明显的股动脉疾病的跛行患者，如果医生只是计划行髂血管成形术，那么是否需要扫描所有的胫血管则可能会引起质疑。因此，DA 检查需要为每个患者量身定制，因为一个完整的检查可能不是绝对必需的；或者根据手术团队的临床方案，对于特定的某些类型患者可能需要进行额外的检查。[24]根据经验，在许多简单的病例中 DA 检查时间可以低至 25 分钟。

## 训练方法

为了成功地获得这些结果，需要制订超声技师/技术专家和外科医生解读结果和制定血管重建方案的训练方法。在作者的研究机构进行一段时间的培训，由任一新的超声技师或者血管技术专家完成 25 例患者的检查，再用前瞻性的 CA 检查或者由既定的超声技师进行重复 DA 检查进行确诊。为了促进 DA 的完善，每一个完成了的血管造影影像都由参与检查的工作人员进行评估，如做髂血管成形术的评估一样。对近端和远端动脉、静脉导管或有动静脉瘘情况下的胫静脉的特征，以及对任一差异进行探讨，是质量保证的一部分。检查者亲眼参观手术室以见证术中发现，通过这种方式不断反馈是 DA 检查质量持续改进的基础。

# 诊断

## 灰阶表现

正常动脉管壁是光滑、均匀的。随着动脉粥样硬化疾病的进展，管壁变厚，会出现钙化，产生声影，从而限制血管的完整评估。据报道，血管壁厚度和钙化程度有助于吻合位置的选择（图 12-14）。如前所述，外科医生希望避开严重钙化的区域，因为缝合线很难穿过严重钙化的血管。斑块侵入血管腔的情况也可以看到。大多数斑块会出现不均匀的混合回声，偶尔可能观察到一些斑块整体回声均匀。在可能的情况下，报告中应该说明斑块的表面特征，特别是当斑块不规则时。不规则的斑块表面可能发生溃疡性病变。然而，许多实验室报告中并不指明斑块是“溃疡性”，而仅仅简单描述为“不规则”。高分辨率 DA 能够更清晰地显示具有栓塞潜在风险的溃疡和不规则的斑块，以及它们的表面形态和血流湍流特征（图 12-15）。

DA 能更准确地评估闭塞的时间长短。它可以区分单纯的慢性 SFA 闭塞和由于潜在疾病引起的急性栓塞或由严重动脉粥样硬化性疾病引起的急性血栓。应仔细检查邻近的血管壁以确定是否存在动脉粥样硬化疾病。

血管大小是灰阶图像获取的另一类信息。除了检测动脉粥样硬化疾病，动脉瘤性疾病是下肢动脉评估中关注的另一类疾病。众所周知，动脉瘤性疾病可以是双侧的和多发的。表 12-1 阐述了下肢动脉的直径和血流速度。[25]如果一根血管的直径大于相邻段（更多

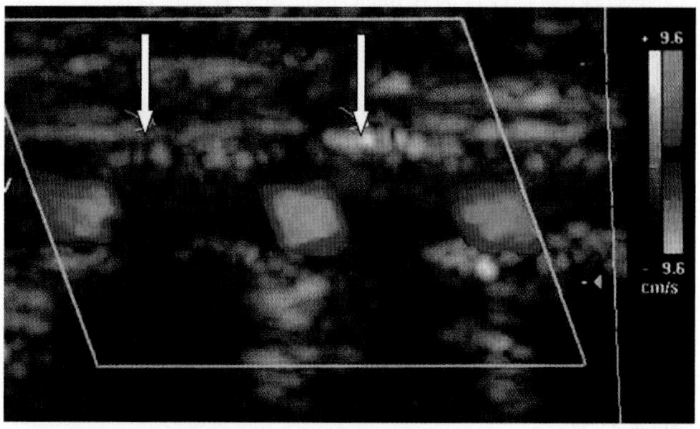


图 12-14　具有节段性严重钙化（箭头所示）的胫后动脉远端的彩色多普勒成像显示钙化产生的声影遮挡了动脉管腔

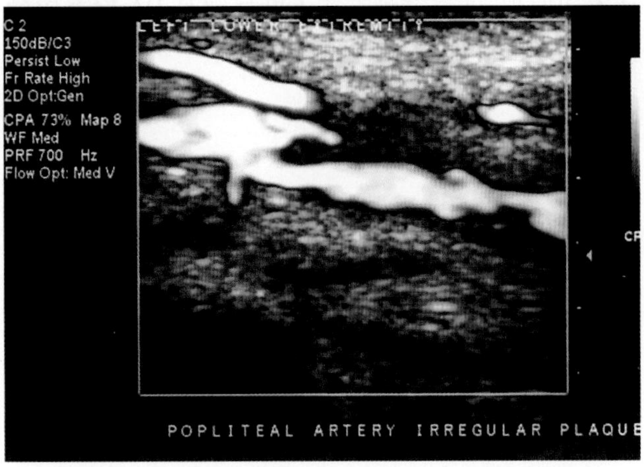


图 12-15 发生严重病变的膝关节后方的腘动脉的能量多普勒成像显示动脉斑块表面具有很不规则的溃疡，其有很高的发生栓塞的潜在风险

的是其近端血管）的 1.5 倍，则可考虑是动脉瘤。动脉瘤内是否存在血栓也应该记录下来，因为这种血栓有栓塞的风险。动脉瘤伴部分血栓的血管几乎没有管腔扩张，CA 可能完全检测不到（图 12-16）。[26]

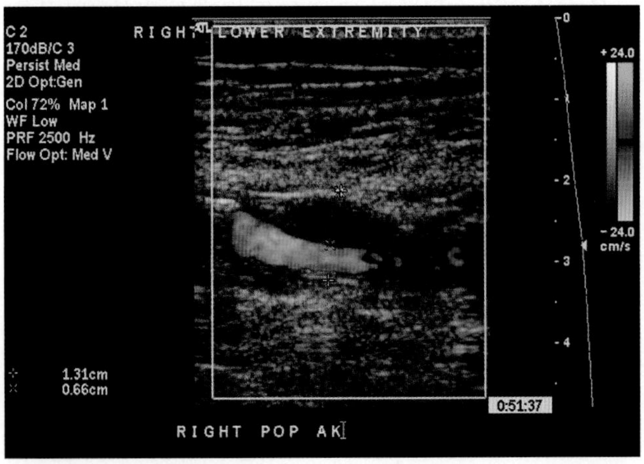


图 12-16 膝关节后方一个小腘动脉瘤（13.1mm）伴附壁血栓（血栓厚度为 6.6mm）的能量多普勒声像图

## 彩色血流成像

在彩色血流成像时，正常的血管腔内会完全充满彩色血流信号，通过适当的设置增益和量程，彩色信号将恰好均匀局限在血管腔内。在有病变的区域，将会出现彩色混叠，血管腔内的彩色血流束将变窄，在周边组织内可出现彩色噪声。

## 频谱分析

尽管彩色和灰阶图像很重要，但在 DA 检查时，主要测量 PSV 来确定血管的狭窄程度。

表 12-1 列出了下肢动脉的正常血流速度值。由于 PSV 变化较大，因此常采用 $V_r$ 进行血管狭窄程度的分级。当 PSV $V_r \geq 2 \sim 2.5$ 时，表明血管狭窄程度≥50%；当 PSV $V_r \geq 3 \sim 3.5$ 时表明血管狭窄程度≥70%（图 12-17）。动脉疾病分为正常或轻微狭窄（<50%）、中度狭窄（50% ~69%）、重度狭窄（70% ~99%）以及闭塞或者无法显示（表 12-2）。

表 12-1 双功能超声显示动脉平均直径和收缩期峰值流速（PSVs）[25]

| 动脉 | 直径±SD（cm） | PSV±SD（cm/s） |
|---|---|---|
| 髂外动脉 | 0.79±0.13 | 119±22 |
| 股总动脉 | 0.82±0.14 | 114±25 |
| 股浅动脉（近端） | 0.60±0.12 | 91±14 |
| 股浅动脉（远端） | 0.54±0.11 | 94±14 |
| 腘动脉 | 0.52±0.11 | 69±14 |

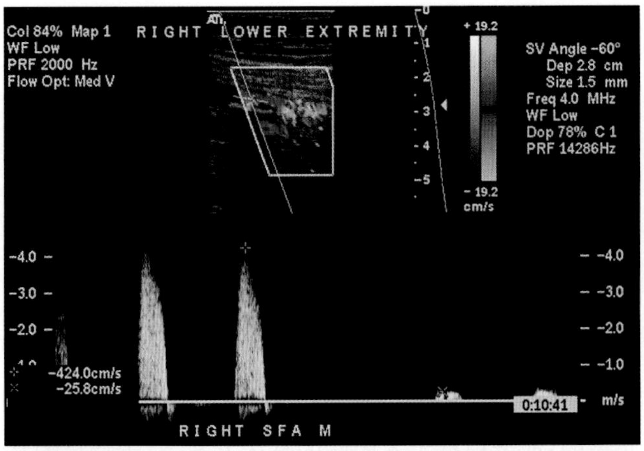


图 12-17 频谱多普勒证实股浅动脉中段重度狭窄，其 PSV 比值高达 16.4（狭窄处 PSV：424cm/s；高于狭窄前 PSV：25.8cm/s）

表 12-2 基于 $V_r$ 的动脉疾病分级

| 描述 | 狭窄百分比 | 收缩期峰值流速比值（$V_r$） |
|---|---|---|
| 正常或轻微病变 | <50 | <2.0 |
| 中度病变 | 50 ~ 69 | ≥2.0 ~ 2.5 |
| 重度病变 | 70 ~ 99 | ≥3.0 ~ 3.5 |
| 闭塞 | 闭塞 | 没有血流信号 |

DA 获得的血流动力学信息可能对患者的治疗影响很大。血流速度比值有助于评估可视病变是否存在明显的血流动力学改变，并确定病变的修复是否有益。

比如，难以显示的斑块导致低的 PSV 比值(<2)可能不具有临床意义，然而钙化的病变导致高 PSV 比值(≥2)提示血流明显受阻。其他管腔内成像方法，比如 CA、MRA 或 CTA 不能提供客观的血流动力学信息，病变是否具有临床意义往往是主观判断的。

波形形态也应该注意。正常情况下，外周动脉床是高阻力的，常表现为多相波(图 12-18)。它有一个急剧上升的收缩峰，然后迅速下降，显示为基线下方反向血流，舒张期通常还有一个小的短暂的前向血流。在外周阻力较低处，可观察到舒张期持续的前向血流。在远端动静脉瘘、创伤、蜂窝织炎或运动后的患者中，可以观察到整个舒张期持续的前向血流(图 12-19)。然而，在这些病例中，仍然具有正常的急剧上升的收缩峰。在明显的动脉疾病或者闭塞的病例中，血管远端表现为整个舒张期低阻的前向血流，而收缩期加速时间延长(图 12-20)。最后，当扫查闭塞或接近闭塞的动脉近端时，频谱波形显示为高阻模式，仅在收缩期存在前向血流，而在舒张期没有血流(图 12-21)。

疾病相关知识点 12-1 列举了下肢动脉的双功能超声表现，总结了灰阶、频谱多普勒和彩色多普勒表现。

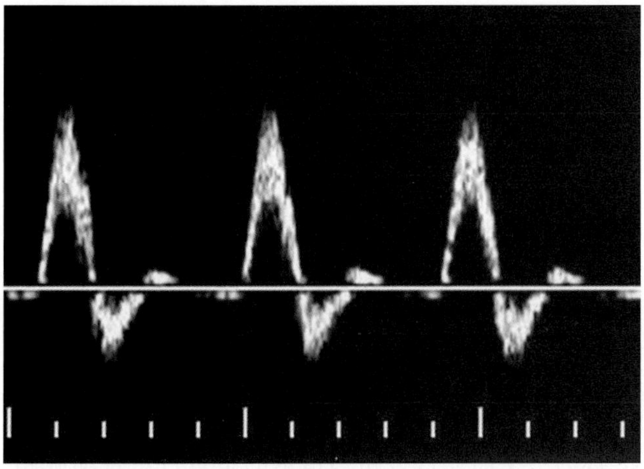

图 12-18　股浅动脉(SFA)的正常多相波

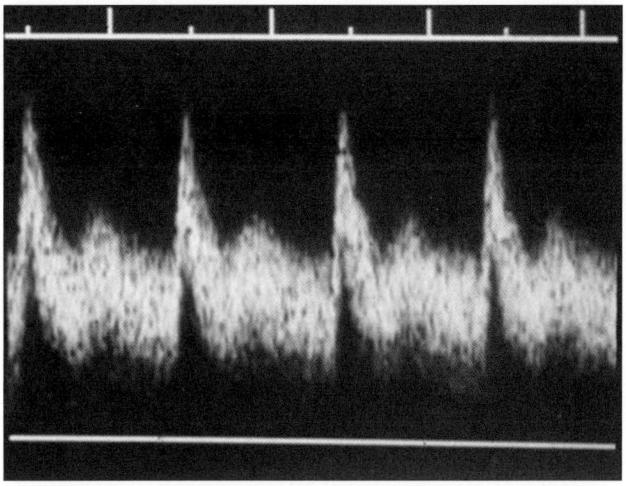

图 12-19　正常的收缩期上升的和舒张期持续的前向血流波形。这在运动后或者远端动静脉瘘、创伤或者蜂窝组织炎患者中可以观察到

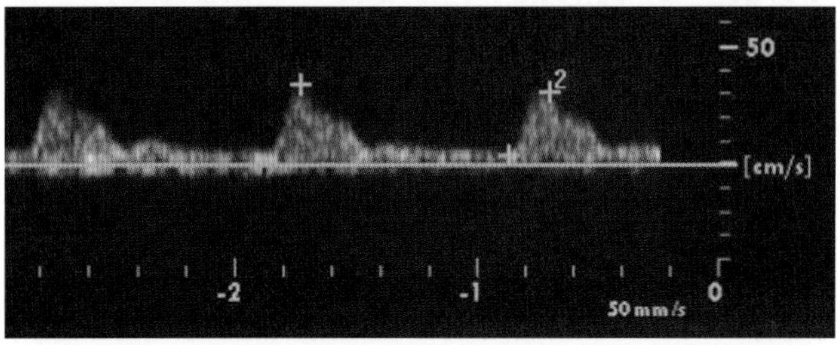


图 12-20　一种异常的波形，表现为收缩期延迟上升，整个心动周期持续的前向血流。这在重度狭窄或者闭塞动脉远端可以观察到

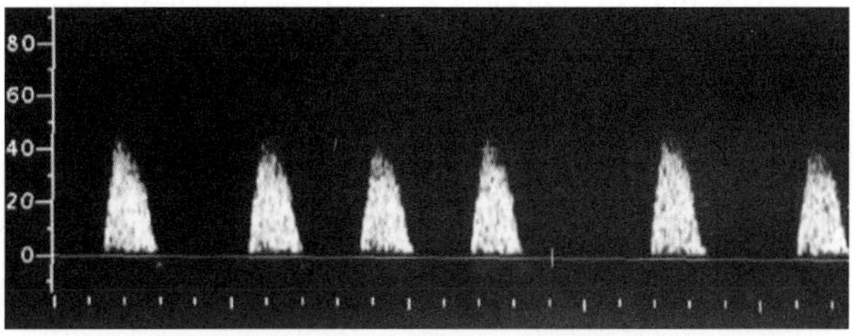


图 12-21　一种异常的高阻波形，只有收缩期的前向血流，这在闭塞或接近闭塞的动脉近端观察到

**疾病相关知识点 12-1**
**下肢动脉的超声表现**

| | 灰阶 | 频谱多普勒 | 彩色多普勒 |
|---|---|---|---|
| 正常的 | • 管壁光滑、回声均匀 | • 没有 PSV 局部增高<br>• 在血管树分支的部分 PSV 轻度改变<br>• 具有反向血流的多相波 | • 管腔内颜色充盈均匀 |
| 狭窄 | • 管壁增厚<br>• 钙化<br>• 斑块侵入血管腔 | • PSV 局部增高<br>• 狭窄后湍流<br>• $V_r \geq 2.0$ | • 局部血流彩色混叠<br><br>• 远端血流为湍流 |

疾病相关知识点 12-1（续）
下肢动脉的超声表现

| | 灰阶 | 频谱多普勒 | 彩色多普勒 |
|---|---|---|---|
| 动脉瘤闭塞 | • 管径大于邻近段的 1.5 倍<br>• 有异常回声完全充满管腔<br>• 血管腔显示不通畅 | • 狭窄远端表现为单相波，没有反向血流且舒张期持续的前向血流<br>• 扩张区域显示为湍流<br>• 没有血流显示<br>• 近端血流阻力明显增加 | • 扩张区域显示为湍流<br>• 没有彩色血流信号充盈 |

## 其他成像过程

当 DA 检查不能提供足够的关于肢体血管重建的动脉图像或因血流量低而 DA 显示严重受限时，可以使用标准的经皮术前 CA 检查。在作者研究机构回顾分析的 1023 例病例中，112 例（10%）进行了 CA 检查。这是由于有 71 例（63%）存在严重的动脉钙化，23 例存在严重水肿和肥胖（21%），20 例（18%）由于血流量的限制使得 DA 无法为治疗提供方案，9 例（8%）存在广泛皮肤创伤，8 例（7%）血流速度极低，还有 7 例（6%）患者不能耐受检查。在这 112 例患者中，有 18 例（16%）曾进行了多次血管重建的尝试。

需要增加 CA 检查的相关因素包括糖尿病（$P<0.001$），膝下动脉钙化（$P<0.001$），老龄（$P=0.01$）和危重的下肢缺血（$P<0.001$）。不需要增加 CA 检查的相关因素包括超声技师或者血管技师正在进行检查以及患者之前有血管重建的病史。

与双功能超声相比，侵入性 CA 检查有一些局限性：①它只描述血管腔的通畅情况；②形成血栓的腘动脉瘤可能会被漏诊；③在血流速度很低的情况下不能显示流入和流出血流；④所需要的造影剂具有潜在肾毒性；⑤存在电离辐射；⑥可能会耽误及时的治疗。此外，避免使用肾毒性造影剂和辐射，可显示低速血流以及检查更迅速是 DA 的一些优势，这在急性下肢缺血的患者中尤为重要。

在这类患者中，一个好的 DA 比 CA 更具备一些实用的优势：①它是非侵入性的；②它不需要具有肾毒性的造影剂；③便携并且能够快速诊断；④彩色血流和波形分析可以更好地反映闭塞性疾病的血流动力学改变；⑤不仅可以直接显示整个动脉的管腔，还可以描述斑块的特征；⑥使用彩色血流和能量多普勒技术，可以识别流速非常低的通畅的动脉；⑦可以探测闭塞的动脉瘤，从而避免不必要的取栓术。

DA 和术前 CTA 或 MRA 的关键区别是，在 DA 检查期间，超声技师或血管技师可以识别显示不够充分的动脉节段，并且提醒外科医生结果是不可靠的。相反地，导致 CTA 或 MRA 数据不可靠的原因尚未明确。[27-30]基于作者目前的经验，大约 90% 的下肢血管重建术在术前仅进行 DA 检查。

### 小结

- 双功能超声可以有效评估下肢动脉，尤其对下肢血管重建的评估很有帮助。
- 双功能超声是一个高度依赖操作者的检查，要求操作者熟练掌握超声技术，理解血流动力学改变，并对相关解剖学知识有深入了解，从而使图像不断优化。
- 这项技术优点多、限制少且前景好，随着当代超声技术设备成像质量的提高会进一步得到显著发展。

### 思考题

1. 你为一个需要行旁路移植术的患者行足背动脉超声扫查，需要考虑哪两个检查的技术因素？
2. 下肢动脉成像的主要缺陷是什么？怎样克服它？为什么在远端吻合口区域特别注意这点是很重要的？
3. 除了计算 PSV 比值，另一个频谱多普勒成像的组成部分也能够帮助鉴别狭窄，这个变化是什么？

（马琳　文晓蓉 译）

## 参考文献


1. Sensier Y, Hartshorne T, Thrush A, et al. A prospective comparison of lower limb colour-coded Duplex scanning with arteriography. *Eur J Vasc Endovasc Surg*. 1996;11:170–175.
2. Ligush J Jr, Reavis SW, Preisser JS, et al. Duplex ultrasound scanning defines operative strategies for patients with limb-threatening ischemia. *J Vasc Surg*. 1998;28:482–490.
3. Sensier Y, Fishwick G, Owen R, et al. A comparison between colour duplex ultrasonography and arteriography for imaging infrapopliteal arterial lesions. *Eur J Vasc Endovasc Surg*. 1998;15:44–50.
4. London NJ, Sensier Y, Hartshorne T. Can lower limb ultrasonography replace arteriography? *Vasc Med*. 1996;1:115–119.
5. Polak JF, Karmel MI, Mannick JA, et al. Determination of the extent of lower-extremity peripheral arterial disease with color-assisted duplex sonography: comparison with angiography. *AJR Am J Roentgenol*. 1990;155:1085–1089.
6. Moneta GL, Yeager RA, Antonovic R, et al. Accuracy of lower extremity arterial duplex mapping. *J Vasc Surg*. 1992;15(2):275–283.
7. Wilson YG, George JK, Wilkins DC, et al. Duplex assessment of run-off before femorocrural reconstruction. *Br J Surg*. 1997;84(10):1360–1363.
8. Karacagil S, Lofberg AM, Granbo A, et al. Value of duplex scanning in evaluation of crural and foot arteries in limbs with severe lower limb ischaemia—a prospective comparison with angiography. *Eur J Vasc Endovasc Surg*. 1996;12:300–303.
9. Koelemay MJ, Legemate DA, de Vos H, et al. Can cruropedal colour duplex scanning and pulse generated run-off replace angiography in candidates for distal bypass surgery. *Eur J Vasc Endovasc Surg*. 1998;16:13–18.
10. Cossman DV, Ellison JE, Wagner WH, et al. Comparison of contrast arteriography to arterial mapping with color-flow duplex imaging in the lower extremities. *J Vasc Surg*. 1989;10(5):522–528.
11. Larch E, Minar E, Ahmadi R, et al. Value of color duplex sonography for evaluation of tibioperoneal arteries in patients with femoropopliteal obstruction: a prospective comparison with anterograde intraarterial digital subtraction angiography. *J Vasc Surg*. 1997;25:629–636.
12. Lai DT, Huber D, Glasson R, et al. Colour duplex ultrasonography versus angiography in the diagnosis of lower-extremity arterial disease. *Cardiovasc Surg*. 1996;4:384–388.
13. Wain RA, Berdejo GL, Delvalle WN, et al. Can duplex scan arterial mapping replace contrast arteriography as the test of choice before infrainguinal revascularization? *J Vasc Surg*. 1999;29(1):100–107.
14. Mazzariol F, Ascher E, Salles-Cunha SX, et al. Values and limitations of duplex ultrasonography as the sole imaging method of preoperative evaluation for popliteal and infrapopliteal bypasses. *Ann Vasc Surg*. 1999;13:1–10.
15. Ascher E, Mazzariol F, Hingorani A, et al. The use of duplex ultrasound arterial mapping as an alternative to conventional arteriography for primary and secondary infrapopliteal bypasses. *Am J Surg*. 1999;178(2):162–165.
16. Mazzariol F, Ascher E, Hingorani A, et al. Lower-extremity revascularization without preoperative contrast arteriography in 185 cases: lessons learned with duplex ultrasound arterial mapping. *Eur J Vasc Endovasc Surg*. 2000;19:509–515.
17. Ascher E, Hingorani A, Markevich N, et al. Lower extremity revascularization without preoperative contrast arteriography: experience with duplex ultrasound arterial mapping in 485 cases. *Ann Vasc Surg*. 2002;16(1):108–114.
18. Ascher E, Marks NA, Schutzer RW, et al. Duplex-guided balloon angioplasty and stenting for femoral-popliteal arterial occlusive disease: an alternative in patients with renal insufficiency. *J Vasc Surg*. 2005;42(6):1108–1113.
19. Ascher E, Marks NA, Hingorani AP, et al. Duplex guided balloon angioplasty and subintimal dissection of infrapopliteal arteries: early results with a new approach to avoid radiation exposure and contrast material. *J Vasc Surg*. 2005;42(6):1114–1121.
20. Ascher E, Marks NA, Hingorani AP, et al. Duplex-guided endovascular treatment for occlusive and stenotic lesions of the femoral-popliteal arterial segment: a comparative study in the first 253 cases. *J Vasc Surg*. 2006;44(6):1230–1237.
21. Ascher E, Hingorani AP, Marks NA. Duplex-guided angioplasty of lower extremity arteries. *Perspect Vasc Surg Endovasc Ther*. 2007;19(1):23–31.
22. Ascher E, Hingorani A, Markevich N, et al. Acute lower limb ischemia: the value of duplex ultrasound arterial mapping (DUAM) as the sole preoperative imaging technique. *Ann Vasc Surg*. 2003;17(3):284–289.
23. Ascher E, Markevich N, Hingorani A, et al. Pseudo-occlusions of the internal carotid artery: a rationale for treatment on the basis of a modified carotid duplex scan protocol. *J Vasc Surg*. 2002;35(2):340–345.
24. Ascher E, Markevich N, Schutzer RW, et al. Duplex arteriography prior to femoral-popliteal reconstruction in claudicants: a proposal for a new shortened protocol. *Ann Vasc Surg*. 2004;18(5):544–551.
25. Jager KA, Risketts HJ, Strandness DE Jr. Duplex scanning for the evaluation of lower limb arterial disease. In: Bernstein EF, ed. *Noninvasive Diagnostic Techniques in Vascular Disease*. St. Louis, MO: CV Mosby; 1985:619–631.
26. Ascher E, Markevich N, Schutzer RW, et al. Small popliteal aneurysms: are they clinically significant? *J Vasc Surg*. 2003;37(4):755–760.
27. Hingorani A, Ascher E, Markevich N, et al. A comparison of magnetic resonance angiography, contrast arteriography, and duplex arteriography for patients undergoing lower extremity revascularization. *Ann Vasc Surg*. 2004;18(3):294–301.
28. Hingorani A, Ascher E, Markevich N, et al. Magnetic resonance angiography versus duplex arteriography in patients undergoing lower extremity revascularization: which is the best replacement for contrast arteriography? *J Vasc Surg*. 2004;39(4):717–722.
29. Soule B, Hingorani A, Ascher E, et al. Comparison of magnetic resonance angiography (MRA) and duplex ultrasound arterial mapping (DUAM) prior to infrainguinal arterial reconstruction. *Eur J Vasc Endovasc Surg*. 2003;25(2):139–146.
30. Hingorani A, Ascher E, Markevich N, et al. A comparison of magnetic resonance angiography, contrast arteriography, and duplex arteriography for patients undergoing lower extremity revascularization. *Ann Vasc Surg*. 2004;18(3):294–301.

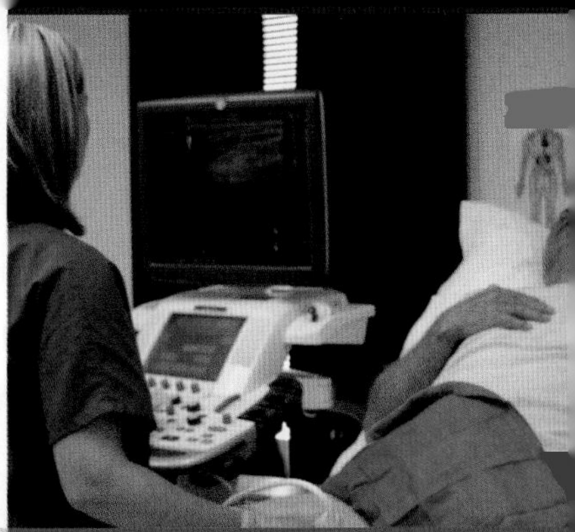

# 上肢动脉的双功能超声检查

OLAMIDE ALABI | GREGORY L. MONETA

第 13 章

## 目标

- 列举上肢血管超声检查的图像。
- 识别正常和异常的多普勒频谱波形。
- 描述可用于上肢血管扫描的合适的超声波技术。
- 定义影响上肢动脉的疾病。

## 术语表

**雷诺综合征(Raynaud'ssyndrome)**:一种血管痉挛性疾病。
**大动脉炎(Takayasu's arteritis)**:大血管炎导致内膜纤维化和血管狭窄。
**胸廓出口(thoracic outlet)**:胸腔上部出口,由锁骨和第一肋骨围绕而成;锁骨下动脉、锁骨下静脉和臂丛神经丛通过这一出口。
**血管痉挛(vasospasm)**:血管突发性收缩,导致管腔变细、血流量减少。


## 关键词

腋窝
肱
桡
雷诺综合征
锁骨下
大动脉炎
胸廓出口
尺


上肢动脉检查需将病史和体格检查与无创检查相结合,有时需结合侵入性检查。

双功能超声成像是一种重要的上肢动脉疾病检查方法。上肢动脉的缺血性疾病比下肢动脉少见,只占缺血性疾病的5%。它的低发病率和病因的高度可变性给临床带来挑战。引起上肢动脉疾病相关症状的原因包括胸廓出口处的机械性梗阻、栓塞、创伤、动脉血管痉挛及动脉闭塞。完整的病史与体格检查,结合双功能超声检查足以确定诊疗措施,从而减少动脉造影的使用。本章将对上肢动脉的解剖进行回顾,指出一些可能遇到的重要的解剖变异,探讨上肢动脉双功能超声的临床应用,阐述正常和异常的双功能超声表现,其中包含一些上肢动脉特有的声学表现。同时提出关于上肢动脉双功能超声的逐级检查方案。

## 动脉解剖

下肢动脉的双功能超声检查较上肢动脉常见。很多超声技师和医师对上肢动脉的解剖不太熟悉。了解上肢动脉的正常解剖以及常见的解剖变异,有利于上肢动脉的双功能超声检查(图 13-1)。

锁骨下动脉起源于胸部,右侧通常来自无名动脉(也称头臂干),左侧直接从主动脉弓发出。无名动脉是主动脉弓第一个主要分支,之后分为右颈总动脉和右锁骨下动脉。然而,右锁骨下动脉在极少的情况下发自左锁骨下动脉开口以远的主动脉,又被称为食管后锁骨下动脉或迷走锁骨下动脉。Kommerell 憩室是指右锁骨下动脉异常起源于降主动脉近端扩张段。大多数患者是无症状的,部分患者因异位的锁骨下动脉压迫食管引起吞咽困难(咽下困难)。反复地喉返神经麻痹也可能发生,称为 Ortner 综合征(心脏-声带综合征)。

继左颈总动脉发出之后,左锁骨下动脉直接起源于主动脉弓,是主动脉弓第三大分支。椎动脉是左右锁骨下动脉的第一大分支。有 4% ~6% 的人左侧椎

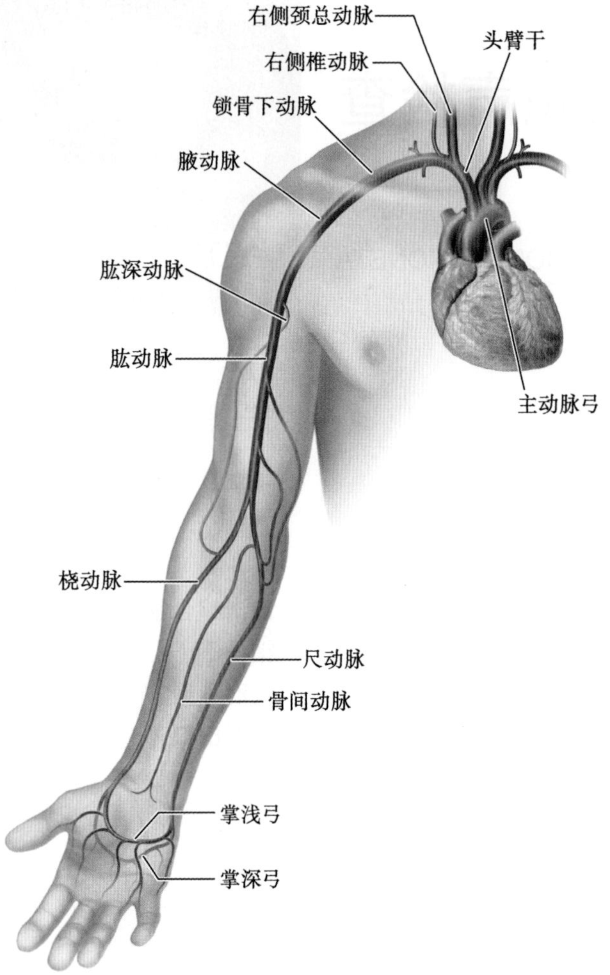


**图 13-1** 主要的上肢动脉示意图

动脉可能直接发自主动脉弓。[1]

甲状颈干、肋颈干也发自锁骨下动脉。这些动脉与椎动脉的区别在于分支较多及舒张末期血流速度较低。

锁骨下动脉通过胸腔出口离开胸腔(图 13-2)。

在锁骨下动脉走行过程中,有三个位点会造成潜在性的压迫。第一个是锁骨下动脉穿过前、中斜角肌与第一肋骨之间形成的斜角肌间隙处(锁骨下静脉不通过斜角肌间隙,而是自斜角肌前方越过)。由锁骨与第一肋骨构成的肋锁间隙是第二个可能会造成压迫的地方,三根血管神经束通过这个间隙;第三个间隙(最外侧)是胸小肌后间隙,它不常引起压迫症状。[2]上肢动脉症状可能是由于胸廓出口受到冲击所致。对锁骨下动脉产生影响的有动脉狭窄、瘤样扩张、血栓和手臂外展引起的动态压迫。锁骨下动脉至第一肋外缘改名为腋动脉,腋动脉分布于胸大肌和胸小肌,在腋下深达腋窝脂肪垫。

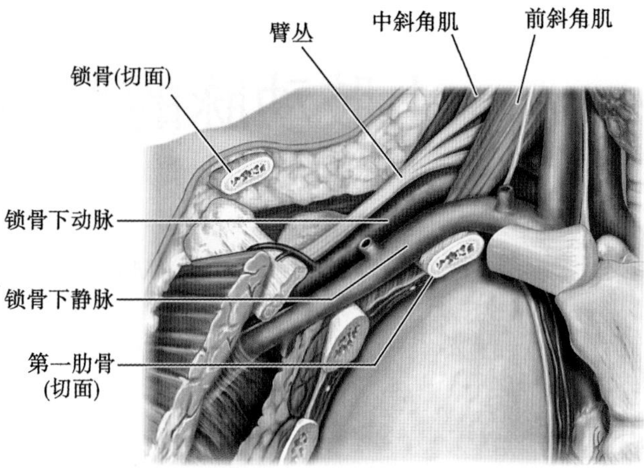


**图 13-2** 胸廓出口的解剖。锁骨下动脉穿过第一肋骨、前斜角肌与中斜角肌之间

腋动脉在大圆肌下缘就变为肱动脉,双功能超声无法常规识别这块肌肉。肱动脉在上臂内侧的走行更为表浅,位于肱二头肌前方、肱三头肌后方。肱深动脉常常在上臂肱部后方穿行。肱深动脉、桡动脉和尺动脉是肘关节血流的重要来源。在这个层面上最常见的解剖变异是桡动脉起点位置过高,桡动脉起源于中上臂而不是肘窝远端。在血管造影中会发现额外的或者重复的肱动脉,发生率达 19%。更少见的是尺动脉从上臂发出,发生率约 2% ~3%。

在肘部,肱动脉从内侧斜穿到外侧,分为桡动脉、尺动脉和骨间动脉。桡动脉继续在腕部深面走行到达前臂屈肌(桡侧腕屈肌和肱桡肌),之后在腕部浅面、桡侧肌腱与桡骨之间走行。在体格检查时,这个位置易触及桡动脉。桡动脉在腕部分为 2 个分支,浅支在前面到达拇指,在此与掌浅弓吻合。桡动脉的主要分支在后面到达拇指,在此形成掌深弓。

尺动脉发出前臂近端骨间动脉,之后穿过前臂屈肌深面(指浅屈肌和尺侧腕屈肌)。在 2% ~4% 的患者中骨间动脉继续走行至腕部形成正中动脉。[3]尺动脉向腕部延伸,穿过腕部之前到达尺侧腕屈肌腱,在腕部向深处走行到达钩骨钩,最终形成掌浅弓。钩骨钩是一个重要的解剖标志,在这一区域的尺动脉外伤性损伤可导致动脉变性、血栓形成以及潜在的闭塞,即小鱼际锤击综合征。

从掌浅弓的分支到小部分掌深弓,通过交通血管形成掌背动脉,这些动脉继续延伸到手指,形成成对的指动脉。

## 临床适应证

### 雷诺综合征

许多患者受凉或情绪刺激时会出现上肢缺血，临床表现为间歇性肢体远端缺血。原发性雷诺综合征指异常手指动脉痉挛引起的疼痛，伴以发绀、苍白、复温后充血等症状。手指动脉的解剖结构是正常的。原发性雷诺综合征通常预后良好，但雷诺氏症的症状可能是潜在的全身性疾病的最初表现。当潜在疾病症状与雷诺综合征症状相符，则称为继发性雷诺综合征或雷诺氏现象。

导致继发性雷诺综合征最常见的全身性疾病是自身免疫性硬皮病。与手指动脉闭塞相关的其他疾病包括混合性结缔组织病、系统性红斑狼疮、类风湿关节炎、药物引起的血管痉挛和癌症。继发性雷诺综合征患者往往有上肢手指动脉阻塞性病变。尽管原发性雷诺综合征患者也可能会有明显短暂性缺血改变病史，但不常有组织坏死，只是轻度糜烂改变。然而，由于继发性雷诺综合征患者上肢手指动脉发生固定性阻塞性病变，因此会发生组织坏死。绝大多数发生于腕关节远端的手指动脉闭塞性疾病是由于全身性疾病所导致，只有少数患者手指动脉阻塞继发于近端栓塞。患有锁骨下动脉瘤、腋动脉分支动脉瘤、上肢动脉狭窄以及前臂动脉纤维肌性疾病的患者是有可能治愈的。双功能超声成像在诊断锁骨下动脉、腋动脉、肱动脉以及前臂动脉解剖异常中发挥着一定的作用。

### 胸廓出口综合征

由于神经血管束穿过胸廓出口，其受侵犯可引起臂丛或血管压迫症状，但很少在同一时间出现。胸廓出口组织结构的压迫可继发于颈肋、第一肋骨畸形、异常纤维带以及斜角肌肥厚。大的颈肋、锁骨外伤或第一肋骨畸形可以压迫或损伤锁骨下动脉，导致狭窄后锁骨下动脉瘤或者锁骨下动脉狭窄、闭塞。这些疾病都可能引起前臂动脉、指动脉和掌动脉急性或慢性栓塞，导致前臂动脉、指动脉和掌动脉甚至肱动脉及腋动脉闭塞。动脉的双功能超声检查均能检测这些疾病。

单神经源性胸廓出口综合征（TOC）的症状是疼痛、无力、肌肉萎缩。准确的诊断依赖于正确的病史、体格检查、肌电图（EMG）与神经传导检查的结合。锁骨下动脉受侵犯意味着胸廓出口相邻神经组织也受到了侵犯，因此动脉双功能超声提示锁骨下动脉闭塞也常被视为神经源性 TOC 的“支持性证据”。然而，这些表现并没有特异性，在正常人中锁骨下动脉闭塞的发生率高达 20%。[4] 目前没有充分的证据表明动脉双功能超声检查可以用来确诊或提示神经源性 TOC。

静脉 TOC 是胸廓出口综合征的另一种表现形式。由于静脉阻塞和（或）血栓形成，患者出现手臂肿胀。第 18 章讨论了静脉双功能超声在上肢静脉系统中的应用。

大动脉 TOC 主要发生在年轻患者。大的颈肋或继发于外伤的锁骨异常病变压迫和损伤锁骨下动脉。动脉的反复损伤易发生在骨异常的部位，随着时间的推移可导致狭窄、溃疡和动脉瘤的形成。溃疡病变和动脉瘤可引起血栓形成，从而引起远端栓塞。

当动脉的双功能超声或体积描记提示单侧指动脉闭塞时，应该进一步搜索近端栓子的来源。双功能超声很容易识别锁骨下动脉瘤和显著的闭塞性病变。然而，栓子也可能由看似微不足道的病变或腋动脉分支的小动脉瘤引起。动脉双功能超声检查并不能完全排除轻微的管腔不规则和分支动脉瘤。当存在单侧指动脉闭塞且近端动脉双功能超声检查结果为阴性时，动脉造影或血管内超声（IVUS）可用以排除来源于近端动脉的栓子。

有些锁骨下动脉闭塞或狭窄的患者活动时症状明显，尤其当手臂举高时。在这种情况下，当手臂外展举过头顶时，锁骨下动脉在锁骨和第一肋骨之间受到压迫。双功能超声或体积描记技术可发现远端动脉波形随着体位改变发生的变化。所谓的 TOC“动脉轻度病变”导致的动脉壁损伤或远端栓塞是不常见的。只有症状严重的患者才接受第一肋骨切除的治疗，不需要进行动脉重建。

### 钝性伤和穿透伤

目前，为识别在动脉外伤中有临床意义的血管损伤，标准方法是基于导管或 CT 动脉造影或直接手术探查。对于体格检查正常但有腋窝远端钝性伤或穿透伤病史的患者来说，进行动脉双功能超声检查是有益的。一项研究评估了 198 例患者 319 处颈部或四肢血管损伤，其中 62% 为枪伤，17% 为刺伤，21% 为闭合性损伤。所有患者血流动力学稳定，无明显临床动脉损伤。动脉双功能超声正确诊断 23 例血管损伤，其中 2 例假阴性，上述患者都没有进行侵入性检查，敏感性达 95%，特异性达 99%。[5]

另一项研究是对有动脉造影指征的上肢外伤患者(伴或不伴动脉损伤的临床症状)进行评估。51 例患者均行动脉双功能超声检查和动脉造影,超声诊断其敏感性达 90.5%,特异性达 100%。[6]

有学者对近 200 例连续性病例 225 处损伤病灶进行超声检查,并与动脉造影或手术探查结果进行对照研究。[7]该项研究中超声诊断出 18 例动脉损伤,其中 17 例经血管造影和(或)手术证实。这项研究进一步证实双功能超声是评估上肢动脉隐匿性损伤的有效手段。如果没有立即进行手术修补,可通过动脉造影和/或临床相应的系列检查对阳性结果进行随访。一个正常的动脉双功能超声检查结果基本可以排除腋窝远端上肢动脉明显的临床性损伤。

## 心源性动脉栓塞

双功能超声对检查心源性上肢动脉栓塞是有用的,并且能够提供有效的术前血管重建方案。在一项对比双功能超声、CT 血管造影(CTA)和血管造影的回顾性研究中发现,双功能超声在上肢动脉栓塞患者的术前评估方案的制定中对手术预后和生存率的评估与 CTA 和血管造影是相似的。[8]

## 动脉阻塞性疾病

无肾衰竭或糖尿病的动脉粥样硬化通常局限在锁骨下动脉近端,好发于左锁骨下动脉且往往由主动脉弓的动脉粥样硬化延伸过来。锁骨下动脉近端狭窄很少引起明显的上肢症状。如果有症状,通常表现为前臂的劳力性疼痛。在没有栓塞的前提下发展为静息痛、缺血性溃疡或坏疽的情况并不常见。椎动脉起始部近端的动脉粥样硬化可导致锁骨下动脉盗血综合征,表现为同侧椎动脉血流反向或双向。真正的锁骨下动脉盗血综合征一定会伴有后循环供血不足症状。锁骨下动脉盗血综合征解剖上的因素是锁骨下动脉狭窄或闭塞,双功能超声表现为锁骨下动脉近端波形变钝并伴随椎动脉血流反向或中断(图 13-3)。在一项应用双功能超声对 7881 例颅外血管的评估研究中发现血压差越大,锁骨下动脉盗血的可能性就越大,双功能超声表现为同侧椎动脉血流反向或中断。[9]

大动脉炎是一种自身免疫性疾病,主要累及主动脉弓、腹主动脉以及肺动脉。好发于 20 多和 30 多岁的女性。大动脉炎变化由受累的动脉确定,主要是大动脉近端狭窄和闭塞。[3] 依据血管造影显示的血管累及范围分为 6 种类型:Ⅰ型,累及主动脉弓分支;Ⅱa 型,累及升主动脉、主动脉弓及其分支;Ⅱb 型,累及升主动脉、主动脉弓及其分支、降主动脉;Ⅲ型,累及降主动脉、腹主动脉和/或肾动脉;Ⅳ型,仅仅累及腹主动脉和/或肾动脉;Ⅴ型,Ⅱb 型和Ⅳ型相结合。累及升主动脉近端和肺动脉的病变晚期可分别并发主动脉瓣关闭不全和肺动脉高压。[10]急性期会出现发热、不适、关节痛和肌痛。实验室结果会出现血沉加快、C-反应蛋白升高。类固醇和免疫抑制药物是主要的治疗方法。动脉双功能超声检查可用于监测治疗的反应。急性炎症消退后,血管重建有利于部分对治疗措施没有反应并有持续缺血症状的患者。

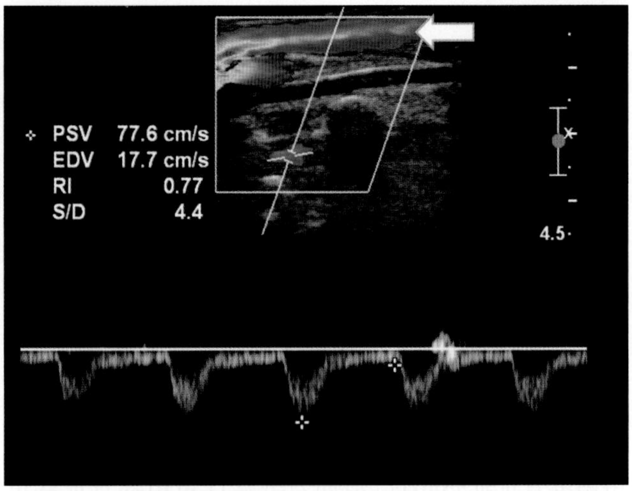

图 13-3 双功能超声彩色血流成像示椎动脉血流反向。在多普勒超声上椎动脉血流在基线以下。在彩色血流图中,椎动脉(光标)血流方向与颈内静脉(白色箭头)相同

巨细胞动脉炎好发于白种人,40 岁以上女性多发。大动脉炎和巨细胞动脉炎组织学上是相似的,然而临床表现和病变的分布范围是不同的。巨细胞动脉炎可累及眼动脉、锁骨下动脉和腋动脉。在巨细胞动脉炎的急性期,腋动脉超声表现除了血流量减少,还表现为动脉壁因水肿而增厚、回声减低。抗炎和免疫抑制药物是主要治疗方法。急性期后,B 超可显示高回声的纤维化动脉壁。[11]

血栓闭塞性脉管炎(Buerger 病)主要累及手和脚的小血管,常见于 50 岁以下的吸烟者。双功能超声有助于排除近端血管闭塞性病变,但要明确诊断需要排除其他潜在的病因以及进行血管造影。在确诊 Buerger 病之前通过现有的无创血管检查以及一系列血清学检查排除上肢缺血最常见的两种病因,即动脉粥样硬化和自身免疫性疾病是非常重要的。大多数患者停止吸烟和进行局部伤口护理都会有所改善。[12]

## 超声检查技术

### 患者准备

上肢动脉双功能超声检查首先要向患者对检查过程进行解释，并获得相关病史。被检查部位的衣物应该脱掉，给病人提供长袍或用帘子遮挡，链子、项链、手镯、手表等首饰都应去掉。

### 患者体位

患者取仰卧位，头部适当抬高（图 13-4）。腋动脉的检查需要手臂"宣誓位"，手臂向外旋转与身体成 45°角。

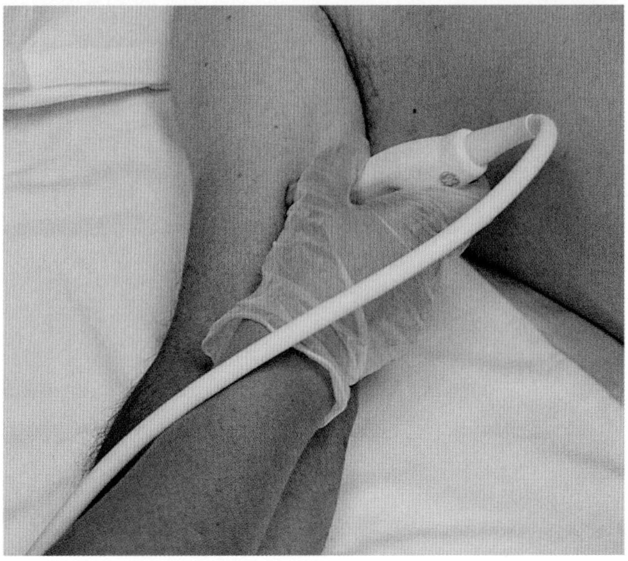

A

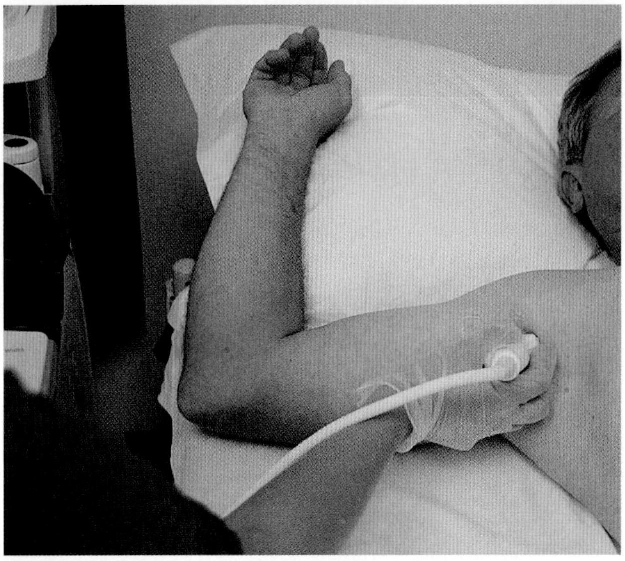

B

图 13-4 上肢动脉双功能超声检查时的患者体位。A. 患者仰卧位，头部稍抬高。B. 检查腋动脉时手臂采取"宣誓位"

### 扫查方法

每只手臂检查时都应记录肱动脉血压。依次检查锁骨下动脉、腋动脉、肱动脉、桡动脉和尺动脉。纵断面调整探头矫正角度为 45°～60°，记录收缩期峰值流速（PSVs）。当观察到不规则的信号时，应记录具有"狭窄特征"的多普勒信号，由狭窄前 PSV、狭窄处 PSV 以及狭窄后的紊乱血流构成。当发现动脉瘤时，需要分别测量近段、中段和远段的前后径和左右径，同时观察管腔内有无血栓。在真正的血管轴平面观察血管很重要，这样可以避免观察角度倾斜导致高估动脉瘤直径。

锁骨下动脉的检查一般使用 5MHz 探头。观察锁骨下动脉的声窗包括胸骨切迹、锁骨上方和锁骨下方（图 13-5A～C）。

肥胖患者可能需要更低频率的探头。最近的一项研究以胸骨切迹作为声窗，50 个受检者中 48 个显示出右锁骨下动脉起始部，另 50 个受检者中 25 个显示出左锁骨下动脉起始部。[13] 采用胸骨切迹观察时，可使用 3～5MHz 的小尺寸的探头。一旦彩色多普勒在横断面识别该动脉，将探头旋转 90°可获得纵断面声像图（图 13-6）。

锁骨下动脉穿过锁骨和第一肋骨后继续延伸。腋动脉从前路深入胸大肌与胸小肌之间，在腋窝处可见深入腋窝脂肪垫。腋动脉越过大圆肌后成为肱动脉。锁骨下动脉延伸为腋动脉时无明显变化。肱动脉在前臂中间表浅位置，走行于肱二头肌前方、肱三头肌后方。需要观察肱动脉、桡动脉、尺动脉近端、中段及远端。如前所述，任何位置的狭窄、闭塞或动脉瘤扩张都应记录下来。

尽管上肢动脉双功能超声不能明确证实或排除神经源性 TOS，但采用激发试验诱导出血管病变是诊断神经源性 TOS 的支持证据，已被广泛应用。对患者进行一系列改变体位的激发试验诱发和检测锁骨下动脉病变。其他无创的血管实验技术包括节段性压力脉冲量记录（PVR）和（或）数字光电容积描记（PPG）也可以在这种刺激下进行。第 11 章论述了 PPG 在疑似 TOC 患者中的应用，也可以用以描记这些激发实验。当这些非侵入性检查发现一些重要改变时，双功能超声应该记录锁骨下动脉的血流速度及波形。

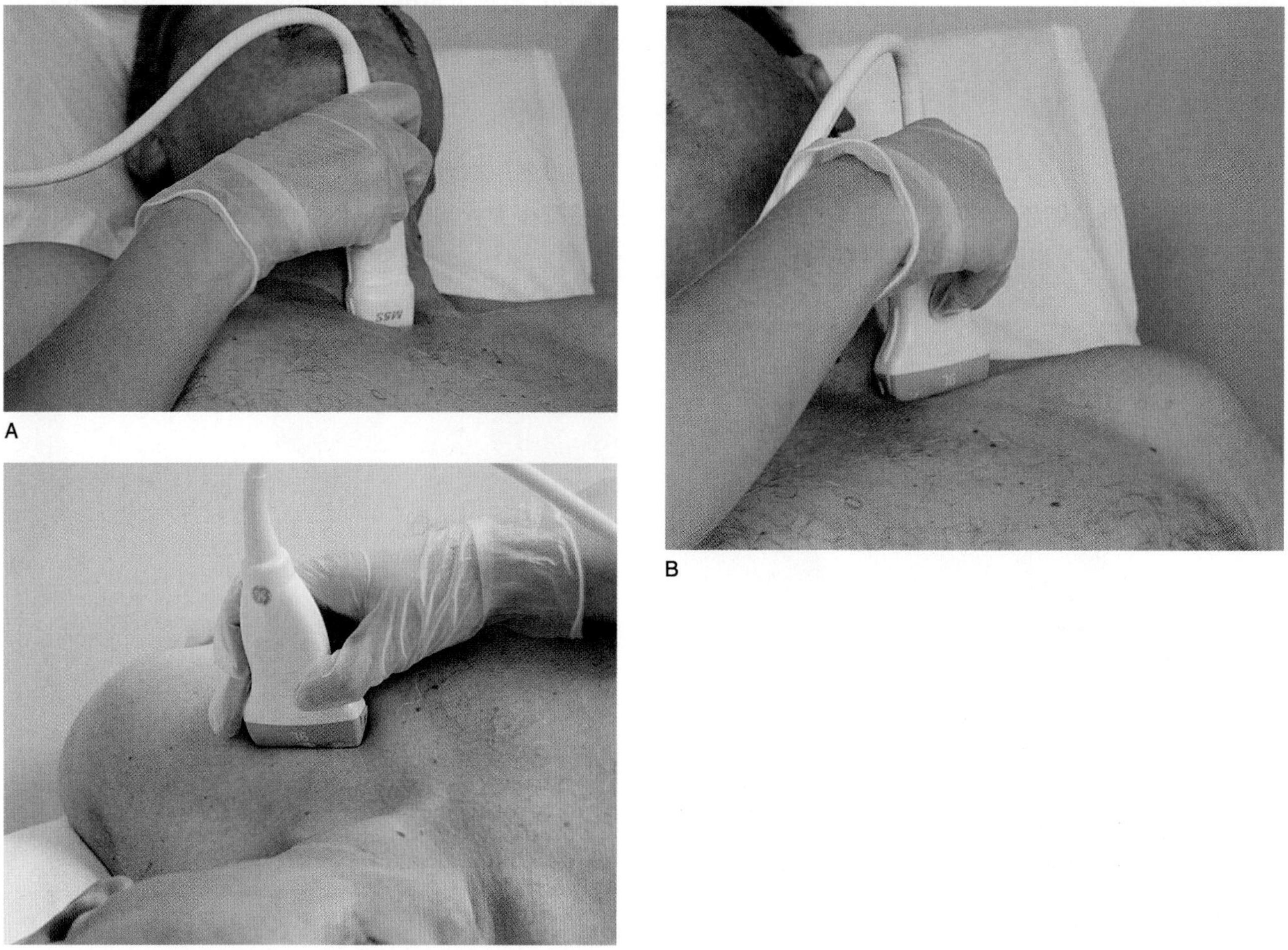


图 13-5 超声检查锁骨下动脉近端可采用的声窗包括(A)胸骨切迹、(B)锁骨上方和(C)锁骨下方

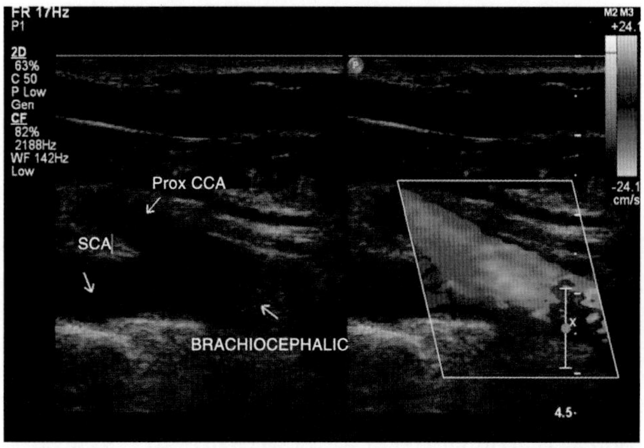


图 13-6 头臂干彩色血流纵断面图像可看到右侧颈总动脉(CCA)与右侧锁骨下动脉(SCA)

## 陷阱

对检查构成的潜在障碍包括伤口/敷料、静脉导管和矫形固定器。应采用多种方法来最大限度地显示这些障碍周围的病变。

## 诊断

正常的上肢动脉波形为多相波,尖锐的收缩期高峰后是一个短暂的舒张期反向血流,随后是舒张期小的前向性血流。正常外周动脉为高阻血流,这是外周动脉的特性(图 13-7)。

正常锁骨下动脉收缩期峰值速度为 80~120cm/s,前臂动脉为 40~60cm/s,桡动脉和尺动脉与前臂动脉相似。狭窄会引起 PSV 升高,收缩末期反流消失,狭窄后血流紊乱以及远端波形减弱(图 13-8)。目前,并没有统一的速度标准来确定上肢动脉的狭窄程度。[14]通用的标准见表 13-1。

对 57 例患者,66 个上肢中 578 个动脉节段进行评估,确定狭窄>50% 的临床应用的速度标准。超声以 PSV 比值(即狭窄段与狭窄近端 PSV 比值)大于 2 作为诊断狭窄率>50% 的标准。所有上肢均接受数字减影血管造影检查。在 19 例有血流动力学显著狭窄

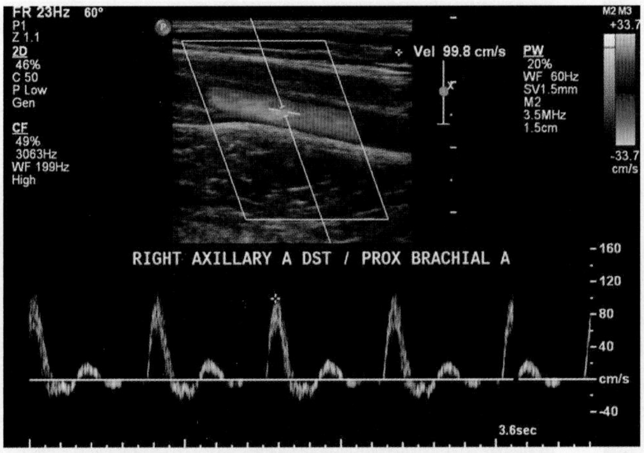


图 13-7 正常的上肢动脉为高阻波形。三相(多相)波表现为收缩期快速上升、收缩末期反流伴以舒张末期极小或无血流的波形

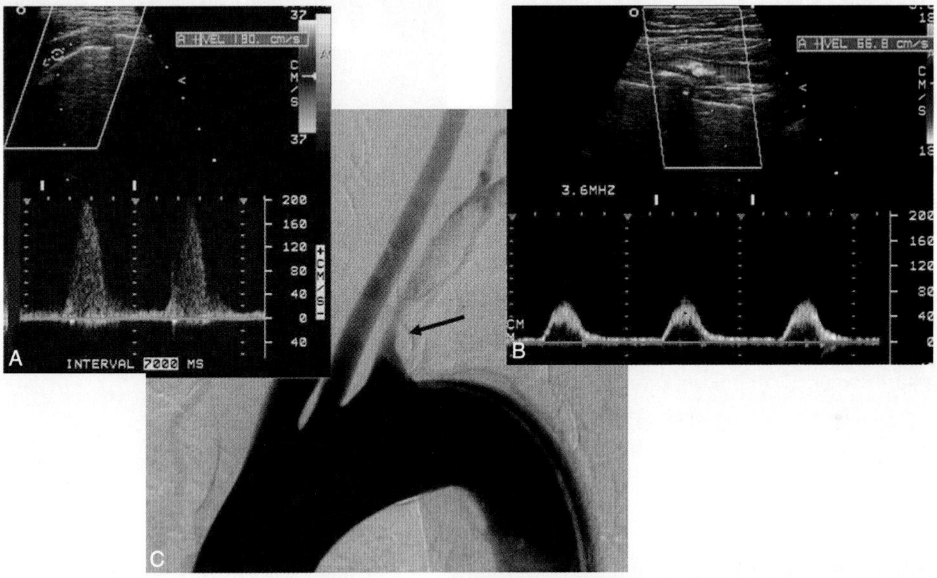


图 13-8 A. 锁骨下动脉病变处收缩期峰值流速加快(190cm/s)。B. 锁骨下动脉远端波形圆钝,说明患者运动诱发的手臂疼痛与锁骨下动脉狭窄有关。C. 血管造影显示左侧锁骨下动脉近端狭窄

表 13-1 双功能超声诊断上肢动脉狭窄的标准

| 血管情况 | 特征 |
|---|---|
| 正常 | 波形规整;双相波或三相波;收缩峰下方频窗清晰 |
| 狭窄率小于50% | 局部血流加速;频谱变宽;可能为三相波或双相波 |
| 狭窄率大于50% | 局部血流加速;三相波或双相波消失;狭窄后血流紊乱(彩色混叠) |
| 闭塞 | 无法探及血流 |

的病例中双功能超声正确识别出 15 例,其敏感性为 79%,特异性为 100%。[15]在超声和血管造影的另一个对比研究中,21 例有上肢动脉缺血改变的患者舒张期反向血流信号消失是动脉狭窄的早期信号。[16]检查近端头臂动脉时声波入射角度很难确定,可能会出现 PSV 假性升高。狭窄引起的血流动力学明显改变可以通过检查远端肢体动脉波形来推断。PSV 升高,其远端动脉表现为三相波提示近端 PSV 是假性升高(图 13-9),而远端动脉表现为单相波提示近端确实存在病变引起血流动力学改变。与下肢动脉相似,锁骨下动脉远端的上肢动脉狭窄可以根据局部增高的 PSV 伴以收缩末期反流消失、狭窄后血流紊乱以及远端动脉呈单相波来诊断(图 13-10)。测量双侧肱动脉压对于区分出锁骨下动脉、腋动脉和近端肱动脉 PSV 升高的真正血流动力学意义也是有帮助的。

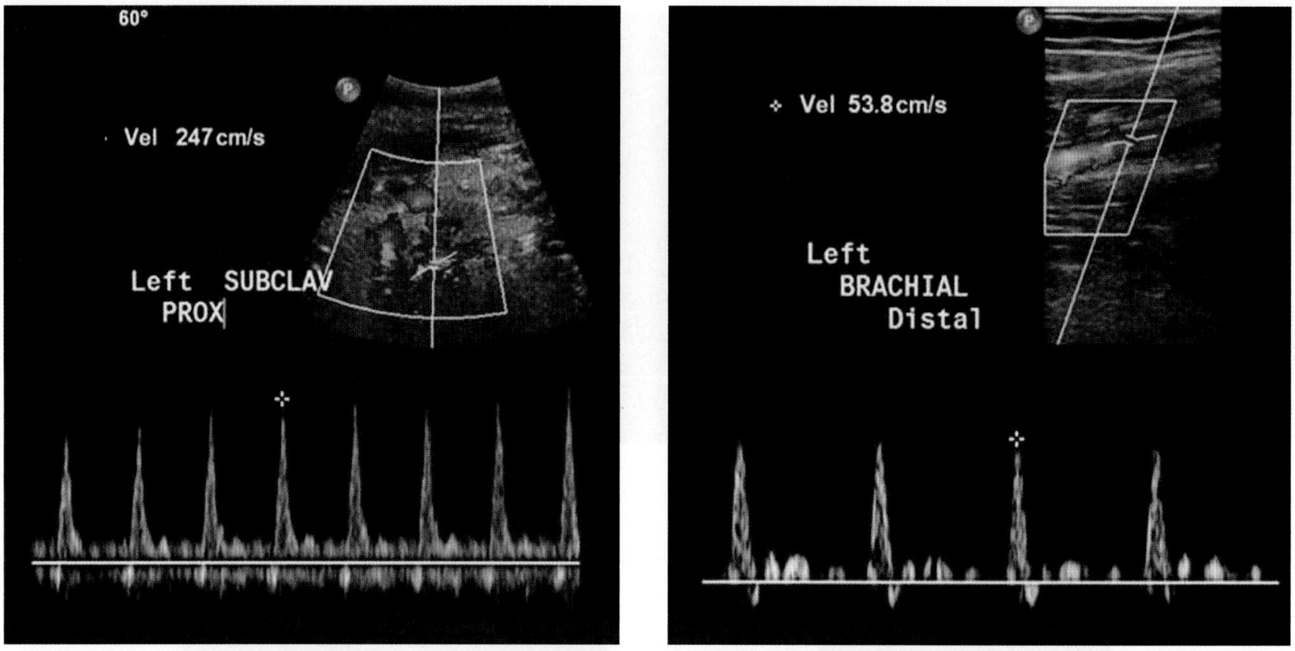


A B

图 13-9 正常的左侧锁骨下动脉及肱动脉双功能超声检查。锁骨下动脉起始部确定声学角度是很困难的。在这个病例中，左侧锁骨下动脉近端收缩期峰值流速升高，约 247cm/s(A)，但这并不意味着存在明显的血流动力学异常，因为肱动脉远端的多普勒波形是正常的三相波(B)

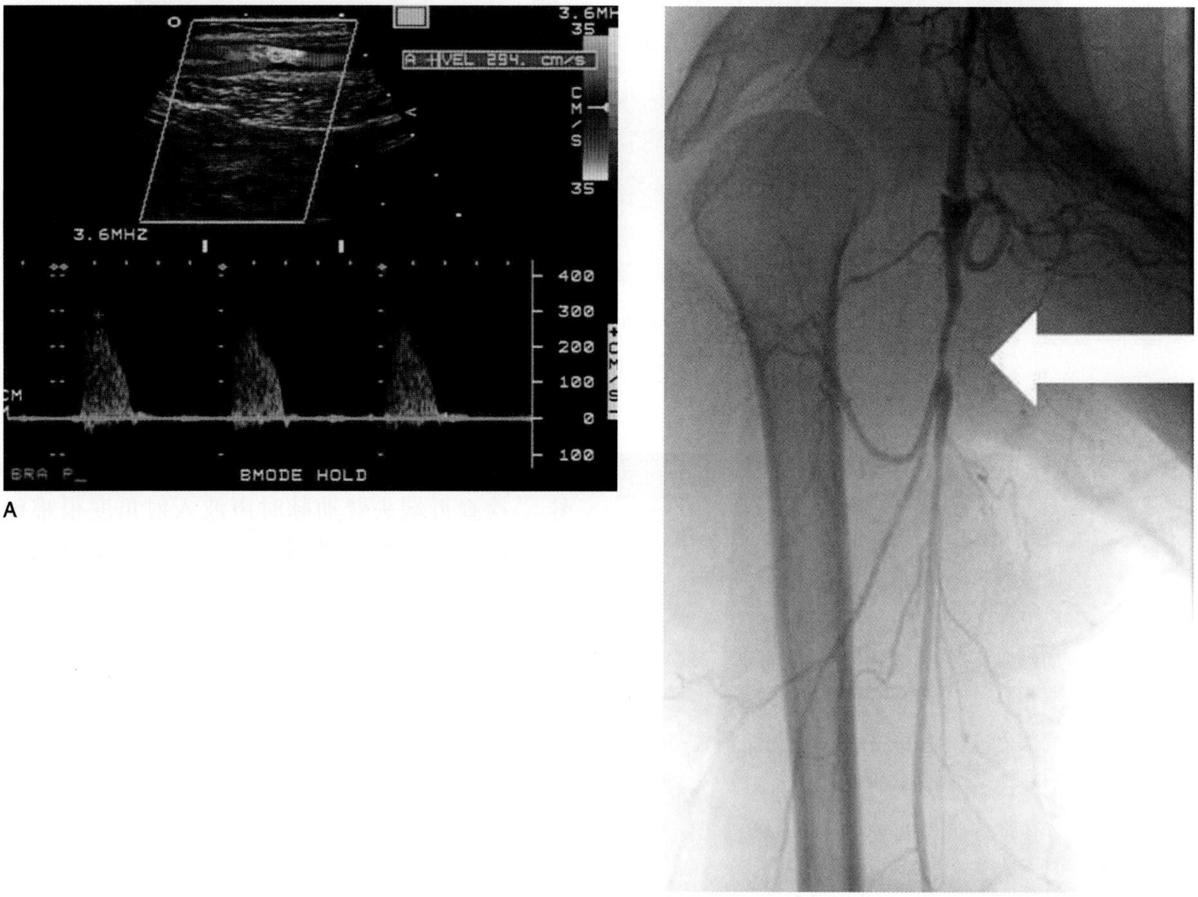


A B

图 13-10 一个继发于拐杖伤，具有肱动脉狭窄和上肢缺血症状的患者，其肱动脉双功能超声彩色血流图和频谱图。A. 动脉波形中收缩末期反向血流消失。B. 相应的血管造影显示肱动脉狭窄(箭头)

## 闭塞

闭塞在彩色血流成像和脉冲多普勒中表现为动脉管腔内血流消失(图 13-11)。能量多普勒也可用于证实血流的消失。但必须注意适当调节仪器条件以增强对低速血流信号的敏感性。

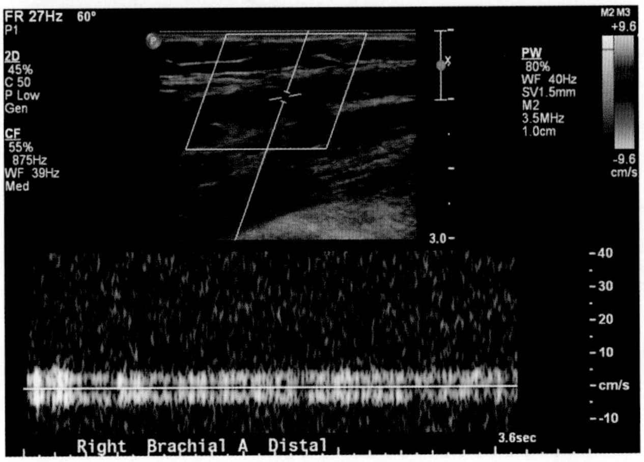


**图 13-11**　闭塞的肱动脉在频谱多普勒及彩色血流成像中均表现为无明显血流信号

在前臂,有多种结构包括肌腱、神经和肌束可能被误认为闭塞的动脉。庆幸的是前臂动脉的解剖通常是固定的。动脉位置表浅有利于血管超声追踪这些结构的近端和远端。尽管很少用到,但是通过运动或温暖四肢来增强血流是有助于检查的。

## 动脉瘤

动脉瘤的定义是指动脉永久性扩张至直径比正常相邻动脉直径增加 50%。上肢动脉部分节段需要注意。首先,锁骨下动脉瘤常与动脉 TOC 伴发,在一个研究中 38 例锁骨下动脉瘤中 16 例(42%)伴有 TOC。[17]动脉 TOC 一般不伴有相关的神经或静脉症状。

双功能超声评估锁骨下动脉瘤有一定的困难,因为锁骨下动脉两端较细,且靠近胸廓出口的骨性标志。血管外径的测量以及记录附壁血栓的情况对动脉瘤至关重要,这些可以通过 B 超完成(图 13-12)。动脉粥样硬化和创伤也是腋动脉瘤、肱动脉瘤、桡动脉瘤和尺动脉瘤的常见病因。然而,这些病变并不常见,当出现时,可能会出现搏动性肿块、血栓形成或者栓塞。超声检查有助于观察这些特征。

如前所述,尺动脉在手部深至钩骨钩。这是动脉易发生病变的位置,手掌像锤子一样重复性打击会引起此部位的病变,同时可能合并深层的纤维肌性疾病,从而导致小鱼际锤骨综合征。患者会出现由手指和手掌动脉栓塞造成的手指缺血症状。

疾病相关知识点 13-1 总结了上肢动脉系统常见疾病的诊断要点。

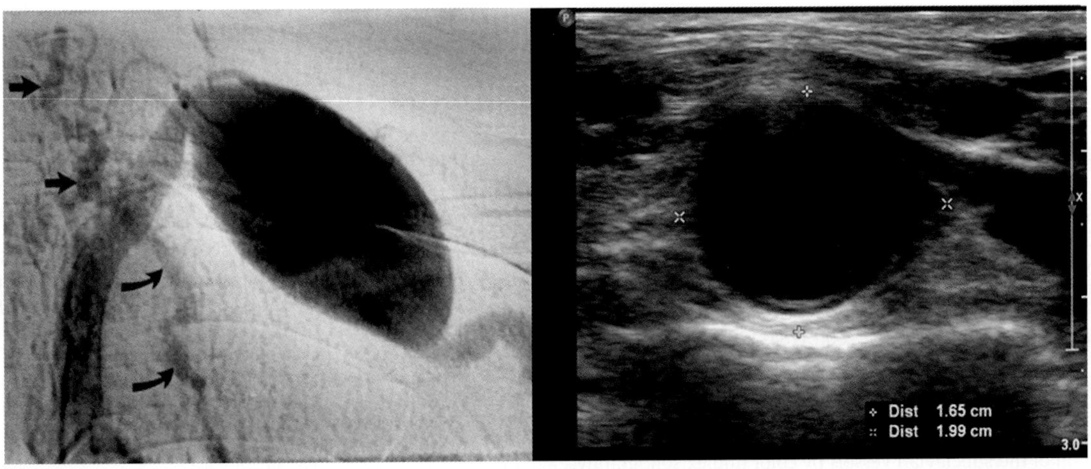


A　　B

**图 13-12**　左侧锁骨下动脉瘤的(A)动脉造影和(B)双功能超声表现

**疾病相关知识点 13-1**
**上肢动脉的超声表现**

| 疾病 | B 超表现 | 多普勒表现 | 彩色/能量多普勒表现 |
|---|---|---|---|
| 动脉粥样硬化所致狭窄 | 血管壁上的斑块导致管腔狭窄 | PSV 局部升高;无多相波 | 狭窄远端出现湍流 |
| 闭塞 | 管腔显示不清 | 无频谱多普勒信号;近端出现高阻波形 | 无彩色或能量多普勒信号 |
| 动脉瘤 | 局部管腔扩张,直径比正常相邻动脉的直径增加 50% | 扩张区域出现湍流 | 扩张区域出现湍流;彩色多普勒超声可见管腔扩张 |
| 雷诺综合征 | 手指动脉闭塞 | 频谱多普勒或 PPG 表现为手指动脉波形减弱 | 手指动脉血流减少或消失 |
| 动脉胸廓出口综合征 | 锁骨下动脉瘤、狭窄、溃疡、血栓或闭塞 | 锁骨下动脉局部 PSV 升高;闭塞时无血流信号;频谱形态或 PPG 随激发试验改变 | 锁骨下动脉血流减少;闭塞时无彩色血流充盈 |
| 外伤 | 内膜撕裂或中断;管腔内出现血栓或闭塞 | PSV 局部升高;病变处或病变远端出现湍流 | 彩色血流充盈差或出现湍流;闭塞时无彩色血流充盈 |

PPG,光电容积扫描;PSV,收缩期峰值流速

## 小结

- 双功能超声能够有效评估上肢动脉各种疾病。
- 上肢动脉病变包括狭窄、闭塞、动脉瘤、雷诺综合征、动脉 TOC 和创伤。
- 与病史、体格检查及其他非侵入性血管实验室技术相结合,双功能超声对上肢动脉疾病的诊断和监控起着关键作用。

## 思考题

1. 当检查锁骨下动脉及其分支时,哪两种方法可用于区分椎动脉与其他锁骨下动脉分支?
2. 如果检查左锁骨下动脉时超声测得近段 PSV 为 270cm/s,如何证实这是否是血流限制性狭窄?
3. 检查一个 28 岁不吸烟女性的上肢动脉,主诉为右手的第二和第三指疼痛。你会采取什么样的诊断试验? 为什么?

(马琳 文晓蓉 译)

## 参考文献


1. Rose SC, Kadir S. Arterial anatomy of the upper extremity. In: Kadir S, ed. *Atlas of Normal and Variant Angiographic Anatomy*. Philadelphia, PA: WB Saunders; 1991:55–95.
2. Sanders RJ, Cooper MA, Hammond SL, et al. Neurogenic thoracic outlet syndrome. In: Rutherford R, ed. *Vascular Surgery*. 5th ed. Philadelphia, PA: WB Saunders; 2000:1184–1200.
3. Kaufman JA, Lee MJ. Upper-extremity arteries. In: Kaufman JA, ed. *The Requisites, Vascular and Interventional Radiology*. Philadelphia, PA: Mosby; 2004:144.
4. Longley DG, Yedlicka JW, Molina EJ, et al. Thoracic outlet syndrome: evaluation of the subclavian vessels by color duplex sonography. *AJR Am J Roentgenol*. 1992;158(3):623–630.
5. Bynoe RP, Miles WS, Bell RM, et al. Noninvasive diagnosis of vascular trauma by duplex ultrasonography. *J Vasc Surg*. 1991;14(3):346–352.
6. Kuzniec S, Kauffman P, Monar LJ, et al. Diagnosis of limbs and neck arterial trauma using duplex ultrasonography. *J Cardiac Surg*. 1998;6(4):358–366.
7. Fry WR, Smith RS, Sayers DV, et al. The success of duplex ultrasonographic scanning in diagnosis of extremity vascular proximity trauma. *Arch Surg*. 1993;128:1368–1372.
8. Crawford JD, Annen A, Azarbal AF, et al. Arterial duplex for diagnosis and operative planning of peripheral arterial emboli. *J Vasc Surg*. 2015;61(6):29S–30S.
9. Labropoulos N, Nandivada P, Bekelis K. Prevalence and impact of the subclavian steal syndrome. *Ann Surg*. 2010;252(1):166–170.
10. Hata A, Noda M, Moriwaki R, et al. Angiographic findings of Takayasu arteritis: new classification. *Int J Cardiol*. 1996;54:S155–S163.
11. Schmidt WA, Kraft HE, Borkowski A, et al. Color duplex ultrasonography in large-vessel giant cell arteritis. *Scand J Rheumatol*. 1999;28(6):374–376.
12. Mills JL, Taylor LM, Porter JM. Buerger's disease in the modern era. *Am J Surg*. 1987;154:123–129.
13. Yurdakul M, Tola M, Uslu OS. Color Doppler ultrasonography in occlusive diseases of the brachiocephalic and proximal subclavian arteries. *J Ultrasound Med*. 2008;27:1065–1070.
14. Jager KA, Phillips DJ, Martin RL, et al. Noninvasive mapping of lower limb arterial lesions. *Ultrasound Med Biol*. 1985;11:515–521.
15. Tola M, Yurdakul M, Okten S, et al. Diagnosis of arterial occlusive disease of the upper extremities: comparison of color duplex sonography and angiography. *J Clin Ultrasound*. 2003;31:407–411.
16. Taneja K, Jain R, Sawhney S, et al. Occlusive arterial disease of the upper extremity: colour Doppler as a screening technique and for assessment of distal circulation. *Australas Radiol*. 1996;40(3):226–229.
17. Bower TC, Pairolero PC, Hallett JW Jr, et al. Brachiocephalic aneurysm: the case for early recognition and repair. *Ann Vasc Surg*. 1991;5:125–132.

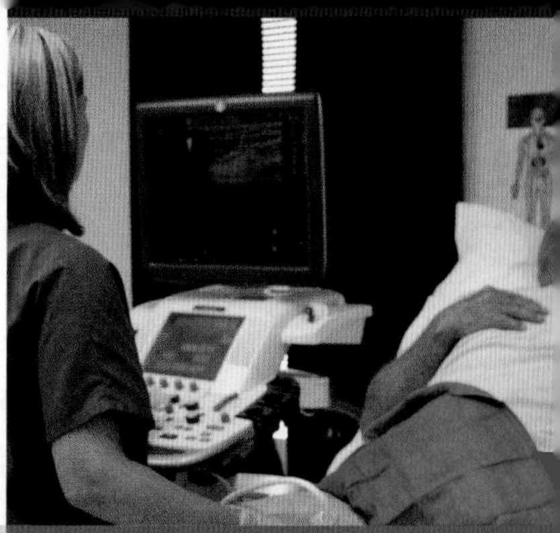

# 动脉旁路移植物的超声评估

PETER W. LEOPOLD | ANN Marie KUPINSKI

第 14 章

## 目标

- 描述动脉旁路移植的常见类型。
- 确定动脉旁路检查的基本要素包括 B 型、彩色和频谱多普勒的要求。
- 描述动脉旁路移植的正常血流动力学参数。
- 列出诊断标准用于辨别旁路狭窄、堵塞及其他病理变化。

## 术语表

**吻合术(anastomosis)**:外科手术建立的将两根原来不相连的血管连接起来的一种方法。

**动静脉瘘(arteriovenous fistula)**:动静脉之间的一种连接,通常由外科手术或者其他的医源性损伤所导致。

**旁路(bypass)**;是将血流从一根动脉引流到另一根动脉的通道,通常用在阻塞血管周围分流。

**移植物(graft)**:将血流从一根动脉分流到另一根动脉的导管,可以是假体材料或者自体静脉。

**充血(hyperemia)**:血流的增加,发生在锻炼之后,也可发生在缺血再灌注之后。

**原位旁路(in situ bypass)**:在阻塞动脉附近,大隐静脉被放置在正常的位置,用来建立一个分流通道。

## 关键词

动静脉瘘
自体静脉
旁路
远端吻合术
移植
充血
原位旁路
直立静脉旁路
假体移植物
近端吻合术
倒置静脉旁路

多普勒超声评价动脉旁路移植在术后随访及监测中已成为公认的基本方法。腹股沟以下旁路的严密监测的目的是提高远期通畅率。[1]几种方法能够用来评估旁路的功能,包括临床评估、测量收缩压及体积描记仪的波形来间接评估,最后是用超声仪直接评估。依赖患者的症状及肢体的体格检查的临床评估通常不能早期发现问题。Prior 的研究表明超声能够在生理测试结果之前探测到无症状患者的明显的异常状态。[2]然而,超声波和间接生理测试有一个互补的作用,联合应用多普勒超声和生理测试同时提供了直接评估旁路管道本身以及间接评估整个肢体灌注。本章将主要讨论多普勒超声在评估下肢旁路移植物中的作用。使用这些方法,在旁路移植物血栓形成之前,可以早期检测出病变来,将有助于维持术后移植物的长期通畅。

## 旁路移植物的类型

旁路移植物可根据移植物的成分和手术技术来分类,主要有两种旁路移植物材料。人造(合成)旁路移植物是用各种材料构成,包括聚四氟乙烯(PTFE)和编织复合材料如涤纶。首选的旁路移植材料是自体静脉,本章将主要集中讨论这种类型的旁路移植。大隐静脉、小隐静脉、头静脉及贵要静脉均可作为旁路材料。静脉移植物比合成的移植物有更好的长期通畅率及较少血栓形成。[3-7]虽然静脉移植物是搭桥首选,但也有早期失效的可能,推荐早期监测。[8]聚四乙烯材料(PTFE)移植物早期失效超声检测到异常的可能性小。然而,这些 PTFE 移植物有明显的糟糕的长期成功率,因为通常流入道或流出道的动脉发生渐进性狭窄,这种情况在移植术后随访中超声检查能够探测到。另一种类型的搭桥是冷冻保存的同种异体移植物,这种材料不常用在下肢旁路术,然而,这些类型的移植物的超声评价类似于那些在本章所提及的。

### 原位旁路移植术

因为自体静脉旁路移植术可以使用各种手术技术,所以这种移植术进一步体现了外科手术的方法。原位旁路术是用大隐静脉放置在原来的自然组织床内,结扎大隐静脉属支,破坏其瓣膜。这样就保证了在不倒转静脉旁路的情况下有向下的离心的血流,也保证了大隐静脉较粗的一端吻合在邻近较大的动脉上,而大隐静脉较细的远端吻和在远端的动脉上,通常是较细的动脉,比如胫动脉。这就提供了一个管道,管道的一端可以缝合在与病变动脉相邻的近端动脉(流入动脉)上,静脉管道的另一端缝合在与病变动脉相邻的远端动脉(流出动脉)上。通常这种类型的手术有一个优势,在吻合的部位,近心端及远心端的静脉的尺寸与邻近的动脉的尺寸更匹配。

### 直立和倒置旁路移植

大隐静脉和其他自体静脉也可以作为免费的静脉移植物使用,从患者身体自然的位置完整的切割下来,这个静脉管道可以直立的放置,使近端的静脉用于近端的吻合,远端的静脉用于远端的吻合。这样放置需要破坏静脉瓣膜以保证血液可以向远心端流动。静脉移植也可以倒置(逆转)的放置,较小的远端静脉吻合到流入道的较粗大的动脉上,较大的近端静脉吻合到远端较细的流出道动脉上。从本质上讲,因为静脉被反转放置,所以就不需要破坏瓣膜,血流向远心端流动就没有障碍。

### 旁路移植物的位置

旁路移植物的实际位置是由动脉疾病的位置决定的。近端吻合口通常用股总动脉或股浅动脉作为流入动脉(图 14-1)。较少的情况下,股深、股浅动脉或腘动脉也可以用作流入道动脉。远端的吻合口通常建立在病变动脉最远端的下方,因此,流出道动脉可以是腘动脉(高于或低于膝关节的任一位置),胫腓干动脉或任一胫动脉(胫前、胫后或腓动脉)。偶尔,旁路移植的远端吻合口可能是足背动脉。鉴于旁路移植物的类型、方位和解剖位置的不同选择,如果超声技师在进行旁路移植物评估时参考一下手术记录就可以节省大量的时间。

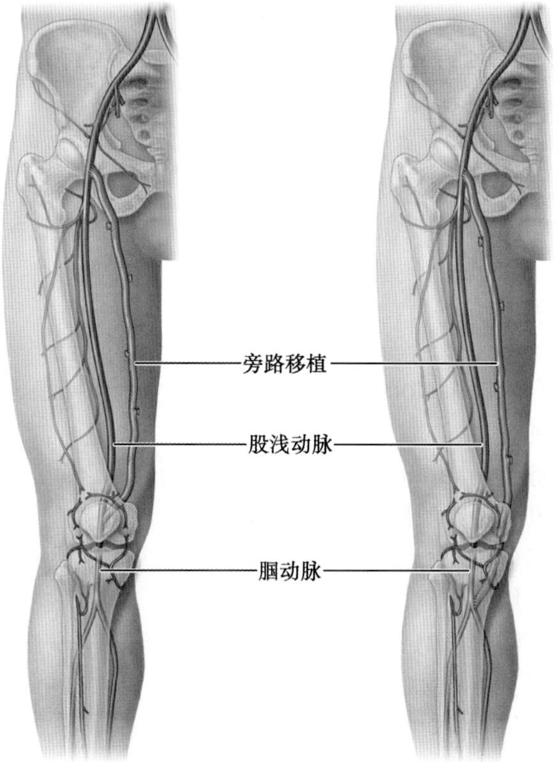


**图 14-1** 静脉旁路移植类型。图的左侧为股总到腘动脉的旁路,而图的右侧旁路是从股总动脉到胫腓干动脉

## 旁路移植失败的机制

对旁路移植进行超声波检查时,对正常旁路的正确理解是重要的,但同样重要的是要知道存在的问题的可能类型。在旁路的使用周期中,特殊的问题出现在特定的时期。

在术后的第 1 个月内,超声检查将辨别出可导致旁路失败的技术问题。可能是仍然存在的瓣膜或者瓣叶;手术器械损伤静脉管壁导致的内膜片;吻合口缝线落点的问题;或者是由于静脉移植物的错误放置导致的问题。此外,由于静脉导管的不恰当使用或有限的血管床流量,可导致旁路血栓形成。偶尔,早期血栓也可以发生在一些高凝状态的患者。围术期旁路移植失败占所有旁路移植失败的四分之一。[9]

在术后 1 个月和 24 个月,可发生肌内膜增生,从而导致旁路狭窄。这种肌内膜增生不是动脉粥样硬化斑块,两者有不同的超声表现。狭窄可以发生在管道内的任何位置,但往往发生在静脉瓣膜处。狭窄也可以发生近端或远端任一吻合口处。11% ~33% 的旁路可发生这种类型的狭窄,常出现在术后的第 1 年,占旁路移植手术后再次手术的 75% 。[10]

24 个月后,流入或流出道血管动脉粥样硬化病变会进一步发展。重要的是要密切注意旁路本身频谱波形特征及波形的变化,这些可能有助于识别远离旁路移植物的血管本身的疾病。在静脉旁路移植术后几周内,当肢体发生严重缺血时,常常能检测到舒张期血流的缺失。然而,在这一早期阶段之后,除了加速时间延长和(或)收缩期峰值速度的降低以外,舒张早期血流的显著变化可以是其他地方的病变发展的信号。在静脉旁路移植的后期阶段,静脉导管或吻合口处可发生动脉瘤样扩张,需要对移植物进行修复。[11] 虽然这些动脉瘤是罕见的,但如果不纠正,可导致晚期旁路移植术后血栓形成。

## 超声检查技术

不需要任何特殊指征,应该常规定期做双功能超声检查。有一些情况出现时可以不遵循常规的监测时间表进行双功能超声检查,例如患者出现了急性发作的疼痛、足背脉搏减弱或者消失、持续不愈合的溃疡或近期肢体肿胀(通常出现在成功的静脉旁路移植)消失,意味着移植失败和缺血,即可以进行双功能超声检查。此外,差的生理测试结果,包括踝-肱指数下降大于 0.15,也将是双功能超声扫描的一个指标。

常规的监测方案可包括在术后早期进行超声检查,通常在术后第 1 个 3 个月内进行,接下来术后第 1 年每 3 个月做一次超声波检查,术后第 2 年 6 个月一次,以后每年一次。在大多数实验室,直接超声扫描和间接的生理测试同时进行,包括足踝的压力测量和体积描记波检测。在静脉移植物上进行脉搏容积记录仪的检测是安全的,因为压力足够低,不会导致移植血管的阻塞。许多实验室避免将袖带放置在移植物上测量收缩压。在胫动脉远端或者足背动脉作为移植血管流出道的病例,可测量足趾压及波形。

一些患者更应加强超声检测,如曾做过术中修复的患者、术后早期取栓或者修复的患者和有限的静脉导管患者应该更频繁的做超声扫描。许多外科医生选择每 2 个月随访这些患者。

人工血管旁路移植术的超声监测是不太常见的。许多实验室用生理测试和临床评价随访这些患者。研究表明双功能超声在判断失败的人工移植物方面比踝-肱指数或临床检查更敏感。[12]

### 患者准备

正如任何检查一样,应向患者解释检查的过程,要考虑患者的年龄和精神状态。如果必要的话,如患者亲属或照顾者在,他们也可以帮助解释。正如本章前面所述,在超声检查开始之前,另一个要考虑的事情是回顾患者的手术记录。手术记录可提供关于特殊的手术过程及移植物组成的重要信息,可作为指导,使移植物图像评估更容易完成。

### 患者体位

患者应取仰卧位,头部稍抬高。要检查的肢体髋关节外旋,膝关节稍弯曲。在患关节炎等各种关节病变的患者检查时,可以在膝下放一个小枕头,以避免关节疼痛。在进行任何速度测量前,患者应舒服的休息几分钟。

### 仪器设备

各种频率的探头都可用于旁路移植物成像。对于浅表的原位旁路移植物,10 ~12MHz 的探头可提供最佳的近场图像。对于更深的旁路移植,需要一个 5 ~ 7MHz 的探头。超声检查者必须记得,现在许多常用的超声探头有多种灰阶和多普勒频率,当遇到旁路移植物走行途中不同的组织深度时,可以也必须要调整这些频率。

### 必需的资料

个别实验室的方案略有不同,但是,有几个必要的资料,需要记录。下面列出了最低限度的资料要求,但是,附带的图像资料往往也是必需的。应该记录流入道动脉、近端吻合口、移植物中段、远端吻合口及流出道动脉的灰阶图像;也应该记录这些位置的频谱多普勒测量的收缩期峰值流速。如果彩色血流成像是该方案的一部分,则同一部位的彩色血流图像也应该记录。在任何异常的病例,附带的灰阶超声图像,频谱多普勒和彩色多普勒图像均应该记录。任何狭窄的区域,需要记录狭窄前的区域在最高流速的频移,和狭窄远端区域的频谱多普勒资料。这些要求是基于当前 ICAVL

制定的标准。[13]

## 扫查技术

检查应该首先基于体型和旁路移植物的深度选择合适的探头。选择外周动脉成像的超声系统应用程序。灰阶、频谱和彩色多普勒应用的预设置可能需要特别为每个患者进行优化。

在检查过程中应遵循正确的多普勒技术。无论何时都应该在接近 60°时进行频谱分析，永远也不要使角度大于 60°，小于 60°的角度可能需要根据血管的走行使用。如果这是一个随访检查，应该尝试使用与以前相同的角度，以避免由于声波入射角度不同导致的数据的额外变化。取样容积应该放置在血管或流体管道中央(图 14-2)。除非是在寻找一个小的喷射或完全闭塞的血管时用大的取样容积，否则应该用小的取样容积。

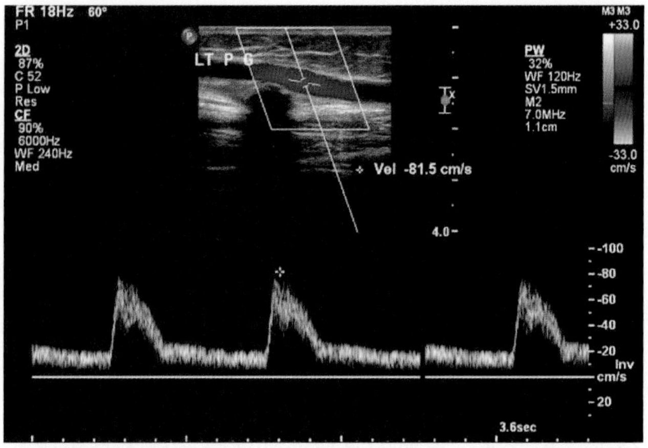


图 14-2 显示了多普勒取样容积的正确放置(血流的中央)及多普勒角度的调节(与血管壁平行)

正如前面所述，不管病变是在血管或移植物的任何部分，如果可能的话频谱分析时记录病变处最大的超声频移以及该病变的近端和远端，这通常称为“通过”狭窄。应该记录收缩期峰值流速(PSV)、舒张末期血流速度(EDVs)及狭窄后的湍流。所有这些信息都有助于医生对狭窄的严重程度进行正确地分类。

超声检查应该从流入道血管开始，可以在横断面或矢状断面初步辨别血管。正式扫描之前利用横切面粗略扫描旁路的全长以及流入和流出道的血管可以帮助血管技师或医生确定方位。一旦确定流入动脉，就应该使用纵向切面检查。记录一个具有代表性的流入动脉的灰阶图像(图 14-3)。通常情况下，静脉导管与流入动脉端-侧吻合，使血流流向旁路血管，同时保持一些血流在自体动脉远端。这将使一些营养流入自身的动脉床，包括任何可能存在的侧枝血管。任何病变都应该使用横切面及纵切面进行观察，在确定原位旁路移植血管属支的通畅情况时，横向扫查定位是特别有用的。得到频谱多普勒波形和记录 PSV(图 14-4)。

彩色血流成像可用于识别旁路移植血管和追踪旁路移植物的走行。然而，彩色多普勒往往会掩盖血管壁的小的病变。应在有灰阶超声和频谱多普勒图像的

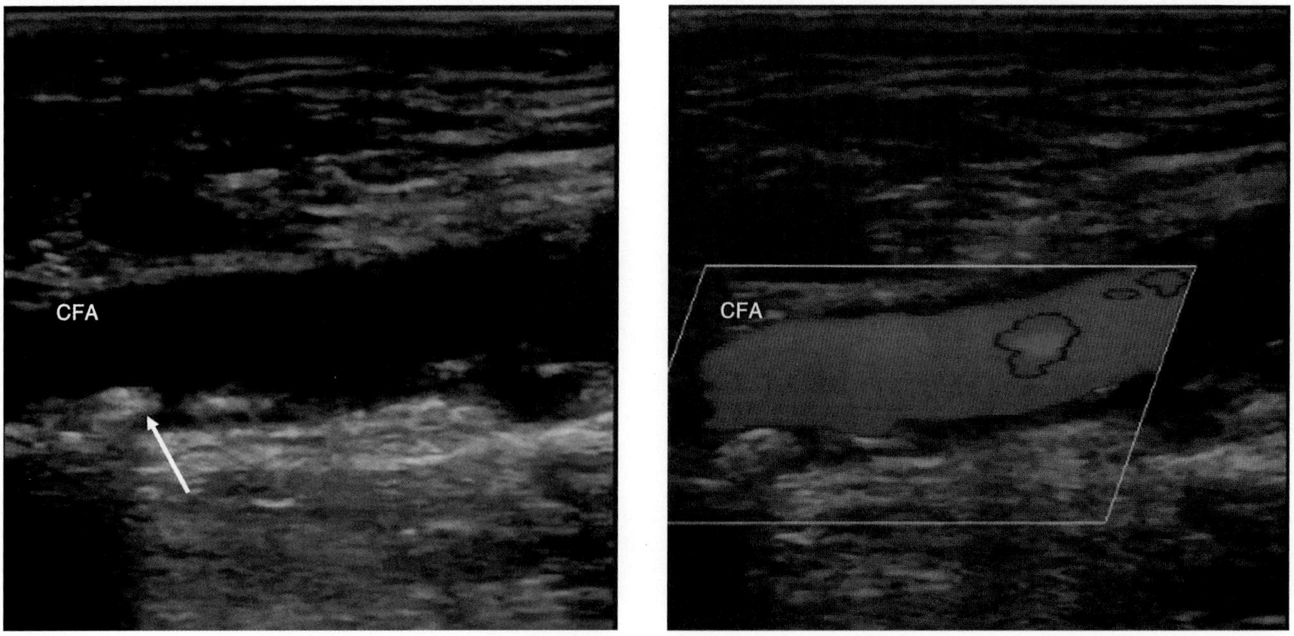


A B

图 14-3 A. 股总动脉的灰阶图像，股总动脉是一个原位旁路移植血管的流入道，箭头所指为股动脉后壁一个小的斑块。B. 同一部位的彩色多普勒图像

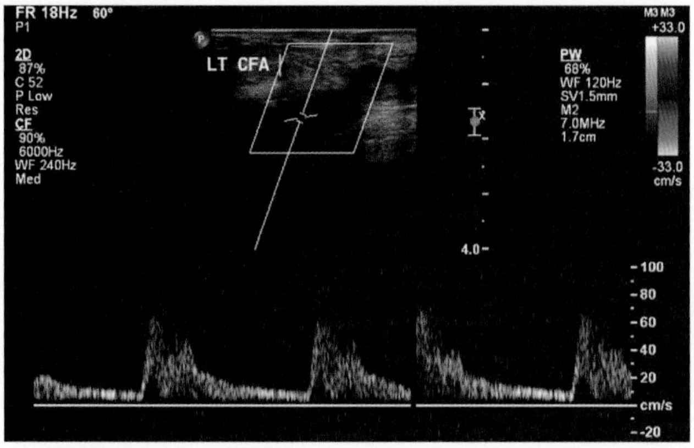


图 14-4　原位旁路移植物的流入道-股总动脉正常多普勒频谱

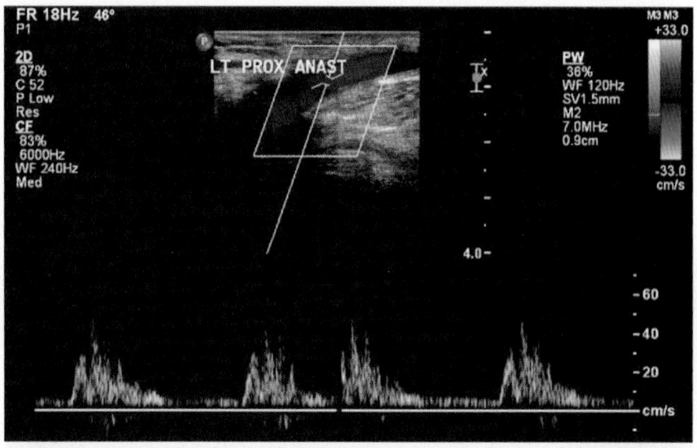


图 14-5　在旁路移植物近端吻合口处探测到的多普勒频谱，呈现轻微的湍流

水平记录彩色血流成像（见图 14-3）；在狭窄区域也应该记录彩色血流成像，假如存在湍流模式和混叠，彩色血流成像即可显示。

近端吻合口的扫查。同样的，记录灰阶、彩色及频谱多普勒图像。在任何血流方向发生变化的正常血管、管径变化处或移植物连接处，如一个分支或两个直径不同的移植血管吻合处，观察到一些细微的速度变化或轻微的湍流（图 14-5）并不少见。继续沿着这条下肢检查每个旁路移植物全部应该检查的内容。同时双功能模式超声观察 B 型图像和频谱多普勒分析是最理想的方法，去看去听任何潜在的旁路问题。当使用“通路”时，对于伴有血流速度增加的异常情况，听多普勒信号的改变是一个高度敏感的工具，提供了更仔细的分析。至少应记录移植物中段区域灰阶超声、彩色血流成像和频谱多普勒超声，然而，一个更全面的检查流程包括记录这些移植物的近、中、远段图像（图 14-6）。

检查以继续扫描远端吻合口及流出道动脉结束（图 14-7）。记录这两个部位的灰阶超声、彩色血流成

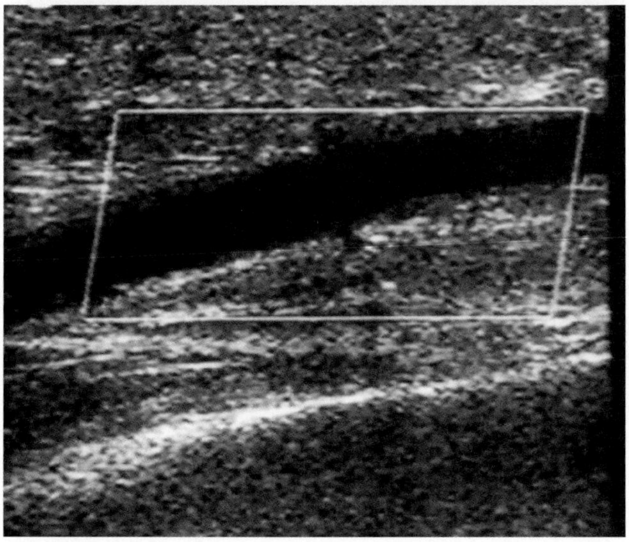

A

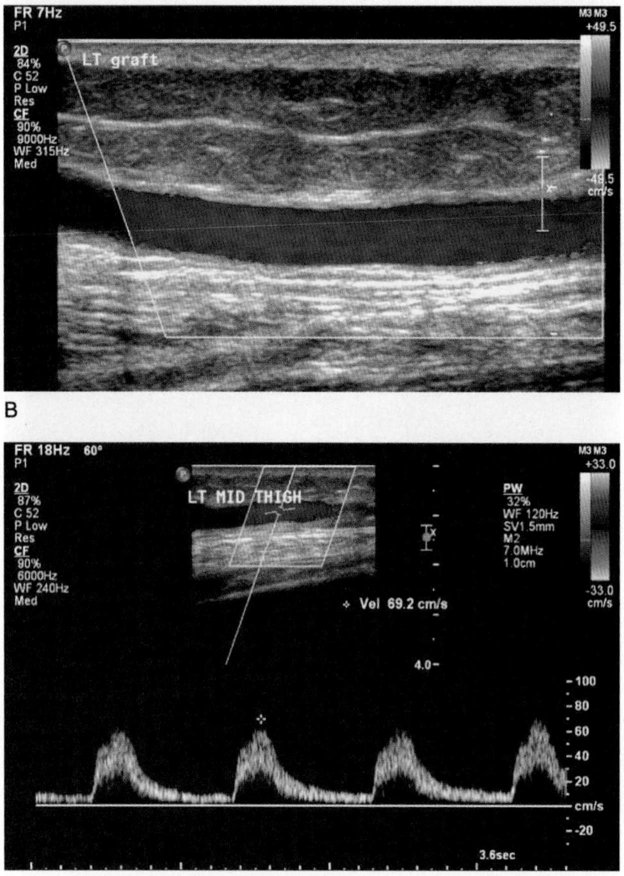


B

C

图 14-6　旁路移植物中部的正常图像。A. 灰阶超声图像。B. 彩色血流成像。C. 多普勒频谱

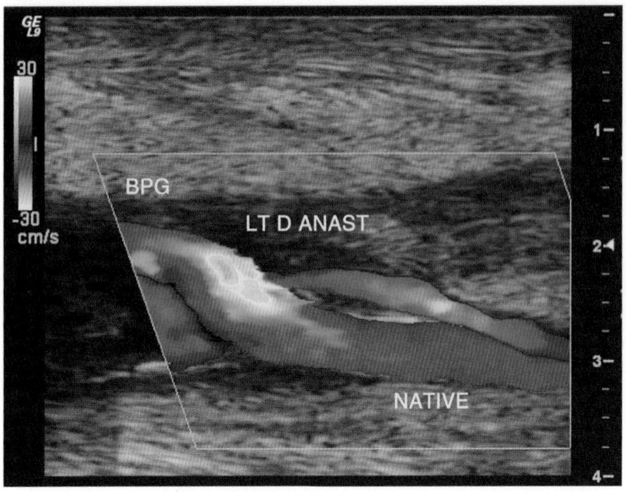


图 14-7 远端吻合到胫后动脉的吻合口超声图像。(图片由 Phillip J. Bendick, PhD RVT, Royal Oak, MI 提供)

像和频谱多普勒超声结果。由于吻合口的几何形状变化和层流剖面的轻微破坏,远端吻合也可以表现出轻微的湍流。经常可以遇到流出道动脉内 PSV 轻微增加,这是由于与旁路移植血管自身相比,流出道动脉可能是一个小口径血管(图 14-8)。

检查的主要目的是记录旁路移植物和相邻血管的解剖和血流动力学特征。同样重要的是用旁路移植物内部或者附近血管的血流动力学信息,以确定是否需要额外的测试。异常波形,提示远离该处的病变,因此决定进一步的超声检查是向近心端还是远心端。这些波形将在本章后面讨论。

即使检查的重点是在旁路移植物,扫描方案也应包括偶然发现的病变的资料。其他可能遇到的病变,如静脉血栓形成、长大的淋巴结、血肿、血清肿、脓肿等类似的病变。应该记录囊肿、淋巴结或其他病灶的长度、宽度和高度。彩色血流成像和频谱多普勒可用于检测偶然发现的病灶存在或不存在血流信号。应该用多个扫查切面来完整地记录额外发现的病灶。旁路移植物周围的检查也很重要,特别是在发生脓肿的病例。

## 陷阱

这项检查对于肥胖患者有一定的局限性。对于解剖学上放置于深在隧道的旁路移植物,需要用足够穿

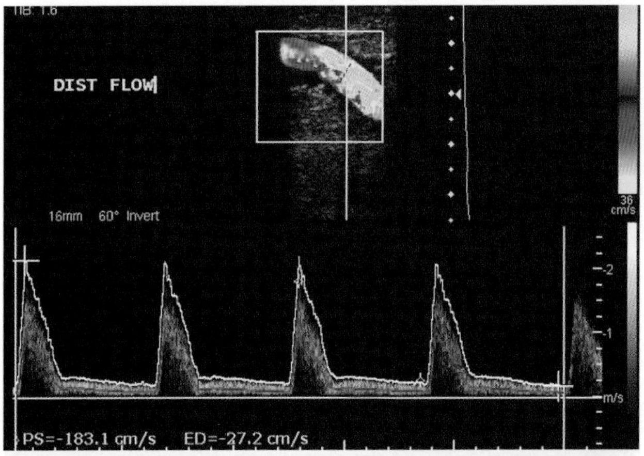


A

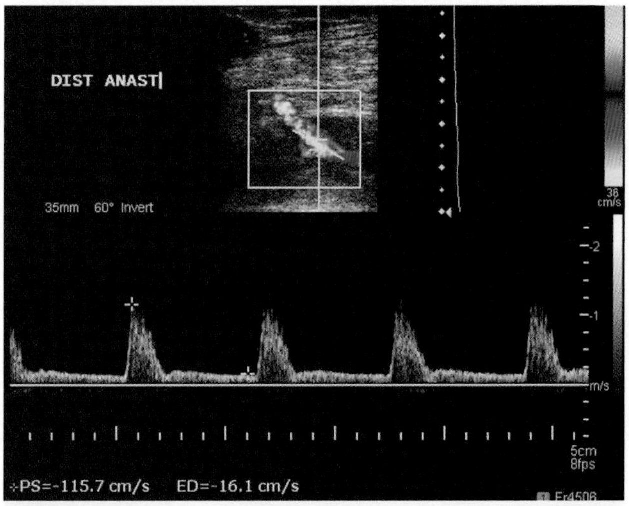


B

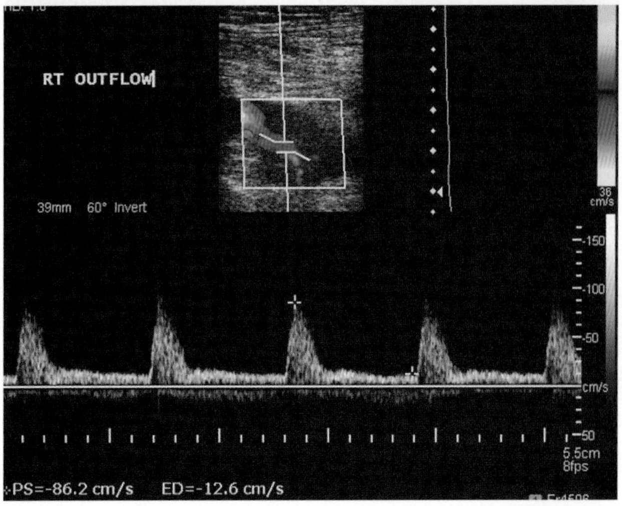


C

图 14-8 旁路远端部分和流出道动脉的多普勒频谱曲线。A. 远端旁路。B. 远端吻合口。和 C. 流出道动脉

透力的较低频率的探头才足以穿透足够深度观察到移植物；然而，这将导致分辨率降低。超声检查时，敷料、皮肤缝合钉及缝线也会限制旁路移植物观察。

## 诊断

超声数据分析由三部分组成：B 型或灰阶图像、频谱多普勒波形（是用于疾病分类的数值数据的主要来源）和彩色血流成像。

### 灰阶超声发现

应该用 B 型或者灰阶超声密切观察病变的发展。静脉移植物的壁光滑而且均匀。图 14-9 显示了静脉旁路移植物及聚四乙烯移植物的正常灰阶图像。如果声束与旁路移植物垂直，应该能清晰地显示内-中膜层。

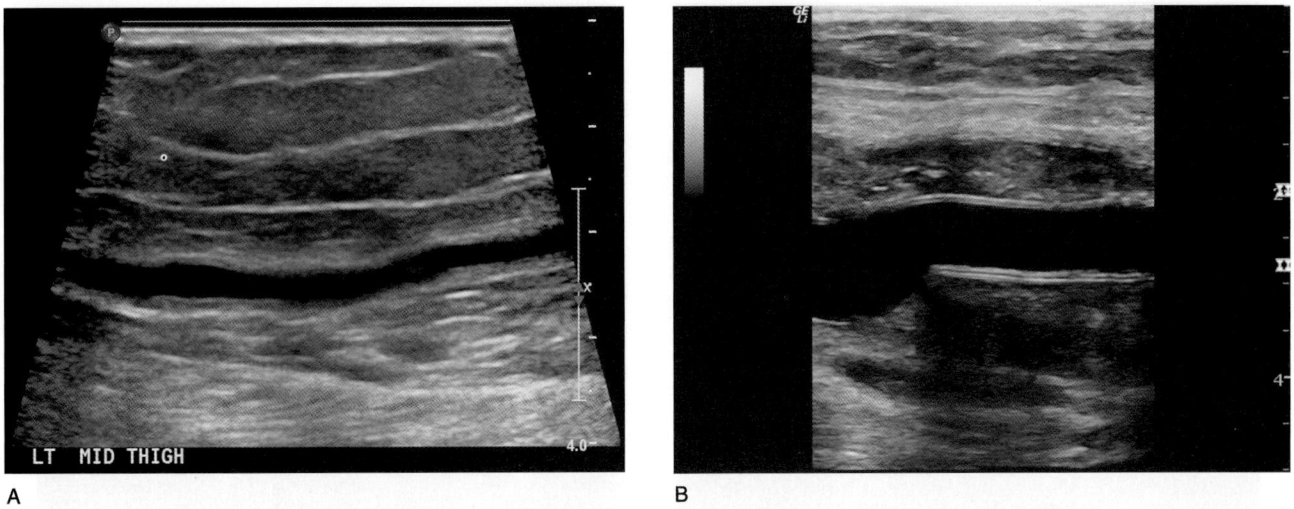


A B

图 14-9 不同类型旁路移植物的灰阶图像。A. 自体静脉。（图像由 Debra Joly，RVT，RDMS，RDCS，Houston，TX 提供）B. 聚四乙烯。（图像由 William Zang，BS，RVT，RDMS，GE Healthcare，Wauwatosa，WI 提供）

在流入和流出道动脉，可能存在动脉粥样硬化斑块。斑块分为均匀或不均匀回声斑块。均匀回声斑块有一致的回声；不均匀回声斑块内有混合回声。应注意钙化，表现为亮白色的回声伴声影（图 14-10）。如果可能的话，应该注意斑块的表面特征，可以描述为表

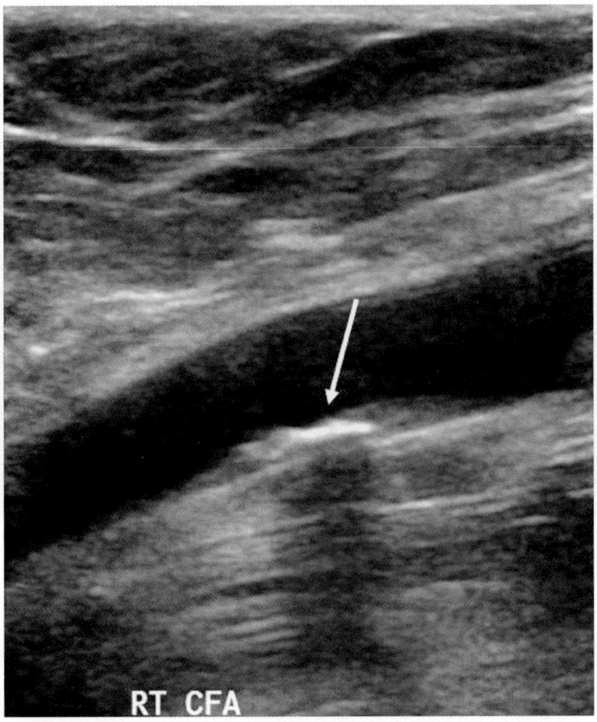


图 14-10 旁路移植物近心端股总动脉的灰阶图像。图像显示股总动脉壁不均匀的钙化斑（箭头）。（图像由 Debra Joly，RVT，RDMS，RDCS，Houston，TX 提供）

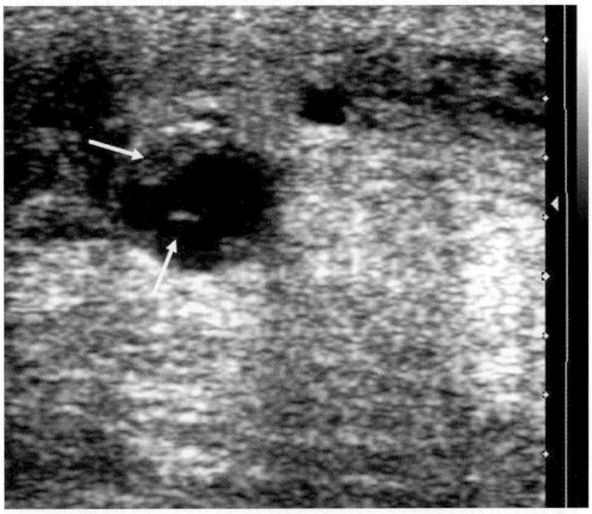

图 14-11 在原位旁路移植血管内未被破坏的瓣膜横切面图像

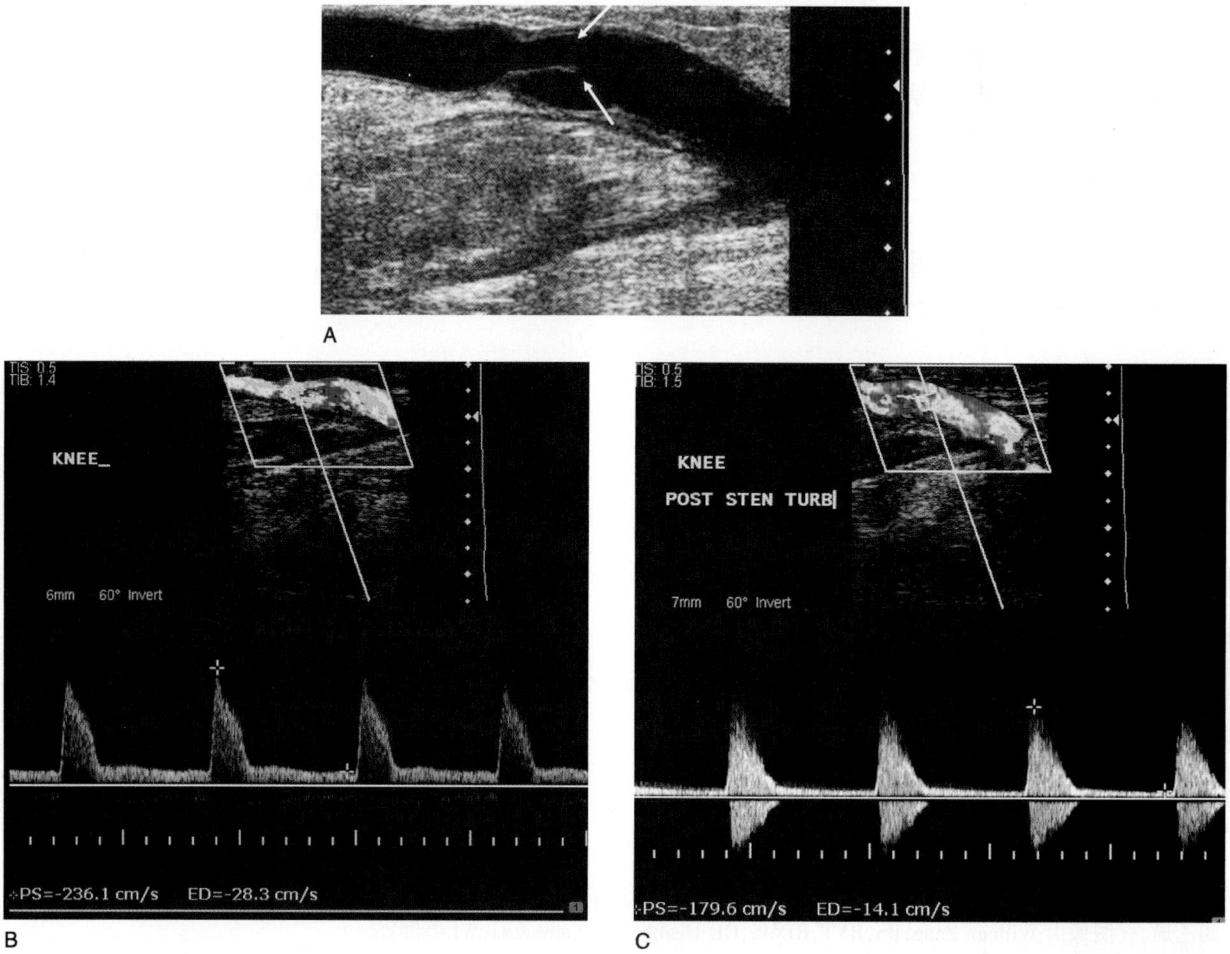


图 14-12 残留瓣膜处的狭窄。A. 瓣膜(箭头)矢状切面。B. 狭窄处的多普勒波形,PSV 236cm/s。C. 频谱多普勒波形显示狭窄后的湍流

面光滑或表面不规则。

在静脉导管内部可以观察到的最常见的两种异常情况是瓣膜和肌内膜增生。瓣膜或瓣膜的残余可能是手术过程中瓣膜破坏不完全导致的(图 14-11)。小的瓣膜残余物对流过旁路的血流量影响小,较大的瓣膜残余物或完整的未被破坏的瓣叶会产生限制流量的狭窄(图 14-12)。肌内膜增生可发生在旁路管道的任何一点,但通常发生在静脉持续损害处或在静脉窦的部位。肌内膜增生是一种快速的细胞增殖进入内膜层,这可能会导致管腔狭窄(图 14-13)。

超声可能检测到动脉夹层、内膜片、动脉瘤或者假性动脉瘤。内膜片为小的局限性凸向管腔的血管壁的一部分,这部分与原来的血管壁分离。内膜片可能进展并延伸到几厘米,在这个程度上,通常称为夹层(图 14-14)。内膜片和夹层可以发生在旁路移植术后早期阶段,由手术过程中技术问题导致的。移植血管与股总动脉吻合口处的瘤样扩张是常见的,偶尔见于旁路移植时间较长的移植静脉壁本身变得薄弱并扩张。动

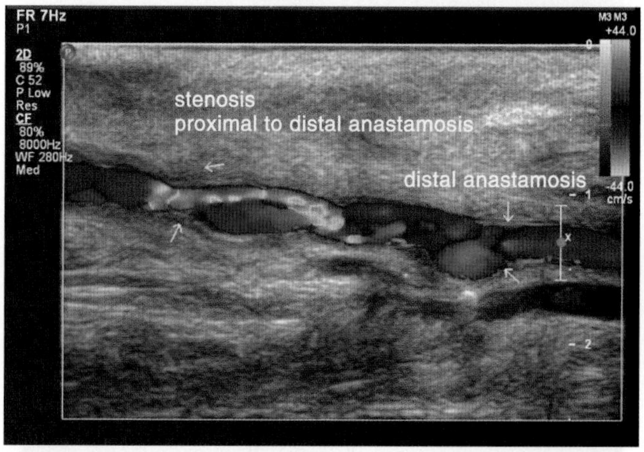


图 14-13 由肌内膜增生导致的旁路移植血管狭窄的图像

脉瘤样扩张可以表现为局灶性扩张或很长的一段桥血管弥漫性扩张。动脉自身瘤样扩张直径等于相邻血管直径 1.5 倍考虑为动脉瘤(图 14-15)。假性动脉瘤是一种少见的病变,通常发生在吻合口处。最常见的部位是在腹股沟主动脉-股动脉、股-股动脉交叉人工血

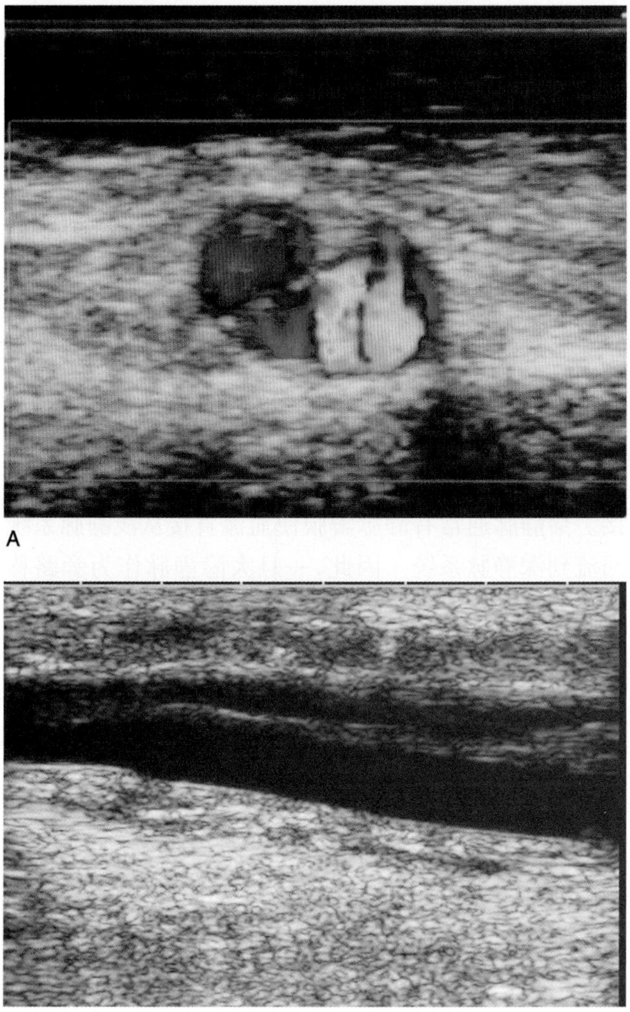

A

B

图 14-14 A. 静脉旁路移植物夹层的横切面图像。可观察到真腔及假腔内的彩色血流信号。B. 旁路移植物夹层的矢状切面图像

管移植流出道的股动脉。

正如前面提到的,在灰阶图像上的一些发现不是

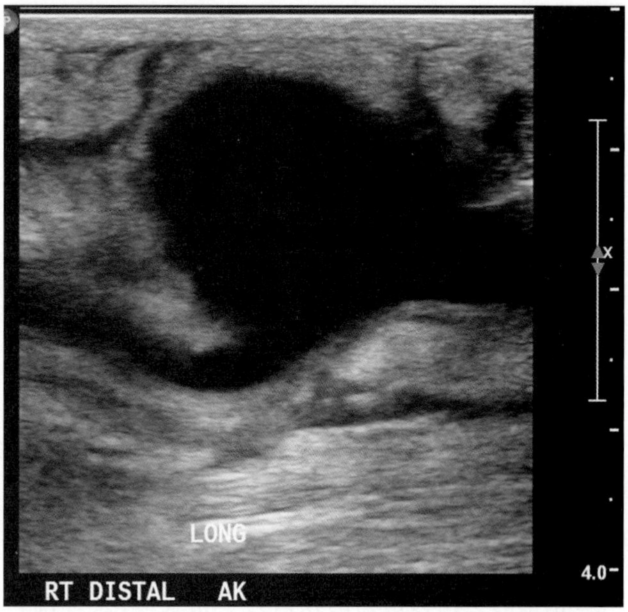


图 14-15 静脉旁路移植物局部瘤样扩张的矢状切面图像。(图像由 Debra Joly,RVT,RDMS,RDCS,Houston,TX 提供)

旁路移植血管本身的一部分,但可以包含在与旁路移植血管相邻的组织中。图 14-16A 显示了一个大的静脉旁路移植物周围积液,确诊为血肿。图 14-16B 横切面显示聚四氟乙烯移植物周围的积液。

## 彩色血流成像

彩色血流显像是旁路移植物诊断的辅助工具。彩色血流显像可以显示轻度的血流改变和轻度狭窄时轻微紊乱的血流模式。随着狭窄的加重,会出现彩色混叠(图 14-17)。在彩色模式的这些变化应该会引起技术人员的警觉,仔细检查灰阶图像和频谱多普勒来发现异常情况。

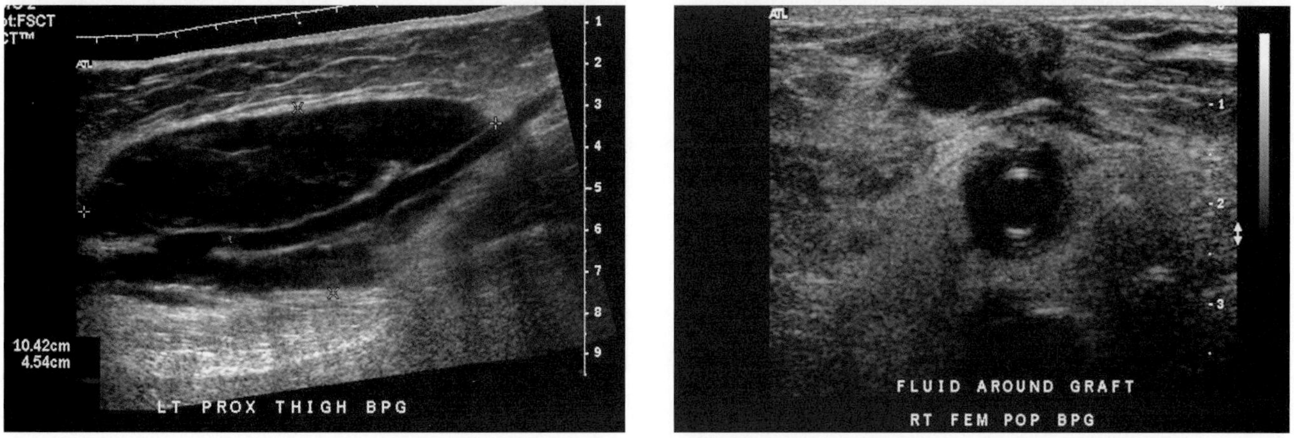


A

B

图 14-16 A. 静脉旁路移植物伴周围积液的纵切面图像。B. 聚四乙烯移植物周围积液的横切面图像。(由 William Zang,BS,RVT,RDMS,GE Healthcare,Wauwatosa,WI 提供)

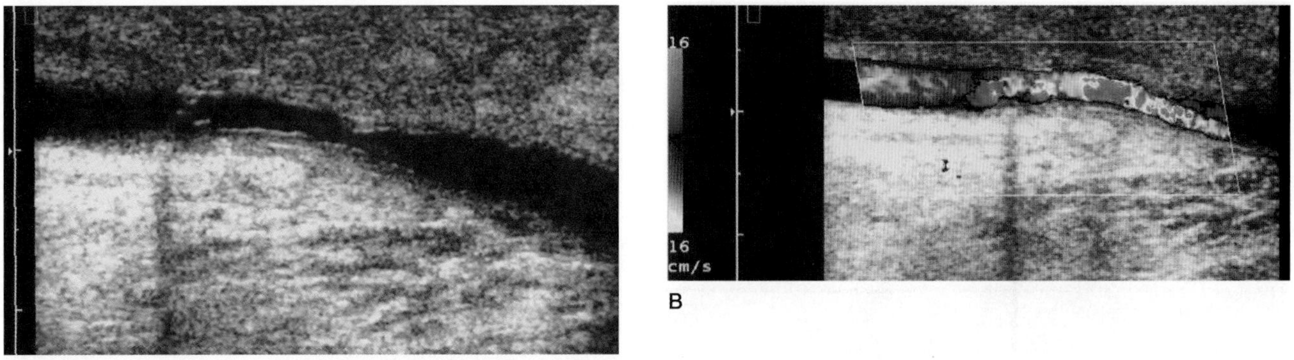


A B

图 14-17 旁路移植物中间部分狭窄图像。A. 灰阶超声显示沿着旁路移植物管壁回声的管腔狭窄。B. 彩色血流成像显示旁路移植物图像左侧正常的彩色充盈,然后沿狭窄区域的彩色混叠

## 频谱分析

正常的旁路移植物的频谱为多相波形,具有锐利的上升支和较窄的收缩期峰(图 14-18A)。血流频谱的一个重要组成部分是舒张早期反向血流。这意味着一个正常的高阻外周动脉血管床。许多旁路移植物将不显示舒张期反向血流,尤其在术后早期。这些移植物将显示整个舒张期正向血流(图 14-18B)。由于充血或动静脉瘘,一些旁路移植血管可出现连续的舒张期血流。这种波形有收缩期正常的急剧上升达峰值的上升支与舒张期连续正向血流,意味着与低阻血管床关联的远端阻力降低。

动静脉瘘是原位旁路移植术的一种独特的并发症。这种类型的瘘发生是大隐静脉的属支在旁路移植手术时未结扎,直接或间接地通过穿静脉与深静脉连接。穿静脉通常有静脉瓣膜使血流直接从浅静脉系统回流到深静脉系统。因此,一旦大隐静脉作为旁路移植血管动脉化,血流毫无阻力的通过移植血管进入穿静脉(现在为瘘),再进入深静脉系统。这种低阻力的路径可以将大量的血液转移到静脉系统中,在邻近旁路移植血管近端的血流频谱显示持续的正向血流。在瘘的远端,旁路移植物的血流频谱将表现出很少或没有舒张血流。

圆钝的无舒张期血流的单相波是异常的,这种类型的波形提示着远端血管异常高的阻力(图 14-19)。这种情况往往与远端血管旁路内或流出道的狭窄或闭塞有关,有时会发展到收缩期流速极低的不连续的波形。

另一种类型的异常频谱是有连续的舒张期血流和延长的收缩期峰值达峰时间的波形。这种缓冲和延迟

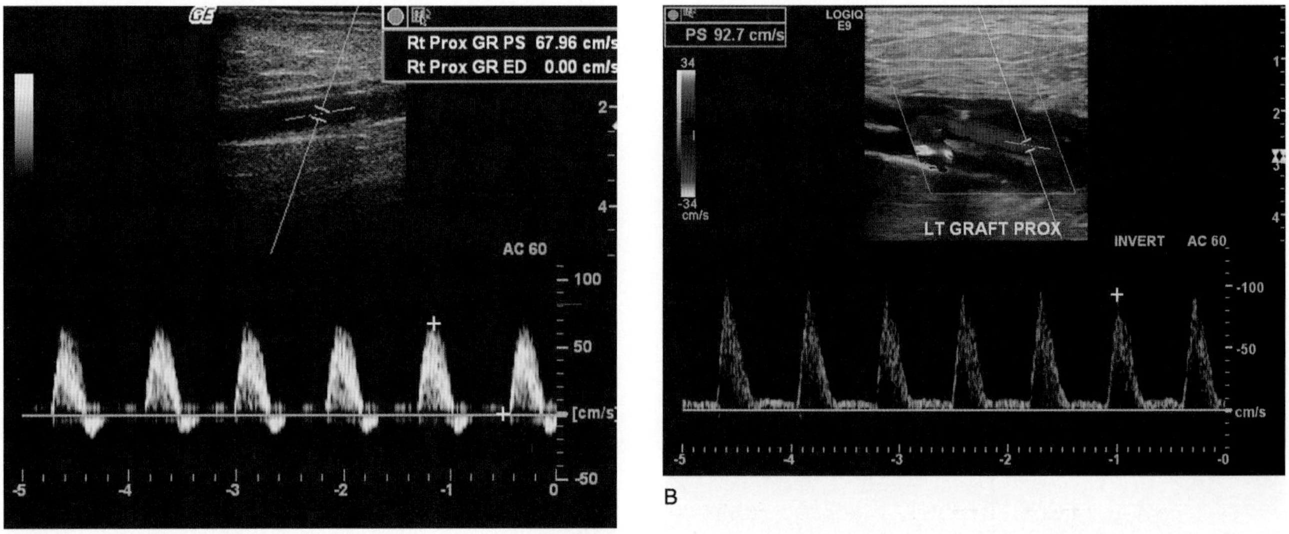


A B

图 14-18 静脉旁路移植物的正常多相多普勒信号。A. 旁路移植物舒张期反向或逆向血流。B. 旁路移植物整个舒张正向血流

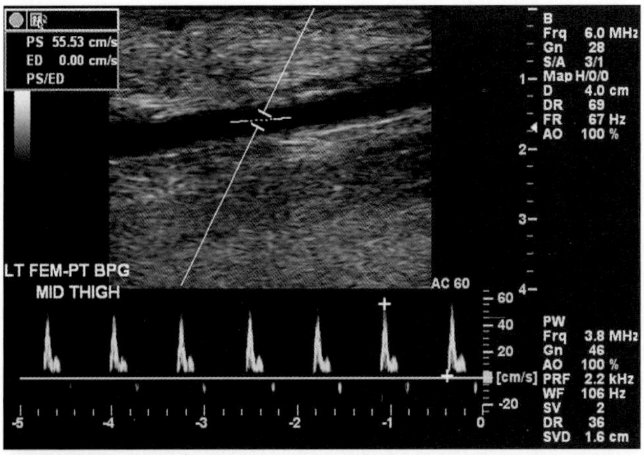


图 14-19　没有舒张期血流的异常高阻的波。(图片由 Phillip J. Bendick, PhD, RVT, Royal Oak, MI 提供)

模式常在重度狭窄的远端观察到(图 14-20)。血流通过狭窄处的能量损失将导致狭窄远端血流速度降低和波峰增宽。在本书第二章中详细讨论了动脉狭窄的生理效应。

虽然波形识别会为旁路移植物的整体功能评估提供线索,狭窄的分类取决于 PSV 的测量。正常的旁路移植有宽的速度范围,但 PSV 通常小于 150cm/s。随着狭窄的加重,狭窄处局部 PSV 显著升高,PSV>180cm/s 是异常情况的阈值。另一个有用的参数是速度比($V_r$)。$V_r$是用狭窄处的峰值流速除以狭窄处近端的峰值速度得到的。狭窄处与相邻节段的峰值流速比值为2($V_r \geq 2.0$)就要考虑大于50%的狭窄,在这个范围内的狭窄的 PSV 是 180~300cm/s。$V_r$ 等于 3.5 和 PSV>300cm/s 是≥75% 狭窄[14],需要高水平的手术修复。[15]所有狭窄病变的重要特征是狭窄后湍流的存在。狭窄的远端,频谱的正常波形将中断,广泛的湍流和前向及逆向血流可以存在。图 14-21 说明了狭窄处速度的变化。

用来评估狭窄移植物通畅程度的额外的参数是平均移植物血流速度(GFV)。平均 GFV 是在移植血管的非狭窄区不同的位置(近端、中段及远端)取 3~4 个平均值得到的。正常情况下,GFV>45cm/s。GFV<40cm/s 也可以是正常的,通常在大直径移植血管(直径≥6mm)或有限的流出道时出现,如移植物连接到足的动脉、分离出的腘动脉或胫动脉。GFV 趋势也有助于诊断指标的建立,在 GFV 减少超过 30cm/s(相比以前的检查)时表明旁路可能处在失败的境地,[4]这可能是由于流入或流出血管疾病进展或旁路本身狭窄导致的。

疾病相关知识点 14-1 总结了旁路移植的各种疾病。列出了灰阶超声、频谱和彩色血流成像的结果。

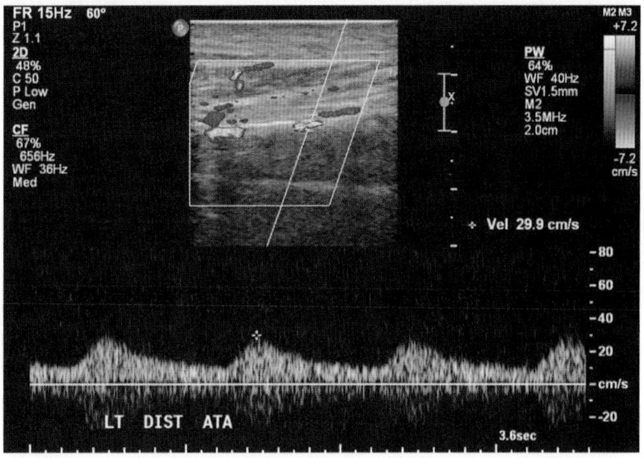


图 14-20　原位旁路血管重度狭窄导致胫前动脉远端的异常频谱,延长的上升支

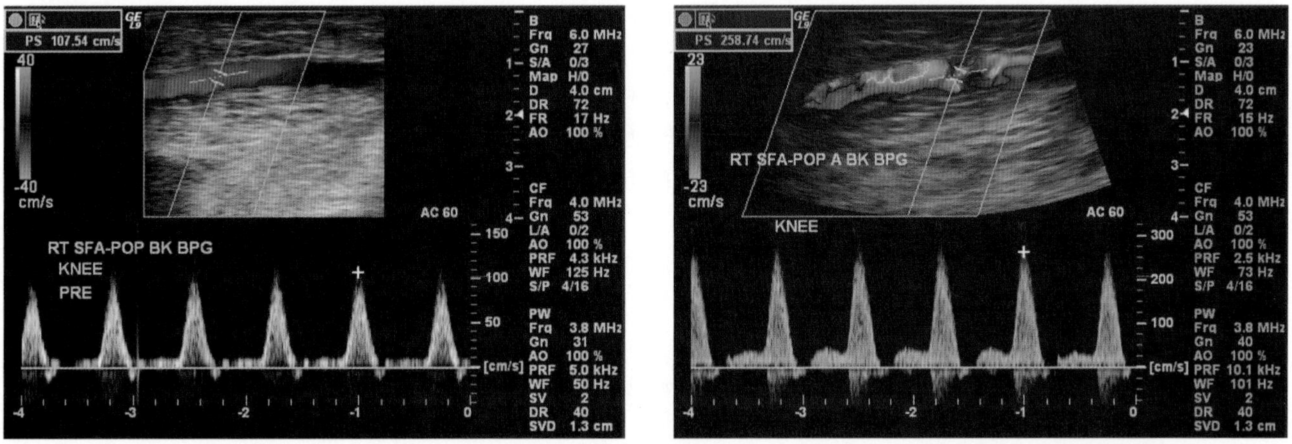


A　　B

图 14-21　旁路狭窄。A. 狭窄近端的频谱分析,PSV:108cm/s。B. 狭窄处,PSV 升高到 259cm/s,Vr≥2.4

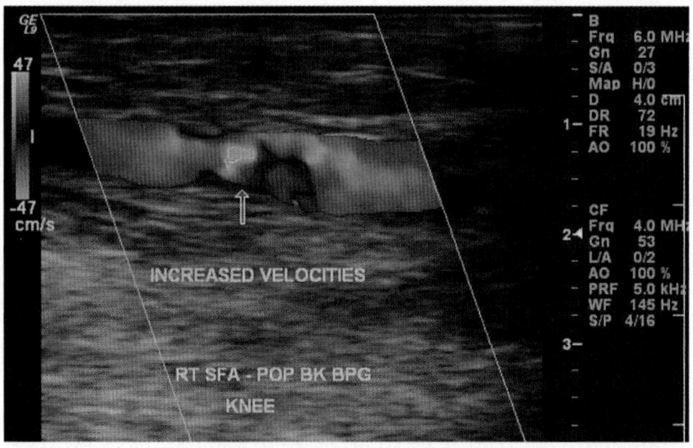

C

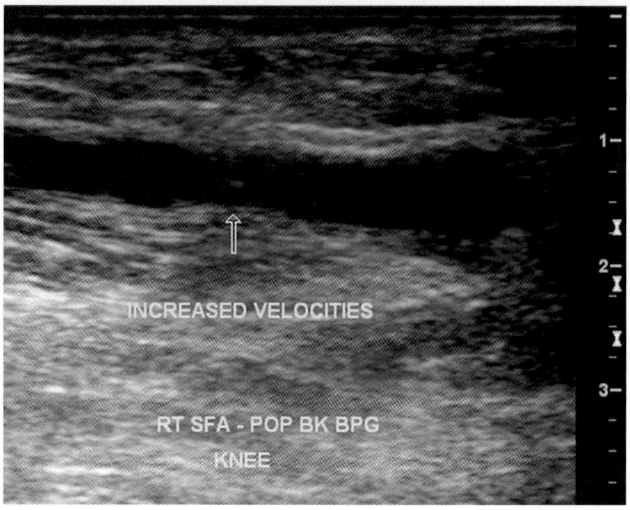

D

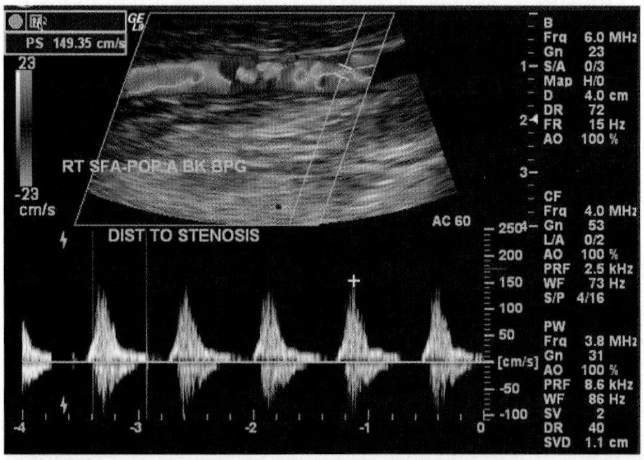

E

图 14-21（续） C. 狭窄处彩色血流成像出现混叠。D. 灰阶超声显示移植血管狭窄处管壁上的低回声物质。E. 狭窄的远端出现狭窄后的湍流

**疾病相关知识点 14-1**
**旁路移植的各种疾病**

| 病变 | 超声表现 | | |
|---|---|---|---|
| | B 型 | 彩色血流成像 | 多普勒超声 |
| 动脉瘤及假性动脉瘤 | 旁路血管或吻合口处直径增大，可伴血栓 | 瘤腔内涡流信号，“阴阳”征 | 扩张的管腔内低速、湍流或者紊乱的血流，假性动脉瘤瘤颈处双向血流 |
| 动静脉瘘 | 旁路移植物出现一个分支，这个分支与深静脉相连 | 瘘管内的彩色血流充盈，可延伸至深静脉系统，可出现混叠信号 | 瘘管内血流从轻微搏动到持续性搏动，瘘口近端的旁路血管可见舒张期前向血流 |
| 夹层 | 可看到平行于血管壁的线样物延伸至几厘米 | 湍流，在任何一个腔内可见到红-蓝血流信号 | 紊乱的血流伴阻力增加，可见双向血流 |
| 内膜片 | 凸向管腔的小的凸出物，通常小于 1cm，与瓣膜无关 | 可出现紊乱的血流及混叠 | 可出现紊乱的血流及混叠 |
| 肌内膜增生 | 发生在旁路血管内或者吻合口区域，血管壁局部增厚，凸向管腔 | 可出现紊乱的血流及混叠 | 流速增快，可出现紊乱的血流及混叠 |
| 血栓 | 血栓形成的时间不同，管腔内出现不同的回声 | 无血流信号或者彩色血流充盈缺损 | 无多普勒信号，或者，假如有，阻力增加 |
| 瓣膜残留 | 凸向管腔的高回声结构，可以是部分的或者完整的瓣叶 | 在瓣膜区域，可出现紊乱的彩色血流或者混叠 | 在瓣膜区域，血流速度增高 |

## 小结

- 记住用现代的超声设备可得三个方面的资料:B 模式或者灰阶超声、频谱多普勒和彩色血流成像,这是非常重要的。
- B 模式或者灰阶超声成像可辨别旁路内的病理改变,例如狭窄、残存的瓣膜、夹层或者动脉瘤样扩张。
- 用频谱多普勒超声来对病变进行分类,这是数据资料的来源。
- 彩色血流成像可以快速的识别湍流区域血流,需要进一步评估。
- 只有通过复习来自三个方面的所有资料才是对旁路最好的评估。
- 旁路移植物的常规随访是术后患者管理的标准组成部分。
- 全面重视超声的发现及频谱多普勒标准的应用在旁路移植物堵塞之前识别其不足之处,可确保其通畅性。

## 思考题

1. 你将要检查一个做旁路移植 4 年的患者,如果有的话,你应该特别注意什么,为什么?
2. 描述您可以选择什么探头检查股-腘动脉人工血管?
3. 在寻找残留静脉瓣或内膜片时,彩色血流成像有用吗? 为什么有? 或者为什么没有?

(文晓蓉 译)

## 参考文献


1. Bandyk DR, Schmitt DD, Seabrook GR, et al. Monitoring functional patency of in situ saphenous vein bypasses: the impact of a surveillance protocol and elective revision. *J Vasc Surg*. 1989;11:280–294.
2. Leopold PW, Shandall AA, Kay C, et al. Duplex ultrasound: its role in the non-invansive follow up of the in situ saphenous vein bypass. *J Vasc Technol*. 1987;11:183–186.
3. Tinder CN, Chavanpun JP, Bandyk DF, et al. Duplex surveillance after infrainguinal vein bypass may be enhanced by identification of characteristics predictive of graft stenosis development. *J Vasc Surg*. 2008;48:613–618.
4. Gupta AK, Bandyk DF, Cheanvechai D, et al. Natural history of infrainguinal vein graft stenosis relative to bypass grafting technique. *J Vasc Surg*. 1997;25:211–225.
5. Berceli SA, Hevelone ND, Lipsitz SR, et al. Surgical and endovascular revision of infrainguinal vein bypass grafts: analysis of midterm outcomes form the PREVENT III trial. *J Vasc Surg*. 2007;46:1173–1179.
6. Calligaro KD, Doerr K, McAfee-Bennett S, et al. Should duplex ultrasonography be performed for surveillance of femoropopliteal and femorotibial arterial prosthetic bypasses? *Ann Vasc Surg*. 2001;15:520–524.
7. Brumberg RS, Back MR, Armstrong PA, et al. The relative importance of graft surveillance and warfarin therapy in infrainguinal prosthetic bypass failure. *J Vasc Surg*. 2007;46:1160–1166.
8. Landry GL, Liem TK, Mitchell EL, et al. Factors affecting symptomatic vs asymptomatic vein graft stenoses in lower extremity bypass grafts. *Arch Surg*. 2007;142:848–854.
9. Giannoukas AD, Adrouulakis AE, Labropoulos N, et al. The role of surveillance after infrainguinal bypass grafting. *Eur J Vasc Endovasc Surg*. 1996;11:279–289.
10. Mills JL, Bandyk DF, Gahtan V, et al. The origin of infrainguinal vein graft stenosis: a prospective study based on duplex surveillance. *J Vasc Surg*. 1995;21:16–25.
11. Reifsnyder T, Towne JB, Seabrook GR, et al. Biologic characteristics of long-term autogenous vein grafts: a dynamic evolution. *J Vasc Surg*. 1993;17:97–106.
12. Calligaro KD, Musser DJ, Chen AY, et al. Duplex ultrasonography to diagnose failing arterial prosthetic grafts. *Surgery*. 1996;120:455–459.
13. Intersocietal Accreditation Commission Vascular Testing. IAC Standards and Guidelines. http://www.intersocietal.org/vascular. Accessed October 12, 2016.
14. Bandyk DF, Armstrong PA. Surveillance of infrainguinal bypass grafts. In: Zierler RE, ed. *Strandness's Duplex Scanning in Vascular Disorders*. 4th ed. Philadelphia, PA: Lippincott, Williams & Wilkins; 2010:341–349.
15. Mofidi R, Kelman J, Bennett S, et al. Significance of the early postoperative duplex result in infrainguinal vein bypass surveillance. *Eur J Vasc Endovasc Surg*. 2007;34:327–332.

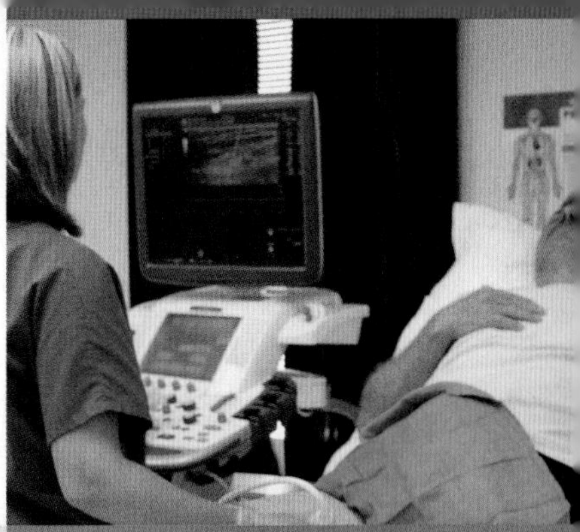

# 多普勒超声随访外周动脉血管内介入治疗

DENNIS F.BANDYK | KATHRYN L. PARKER

## 第 15 章

### 关键词

多普勒超声
外周血管成形术
支架血管成形术
监测

## 目标

- 列出常用的介入治疗类型。
- 描述在治疗后评估中超声观察到的病变。
- 确定应用于血管成形术和支架置入术的超声标准。
- 辨别血管成形术和支架置入术后正常和异常的频谱。

## 术语表

**血管成形术(angioplasty)**:是一种通过重建和部分血管的替换来修复血管的外科方法。球囊血管重建是血管重建的一种特殊类型,是在血管中用一种尖头球囊导管来使狭窄的血管扩张,或者开通一段闭塞血管的方法。

**经皮腔内斑块切除术(atherectomy)**:一种血管内的方法,用来切除动脉或者静脉移植物斑块,通过一种尖部带有切割装置的导管切除斑块,扩大管腔。

**夹层(dissection)**:动脉壁的撕裂,斑块裂开或者从血管壁分离,或者血管壁某层的裂开或分离。

**增生(hyperplasia)**:细胞数目的异常增多。肌内膜增生(myointimal hyperplasia)是血管及支架内膜对血管损伤的反应,导致内膜平滑肌细胞数目的增加,可导致狭窄。

**支架(stent)**:在血管内放置一个金属管状结构来扩张血管腔和对管壁起支撑的作用,可能被涂上药物或被血管移植物材料覆盖。

血管超声诊断对于之前的外周血管疾病(peripheral arterial disease,PAD)的护理到血管内介入治疗随访是一个整体。[1-3] PAD 患者的治疗包括内科治疗(动脉粥样硬化危险因素的降低,抗血小板药物或他汀类药物、运动训练和跛行的药物治疗)。选择有跛行症状药物治疗不能改善或晚期下肢缺血迹象的患者,推荐通过手术重建、旁路移植术或血管内治疗。[3-6]干预的类型主要取决于疾病的位置和程度,使用双功能超声可以准确地确定,但伴发疾病的医疗条件和风险-受益比率也影响治疗的抉择。血管内介入治疗已成为首选的干预措施,可用各种技术治疗上、下肢动脉硬化闭塞症(atherosclerotic occlusive,ASO)(表 15-1)。[6-13]病变的修复、狭窄的通畅和失效的模式随干预技术的变化而变化。经皮腔内血管成形术(percutaneous transluminal angioplasty,PTA)是最常见的治疗方式,需要用导丝穿过狭窄或闭塞的血管,随后用充气球囊血管成形或用支架扩张动脉管腔。其他的血管腔内技术治疗更广泛的动脉粥样硬化闭塞病变(长段血管狭窄或闭塞,多发病灶),如内膜下血管成形术、机械斑块旋切术(斑块切除或割除),或内支架成形术。[7,9-15]通常,由于存在多处病变，血管内治疗并不能恢复正常的外周血管脉搏，尤其在治疗四肢严重肢体缺血（critical limb ischemia，CLI）的患者时。[1,15]血管内介入治疗的效果在很大程度上依赖于操作过程（间隙性跛行与 CLI）和使用跨大西洋社会共识（Trans-Atlantic Inter-Society Consensus，TASC Ⅱ）根据病变部位和解剖学标准对病变程度进行的分级。[6]对局部狭窄或闭塞长度在5cm 以内的病变（TASC A 和 B 类病变），血管内介入治疗是首选的治疗手段，预计 30 天的技术和临床成功率达 95% 以上。[1,4,7-10]在间歇性跛行的患者，髂血管成形术的通畅率（3 年，85%）较股浅/腘动脉血管成形术（2 年，55%）高。[6,10,14,16]对于严重肢体缺血和 TASC C 和 D 类病变，采用血管内技术治疗，狭窄病变通畅率较低，一般在 1 年 25% ~ 40% 的范围内。[6,10,12,15]血管成形术失败的相关因素包括病灶钙化、闭塞、差的胫动脉流量，糖尿病和肾衰竭。[2,4,17,18]近 1/3 的外周血管成形术部位在第一年内将需要再次介入治疗以保持通畅，但是用药物涂层球囊或支架将减少血管成形术狭窄的发生率。[11,12]

表 15-1 下肢动脉粥样硬化闭塞病变的血管腔内治疗

| 介入类型 | 机制 | 病灶范围 | 1 年狭窄通畅率 | 失败原因 |
|---|---|---|---|---|
| 球囊血管成形术 | 管腔扩张 | 局部，<5cm 的狭窄或闭塞 | 40% ~50% | 斑块剥离，肌内膜增生 |
| 支架血管成形术 | 管腔扩张 | 局部，或更长的狭窄或闭塞（>10cm） | 50% ~60% | 肌内膜增生，支架破裂 |
| 动脉粥样硬化斑块切除术 | 斑块切除 | 局部，或更长的狭窄（>10cm） | 40% ~50% | 肌内膜增生，或粥样硬化斑块切除部位血栓 |
| 内膜下血管成形术 | 管腔扩张 | >10cm 的狭窄或闭塞 | 55% ~60% | 肌内膜增生，或血管成形部位血栓 |
| 支架-移植物血管成形术 | 管腔扩张 | 长的，>15cm 的狭窄或闭塞 | 60% ~70% | 肌内膜增生，或移植物血栓 |

血管实验室治疗后随访的目的是两方面的：①记录肢体灌注的改善足以缓解症状（间歇性跛行、静息痛）和消除体征（溃疡愈合）；②检测到血管成形术部位狭窄的先兆病变。多普勒超声在人工血管旁路或支架移植物中鉴别直径减少（DR）>70% 的狭窄或低的收缩期峰值（PSV）速度是用于预测移植物狭窄的标记物。[19,20]因为外周动脉病变的患者容易出现疾病进展，包括在血管成形术处及相邻部位肌内膜增生产生狭窄，双功能超声是推荐的诊断方式，检测过程中可进行残余狭窄的评估，适用于监测研究和高度准确的血管成形术并发症评估与动脉粥样硬化病变进展比较。双功能超声可对血管成形术狭窄的严重程度进行分类，从而可为在血栓形成前的高级别的闭塞病变提供一个治疗的机会。[2,3,17,20-24]依赖患者的症状复发以识别血管成形术的失败是不可靠的，尤其是在久坐不动的患者，没有走足够的距离，并诱导出间歇性跛行。

# 超声检查技术

## 患者准备

血管内介入后的动脉检查与下肢动脉旁路移植术的随访监测相似。[1,19,20]记录患者的功能状态，包括任何新的或未解决的 PAD 的症状，单就肢体灌注来说，是由生理测试和血管成形术后异常部位的双功能超声扫描来评估的（图 15-1）。在间隙性跛行患者，最初的间接生理测试有改善的证据表现在踝肱指数（ABI）改善至正常（0.9）或增加（0.2），足以使步行距离增加。对于严重肢体缺血（CLI）肢体的治疗效果，应该测量趾压来验证，增加至 30mmHg 意味着成功。对于四肢和足部溃疡愈合或手指截除的患者，40mmHg 的趾压可预测治疗有效。

肢体动脉的双功能超声影像检查应该根据 ABI 正常或异常来个体化安排，但如果患者的胫动脉有钙化，会影响踝部压力测量的准确性。如果 ABI 正常，在踝关节处胫后动脉为多相或三相血流频谱，那么血管成形术部位的影像检查是不必要的。

## 患者体位

作检查时患者取仰卧位，膝关节稍弯曲。检查腘动脉、胫腓干动脉及腓动脉时可采用俯卧位或侧卧位。选择 5 ~7MHz 的线阵探头。

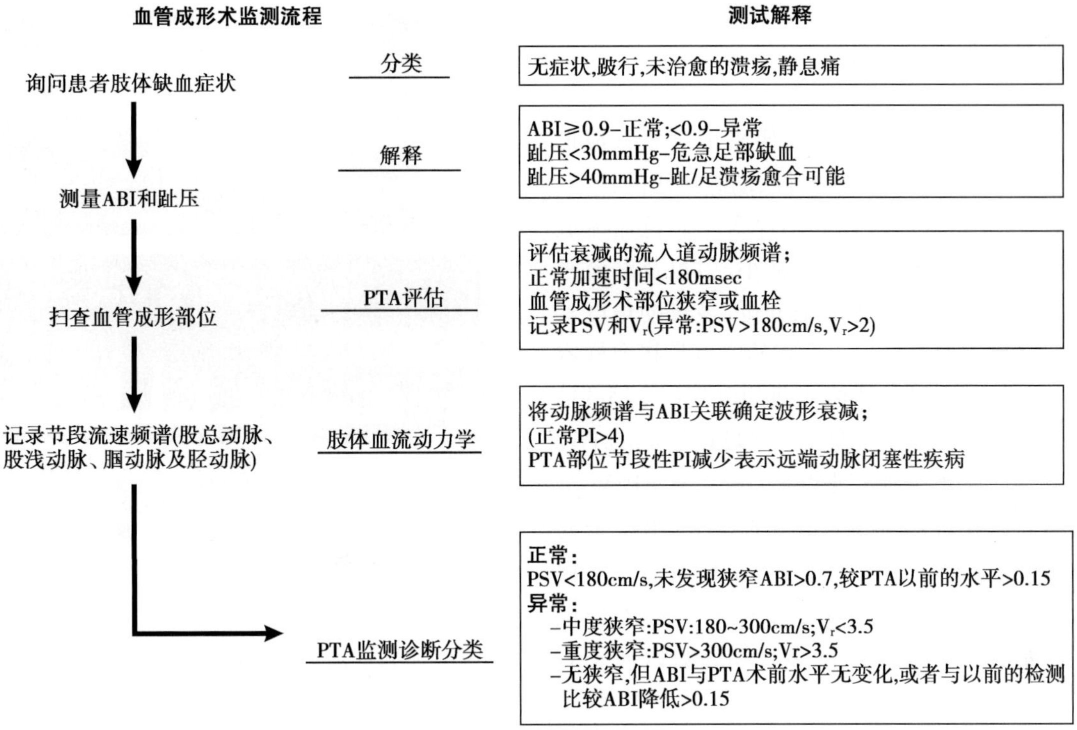


图 15-1　外周血管成形术监测流程及研究解释标准

## 扫查技术

双功能超声检查应该从股总动脉开始,正常的多相血流频谱意味着近心端主-髂动脉或者支架的狭窄率<50%(图 15-2)。与对侧股总动脉比较,假如股总动脉为单相变钝的血流频谱波形,或者加速时间异常(>180 毫秒),就应该用多普勒超声评估髂血管。

多普勒图像的采集从股总动脉远端开始,包括股浅动脉、股深动脉起始段、血管成形术的部位和足踝部

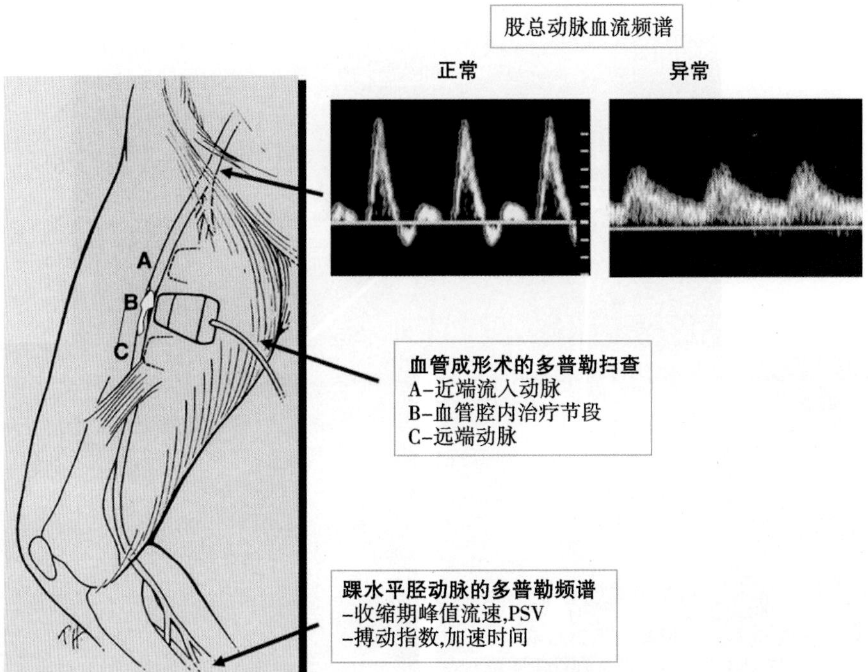


图 15-2　描绘多普勒扫查部位的简图。扫查部位包括股总动脉、血管成形术部位及远端胫动脉的血流动力学评估

胫动脉的血流频谱。超声技师应该提供足够多的多普勒图像和节段性血流速度参数，以供解读并区分正常还是异常。

应该用 B 模式及彩色血流成像来记录血管成形术部位的血管或支架管腔的通畅性、动脉斑块的特征、支架或支架-移植物变形及内膜增厚等。彩色血流成像或能量多普勒显示的管腔直径减小、射流及湍流等信号的部位应该用脉冲多普勒来分析，多普勒角度≤60°，且与血管或支架壁平行。检查的要点是将取样容积放置于异常区域并测量峰值流速的改变（图 15-3）。测量狭窄近端 PSV（$PSV_{prox}$）及狭窄区域内射流的 PSV（$PSV_{max}$）以供计算狭窄血流速度比（$V_r$），$V_r = PSV_{max}/PSV_{prox}$，$V_r>2$ 提示直径减少>50% 的狭窄，用狭窄处 $PS_{max}$、$V_r$ 及舒张末期流速（EDV）联合应用来对狭窄程度进行分类（图 15-4）。在评价狭窄程度进展时，应记录上肢或下肢动脉血管分支的多普勒参数以便于研究，以及提供可对比的基础数据。在大多数患者，仅用多普勒检查就可提供充足的信息来揭示支架成形术部位的狭窄，并决定是否需要再次干预。随访旁路假体移植物或者支架，应在管子的 1 和 2 的位置测量 PSV，假如检测到 PSV<50cm/s，则应该仔细地寻找近心段或远心段的阻塞病灶，因为低的血流速度与移植物血栓有关。[20,23]

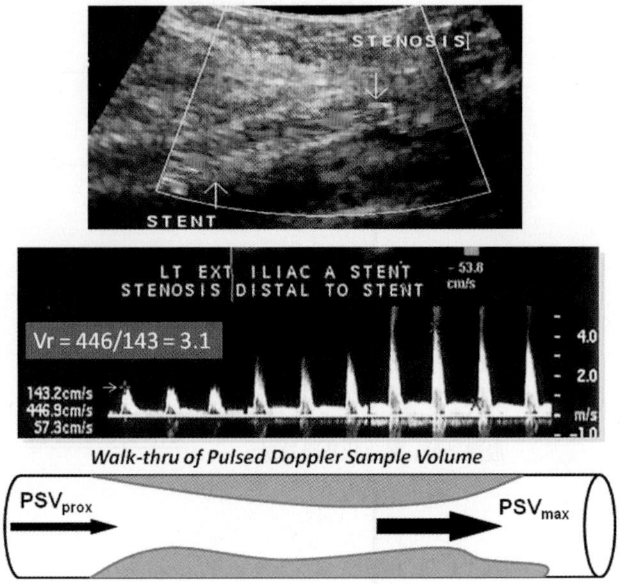


图 15-3 髂外动脉狭窄的多普勒图像及流速频谱。彩色血流成像（上份）提示狭窄处（箭头所示）彩色混叠区。脉冲多普勒取样容积（中间）经过狭窄处，测量狭窄近端的峰值流速（$PSV_{prox}$）及狭窄处峰值流速（$PSV_{max}$）来计算流速比，$V_r = PSV_{max}/PSV_{prox}$。简图说明狭窄即 PSV 的测量（底部）

## 技术考虑

介入治疗后随访的外周动脉检测的目的是提供客

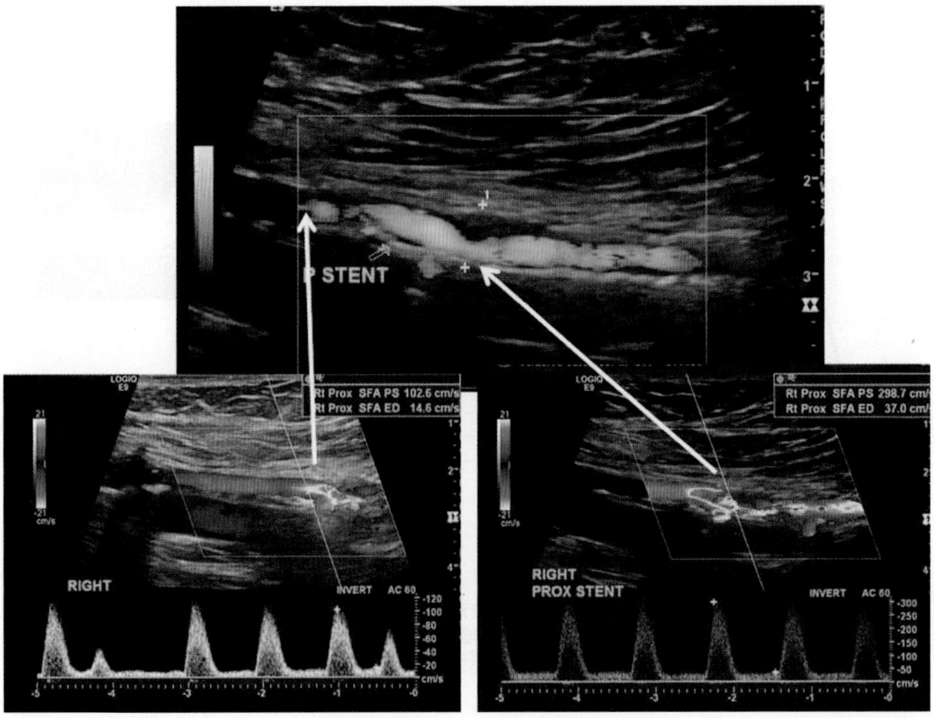


图 15-4 支架血管成形处直径减少>50% 的狭窄处的能量多普勒（上图）和彩色多普勒血流速度频谱图。近端 PSV 为 100cm/s（左下）和狭窄处 PSV 增加到 299cm/s（右下），流速比值 3.0

观的血流动力学和血管成形术后通畅性的功能性解剖学信息。技术人员应该了解介入治疗的指征，动脉的治疗部位和血管内手术治疗的过程等信息。测量肢体压力结合动脉的双功能超声扫描使“正常”(即无狭窄，血流通畅)到“重度狭窄”的分类成为可能，用后者基于阈值标准的分类来决定是否再次干预。血管内介入治疗术后即刻用超声随访检测血管通畅性及是否存在残余狭窄来证实手术的成功或失败。随后的试验是基于操作指南进行的，对于积极治疗的间歇性跛行的患者，检测的频率可以较少；但对于严重肢体缺血患者，超声监测的频率应该类似下肢血管搭桥术。[1,22]下肢血管成形术后双功能超声监测已经证明，在治疗后 12 个月内，20% ~40% 治疗的肢体可发生直径减少>50% 的狭窄。[7,15,18]，在血管成形术的部位发生肌内膜细胞增生是狭窄发生的最常见的原因，与血管腔内治疗的种类无关(球囊扩张、支架成形术、旋切术)。尽管血管造影显示残余管腔轻度狭窄(直径狭窄率<30%)，而双功能超声显示残余管腔直径狭窄率>50%这种情况可能发生，但超声是预测血管成形术是否成功，且是进行术中监测或术后早期(<30 天)随访研究的基础。[1,20]双功能超声随访的股-腘动脉血管成形术后残余狭窄发生率，血管成形术或支架移植术后(<5%)是最低的，球囊血管成形术后(15% ~20%)或旋切术(25%)后较高。然而血管造影提示血管成形术后残余狭窄小于 20% ~30% 预测 30 天通畅，那是技术的成功，但是双功能超声对血管成形术部位血流动力学扫描提供了一个更精确的通畅功能的评估。Schillinger 等[9]证明了双功能超声检测到的>50% 狭窄的股浅动脉闭塞性疾病球囊成形术比镍钛合金支架更频繁出现，在治疗后 6 个月内(45% vs 25%，$P=0.06$)和 12 个月(63% vs 37%，$P<0.01$)均如此。其他技术成功率也高，包括切开或冷冻球囊成形术、粥样斑块切除术及支架置入术，但类似于血管球囊成形术，根据泛大西洋学会联盟对病灶严重性分级，已经观察到这些技术术后 1 年内 20% 到 50% 肢体发生治疗部位血管再狭窄或血栓。[6,10,15]

## 诊断

外周动脉 PTA 术后随访的实验室检测包括肢体的压力和双功能超声检查所见报告(见图 15-1)。这个报告应该对患者肢体缺血严重程度进行评估(轻度、中度及重度)，与介入治疗前比较数值有无改变和 CLI 患者足部是否有丰富的血流灌注，即足趾压>30mmHg。血管成形术部位的双功能超声报告为无狭窄(直径减少<50%)、中度狭窄(直径减少>50%)、重度狭窄((直径减少>70%)，或者闭塞(表 15-2)。“正常”应该表明在血管成形部位没有可识别的狭窄，并且假如前期做了 ABI 检测，且 ABI 正常或者没有改变。双功能超声检测血管内介入部位的近端、内部或者远端大于 50% 直径狭窄率被定义为“新的”异常发现。

表 15-2 已出版的血管成形术部位狭窄的双功能超声分类标准(南佛罗里达大学)

| 狭窄分类 | 收缩期峰值流速(PSV，cm/s) | 流速比($V_r$) | 舒张末期流速(cm/s) | 远端动脉波形 |
|---|---|---|---|---|
| 直径减少<50% | <180 | <2 | N/A | 正常 |
| 直径减少>50% 中度 | 180 ~300 | 2 ~3.5 | >0 | 单相波 |
| 直径减少>70% 重度 | >300 | >3.5 | >45 | 变钝的，单相，低速血流 |
| 阻塞 | | 无血流信号 | | 变钝的，单相，低速血流 |

用于判断 PTA 狭窄程度的血流速度标准主要依赖狭窄处 PSV 和 $V_r$的测量。虽然 $V_r>2$ 是广泛接受的直径减少>50% 的狭窄，也应该结合双功能超声观察到的直径减少、彩色血流成像的湍流及局部 PSV 增加到>180cm/s。在静息状态下，$V_r$值 2 ~3 的狭窄同最小的静息收缩压力梯度联系，且踝动脉流速频谱可以显示为“近乎正常”的多相波形，这种情况可用运动试验 ABI 及足踝压改变来检测狭窄处的功能信息。已出版的血管成形术狭窄的双功能超声分类标准推荐使用三种病变分类(<50% 的狭窄、>70% 的狭窄及闭塞)。该作者的团队联合应用 $PSV_{max}$和 $V_r$的临界值分别为 300cm/s 和 3.5 来定义直径减少>70% 的狭窄(图 15-5)。匹兹堡大学的研究团队报告，预测直径减少>50% 或 80% 的狭窄的阳性预测值>95%，对于泛太平洋协作组织的 B 和 C 类病灶，股-腘血管成形术的支架内狭窄随访的阳性预测值>95%(表 15-3)。[21]患者有进展的复发的肢体缺血症状和 ABI 降低>0.15，血管成形术的部位狭窄平均 $PSV_{max}=360cm/s$

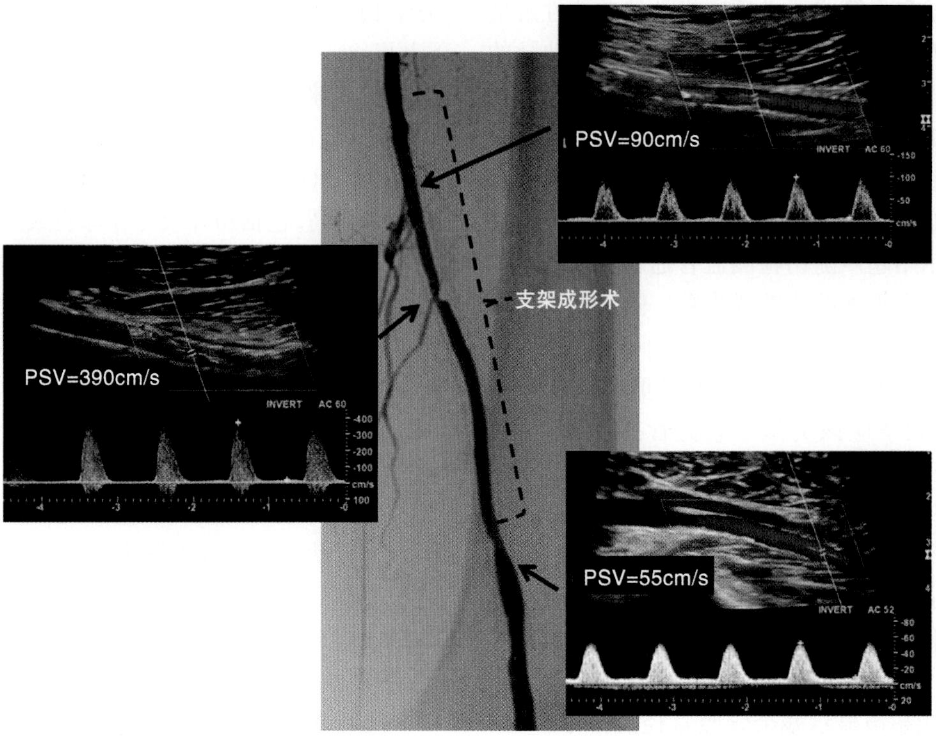


图 15-5 血管造影图(中央)及直径减少>70% 的支架内狭窄的双功能超声图(PSV=390cm/s,$V_r$=390/90=4.1)。右侧顶部的图像显示狭窄近端的 PSV(PSV 95cm/s)。左侧的图像显示狭窄处的 PSV 390cm/s。右下方的图像显示狭窄远端圆钝的血流频谱(PSV 55cm/s)。ABI 从 0.92 降到 0.7,患者再次出现间歇性跛行的症状

及 $V_r$=3.6——直径减少>70% 狭窄的两个分类标准。

表 15-3 股浅动脉狭窄的双功能超声速度标准(匹兹堡大学)

| 狭窄分类 | 峰值流速(PSV,cm/s) | 血流速度比($V_r$) |
|---|---|---|
| <50% DR | <190 | <1.5 |
| >50% DR | 190~270 | 1.5~3.5 |
| >80% DR | >270 | >3.5 |
| 闭塞 | 无血流信号 | 无血流信号 |

DR,直径减少

球囊扩张后,斑块剥离的出现、支架的几何形状和肌内膜增生发展的特性会影响 PSV 升高的程度,从而影响准确预测狭窄程度。

通常情况下,支架内狭窄分级的 PSV 值高于初发动脉粥样硬化狭窄大家"接受"的直径减少>50% 的狭窄阈值 125 到 150cm/s。支架血管成形术降低了血管壁的顺应性,这可使支架内 PSV 升高,并在支架终点产生不一致的血管壁剪切力,使肌内膜细胞增生的发展成为可能。这个作者的血管团队使用相同的标准来分级下肢动脉旁路移植血管和血管成形术部位两种不同手术方式的狭窄,包括再次介入治疗的阈值标准(PSV>300cm/s,$V_r$>3.5)。[1,20]这就在血管试验成员之间提供统一研究标准、疾病进展的诊断和关于随访时间表或再次干预的临床抉择。

血管成形术失败可表现为阻塞、弥漫或多发的狭窄(图 15-6),或表现为局部的重度狭窄(图 15-5)。支架内弥漫性狭窄的双功能超声包括整个支架管腔内多普勒功率的减少及 PSV 值的升高(200~300cm/s)。ABI 的降低类似于重度局部狭窄 PSV>400cm/s 和舒张末期流速>100cm/s。血管成形术失败的重要的血流动力学特征是狭窄远端血管分支的圆钝的低速血流频谱。

## 随访方案

血管内介入失败的频率最高发生在术后的第一个 6 个月,尤其是有残余狭窄(PSV>180cm/s,$V_r$ 在 1.5 到 2.5 之间)存在时。监测试验的理论基础是在血栓形成前识别"失败"的 PTA 部位,在医学上,从对患者有益角度应该考虑对双功能超声探测到的血管成形术后狭窄率>70% 的血管进行修复。血管成形术失败通常是支架内或者邻近治疗部位的血管肌内膜细胞增生发展导致的。支架断裂,为

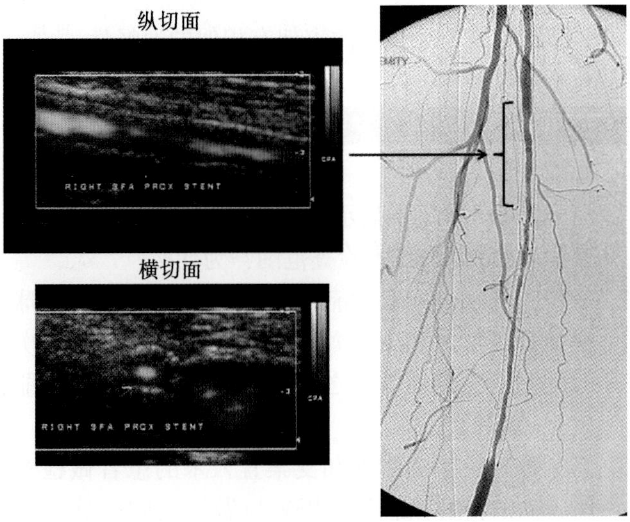


**图 15-6**　股浅动脉支架内弥漫性狭窄的能量多普勒图像(纵切面和横切面)及血管造影图。支架内 PSV 从 200 到 300cm/s,ABI 测值是 0.56

狭窄发展和血栓形成的一个已知危险因素,不能被双功能超声识别,但支架变形或扭曲是异常的征象且预测支架内血栓形成,尤其是如果有>70% 狭窄时(疾病相关知识点 15-1)。

**疾病相关知识点 15-1**
**介入术后常见异常征象**

| 异常表现 | 超声发现 |
| --- | --- |
| 介入治疗部位狭窄 | 管径减小,喷射的彩色血流伴远侧彩色血流紊乱/湍流,狭窄局部 PSV 增高伴远端多普勒频谱湍流 |
| 支架变形或扭结 | 不规则的支架壁,可能会凸向血管腔,在正常且直的血管节段可能明显成角,彩色及频谱呈湍流信号 |
| 肌内膜增生 | 均匀回声的组织在血管成形部位或穿过支架壁,沿着血管内腔生长;可表现为非常薄的一层组织沿血管壁或支架生长,也可进展为介入治疗部位的狭窄 |
| 血栓形成或闭塞 | 探测不到通畅的管腔;无血流信号充填;无多普勒血流信号 |

在血管内治疗随访的临床症状改善和通畅性的报告标准与“开放”的手术修复或旁路移植的标准一致的。对于临床症状改善来说,双功能超声显示介入治疗部位的通畅性和 ABI 增加>0.15 是最低限度的结果标准。[3] 临床上的成功要求解决肢体缺血症状或体征,以及双功能超声血管成像显示动脉修复部位存在直径减少<50% 的狭窄。双功能超声检测直径减少>50% 的狭窄是基于速度频谱的异常发现,并且如果病变进展到直径狭窄率超过 70% 是“无狭窄”通畅性失败的标准,是是否选择修复或在无症状的患者选择全面观察病情的标准。做开放性的手术或者第二次经皮介入来维持或者改善血管成形术部位的功能,改变既定的结果来“保障”初次通畅性。如果血管成形术部位形成血栓,并做第二次介入手术来恢复通畅性,则结局状态更改为“二次”通畅。2 年内成功的随访计划应该保障 80% 到 90% 的 PTA 辅助性初次通畅,并且在二次通畅方面没有明显的增加。如果初次或者辅助初次通畅率是相似的,则在血栓形成之前未能发现临床上有意义的病灶。

ABI 异常或者改变意味着有外周动脉病变(PAD),但不能诊断为血管成形术部位的失败。在许多糖尿患者,ABI 的测量是不准确的,肢体动脉试验需要记录脉搏容积和双功能超声试验来评估肢体灌注和 PTA 功能开放。对于一个有用的监测项目,双功能超声扫描提供的客观标准的应用是必需的。对于直径减少>70% 的狭窄,与血管造影比较,适合于介入的组合的临界值,例如,PSV>300,$V_r$>3.5,是与高的阳性预测值(>90%)相联系的。随访假体旁路或者支架,PSV<40～50cm/s 是重要的试验结果,据报道支架低流速是支架血栓的预测指标。

最初的两周内应该做监测检查,并且结合门诊患者血管临床评价来评估患者的活动等级,评估动脉粥样硬化闭塞风险因子的改善,评估药物(抗血小板、他汀类药物)治疗效果。如果最初的 PTA 测试是正常的,3 个月内随访试验适合于 CLI 患者,而 6 个月适合于间歇性跛行患者。接下来的检查是个体化的,间隔 6～12 个月。假如初次双功能超声检查发现血管成形术部位残余直径减少 50%～70% 的狭窄,那么在 4～6 周复查时观察到狭窄的进展是安全可靠的。应该对患者进行宣教,发生急性的肢体缺血症状应该马上到血管试验室进行评估。对于泛大西洋协作组织定义的 C 和 D 类病灶血管内成形术后第一年随访,由于有较高的失败可能性,减小测试时间间隔(例如 3 个月)也是适当的。再次介入手术的发生率,球囊扩张(30%)高于支架血管成形术(20%)。药物涂层的球囊和支架进一步降低了狭窄发展的可能性。

## 小结

- 双功能超声随访外周动脉介入治疗是有用的，并且应该成为 PAD 患者护理的一部分。
- 依赖患者辨识出肢体血流灌注改变是不可靠的。
- 在检测流程内做的动脉测试的解释是个挑战，一些血管专家并不相信常规的双功能超声监测是有益的、值得卫生保健花费的，或者执行质量监管计划的血管实验室是称职的。
- 当正确地完成检查及恰当的解释结果时，双功能超声监测随访血管内治疗（一种介入治疗方法，以有限的功能通畅性为人所知，并在一群遭受动脉粥样硬化闭塞症进展患者中执行的治疗方法）能提高血管的通畅性和临床预后。[20,22,23]
- 已经显示，对于双功能超声确诊的狭窄，血管内介入治疗的效果与无狭窄的支架有相似的通畅性。[19,20]

## 思考题

1. 在双功能超声检查一个股浅动脉支架置入的患者时，股总动脉超声显示加速时间为 210 毫秒，凭这个信息，你怎么扩大检查范围？为什么？
2. 一位患者来进行双功能超声检查，6 个月内随访球囊血管成形术和支架置入术治疗部位情况。这次时间间隔在随访计划之内，哪里是肢体狭窄最可能发生的部位？
3. 当为球囊扩张成形术和支架置入术的患者做检查时，你预计治疗部位的 PSV 与做经皮腔内旋切术的患者一样还是不同？

（文晓蓉 译）

## 参考文献


1. Hodgkiss-Harlow KD, Bandyk DF. Interpretation of arterial duplex testing of lower extremity arteries and interventions. *Semin Vasc Surg*. 2013;26:95–104.
2. Bandyk DF, Hodgkiss-Harlow KD. Chapter 18: Surveillance after peripheral artery endovascular intervention. In: Zierler RE, Meissner MH, eds. *Strandness's Duplex Scanning in Vascular Disorders*. Philadelphia, PA: Lippincott Williams & Wilkins; 2015.
3. Ahn SS, Rutherford RB, Becker GJ, et al. Reporting standards arterial endovascular for lower extremity. *J Vasc Surg*. 2009;49:133–139.
4. White CJ, Gray WA. Endovascular therapies for peripheral arterial disease. *Circulation*. 2007;116:2203–2215.
5. Goodney PP, Beck AW, Nagle J, et al. National trends in lower extremity bypass surgery, endovascular interventions, and major amputations. *J Vasc Surg*. 2009;50:54–60.
6. Norgren L, Hiatt WR, Dormandy JA, et al. Inter-Society Consensus for the Management of Peripheral Arterial Disease (TASC II). *J Vasc Surg*. 2007;45(Suppl S):S5–S67.
7. Grimm J, Muller-Hulsbeck S, Jahnke T, et al. Randomized study to compare PTA alone versus PTA with Palmaz stent placement for femoropopliteal lesions. *J Vasc Interv Radiol*. 2001;12:935–942.
8. Mewissen MW. Self expanding Nitinol stents in the femoropopliteal segment: technique and mid term results. *Tech Vasc Interv Radiol*. 2004;7:2–5.
9. Schillinger M, Sabeti S, Loewe C, et al. Balloon angioplasty versus implantation of nitinol stents in the superficial femoral artery. *N Engl J Med*. 2006;354:1879–1888.
10. Conrad MF, Cambria RP, Stone DH, et al. Intermediate results of percutaneous endovascular therapy of femoropopliteal occlusive disease: a contemporary series. *J Vasc Surg*. 2006;44:762–769.
11. Laird JR, Schneider PA, Tepe G, et al. Durability of treatment effect using a drug-coated balloon for femoropopliteal lesions: 24-month results of IN.PACT SFA. *J Am Coll Cardiol*. 2015;66:2329–2338.
12. Tepe G, Laird J, Schneider P, et al. Drug-coated balloon versus standard percutaneous transluminal angioplasty for the treatment of superficial femoral and/or popliteal peripheral artery disease: 12-month results from the IN.PACT SFA randomized trial. *Circulation*. 2015;131:495–502.
13. Dearing DD, Patel KR, Compoginis JM, et al. Primary stenting of the superficial femoral and popliteal artery. *J Vasc Surg*. 2009;50:542–548.
14. Schneider GC, Richardson AI, Scott EC, et al. Selective stenting in subintimal angioplasty: analysis of primary stent outcomes. *J Vasc Surg*. 2008;48:1175–1181.
15. Keeling WB, Shames ML, Stone PA, et al. Plaque excision with the Silverhawk catheter: early results in patients with claudication or critical limb ischemia. *J Vasc Surg*. 2007;45:25–31.
16. Back MR, Novotney M, Roth SM, et al. Utility of duplex surveillance following iliac artery angioplasty and primary stenting. *J Endovasc Ther*. 2001;8:629–637.
17. Westin GG, Armstrong EJ, Singh S, et al. Endovascular therapy is effective treatment for focal stenoses in failing infrapopliteal grafts. *J Vasc Surg*. 2013;58:557–558.
18. Abularage CJ, Conrad MF, Hackney LA, et al. Long-term outcomes of diabetic patients undergoing endovascular infrainguinal interventions. *J Vasc Surg*. 2009;52:314–322.
19. Bandyk DF, Schmitt DD, Seabrook GR, et al. Monitoring functional patency of in situ saphenous vein bypasses: the impact of surveillance protocol and elective revision. *J Vasc Surg*. 1989;9:286–296.
20. Barleben A, Bandyk DF. Surveillance and follow-up after revascularization for critical limb ischemia. *Semin Vasc Surg*. 2014;27:85–89.
21. Baril DT, Rhee RY, Kim J, et al. Duplex criteria for determination of in-stent stenosis after angioplasty and stenting of the superficial femoral artery. *J Vasc Surg*. 2008;48:627.
22. Oresanya L, Makam AN, Blekin M, et al. Factors associated with primary vein graft occlusion in a multicenter trial with mandated ultrasound surveillance. *J Vasc Surg*. 2014;59:996–1002.
23. Troutman DA, Madden NJ, Dougherty MJ, et al. Duplex ultrasound diagnosis of failing stent grafts placed for occlusive disease. *J Vasc Surg*. 2014;60:1580–1584.
24. Patel SD, Zymvragoudakis V, Sheehan L, et al. The efficacy of salvage interventions on threatened distal bypass grafts. *J Vasc Surg*. 2016;63:126–132.

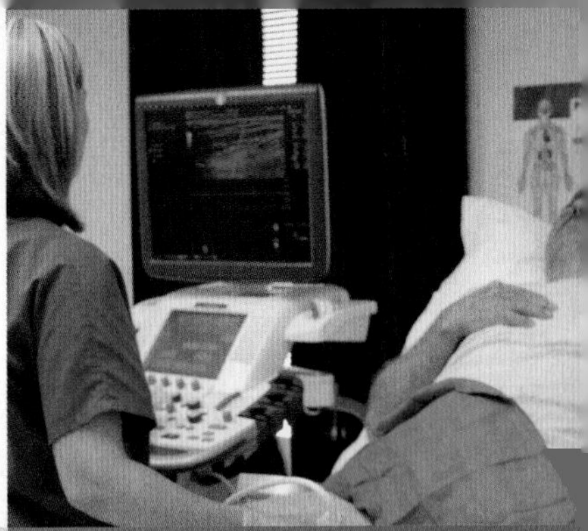

# 评估非动脉粥样硬化疾病中的特殊注意事项

PATRICK A. WASHKO | S. WAYNE SMITH

## 第 16 章

## 目标

- 定义非动脉粥样硬化病变的临床表现。
- 列出最常见的非动脉粥样硬化病变。
- 确定非动脉粥样硬化疾病的超声表现。
- 描述与心血管事件相关的最常见的心脏疾病。
- 做动脉检查前了解临床病史的重要性。

## 关键词

动脉瘤
动静脉瘘
动脉炎
血栓闭塞性脉管炎
医源性疾病
腘动脉陷迫综合征
假性动脉瘤
多发性大动脉炎
损伤

## 术语表

**动脉瘤（aneurysm）**：包括三层膜结构的动脉壁的扩张。

**动静脉瘘（arteriovenous fistula）**：动静脉间的异常交通，可以是医源性的、创伤性或者先天性的。

**伯格氏病（Buerger's disease）**：一种类型的血管炎，又名血栓闭塞性脉管炎；累及中、小动脉。

**栓塞（embolism）**：由血液运输的血凝块、团块、细菌，或者其他异物使血管发生阻塞或者闭塞。

**巨细胞性动脉炎（giant cell arteritis）**：一种类型的动脉炎，也叫颞浅动脉炎，主要累及颞浅动脉及头颈部其他动脉。

**假性动脉瘤（pseudoaneurysm）**：一个扩大的血肿；血液从血管腔经动脉壁的一个破口流出聚集在周围的组织中。

**多发性大动脉炎（Takayasu's arteritis）**：一种类型的动脉炎，累及主动脉弓和其大的分支血管。

**血管炎（vascular arteritis）**：一种累及血管的炎性疾病。

非动脉粥样硬化性外周血管疾病是相对少见的。近 90% 的外周动脉疾病（peripheral arterial disease，PAD）患者的病因是动脉粥样硬化。非动脉粥样硬化动脉疾病通常通过详细的病史得到验证，即缺乏导致动脉粥样硬化疾病的危险因素。一些典型的动脉粥样硬化危险因素包括吸烟、糖尿病、高血压及高脂血症。非动脉粥样硬化疾病由许多非典型的疾病组成，包括炎性疾病、先天畸形、获得性疾病或者损伤。通过血管试验室的影像资料、生理学研究及详细的病史，许多非动脉粥样硬化性动脉疾病是能够被评估及恰当的诊断的。这章我们将复习影像资料及生理学的试验来评估各种非动脉粥样硬化动脉疾病。

## 超声检查技术

非动脉粥样硬化动脉疾病患者的超声检查与疑似动脉粥样硬化患者的评估应用相似(参考第 12 章)。一部分血管系统疾病的诊断是通过出现的症状及怀疑的疾病来决定的。在一些病例,直接的双功能超声影像技术同间接的生理学试验联合应用来完整地描绘这些疾病的特征。特殊的检查细节将包含在每一个疾病单元中。在接下来的章节中将描述基础的超声检查技巧。

### 双功能超声技术

通常,灰阶超声成像将用横向及纵向切面检查来完整地显示任何血管壁的异常或者血管缺陷。记录所有主要血管检查的图像。当邻近血管壁异常时可获取额外的血管图像,并与血管正常部位比较。

应该用频谱多普勒和彩色血流成像技术评估血管内血流的紊乱和狭窄。用彩色血流成像不仅可以快速判断正常血流,而且可以判断湍流、流速增快、血管外的血流或者缺乏血流信号。必须用频谱多普勒来显示每一个血管的收缩期峰值流速(peak systolic peak, PSV)。舒张末期血流速度也需要记录,尤其是观察到异常高或者低阻的血流模式图时。在怀疑狭窄的区域,应该记录感兴趣区前的 PSV、感兴趣区的最大 PSV 及其远端的 PSV。狭窄后的湍流也应该记录。

## 动脉炎

动脉炎是一个用来描述好几种累及血管的炎性疾病的术语。其病因不清楚,但通常涉及免疫系统。炎性过程是以血管壁细胞为媒介,导致各种白细胞浸润;血管壁肌层及弹性部分被侵蚀,纤维化发展;最终的结果是整个血管壁的削弱甚至血管壁内的坏死。[1,2]

动脉炎的症状可能经常与曾经遇到过的动脉粥样硬化相似。当动脉炎累及外周血管时,可出现临床症状,例如间歇性跛行或静息痛。好几种类型的动脉炎可累及上肢动脉。最常见的上肢动脉病变是近心端锁骨下动脉动脉粥样硬化性疾病,这些患者因为特征性地不对称的血压、头晕或晕厥被引导到血管试验室。假如超声发现腋动脉或者肱动脉的狭窄,则很少由动脉粥样硬化引起,更可能是巨细胞性动脉炎或者多发性大动脉炎。

### 巨细胞性动脉炎

巨细胞性动脉炎或颞浅动脉炎是一种血管炎性疾病,好发于年龄较大的患者。[3]平均发病年龄是 70 岁,小于 50 岁的年轻人很少发生。白种人和女性较男性或其他种族更易患病。患者通常因为不对称的上肢血压被推荐到血管试验室。[3]患者也可能出现典型的颞部头痛、颞浅动脉(颈外动脉的分支)区压痛、脉搏减弱,或者颞浅动脉区条索状结构。其他的症状可包括颈部的疼痛或者僵硬、头痛或者颌部的间歇性疼痛及视觉异常。巨细胞性动脉炎是值得注意的视神经缺血的危险因子,可导致失明。巨细胞性动脉炎最常见的发生部位是颞浅动脉,但也可累及多个颅外动脉和头颈部其他动脉。偶尔累及主动脉弓以下的动脉。红细胞沉降率同其他炎性标记物一样往往升高,如 C 反应蛋白。诊断本病的金标准是颞浅动脉穿刺活检,单核细胞和巨噬细胞浸润血管壁中膜的弹力层及周围。

#### 扫查技术

怀疑巨细胞性动脉炎或者颞浅动脉炎患者的超声检查包含出现症状区域的血管系统成像。假如患者出现颞部的疼痛和头痛,除了要检查颞动脉本身外,通常还要做完整的颈动脉超声检查。颞动脉是颈外动脉的两个终末分支中较小的。它起自下颌骨后方,穿过颧骨突起,然后沿颞骨走行,继续走行大约 5cm 后分为额叶和顶叶支。颞动脉小而浅,为了更好地显示它,需要用高频率的探头。

假如患者上肢出现症状,做上肢的双功能超声要密切注意锁骨下动脉、腋动脉和肱动脉。下图是来自一个 63 岁的白人女性,她出现了肩部及上臂僵硬的症状,此外,1 个月以后,开始出现左手的苍白伴麻木及冷感。她也注意到体力活动时左上肢极易疲劳。体格检查发现双上肢脉搏搏动减弱,伴左上肢血压较右上肢低 60mmHg。左手指光电容积描记成像(photoplethysmography, PPG)显示五个手指波形明显减弱。她做了上肢动脉的双功能超声检查,发现了左侧腋动脉的重度狭窄,狭窄处 PSV 超过 400cm/s(图 16-1A)。该区域彩色血流成像显示不规则的管腔伴随管壁增厚,可见低回声区域围绕残存管腔(图 16-1B)沿手臂继续向远端扫查,可辨认肱动脉。彩色血流成像显示多个区域血流信号充盈不佳并出现混叠。做血管造影(图 16-1C),确定了巨细胞性动脉炎的诊断,并成功地做了血管成形术(图 16-1D、E)。

由巨细胞性动脉炎或颞浅动脉炎导致的狭窄表现

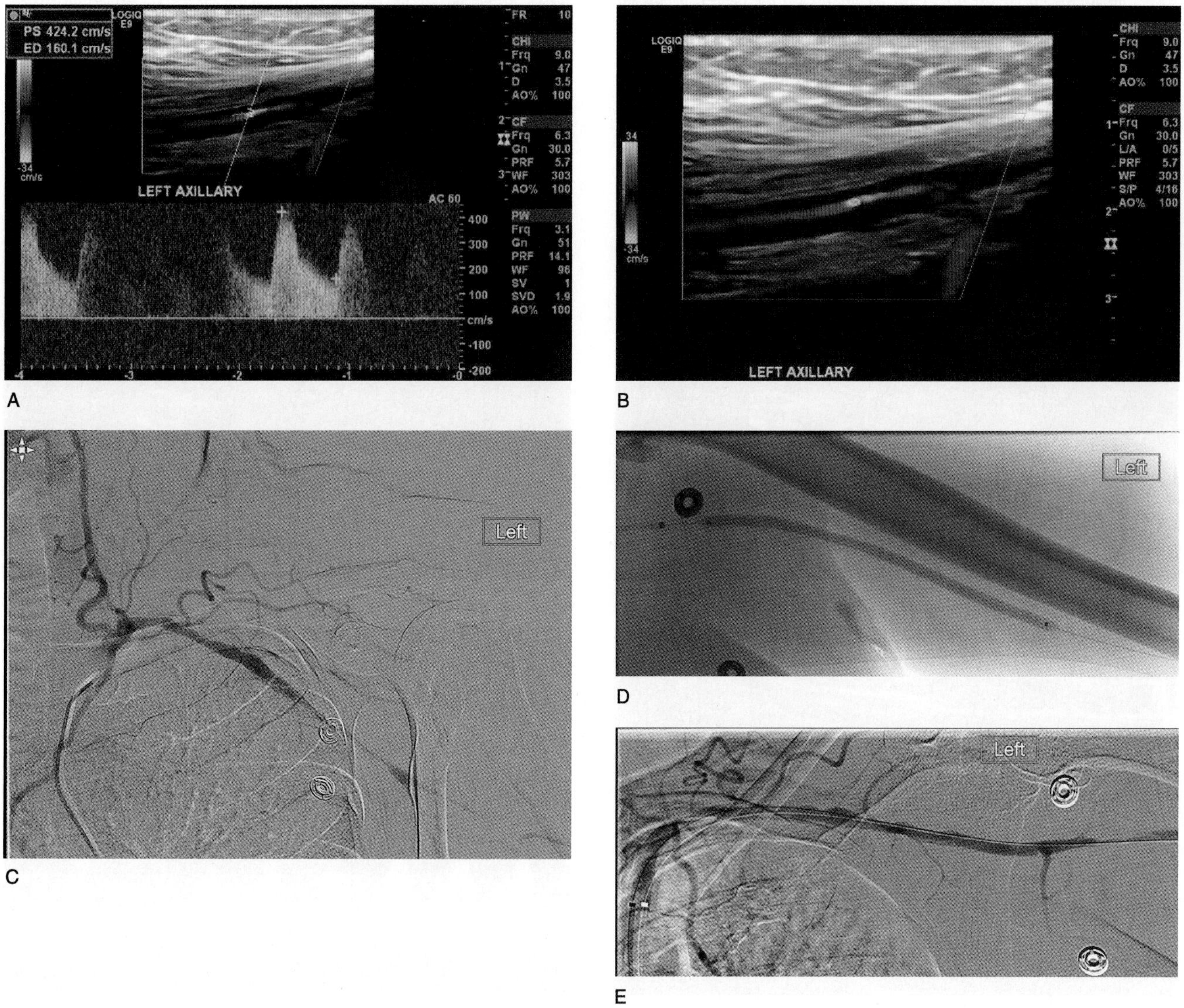


图 16-1 A. 一个巨细胞性动脉炎患者腋动脉的重度狭窄，PSV>400cm/s。B. 腋动脉不规则的彩色充盈伴彩色混叠及周围低回声环绕。C. 腋动脉巨细胞动脉炎病变的初步血管造影。D. 病变的血管成形术。E. 巨细胞动脉炎的腋窝血管成形

为与任何原因导致的狭窄相似的典型的超声表现。用来判定狭窄的首选工具是 PSV 的局部升高。PSV 升高达到相邻近端血管 PSV 的两倍意味着至少 50% 的狭窄。这个标准可用于大多数动脉。巨细胞性动脉炎的 B 型超声成像通常表现为低回声的同心圆形管壁增厚，管壁增厚可累及长段的血管，并导致管腔逐渐变细。[4]此外，血管周围可出现无回声区，形成围绕血管的“晕”，这一现象的出现是由于白细胞浸润，在横切面及纵切面均可出现。

## 多发性大动脉炎

多发性大动脉炎主要累及主动脉弓和其大分支。超过 90% 的患者累及锁骨下动脉，而近 60% 的患者累及颈总动脉。[5]由于有其他类型的动脉炎，炎症过程可能是免疫系统紊乱的一部分。多发性大动脉炎侵及整个动脉壁三层结构，可导致血管的部分阻塞及完全阻塞。血管壁也变得薄弱，导致动脉瘤形成。这种病最常发生在东南亚国家。男女发病率比例是 8∶1，超过 80% 患者是小于 40 岁的年轻人。患者的症状通常是无脉，肱动脉血压差大于 30mmHg，可出现头晕、眩晕、黑矇、短暂缺血发作、偏身轻瘫、复视及上肢的间歇性疼痛等症状。血管造影和超声可用来诊断本病。

### 扫查技术

疑似多发性大动脉炎患者的超声检查与颞动脉炎相似，通常要检查的血管部位是颈动脉和锁骨下动脉。灰阶超声是血管壁增厚较好的检查方法，而用频谱多普勒和彩色多普勒探测狭窄。

典型的超声图像显示血管壁增厚伴向心性狭窄，血管增厚的区域在外观上通常是均匀的，紧邻正常的或者无病变的血管（图 16-2A-C）。通常，血管壁增厚将累及好几厘米的长段血管。狭窄将导致病变段血流速度增高伴远端狭窄后的湍流。横切面上，命名血管壁环状增厚的术语为通心粉征。[6] 狭窄的远端区域将出现衰减的动脉信号（图 16-2D）。

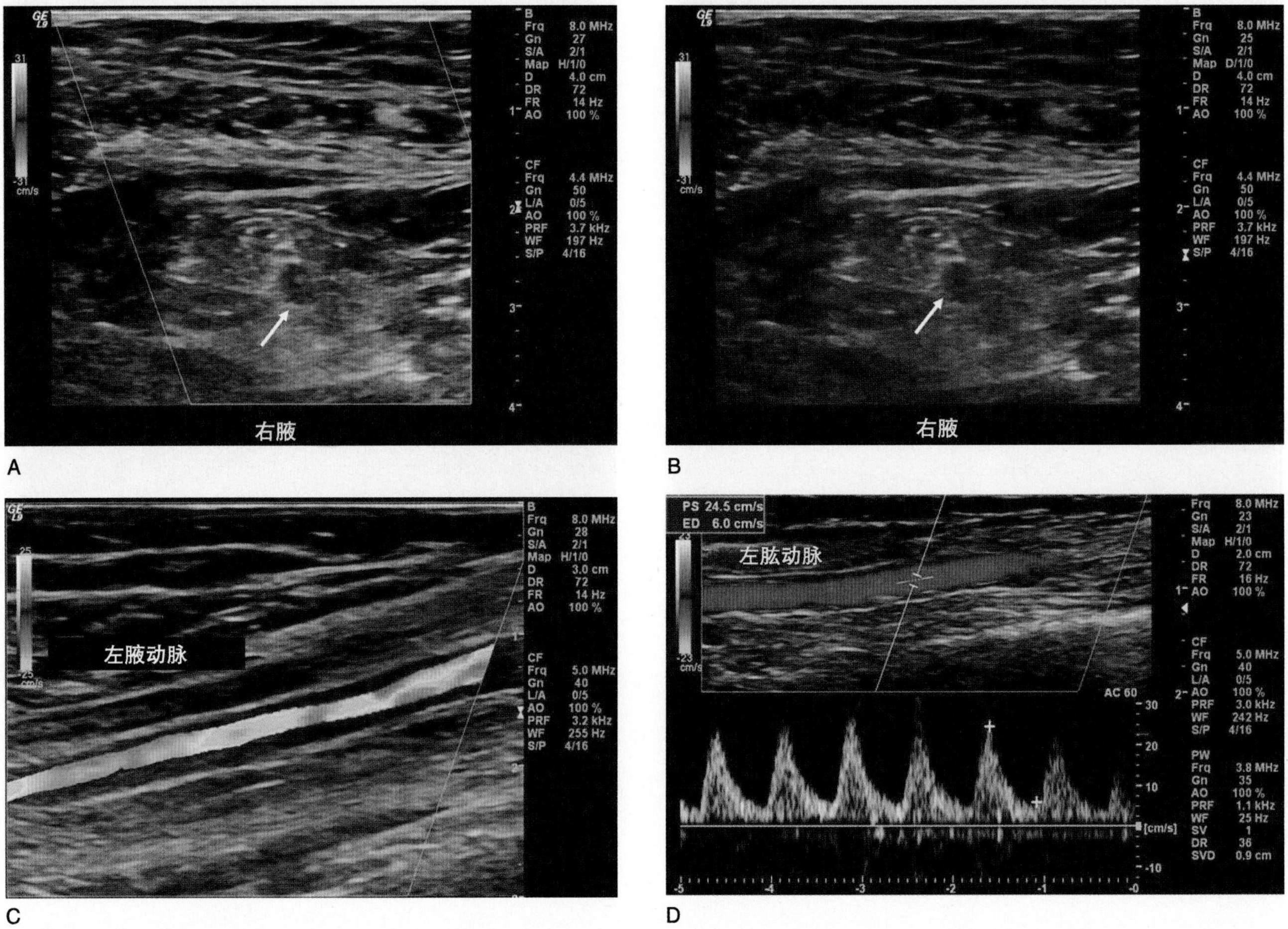


图 16-2 一个多发性大动脉炎患者的超声图像。A. 腋动脉的横切面彩色血流图显示管腔血流的减小（箭头）。B. 腋动脉的伪彩灰阶成像显示管壁环状增厚（箭头）。C. 腋动脉的矢状断面显示变窄的管腔内血流充盈。D. 狭窄部位远端肱动脉衰减的动脉血流信号

## 血栓闭塞性脉管炎（Buerger 病）

血栓闭塞性脉管炎是另外一种类型的非动脉粥样硬化性炎性疾病。这种疾病累及上、下肢的中、小血管，包括手指、趾、胫、腓、桡及尺动脉。[7] 本病的典型表现是患者年龄小于 45 岁，男女比例是 3∶1。出现的症状可包括缺血性指/趾溃疡。足趾溃疡略多于手指溃疡，也可发生指/趾的坏疽。三分之一的患者可以看到浅表血栓性静脉炎，一半的患者出现包括手和脚麻木和刺痛症状。其他症状包括足弓处间歇性跛行、手臂及手部的间歇性疼痛。[8] 事实上这些疾病总是双侧的，尽管检查结果可能一侧肢体比另一侧更为明显。超过 80% 的患者会累及 4 个肢体中的 3 个。因为这些症状与其他疾病导致的症状相似，必须排除自身免疫疾病、高凝状态和心血管栓塞。吸烟总是出现在血栓闭塞性脉管炎患者的病史中，而且对本病发展至关重要，吸烟及咀嚼烟草与该病有关。血栓闭塞性脉管炎在在印度较普遍，在那里低社会经济阶层抽吸由未加工的烟草自制的卷烟。[9] 这些患者的各种炎性标记物的血液检验经常是正常的，因此对本病到的诊断不是非常有帮助。

### 扫查技术

为了确诊血栓闭塞性脉管炎，生理试验及双功能超声检查两者都要做。根据出现的症状的不同，可在双臂（上臂，前臂及腕部）或者腿部（大腿，小腿及踝部）获得体积描记波及压力。指/趾的评估是必需的，

因为一些患者，腕部或踝部的波形是正常的，然而，指/趾血管波形将提示异常。这些研究的标准技术已经在前面第 11 章描述了。

在怀疑有病变的肢体做双功能超声检查确定动脉阻塞的部位。代表性地，在上肢，这个检查包括肱动脉、桡动脉及尺动脉。在下肢，双功能超声检查可做到胫动脉远端。应该仔细检查，排除动脉粥样硬化斑块的存在。指/趾动脉可以用超声评估，但是这不是常见的情况。指/趾动脉小而表浅，就其本身而言，为了充分的检查，需要用体积小的高频率探头，有时候用数字化双功能超声能探测到狭窄，提供成功的指/趾动脉超声影像。图 16-3 显示了一个血栓闭塞性脉管炎患者的蹬趾动脉的双功能超声图像，可见一个局部的趾动脉狭窄。

了解指/趾动脉灌注的首选方法是生理学技术。以下的图片来自一个 31 岁的女性，她的右手第 1 和 2 指出现疼痛。她刚生完小孩，并且在怀孕期间已经戒烟，最近复吸，她的病史还有值得注意的高血压。她做了数字化的光电容积描记成像（PPG）（图 16-4A）。与她右手的第 3、4 和 5 指比较，她的右手第二指的波形是明显的减弱，而右手第一指有轻微的减弱。临床检查提示第 1、2 指的异常，以第 2 指更严重（图 16-4B）。血管造影显示指动脉严重阻塞，这与无创的血管试验检查结果一致（图 16-4C）。

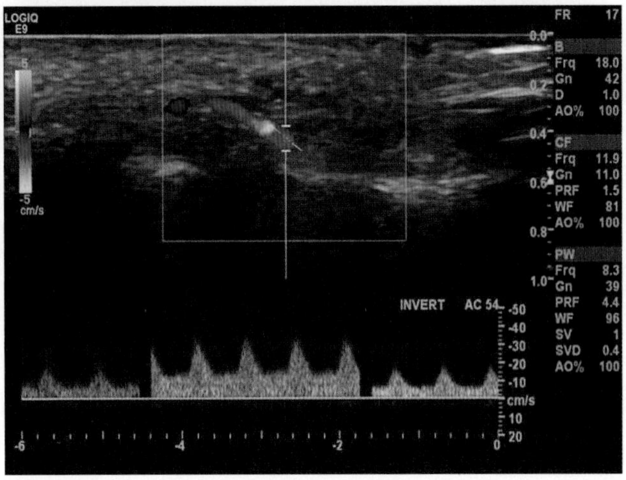


图 16-3　一个血栓闭塞性脉管炎患者的蹬趾动脉的双功能超声图像

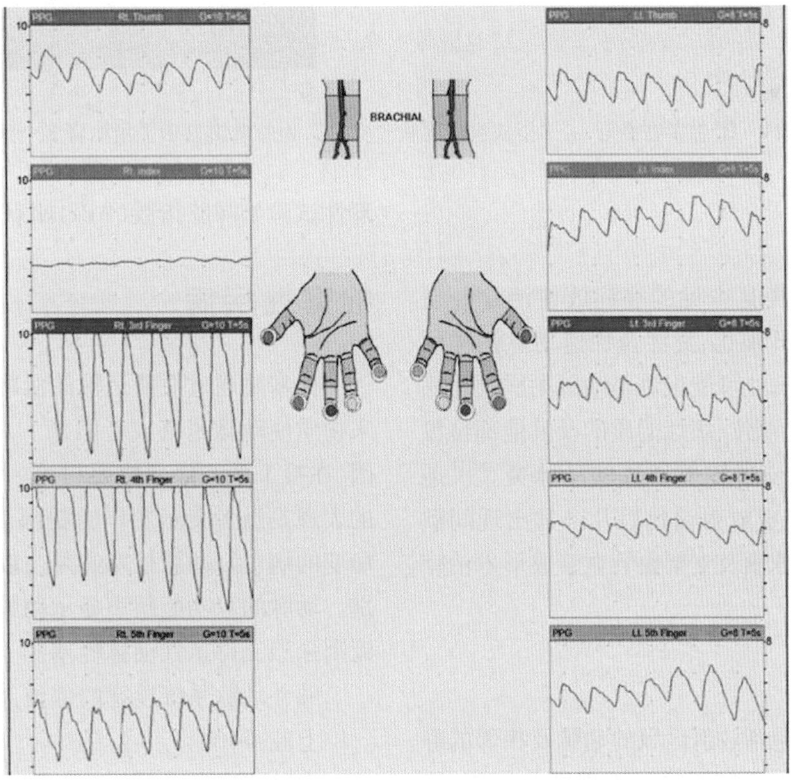


A

图 16-4　A. 一个血栓闭塞性脉管炎患者的数字化光学体积描记成像显示手指的缺血

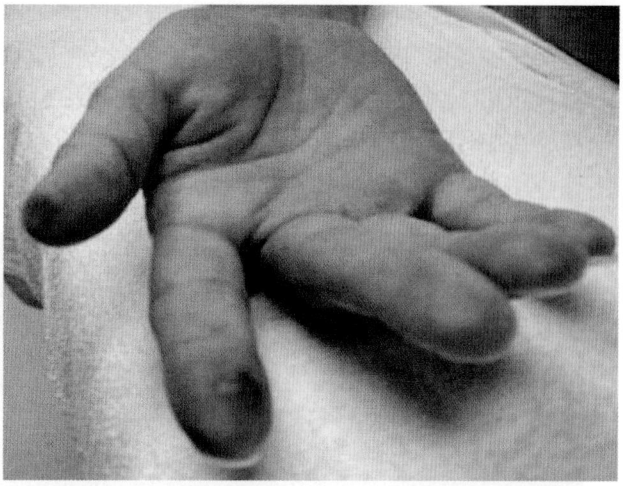

B

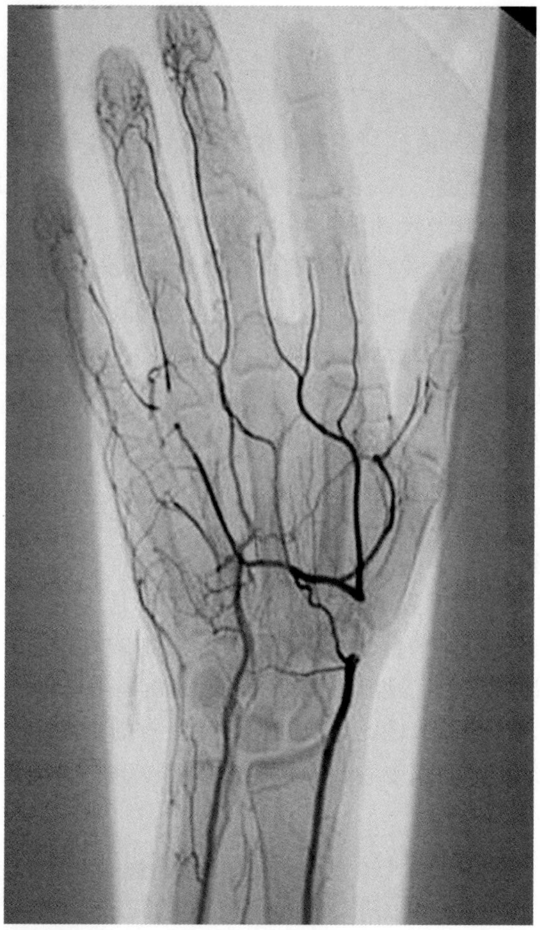

C

图 16-4(续) B. 患者右手第一、二指缺血性皮肤改变。C. 血管造影显示手指血管多个区域的阻塞

## 辐射诱导动脉炎

辐射诱导的动脉炎是少见的癌症放射治疗并发症。它导致血管周围纤维化、炎症及加速动脉粥样硬化。辐射诱导的动脉病灶可能很难与动脉粥样硬化病灶鉴别。然而,病灶的部位、病灶的质的及其他部位没有动脉粥样硬化病灶支持辐射导致的动脉炎。[10,11] 通常,这些患者可能在完成放射治疗后几个月出现间歇性跛行。这种病变用球囊及支架血管血管成形术治疗已经取得成功。[12]

### 扫查技术

双功能超声评价包括放射区域的动脉及相邻的静脉血管。灰阶超声密切观察血管壁不规则及增厚,管壁增厚区域与巨细胞性动脉炎和多发性大动脉炎相似。放射治疗区域的血管图像应该与远离放射治疗区域的正常节段比较。每一根血管的频谱多普勒及彩色血流成像都要获得,以寻找狭窄的证据。通常,可做生理性试验如踝肱指数(ABI)来获得整体缺血的证据。

## 栓塞性疾病

栓塞是通过血液运输的血凝块、细菌、或者其他外来物质使动脉闭塞或者阻塞。对于血凝块,有多种原因,在接下来的部分将要讨论。外周动脉栓塞的典型的表现是患者突然发作的腿部疼痛,而以前没有动脉病变的病史。动脉栓塞必须与以前存在的动脉血栓鉴别。动脉的双功能超声显示动脉无斑块及缺乏侧枝血流则强烈支持急性动脉栓塞。

颅外动脉系统栓塞的部位包括以下部位:[13]

上肢:14%

内脏:7%

主髂动脉:22%

股动脉:36%

腘动脉:15%

其他:6%

## 心源性栓塞疾病

近 80% ~99% 的动脉栓子是心源性的,包括心房纤颤、心肌梗死后左心室血栓、机械瓣膜、心脏内肿瘤、心肌炎及矛盾性栓塞。心源性栓塞病变在各个年龄都可看到。最常见的潜在的心源性栓塞病变是慢性心房纤颤。由于左心耳内血液的淤滞导致血栓形成,从而栓塞远处的血管。尽管栓塞性中风是最常发生的,栓塞可发生在整个动脉系统。图 16-5 显示了一个快速心房纤颤患者的频谱多普勒波形。

其他常见的来源是继发于心脏内的右向左分流(卵圆孔未闭或房间隔缺损)的矛盾性栓塞,急性动脉堵塞的患者有深静脉血栓,应该考虑矛盾性动脉栓塞。对于这些患者典型的病情诊断可包括经胸廓的超声心动图或用生理盐水激发的经食管超声心动图。

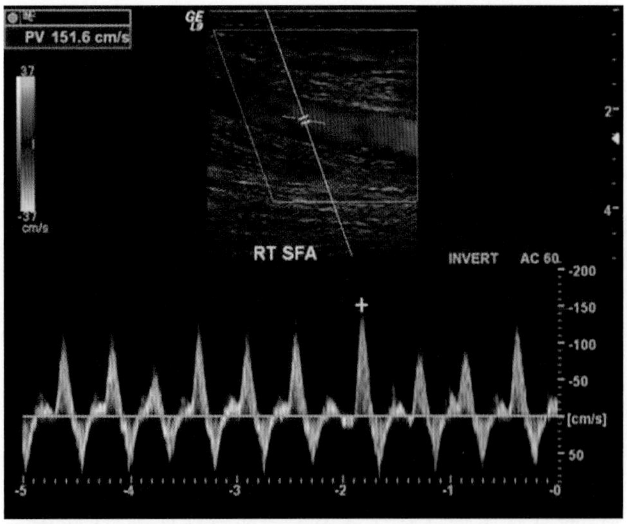


图 16-5　一心房纤颤患者的右侧股浅动脉多普勒频谱

### 扫查技术

下图来自一位 26 岁的女性患者。她不抽烟,正口服避孕药。她的右下肢出现严重的疼痛、苍白及无脉。她的血压正常,并且心律为正常的窦性心率。图 16-6A 显示患者右足的苍白。做了右下肢的双功能超声

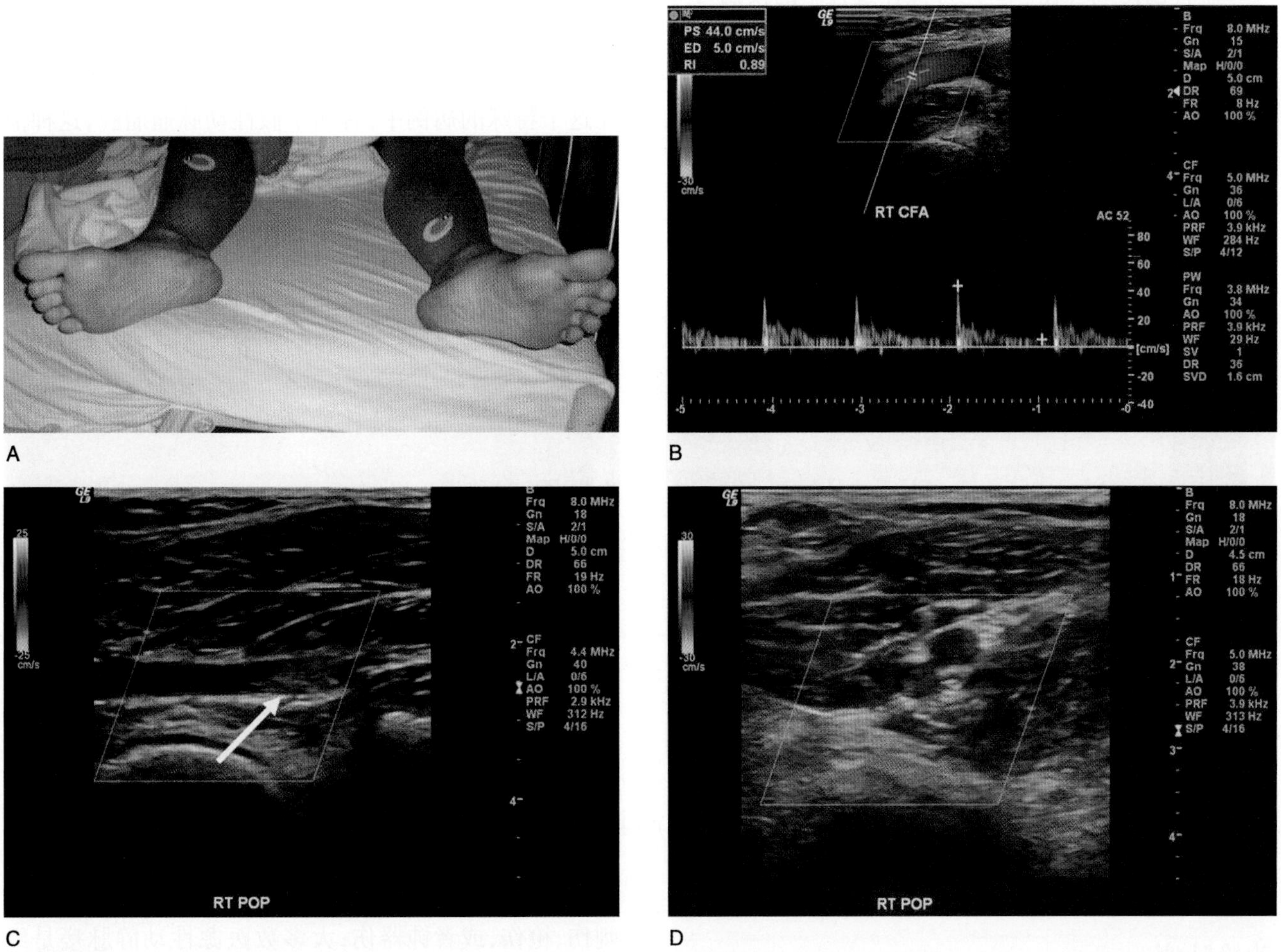


图 16-6　A. 一位动脉栓塞患者右足苍白。B. 该腘动脉栓塞患者股总动脉异常的多普勒频谱波形。C. 腘动脉栓子的矢状切面(箭头)。D. 腘动脉及静脉横切面,均没有血流信号

检查，双功能超声检查显示异常的股总动脉波形，收缩期陡峭的“峰”意味着增加的阻力（图 16-6B）；继续做远端动脉的超声检查，看到腘动脉内低回声物质（图 16-6C，D）；任何血管成像均未见动脉粥样硬化病变，腘血管的矢状切面及横切面显示腘动脉及静脉内均未见血流信号。该患者也做了经胸廓的超声心动图检查，显示右向左的心脏分流；深静脉血栓被证实，血栓随血液流动到心脏，通过心脏的分流进入到体循环系统，栓子阻塞了右侧腘动脉，导致右下肢的急性缺血。

### 动脉栓子的来源

其余 10% ~20% 的栓子来源于心脏外。大的上肢动脉如锁骨下动脉可能是一个来源。主动脉或髂动脉、股动脉或腘动脉的病变也可能导致栓塞，这些病变可能是来源于溃疡性斑块或者动脉瘤的附壁血栓。

## 创伤性和医源性动脉损伤

血管创伤或者在一些医疗操作过程中的损伤可导致各种血管损伤。这些损伤包括假性动脉瘤、动静脉瘘（AVF）、血栓、栓塞或者夹层。

### 假性动脉瘤

由于血管造影患者数量的增加，假性动脉瘤的发生率也明显增加。假性动脉瘤或者假的动脉瘤是一个被周围血肿包裹的博动脉性的肿块，与相邻的动脉相通，假性动脉瘤发生的过程是在损伤后血液漏出到软组织。假性动脉瘤可导致邻近神经的外在压迫和神经的激惹症状，沿受累肢体的麻刺感及休克样疼痛。假性动脉瘤也可导致邻近深静脉的压迫，导致肢体肿胀。假性动脉瘤最常见的原因是在心脏或外周血管的介入过程中使用大的导管。最常见的部位是右侧股总动脉。钝器伤或者穿透性创伤也可导致损伤并继发假性动脉瘤。假性动脉瘤也可发生在外科旁路移植术后和继发于移植物感染裂开。也常见于透析通路移植物。

#### 扫查技术

大多数疑似假性动脉瘤的患者出现搏动性包块，这个包块可能出现在曾经的导管插入部或者损伤部位，该部位可有淤斑和疼痛。双功能超声检查应包括该区域的动脉及静脉血管。图 16-7A 显示了一个 4 天前曾经做过心脏导管手术患者的假性动脉瘤。在血管壁外有彩色血流信号，伴有颈部或通道连接血管壁和瘤腔。彩色血流成像显示假性动脉瘤呈红-蓝的涡流模式，这种红-蓝的涡流模式类似于中国的阴-阳符号。在这个特殊的病例中，有两个假性动脉瘤瘤腔，这种情况并不常见。在假性动脉瘤瘤颈的部位频谱多普勒显示血流进、出瘤腔，这种现象被称为来-回的多普勒模式（图 16-7B）。

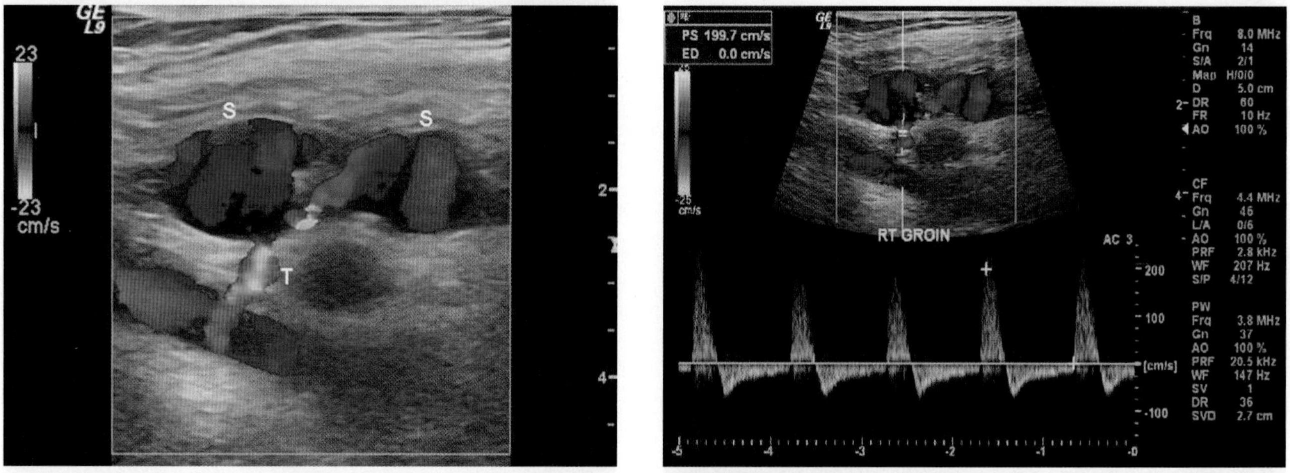


A B

图 16-7 A. 假性动脉瘤的彩色血流成像，有颈部或通道（T）连接血管与两个瘤腔（S）。B. 假性动脉瘤瘤颈部的频谱多普勒图像，典型的来-回血流模式

### 动静脉瘘

创伤性动静脉瘘可继发于动脉创伤，例如直接的刺伤、枪伤，或者钝器伤；大多数医源性动静脉瘘是经皮股动脉导管插入的并发症；中央静脉置管偶尔也可导致动静脉瘘；并且较罕见的情况，动静脉瘘发生在整

个膝关节置换或者腰骶部外科手术后。动静脉瘘的患者通常在介入或外伤部位出现明显的症状。典型的症状,听到新的杂音,扪及震颤,或者出现血肿。为了排除假性动脉瘤,患者通常被送来做超声检查。罕见的情况下,假性动脉瘤和动静脉瘘可在同一部位发生。

### 扫查技术

探测 AVF 的金标准仍然是数字剪影血管造影,但双功能超声通常是检查 AVF 的备选工具。超声的特征性表现包括:

- AVF 近端动脉高的舒张期血流
- 靠近瘘管处的静脉内高的湍流信号(静脉血流动脉化)
- 靠近瘘管处可见彩色噪声信号

下图来自一个 62 岁的男性患者,他的腹股沟区穿刺部位出现了可扪到的震颤。图 16-8A 显示了股总动脉区域显著的彩色噪声信号。血管造影显示静脉系统通过股总动脉区域的动静脉瘘显影。(图 16-8B)。隐-股交界区的股静脉频谱多普勒显示为动脉化频谱或者显著搏动性的多普勒信号(图 16-8C)。

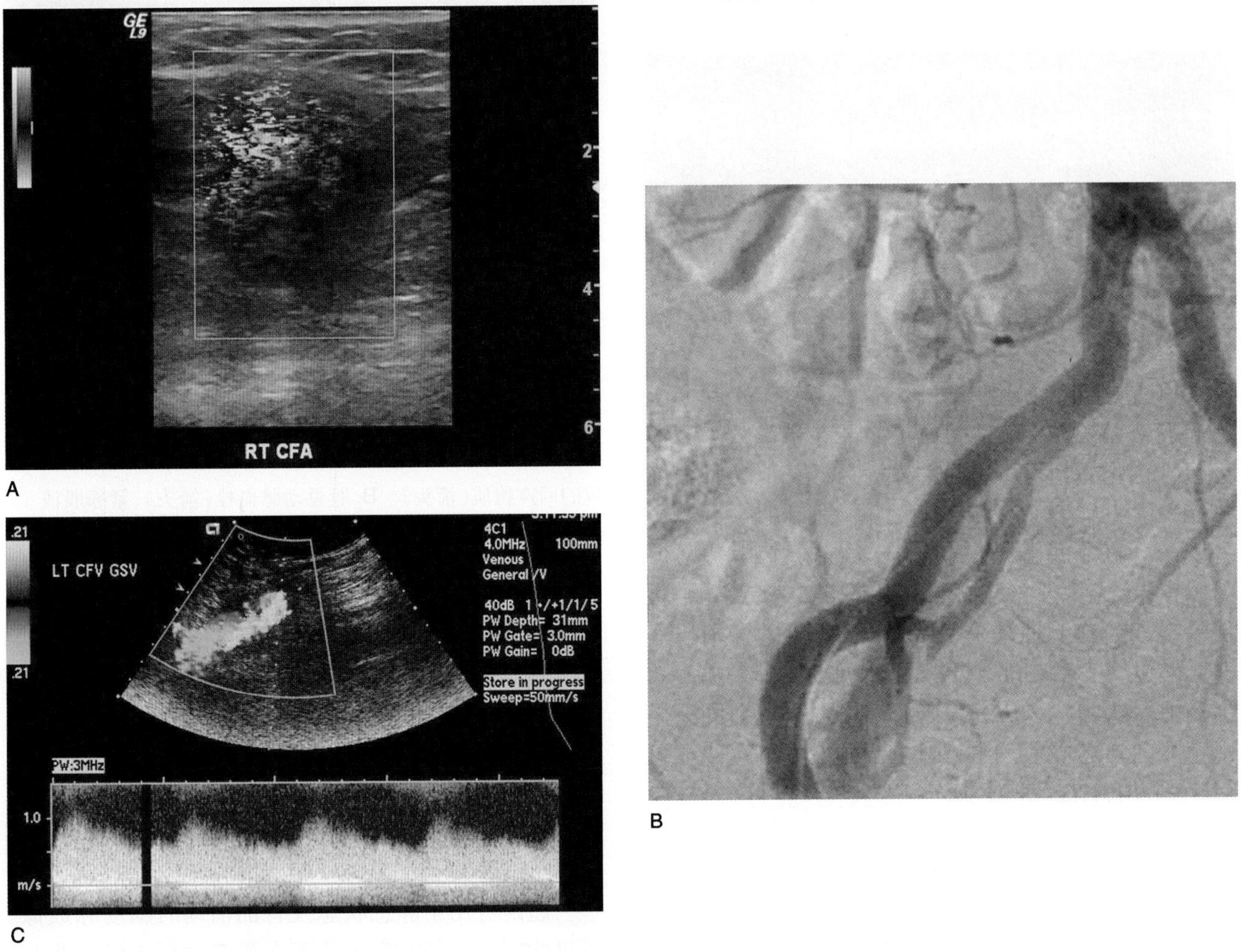


图 16-8　A. 股总动静脉瘘的彩色噪声信号。B. 血管造影显示静脉系统通过股总动静脉瘘显影。C. 隐-股交界区的股静脉为动脉化多普勒频谱

## 动脉闭塞

医源性的动脉闭塞可发生在各种介入或穿刺置管后,偶尔可发生在动脉闭合装置放置之后。这些装置通常用于股动脉导管插入之后,目的是使动脉穿刺部位完全闭合。患者出现这种并发症是很难预测的。可看到部分性血栓到完全性血栓伴腿部发凉、无脉。

### 扫查技术

在穿刺部位可直接做双功能超声检查。根据闭合装置的成分及放置的部位不同,可能很难辨认。偶尔,可能仅仅是闭合装置放置部位血管壁出现小的瑕疵或者回声的轻微改变。图 16-9A ~ C 采自一位 3 天前曾

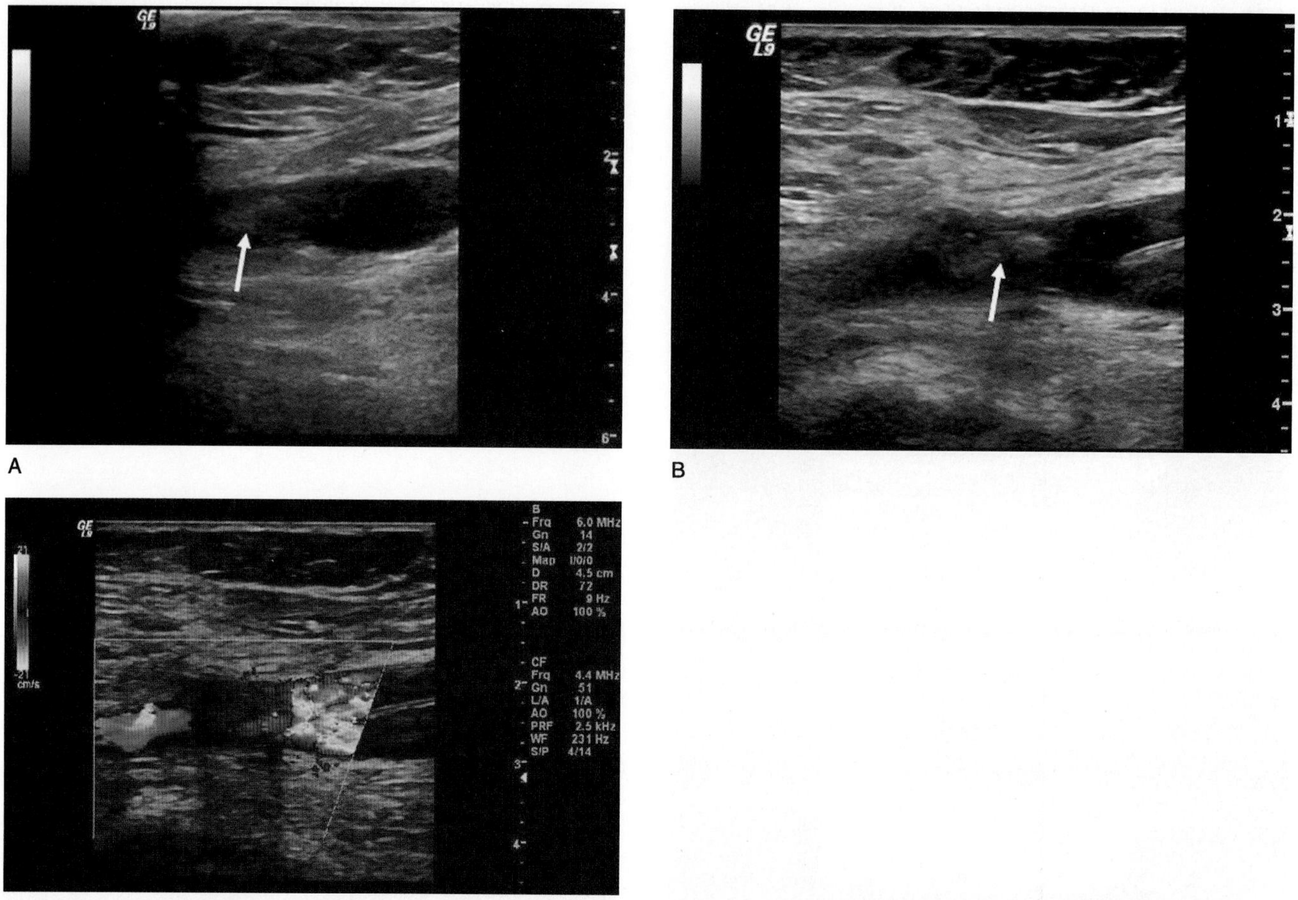

A B C

图 16-9 A. 股总动脉超声矢状切面，管腔内出现与急性血栓一致的回声物质（箭头）。B. 股总动脉血栓（箭头），紧邻股浅及股深动脉。C. 彩色血流显像显示血栓周围血流信号充盈差，血栓远端的血管血流信号充盈

经做过心脏导管插入患者的股总动脉。该区域出现一个小的血栓，查体时注意到腘动脉及股动脉搏动减弱。在股总动脉近心端看到与血栓回声一致的物质，在血栓周围，彩色血流充盈差。

## 腘动脉陷迫综合征

腘动脉陷迫是比较难诊断的综合征，当腘动脉被腓肠肌内侧头及相邻的肌腱压迫时即发生腘动脉陷迫。[14]这是由于肌肉或肌腱的先天畸形产生的，腘动脉反复的外在压迫导致血管壁损伤，这可导致动脉瘤形成、血栓栓塞或者动脉血栓。

无动脉粥样硬化危险因素的年轻患者出现间歇性跛行提示有腘动脉陷迫。间歇性跛行可发生在大量运动后（如马拉松长跑）；可以是慢性的、可预测的间歇性跛行；或者可发生行走时而不是跑步时；罕见地情况，假如腘动脉已发生阻塞，症状可能比较急，患者也可并发麻木或者足的感觉异常。男女发病率是 2∶1。大约 2/3 的人可以累及双侧肢体。

### 扫查技术

临床典型地表现是静息状态踝关节处于中立位时远端脉搏可扪及，足的活动或者背曲时脉搏消失，多种成像模式可用来辅助诊断腘动脉陷迫。然而，下肢血管检查的解释必须与患者的症状相关，因为许多没有症状的患者用刺激的方式可诱导出部分性腘动脉压迫。

超声可用于静息状态及背曲活动时腘动脉成像。静息状态下正常的血流速度在诱导过程中将会改变，消失或者无血流（图 16-10A、B）。也可做数字剪影血管造影显示活动状态下的腘动脉压迫。图 16-10C 血管造影显示在中立位腘动脉管腔不规则。图 16-10D 血管造影显示在被动的背曲位后腘动脉有明显的阻塞。

然而，其他的成像模式也经常应用，例如磁共振或者计算机断层扫描。这些成像模式不仅提供血管系统的信息，同时也可辨认腘窝肌肉及骨骼特征，这些解剖结构细节可辨认压迫血管的组织元凶，也同样可排除

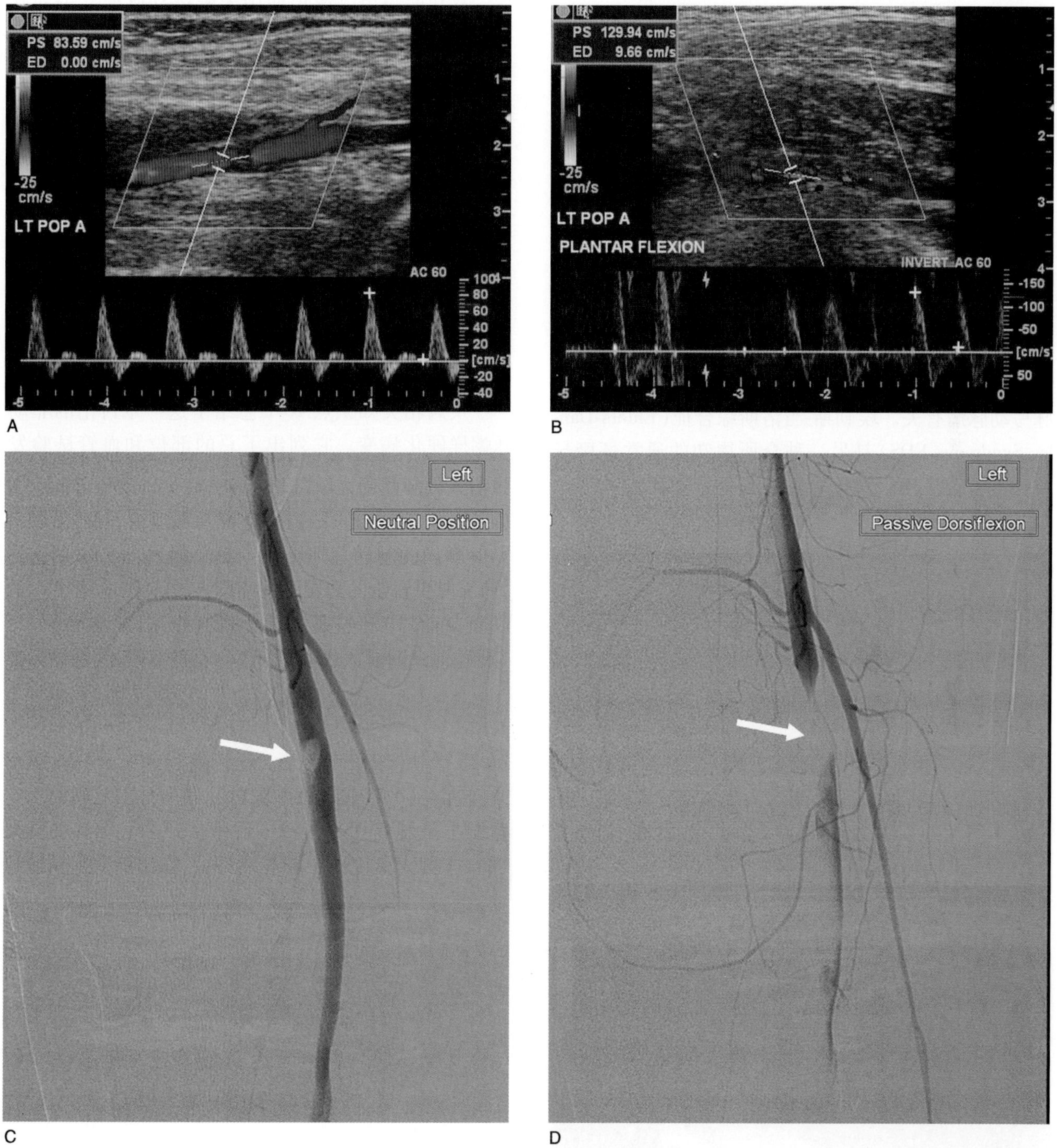


图 16-10　A. 腘动脉陷迫综合征患者的左侧腘动脉。在腿部放松的中立位，PSV：84cm/s。B. 在背曲状态，腘动脉的 PSV 增加到 130cm/s。C. 腿部中立位的血管造影图显示充盈缺损（白色箭头）。D. 背曲位的血管造影图显示明显的阻塞。（白色箭头）

其他疾病,例如腘动脉外囊性病变。

## 非动脉粥样硬化性动脉瘤

虽然动脉粥样硬化是导致动脉瘤形成的主要原因,也有其他疾病可导致动脉瘤形成。动脉瘤可与各种炎性疾病过程相联系,例如在这章前面讨论的一些动脉炎。多发性大动脉炎累及大动脉,并且典型地可导致主动脉弓血流减少狭窄。然而,动脉瘤是多发性大动脉炎最常见的致命并发症。一篇最近的文献报道大动脉炎患者动脉瘤的发生率是45%。[15]其他少见的炎性病变也与动脉瘤有关,包括白塞氏病、结节性多动脉炎和川崎病。

动脉瘤与遗传性基质缺乏有关,例如马方综合征。马方综合征是一种结缔组织异常病变,典型地与主动脉弓动脉瘤有关。埃勒斯-当洛斯综合征(Ehlers-Danlos Syndrome,EDS)是另一种众所周知的通常怀疑导致动脉瘤的疾病。EDS患者有Ⅲ型胶原的先天性缺陷,并且可导致动脉破裂,伴有或无动脉瘤。

## 扫查技术

双功能超声成像长期用来确诊动脉瘤。主动脉弓和胸主动脉的动脉瘤最好是用各种血管造影来确诊。当评估外周动脉动脉瘤形成时,应当测量疑似扩张区近端和远端的血管直径。假如血管扩张与近心段血管比较直径增加至少50%,考虑动脉瘤。下图来自一位51岁的马方综合征患者。他以前曾做过主动脉弓及瓣膜修复,左下肢疼痛,在过去的4天加重。他没有吸烟史或者外周血管疾病。图16-11A显示股浅动脉远端非常异常的血流。在腘动脉近端可见断续的血流信号。腘动脉的中-远端发现动脉瘤和血栓(图16-11C)。马方综合征患者腘动脉瘤是罕见的。[16]

疾病相关知识点16-1总结了这一章讨论的非动脉粥样硬化病变。它列出了总的部位和血管试验发现。

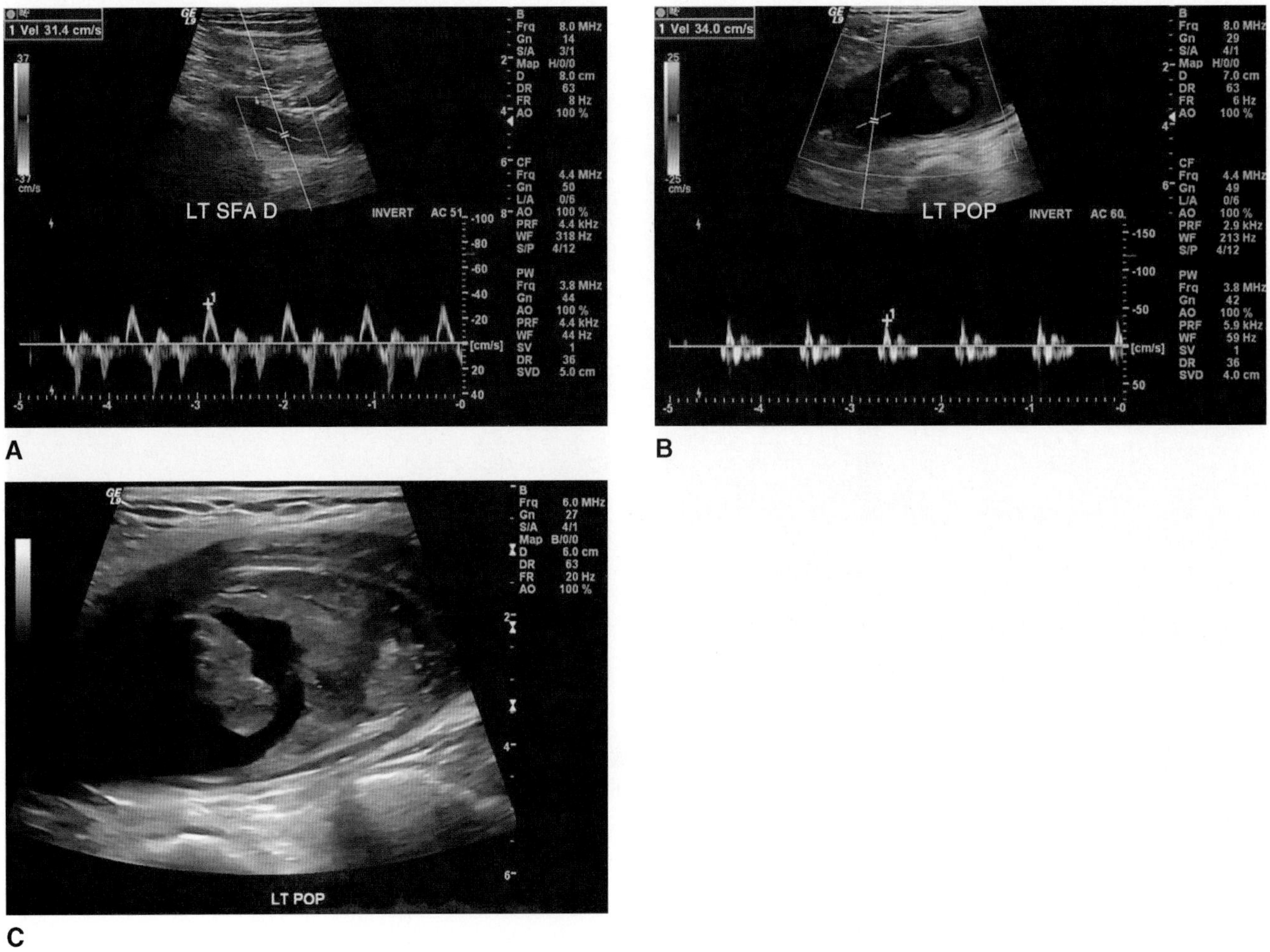


图16-11 A.异常的股浅动脉远端血流速度。B.腘动脉近端断续的血流。C.腘动脉瘤血栓形成

疾病相关知识点 16-1
非动脉粥样硬化性动脉病变

| 疾病 | 累及的常见部位 | 血管试验发现 |
|---|---|---|
| 巨细胞性动脉炎 | 颞浅动脉；颅外动脉；偶尔，主动脉弓及分支 | • 狭窄处 PSV 增高<br>• 管壁向心性增厚<br>• 可出现无回声“晕” |
| 多发性大动脉炎 | 主动脉弓及分支 | • 狭窄处 PSV 增高<br>• 管壁向心性增厚<br>• “通心粉”征<br>• 动脉瘤形成 |
| 血栓闭塞性脉管炎 | 中、小动脉；指/趾动脉 | • 减弱的数字化光电容积描记波<br>• 小血管局部狭窄伴 PSV 增高 |
| 放射性动脉炎 | 任何动脉 | • 管壁向心性增厚<br>• PSV 增高<br>• 相邻血管正常 |
| 栓塞症 | 脑血管；任何血管 | • 接近栓塞处多普勒信号阻力增加<br>• 血管内回声物质<br>• 相邻血管无动脉粥样硬化斑 |
| 假性动脉瘤 | 股总动脉；透析瘘管/移植物；旁路移植吻合口 | • 正常血管壁外彩色血流<br>• 阴-阳漩涡彩色模式<br>• 瘤颈或通道处来-回血流信号 |
| 动静脉瘘 | 股总动脉；任何动脉 | • 彩色组织噪声<br>• 动静脉瘘近端舒张期血流速度增加<br>• 瘘道处流速增高，湍流信号<br>• 静脉呈显著搏动信号 |
| 动脉闭塞或血栓形成 | 任何动脉 | • 穿刺部位回声物质<br>• 彩色血流充盈差<br>• 部分性阻塞 PSV 增加<br>• 完全性阻塞阻力增加 |
| 腘动脉陷迫 | 腘动脉 | • 静息状态中立位 PSV 正常<br>• 趾曲及背曲活动 PSV 增加 |
| 非动脉粥样硬化性动脉瘤 | 主动脉；大和中动脉 | • 直径比相邻近端血管增加 50%<br>• 无动脉粥样硬化<br>• 可能含有血栓<br>• 假如完全性血栓形成，阻力增加 |

## 小结

- 总之，大多数患者的外周动脉超声表现可能要与动脉粥样硬化鉴别。
- 多种其他的病变可导致外周动脉疾病。
- 对于超声技师及血管技师熟悉这些疾病和它们的超声特征是非常重要的。
- 尤其是患者无动脉粥样硬化危险因素的时候，应该怀疑这些不常见的动脉病变原因。

## 思考题

1. 你正在检查一位患者，肱动脉血压相差 35mmHg，右侧肱动脉血压低于左侧。探测狭窄的原因频谱分析更有帮助还是 B 型超声成像？
2. 在检查血栓闭塞性脉管炎患者时，你会做哪个无创性血管试验，为什么？
3. 做冠状动脉造影和支架置入因股动脉导管插入产生的三种医源性动脉病变是什么？其中哪一种病变最可能影响到股总静脉多普勒信号？

（文晓蓉 译）

## 参考文献


1. Rigberg DA, Quinones-Baldrich W. Takayasu's disease: nonspecific aortoarteritis. In: Rutherford RB, ed. *Vascular Surgery*. 6th ed. Philadelphia, PA: W.B. Saunders; 2005:419–430.
2. Thornton J, Kupinski AM. Vascular arteritis: the atypical pathology. *Vasc Ultrasound Today*. 2007;12:213–236.
3. Braunwald E. *Heart Disease*. 3rd ed. Philadelphia, PA: W.B. Saunders; 1992:1547.
4. Tato F, Hoffman U. Giant cell arteritis: a systemic vascular disease. *Vasc Med*. 2008;13:127–140.
5. Klippel JH. *The Pocket Primer on Rheumatic Diseases*. 2nd ed. London, UK: Springer-Verlag; 2010:149–164.
6. Maeda H, Handa N, Matsumoto M, et al. Carotid lesion detected by B-mode ultrasonography in Takayasu's arteritis: 'macaroni sign' as an indicator of the disease. *Ultrasound Med Biol*. 1991;17:695–701.
7. Garcia LA. Epidemiology and pathophysiology of lower extremity peripheral arterial disease. *J Endovasc Ther*. 2006;13(Suppl II):II-3–II-9.
8. Puechal X, Fiessinger JN. Thromoangiitis obliterans or Buerger's disease: challenges for the rheumatologist. *Rheumatology*. 2007;46:192–199.
9. Olin JW. Thromboangiitis obliterans (Buerger's disease). *N Engl J Med*. 2000;343:864–869.
10. Sacar M, Baltalarli B, Baltalarli A, et al. Occlusive arterial disease caused by radiotherapy. *AJCI*. 2006;1(1):42–44.
11. Modrall JG, Sadjadi J. Early and late presentations of radiation arteritis. *Semin Vasc Surg*. 2003;16:209–214.
12. Guthaner DF, Schmitz L. Percutaneous transluminal angioplasty of radiation-induced arterial stenoses. *Radiology*. 1982;144: 77–78.
13. Kasirajan K, Ouriel K. Acute limb ischemia. In: Rutherford RB, ed. *Vascular Surgery*. 6th ed. Philadelphia, PA: W.B. Saunders; 2005:974.
14. Macedo TA, Johnson CM, Hallett JW, et al. Popliteal entrapment syndrome: role of imaging in the diagnosis. *AJR Am J Roentgenol*. 2003;181:1259–1265.
15. Sueyoshi E, Sakamoto I, Hayashi K. Aortic aneurysms in patients with Takayasu's arteritis: CT evaluation. *AJR Am J Roentgenol*. 2000;175:1727–1733.
16. Wolfgarten B, Kruger I, Gawenda M. Rare manifestation of abdominal aortic aneurysm and popliteal aneurysm in a patient with Marfan's syndrome: a case report. *Vasc Endovasc Surg*. 2001;35:81–84.

# 第五部分

# 外周静脉

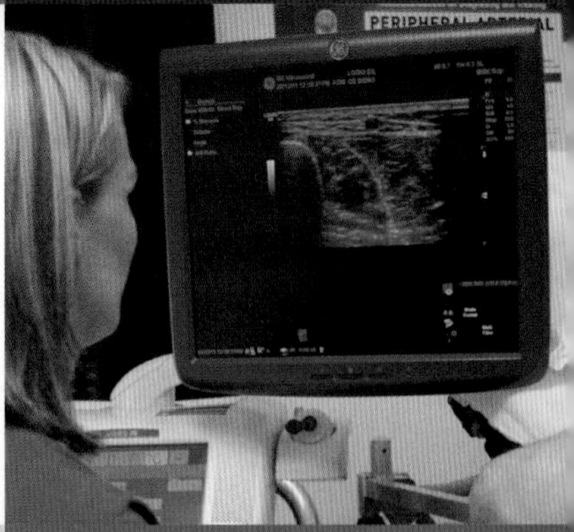

## 下肢静脉的双功能超声检查

STEVEN R. TALBOT | MARK OLIVER

第 17 章

### 目标

- 描述下肢静脉的组成部分。
- 掌握静脉的正常声像图和多普勒特点。
- 识别急慢性血栓声像图的特点。
- 描述各种静脉疾病的多普勒波形特征。
- 列出形成深静脉血栓的危险因素。

### 关键词

急性血栓
慢性血栓
深静脉
穿静脉
浅表静脉
静脉瓣

### 术语表

**急性血栓（acute thrombus）**：静脉内新形成的血凝块，通常形成时间小于14天。
**慢性血栓（chronic thrombus）**：已在静脉内存在几周或数月的血凝块。
**深静脉（deep vein）**：穿行于下肢深部筋膜内并和动脉伴行的静脉。
**穿静脉（perforating vein）**：连接深静脉和浅静脉的小静脉。
**浅表静脉（superficial vein）**：在腿部肌肉筋膜层表面，走行在浅筋膜层，且没有动脉伴行的静脉。
**静脉瓣（valve）**：静脉壁内膜层向内突起的两个半月形小叶，可防止血液逆流。

在超声影像取得进步，并使用双功能超声检查上肢和下肢血管之前，诊断静脉血栓很复杂。临床判断往往不准确，只能选择静脉造影术，这种检查不仅会给患者带来痛苦，价格昂贵，且手术本身也有一定的风险。

20 世纪 80 年代，静脉双功能超声的出现改变了这一切。[1]从此，双功能超声就成为显示深静脉血栓的首选方法。[2]偶尔，对于较困难的病例或双功能超声检查有局限性的病例会使用其他影像学方法。[3]双功能超声对血栓能够进行诊断、定位，而且能判断血栓形成的时间，还能随访疾病的自然病程。因此双功能超声成了管理深静脉血栓的主要手段。[4]另外，双功能超声还能在检查中偶然发现和诊断血管病变和非血管病变。[5]

然而，静脉双功能超声检查对检查者具有极度的依赖性，检查者不正确的操作会导致诊断不准确。一个被误诊为有静脉血栓的病人可能接受长时间抗凝治疗，随之而来的是较大的风险和昂贵的费用。相反，由于不正确的超声检查漏诊了静脉血栓，那么患者的生命将会受到威胁。血管超声检查者资质标准的缺乏是目前所面临的共同问题。

解决这些问题就要让静脉超声检查遵循恰当的操作规范，且要有足够的检查经验。本章节介绍的血管超声检查操作规范将尽最大可能使用能获得准确结果的技巧来进行静脉超声检查。

进行血管双功能超声检查时，检查者要尽力评估以下3点：

1. 有没有血栓
2. 血栓脱落并引起肺栓塞的风险
3. 相关的静脉瓣的功能

静脉双功能超声是判断上述3点最好的手段。进行静脉检查的超声检查者必须要清楚静脉解剖。[6-11]除此以外，还要理解深静脉血栓相关的病理生理学、危险因素以及症状。这一章将回顾静脉双功能超声检查和深静脉血栓的相关知识。

## 血管解剖

第4章回顾了血管系统的解剖，并且提供了图片，现在继续讨论，血管检查技师或超声检查者需要清楚准确认识可被显示的三大类别静脉：

1. 深静脉
2. 浅静脉
3. 穿静脉

### 深静脉

深静脉是静脉系统的“高速公路”。它们是血液流回心脏的主要通路，被肌肉包围。通常与同名动脉伴行。每走一步，由于肌肉对深静脉的挤压作用，深静脉血栓很容易脱落。这种挤压作用不仅是推动血液从腿部和背部回到心脏的主要动力，它也是栓子在静脉内移动产生肺栓塞的主要机制。深静脉血栓的体积比浅静脉血栓大。这样，深静脉血栓更可能导致威胁生命的肺栓塞，因为体积较大的深静脉血栓更容易嵌入肺动脉较粗的分支。

### 浅静脉

和深静脉不同，浅静脉紧贴皮肤走行，位于肌肉的浅面。浅静脉比相应的深静脉细，没有伴行的动脉。它的功能与深静脉完全不同。它的作用是收集周围皮肤的血流以调节体温。如果机体需要散热，浅静脉就会充血，热量将会从充血的静脉散发到空气中。如果机体需要保存热量，浅静脉就会收缩，让血流远离皮肤，这样血液中的热量就不会丢失。

传统观念认为浅静脉内的血栓不会发生栓塞，所以就很少关注浅静脉内的血栓。但这是不对的，浅静脉内的血栓也会发生栓塞，也能到达肺部。尽管如此，由于没有类似于深静脉周围肌肉的挤压作用，浅静脉血栓发生栓塞的几率较小。通常浅静脉血栓的直径比深静脉血栓小，但是体积变化大。如果血栓靠近浅静脉与深静脉的连接处（隐股交汇点或隐腘交汇点），血栓很容易进入深静脉，所以浅静脉的血栓要仔细评估，以判断其对患者的潜在风险。

### 穿静脉

穿静脉是连接深静脉和浅表静脉的桥静脉。它的作用是减少血流在皮肤周围流动的时间，直接让血流从浅静脉流到深静脉。穿静脉具有单向瓣膜，保证血流朝一个方向流动。如果瓣膜失去功能，患者长时间处于坐位或者站立位时，血流将会淤积，长此以往，会导致慢性淤血并形成静脉溃疡。

## 流行病学

静脉血栓栓塞包括静脉血栓（浅静脉或深静脉）和（或）肺栓塞。在美国，肺栓塞是深静脉血栓的主要并发症，也是院内可预防死亡的主要原因。据估算，每年有超过500 000例的深静脉血栓病例，其中有超过50%的病例没有被发现。每年有大约200 000例发生致死性肺栓塞。[12]

除了深静脉血栓的急性风险外，高达30%的病人会出现血栓后综合征的症状（疼痛、水肿和溃疡形成）。[13]这些慢性症状也有较高的发病率。

## 病理生理学

静脉血栓形成的基本机制是Virchow三联征（约在1856年发表），[14]包括血流缓慢、血管壁损伤和血液高凝状态。静脉血栓的形成取决于血栓形成（凝血因子）、抗凝因子和纤维蛋白溶解系统之间的平衡。血流缓慢作为Virchow三联征的因素之一，增加了暴露于凝血因子的机会，这种往往发生在血液停滞的情况下。血管壁的损伤可以影响人体正常血栓溶解系统。血管损伤常与插管相关，在外伤病人中也较为常见。高凝状态也会导致血栓的形成。高凝状态与许多疾病都有一定的相关性，例如癌症，服用避孕药和激素替代治疗的患者的血液也常呈高凝状态。一些遗传因素如V因子和促凝血基因的突变也会导致高凝状态。

静脉血栓常从小腿比目鱼肌静脉窦或围绕小静脉瓣尖开始形成，这是因为这些区域血流缓慢。血流缓慢的区域可能包括血流停滞的区域——Virchow 三联征之一。小血栓形成后可继续形成大的闭塞性血栓。

深静脉血栓的危险因素基本都和 Virchow 三联征的一个或几个因素有关。[15]常见的危险因素见表 17-1。

| 表 17-1 深静脉血栓的危险因素 |
|---|
| 年龄 |
| 手术或外伤 |
| 肢体制动 |
| 深静脉血栓史 |
| 凝血功能障碍(先天性/获得性) |
| 恶性肿瘤 |
| 败血症 |
| 避孕药 |
| 激素替代治疗 |
| 怀孕 |
| 肥胖 |
| 中风 |
| 充血性心力衰竭 |
| 长途旅行 |
| 炎症性肠病 |
| 静脉曲张 |

## 体征和症状

静脉血栓的体征和症状主要由静脉阻塞、静脉及静脉周围炎和栓塞所引起。[16]很多静脉血栓患者症状不明显。有症状的患者常表现为肢体疼痛、无力、肿胀、静脉扩张、皮肤变色，或者可扪及条索状物。有些患者肢体并没有这些症状，仅表现为肺栓塞的症状如呼吸急促、胸痛或心悸。

尽管超声检查者或血管检查技师的职责是进行血管超声检查，但熟悉疑似有深静脉血栓患者的基本临床症状也是很重要的。很多实验室或医院也用临床评分来帮助管理患者和计划做超声等诊断性检查项目的时间，特别是用于以后的研究。正如这章开始所述，深静脉血栓的临床诊断是不准确的，敏感性和特异性都较低。常用不同患者的数据，例如人口学的和临床方面的，来帮助诊断深静脉血栓。[17]

不同的危险因素和不同的临床症状都被纳入了著名的 Well 评分标准。[18]评分细则详见表 17-2。

| 表 17-2 Well's 评分标准 |
|---|
| **以下每项加 1 分** |
| 活跃的恶性肿瘤 |
| 麻痹、轻度瘫痪或近期有下肢石膏制动 |
| 近来卧床已大于 3 天或过去 4 周做过大手术/有创伤史 |
| 下肢深静脉走行区局部无力 |
| 整个下肢水肿 |
| 有症状的小腿比无症状侧的小腿肿胀超过 3cm |
| 有症状的下肢出现凹陷性水肿 |
| 有症状的下肢出现浅静脉的侧枝 |
| **以下减 2 分** |
| 可能或更有可能不是深静脉血栓的其他诊断 |
| **发生血栓的可能性** |
| 高>=3 分 |
| 中等 1～2 分 |
| 低<=0 分 |

另一个诊断深静脉血栓有用的标记物是 D-二聚体。D-二聚体是纤维蛋白的降解产物，在有深静脉血栓时会升高。它敏感性很高，但是特异性很低，会出现假阳性和假阴性。临床上，高龄、慢性炎症、肝病、恶性肿瘤、妊娠、外伤以及新近手术病人等因素也会导致 D-二聚体升高，因此，这些情况会产生 D-二聚体的假阳性，误以为存在深静脉血栓。如果试剂不能检测到极低水平的纤维蛋白降解产物就会产生假阴性。根据临床标准，认为 D-二聚体是在较小可能发生深静脉血栓时临床排除深静脉血栓最有用的方法。[18]尽管根据 D-二聚体水平可以合理预约(或者不用预约)静脉双功能超声检查，但也可能被错误地使用。D-二聚体正常可让内科医生避免安排不必要的检查，但这是基于发生深静脉血栓可能性较低的情况。而且，当有其他因素可解释 D-二聚体水平升高时，即便 D-二聚体阳性也不必要匆忙的进行双功能超声检查。

## 超声检查技术

### 患者准备

对患者简单的解释该项检查。询问患者的体征、症状及相关的病史。嘱患者脱掉下肢的衣物。患者可保留内衣,但要为检查腹股沟区留出足够的空间。可提供病员服或被单。一些科室会运用这个时间指导患者做 Vasalva 动作。

## 患者体位

患者平躺在检查床上时由于管壁压力减低,下肢静脉管腔就会接近闭塞,这使得静脉极难显示。解决这个问题的办法就是倾斜检查床使血液集中于腿部,静脉就会扩张。扩张的静脉增粗,呈圆形,很容易显示。倾斜床对保证静脉图像质量是非常必要的。忽略了这一步就是漏诊较小的血栓,特别是小腿静脉血栓最常见的原因。

在反复的大隐静脉瓣膜实验中需要把整个床倾斜(不只是抬高头部)。头侧应抬高 20°。有些患者由于小腿静脉较细检查困难,检查者可以让患者坐在床边,腿悬空以让小腿肌间静脉充盈,这个方法是很有效的。但由于这种方法很难使静脉压闭,检查者要非常仔细,以免把充盈的静脉误认为充满血栓的静脉。这种体位下,静脉有很高的压力,需要对探头施加更大的压力来压闭静脉。

除了倾斜检查床,也要将患者摆好体位。检查下肢时,患者平躺在床上,膝盖微微弯曲,髋关节略微外旋(图 17-1)。这样就可以检查腿部内侧血管并且形成了一个满意的平坦的成像平面。如果不使用这种体位很可能导致一些潜在的错误。从人体工程学的角度来看,患者也要尽可能靠近检查者。

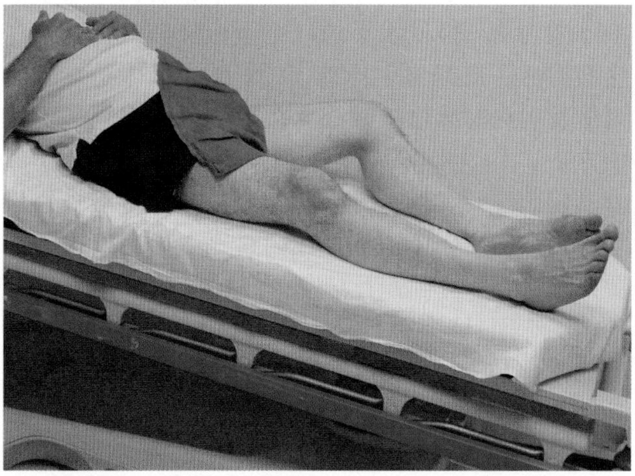

图 17-1 超声检查下肢深静脉血栓时患者适当的体位

## 设备选择

双功能超声显像设备的质量差异很大。如果使用普通检查或心脏检查的显像仪和探头来检查血管是相当不合适且有潜在危险的。检查血管的显像仪需配备以下 3 种专用的探头:

- 主要的探头是中频带(5~10MHz)的线阵探头。该探头用来检查股静脉、腘静脉及大部分小腿肌间静脉。在上肢,该探头可用来检查锁骨下静脉和上肢较大的静脉。
- 另一个不可缺少的探头是高频线阵探头。有些研究所不用这个探头,这是很不明智的。这种高频探头接触面小(曲棍球棒形状的探头很有用)。这种探头常用来检查腿部的浅静脉如隐静脉以及大部分上肢的静脉。这把探头在做反流试验或标记上下肢血管时是必不可少的。
- 第三个探头是低频的凸阵探头(2~5MHz)。这种探头用来检查下腔静脉和髂静脉。也用来检查肥胖病人下肢位置较深的静脉。

检查前应该选择适当的检查条件,在检查过程中要优化和调节设备以便得到高质量的图像和波形。

## 扫查技巧

几年前已经开始使用更改后的下肢静脉的名称。[10,11]不幸的是静脉的命名带来了一些混乱,因为一些实验室使用新名称的速度较慢,一些还没有意识到名称已经发生了更改。在以下的章节中有新命名的静脉我们会提供两种名称。以下所描述的用于识别静脉和评价是否有静脉血栓的方法都是一些很成熟的方法。[19-22]

### 最初的检查体位

下肢静脉的双功能超声检查从腹股沟开始。股总静脉和股总动脉的体表标志在腹股沟横切面的中间点。从这个区域向上移动,在腹股沟韧带平面以上,股总静脉延续为髂外静脉。使用超声探头直接在静脉上轻轻的加压,因为静脉只能承受较小的压力,否则静脉管壁就会压闭。给静脉管壁加压后的结果应该记录下来。在检查整个下肢静脉时,保持横切面,每 2~3cm 使用这种压迫和放松交替的方法,并且要保存几个部位的图像。下面描述的每条有名称的血管,都应该使用这种加压的操作方法并且记录结果。这种加压的间隔越小越好。如果间距太大,就会漏掉较小的部分性血栓。以横轴切面扫查完整个静脉以后再以长轴切面扫查一遍。这样可以发现其他的问题,也可以确认在横断面发现的问题。应该在长轴切面采集多普勒和彩色图像。

然而，我们也不应该过度强调或忽略短轴成像只进行长轴成像。这样做会导致漏掉部分非阻塞性血栓。在长轴切面上静脉很容易滑出探头的平面，因此，不能把在长轴切面上加压来替代横断面图像。

除了对静脉进行加压以外，还需要记录股总静脉及腘静脉的频谱波形。尽管不同的研究所记录不同静脉的频谱，但总的来说，至少需要记录两个平面的频谱波形。对深静脉血栓的检查，多普勒频谱定量的特征应被严格的检查，如自发性、呼吸相、远端压迫血流加速、近端压迫时血流停止。

## 股总静脉和大隐静脉

股总静脉伴行于同名的动脉（图 17-2）。在腹股沟韧带下方有一条较大的浅静脉汇入股总静脉（图 17-3），这条静脉曾被称作大隐静脉或长隐静脉，但重新命名后被称为大隐静脉（great saphenous vein，GSV）（图 17-4）。大隐静脉汇入股总静脉区域叫隐股连接处（saphenofemoral junction，SFJ）。大隐静脉是人体最长的浅静脉，在隐静脉筋膜室内贴近皮肤走行。在隐股连接处以下，大隐静脉走行于股总静脉的内侧和浅面。在膝关节以下，大隐静脉小腿段的走行更加靠前。

在大腿上段，股总静脉是由股静脉（以前被称为股浅静脉）和股深静脉（以前被称为大腿四头肌静脉）汇合组成（图 17-5）。

## 股静脉和股深静脉

股静脉比股深静脉位置表浅（图 17-6）。它们在大腿的大部分区域是平行走行的。股静脉是小腿静脉血的主要流出道，而股深静脉主要引流大腿本身的

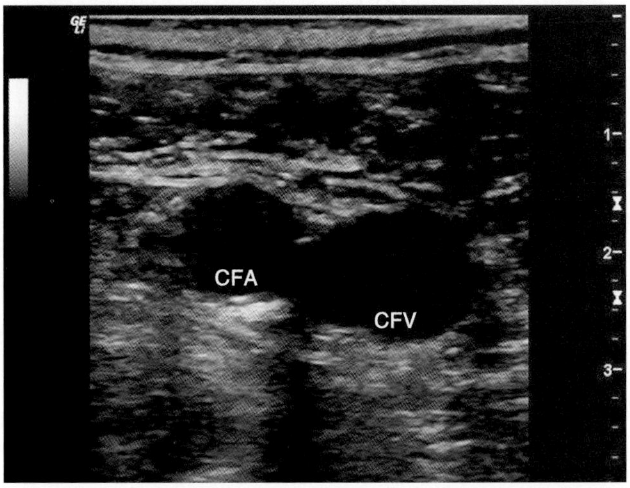


图 17-2 腹股沟平面的横切面。可看到股总静脉（CFV）和股总动脉（CFA）并列走行

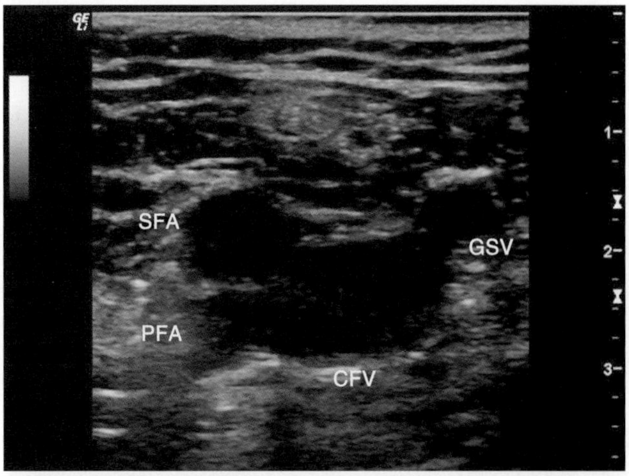


图 17-3 股总动脉分为股浅动脉（SFA）和股深动脉（PFA）的横切面，并可见大隐静脉（GSV）汇入股总静脉（CFV）

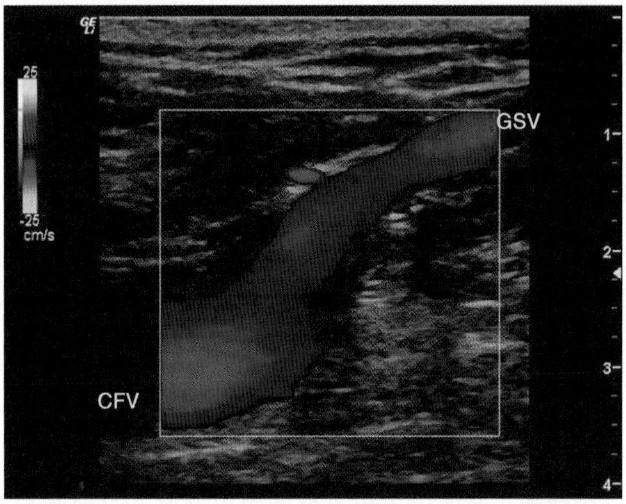


图 17-4 大隐静脉（GSV）汇入股总静脉（CFV）的长轴切面，该切面位于腹股沟韧带平面以下

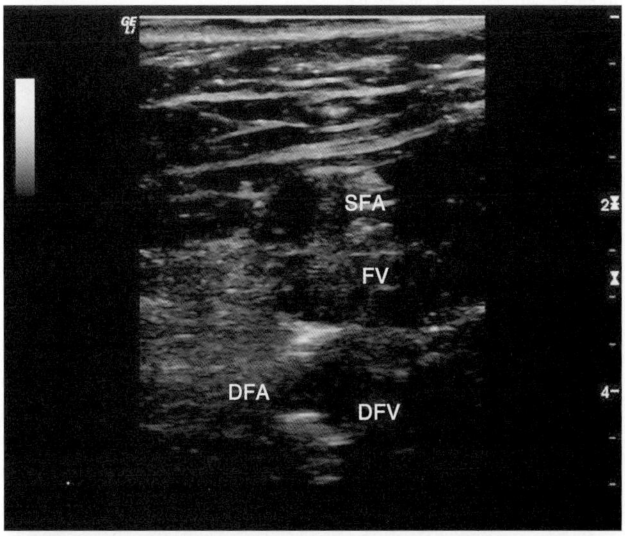


图 17-5 大腿上段股静脉（FV）和股深静脉（DFV）的横切面，同时也显示股浅动脉（SFA）和股深动脉（DFA）

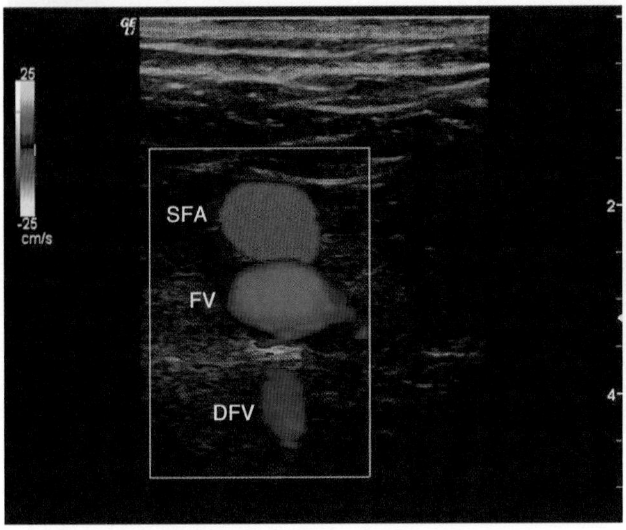


图 17-6 大腿上段股静脉(FV)和股深静脉(DFV)横切面,彩色血流有助于血管的鉴别,同时也显示了股浅动脉(SFA)

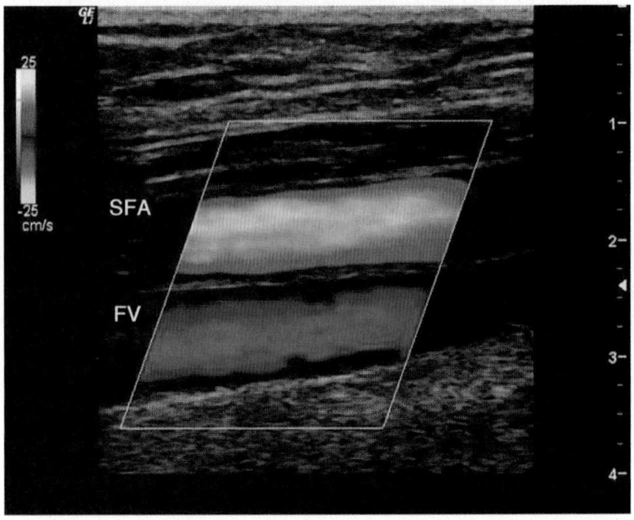


图 17-8 大腿中段股浅动脉(SFA)和股静脉(FV)彩色多普勒长轴切面图

血液。应该仔细检查整条股静脉(图 17-7 和图 17-8),并且要记录在大腿上段、中段、下段进行加压后的图像。股深静脉也要检查,很多方法只包括对股深静脉汇入股总静脉段的加压,股深静脉的其余节段位置较深,并且有较多的属支,以致于对其进行完整的检查是非常困难的。

有时可能会有两条股静脉走行于大腿(图 17-9),这种情况较为常见,也意味着检查者要确保检查到每一条静脉。假如一个患者有两条股静脉并且有血栓形成,那么常常是其中一条通畅,另一条有血栓形成。在内收肌管内,股静脉走行于大腿深部肌肉内。在收肌管远端,移行为腘静脉。

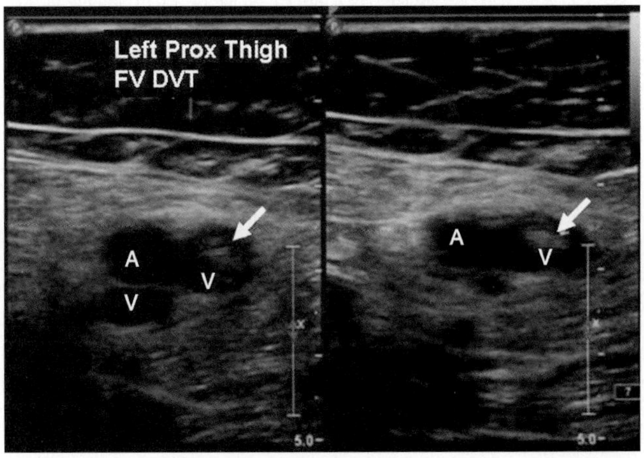


图 17-9 分屏显示两条静脉(V)与股浅动脉(A)伴行。注意在没有加压的情况下(左图)是如何清晰的显示两条静脉中的其中一条(箭头所指)内存在有回声的物质。右侧图显示无血栓的一条静脉当探头加压时管腔完全塌陷,相对的,有血栓的一条(箭头所示)在同样的压力下不能完全被压闭。这就是该条静脉内有血栓的可靠的证据

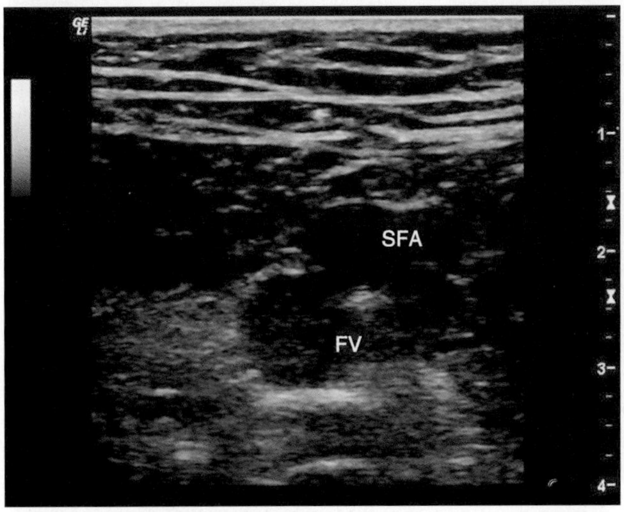


图 17-7 大腿中段股浅动脉(SFA)和股静脉(FV)的横切面

## 腘静脉

腘静脉是血流离开小腿的主要引流静脉(图 17-10 和图 17-11)。在腘窝上方,腘静脉和腘动脉是唯一能显示的血管。与股静脉一样,偶尔也能看到两条腘静脉。

## 胫前静脉

胫前静脉在腘窝的中上方汇入腘静脉。然而,因为胫前静脉的深度和汇入腘静脉的角度导致双功能

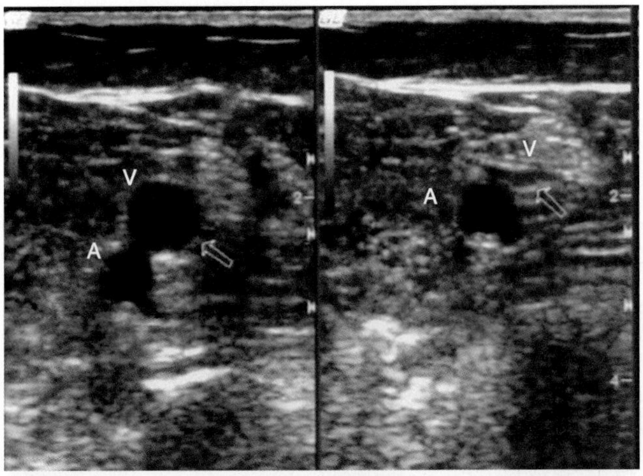


图 17-10　分屏显示腘动脉（A）和腘静脉（V）横切面，箭头所指左侧图的腘静脉完全开放，右侧图的则完全压闭

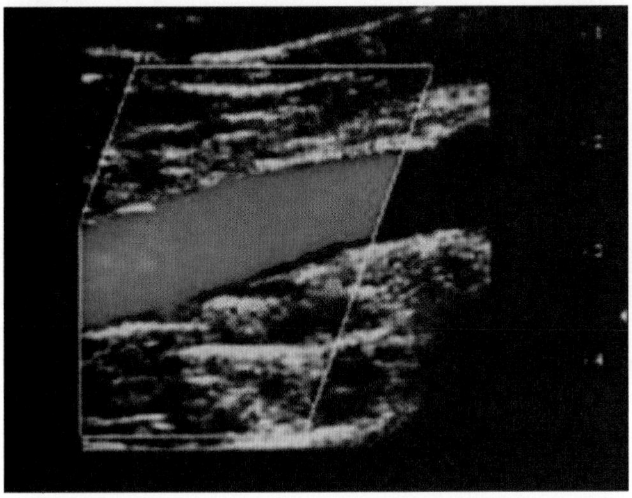

图 17-11　腘静脉长轴的彩色多普勒图像

超声通常看不到胫前静脉。两条胫前静脉在小腿上段汇成一条血管，这条血管再汇入腘静脉。尽管小腿近段的胫前静脉很难显示但胫前静脉的其余部分在小腿的前侧方还是很容易显示的。因为胫前静脉较少形成血栓，在大多数的检查方法中都没有包括对这些血管的检查。由于胫前静脉和腿部血栓的主要来源——比目鱼肌静脉窦没有交通，所以较少形成血栓。当患者这个位置受伤或告诉医生这个区域疼痛或有其他症状时，则应该增加对胫前静脉的检查。

## 腓肠肌静脉

腘静脉的分支包括小的肌间静脉，也被称为腓肠肌静脉（图 17-12）。在外侧和内侧有成对的腓肠肌静脉，并和腓肠肌动脉伴行。成对的静脉常汇合为一主干后再汇入腘静脉。腓肠肌静脉是深静脉，但不是小腿主要的深静脉。其主要的作用是收集腓肠肌的血流，走行于小腿肌肉内。

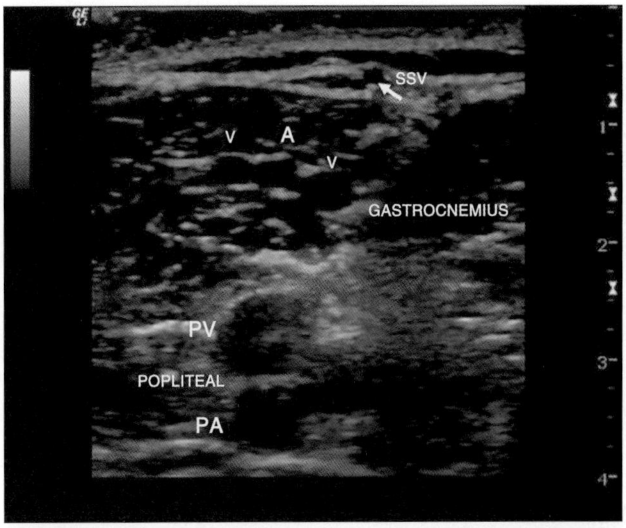


图 17-12　小腿上段腓肠肌动脉（A）和静脉（V）的横断面，在此切面，腓肠肌血管的深面显示了腘动脉（PA）和腘静脉（PV）。箭头所指小隐静脉（SSV）走行于腓肠肌血管的浅面

## 小隐静脉

该条静脉曾被称为小的次要的短的隐静脉，但现在被称为小隐静脉（small saphenous vein，SSV）。这条浅静脉在和腓肠肌静脉同一水平汇入腘静脉（图 17-13）。小隐静脉汇入腘静脉处被称为隐腘连接处。有时，小隐静脉和腓肠肌静脉汇合为同一根血管后再汇入腘静脉。小隐静脉走行于小腿后方的正中。小隐静脉收集小腿内侧和侧面的血液，通常外侧还有一条起源于外踝的大的属支。一部分患者的小隐静脉不汇入腘静脉，而是绕过腘静脉继续行走于大腿后方，

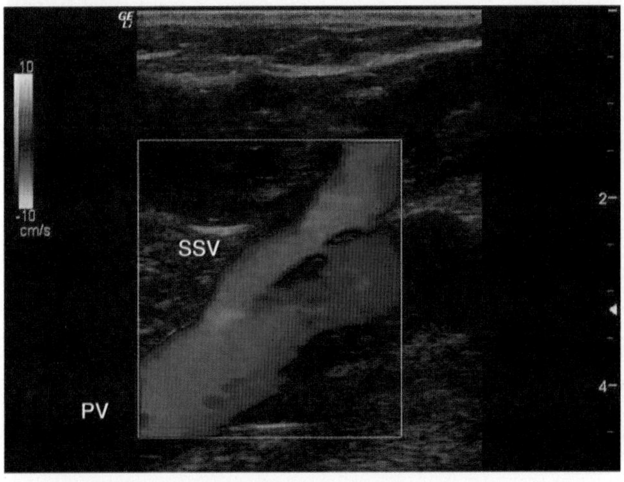


图 17-13　小隐静脉（SSV）汇入腘静脉（PV）的纵断面

最终在大腿汇入深静脉或大隐静脉。遇到这种情况，小隐静脉延伸至腘窝以上的部分被称作隐间静脉（Giacomini 静脉）。目前，这条静脉被广泛接受的名称为“小隐静脉的头端延伸段（cranial extension）”。

### 胫腓干

胫腓干接收胫后静脉和腓静脉的血，胫后静脉和腓静脉在小腿上段汇合，形成胫腓干。胫腓干和胫前静脉汇合形成腘静脉。

### 总胫后及总腓静脉干

胫腓干形成的具体位置不尽相同，但通常位于小腿上方腘窝的远端。总胫后静脉和总腓静脉干汇合为胫腓干（图 17-14 和图 17-15）。在小腿的上方成对

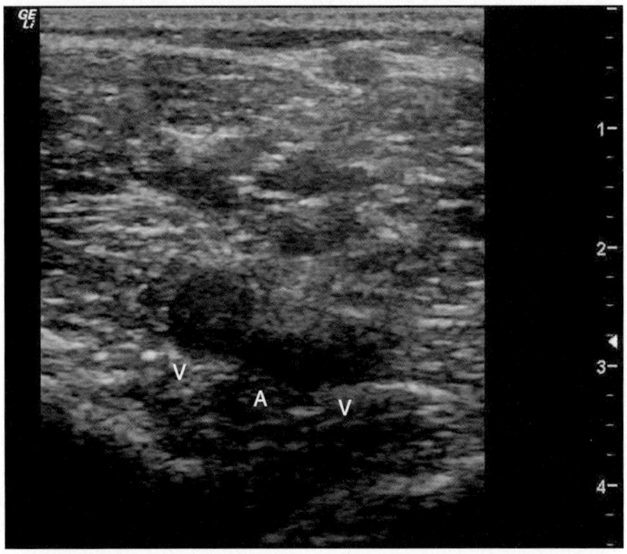


图 17-14 总胫后静脉干和总腓静脉干的横断面

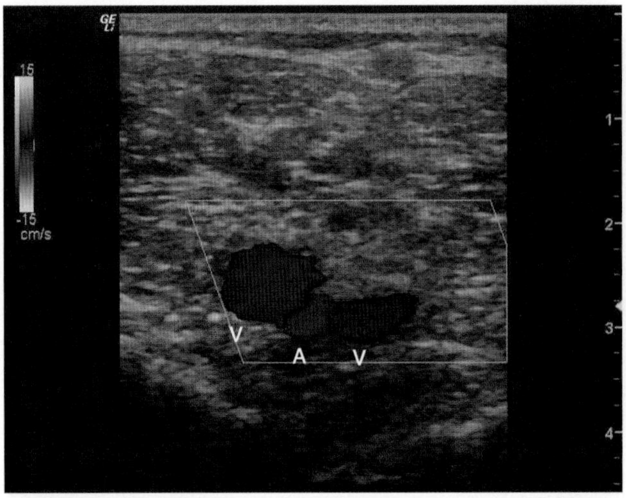


图 17-15 总胫后静脉干和总腓静脉主干的横断面的彩色多普勒图像

的胫后静脉汇合为总胫后静脉干，成对的腓静脉形成总腓静脉干。这两条主干血管的长度是不同的。

### 胫后静脉

胫后静脉紧邻胫骨走行于小腿内侧，胫后静脉有两条，和胫后动脉伴行（图 17-16）。胫后静脉由内踝和跟腱之间的小静脉延续而来。

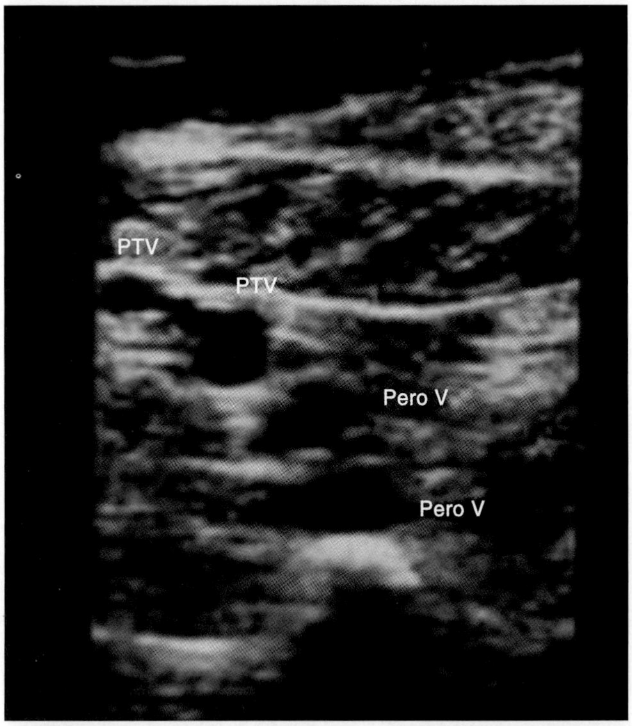


图 17-16 小腿内侧胫后静脉（PTV）和腓静脉（Pero V）的横切面。腓静脉下方的大片无回声区是腓骨

### 腓静脉

腓静脉走行于小腿的深面（图 17-17），在小腿的大部分区域平行于胫后静脉走行（图 17-18），紧邻腓骨，和腓动脉并行。

### 比目鱼肌静脉窦

静脉系统主要的功能之一（除了运输血液回心脏）就是储存血液。在小腿，血液储存的主要区域之一是一个被称作比目鱼肌静脉窦的静脉网。由于小腿肌肉收缩时血液只在这些静脉内移动，所以在外科手术后、长途飞行、久坐、久站、或长期卧床的情况下该处即成为形成血栓的主要部位。该静脉窦和胫后静脉、腓静脉相通。所以比目鱼肌静脉形成的血栓很容易进入到小腿大的深静脉。正常情况下，比目鱼肌静脉很小，不容易发现，但有血栓填充时，管腔会扩大很容易被发现（图 17-19）。

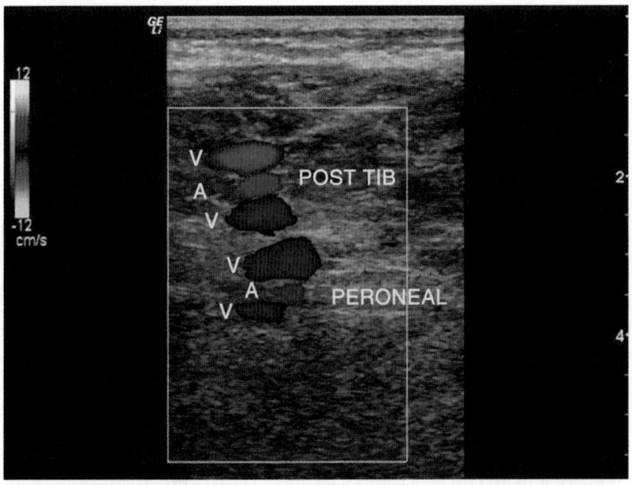


图 17-17　小腿内侧胫后静脉和腓静脉的横断面的彩色多普勒图像，也显示了伴行的动脉

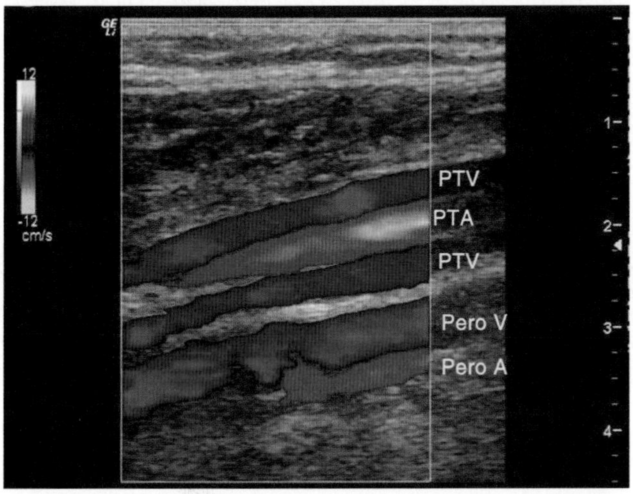


图 17-18　胫后静脉(PTV)和胫后动脉(PTA)纵断面的彩色多普勒图像。该图显示了胫后血管深面平行走行的腓静脉(Pero V)和腓动脉(Pero A)。在该切面只显示其中一支腓静脉

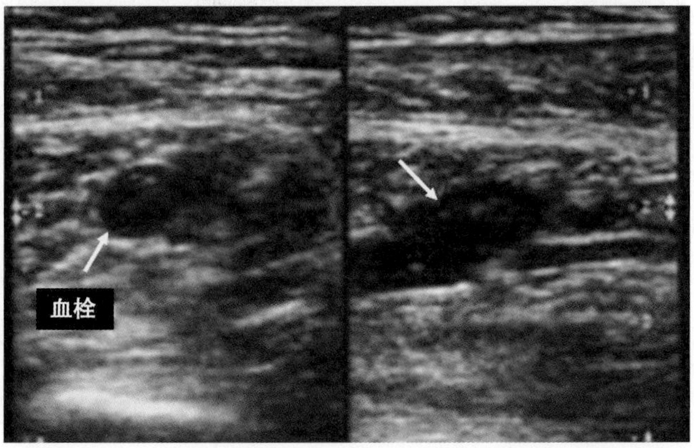


图 17-19　分屏显示比目鱼肌肌间静脉血栓(箭头所指)。左图显示有血栓(箭头)的比目鱼肌肌间静脉不能压闭

髂静脉

在大多数研究所，除非有临床症状提示髂静脉和下腔静脉受累，通常是不检查腹股沟韧带以上的静脉的。通常，股总静脉的多普勒信号可以间接评估腹股沟以上静脉的情况。如果股总静脉血流的期相性是正常的，那么就提示髂静脉或下腔静脉没有阻塞。但这对有非阻塞性血栓的病例不太敏感。当患者怀疑髂静脉或下腔静脉有问题的时候，那么也要对盆部和腹部进行超声检查。

由于血管位置较深，肠气的干扰，以及不能对血管进行加压，所以要显示盆腔和腹部的血管比较困难。由于不能通过对血管进行加压来判断是否有血栓，检查者不得不更多的依赖彩色多普勒和频谱多普勒来判断血管是否通畅——但这两种方法可能会导致不准确的结果。

检查这些血管的方法将在 26 章中介绍。腹部血管检查的基本要求为尽量让患者禁食以减少肠气干扰，并且尽量安排病人早上做检查。

检查髂静脉从腹股沟韧带平面向上，沿着股总静脉向上扫查到骨盆区。髂静脉很快就向深面走行。在腹股沟韧带平面以上股总静脉直接延续为髂外静脉。髂外静脉和髂内静脉在骶髂关节平面汇合为髂总静脉。由于髂内静脉显示困难，所以这个汇合平面很难判断。最后，双侧的髂总静脉(图 17-20)汇合为下腔静脉。(图 17-21)

## 技术要点

对静脉加压是这项检查必不可少的部分。然而，如果静脉血栓已经形成，对血管加压就要小心。当血栓为非阻塞性血栓或血栓的一端自由漂浮在静脉管腔内时，这一点就显得尤为重要了。曾经有报道在超声检查进行加压的时候附着不牢固的血栓脱落并且引起栓塞。[23,24]

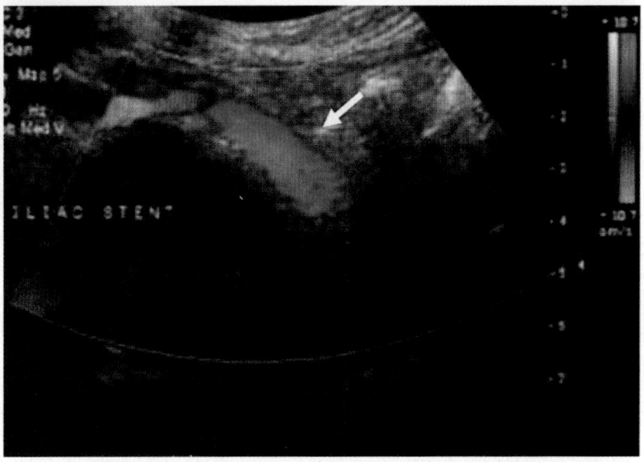


图 17-20　放置了支架的髂静脉(箭头)的纵断面

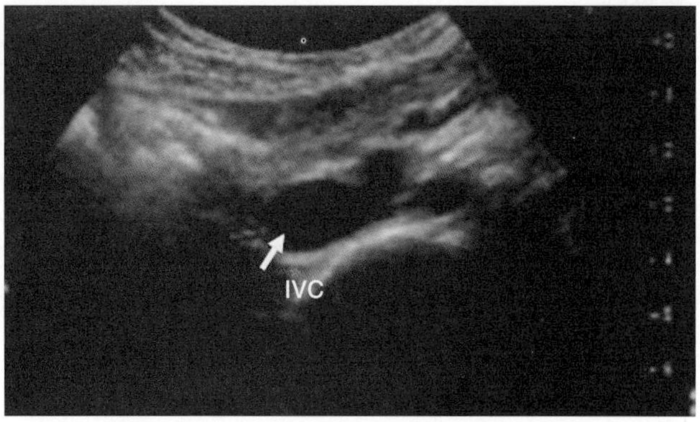


图 17-21 下腔静脉(箭头所示)的横断面

## 陷阱

下肢静脉的检查中存在一些陷阱。主要在于显示血管的局限性。由于体位的原因,血管会处于腿部较深的位置。检查时需要调节仪器的深度,并且需要使用低频探头。检查小腿深静脉时就需要使用多种角度包括从侧面和后面来得到较完整的图像。

对深静脉进行加压有时是有挑战性的。当股静脉通过内收肌管时,股静脉是很难通过探头加压或从内侧施加压力的。在这个平面,检查者可用另一只手来挤压患者大腿后侧(图 17-22),施加在这一点的压力会把静脉推向肌肉和探头,这种方法很容易做到并且对患者来说更加舒适。另一种方法是在膝盖后方沿腘静脉走行从后方加压直到可以显示股静脉远端。

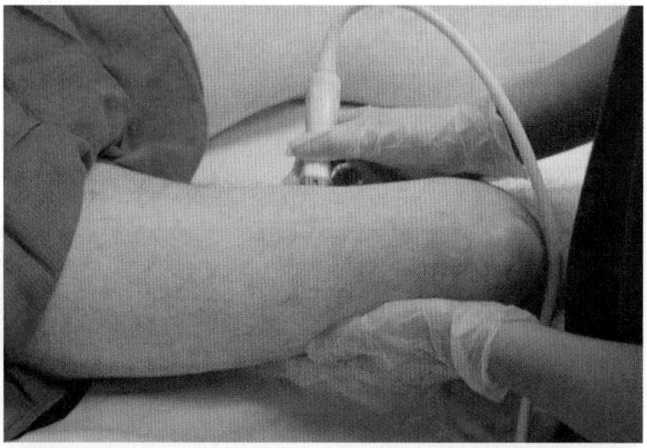

图 17-22 对股静脉大腿远段进行加压的技巧。检查者用空闲的手沿大腿背面施压

来做静脉超声的患者可能会有外伤、敷料遮盖、装有骨科的牵引装置以及手术切口,而血管刚好就在这些区域附近不能直接评估。这些区域邻近血管的超声特征有助于间接评估不能显示的血管的通畅性。

## 诊断

直到 20 世纪 80 年代,肢体静脉血栓都是通过静脉造影诊断的。这种检查虽然准确,但是有创,给患者带来痛苦且本身具有潜在风险。在早期一些血管实验室就试图找到一种无创的检查血栓的方法,但那时所采用的缺乏图像的技术没有被接受。当超声图像质量开始改善至足够清晰看到血管的时候,就开始努力尝试用双功能超声检查血栓。最初,努力探索这个方法的研究者都被劝说放弃这个想法,因为当时认为超声不能看到血栓。然而,早期的研究很快就发现检查者对静脉加压时,没有血栓的静脉就会塌陷。因此,即使超声看不到管腔内的血栓,也使静脉成像成为可能。同时还发现血栓也是能看到的,发现了它比无创这个优点更有用的地方,因为不仅能看到血栓,还能区分是陈旧性血栓还是新形成的血栓,是稳定血栓还是不稳定血栓。[1]

### 正常,没有血栓的静脉

在区分了是动脉还是静脉后,检查者就要使用探头对血管进行加压。没有血栓的静脉是能被压闭的,动脉则不能。但如果使用较大的压力动脉也会被压闭。加压的方法能帮助检查者区分血管。这个方法也能最先清楚的判断静脉内是否有血栓。如果静脉能在探头的压力下完全被压闭则该处静脉内没有血栓(图 17-23)。这种静脉完全被压闭的图像(在压力下静脉壁相互接触)是静脉显像的关键。事实上,一些影像专家把静脉超声图像称之为“压迫超声”。在观察到静脉被压闭后,检查者就松开探头,静脉就又

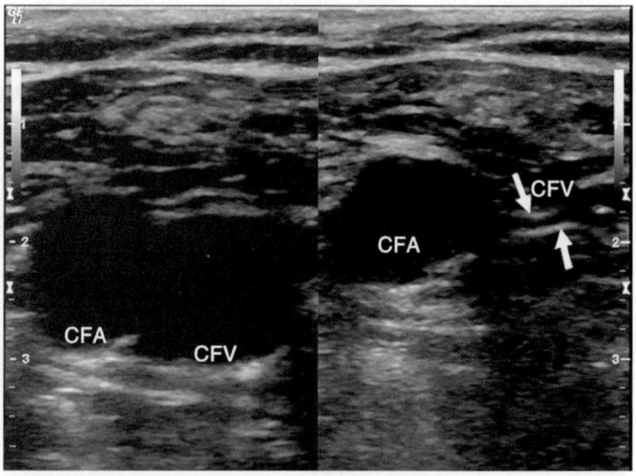


图 17-23 双屏图像显示股总静脉(CFV)完全被压闭,提示该段静脉内没有血栓。注意静脉壁怎么贴合在一起(箭头所示)。可见腓总动脉(CFA)

复原。正常的静脉壁是薄而光滑的。静脉瓣窦部在管壁上稍有扩张,静脉瓣表现为在窦部白色的纤细的结构,在血流中自由的飘动。

## 正常彩色及频谱多普勒图像

除了显示静脉是否被压闭,频谱多普勒和彩色多普勒还能增加额外的信息。实验室认可的检查方法中要求在重要的平面采集频谱信号。静脉频谱应具有以下 5 个特征:①使用现代的超声设备,在所有大的静脉都应采集到自发性的多普勒信号;②正常静脉的多普勒信号应随着呼吸有期相性(图 17-24);③挤压肢体远端,血流速度会加快(图 17-25);④在近端加压或做 Valsalva 动作时多普勒信号会终止(图 17-26);⑤下肢静脉的多普勒信号是向心性的单向频谱。

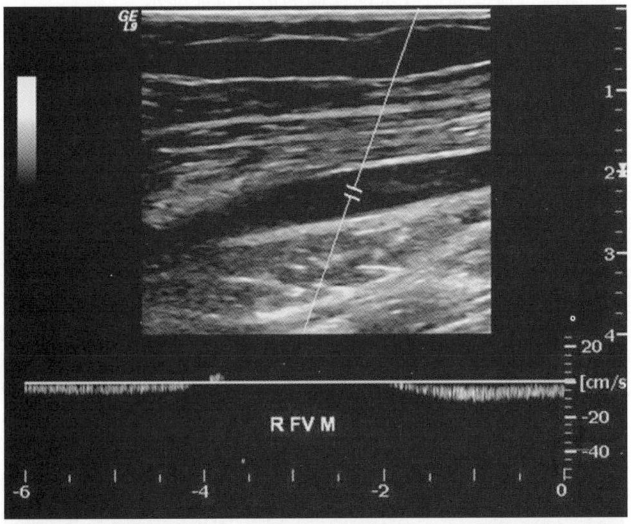


**图 17-24** 股静脉中段的多普勒频谱,显示正常的呼吸相性

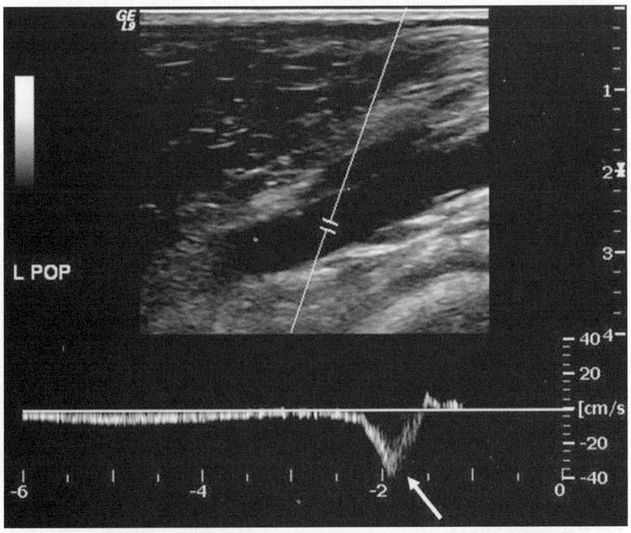


**图 17-25** 腘静脉的多普勒频谱,显示了远端加压后的血流正常的加速(箭头)

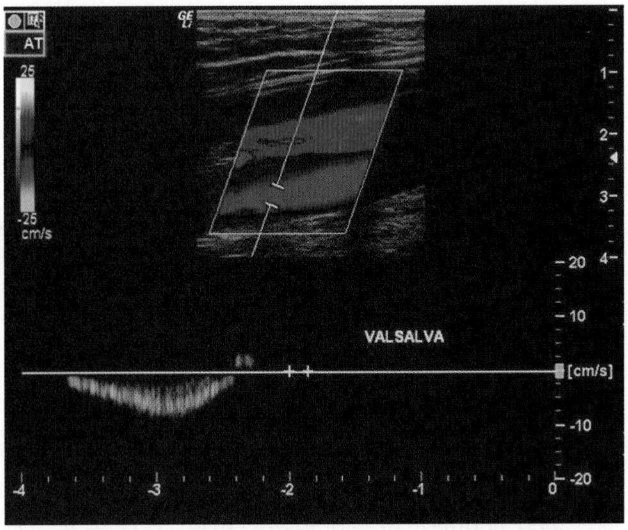


**图 17-26** 频谱多普勒显示进行 Valsalva 动作时血流中断

彩色图像也能显示和频谱多普勒一样的信息。在设备合适的设置下,彩色血流可以充满整个管腔(图 17-27)。

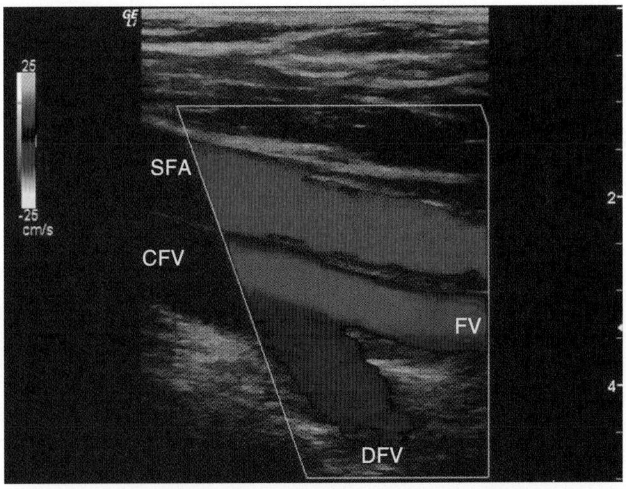


**图 17-27** 股静脉和股深静脉汇入股总静脉的纵断面的彩色多普勒图像。也可显示股浅动脉

## 血栓的诊断

在静脉管腔内能看到有回声的物体时就表明有血栓存在,并且还能看到有回声的物体限制了血管壁被完全压闭。这两个现象同时出现就能确定静脉存在血栓(图 17-9)。很多检查方法一味地强调加压(压迫超声)。没有把加压和管腔内存在有回声的物体的图像结合起来会导致假阳性,因为静脉是否被压闭会受到血栓以外的因素的影响。其中一种导致假阳性的情况可能是因为加压的不适导致患者不能耐受导

致静脉很难被压闭。除此以外,给静脉加压会受到邻近组织如骨胳、致密的肌肉束的影响。所以,检查者可能没有施加足够的压力来使静脉压闭却误以为有深静脉血栓的存在。

这有很多真实的病例,当有静脉血栓时,图像质量却很差,不能看清血栓的存在。在这些有静脉血栓的病例中,只有通过给静脉施加足够大的压力,使与其伴行的动脉都已经发生了变形而静脉仍没有被压闭来作出诊断。当这种情况发生时,检查者和读片者要确保已给予了足够的压力,才能得出可能有血栓的诊断。

## 血栓的特点

静脉双功能超声与血管造影相比,其优势之一是不仅能诊断是否有血栓,还能区分血栓的特征,这对制定治疗方案非常重要。一般情况下,越是新近发生的血栓就越容易脱落,发生肺栓塞。尽管静脉的图像不能准确判断血栓形成的确切时间,但可以从血管双功能超声图像中找到线索以判断形成的时间以及稳定性。

急性血栓的一般特点:

1. 血栓为稍低回声或低回声
2. 血栓附着不牢固
3. 血栓质地松软
4. 静脉扩张(完全阻塞时)

慢性血栓的一般特点如下:

1. 血栓为高回声或稍高回声
2. 附着牢固的血栓
3. 血栓质地较硬
4. 静脉收缩(完全阻塞)
5. 有大的侧枝形成

## 急性血栓

简单地说血栓就是血液中的固体和液体物质在凝血酶的作用下变成了一个固体。因此,新近形成的血栓在超声下几乎是看不见的(图 17-28)。能证明存在深静脉血栓的唯一线索就是较松软的新鲜血栓阻碍了静脉被压闭,以及在边缘能看到很弱的回声(图 17-29)。这弱回声是新形成的用来凝聚血液的凝血酶所产生的(图 17-30)。有经验的检查者就会抓住这弱回声然后继续观察。这个时期的血栓是低回声的松软的血栓,在血管壁附着的不牢固(图 17-31)。附着不牢固的急性血栓很容易发生栓塞的这个事实似乎是符合逻辑的,尽管这个看似明显的结论没有被普遍接受。

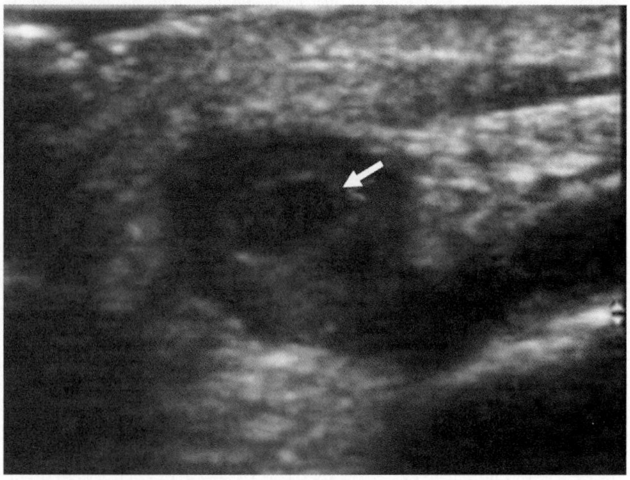

图 17-28 有急性血栓(箭头)形成的静脉的横断面。静脉不能压闭,但是最初不能看到血栓,增加增益后可在灰阶上看到血流。注意血栓的回声低于周围血流的回声。血栓周边纤维网模糊的边界也能显示

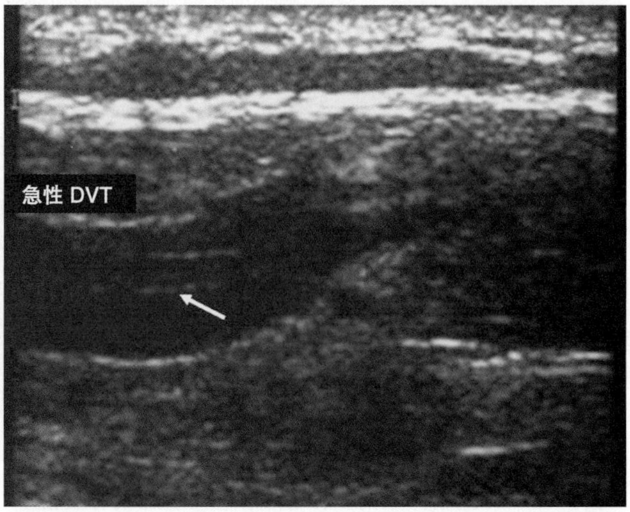


图 17-29 急性血栓的纵断面。注意新血栓周围纤维网的弱回声(箭头)

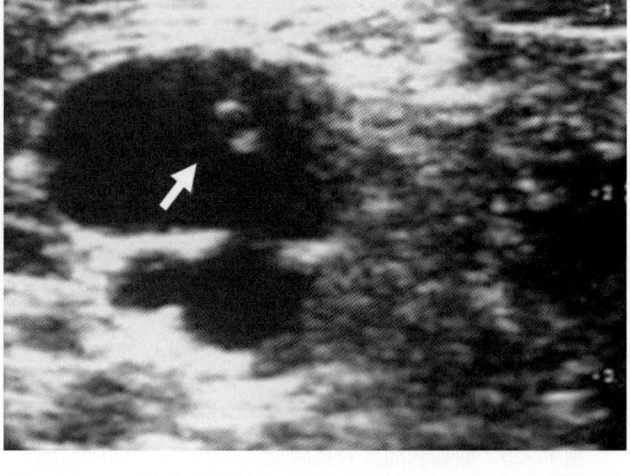

图 17-30 不稳定的(附着不牢固)急性血栓(箭头)的横断面

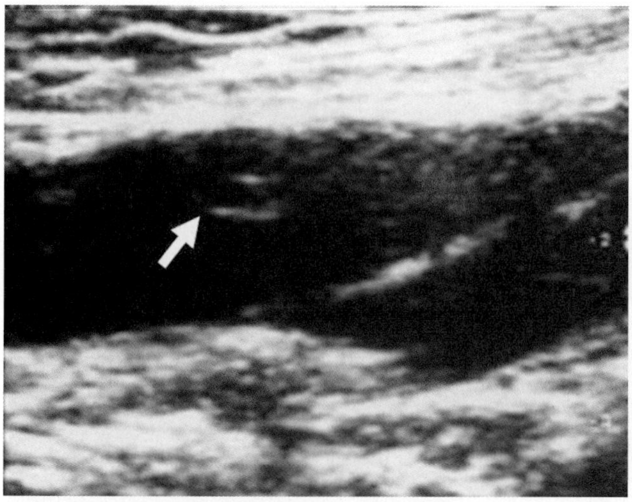

图 17-31　纵断面显示新近形成的不牢固的血栓的边缘（箭头）

静脉的顺应性很大，并能扩张到正常内径的几倍。静脉血栓形成后，由于血栓对管腔的限制，通过该静脉回心的血量减少，血流减少后血栓周围静脉的压力会上升。压力上升，血管就会扩张。血栓体积通常也会增加，直到它把静脉扩张到了它的最大程度（图 17-32）。这时，静脉就会完全阻塞，内径会比伴行的动脉粗很多。血栓形成的这个时期发生的血管扩张能帮助我们确认急性血栓。

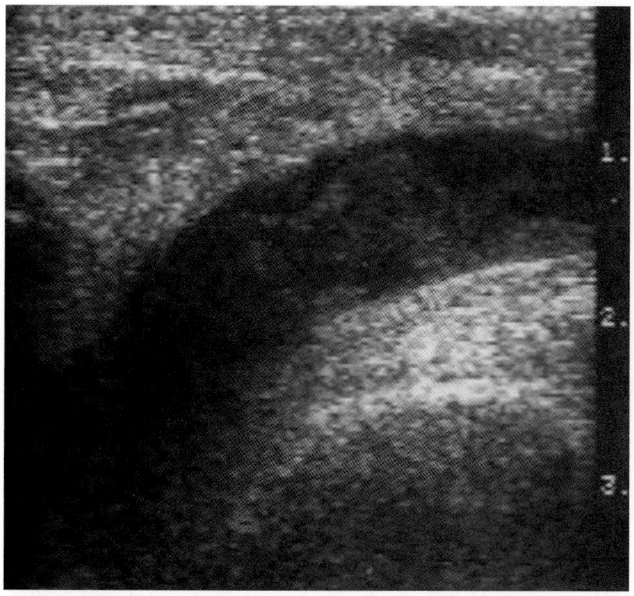

图 17-32　急性血栓引起静脉扩张的纵断面

## 慢性血栓

人体自身的溶栓系统能溶解静脉血栓。在一些病例中，一些曾经被血栓完全阻塞的静脉可能再检查时都看不到以前的血栓。然而，血栓一定程度的持续存在，很多年以后超声都能发现。那些最初为低回声的血栓会随着时间的推移回声会增强（图 17-33、图 17-34、图 17-35 和图 17-36）。回声增强能帮助我们识别静脉。随着血栓形成的时间增加，血栓内的血浆和液体成分被重吸收，导致血栓发生收缩。血栓内残留的物质更加致密，由更多的固体成分如纤维素和细胞碎片（图 17-37）组成。这时的血栓变得更加牢固，呈高回声，并更好的附着于血管壁（图 17-38）。由于牢固地附着于血管壁，慢性血栓脱落和发生肺栓塞的可能性较小。发生慢性血栓的静脉血管发生收缩后很难和周围组织鉴别，这是由于静脉的回声和周围组织回声很相似。

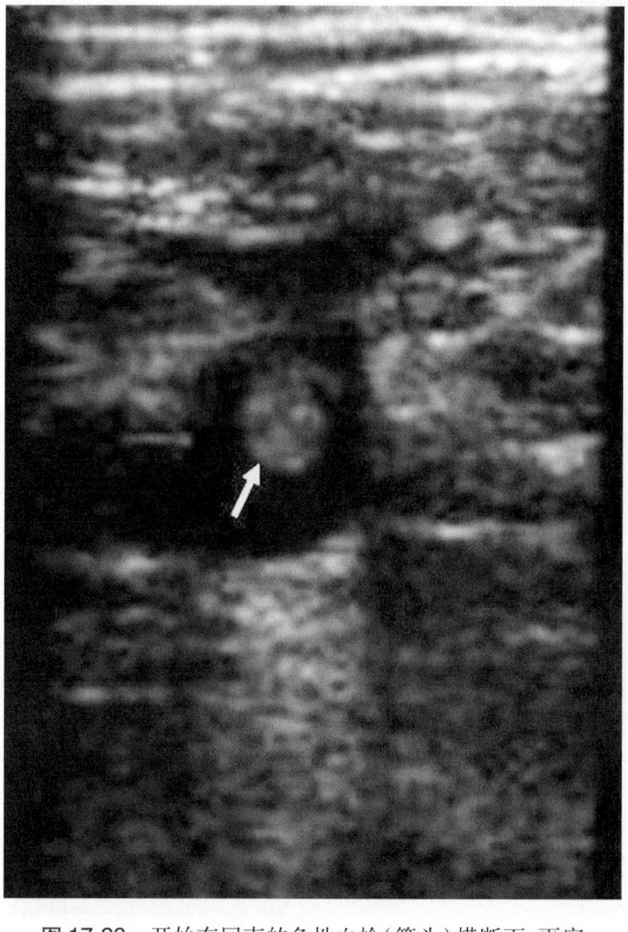

图 17-33　开始有回声的急性血栓（箭头）横断面，更容易识别

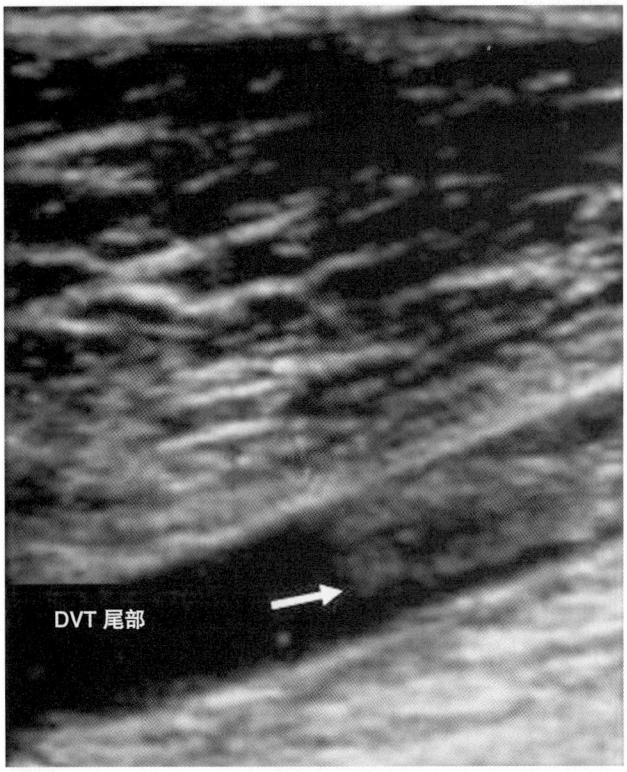


图 17-34 急性血栓头或尾部（箭头）回声增加，更易识别

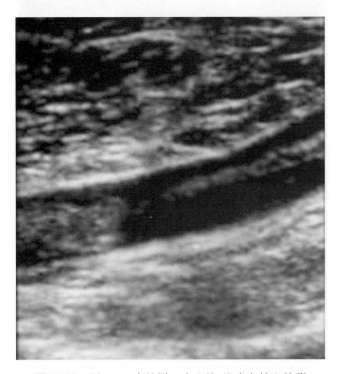

图 17-35 图 17-34 中的同一个血栓，注意急性血栓附着得很不牢固

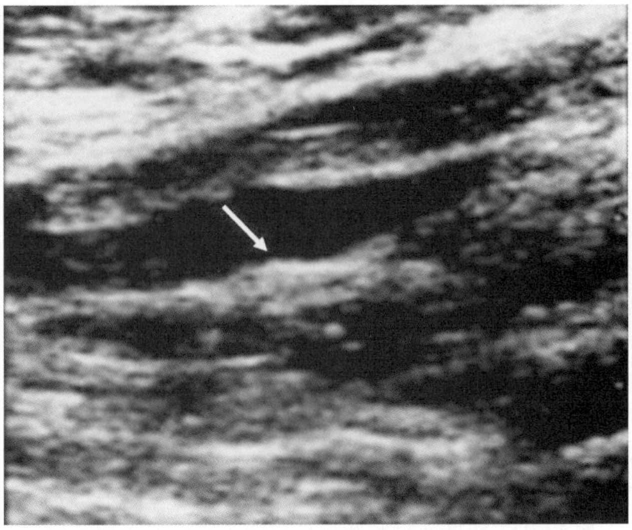

图 17-36 当血栓（箭头）持续存在，回声增强。这是一个亚急性血栓，还未完全附着到静脉壁

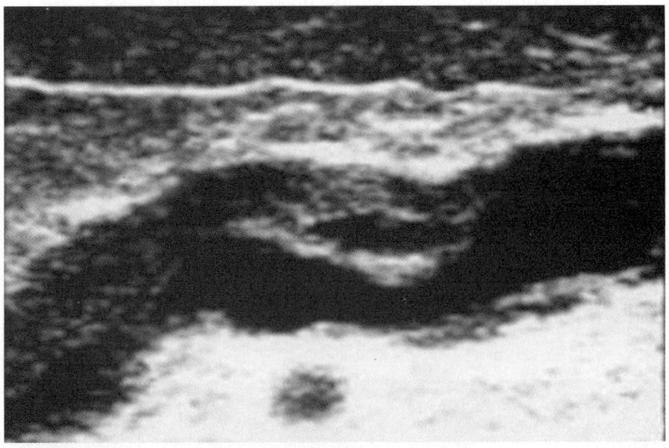

图 17-37 血栓持续存在的话，就会附着于静脉壁

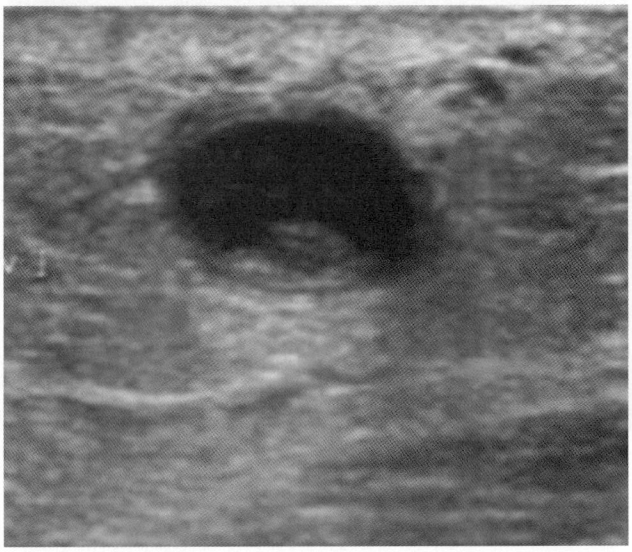

图 17-38 血栓附着于静脉壁的横切面

一些血栓没有完全阻塞静脉，仅部分和管壁附着。血液就可以从残余的管腔通过（图 17-39 和图 17-40）。血栓将会继续收缩，所能填充的管腔就会越来越少（再通）。最后，在超声上表现为像静脉内一条很薄的瘢痕。其边缘不规则，就像一条绳在静脉内（图 17-41、图 17-42 和图 17-43）。“瘢痕”这个词越来越多的用来描述这些慢性的变化。还可以使用“慢性改变”和“残余的静脉血栓”来描述这些曾经受急性血栓影响的静脉所发生的改变。

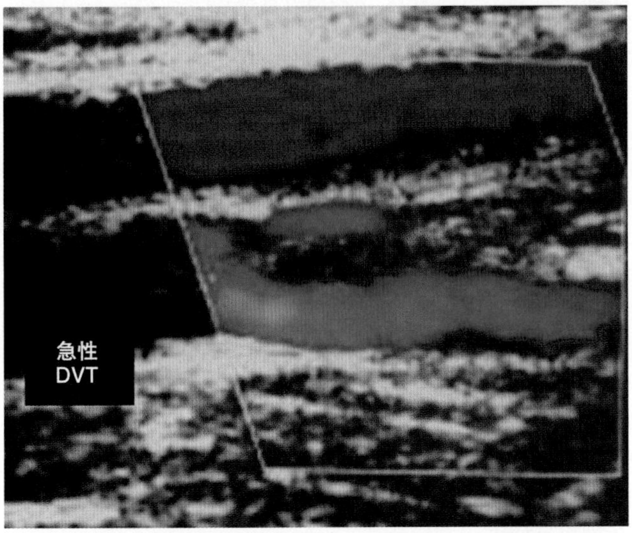


图 17-39　彩色血流显示急性血栓的长轴切面

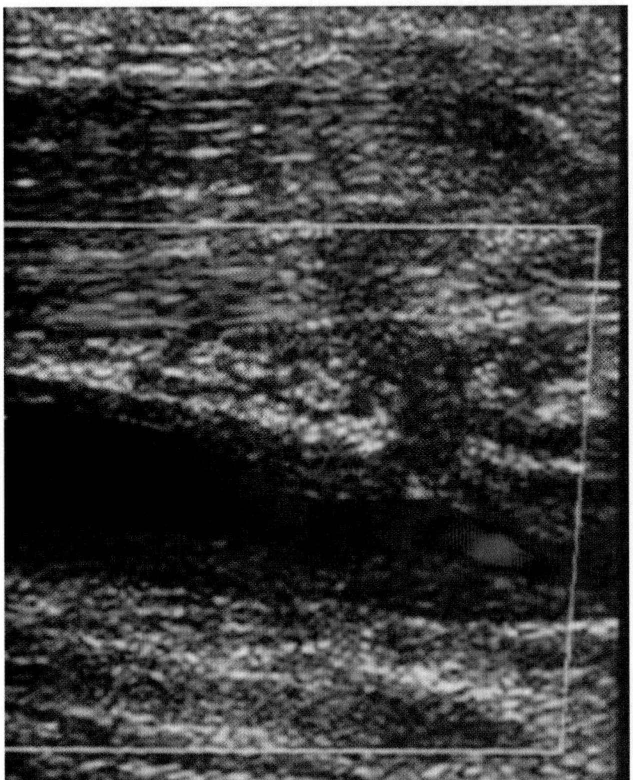

图 17-40　长轴切面显示血流通过有慢性血栓残留的静脉管腔中央的图

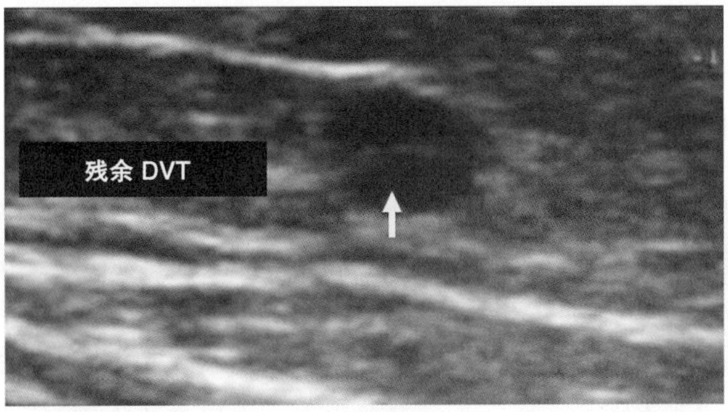


图 17-41　横断面显示残余血栓（箭头）在静脉中部以下形成了隔膜

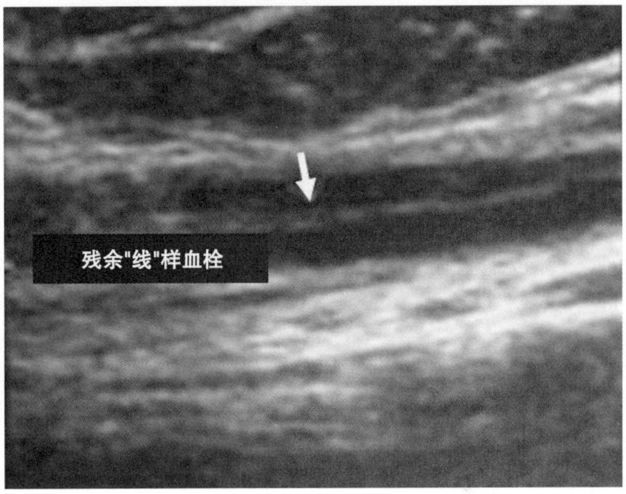


图 17-42　残余“线”样血栓的长轴切面

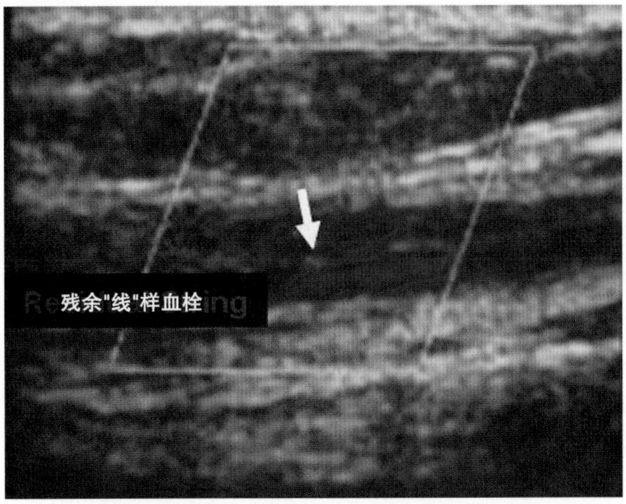


图 17-43　长轴切面显示彩色血流围绕陈旧的残余的“线”样血栓

任何时候,读片的内科医生都会关注血栓形成的时间,因为这将会影响患者的治疗。检查者提供的任何信息都会帮助内科医生作出最后的诊断。正如我们所讨论的,血栓的回声也是有用的诊断依据。然而,也应该结合其他特征如静脉的大小或血栓的形变来综合考虑。现代超声设备的分辨率非常高,不管血栓形成了多久,其不同强度的回声都可以分辨。疾病相关知识点 17-1 总结了与静脉血栓相关的超声发现。

**疾病相关知识点 17-1**
**下肢静脉血栓形成**

| 异常 | 超声表现 | | |
|---|---|---|---|
| | B 超 | 频谱多普勒 | 彩色多普勒 |
| 急性血栓 | • 静脉内存在有回声的物质(无回声或低回声)<br>• 静脉不完全压闭<br>• 静脉扩张<br>• 血栓附着不牢固<br>• 血栓表现为松软的物质 | • 完全性血栓没有频谱信号 | • 完全性血栓没有彩色血流信号 |
| 慢性血栓 | • 静脉内高回声物质<br>• 静脉不完全压闭<br>• 静脉收缩<br>• 血栓很硬、附着坚固<br>• 较大的侧枝形成 | • 完全性血栓无频谱信号 | • 完全性血栓无彩色血流信号 |
| 部分非阻塞性血栓 | • 静脉内存在有回声的物质<br>• 静脉部分被压闭,但不能完全被压闭 | • 连续信号<br>• 期相性不明显<br>• 挤压远端血流加快<br>• 越是靠近中心静脉的血栓挤压肢体或乏氏动作时频谱无变化或变化很小 | • 彩色信号不能完全充满管腔<br>• 血栓处无彩色信号 |

## 异常彩色和频谱多普勒

尽管根据二维超声图像特征可以用来诊断深静脉血栓,但是彩色和频谱多普勒也可以提供大量信息。形成了血栓的静脉,不能采集彩色和频谱多普勒;并且只要静脉没有可压缩性,就可以确认形成了血栓。一条可以被压闭的静脉在挤压肢体远端时,没有彩色血流或是在频谱上没有加速,应怀疑在探头和挤压的部位之间有血流的阻塞。但这对非阻塞性血栓的敏感性较低。

缺乏呼吸相性的血流,以及在挤压近端或行 Valsalva 动作时没有停止的血流被称为连续性血流(图 17-44)。这种连续性的模式提示呼吸时该水平面的静脉压大于腹压。如果回心血流发生阻塞就会产生这种模式。如果单侧的股总静脉出现这种连续性血流,就间接提示有单侧的髂股静脉血栓、部分性血栓,或是有外力压迫。如果双侧股总静脉出现连续性血流,就有可能是双侧髂股静脉疾病、下腔静脉血栓、部分性血栓或是外力压迫所致。

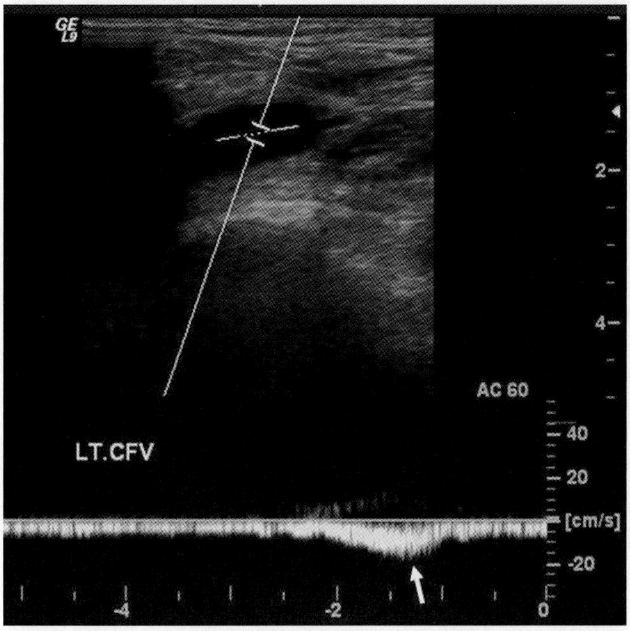


图 17-44 股总静脉的频谱多普勒波形表现为异常的连续频谱。注意挤压远端血流有一个小的加速(箭头所示)

自发性的血流和挤压远端出现加速的血流是正常的，但是出现了搏动性而不是期相性也被认为是异常的（图 17-45）。单侧搏动性静脉血流可能与动静脉瘘（不管是外伤性的、医源性的或是先天性的）有关。双侧的搏动性静脉血流提示系统静脉压增高。除了右心衰竭、三尖瓣关闭不全、肺动脉高压，静脉压增高还可以由很多的心肺系统疾病引起。

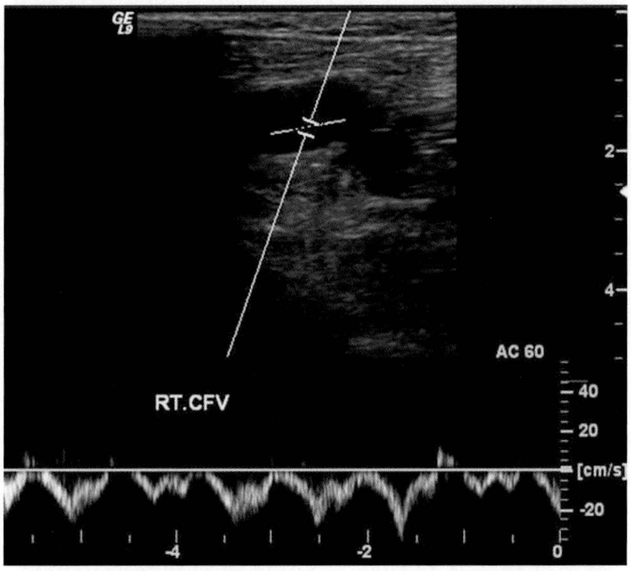


**图 17-45**　股总静脉异常的有搏动性的静脉多普勒波形

下肢静脉同时出现正向血流和逆向血流是不正常的。血栓附着于静脉管壁时，通常会损伤静脉瓣。这就会导致静脉血流反向，这被称为静脉反流或静脉功能不全。第 20 章将详细介绍静脉反流的检查方法和标准。

## 疾病

除了前面所介绍的典型的静脉血栓，还有静脉系统独有的病变。在髂静脉系统，左侧髂总静脉被右侧髂总动脉压迫时就会发生左侧髂总静脉压迫综合征（May-Thurner 综合征）。这将在第 26 章介绍。

另外两种不常见的疾病也由髂股静脉系统广泛的血栓引起。股白肿和下肢明显的肿胀、疼痛、凹陷性水肿以及变白有关。我们就称之为“牛奶腿”或“大白腿”，可能与妊娠有关。股白肿局部没有缺血。股青肿的范围比股白肿大。除了肿胀，还有青紫，疼痛也更严重。青紫是由广泛的静脉血栓所致，包括深静脉血栓和浅静脉血栓。静脉回流被完全梗阻。广泛的静脉血栓和随之而来的明显的肿胀可引起动脉供血不足和静脉性坏疽。

## 偶然的发现

和其他大部分的超声检查一样，由于下肢疼痛或水肿被送到血管实验室筛查下肢深静脉血栓的患者在做检查时，会有一些偶然的发现。一些非血管性的问题包括囊肿、血肿（可能最常见）、水肿、脓肿、淋巴结肿大和肿瘤。囊肿通常边界清楚，呈卵圆形、椭圆形或新月形（图 17-46）。囊肿通常是无回声或低回声，可能会有分隔。囊肿破裂后，可能表现为积液，将沿肢体的筋膜层分布。血肿的超声表现取决于受伤和超声检查之间的时间。血肿内部可以看到分层的血栓。血肿通常表现为肌层内或肌层间不均质的肿块（图 17-47）。一些血管性的疾病包括瘤样扩张性病变（动脉和静脉）、假性动脉瘤、动静脉瘘，或一些典型的动脉疾病（动脉粥样硬化或非动脉粥样硬化）。彩色频谱可以用来区分血管和非血管结构。报告这些发现非常重要，因为可以使患者得到恰当的治疗。

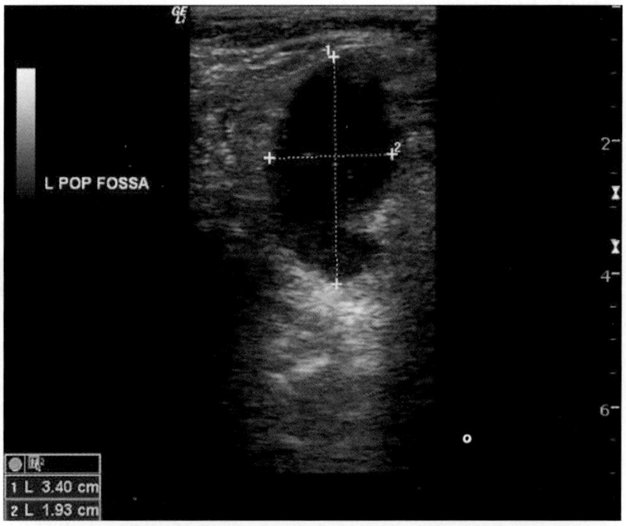


**图 17-46**　腘窝囊肿，大小为 3.4cm×1.93cm。囊肿内部相对的表现为无回声，灰阶图像上可以直接在囊肿后方看到回声加强

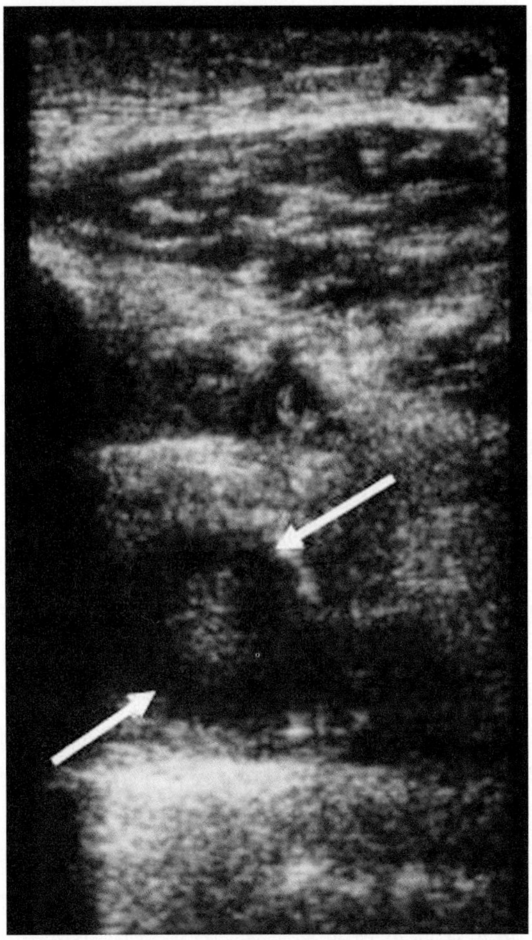

图 17-47 小腿中部肌层内血肿(箭头所示)

## 其他的影像学方法

尽管双功能超声是诊断深静脉血栓较好的方法，但偶尔也可以运用其他的方法。传统的血管造影已不太常用，但偶尔也有应用。CT 血管成像常用于了解髂血管的情况。CT 血管成像常和 CT 联合使用检查。最后，磁共振血管静脉成像也可以用于检查深静脉血栓，多用于腹股沟韧带以上的静脉检查。

## 治疗

深静脉血栓的治疗与超声检查者或血管检查技师的执业范围无直接关系。但是，它可以帮助理解治疗方案和熟悉所涉及的药物。目前，下肢急性深静脉血栓的治疗主要是抗凝治疗。[26]很多年来，标准治疗是肝素和华法林(维生素 K 拮抗剂)。随着这个领域的发展，最初的治疗变成了低分子肝素和华法林。新的口服抗凝剂(NOACs)近期已得到了美国 FDA 的批准并已用于了下肢急性深静脉血栓的治疗。[27,28]口服抗凝剂的作用机制不同于华法林(表 17-3)。这种新药不需要监测凝血酶原时间和国际标准化时间(INR)。新药也不需要像华法林那样限制饮食。口服抗凝剂半衰期短，目前只有一种可用的拮抗剂逆转其抗凝功能，且只针对一种抗凝剂。尽管如此，在不久的将来，将会有针对其他抗凝剂的拮抗剂出现。

还有一些方法包括穿弹力袜，其可以减少下肢症状和减少血栓后遗症的风险。溶栓剂和血栓切除术(基于导管或外科切除)可以迅速溶解和取出血栓。这些技术仅局限于髂股区域大的静脉。

表 17-3 新的口服抗凝药

| 口服抗凝剂 | 作用机制 |
|---|---|
| 阿哌沙班(Eliquis) | 直接抑制Xa |
| 达比加群酯(Pradaxa) | 直接抑制凝血酶 |
| 依度沙班(Savaysa) | 直接抑制Xa |
| 利伐沙班(Xarelto) | 直接抑制Xa |

### 小结

- 下肢静脉超声检查是有挑战性的。
- 给静脉管壁加压看是否被压闭和观察静脉管腔内是否有血栓是确定静脉是否通畅最主要的方法。
- 频谱多普勒和彩色血流图也可帮助评估静脉系统。
- 在有经验的老师的指导下，严格按照检查方法检查，积累临床经验，就会做出准确的静脉双功能超声，为临床医生提供他们所需要的信息，以保证患者的安全。

### 思考题

1. 在回顾患者的病史时，哪三个方面应该重点关注？
2. 在深静脉血栓的检查中为什么横断面及纵切面都要使用？
3. 超声是无创性检查，然而静脉超声检查有两个相关的副作用，是哪两个？要怎样才能将这种风险最小化？
4. 急性血栓和慢性血栓有哪三个不同方面？

(李玲　顾鹏 译)

## 参考文献


1. Cronan JJ. History of venous ultrasound. *J Ultrasound Med*. 2003;22:1143–1146.
2. Strandness DE Jr. Diagnostic approaches for detecting deep vein thrombosis. *Am J Card Imaging*. 1994;8:13–17.
3. Meissner MH, Moneta G, Byrnand K, et al. The hemodynamics and diagnosis of venous disease. *J Vasc Surg*. 2007;46:4S–24S.
4. Oliver MA. Duplex scanning in the management of lower extremity DVT. *Vascular Ultrasound Today*. 2005;10:181–196.
5. Oliver MA. Incidental findings during lower extremity venous duplex examination. *Vascular Ultrasound Today*. 2008;13:77–96.
6. Hollinshead WH. *Textbook of Anatomy*. 3rd ed. New York, NY: Harper and Row; 1974:75.
7. Kadir S. *Diagnostic Angiography*. Philadelphia, PA: WB Saunders; 1986:541.
8. Uhl JF, Gillot C, Chahim M. Anatomical variations of the femoral vein. *J Vasc Surg*. 2010;52:714–719.
9. Blackburn DR. Venous anatomy. *J Vasc Technol*. 1988;12:78–82.
10. Caggiati A, Bergan JJ, Gloviczki P, et al. Nomenclature of the veins of the lower limbs: an international interdisciplinary consensus statement. *J Vasc Surg*. 2002;36:416–422.
11. Caggiati A, Bergan JJ, Gloviczki P, et al. Nomenclature of the veins of the lower limb: extensions, refinements and clinical applications. *J Vasc Surg*. 2005;41:719–724.
12. Park B, Messina L, Dargon P, et al. Recent trends in clinical outcomes and resource utilization for pulmonary embolism in the United States: findings from the nationwide inpatient sample. *Chest*. 2009;136:983–990.
13. Prandoni P, Lensing AW, Prins MR. Long term outcomes after deep vein thrombosis of the lower extremities. *Vasc Med*. 1998;3:57–60.
14. Virchow R. *Gesammelte Abhandlungen Zur Wissenschaftli Medizia*. Frankfurt, Germany: Medinger Sohn; 1856:719–732.
15. Meissner MH. Epidemiology of and risk factors for acute deep vein thrombosis. In: Gloviczki P, Yao JST, eds. *Handbook of Venous Disorders*. 24th ed. London: Arnold Publishers; 2009:94–104.
16. Aceno W, Squizzato A, Garcia D, et al. Epidemiology and risk factors of venous thromboembolism. *Semin Thromb Hemost*. 2006;32:651–658.
17. Dawson DL, Beals H. Acute lower extremity deep vein thrombosis. In: Zierler RE, ed. *Strandness's Duplex Scanning in Vascular Disorders*. Philadelphia, PA: Lippincott Williams and Wilkins; 2010:179–198.
18. Wells RS, Hirsh J, Anderson DR, et al. Accuracy of clinical assessment of deep vein thrombosis. *Lancet*. 1995;345:1321–1330.
19. Talbot SR. B-mode evaluation of peripheral veins. *Semin Ultrasound CT MR*. 1988;9:295–319.
20. Sullivan ED, Peters BS, Cranley JJ. Real-time B-mode venous ultrasound. *J Vasc Surg*. 1984;1:465–471.
21. Oliver MA. Duplex scanning in venous disease. *Bruit*. 1985;9:206–209.
22. Talbot SR, Oliver MA. *Techniques of Venous Imaging*. Pasadena, CA: Appleton Davies; 1992.
23. Perlin SJ. Pulmonary embolism during compression US of the lower extremities. *Radiology*. 1992;184:165–166.
24. Schroder WB, BealerJF. Venous duplex ultrasonography causing acute pulmonary embolism: a brief report. *J Vasc Surg*. 1992;15:1082–1083.
25. Talbot SR. Use of real-time imaging in identifying deep venous obstruction: a preliminary report. *Bruit*. 1982;6:41–42.
26. Kearon C, Kahn SR, Agnelli G, et al. Antithrombotic therapy for venous thromboembolic disease: American College of Chest Physicians Evidence-Based Clinical Practice Guidelines (8th edition). *Chest*. 2008;133:454S–545S.
27. Wells PS, Forgie MA, Rodger MA. Treatment of venous thromboembolism. *JAMA*. 2014;311:717–728.
28. Kearon C, Akl EA, Ornelas J, et al. Antithrombotic therapy for VTE disease: CHEST guideline and expert panel report. *CHEST J*. 2016;149:315–352.

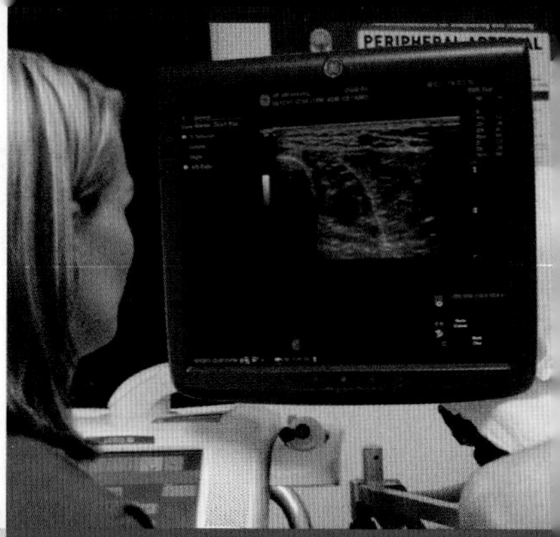

# 上肢静脉系统的双功能超声成像

STEVEN R. TALBOT | MARK OLIVER

第 18 章

## 目标

- 描述上肢静脉系统的组成。
- 描述静脉系统的正常二维图像和多普勒特征。
- 识别急性和慢性血栓图像特征。
- 描述不同疾病相关的多普勒波形特征。
- 列举上肢静脉血栓形成的相关风险因素。

## 关键词

急性血栓
慢性血栓
深静脉
浅静脉
瓣膜

## 术语表

**急性血栓(acute thrombus)**:静脉内新形成的血凝块,一般小于 14 天。
**慢性血栓(chronic thrombus)**:已在静脉内存在几周或数月的血凝块。
**深静脉(deep vein)**:与动脉伴行,在下肢或上肢深面的肌筋膜内走行。
**浅静脉(superficial vein)**:下肢或上肢的肌筋膜浅面的静脉;走行于浅筋膜腔室,没有相应的伴行动脉。
**瓣膜(valve)**:静脉壁内膜层向内突起的两个半月形小叶,可防止血液反流。

本章将讨论上肢静脉的双功能超声检查。用于上肢静脉的检查技巧与第 17 章下肢静脉的检查方法类似。尽管如此,当从下肢变为上肢检查时需要注意三个主要的不同点:

1. 下肢许多血栓是由血流缓慢引起的(患者不能活动)。上肢静脉情况有所不同。上肢静脉没有与下肢的比目鱼肌静脉窦类似的结构,所以上肢不能自发的形成血栓。这就是直到现在上肢静脉的血栓也不多见的原因。以下病理生理学的部分将进一步讨论此问题。

2. 浅静脉在上肢比在下肢更容易受累。此外,上臂浅静脉的血栓更有临床意义,因为浅静脉比相应的深静脉管径粗。例如:贵要静脉(一支浅静脉)的管径可以比桡静脉(深静脉)大好几倍。因此,贵要静脉的血栓可能需要治疗,而桡静脉的血栓可能不需要。然而腋静脉和锁骨下静脉等深部大静脉的血栓应该比浅静脉血栓的血栓更加需要积极的治疗。

3. 下肢静脉走行变化不大。上肢静脉的解剖变异更多。大多数变异发生在肘正中静脉,以及它连接贵要静脉和头静脉的方式。

上肢静脉血栓的症状和体征类似于下肢静脉系统。这些包括单侧手臂或手肿胀,浅表可扪及条索状硬结、红斑、疼痛,并有压痛。有些患者可出现面部肿胀或扩张的胸壁静脉的侧枝,这些症状提示上腔静脉血栓形成。这些患者可能有留置的静脉导管或以前有留置静脉导管的历史。[1,2]

有些进行上肢静脉超声检查的患者没有症状。这部分患者是在放置导管、心脏起搏器或其他心脏装置之前要求检查中心静脉。

对于怀疑有肺栓塞的患者也要检查上肢静脉。

这些患者可能表现为肺栓塞的一系列症状,如胸痛、呼吸急促,或心动过速。

## 病理生理学

上肢静脉血栓形成的机制与下肢静脉血栓一样,即 Virchow 三连征:血流缓慢、高凝状态、血管壁损伤。由于静脉壁的损伤增多,上肢静脉血栓越来越多见。患者上肢静脉会被频繁的穿刺和插管。除了少数病例外,当一个人没有静脉穿刺或插管时,上肢静脉血栓的发病率非常低。这一现象使得采集病史和选择合适的研究对象进行上肢静脉超声研究比下肢容易得多。由于锁骨下静脉和颈内静脉的位置,这些静脉通常会留置导管,用于静脉营养、给药以及插管进行监测中心静脉压力。起搏器导线也通常通过锁骨下静脉放置,这也是上肢静脉形成血栓的另一个常见原因。

静脉插管的另一种类型外周置入中心静脉导管(peripherally inserted central catheter,PICC),同样可引起血栓形成。PICC 置管不是插入颈部或肩部的大静脉,而是经由外周静脉,通常是贵要静脉或头静脉插入。通过这些上肢静脉插入后,导管将会被放置在最接近右心房的位置。

也有患者没有静脉穿刺或插管的历史也形成了上肢静脉血栓。这些患者包括了一个特殊的群体,他们的上肢静脉血栓继发于第一肋骨周围胸廓入口处的锁骨下静脉受压。它是由锁骨下静脉多年反复的创伤和间断性受压引起。这种类型的血栓被称为受压血栓或 Paget-Schroetter 综合征。这个综合征最早是 1875 年由 Paget 描述并提出的。这种类型的静脉血栓的患者为年轻、体格健壮、肌肉发达的男性,但这种综合征也会出现在其他个体。

## 超声检查技巧

这里描述的检查方法是经过反复尝试并且证明有用的方法的总结,这些方法能得到准确的静脉双功能超声结果。[3-7]下肢静脉检查中的加压技术也可运用到上肢静脉。使用超声探头,在静脉上方直接轻轻的加压,血管壁将会闭合在一起。沿着每根静脉的走行间隔 2 ~ 3cm 进行反复加压。所有检查的大的血管的频谱多普勒波形都要记录。

### 患者准备

检查之前向患者解释说明该项检查。记录下患者的症状和体征,并询问相关的病史。嘱患者脱掉上肢的衣物和饰品,应向患者提供病员服或者被单。

### 患者体位

检查上肢过程中没有必要倾斜床。事实上,检查颈静脉和锁骨下静脉患者平躺很重要。这将除去任何流体静压的影响,因为患者直立往往会导致静脉塌陷。当检查锁骨下静脉、颈静脉时,手臂放置在身体的一侧,头转向相反的方向。检查另一侧上肢静脉时可以把床放平或者把头升高。检查腋静脉时将手臂外展暴露腋静脉以便检查。然后重新将手臂放在较低的位置以便检查其余上肢静脉。

### 设备

上肢静脉检查至少需要两个超声探头。与检查下肢静脉相同,通常用中等频率的探头(5 ~ 10MHz)检查颈内静脉、头臂静脉、锁骨下静脉、腋静脉、深肱静脉,肱静脉。此外,还需要另一个探头评价上肢浅静脉(头静脉和贵要静脉),其对评价前臂小血管(桡静脉和尺静脉)也是有帮助的。第二个探头频率较高,范围在 10 ~ 18MHz 内。高频探头在描记上肢浅静脉时极为有用。在某些病例中,凸阵的中等频率的探头(5 ~ 10MHz)很有用。凸阵探头的接触面小,对检查邻近锁骨和胸骨的血管很有用,因为它比一个平面线阵探头更容易进入这些小的空间。

与任何超声检查一样,检查前应选择适当的预设条件。检查过程中应对设备进行优化和调整以获得高质量的图像和波形。

### 扫查技术

上肢静脉的全面检查,要包括检查以下描述的多个静脉段。如前所述,因为某些原因,某些静脉可能只需要局部评估,例如中心静脉置管前只评价颈内静脉和锁骨下静脉。

#### 颈内外静脉

因为上肢静脉的血栓可以延伸到颈部血管,一个完整的上肢静脉双功能超声应该包括评估颈静脉。血栓可能只出现在颈静脉尤其是颈内静脉内,因为中心静脉置管放在颈内静脉内。颈静脉在上肢静脉出现血栓时是一个重要的侧枝循环,这是上肢静脉超声检查应包括颈静脉另一个重要的原因。

颈动脉是寻找与之伴行的颈内静脉的一个解剖标志(图 18-1 和图 18-2)。如果患者处于坐位或站立位，颈内静脉将会塌陷（流体静压的作用），因此这一部分检查必须要求患者平躺。如果检查者找不到颈内静脉，患者的头部应降低，以确定颈内静脉是否塌陷。记录颈内静脉通畅与否应包括给静脉加压和未加压的灰阶图像的横断面。也应该记录颈内静脉的频谱多普勒波形（图 18-3）。

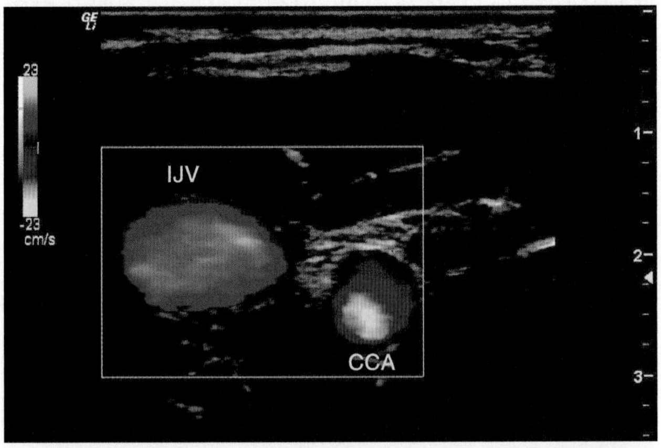


图 18-1　颈内静脉（IJV）与颈总动脉（CCA）彩色多普勒图像的横断面

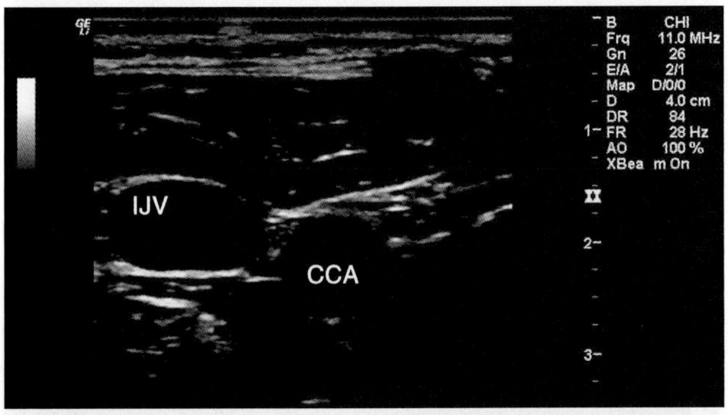


图 18-2　颈内静脉（IJV）与伴行的颈总动脉（CCA）伴行的灰阶图像（横断面）

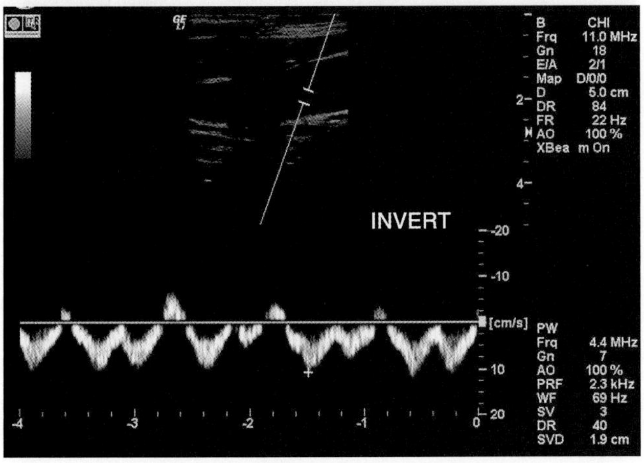


图 18-3　颈内静脉频谱多普勒波形

当把探头稍微抬起来一些，并从观察颈内静脉的位置向后方滑动就会发现颈外静脉。颈外静脉没有伴随的动脉并且非常贴近皮肤，通常汇入锁骨下静脉。记录颈外静脉通畅与否也应包括给静脉加压和未加压的灰阶图像的横断面及频谱多普勒波形。许多实验室没有常规检查颈外静脉，但在相邻的血管形成血栓时，也应该检查颈外静脉。

## 头臂静脉

检查头臂静脉是具有挑战性的，因为难以将探头放置在该区域的骨性结构上。正如前面提到的，一个接触面较小的探头可以显示这些静脉的部分节段。头臂静脉走行在胸骨后并延续为上腔静脉，这部分静脉超声通常不能显示。锁骨下静脉和颈内静脉汇合成头臂静脉的起始部是最常进行检查的区域（图 18-4）。在该平面不能挤压头臂静脉。记录这些管腔的通畅性应包括灰阶图像，显示没有血栓。另外还应有彩色血流图像，记录彩色血流充满管腔。还要采集该平面的频谱多普勒波形，因为其期相性和搏动性是重要的诊断依据（图 18-5）。这些模式可以间接反映更大的中心静脉的状态。有关这些波形更多的变化将在后面讨论。

## 锁骨下静脉

锁骨的上方和下方都可看到锁骨下静脉，锁骨下静脉伴随着锁骨下动脉走行（图 18-6）。锁骨下静脉走行到锁骨下方后向手臂方向延续时，可看到一条静脉汇入锁骨下静脉，这是头静脉（图 18-7）。锁骨下静

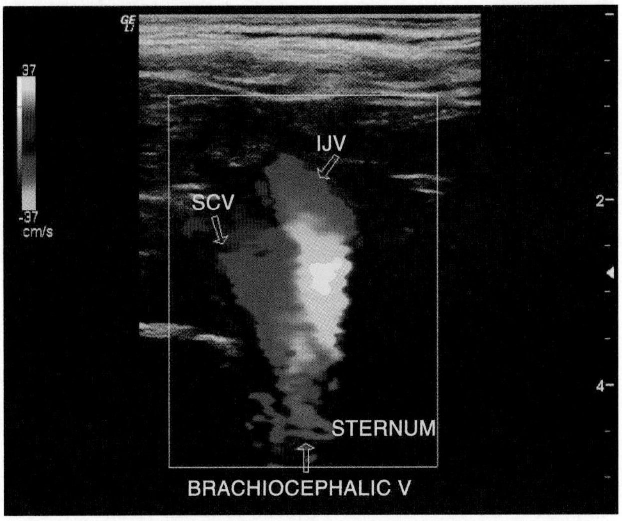


图 18-4　头臂静脉的彩色图像

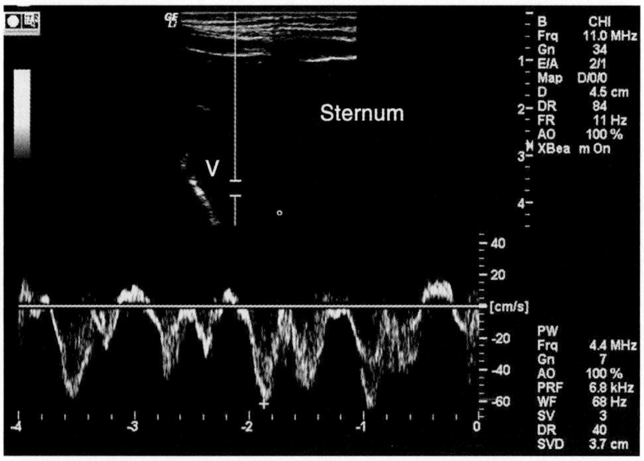


图 18-5 头臂静脉(V)的频谱多普勒波形

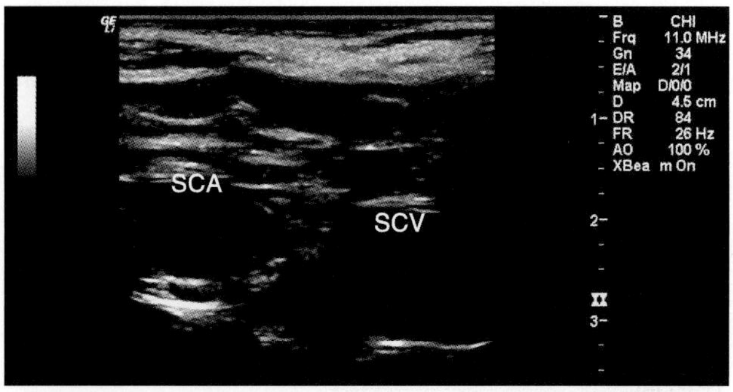


图 18-6 锁骨下动脉(SCA)与锁骨下静脉(SCV)的横断面

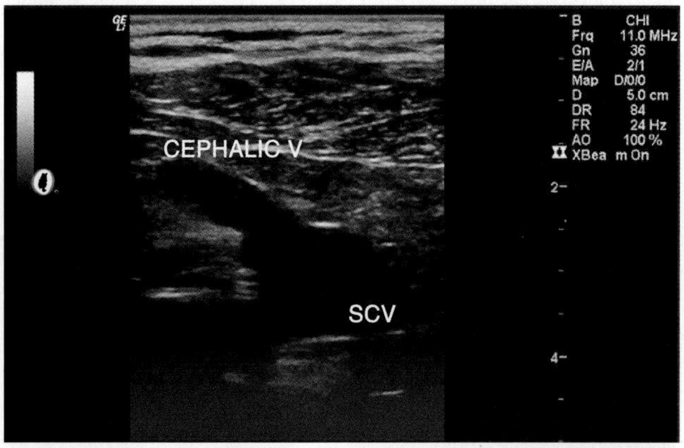


图 18-7 头静脉汇入锁骨下静脉(SCV)的横断面

脉朝手臂走行,越过头静脉的末端后,锁骨下静脉延续为腋静脉。因为锁骨的存在,挤压锁骨下静脉判断是否有血栓可能有些困难。检查者可以让患者噘起嘴唇快速深吸一口气。类似的方法还有如“鼻吸试验”,患者可以通过鼻子快速嗅一下。如果操作正确,这样快速吸气会导致锁骨下静脉塌陷。同时也要记录频谱波形和彩色图像。与头臂静脉一样,锁骨下静脉的频谱波形也有助于诊断。

## 头静脉

头静脉汇入锁骨下静脉以前,走行表浅,贴近皮肤(图 18-8)。它穿过肩部,沿着手臂肱二头肌外侧缘走行(图 18-9)。在肘窝处或在肘窝周围,它与肘正中静脉相通。在前臂的远端,一般有 2 条静脉在进入肘窝前汇合。一个沿着前臂的掌侧走行,一直到腕部,另一个沿着前臂的背侧走行。很容易得到记录其通畅性的灰阶图像,包括加压和未加压的。

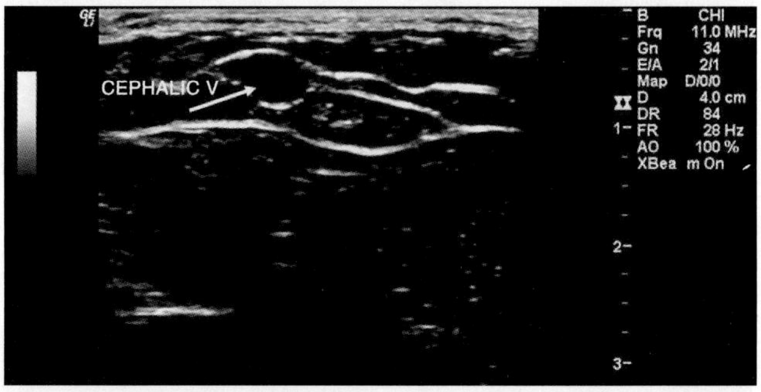


图 18-8 位于上臂的头静脉(箭头)的横断面

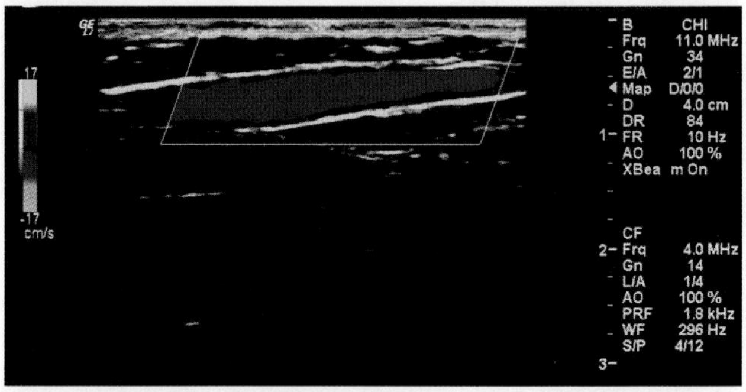

图 18-9 头静脉的纵断面,有彩色信号填充

## 肘正中静脉

肘正中静脉连接头静脉和贵要静脉。它位于肘窝,但是连接头静脉和贵要静脉的方式变异很大。它是形成血栓一个常见部位,因为它是静脉穿刺常用的部位。因为肘正中静脉直接跨越了肱动脉和肱静脉,因此是一个重要的解剖标志(图 18-10)。在该平面应记录加压和未加压的图像,特别是怀疑有血栓性浅静脉炎时。

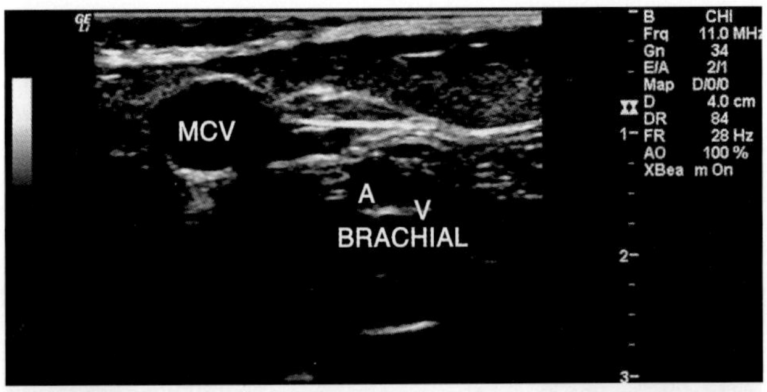


图 18-10　肘正中静脉(MCV)越过肱动脉(A)和肱静脉(V)时的横断面

## 腋静脉

腋静脉末端位于头静脉汇入锁骨下静脉的部位。腋静脉越过肩膀进入腋窝时位置很深,而腋静脉是与腋动脉伴行的(图 18-11)。检查此处时,要重新摆放手臂的体位,将手臂外展以暴露腋窝。在腋下,腋静脉相当贴近皮肤。一般情况下,深静脉及其伴随的动脉都是并排走行的。在腋下,腋静脉和腋动脉并不是一直紧邻彼此的(图 18-12)。上臂的动脉和静脉是并排走行的。加压和未加压时的图像都应该记录,并且包括彩色图像和频谱波形。在大多数患者中,应该可以对腋静脉进行加压。

沿上臂内侧,可观察到一个大的浅静脉汇入腋静脉,这是贵要静脉。上臂远端、贵要静脉末端下方的血管现在被称为肱静脉。通常该平面有两条肱静脉,分别走行于肱动脉的两侧,此处的肱静脉非常细(图 18-13)。

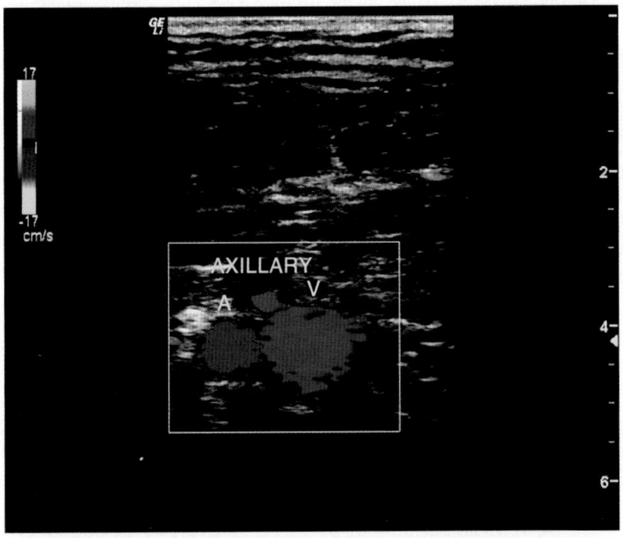


图 18-11　腋动脉(A)和腋静脉(V)越过肩部时的横断面

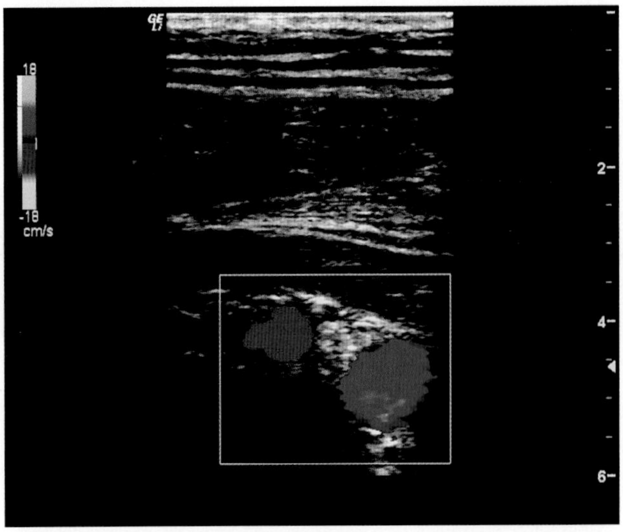


图 18-12　在腋窝采集的腋动脉(红色)腋静脉(蓝色)的横断面。注意观察两者之间的距离

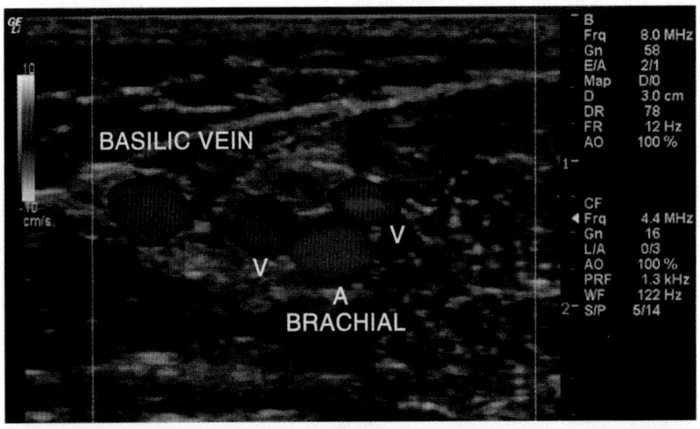


图 18-13　位于上臂的肱动脉(A)和肱静脉(V)的横断面。也可看到贵要静脉

## 肱静脉

肱静脉往往是两根。肱静脉伴随肱动脉走行,直到肘窝下方。肱静脉在肘窝水平由两条桡静脉与尺静脉汇合而成。记录肱静脉的通畅性应包括加压和未加压时两条肱静脉的清晰图像。一些实验室也选择在这一平面记录静脉频谱波形。

## 桡静脉

桡静脉沿前臂的掌侧伴随桡动脉走行(图 18-14)。这些血管非常小,但却不常形成静脉血栓。从解剖位置上讲他们属于深静脉,但常规的上肢静脉检查并不包括这些静脉。如果患者的症状提示前臂内有血栓形成的可能,我们则应该检查桡静脉。

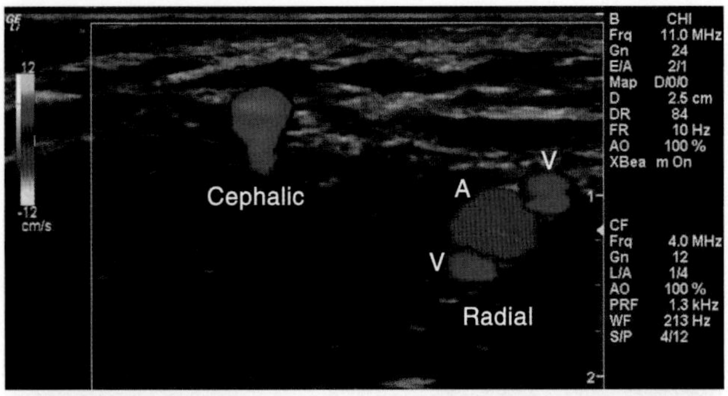


图 18-14 桡动脉(A)和桡静脉(V)的横断面。也可看到头静脉

### 尺静脉

尺静脉起自前臂尺侧的掌面。像桡静脉与桡动脉伴行一样,尺动脉的两侧各有一支尺静脉伴行(图 18-15)。与桡静脉一样,除非患者有症状提示此处有血栓,尺静脉一般不做检查。

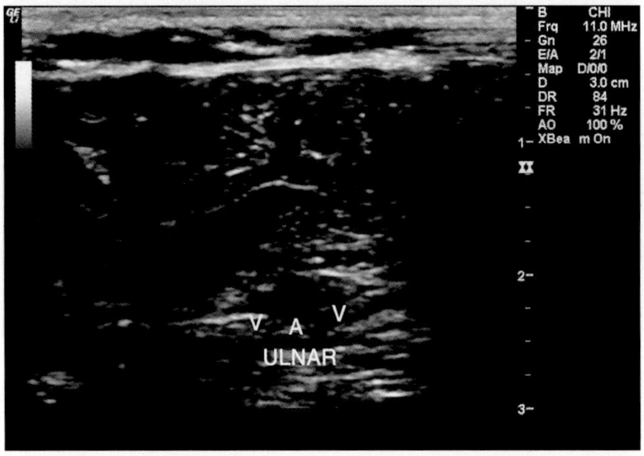


图 18-15 尺动脉(A)和尺静脉(V)的横断面

### 贵要静脉

检查者可以从上臂中上部开始寻找贵要静脉,并且要找到贵要静脉汇入腋静脉的位置。贵要静脉通常走行于上臂内侧较表浅的位置,没有动脉伴行,并且通常是该区域最大的静脉(图 18-16)。在靠近肘窝处,贵要静脉经肘正中静脉与头静脉相通。在前臂,贵要静脉通常有两支。一支主要走行于前臂掌侧,另一支将延伸到前臂背侧。

## 误区

有几个位置是不可能挤压静脉的。通常无法挤压头臂静脉和锁骨下静脉,因为它们前方有胸骨、锁骨。由于不能挤压静脉,所以只能依靠频谱多普勒和彩色血流判断静脉通畅与否。患者可能有敷料或静脉导管,这直接限制了其深部静脉的超声显像。再者,在这些情况下,邻近节段静脉的频谱多普勒和彩色显像对帮助诊断其是否通畅非常重要。如果邻近节段血管的信号是正常的,就间接表明了不能直接显示的静脉的管腔通畅。

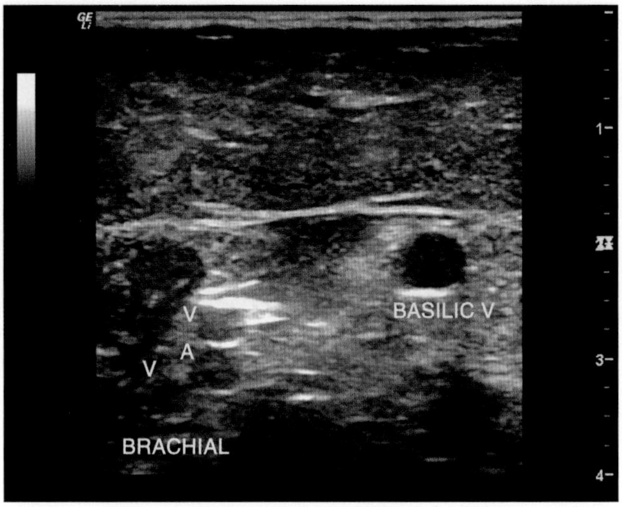


图 18-16 位于上臂的贵要静脉的横断面

## 诊断

诊断有无上肢静脉血栓的标准,以及鉴别急性与慢性血栓的要点,与第 17 章中所描述的检查和诊断下肢静脉血栓的方法和标准相同。简单地说,轻轻加压探头正常静脉壁就会合在一起。这个挤压动作必须在横断面上进行,而不是在纵断面或矢状面上完成。正常静脉管壁的超声图像特点为薄而平滑,管腔内应为低回声。在横断面上,可以看到静脉直径可随着呼吸轻微变化,特别是较大的中心静脉。

如果管壁贴合不全,应怀疑血栓的存在。当血管受压后不能使管壁完全闭合时,在管腔内应该可以看到有回声的物质。急性血栓有几个独有的特征,包括附着不牢固、结构呈海绵状松软、及静脉管腔扩张(图 18-17)。慢性血栓常表现为强回声、附着牢固、质地较硬及静脉通常是收缩的(图 18-18)。

浅静脉血栓与深静脉血栓有相同的表现。低回声区是否会出现在紧邻静脉的组织中取决于与血栓有关的炎症程度。

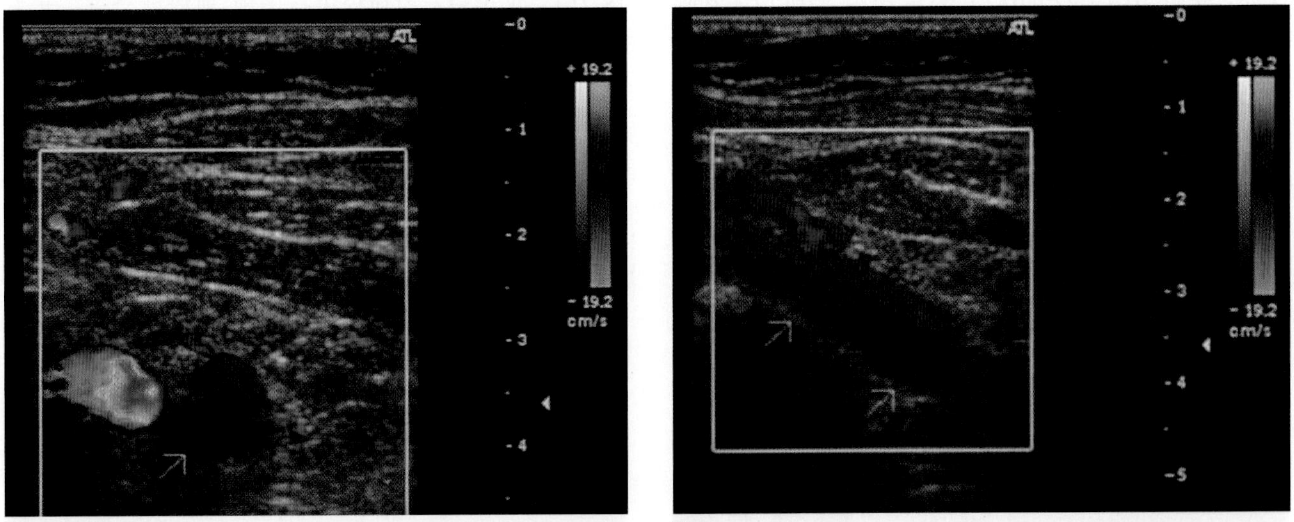


A　B

图 18-17　颈内静脉的急性血栓：(A)横断面和(B)纵断面。箭头指的是形成血栓的静脉。(图片由 Jean M. White-Melendez，RVT，RPhS，FSVU and William B. Schroedter，BS，RVT，RPhS，FSVU，Venice，Florida 提供)

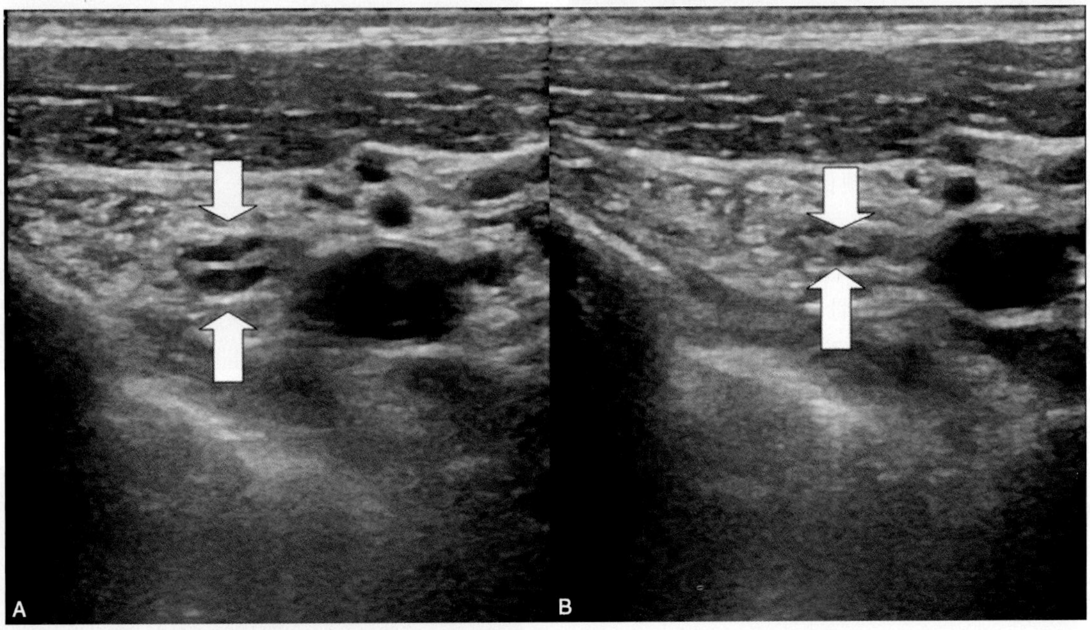


图 18-18　腋静脉的慢性血栓：(A)未加压的图像和(B)加压后的图像显示静脉不能完全被压闭。箭头所指的是腋静脉的外壁。(图片由 Steve Knight，BSc，RVT，RDCS，Half Moon Bay，CA 提供)

## 彩色多普勒和频谱多普勒

在上肢不能对静脉进行加压的区域(靠近锁骨和胸骨)，彩色多普勒及频谱多普勒的特征成为重要的诊断工具。与正常的下肢静脉一样，应看到彩色信号充满整个血管管腔。然而，也有可能彩色信号覆盖灰阶信号，致使血流充满了有部分性血栓静脉的整个管腔。因此，应注意适当调节超声设备上的彩色优先级设置，以避免彩色信号覆盖部分性血栓。在血流减少的血管内，应进行优化设置彩色信号。在检查有部分性血栓的静脉时，适当的调节彩色多普勒会使彩色信号在血栓周围区域填充，有助于了解血栓堵塞血管的程度。在管腔被血栓完全充填时，没有彩色信号填充。

频谱多普勒的诊断标准与下肢静脉的诊断标准类似，因为都有随呼吸变化的期相性。挤压探头远端的位置能增加血流量。如果挤压接近右心房的大的中心静脉，能观察到明显的搏动(图 18-19)。在颈内静脉、头臂静脉和锁骨下静脉常能观察到有搏动性的血流。呼吸的期相性往往叠加在心脏搏动上。颈内静脉、锁骨下静脉和头臂静脉缺乏搏动性往往提示较大的中央静脉有病变。[8]然而,由于患者的体位、容量状态、心脏功能和呼吸状态有所不同,这些血管波形的特征会受到影响。因此,最重要的是比较左、右大静脉之间信号的对称性,以帮助确定通畅与否。当远离心脏时,搏动减弱,静脉频谱信号的期相性就变得明显。

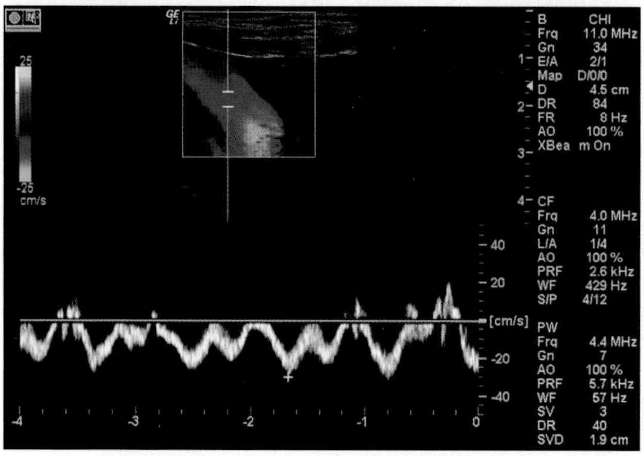


图 18-19 锁骨下静脉内的频谱多普勒波形,提示正常的有搏动性的血流

管腔内有完全性血栓时,探测不到频谱多普勒信号。静脉有部分性血栓时,频谱多普勒呈连续性,而且远端加压时,会有加速。当较大的中心静脉有部分性血栓形成或有外力加压时,管腔内也会出现连续性多普勒频谱。如果双侧的锁骨下静脉都表现为无搏动性的连续性血流,应怀疑上腔静脉有病变。当中心静脉有血栓时,常可见到反向血流。头臂静脉形成血栓时,同侧的颈内或颈外静脉血流可能出现反向。这是因为上肢静脉回流的血流将通过锁骨下静脉,然后经颈内或颈外静脉流向头部。在颈部和肩部区域有很多大的不同路径的侧枝血管存在。

当患者上肢静脉因血液透析而做过造瘘或置入了人工血管时,也将发生静脉多普勒信号的改变。这样会产生搏动性的血流,整个心动周期血流速度增快(低阻力,高舒张期血流)。这样可能很难评估呼吸带来的变化(呼吸相),尽管如此,这个血流信号在远端加压时仍然会增强。

## 静脉导管

在上肢常常可见到留置的静脉导管,在下肢就很少见到。由于常在上肢安置静脉导管,所以常常导致上肢静脉系统形成血栓。导管在管腔内表现为明亮的、平直的、呈平行线的回声(图 18-20)。导管内部管腔数目的不同会导致其回声会有轻微的不同。血栓在导管表面形成时表现为导管表面有回声的物质,可以被显示(图 18-21)。如果没有对血栓进行干预,血栓就会进一步发展并充满管腔。如果导管周围还有残存的管腔,彩色血流将会显示出残余管腔。频谱信号可能消失,可能呈连续性,这取决于血管腔减少的程度。一旦取出与血栓相关的导管,就会看到干净的无回声的管腔。然而,通常在导管拔出后管腔内仍然会有残余的血栓鞘,它看起来就好像导管仍然存在(图 18-22)。

疾病相关知识点 18-1 总结了上肢静脉疾病相关的超声表现。

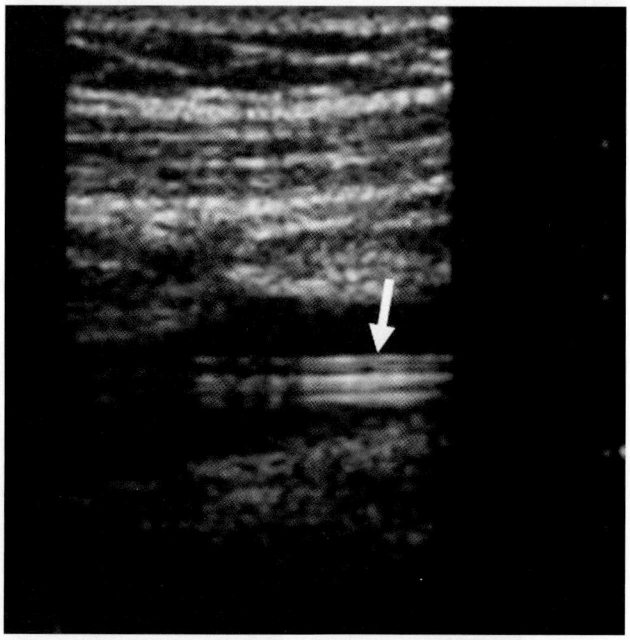

图 18-20 管腔内导管(箭头)的纵断面

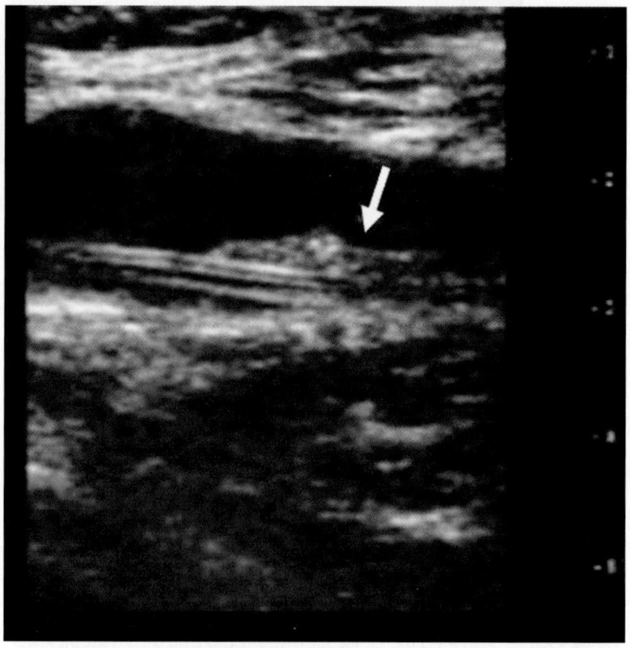

图 18-21 静脉导管表面形成血栓(箭头)的纵断面

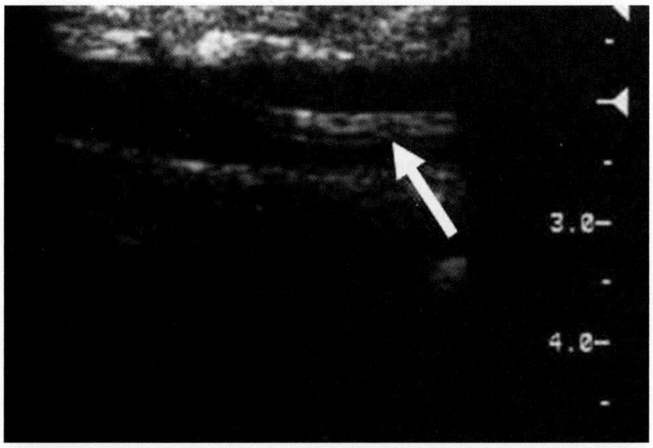


图 18-22　拔出导管后管腔内残余的纤维鞘（箭头）的纵断面。注意这很像一个导管

**疾病相关知识点 18-1**
**上肢静脉疾病的超声表现**

| 异常 | 超声表现 |
|---|---|
| 急性血栓 | 灰阶图像：静脉内存在有回声的物质；静脉壁不能完全闭合；静脉扩张；血栓附着不牢固；静脉管腔呈海绵样改变。<br>频谱和彩色多普勒：完全性血栓形成时没有彩色血流信号和频谱多普勒信号 |
| 慢性血栓 | 灰阶图像：静脉管腔内强回声的物质；静脉壁不能完全闭合；静脉管腔收缩，血栓坚硬，附着牢固<br>频谱和彩色多普勒：完全性血栓形成时没有彩色血流信号和频谱多普勒信号 |
| 部分性非阻塞性血栓 | 灰阶图像：静脉管腔内存在有回声的物质；静脉能部分压闭，但不能完全闭合<br>频谱多普勒：连续性血流信号，血栓较小，可有轻微的期相性，远端加压会有加速；做 Valsalva 动作时血流几乎不会停止<br>彩色多普勒：血流不能充满管腔 |
| 静脉导管相关性血栓 | 灰阶图像：导管周围存在有回声的物质，表现为直的平行线状的强回声<br>频谱多普勒：取决于血栓程度，表现连续性血流信号或消失<br>彩色多普勒：血栓周围的残余管腔血流充盈 |

## 治疗

上肢静脉血栓治疗方式包括抗凝、拔出导管、溶栓、胸廓入口外科手术减压（包括或不包括静脉重建）。[9,10]目前的治疗方法部分在第 17 章有更详细描述。在一些患者中，根据血栓位置和患者的情况亦可行保守治疗。最主要的是判断任何血栓累及的范围，因为这会影响医生的治疗方法。

### 小结

- 初学时显示上肢静脉可能比较困难。
- 一旦检查者熟悉了其解剖及其变异，上肢静脉系统检查比下肢静脉更容易。
- 上肢静脉成像依赖于尽可能地对静脉加压。
- 每条大静脉都要使用频谱多普勒和彩色多普勒，而且当无法对静脉加压时频谱多普勒和彩色多普勒更有价值。
- 注意本章中的建议和方法，本书的下肢静脉章节会对准确的诊断图像进行分期。

### 思考题

1. 当检查下肢静脉时，患者位于一个有支撑的位置。检查锁骨下静脉和颈静脉时，什么是最佳位置？当考虑患者静脉超声检查时什么体位最合适时，主要考虑什么因素？
2. 要求你检查患者肩部有敷料遮盖的锁骨下区域，你应该特别注意什么才能提供足够的信息判断上肢静脉通畅？
3. 您正在为患者筛查上肢静脉血栓，你注意到有几条胸壁静脉扩张，同时锁骨下静脉和颈内静脉的频谱多普勒信号是正向的、连续的血流信号。造成这些现象的原因可能是什么？

（唐雪梅　顾鹏　译）

## 参考文献


1. Bernardi E, Pesavento R, Prandoni P. Upper extremity deep venous thrombosis. *Semin Thromb*. 2006;32:729-736.
2. Gaitini D, Beck-Razi N, Haim N, et al. Prevalence of upper extremity deep venous thrombosis diagnosed by color Doppler duplex sonography in cancer patients with central venous catheters. *J Ultrasound Med*. 2006;25:1297-1303.
3. Talbot SR. B-mode evaluation of peripheral veins. *Semin Ultrasound CT MR*. 1988;9:295-319.
4. Sullivan ED, Peters BS, Cranley JJ. Real-time B-mode venous ultrasound. *J Vasc Surg*. 1984;1:465-471.
5. Oliver MA. Duplex scanning in venous disease. *Bruit*. 1985;9:206-209.
6. Talbot SR, Oliver MA. *Techniques of Venous Imaging*. Pasadena, CA: Appleton Davies; 1992.
7. Hartshorne T, Goss D. Duplex assessment of deep vein thrombosis and upper limb disorders. In: Thrush A, Hartshore T, eds. *Vascular Ultrasound: How, Why and When*. 3rd ed. Edinburgh: Churchill Livingston Elsevier; 2010: 233-253.
8. Selis JE, Kadakia S. Venous Doppler sonography of the extremities: a window to pathology of the thorax, abdomen and pelvis. *Am J Roent*. 2009;193:1446-1451.
9. Qaseem A, Snow V, Barry P, et al. Current diagnosis of venous thromboembolism in primary care: a clinical practice guideline from the American Academy of Family Physicians and the American College of Physicians. *Ann Fam Med*. 2007;5:57-62.
10. Czihal M, Hoffman U. Upper extremity deep venous thrombosis. *Vasc Med*. 2011;16:191-202.

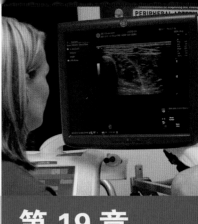


# 浅静脉的超声评估及标记

ANN MARIE KUPINSKI

# 第 19 章

## 目标

- 列出静脉标记的适应证。
- 描述大隐静脉、小隐静脉、头静脉、贵要静脉的正常解剖特征。
- 识别浅静脉内的疾病。
- 描述静脉标记的基本方法。
- 列出静脉标记必需的设备。
- 定义静脉标记的局限性。
- 描述静脉标记中运用的超声诊断标准。

## 术语表

**大隐静脉(great saphenous vein)**:形成于内踝水平的浅静脉,走行于小腿和大腿内侧,在隐股连接处汇入股总静脉。

**穿静脉(perforating vein)**:连接浅静脉系统及深静脉系统的静脉。

**再通(recanalization)**:既往有血栓的静脉,血液再次流通。

**小隐静脉(small saphenous vein)**:沿着小腿后方走行的浅静脉,在腘窝处汇入腘静脉。

**静脉曲张(varicosities)**:迂曲扩张的浅静脉。

## 关键词

贵要静脉
钙化
头静脉
大隐静脉
标记
穿支
平面排列
再通
小隐静脉
静脉曲张

超声用于静脉系统评估已有 35 年的历史。静脉超声检查使用的数量越来越多,其应用范围也越来越广。超声在静脉系统的早期用途主要为深静脉血栓的筛查。[1]很快临床医生意识到了深静脉超声的用处,他们开始应用超声来评估浅静脉系统。[2]浅静脉的评估对他们的能力和作为旁路管道的适宜性都有好处,[2-3]。浅静脉被用于各种类型的旁路手术,而不只是用于冠状动脉旁路移植术。自体静脉是下肢动脉旁路手术的首选管道移植物。最后,继续关注在血液透析通路瘘管创建中代替透析移植物提出了为什么必须评估浅静脉状态的另一个原因。

当计划使用浅静脉的某一段手术时,外科医生会收集尽可能多的信息有助于手术的成功。静脉是否通畅、位置、深度和管径大小是术前评估的一些特征。超声图像提供的这些细节将会选择出最合适的静脉。对浅静脉解剖的正确认识可以改变外科手术计划和手术方式。关于静脉结构的信息有助于将需要手术切除的长度最小化。

本章将描述超声评估浅静脉系统的技巧。属于大隐静脉、小隐静脉、头静脉和贵要静脉的资料都将呈现出来,并回顾其相关解剖、扫描技巧、注意事项、诊断标准和疾病特征。

# 解剖

## 大隐静脉

在讨论隐静脉的解剖之前，简要回顾静脉系统的命名也是非常重要的。一多学科小组发表了对命名进行修订并规范化的共识，以避免一些经常混淆的术语。[4-5]表 19-1 列出了几个关于隐静脉术语的主要变化。大隐静脉是较大或较长的隐静脉的标准名称。小隐静脉是较小或较短的隐静脉的正确命名。超声检查者和血管技术专家应该熟悉修正后的术语。

**表 19-1 静脉命名**

| 当前名称 | 既往名称 |
|---|---|
| 大隐静脉 | 较大的隐静脉<br>长隐静脉 |
| 小隐静脉 | 较小的隐静脉<br>短隐静脉 |
| 前副大隐静脉 | 副隐静脉 |
| 后副大隐静脉 | 副隐静脉<br>Leonardo 静脉（莱昂纳多静脉）<br>或后弓静脉 |
| 小隐静脉的头侧延长段 | Giacomini（贾科米尼）静脉 |

大多数的解剖学教材描述大隐静脉起源于内踝后方，在小腿，邻近胫骨略向前走行，进入大腿后只有一条主干沿大腿内侧走行，最后汇入股总静脉（图 19-1）。这是大隐静脉常见的走行，但存在很多变异。回顾大量的超声和静脉造影的数据显示了它是一个在大腿和小腿有很多变异的复杂的系统。[6-7]

大隐静脉的大腿部分已发现有五种常见的结构（图 19-2）。大隐静脉在 60% 的病例中表现为只有一条主干走行在大腿内侧。大隐静脉的走行略朝大腿内侧，其汇入股总静脉前有几个大的分支静脉汇入其中。这些分支包括前（外侧）和后（内侧）属支和旋静脉。

大隐静脉只在 8% 的病例中以一条主干走行于大腿的前外侧，看上去类似前副隐静脉。

在大腿中所遇到的其余的构型展示了多个大支流存在相互交通。隐静脉可能有两个独立的大的系统走行于整个大腿的内侧和外侧。这个双重系统各自独立于另一个单独存在，并延伸至膝关节以下。这种类型占 8%。有时前外侧系统可能稍粗，有时又可能是后内侧系统稍粗。确定哪一条静脉更占优势很重要，外科医生可以据此选择最合适的静脉。尽管这些系统是独立存在的，但相互之间也常有小静脉连接。重复的静脉系统一般不会在同一解剖平面走行（图 19-3）。一个系统可能在筋膜的浅面走行（这很可能是浅表的副大隐静脉），而另一个系统可能位于正常的解剖平面。正常情况下，隐静脉主干位于隐静脉筋膜室内，其浅面为隐筋膜，深面为肌筋膜。在超声报告中的平面布置符号将在本章后面阐述。

在大约 7% 的病例中，大隐静脉的属支在大腿内的有一个环路。这个封闭的环路系统会给血管外科医生在原位旁路手术中增加不小的难度，尤其是使用了闭合静脉暴露技术。在这种原位旁路手术中，大腿的大部分结构保持完好，器械是从较远的节段进入大腿而达到破坏静脉瓣膜的作用。在一个封闭的环路中，外科医生可能无意间会通过环路的小静脉输送器械而造成静脉损伤。

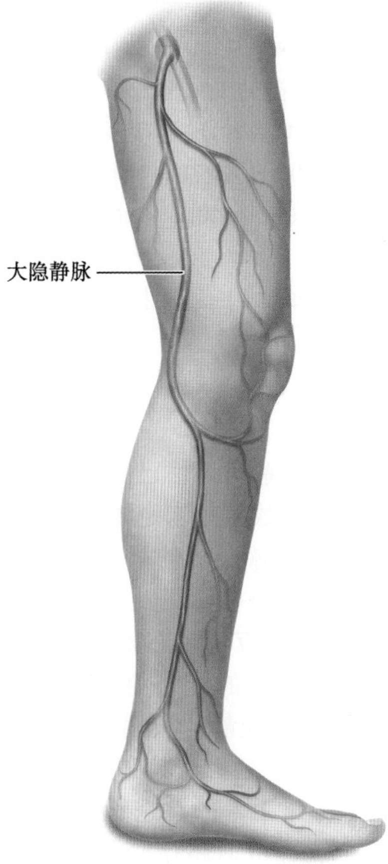


**图 19-1** 典型的大隐静脉解剖结构图，在大腿上有一个内侧主导系统和小腿的前主导系统

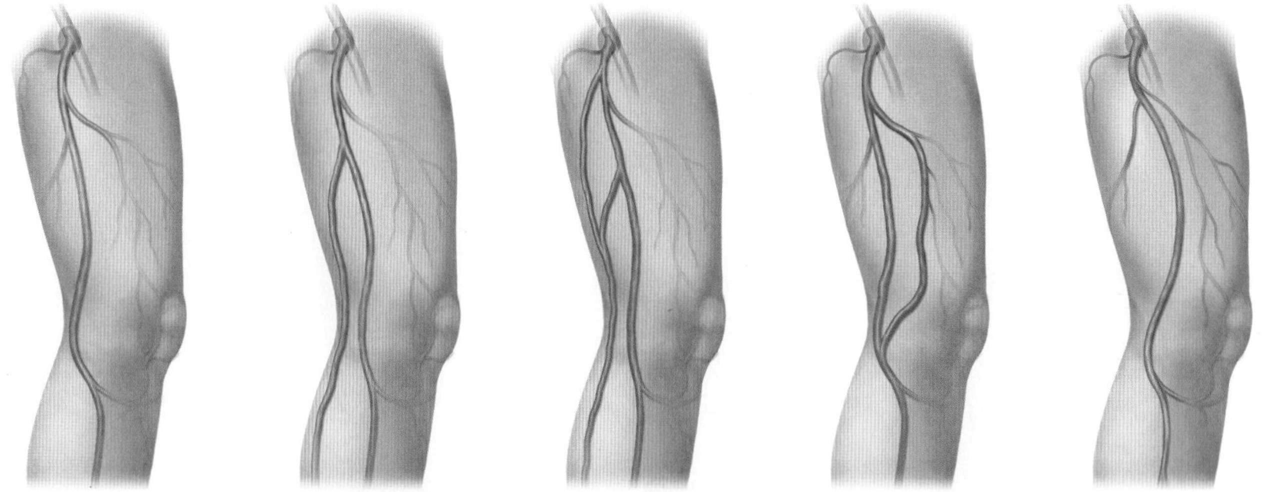

图 19-2 大隐静脉大腿部分的解剖变异

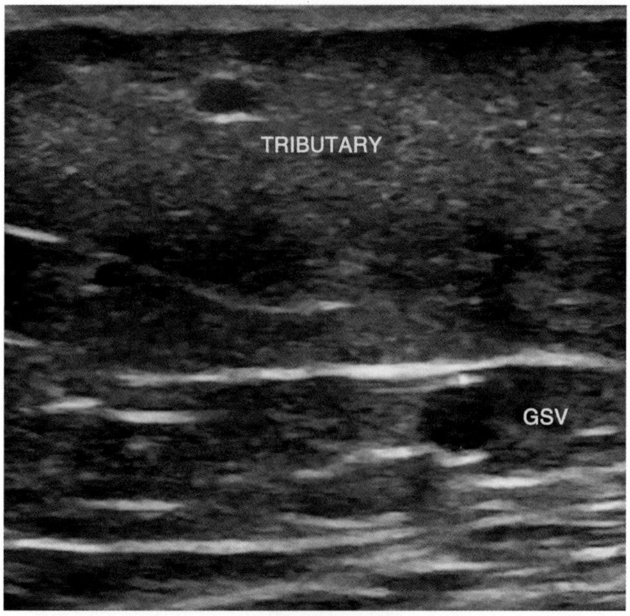


图 19-3 超声图像显示深及浅的双静脉系统的平面布置

最后，在余下的 17% 的病例中，可能在大腿存在部分双重系统。较为典型的是，有一条大的后内侧属支，会在占优势的那一条静脉系统的大腿段的远端 2/3 处汇入，这便是后副大隐静脉，这一静脉既往被称为 Leonardo 静脉或后弓静脉。和双系统的其他模式一样，部分这些双系统相互之间也可有较小的交通支。

更复杂的变化可能发生于大腿，但很少见（通常不到 1%）。已经发现了所谓的有三条大静脉及多条交通静脉的“三重系统”。这些复杂的系统累及前、后副静脉以及大隐静脉主干。在既往有部分或整条大隐静脉切除史的患者中，其大腿和小腿的副静脉系统会扩张以代偿静脉回流。但在评价患者的静脉时，重要的是即使以前做过静脉切除、消融或剥离手术，也需检查整条腿来评估患者的静脉。在许多患者中，这些副静脉仍然适合用作移植的血管。

与大腿部分相比，大隐静脉在小腿的变异较少。在小腿可发现三种常见的变异（图 19-4）。65% 的病例中，大隐静脉的小腿部分是一条单一的主干，且几乎总是靠近胫骨内侧缘的前方。这里经常有一后静脉，它是前面大腿解剖里所提及的后副大隐静脉，因其是一个较小的支流而不被用来作为旁路管道。约 7% 的患者，后副大隐静脉较小腿前静脉系更重要。

大约 35% 的病例中可见小腿的双静脉系统。这些双静脉系统开始在踝关节的水平作为一单一的静脉走行于小腿下方分成两支静脉，并在膝盖处再合并成一支静脉。大多这些静脉后系统很可能是后副大隐静脉，但它们只局限于小腿水平。85% 的病例中前静脉系统占主导地位，余 15% 后静脉系统占主导地位。小腿的后静脉系统可沿大腿上行汇入大腿的双重系统或分支，也可向后延续汇入小隐静脉。表 19-2 总结了各种大隐静脉的解剖走行分布。

表 19-2 大隐静脉的解剖变异

| 分布的比例（%） | |
|---|---|
| **大腿** | |
| 内侧单一主干 | 60% |
| 外侧单一主干 | 8% |
| 完全的双重系统 | 8% |
| 闭合回路双重系统 | 7% |
| 部分双重系统 | 17% |
| 三/复杂系统 | <1% |
| **小腿** | |
| 单一前侧优势系统 | 58 |
| 单一后侧优势系统 | 7 |
| 双重前侧优势系统 | 30 |
| 双重后侧优势系统 | 5 |

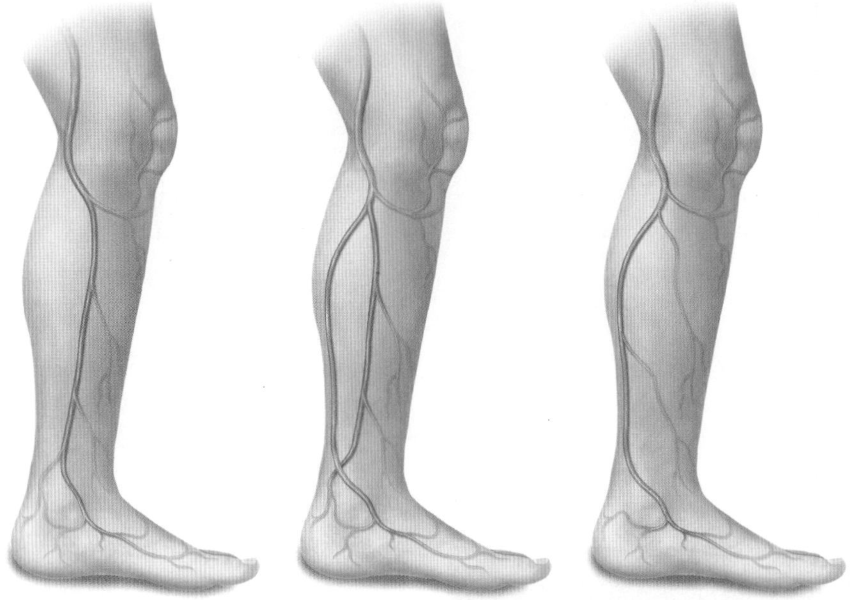

图 19-4 大隐静脉小腿段的解剖变异

大隐静脉有许多皮肤属支(图 19-5)。随着肢体部位的变化分支的数目也在改变。皮肤属支对外科手术没有意义,通常被结扎。如果正在进行有限的静脉暴露手术,大多数皮肤属支可不被触及而会促使其内血栓形成。如果只是一小部分的静脉是必要的修补材料,那么一些皮肤属支会显得过剩,但这保证了主要的隐静脉系统在未来使用中的完整性。

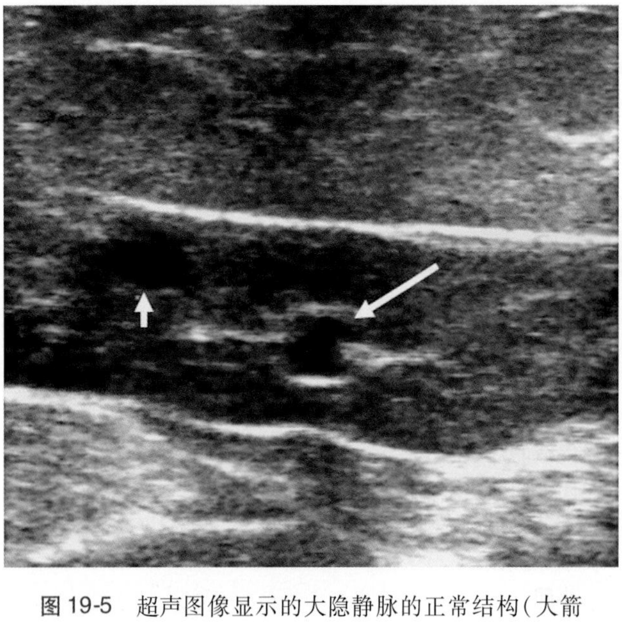

图 19-5 超声图像显示的大隐静脉的正常结构(大箭头)和皮肤的属支(小箭头)

对外科手术中最重要的是深部穿静脉的位置(图 19-6),通常需要识别并结扎这些穿静脉。穿静脉是指穿过腿部肌肉筋膜连接浅层静脉系统和深层静脉系统的静脉。它源于隐静脉,最后潜入到大腿深部(图 19-7)。穿支静脉的静脉瓣保证了血液由浅静脉

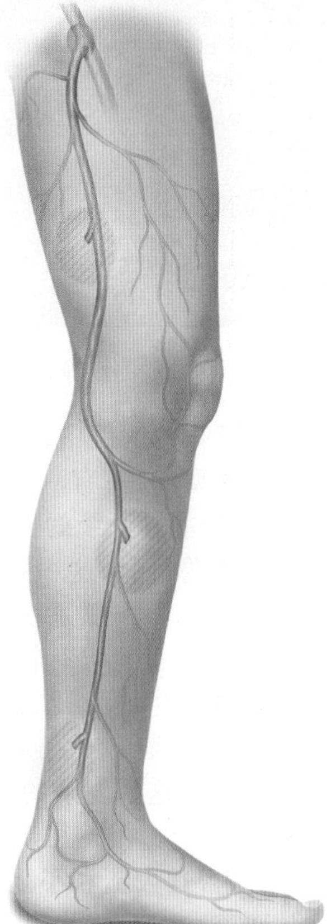

图 19-6 显示可显示深部穿静脉的平面

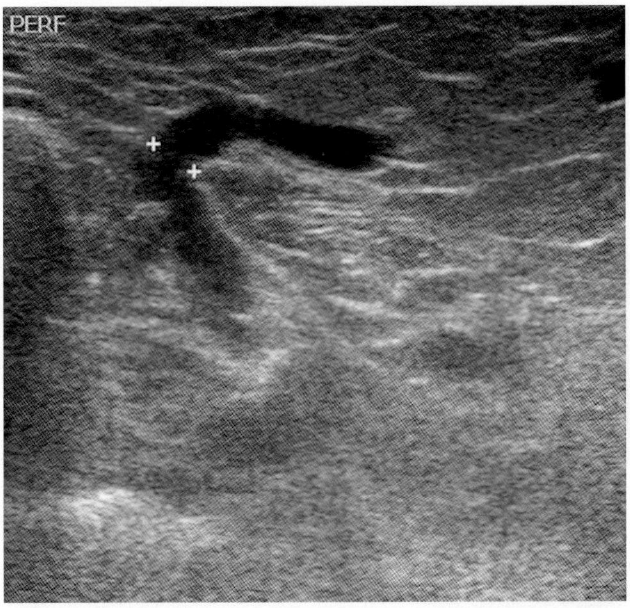


图 19-7　超声图像显示一支穿支静脉离开大隐静脉主干的走向。注意静脉如何穿过肌筋膜(位于两个测量标尺之间)

系统到深静脉系统的单向回流。如果静脉是动脉的一个旁路导管且保持通畅,将会产生一个动静脉瘘将旁路导管与深静脉系统连接起来。由于静脉床的低阻,重要的动脉血流可以通过这种类型的瘘。因此,重要的是要标记这些穿静脉的位置,使外科医生在做动脉旁路移植术前可以结扎它们。腿部有几组穿静脉,有的穿静脉直接与隐静脉的主干相连,而另一些则与副隐静脉相连。

## 小隐静脉

小隐静脉是另一个浅静脉,可以在手术前检测出来作为一个旁路导管。小隐静脉沿小腿后方走行(图 19-8)。起源于足部的两只较小的静脉,沿跟腱的内侧和外侧走行,最后汇合在一起形成小隐静脉。小隐静脉通常是一根单一的主干走行于小腿后部的中间,终止于腘静脉。约 20% 的下肢中,小隐静脉继续走行于腘窝的上方,称为小隐静脉的头侧延伸。在一些病例中,小隐静脉直接汇入股静脉或臀下静脉。有时,它通过大腿后侧的回旋静脉与大隐静脉相通,通常被称为贾科米尼静脉。小隐静脉也有几条皮支及深部穿静脉。经常可见一支或几支隐间静脉在小腿处与小隐静脉、大隐静脉相连。穿静脉可将小隐静脉与腓肠肌静脉或腓静脉连接起来。

## 头静脉与贵要静脉

静脉绘图技术的使用范围已扩展到上肢浅表静脉(图 19-9)。这已经成为透析造瘘术前常规评估的一部分。头静脉起源于腕部,走行于前臂的桡侧,沿着上臂延伸,最后汇入锁骨下静脉。贵要静脉也始于腕部,沿前臂尺侧走行,贵要静脉进入上臂与肱静脉汇合后延续为腋静脉。头静脉及贵要静脉通过肘正中静脉在肘窝处交通。部分上肢浅静脉走行会发生变异,主要发生在肘窝和肘正中静脉处。

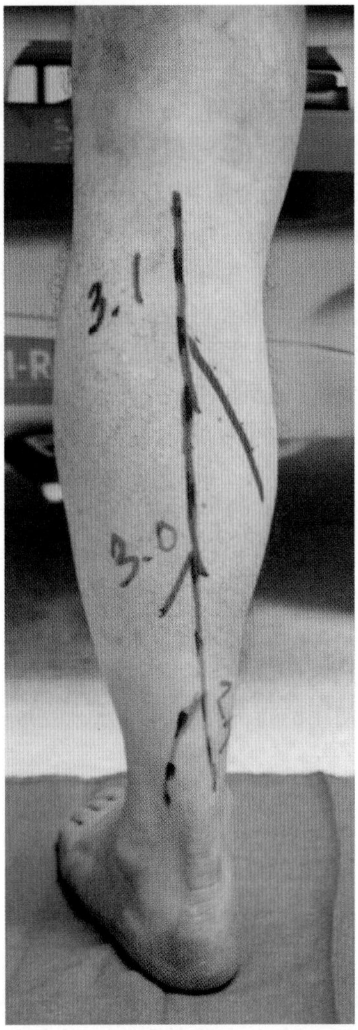


图 19-8　患者腿部完整的小隐静脉标记

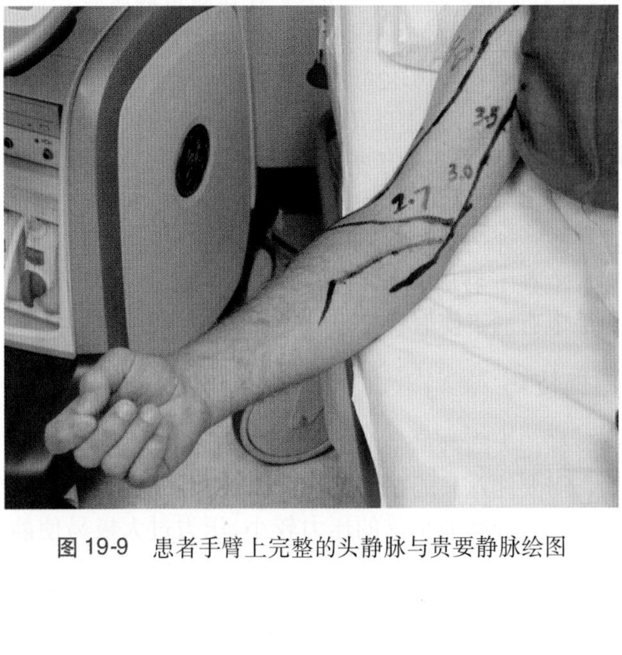


图 19-9　患者手臂上完整的头静脉与贵要静脉绘图

## 超声检查技术

### 患者准备

静脉标记有时可能仅限于浅静脉的超声评估，包括描述图像及完成所要求的工作表。通常，该过程还包含了直接在患者的皮肤上绘制出静脉的位置。在此之前应指导患者避免使用身体乳液或爽身粉，否则会妨碍在皮肤上做标记。完成这项检查的检查室使用的在皮肤上做标记的装置各不相同。由于使用的各种墨水可能弄得非常乱，建议用未经消毒的探头套将探头包起来。尽量减少耦合剂的用量使皮肤标记更加容易。建议在探头下使用少量耦合剂，在探头前方标记静脉位置。使用少量的耦合剂也可减少耦合剂从皮肤表面蒸发使患者感觉寒冷。所使用的标记笔应该能够很容易的在皮肤上标记、长期使用也不会变干。一些检查室不使用标记笔，而使用一个小的塑料咖啡搅拌棒或用秸秆在皮肤上做一压痕，这些压痕在皮肤上可以停留一段时间，以便评估完成时可以画出最后的静脉地图。最后的静脉地图可以用持久性的标记笔、外科用标记笔或者放疗使用的持久性液体墨水来完成。

### 患者体位

扫查静脉，尤其是小静脉的时候患者的体位是非常重要的。将患者的肢体放在可以依靠的地方可以使浅静脉的静脉压最大化。标记下肢静脉时，患者应采取反特伦德伦伯位（头高脚低位），髋关节外旋，膝盖微屈（图 19-10），这一体位为检查整条大隐静脉提供足够的空间。检查小隐静脉时，要求患者侧卧位，使检查者能扫查小腿后方（图 19-11）。检查小静脉时，可要求患者站立一会儿，尤其在测量静脉管径时。当标记上肢静脉时，患者的上肢应向侧面伸展，略低于胸部水平（图 19-12）。当患者坐立位时，双手靠在枕头上，也可评估上肢静脉。在上肢静脉较细的患者中，使用止血带有助于扩大静脉的管径。

为了减少血管收缩，检查室应保持温暖。患者只需暴露被评估的肢体，身体的其余部分应被遮挡并保暖。检查下肢时盖住双脚也有助于减少血管收缩。热毛巾有助于使血管扩张。

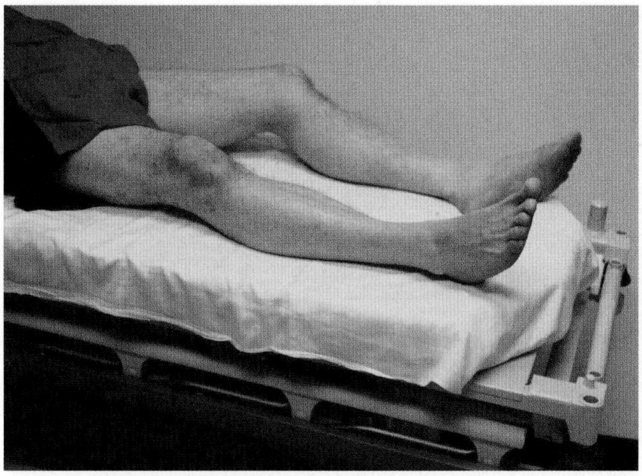

图 19-10 标记大隐静脉时患者的体位

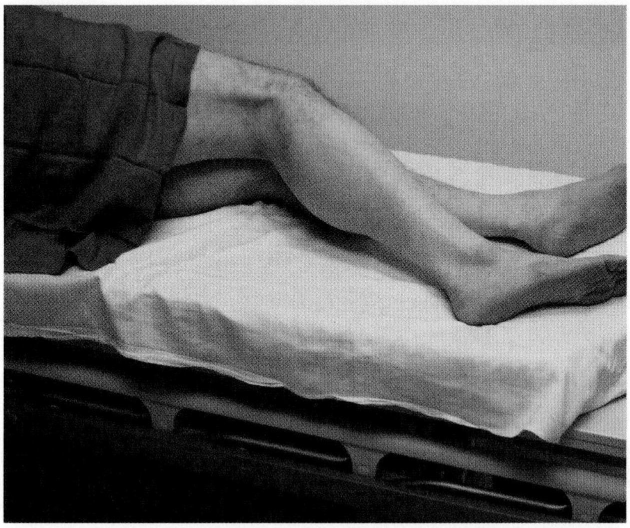

图 19-11 标记小隐静脉时患者的体位

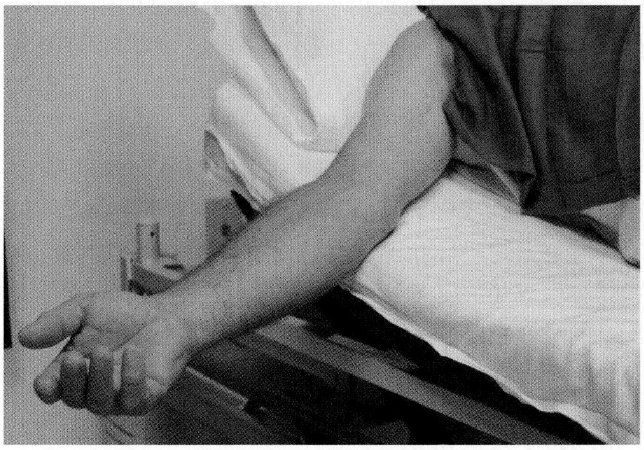

图 19-12 标记头静脉与贵要静脉时患者的体位

### 扫查技巧

标记大隐静脉通常从腹股沟区的隐股连接处开始。需要注意只能在皮肤表面施加很小的压力，因为这些浅表静脉能承受的压力较小，压力过大极易使静脉管腔压闭。以横断面扫查可识别隐股静脉连接处（图 19-13A、B）。超声检查者可使用矢状面或横断面追踪静脉并标记出其走行。超声检查者必须根据探

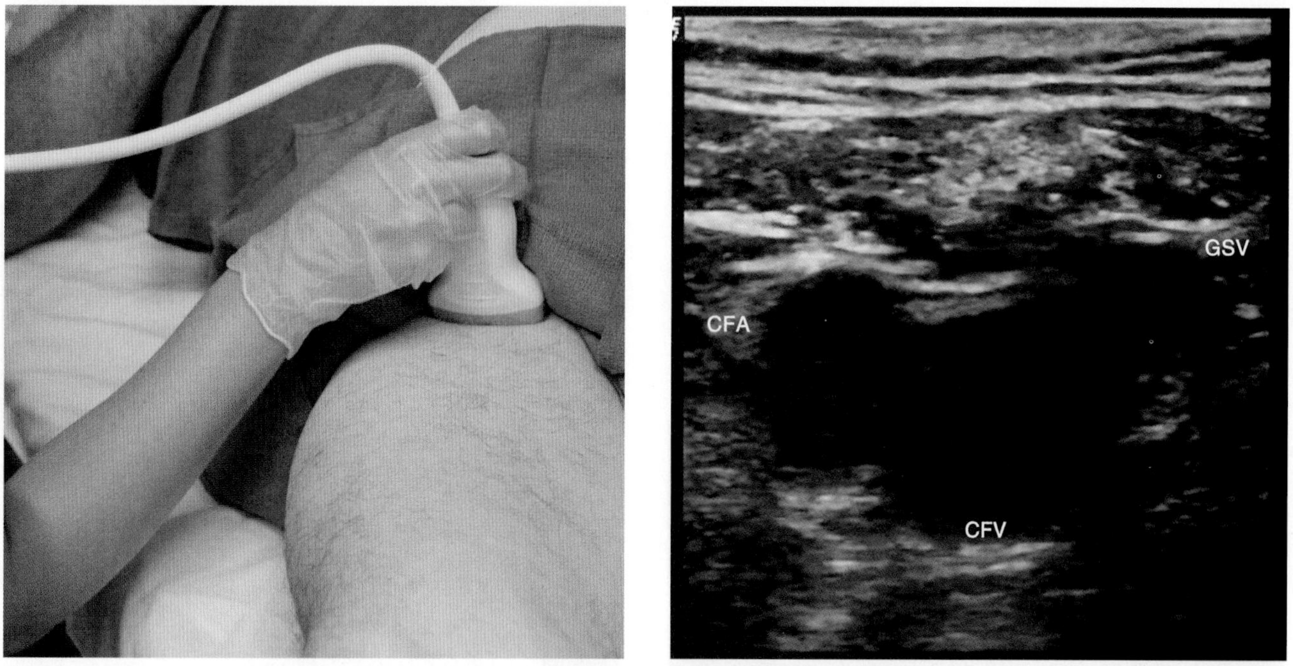


A　B

图 19-13　A. 腹股沟处横向扫查以识别隐股静脉连接处。B. 该平面相应的超声声像图。CFA，股总动脉；CFV，股总静脉；GSV，大隐静脉

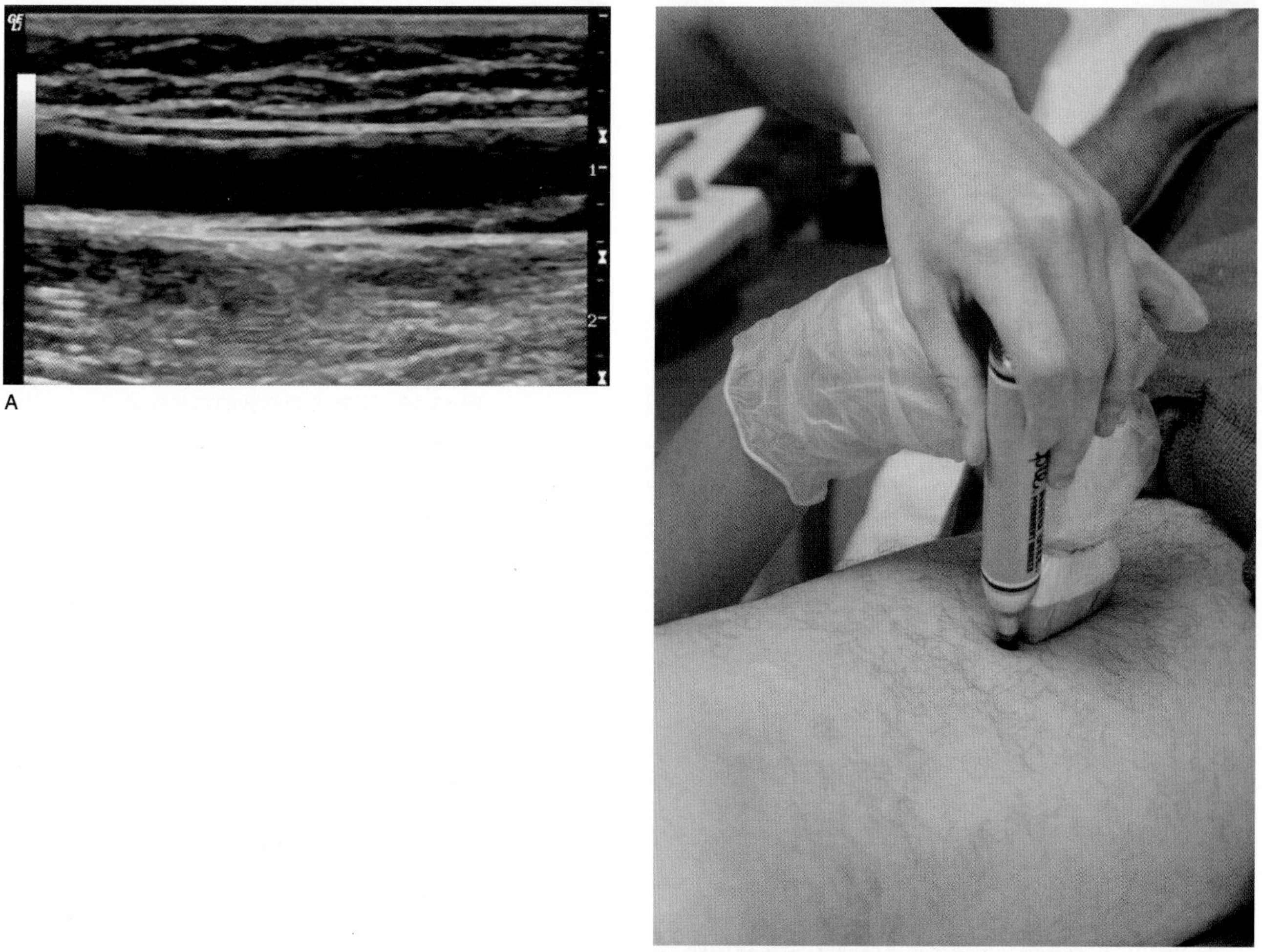

A　B

图 19-14　A. 大隐静脉的长轴超声声像图。B. 相应的探头的位置及皮肤标记的正确位置

头的方向标识出静脉的正确位置。在矢状面上，屏幕上应从右至左完整的显示静脉的长轴切面。探头应垂直于皮肤表面，这个技巧可确保正确显示了静脉的位置，而不是以倾斜的角度成像。沿着探头狭窄的边缘，在探头前面做一个小小的标记（图 19-14A、B）。如果横向扫查，静脉应该呈环形且位于屏幕的中央，然后在探头长轴的中点做一个皮肤标记（图 19-15A、B）。笔者的经验是沿着静脉的长轴方向标记静脉走行可得到最准确的结果。[8,9] 一旦标记了起始部，探头应向静脉远端即足侧轻轻移动，且保持静脉在画面的中心位置。每 2～3cm 在皮肤上做一个新的标记。这一过程延续至脚踝水平。最后形成了一行短虚线，标志着主要静脉系统的走行（图 19-16）。

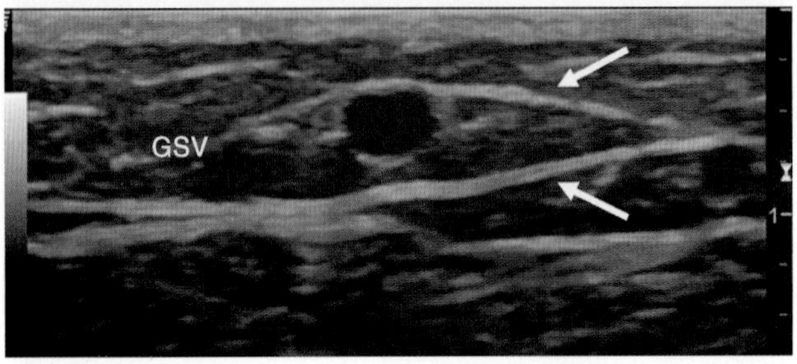


A

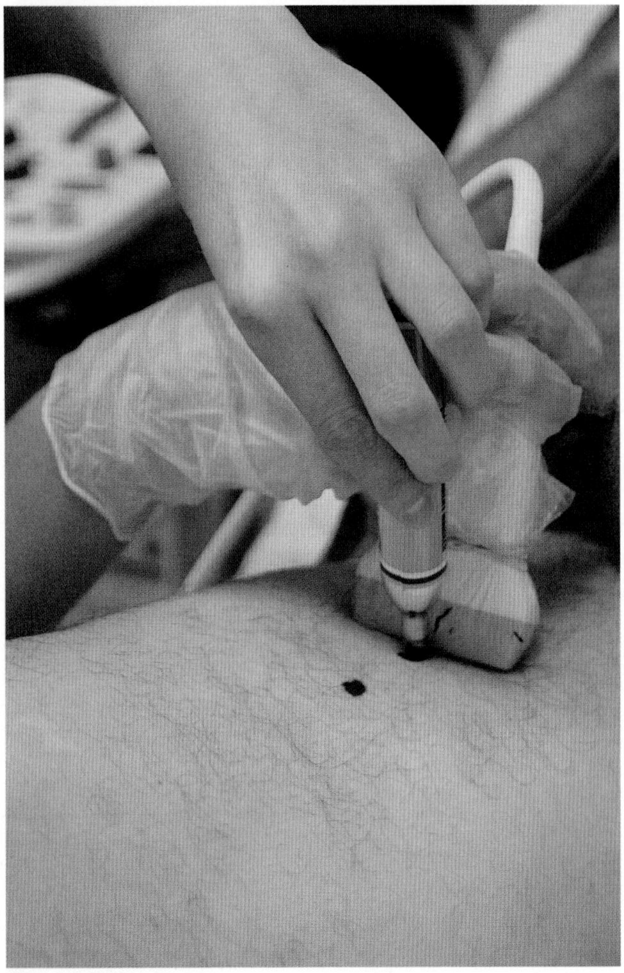

B

图 19-15 A. 探头横切成像显示大隐静脉，箭头标记处为两侧的筋膜边界。B. 探头及标记笔的正确位置

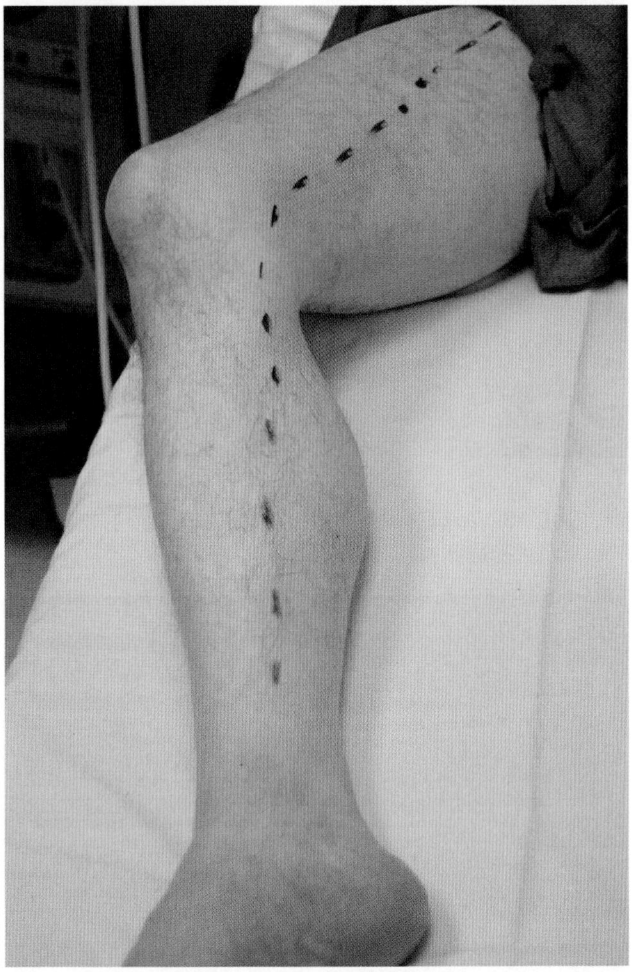

图 19-16 下肢大隐静脉的初步标示

一旦确定了大隐静脉主要的走行，需使用横断面再次确定隐股连接处，用开始的标记作为指示，以横断面扫查静脉，追踪主干以识别属支和测量静脉管径。静脉应表现为圆形，如果为椭圆形，则表明探头向皮肤施加的压力过大，或探头是以倾斜的角度探查静脉的。可识别两种类型的属支，分别是皮支及深静脉穿支。应标记出每一条静脉汇入主干的位置或与主干交通的位置。应注意这些静脉的方向（orientation）。通常情况下，用前和后描述这些属支的方向。检查者可以简单地放一个“A”或“P”作为提示描述上述属支的方向。而且，只要能在最后的皮肤标记图上恰当的标记这些静脉及属支，就可使用任何类型的编码系统。更重要的是，应追踪所有重要的分支就要识别部分性回路或双系统。

在隐股连接处测量隐静脉的管径，在大腿的近段、中段、远段也要测量隐静脉的管径，以及在膝关节及小腿的近段、中段、远段也需要测量隐静脉的管径。如果多重静脉系统存在，应该测量每一个系统以最终确定优势系统。任意出现管径变化的节段需要另外测量管径。在横断面上，沿着静脉壁以前后的方向放置标尺测量管径（图 19-17）。因为管壁内膜与血液的交界面容易分辨，所以很多实验室会测量内壁之间的管径，这样测量的是静脉的内径。因为设备的分辨率有所提高，静脉壁的外膜层和周围组织的界限变得更容易辨别，因此在一些实验室，会测量静脉的外径。外科医生应该知道超声测量和记录的是哪一种静脉的管径。手术时测量静脉的外科医生会注意到外径，这将导致术前超声测量的内径与术中测量值相比时，低估了静脉的大小。

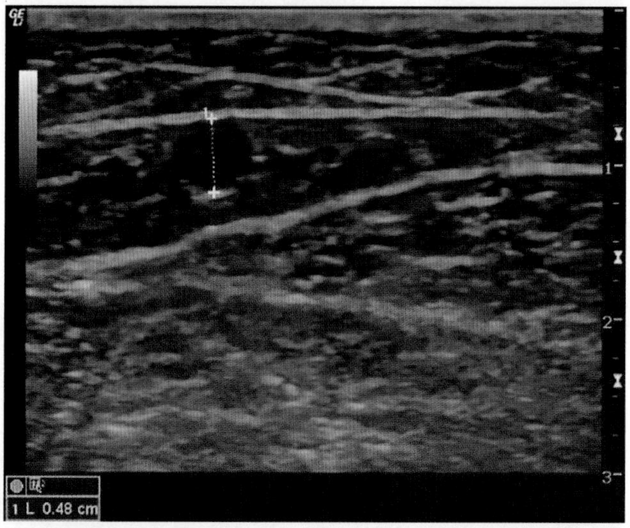


图 19-17　静脉的超声横断面图像，其管径测量值为 0.48cm

一旦标记了静脉的走行，记录了属支和穿支的位置，测量了内径，便可以擦掉肢体上的超声耦合剂。可用棉签蘸取液体油墨（如用于放射治疗用的石炭酸品红）来进行标记。起初的虚线标示最后连接在一起标明静脉的走行（图 19-18）。可以画出属支和穿支的位置，标明不同平面的内径。液体油墨需要 3 至 5 分钟干燥。这期间，可画一个手绘草图作为永久性的实验记录。这种皮肤标志留在皮肤上的时间长短取决于标记墨水的类型，对大多数患者来说，标记至少需保留 3 ~ 5 天。

以上所描述的扫查大隐静脉的技巧可用于小隐静脉、头静脉和贵要静脉的静脉绘图。首先应在小隐静脉与腘静脉交汇处识别小隐静脉（图 19-19），然后，顺着其走行至小腿下份并绘图。如果小隐静脉在腘窝上方向头侧延伸，如果其内径满足实验室评估的标准也要对其进行评估。小隐静脉因更表浅、内径更小，对超声技师来说比检查大隐静脉更具有挑战性。应记录其近段，中段和远段的静脉管径。

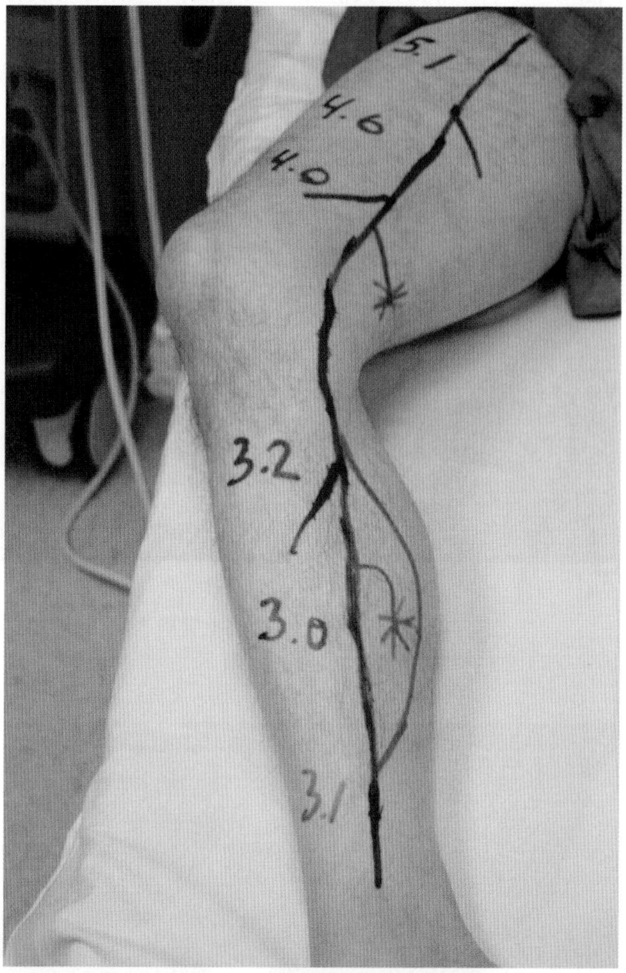


图 19-18　大隐静脉完整的标记

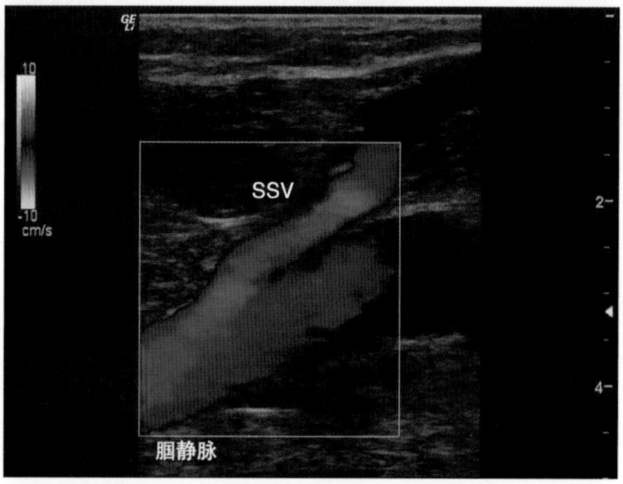


图 19-19　隐腘静脉连接处的超声图像

上肢的浅表静脉中，上臂的浅表静脉容易被识别，因为其管径最粗且属支最少。可显示贵要静脉连接肱静脉形成腋静脉（图 19-20A、B）。追踪贵要静脉还可沿前臂尺侧到肘窝平面以下，标记从上臂到手腕水平的走行。在上臂肱二头肌的上方可显示头静脉（图 19-21A、B），扫查头静脉可从中段扫查至汇入锁骨下静脉处的末段（图 19-22）。头静脉可从肩部区域开始标记，其后在外周沿着前臂的桡侧标记其位置，直至腕部水平。很多外科医生也要求标记肘正中静脉及其与贵要静脉、头静脉连接的位置。扫查上肢静脉对检查者来说是一大挑战，因为属支的走行会覆盖在手臂的不同区域。通常会选择静脉管径最粗的节段进行绘图。会在前臂和上臂的近段和远段测量静脉的管径。

表 19-3 总结了一些静脉标记的基本方法，这些方法有助于准确的标记静脉。

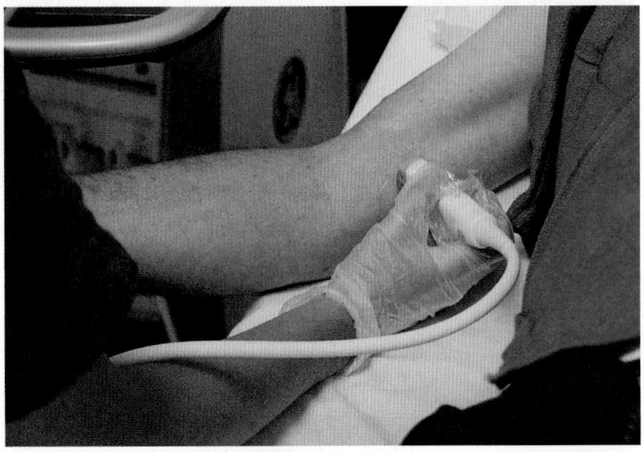

A

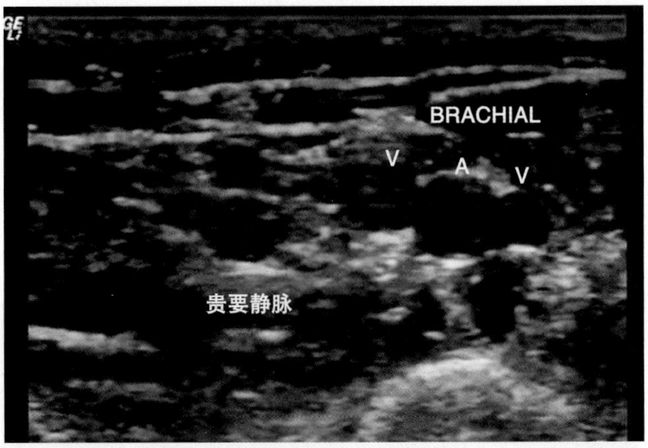


B

图 19-20 A. 在上臂检查贵要静脉的探头位置。B. 贵要静脉及肱静脉的超声图像

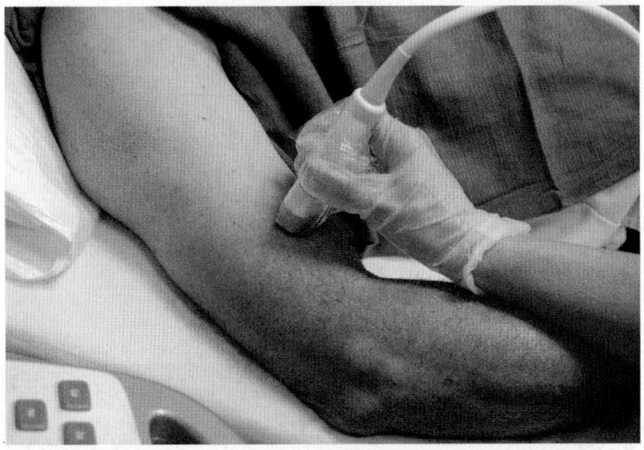

A

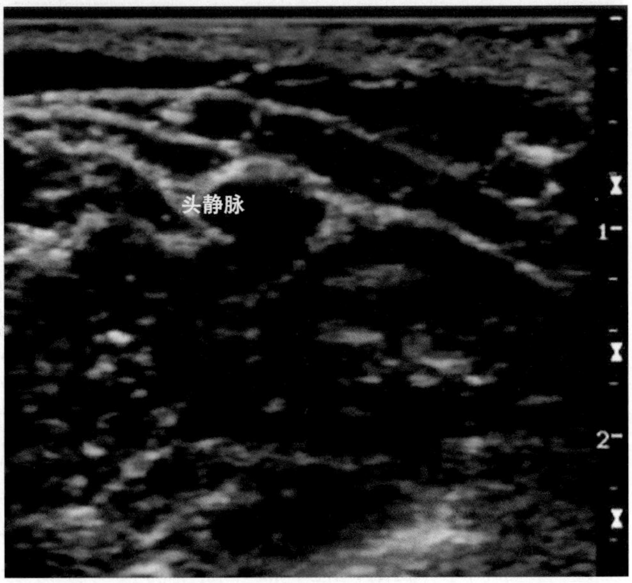


B

图 19-21 A. 识别头静脉上臂段探头放置的位置。B. 头静脉及周边组织的超声图像

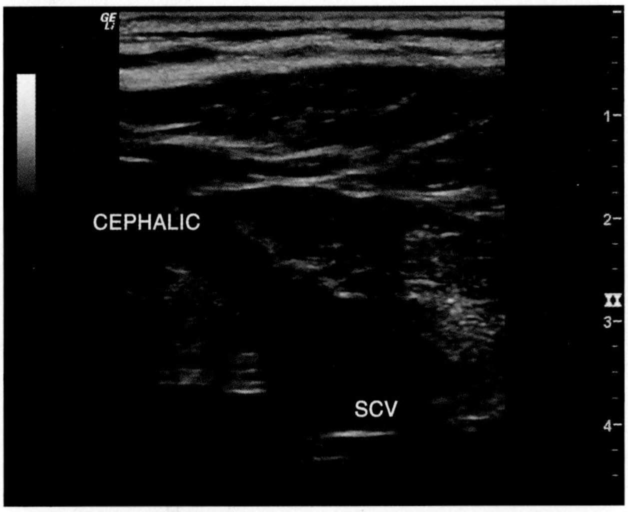


图 19-22　头静脉末端汇入锁骨下静脉的超声图像

表 19-3　成功标记静脉的方法

| 方法 | 结果 |
|---|---|
| 增大静脉压 | 增大静脉直径 |
| 保证患者肢体温暖 | 减少外周血管收缩 |
| 使用探头时用力较轻 | 减少静脉的外在压力 |
| 使用少量耦合剂便于皮肤标记 | 减少耦合剂蒸发带走皮肤热量导致的血管收缩 |
| 保持探头垂直于皮肤表面 | 皮肤标记准确的绘在静脉的上方 |

## 技术方面的考虑

优化超声设备对于静脉标记来说是非常重要的。因为隐静脉是一浅表结构，所以应调整设备使其提供一个良好的近场图像。发射功率和聚焦区应调整至最大的近场分辨率。理论上，应使用至少 10MHz 的超声探头，并也可以使用 12、13 或 15MHz 等较高的频率。有时低频率的探头可用于肥胖者深静脉的检查。脉冲多普勒频率应能够检测浅静脉的低流量状态，4 或 4.5MHz 的频率已足够了。除非静脉的通畅性存在问题，在标记静脉的检查中通常不会使用脉冲多普勒。有时很难用管腔是否压瘪来评价小静脉的通畅性，在这种情况下，多普勒超声可能有效。应调整量程或脉冲重复频率（PRF）以检测低速血流。彩色成像也可以用来证实血管的通畅性。彩色血流设置应通过加大增益和降低量程或脉冲重复频率达到一个低流速的检查状态。管腔的通畅性应该在多个水平进行记录。一些患者有位置较深的静脉时，很有必要注意静脉与皮肤表面的距离。在建立动静脉瘘之前，这可能是非常重要的信息，因为较深的静脉需要血管的输送。

## 缺陷

同所有超声检查一样，这个检查也有局限性。患者的移动、敷料和伤口可能会限制对肢体某一部分的扫查。要把任何可以检查的节段都要尽力显示清楚是非常重要的。在某些情况下，只有一小段静脉用作通道，即使是有限的检查，也可以提供足够的信息来选择一个合适的节段。

## 诊断

静脉标记不仅仅是看静脉存在与否，还要依据其管壁的状态、走行平面和管径来决定其是否适合作为旁路通道。

一条正常的健康的静脉管壁应该光滑，较薄（图 19-23）；静脉顺应性很好，即便在较小的压力下也能被压瘪。静脉窦呈椭圆形，但一些小静脉的静脉窦可能难以识别。如果显示了静脉瓣的小叶，他们应该是能自由飘动，表明静脉瓣小叶后方没有血栓。

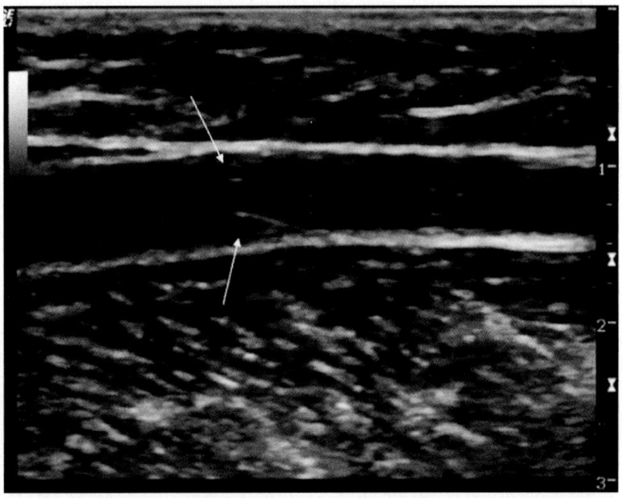

图 19-23　正常健康的静脉超声图像，壁薄而光滑。箭头所指处为静脉瓣

如前所述，在标记的过程中，应记录静脉的走行平面，这对标记大隐静脉、小隐静脉特别重要。书面检查报告中很容易记录静脉的走行平面。图 19-24 展示了大隐静脉主干在隐静脉筋膜室内的正常方向，隐静脉筋膜室的浅面为隐筋膜，深面为肌筋膜。这些筋膜层间的静脉看起来就像一些人所指的“埃及人眼”。双系统存在时，静脉往往沿不同解剖平面穿过大腿，如图 19-3 所示。优势静脉不一定是最浅表的静脉，较大的系统也可能不在正常的隐静脉筋膜室内。这点对外科医生尤为重要，因此能选择最好的静脉。在有广泛的静脉曲张的肢体可看到非常表浅的皮下静脉。

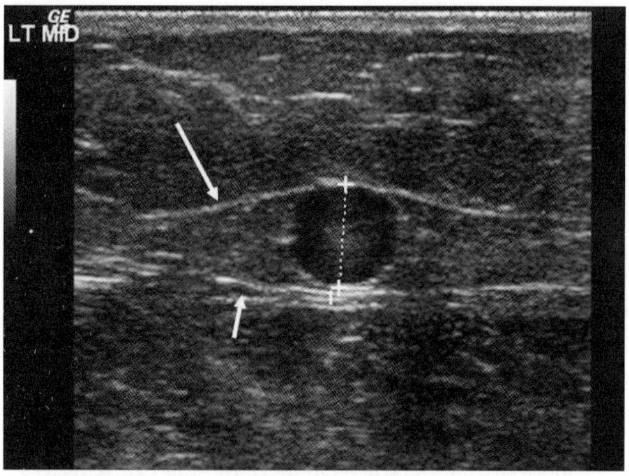


**图 19-24** 大隐静脉的横断面,显示静脉上方浅面的筋膜(大箭头)和血管下方的肌筋膜(小箭头),这样静脉看起来就像所谓的“埃及眼”

每个检查室对静脉管径的测量基于外科医生的偏好。静脉管径是否够用的标准也因其使用目的不同而不同。一个心胸外科医生可能更喜欢适合做冠状动脉旁路的静脉,而普外科医生对行透析造瘘的静脉的管径有不同的标准。一般情况下,大多数外科医生不会使用直径小于2mm的静脉,因为这些小静脉容易痉挛并且难以缝合。许多外科医生喜欢选择直径至少是2.5~3mm的静脉。此外,告诉内科医生在超声检查中测量的是血管的内径还是外径也很重要。

## 疾病

在检查浅表静脉时,会遇到一些常见病。疾病相关知识点19-1是浅表静脉疾病的一览表。

**疾病相关知识点 19-1**
**浅表静脉疾病**

| 病理 | 超声表现 | | |
|---|---|---|---|
| | B型 | 彩色 | 多普勒 |
| 血栓 | 腔内存在不同的回声 | 管腔内无血流信号或血流信号减少 | 无多普勒信号,若有,则期相性消失 |
| 静脉曲张 | 迂曲、扩张的静脉段 | 血流方向的改变导致的多种血流模式 | 可显示反流 |
| 再通 | 管壁增厚呈高回声,且表面不规则 | 可显示血流信号减少 | 呈连续性,或期相性减少 |
| 钙化 | 血管壁内亮白色的回声伴声影 | 声影区缺乏彩色信号充填 | 声影区缺乏多普勒信号 |
| 瓣膜狭窄 | 瓣膜小叶突向管腔,固定不动 | 瓣膜区域可显示紊乱的血流信号或混叠 | 可显示瓣膜区域流速增加 |

### 血栓

在静脉标记过程中可能遇到孤立节段的部分性血栓。通常,即使存在血栓的残留瘢痕,患者也不记得之前发生过浅静脉的血栓性静脉炎。静脉窦内可看到血栓附着于瓣膜的小叶(图19-25)。血栓的回声差异较大,一部分患者中,急性血栓呈无回声或低回声,但也不一定;慢性血栓呈高回声,也可能有部分区域回声稍低。有完全性血栓形成的静脉不会被压瘪,缺乏彩色血流填充,也没有多普勒信号;有部分性血栓形成的静脉可被部分压瘪,表明血流减少,部分性血栓形成的静脉的多普勒信号显示期相性减少。

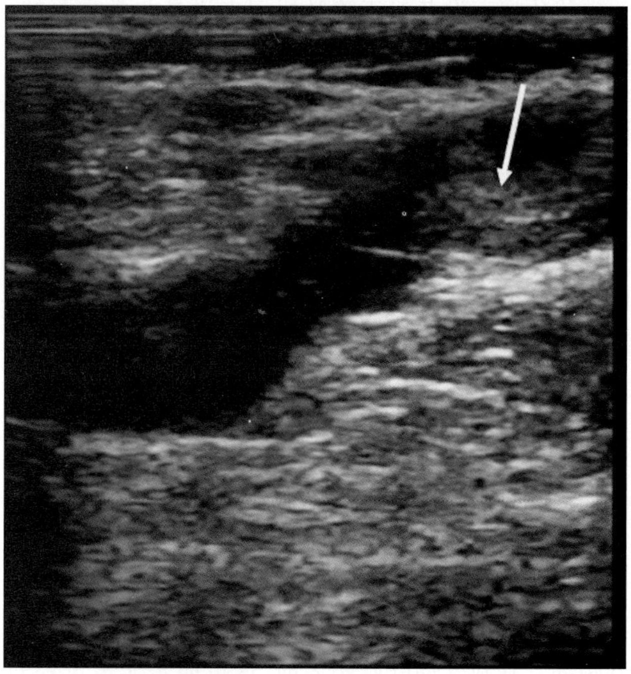

**图 19-25** 超声图像显示有血栓附着于瓣膜小叶(箭头)

### 静脉曲张

静脉曲张表现为隐静脉系统部分节段出现扩张,迂曲。静脉曲张不是隐静脉标记的禁忌证。在许多患者中,临床症状显著的静脉曲张是静脉主干皮下的分支(图19-26)。这些患者的隐静脉主干系统仍然位

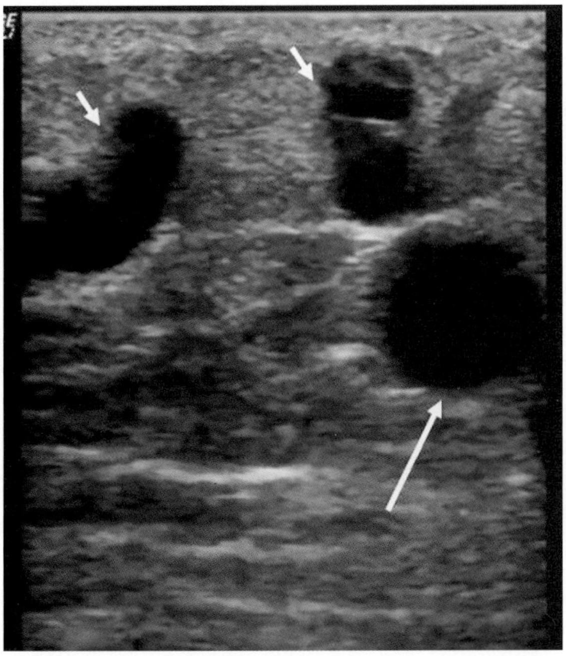

**图 19-26**　超声图像显示曲张的浅静脉(小箭头)及其下方的隐静脉主干系统(大箭头)

于正常的筋膜下平面,它通常没有扩张,仍能被用于旁路手术。即使大腿的主干有静脉曲张,但其小腿部分的静脉也能被分离出来,反之亦然。重要的是要检查整个肢体以发现任何合适的静脉。

## 再通

血管内膜表面不规则或管壁增厚说明血管可能有再通(图 19-27)。通常这些静脉不适合做动脉旁路导管。对静脉壁病变的描述会有点主观,但能提醒外科医生,并且有助于选择最合适的静脉段。

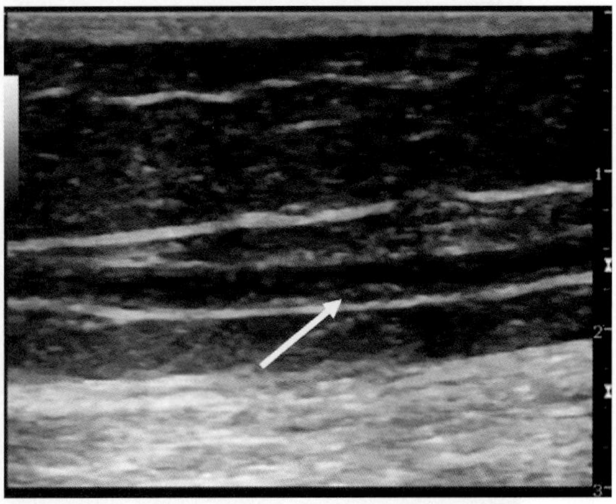

**图 19-27**　超声图像显示增厚再通的静脉,箭头处为管壁增厚的区域

## 钙化

其他管壁的病变包括钙化。尽管没有动脉壁钙化常见,一些患者偶尔也会出现静脉壁钙化。钙化的经典超声表现为静脉壁内有强回声伴声影(图 19-28)。孤立的钙化不妨碍整条静脉被用作旁路管道,外科医生可以只需使用没有钙化的节段。然而,有弥漫的、间断的钙化的静脉不适合作为旁路管道。静脉钙化常见于糖尿病患者及终末期肾病患者。

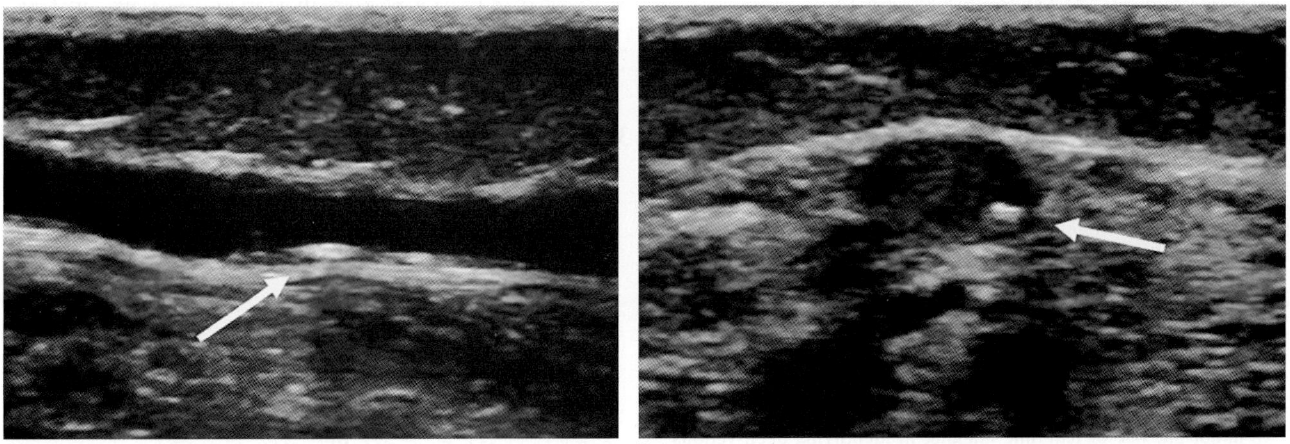

A　B

**图 19-28**　隐静脉管壁钙化的矢状切面(箭头)。B:另一条有管壁钙化的隐静脉的横切面(箭头)

## 瓣膜异常

最后,在图像上可注意到另一种病变是狭窄或固定的瓣膜(图 19-29)。这可能会发生在既往有血栓形成的静脉内。之前出现的血栓可以完全溶解,静脉壁可能表现相对正常。然而,一个静脉瓣膜窦可能包含不能随血液流动而移动的一个固定的瓣膜小叶。再者,如果它是一个孤立的病变,外科医生就可以使用其他健康节段的静脉。

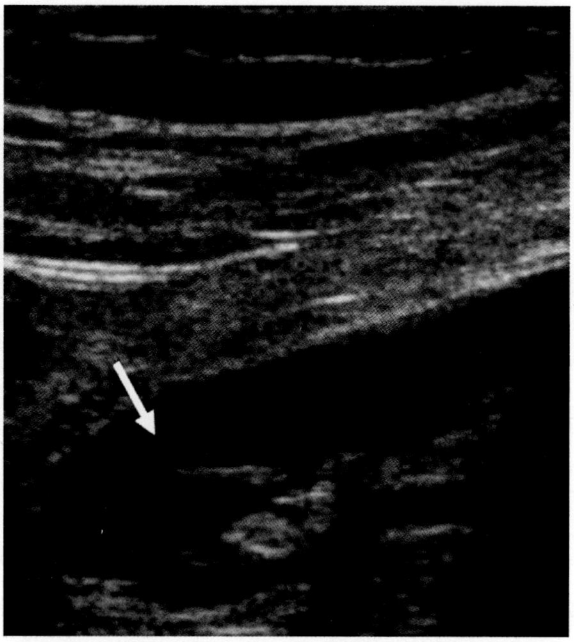

图 19-29 超声图像显示固定不动的瓣膜（箭头所指）

## 小结

- 静脉标记是许多外科手术术前准备的一个重要组成部分。
- 这是一个高度依赖超声检查者或技师的检查。
- 超声检查者或技师必须熟悉静脉解剖和变异，也要熟悉即将实施的手术的过程。
- 正确的静脉标记高度依赖于超声检查者和外科医生之间的紧密的合作关系。
- 浅表静脉系统的术前标记可以提供详细的静脉解剖的信息，也可清楚的描述解剖变异。
- 描述静脉病变以避免使用病变的静脉节段。
- 准确的皮肤标记以及静脉报告里描述的信息都可以帮助外科医生选择手术切口的位置。
- 这可以最大限度地减少对皮瓣的需求又可缩短手术时间。
- 超声静脉标记所提供的细节使外科医生能选择理想的静脉作为旁路移植管道材料。

## 思考题

1. 患者提供了双下肢大隐静脉的描记图。右腿有一条从大腿到小腿中部的手术切口。患者解释说他4年前接受了冠状动脉旁路移植术，外科医生使用了他右腿的静脉。你会改变你计划的标记程序吗？请说明原因。
2. 你要开始标记头静脉和贵要静脉，在上臂，两个静脉的管径都大约只有2mm，在检查这些静脉时，你会采取什么措施吗？
3. 您正在向新同事解释标记隐静脉的技巧，你应该回顾超声系统的哪些方面，包括具体的设置和调节？

**（王萍　顾鹏 译）**

## 参考文献


1. Talbot SR. Use of real-time imaging in identifying deep venous obstruction: a preliminary report. *Bruit*. 1982;6:41–42.
2. Leopold PW, Shandall AA, Kupinski AM, et al. The role of B-mode venous mapping in infrainguinal arterial bypasses. *Brit J Surg*. 1989;76:305–307.
3. Shandall AA, Leather RP, Corson JD, et al. Use of the short saphenous vein in situ for popliteal-to-distal artery bypass. *Am J Surg*. 1987;154:240–244.
4. Caggiati A, Bergan JJ, Gloviczki P, et al. Nomenclature of the veins of the lower limbs: an international interdisciplinary consensus statement. *J Vasc Surg*. 2002;36:416–422.
5. Caggiata A, Bergan JJ, Gloviczki P, et al. Nomenclature of the veins of the lower limbs: extensions, refinements, and clinical application. *J Vasc Surg*. 2005;41:719–724.
6. Kupinski AM, Evans SM, Khan AM, et al. Ultrasonic characterization of the saphenous vein. *Cardiovasc Surg*. 1993;1:513–517.
7. Shah DM, Chang BB, Leopold PW, et al. The anatomy of the greater saphenous venous system. *J Vasc Surg*. 1986;3:273–283.
8. Chang BB, Kupinski AM, Darling RC III, et al. Preoperative saphenous vein mapping. In: AbuRahma AF, Bergan JJ, eds. *Noninvasive Vascular Diagnosis*. London: Springer-Verlag;1999:335–344.
9. Kupinski AM, Leather RP, Chang BB, et al. Preoperative mapping of the saphenous vein. In: Bernstein EF, ed. *Vascular Diagnosis*. St. Louis, MO: Mosby;1993:897–901.

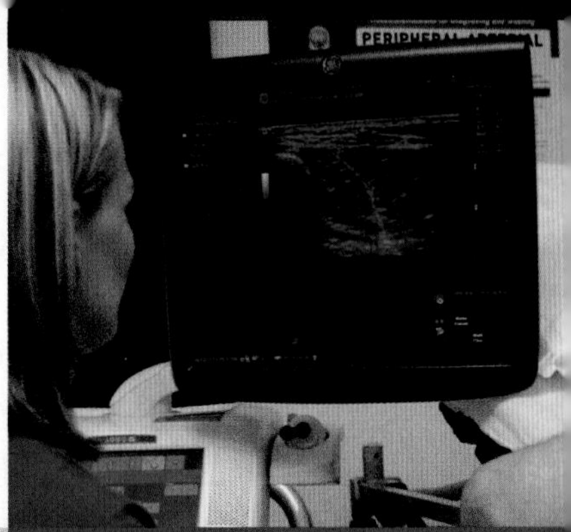

# 静脉瓣功能不全检测

SERGIO X. SALLES CUNHA | DIANA L. NEUHARDT

第 20 章

## 目标

- 阐述慢性静脉瓣功能不全的临床表现、病因,解剖及病理生理改变并作为血管实验室静脉检查的指针。
- 阐述常用的直接及间接非侵袭性静脉检查。
- 阐述基于不同目的检查方案,如筛查、确诊、治疗前标记、围治疗期成像、随访等。
- 阐述双功能彩超在评估下肢静脉瓣功能异常中的作用。

## 关键词

**二维超声**
**慢性静脉功能不全**
**彩色血流显像**
**双功能彩超**
**体积描记法**
**静脉曲张**
**静脉反流**
**静脉瓣功能不全**

## 术语表

**前副隐静脉(anterior accessory saphenous vein,AAGSV)或股前外侧静脉:**大腿前侧的浅静脉。

**CEAP:**静脉疾病的临床(clinical)、病因(etiologic)、解剖(anatomic)和病理生理分类(pathophysiologic classification)的缩写。

**慢性静脉功能不全(chronic venous insufficiency,CVI):**长期静脉瓣病变或阻塞性病变。

**弹性压缩(elastic compression):**运用弹力袜有效的束缚腿部从而使静脉受压变瘪的术语。

**大隐静脉(great saphenous vein,GSV):**大腿内侧至小腿的浅静脉。

**下肢水肿(leg edema):**液体聚集导致的腿部肿胀。

**脂肪水肿(lipedema):**由于脂肪堆积造成的肿胀。

**淋巴水肿(lymphedema):**由于淋巴管或淋巴结病变导致的肿胀。

**非隐静脉(nonsaphenous veins):**非大、小隐静脉系统的浅静脉节段,包括臀大肌、股后侧穿静脉,外阴,大腿后下份、腘窝属支,膝部穿静脉及坐骨神经静脉等。

**体积描记法(plethysmography):**用波形图显示身体脏器或组织体积的变化的技术方法。

**后副隐静脉或股内侧静脉(posterior accessory saphenous vein,PAGSV):**大腿后侧的浅静脉。

**反流(reflux):**反向血流,通常发生于功能不全的静脉。

**网状静脉(reticular veins):**皮下内径小于 3mm 的静脉。

**小隐静脉(small saphenous vein,SSV):**小腿后侧的浅静脉。

**蜘蛛静脉(spider vein):**浅表毛细血管扩张,皮肤局部呈红色或紫色外观,直径在 0.5 到 1mm,也叫做毛细血管扩张。

**曲张静脉(varicose veins):**静脉直径等于或大于 3mm。

**Giacomini 静脉(vein of Giacomini,VOG):**大隐静脉与小隐静脉之间的交通静脉。

慢性静脉瓣功能不全(chronic venous valvular insufficiency,CVVI)是当今社会的常见病。微创性检查技术的发展提高了浅静脉瓣功能不全及反流的检出和治疗前景。事实上慢性静脉功能不全(chronic venous insufficiency,CVI)是最经典且常用的术语,CVVI只是其亚型之一。CVI包括了静脉阻塞以及静脉瓣功能不全。本章主要讲述静脉瓣功能不全(而不是静脉阻塞),后者常常是深静脉血栓(deep venous thrombosis,DVT)产生的结果。大多数CVVI患者并没有静脉阻塞。假如能将静脉阻塞与静脉瓣功能不全相鉴别,那么两种疾病都能得到适当的诊断和治疗。

在CVI推荐的临床、病因、解剖及病理生理(CEAP)分类之后的现象之一是清晰地列举和区别CVI的类型以促进对典型病症的认识。[1-3]本章旨在对CVVI的相关解剖,流行病学,症状体征,障碍类型,生存质量,非侵袭性检查,治疗类型以及随访等作简要综述。

## 解剖

超声工作者超声探查时应当对深浅静脉的解剖有所认识。静脉系统的解剖在之前章节中已有叙述。接下来我们介绍超声的相关知识。随着超声对于不同筋膜层中静脉的定位,当下对于浅静脉的认识被拓宽了。目前被广泛接受的静脉系统的术语包括:大隐静脉(GSV),小隐静脉,[4,5]隐静脉还包括前副隐静脉(AAGSV)和后副隐静脉(PAGSV)及Giacomini静脉(VOG),它们的命名主要依据其解剖位置,隐静脉都潜藏于筋膜层中,并很容易被超声探查区分,[6,7]表现为隐静脉与筋膜深浅层构成特征性的“眼”证(图20-1和图20-2)。大隐静脉走行在大腿、小腿内侧的隐静脉筋膜室内,虽然AAGSV也走行于隐静脉筋膜室内,但“伴行征”是它的解剖定位标志(图20-3),即在横切面图像上,AAGSV与股动静脉对齐并垂直于探头表面。AAGSV和PAGSV分别位于大腿的前侧和后侧,并且PAGSV可以与VOG相连接。属支静脉是那些汇入隐静脉的静脉。隐静脉属支穿过筋膜层,进入到隐静脉筋膜室汇入到相应的隐静脉中(图20-4和图20-5)。而非隐静脉不是来源于隐静脉系统,而是来自盆腔或更前端的静脉分支。静脉曲张常常与异常的浅静脉属支相关。超声图像上的“三角征”有助于分辨膝以下的大隐静脉(图20-6),腓肠肌、胫骨以及隐静脉筋膜室中的大隐静脉构成的三角形有助于鉴别大隐静脉和其属支。主要的分歧在于对于重复隐静脉的解释上。大多数隐静脉重复是局部的节段,完全重复是非常少见的。严格意义来讲,隐静脉重复必须具有相同的走行方向且在筋膜层中相互平行。重复往往意味着自始至终走行相同。正如前面章节所述,如存在超过一个大的浅静脉系统往往代表着一个真正的大隐静脉及一个大的附属静脉系统。

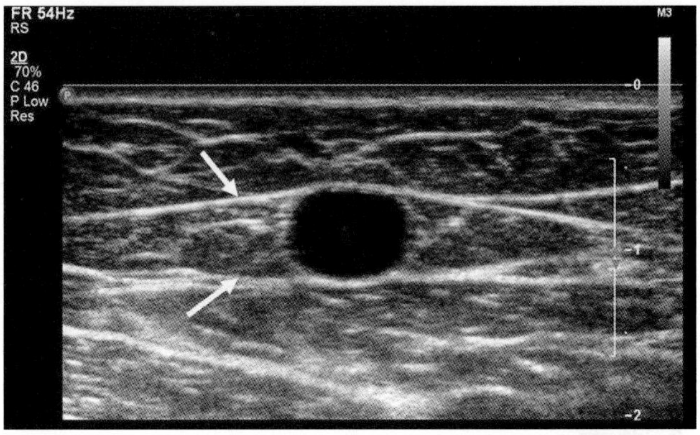


**图20-1** 大隐静脉的横轴图像,显示其在隐静脉筋膜室内的正常位置,箭头所示为静脉浅面及深面的筋膜层

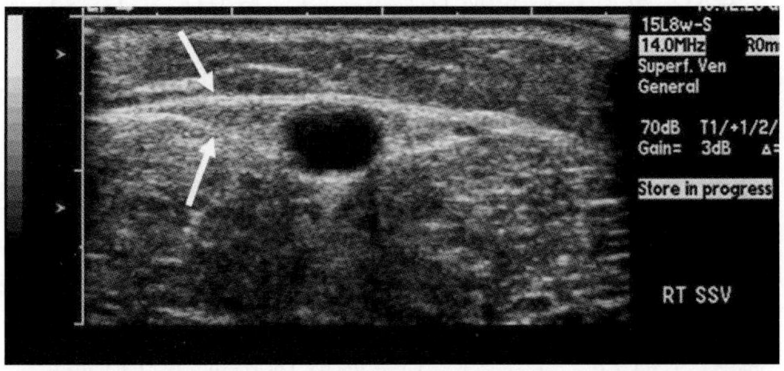


**图20-2** 横断面显示纵向走行在隐静脉筋膜室内的大隐静脉影像,箭头所示为静脉浅面及深面的筋膜层

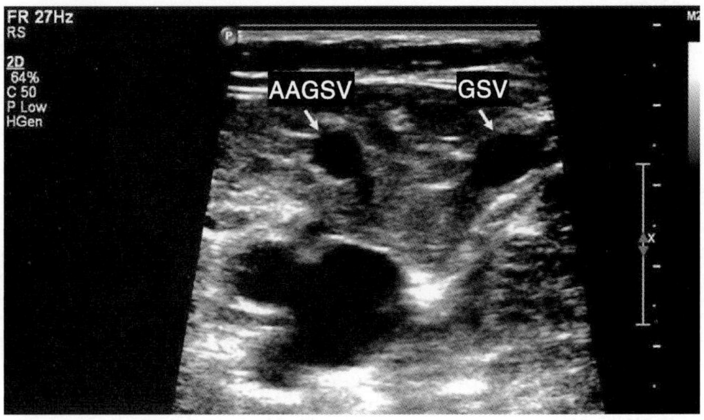


**图20-3** “伴行征”AAGSV对准深层系统股动脉和股静脉排列,而GSV更靠内侧

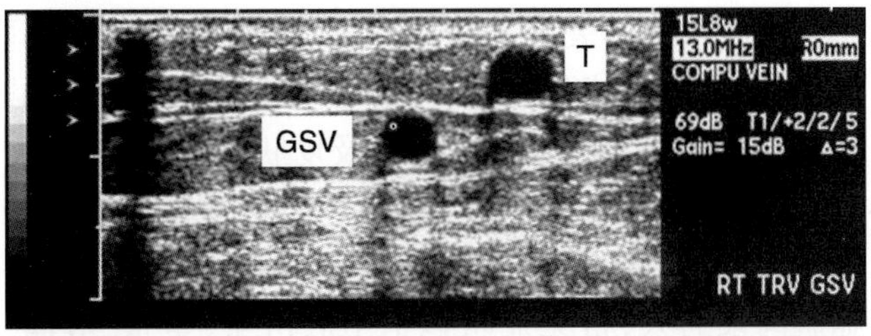


**图 20-4** 一条位于隐静脉筋膜室外的属支静脉（T）走行在大隐静脉（GSV）浅面

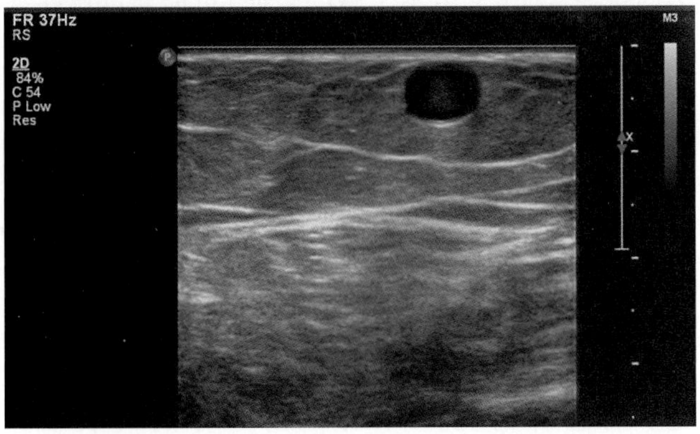


**图 20-5** 一条位于隐静脉筋膜室外的属支静脉

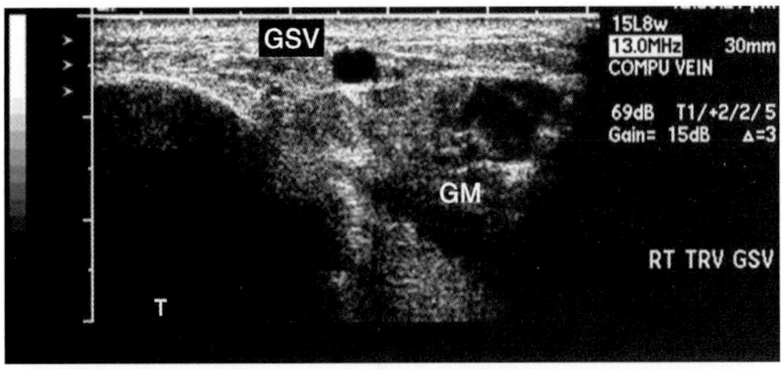


**图 20-6** "三角征"，膝部以下大隐静脉（GSV）与胫骨（T）、腓肠肌（GM）构成三角形排列关系

大隐静脉与股总静脉的汇流点在股隐静脉连接处（saphenofemoral junction，SFJ）。隐静脉近端有两个主要的瓣膜。终末端瓣膜位于隐股静脉连接处。终端前瓣膜位于大隐静脉主要属支汇入股隐静脉连接的远端。大隐静脉近端主要属支的汇流点处位于这两个瓣膜之间。大隐静脉属支之一腹壁浅静脉（superficial epigastric vein，SEV）是热消融的解剖标志。阴部外浅静脉及旋髂浅静脉是此连接部位的另外两个属支。除股隐静脉连接处，这些属支是大隐静脉最近端反流的来源，可能导致盆腔慢性静脉瓣关闭不全的发生。

小隐静脉与深静脉系统的汇入点多变，对超声诊断是一个挑战。小隐静脉终端可能在：①隐腘静脉连接处汇入腘静脉；②腓肠肌静脉；③大腿远端股静脉；④小的无名深静脉；⑤大腿后部穿支静脉；⑥通过 Giacomini 静脉（大、小隐静脉交通支）汇入大隐静脉。因此，小隐静脉的终端瓣膜的位置也不定的。

二维超声图像可以很容易确定静脉瓣小叶。动态观察可以看到二叶瓣瓣尖指向正常血液引流方向（图 20-7）。静脉瓣的数量是变化的，而且随心脏的距离增加逐渐增多。肌肉收缩静脉瓣开放（也认为是静脉瓣的收缩期），肌肉松弛静脉瓣关闭（也认为是静脉瓣的舒张期）。一系列瓣膜引导血流从皮肤到属支，到隐静脉，到穿支静脉或连接处，到深静脉，最终回流到心脏。而功能不全的瓣膜则可能导致异常的逆流或反流（图 20-8）。

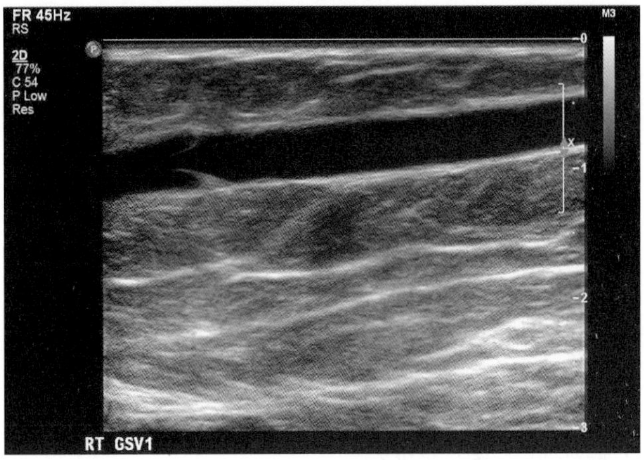


**图 20-7** 静脉长轴显示一组静脉瓣的两个半叶

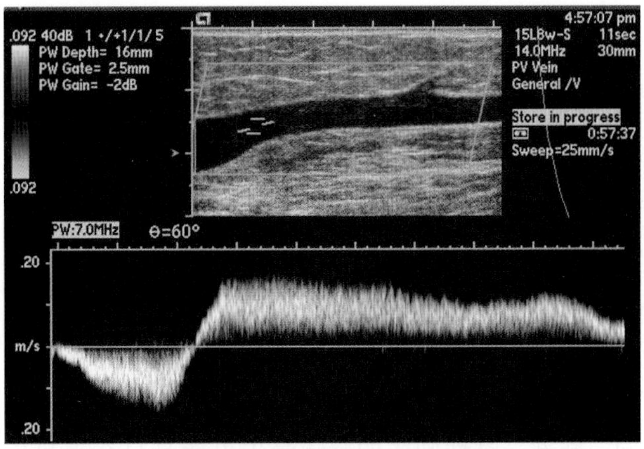


**图 20-8** 频谱多普勒显示逆流或反流频谱（位于基线上方）

## 流行病学

慢性静脉瓣关闭不全在不同的人群中普遍存在，

男、女均可发病。静脉曲张发生在男性比率为2% ~56%,女性为1% ~60%。[8-11]静脉曲张与瓣膜反流有关或与静脉阻塞有关,也可能与两者都相关。有可能存在静脉瓣膜功能不全而没有静脉曲张发生。此外,英国爱丁堡的一项针对普通人群的临床登记调查中发现,静脉曲张在男性的发生率40%较女性32%高。[12]

早先美国静脉论坛的筛查基金项目调查估计人群中静脉曲张发生率为32%,静脉反流发生率为40%,[13]在筛查出来的严重病例情况包括毛细血管扩张(29%)、静脉曲张(23%)、水肿(10%)、皮肤改变(9%)和溃疡(2%)。[14]而在爱丁堡的研究中毛细血管扩张在男性中的发生率为79%,女性为88%。[15]静脉曲张患者继发动脉疾病的几率增高。[16]

一项研究表明,下肢静脉反流的发生率在总人群中为35%,浅静脉反流发生率为21%,深静脉反流为20%。[17]其他表浅或深静脉反流的发生率随着CEAP分级严重程度的增加而增加。浅静脉反流的发生率随年龄增加而增加。爱丁堡研究描述了深浅静脉各节段反流的发生率。[18]双下肢反流的发生率左右侧无差异,大隐静脉反流的发生率最高。

这些统计数据提示慢性静脉瓣功能不全很常见,需要更多的重视和深入研究。美国静脉学学会及静脉疾病联合会正在逐步推进相关教育及认知。不同人种的调查也正在进行。

## 体征及症状

有关慢性静脉关闭不全或慢性静脉瓣关闭不全的病理生理概念在第3章中已回顾,包括静脉压力、异常静脉高压的概念。异常静脉高压导致多种的症状及体征。可见的体征包括毛细血管扩张(蜘蛛状静脉)、网状静脉、静脉曲张、水肿、皮肤改变(色素沉着及溃疡形成)。可见的体征是临床CEAP分级中"C类分级"的基础。

水肿也是一个可触及的体征,但在早期可能不明显。在不同的患者中,对暂时的肿胀的描述可能大不同。腿部一过性肿胀的感觉最先可能是只在下班以后,或发生在久站以后,也可能是某个活动或腿部姿势的结果,统称之为静脉水肿。

水肿的鉴别诊断除了静脉阻塞或静脉瓣关闭不全,还包含其他原因的水肿。淋巴管阻塞可以导致下肢或足部增宽的带状低回声区,[19]与心脏疾病或动脉性疾病相关的水肿、交感神经紧张亦或是血脂紊乱(脂肪水肿),在血管检查中也应该被考虑。

皮肤改变的表现各异。局部呈暗红色伴有不同程度色素沉着,或呈白色萎缩(多继发于血液供应减少及皮肤损伤);环形静脉扩张及皮肤改变;脂性硬皮病导致皮肤粗糙变硬;愈合或未愈合的溃疡。皮肤改变也可见于小腿肌肉泵功能障碍或走动时不适用小腿肌肉泵的人,常见症状包括下肢沉重、紧张、酸痛、乏力、多动腿、肌肉痉挛(常发生在夜间),以及皮肤麻木、疼痛、烧灼感、瘙痒、刺痛、紧张等神经感知异常。多动腿综合征(又名不宁腿综合征)可能与静脉疾病有关,也可能是其他非静脉异常引起。一些胎记比如鲜红斑痣的存在通常需要确认是血管或非血管性畸形。

## CEAP 分类

由美国血管论坛组织的国际性委员会详细研究了初级及次级CEAP分类。[1-3]初级分类的基本思想是将患者的严重程度进行归类。而次级分类则包含了更多的患者情况。C、E、A和P分别代表临床(clinical)、病因(etiologic)、解剖(anatomic)及病理生理分类(pathophysiologic classifications)。

### 临床分类

临床分类根据肢端情况分为从$C_0$到$C_6$七个类型:

- $C_0$:没有静脉功能不全的症状和体征
- $C_1$:毛细血管扩张(蜘蛛静脉)和(或)网状静脉(直径<3mm)
- $C_2$:曲张静脉(直径≥3mm)
- $C_3$:水肿
- $C_4$:皮肤改变,目前再细分为:
  - $C_{4A}$:轻度皮肤改变
  - $C_{4B}$:较大皮肤改变如脂性硬皮病
- $C_5$:愈合的皮肤溃疡
- $C_6$:开放的皮肤溃疡

作者推荐将$C_3$再细分为:

- $C_{3A}$:间歇的功能性肿胀
- $C_{3B}$:典型、持续的水肿

### 病因分类

病因分类分为四类:

- $E_p$:CVVI是导致临床表现的主要原因
- $E_s$:CVI或CVVI继发于深静脉血栓或其他
- $E_c$:先天性因素导致的CVI和CVVI:比如先天性静脉畸形或缺少静脉瓣

- $E_n$:未知原因,缺乏静脉病因证据

### 解剖分类

解剖分类包含三个异常类型及其混合类型,以及一个无发现的类型:

- Ad:CVI 或 CVVI 影响深静脉
- As:CVI 或 CVVI 影响浅静脉
- Ap:CVI 或 CVVI 影响穿静脉
- Ads,Adp,Asp,Adsp 为以上的混合类型
- An:无静脉解剖学证据

### 病理生理学分类

病理生理学分类描述了两个主要异常,有无合并异常以及一个无明确发现的类型:

- Pr:静脉反流或逆流;
- Po:慢性静脉闭塞
- Pro:联合以上两种病理生理改变
- Pn:无明确的静脉病理生理证据

分类上较大的一个改变是将曲张静脉的由直径≥4mm 改为直径≥3mm。大多数临床文献都至少利用临床 CEAP 分类来描述所研究的患者。著者推荐统计数据处理时不要把不同情况的患者放在同一组中。另外还推荐给予累及的静脉病变节段评分。[20]

## 临床严重程度评分

CEAP 分类是描述性的,[20]而临床严重程度评分则企图建立数字的量化指标,主要针对一些纵向对照研究。以下简要列举了临床严重程度评分的 10 项指针。

- 1:疼痛
- 2:曲张静脉
- 3:水肿
- 4:皮肤色素沉着
- 5:炎症
- 6:皮肤硬化(硬结)
- 7:活动溃疡的数量
- 8:活动溃疡的持续时间
- 9:活动溃疡的大小
- 10:压迫治疗

每项属性评分在 0 ~3 分,总共为 30 分。

- 0 分:无
- 1 分:轻度
- 2 分:中度
- 3 分:重度

注:临床严重程度评分仍需要认可及和临床 CEAP 分级的常规应用。

## 残障评分

以下简要列举了残疾评分指南中患者情况:[20]

- 0:无症状
- 1、2、3:有症状
- 1:无需压迫治疗也能从事日常活动
- 2:通过压迫治疗或抬高肢体能从事日常活动
- 3:即使通过压迫治疗或抬高肢体也不能从事日常活动

日常活动是指那些静脉疾病导致的残障出现之前的活动。

## 生活质量调查量表

医学的双重任务的意识正在形成。临床医生不仅要考虑提供成功的病理生理的治疗,也要考虑如何提高患者的生活质量。[21-25]患者对治疗成功的理解可以通过生活质量量表来进行分析。这些量表可以根据评估对象来细分。如 SF-36,是通用的整体健康量表,Aberdeen 量表用于详细的检查外周血管功能。慢性静脉功能不全量化表 CIVIC-2 量表是一种简要外周血管功能量表,并且已经成功地应用于射频治疗的评估。

# 超声检查技术

双功能彩超已经成为检测和评估 CVVI 的标准检查技术,严重病例的外周静脉超声检查可能包括以下几个层次:

- 筛查
- 确诊
- 治疗前标绘
- 围治疗期标绘、超声引导及全面检查
- 治疗后回访
- 患者随访

超声检查对于 CVVI 的诊断有两个目的。首先是确定有无深静脉阻塞甚至急性静脉血栓。其次是评估静脉瓣功能不全及瓣膜反流。

筛查可以简要评估高风险人群或者高度怀疑 CVVI 的患者。也可以作为流行病学调查的基本方法。

确定性诊断包括深静脉的评估和主要静脉反流的节段性评价。与非静脉疾病的鉴别诊断包括水肿类型(如淋巴水肿),肿块(如血肿)及其他也是确定性诊断中的一部分。

治疗前“标绘”,在于标记反流的起源(如盆底)及

范围，穿静脉功能，静脉内径并非必须。[26,27]有些报告甚至可能包括详细的测量以定位反流起源、范围，以及穿静脉的确切位置。如果还要进行围手术期超声，那么有些细节可以省略。

围治疗期超声检查根据治疗方法的不同制定计划。在一些超声中心，利用超声引导，对静脉的走行进行皮肤标记，即治疗前“标绘”。化学或热消融治疗使用超声引导已成为常规。术后超声则须证实深静脉系统的通畅及浅静脉剥离或结扎的效果。

随访检查包括两种：①静脉的直接评估；②整体病理生理状态的评估。超声通常用来直接评价治疗后静脉。空气-体积描记仪(air plethysmography，APG)监测所有流经下肢的静脉病理生理状态。光电容描记器(photoplethysmography，PPG)，最简单、常用，能综合反映监测区域静脉反流情况。这些专业技术将在本章中讲述。超声已经逐渐成为评价 CVVI 最受欢迎最常用甚至常规检查技术。然而空气-体积描记仪能更好地评价治疗效果，能整体全面的评价整个下肢静脉功能。

虽然是侵袭性检查，静脉造影是监测静脉血栓、先天性血管畸形或静脉功能的另一种有效检查手段。方法是患者取半直立位，经远端注射造影剂或股静脉或髂外静脉穿刺注入造影剂使静脉在 X 线下显影从而获得静脉影像。超声由于无侵袭性，易为患者接受所以逐渐取代了下肢静脉造影。

## 治疗类型

理解 CVVI 的不同治疗手段对于超声工作者尤为重要，因为超声的不同应用取决于治疗的选择。浅静脉治疗包括剥离、结扎、热消融、化学消融或硬化治疗以及静脉切除(小切口)等，深静脉疾病的治疗包括抗凝治疗、瓣膜置换术、血管成形术/支架，溶栓或化学/物理再通。

剥离和结扎浅静脉是有几十年历史的传统治疗方法。单独结扎可能导致血管再生。这种副作用可能被描述成小动脉或静脉的新生，通常是损伤、新鲜血栓或者炎症所致。

血管内射频或激光消融逐渐取代结扎和剥离成为治疗隐静脉和非隐静脉主干的常用治疗方法。[28-30]在超声引导下，消融从远端静脉开始，依次置入导管及管鞘，最后将消融针置入大隐静脉汇入深静脉系统一定距离处(图 20-9)。隐静脉鞘及周围软组织应事先施行肿胀麻醉，同样可以在超声引导下实现(图 20-10)。消融针的温度由医师掌控，推针至穿刺点前应调回至仪器的标准频率。以上程序完成后，消融针方可退出血管。因为消融在血管内部造成的化学损伤，治疗过的血管段会逐渐挛缩，6～9 个月后在超声图像上可完全消失，在此之前，热损伤后的静脉的超声表现可能被错误描述成血栓充填(图 20-11)。

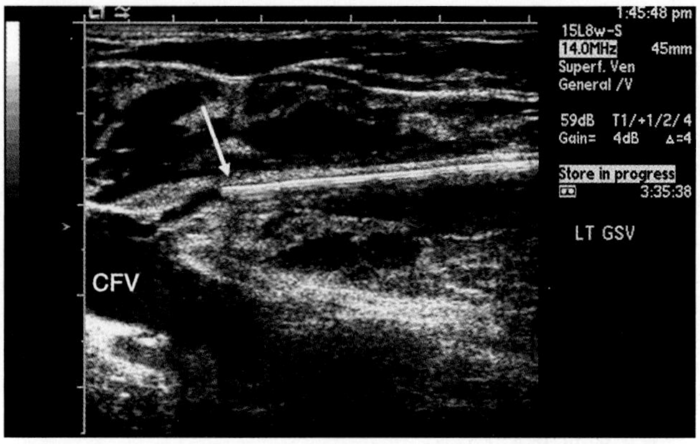


图 20-9 超声图像示消融针置于股隐连接处远端的大隐静脉内(箭头所示)

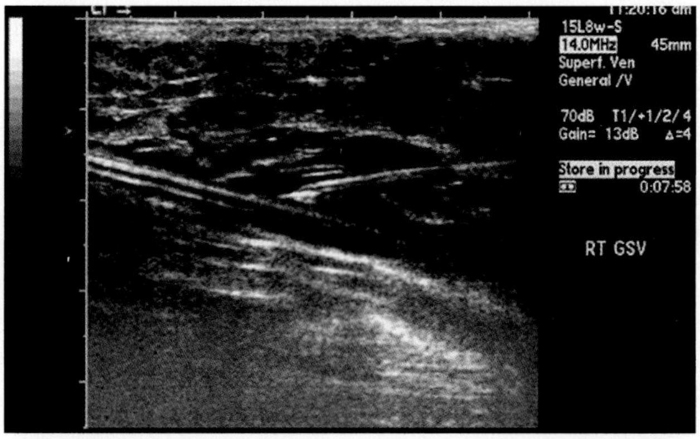


图 20-10 超声引导下在大隐静脉鞘及周围进行肿胀麻醉注射

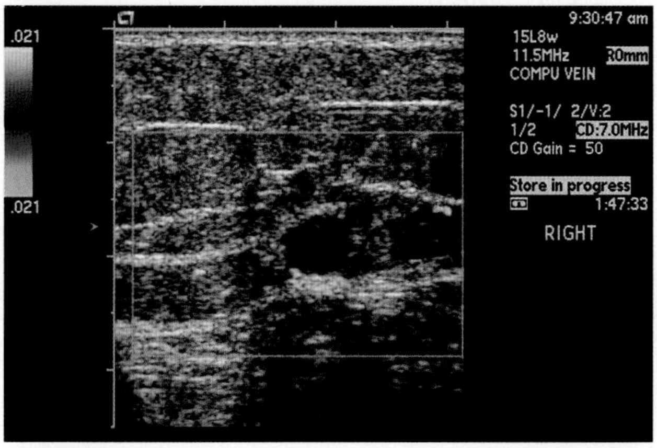


图 20-11 消融术后超声显示大隐静脉内无血流信号

化学消融是一种血管硬化治疗,其方法是将化学液体或泡沫(高渗液、消毒剂或强腐蚀性制剂)推注入血管导致血管壁硬化。[31,32] 浅静脉和隐静脉都可以进行硬化治疗。如果病变静脉无法在皮肤上看到也可以用超声引导穿刺。直接将针刺入静脉内然后推注化学制剂是治疗曲张的小静脉的有效方法,也可作为热消融治疗的补充。

## 患者准备

全面的临床病史和体格检查应当在超声检查前或申请检查同时被获取,尤其是 CEAP 中的 C 分类应当被注明。观察患者的步态,确定患者的体征是否与小腿泵功能降低有关(即患者走路拖着脚因而不会动用小腿肌肉泵)。应评估患者的症状并且应向患者解释检测的程序的基本构成。患者需脱去腰部以下除了内裤以外所有衣服。有的实验中心可以要求患者带一条短裤或直接为患者提供短裤。站立的时候,患者可以穿着他自己的鞋子或中心提供的防滑靴。超声医师还应在检查前让患者演练 Valsalva 动作以及小腿远端的操作。一个标准的 Valsalva 动作可以用一个打了结的吸管来实现。检查的同时嘱患者向打了结的吸管吹气可以评价近端下肢静脉瓣的功能。嘱患者勾脚和放松足部导致小腿静脉信号增强从而实现对远端静脉瓣功能的判定,其还可以作为评判小腿肌肉泵功能的辅助诊断手段。Valsalva 动作和远端小腿演习提高了检查的标准化,同时减轻了超声医师身体的弯曲或扭曲造成的劳损,从而改善人体工程学。

## 患者体位

深静脉检查时,患者应采用倒置的 Trendelenburg 卧位即头、躯干高于大腿、膝盖和脚。重点是要检测深静脉是否通畅以及是否有深静脉血栓。评估下肢静脉瓣功能不全则推荐使用站立位。这对于那些评级较轻(如 C1 和 C2 级)的患者尤为重要。使用一个供站立的台阶便于检查及保证患者稳定(图 20-12)。站立位有利于血管腔扩张及血流充盈。患者将重心转移至非检查的那一侧肢体。

标准的研究必须使用站立位来进行,因为目前已出版的相关诊断标准都是基于这种体位。对于有明显的曲张静脉及重度浅、深静脉反流的重度 CVVI 患者可以免于站立位检查。对于虚弱、行动障碍、站立位会产生眩晕、恶心、不适等症状或残疾的患者,是站立位检查的禁忌证。如果不能站立,推荐使用倒置的 Trendelenburg 卧位。有些超声中心会选择使用压力较小的坐位来检查大腿、膝部和小腿(图 20-13)。如果使用其他体位检查结果为阴性,如果可能还是要采用站立位来重新进行评估。采用这些体位的目的在于利用重力来影响静脉的结构。

短暂的头晕或恶心常常发生在大腿的检查后。沿着之前的顺序,大腿应先检查然后患者可以进行适当的休息和恢复。小腿、膝盖及大腿下段可以行坐位检查(图 20-13)。大隐静脉探查时患者应将膝盖外旋。小隐静脉探查时患者可以侧向或背对检查者。

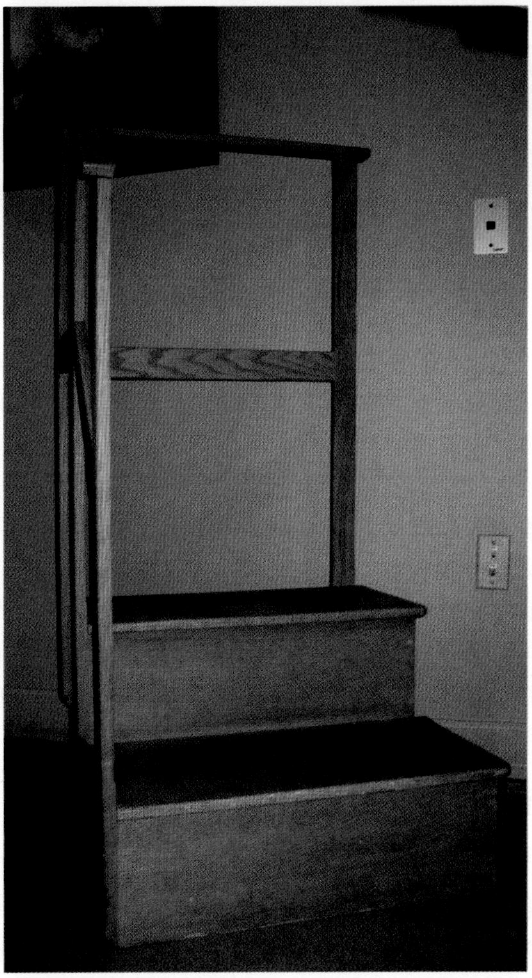

**图 20-12**　图示用于静脉评估时帮助患者站立的梯台装置

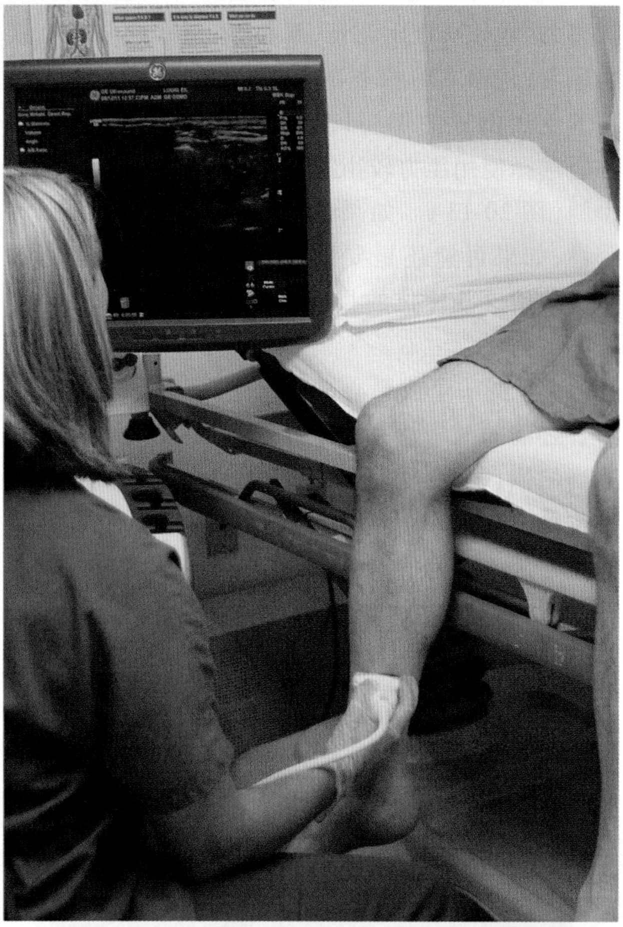

图 20-13 进行 CVVI 检查时患者和检查者的适当位置

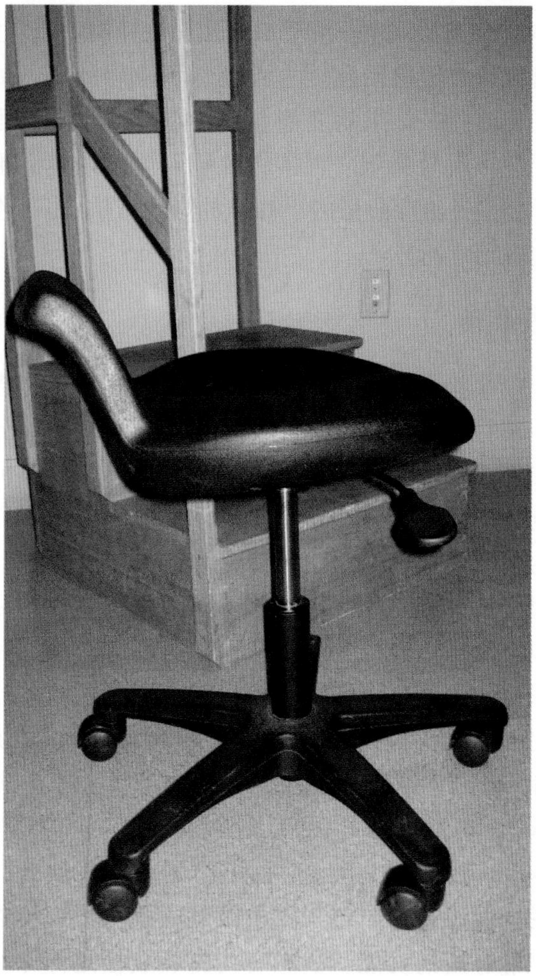

图 20-14 静脉功能检测时检查者使用的可调节高度的座椅

检查者的体位应该保持舒适，第 3 章已经阐述了大量关于人体工程学的内容，其对于检查者的长期的职业健康是非常重要的。躯干必须尽量保持直立，当注意力在设备和患者之间转换不会强行扭曲身体。肘部应贴合身体，一只手操作设备而另一只手操控探头。如果用到自动充气袖带系统，一只脚需要控制其充放气。让患者站在梯台上探查从腹股沟到踝部的静脉可以减小手臂的过度伸展。技师的凳子的高度可以随着检查平面的高度进行适当调节(图 20-14)。

## 设备

行深浅静脉检查应配备高分辨率双功能彩超，线阵探头对于检查外周静脉最为理想，频谱分别为3.5～7.5MHz 及 7.5～17MHz。适当的探头选择和系统设置是正确诊断的前提。

## 探查技术

核心的评价方案包括下肢深静脉、隐静脉系统以及非隐静脉及其属支的通畅度及瓣膜功能情况。方案中还应对非静脉性疾病的鉴别诊断，例如动脉或淋巴系统的异常、肿块等。许多患者会合并肌肉或骨骼的异常，也应该被记入到最终的报告之中。这些都可能同静脉检查结果一起影响到患者的生活质量。

深静脉的评估应该优先于 CVVI 检测。急性深静脉血栓少见，但继续做 CVVI 评估是没有必要的且不推荐。是否更改之前预定的检查方案，需联系临床医师解释情况或(和)咨询。在某些机构可能需要一份初步的报告。

检测深静脉慢性血栓阻塞，无论完全还是部分，是检测 CVVI 的重要组成部分。慢性静脉阻塞的患者通常有深静脉血栓病史(图 20-15)，慢性深静脉血栓患者应得到特殊的血液学治疗，不在本章的讨论范畴。急性静脉血栓以及血栓性静脉炎因为静脉炎症的存在所以不应当继续做 CVVI 评估。方案的更改取决于血栓性静脉炎所在的位置及范围。著者推荐将股隐静脉瓣或腘隐静脉瓣附近的浅静脉血栓看作是潜在性深静脉血栓。同样，穿静脉或肌间静脉血栓在做 CVVI 评估时也有导致栓塞的潜在风险。

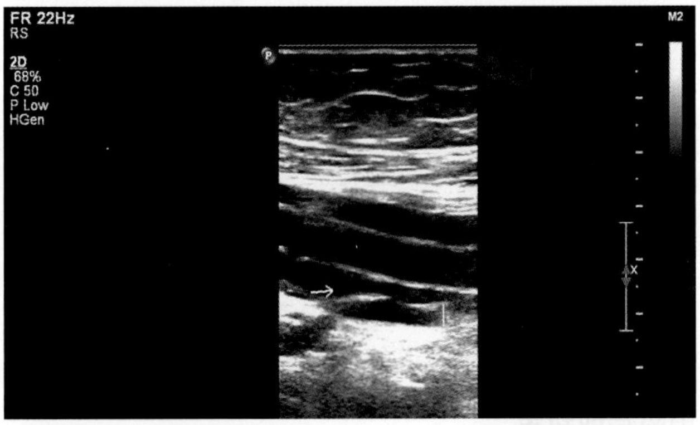


图 20-15　静脉长轴图像显示存在慢性血栓影像（箭头）

检查应从腹股沟或股隐静脉连接水平开始，着重评估深静脉并证实没有血栓的存在。静脉壁应在短轴上探查并用探头压迫，正常静脉可完全被压瘪。第 17 章对深静脉血栓的检查进行了详尽叙述。

### 静脉血流状态的检测

一旦确定了静脉的通畅性，就可以用频谱多普勒对静脉血流状态进行检测。多种方法可以用于改变静脉的血流方式并可产生血流反流。彩色血流显像可以帮助确定血流方向以及反流时间，更标准及常规的方法是利用频谱多普勒检测反流时间。血流显像可以用来定位以及推断反流的状态。例如一个完整的大隐静脉的评估，评价终端瓣膜，终端前瓣膜，弥漫反流，近端及远端节段的血流状态形态，多源性反流可以导致多节段的反流，或多静脉的不典型性反流；[33,34]治疗后再发的反流的状态是不同的。

推荐使用经典的自动充气系统及压迫技术来改变静脉血流状态，尤其是那些肥胖以及无法执行指令的患者。用充气袖带包绕大腿或小腿，包绕小腿上端可以产生压迫以检测从股腹沟到腘窝的静脉。甚至踝部的静脉也能同时被检测。正常情况下，当袖带压紧的时候，近端的静脉血流会增加，松弛后，血流会停止，病理状态血流或反流会出现在松弛后。袖带远端的血流只会出现在松压状态下。在这种情况下，反流会发生在压紧期间。

正确的压迫技术是利用自动充气袖带迅速充气，压力达 70～90mmHg，持续数秒，再迅速放气，粗大的肢体可以用到更高的压力。如果要用到大的袖带，那么充气机软管必须够大，以便有足够的空气供给。施压可以根据袖带尺寸（适用于相应的大腿和小腿）来改变，如果用的袖带过小，施加的压力会随着组织深度明显减小。组织压也会随着组织或静脉与皮肤之间的距离增加而减小。大的袖带对深部组织和血管施加的压力较为均匀。

反流持续时间取决于血流充盈管腔以及血管被压迫放空的时间。压迫时间和两次压迫之间的间隔时间都可能对反流时间的评估产生影响。充气压迫时间和放气充盈时间同样会影响多个位置反流时间的连续评估。推荐检测时间间隔应至少 30 秒。

自动压迫/减压技术（如袖带快速充气/放气）可以由脚踏开关控制。此项技术可以解放操作人员双手，以便于集中精力来控制探头及其他设备。这也认为是一项可重复、标准的技术。

“Parana 操作”具有生理学的优势，在探查血管时，按动它的触发机关可前后轻微改变患者重心以获得静脉时的实时显像。如果操作和技术熟练，Parana 操作重复性高，可以最好的反应患者小腿泵功能及静脉瓣功能。

一些检查者主要依靠手压法，虽然它可能带来较大变异性，一个主要的理由是增加了检查条件的变异性。特殊的静脉节段可以特别的测试，压迫的时间和程度可以适应不同的静脉、不同解剖位置、不同的患者迅速调整。但是，手压操作可能增加超声技师手部的疲劳，正确的体位摆放能确保检查技术的运用。

测量反流时间的传统的方法是在血管长轴图像上获得血流频谱多普勒，病历中文档应当包含这种标准方法作为常规方案或其他检测反流方法的验证。许多实验室将多普勒方向设定为正常静脉血流频谱位于基线下方，而异常的反流血流频谱位于基线上方。

非常翔实的筛查静脉反流的方法是静脉短轴或斜切面的彩色血流显像。多条静脉可以同时显像。比如，这种技术在观察大腿下段大隐静脉及其浅表属支具有较大应用价值。另外，在小腿上段可以同时观察两条大隐静脉的反流并区分前、后弓或其他属支。再循环反流在双静脉血流显像上显示尤为清楚。在血管短轴斜切面上的血流显像基础上使用频谱多普勒粗略估计反流时间是可行的，但它只能检测重度的反流，而且报告中必须有血管长轴方向上频谱多普勒作为验证。

## 检查方案要素

CVVI 主要与下肢深浅静脉的异常逆流或反流有关。因为不同实验室的检查方案各异，报告内容也不

尽相同,以下罗列的方案项目包含了二维、彩色及频谱多普勒发现的最基本的建议:

- 通过探头在皮肤表面按压,多平面检测以证实下肢静脉可被压瘪。
- 利用血流显像或频谱多普勒在一个平面证实股总静脉的通畅性以及血流特征。
- 利用血流显像或频谱多普勒在一个或多个平面证实股浅静脉的通畅性及血流特征。
- 双股静脉的证据。
- 利用血流显像或频谱多普勒在一个平面证实腘静脉的通畅性以及血流特征。
- 对局部症状和体征显示有下肢深静脉血栓或阻塞风险的患者应提示其小腿段血管情况(C3~C6)。
- 多节段隐静脉的血流特征,包括大隐静脉、AAGSV、PAGSV,Giacomini 静脉及小隐静脉。
- 可能存在与静脉曲张或盆腔源性引流相关的非隐静脉的血流特征。
- 可能包含盆底静脉或近腹股沟静脉。
- 非常规的静脉以及非静脉系统的异常。

病历文档可较为精简,比如筛查方案,也可较为复杂,主要取决于检查目的不同比如治疗前标记方案。围治疗期方案主要取决于治疗方法以及特殊目的。随访方案也根据不同的对象及治疗效果决定。

### 超声 CVVI 筛查方案

基本的影像文档资料包括下肢静脉的变异,以及隐静脉或非隐静脉的异常。扫查深浅静脉按照之前章节讲述的方式进行顺序扫查直到发现异常,也可重点扫查高度怀疑病变区域,如搜寻曲张静脉的来源。

## 超声确诊 CVVI

方案可以随检查的目的和治疗预案不同而改变。通常有三个检查目的。首先,是大腿大隐静脉剥离术的患者选择。这个方案包括常规的股腘静脉和大腿段大隐静脉的标准评估,此外可能包括:①小腿段大隐静脉及小隐静脉的限制性评估;②根据其症状和体征评价小腿深静脉的情况。

其次,是围术期适用超声检查的患者的血管会诊。一个完整的检查应该包括股静脉、腘静脉、隐静脉以及与可见的曲张静脉有关的非隐静脉。腘静脉以下的深静脉检查根据其症状和体征而定。关于反流的精确位置、来源、汇流点等细节并不是必须的,因为在治疗期间将会进行静脉标记。

第三种是对拟行局部或广泛静脉剥离、结扎或切除术的患者的检查。完整的检查应包括详细的标记反流和无反流血管及不能观察的节段。精确定位来源静脉及引流静脉的位置。应进行垂直距离及环周距离的测量。垂直距离是指目标到足底之间的距离,环周距离是指比如目标到胫骨粗隆的距离。然后临床医师就可以根据图纸上的记录或患者体表的标记进行治疗。这些程序的进行需要在临近手术期患者采用站立位或手术体位进行。

隐静脉保守技术(saphenous sparing techniques),例如 CHIVA(门诊医疗中静脉功能的保守血流动力学治疗的法文缩写),需要增加一些关于下肢残余静脉开放管道的新血流通道的额外信息。

### 围治疗期超声

超声在静脉治疗室中的任务将在第 21 章中进行阐述。超声在静脉疾病中的作用不仅仅是诊断工具,也常规应用于静脉疾病的治疗,例如热消融或化学消融术。热消融术中,超声常常用来在皮肤上标记所需要治疗血管的走行路径,选定静脉切口的位置,引导穿刺针、鞘、引导器以及激光或射频消融装置的置入。在超声监视下,消融装置的针尖应该放置在距大隐静脉汇入口适当距离位置。局麻也应在超声监导下进行。消融程序结束时,超声需确认所治疗血管的闭塞以及深静脉没有血栓存在。超声能提示血管再通的可能性,在治疗的血管周围观察到属支的汇入则有血管再通的风险。其他的浅表静脉的情况,则需要后续的补充。

超声在静脉穿刺治疗中有一些简单、基本的应用。超声图像可以显示治疗针头穿刺入静脉中,并跟踪高回声的泡沫进入所治疗的血管,如果进入到穿静脉或者股隐、腘隐静脉连接处,超声医师可以立即告知临床医师。经胸超声可以提示是否有泡沫进入右心。[35,36]如果在左心系统发现泡沫,则提示左右心之间存在分流或未闭的卵圆孔,经颅多普勒(transcranial Doppler,TCD)在泡沫硬化治疗中可以发现大脑中动脉高强度短时相信号(high intensity transient signal,HITS)的存在,但不是所有实验室都可以提供该项辅助超声检查。

### 超声随访

消融治疗后检查方案包括深静脉的通畅性以及治疗血管的完整探查。超声能探查是否治疗的血管已完全纤维化,在横断面上观察是否有部分或完全再通,长轴上确定是全程的还是节段的。[37,38]治疗后血栓形成能立刻被超声发现。超声随访也能发现数月或数年后产生的再通和血栓。

由于静脉疾病的复发，患者会接受超声波的随访检查。作为一种慢性疾病，静脉治疗并不能提供“治愈”，但会减轻疾病的强度和患者的症状，从而提高生活质量。随着时间的推移，对侧腿可能会患上相同的疾病，或者治疗过的腿有新的静脉病变需要治疗。患者的超声随访通常是双侧的，并遵循与诊断超声相同的检查方案。常见的问题在于缺乏完善的病史资料，检查者经常发现静脉缺如，或者治疗过的静脉仍然存在。

### 诊断陷阱

应该正确调制仪器设置以适应反流的检测。以下列举了影响反流测量的仪器有关的因素：

- 增益改变频谱多普勒和彩色血流显像的敏感性
- 高余晖显示可能导致假阳性血流发现
- 速度量程或脉冲重复时间也可能影响频谱多普勒及彩色血流显像检测反流的敏感性
- 不同仪器因为不同设置与特性也可能影响反流的检测

对于反流或逆流的产生解释有很多。当从属支来的血流充盈进入某一段被压扁后放松的管腔，则可在静脉瓣窦的下方产生一段反向血流。通过外科手术纠正血流动力学来保持回流，可能会发生反向流动。例如，股隐连接平面的结扎可能导致远端穿静脉开口以上的隐静脉反流。因此，该穿静脉就变成由手术造成的新的回流点。CHIVA 门诊保守治疗也可在治疗成功的静脉中产生类似外科方法造成的反流，如之前所述。

## 超声诊断

### 二维超声

通常二维超声发现包括纤细、平滑的血管壁，没有明显增宽或狭窄，血管能被完全压瘪，管腔内呈低回声或无回声。

急性深静脉血栓的二维超声表现为患侧静脉增宽，尤其与同平面的对侧正常静脉节段比较可发现。静脉不容易被压瘪，管腔内可以是无回声或低回声，当急性血栓演进为亚急性或慢性闭塞，管腔内部回声逐渐变成高回声，并可以发现血栓部分或完全充填管腔（图 20-16）。

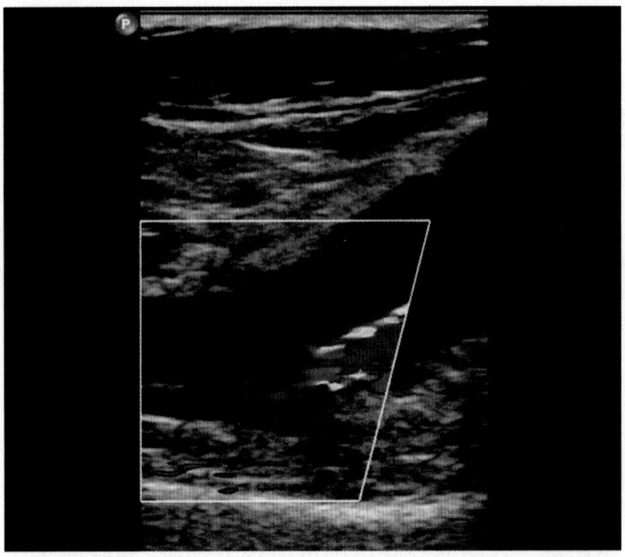

图 20-16 急性血栓充填的静脉

慢性闭塞的二维超声表现为血管管径小于正常。管腔部分性或完全性不能压瘪，形成时间较久的血栓表现为管腔内高回声，或呈纤维条索状（见图 20-15）。静脉走行迂曲，侧枝血管形成并随时间逐渐增宽。

慢性静脉瓣功能不全的患者，其静脉管径增宽，但通常能充分压瘪，管腔呈无回声或低回声。有些人能观察到开合的静脉瓣以及增宽的静脉窦。受累的静脉呈迂曲、增宽，甚至瘤样扩张。

热消融后即刻，治疗静脉仍然处于麻醉及肿胀压迫状态，二维超声图像改变很快，数月后可能表现出最终的治疗效果。在治疗后随访中，尤其是治疗后 6～9个月，在不同的时间段以及不同静脉节段可出现超声不显像、纤维化、血栓形成，管腔再通等多种改变。[37-39]

### 频谱多普勒表现

正常的静脉血流频谱是自发性的，有呼吸相的，单向向心血流，挤压远端肢体时或压迫近端肢体放松时可以使血流信号增强（图 20-17）。

急性的完全阻塞的深静脉血栓（DVT）的频谱表现为血流信号的缺失；部分阻塞的 DVT、近端血栓及静脉外的压迫可产生持续的血流。无论远端加压时或近端解除压力时，急性 DVT 患者的血管腔内都不能查见血流信号的增强。在溶解的血栓中可能探测到动脉样频谱。

慢性静脉完全闭塞同样可以表现为血流频谱的缺失；与急性血栓相似，部分闭塞、近端闭塞，外部压迫可导致持续的血流信号并缺乏血流的增强。频谱

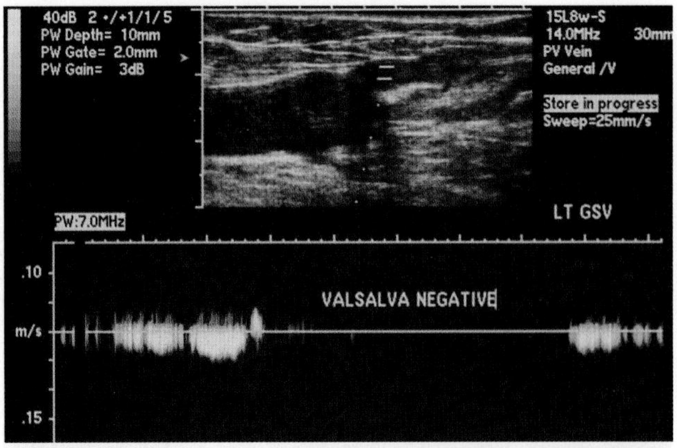


图 20-17 没有反流的正常静脉血流频谱

分析也可检测到病变管腔内细小弯曲的通道中的血流信号。在闭塞静脉周围可能探及动脉、静脉或者瘘管状的血流信号，这通常是闭塞血管再通、新生血管形成或局部炎症的征象。血液通过侧枝静脉回流是常见的。

在伴有 CVVI，即慢性静脉瓣功能不全的患者，近端肢体加压（包括 Valsalva 动作）或远端压力解除时（图 20-18）会引出反流或逆流。在膨大的静脉窦内可探及湍流频谱。

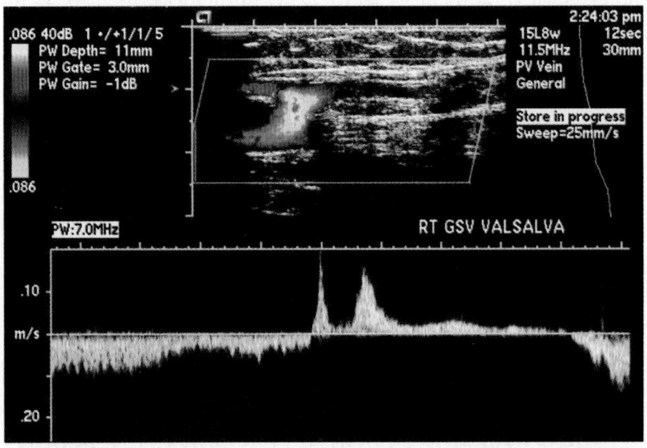


图 20-18 作 Valsalva 动作时产生反流的静脉多普勒影像

## 彩色血流显像

正常静脉的彩色血流显像表现为随呼吸改变血流信号增强，比频谱多普勒更易于观察。色彩随血流增快变得明亮甚至发生混叠。

DVT 完全堵塞管腔，彩色血流显像表现为血流信号缺失；部分性血栓则可以观察到血流包绕血栓，血流增强的观察取决于仪器的设置以及视觉敏感性。

彩色血流显像评估慢性静脉闭塞具有较大优势，与频谱多普勒的发现相似，彩色血流显像可以显示慢性堵塞血管中细小、扭曲的通道的血流信号，病变血管周围出现动脉、静脉或瘘样的小血流，代表着血管再通、新生血管以及炎症的征象。侧枝静脉的血流表现主要取决于静脉扩张或新生，血流状态及仪器设置。

慢性静脉功能不全的血流显像主要表现为背离心脏方向的逆流的彩色血流信号，可以是自发性的，也可以由近端肢体加压或远端肢体施压放松后。同样在增大的静脉窦内可以观察到湍流血流信号。彩色血流显像还有一个特殊的优势，在短轴或长轴上应用血流显像可以定位频谱多普勒取样容积，将其放置在最显著血流或反流的适当位置以获得最佳频谱图像。

## 反流的定量分析

测量峰值反流速度或反流容积血流比值优于反流时间的测量。设计一项经典的常规参照实验以建立正常参考值，大量正常人作为研究对象，隐静脉的关闭时间小于 500 毫秒，股腘深静脉瓣的关闭时间小于 1 秒。穿静脉瓣的关闭时间小于 350 毫秒，时间延长的通常是异常反流表现（图 20-19）。另一项研究表明其他因素也可能影响反流时间，包括治疗的时机、饮水、患者体位及超声技师的技能等。[41] 严重的大隐静脉病变的反流时间常常大于 2 秒，反流时间的决定因素包括静脉直径、远端静脉血容量储备、远端加压的力度和持续时间以及远端静脉血管网的特性等。疾病相关知识点 20-1 概括了 CVVI 的主要超声表现。

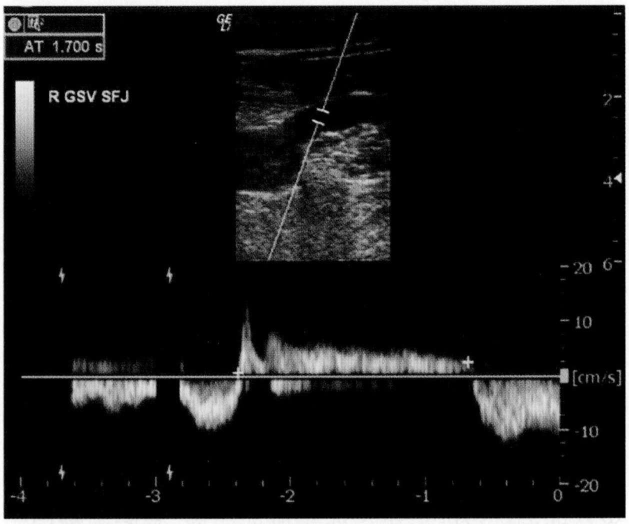


图 20-19 股隐交界处的反流血流频谱（持续时间 1.7 秒）

**疾病相关知识点 20-1**
**CVVI 的超声表现**

| 二维灰阶超声 | 频谱多普勒 | 血流显像 |
|---|---|---|
| • 静脉直径增大<br>• 静脉窦增宽<br>• 静脉扩张、扭曲或呈瘤样 | • 隐静脉及属支反流>500 毫秒<br>• 深静脉反流>1 秒<br>• 穿静脉反流>350 毫秒 | • 反流血流信号<br>• 扩张静脉窦内湍流或多彩血流信号 |

## 其他非侵袭性诊断技术

两项经典的检查技术，光体积描记术和空气体积描记术，分别用来作为筛查工具和静脉疾病的定量技术。近来，一种新的非直接检测技术应用于静脉疾病，它应用一种“红灯”来帮助描记浅静脉。

### 静脉光电容积描记术

静脉光电容积描记术（PPG）被当做一种静脉疾病的筛查技术，[42]反流的来源是不能确定的。PPG 探头发射红外线同时接收从皮下血管反射回来的信号，并且能够探查到加压和减压装置改变血管里的血液量，当这些血液被泵回心脏后，血液量的减少也能被 PPG 所探查到。紧接着压力装置重复一次加压松压，再血液回流，传感器显示出结果。

#### 患者体位

PPG 检查时，要求患者采取双腿倚靠的站立位，PPG 探头紧贴小腿中段皮肤，距离脚踝约 10～15cm，也可在其他位置追加检查。PPG 放置在小腿后侧下段可以提供小隐静脉反流的信息。

#### 检查技术及病历报告

正确的摆放好患者的体位，放置好 PPG 探头，开始时检查保持肌肉放松无收缩，记录线呈直线维持在零基线。下一步是小腿静脉血容量的排空，通常是通过足背曲和放松造成肌肉的收缩来产生。一共进行 5～10 组以上动作，PPG 同时记录。静息状态曲线通常在宽约 5cm 记录条带靠近顶部的位置，当足部背曲肌肉收缩时，记录线下降至条带底部；当足、腿部回到放松状态即恢复期，记录线回到基线位置。血流回到小腿部的时间决定是否存在反流。记录线可以显示在监视器上，但更推荐将其记录在纸上，走纸速度通常为 25mm/s 或 0.5～1cm/s。

检查可以在腿部绑上止血带后重新进行，从而可以鉴别是深静脉的反流还是浅静脉反流。止血带可以包绕大腿或覆盖大隐静脉的其他位置，也可以包绕小腿上三分之一以封闭小隐静脉。观察止血带绑扎前后的记录的变化可以推测功能不全静脉的支配区域。

记录纸的信息应包括：①使用的仪器；②时间；③PPG探查的解剖位置；④静息曲线显示清楚的动脉搏动和稳定的基线；⑤足背曲时清晰的记录曲线，通常朝向记录纸的底部方向；⑥走纸时间足够长，能完整记录恢复期信息。

#### 诊断标准

静脉恢复时间或再充盈时间（venous recovery time or refilling time，VRT）是 PPG 最重要的测量指标。VRT 的测量是从足部背曲/松弛动作末期记录线到达最底部至恢复到基线的距离的 90%～95% 区间的间隔时间。VRT 通常大约 20 秒。

如果 VRT 短于 20 秒，则提示存在反流的可能性。如果 VRT 小于 10 秒，则提示存在严重的静脉反流。

如果结果异常，则在 PPG 测量位置绑扎止血带，可以确定反流是来源于深静脉还是浅静脉。如果绑扎大腿即大隐静脉位置，结果变为正常，则提示大隐静脉功能不全。如果用了止血带结果依然是异常的，则提示深静脉存在反流。小隐静脉功能不全的判断仍然遵从以上的原则，止血带包扎小腿上段，如果 VRT 时间变为正常，则代表存在小隐静脉功能不全。

### 空气体积描记法

空气体积描记法（APG）是针对慢性静脉功能不全的一种定量检查技术。[43]临床上，APG 可以用来检查生理异常从而区分病理状态或外观美学问题。一系列 APG 检查的对比可以揭示和量化疾病病程演进。治疗前后的 APG 检查对比可以直接量化疾病的改善程度，尤其是 CEAP 分类中 C4B、C5 及 C6 类存在难以愈合皮肤改变的患者。治疗即刻和长期随访的 APG 检查同样可以揭示疾病的改善或进展的程度。

#### 患者体位

患者的培训和操作是获得稳定检测结果的关键。

患者需要进行一系列从仰卧到站立位的动作，这些特殊体位将在下节与操作技术一同叙述。

### 检查技术及病历报告

APG 检查须遵循以下特殊的患者体位顺序及操作：

- 患者仰卧位，保持肢体放松，接收检查指令和提供相关信息。
- 传感袖带包绕小腿并充气压强至 10mmHg。
- 肢体抬高以便小腿部静脉容量排空。
- 腿部放回水平位置，传感袖带的压力重新调回至 10mmHg。
- 患者倚靠支持物，利用非检查的腿站立，被检查的腿放松（这种体位的完成较为困难）。
- 将被检查侧腿的足部放在地面，先足跟抬起，再放下，这个动作在简化方案中为可选项。
- 患者作 10 次足跟抬起和放下的动作。
- 将患者放回至水平位置，动作轻柔。

推荐以下简化的 APG 测量参数：

- 静脉血容量（venous volume，VV，ml），患者从仰卧位到站位，汇集入小腿静脉中的血容量。
- 充盈时间（filling time，FT）患者从卧位到站位汇聚入小腿静脉血容量 VV 的 90% 需要的时间。
- 充盈率（volumetric filling rate，FR）指单位时间内的充盈血容量（90% VV/FT，ml/s）。
- 残余容积（residual volume，RV）测量值为静脉容量的百分率（100×RV/VV，%），代表作 10 次抬足跟运动后多少血容量被泵出小腿。

扩展的 APG 检查还可能包括：

- 第一次抬足跟动作后，完成“残余容量”测量，计算射血分数（ejection fraction，EF）。
- 患者仰卧，充气袖带包绕大腿，充气至 80mmHg，计算小腿静脉的总容量（total blood volume）。
- 充气袖带松压后，计算容积排空率（volumetric emptying rate）；
- 通过应用止血带鉴别深静脉或浅静脉病变，比如止血带缠绕腿部从而减小浅静脉的影响。

报告资料系统包括通过以上各种体位或动作产生的记录曲线。记录曲线应该包括底部稳定的基线，100ml 校正波，充盈曲线以估算 VV，充盈率（90% VV/FT）；一次足跟抬高动作以计算射血分数（简化方案中为可选项参数）；10 次足跟抬高动作以计算 RV；恢复曲线与检查前基线方向相反，约为 VV 的 5% ~10%。

### 诊断标准

对于 VV 的常规价值主要取决于性别年龄及其他。通常 FT 应该大于 25 秒。静脉充盈率（filling rate，FR）小于 2ml/s，RV% 正常值小于 20% ~35%。

异常表现包括非常低的 VV 值，可能提示小腿静脉闭塞或慢性闭塞。静脉容量增高比如 100ml 则可能提示静脉扩张或数量增多。FT 短于 10 秒则提示严重的反流，小于 25 秒提示轻-中度反流。FR 大于 2ml/s 提示静脉功能不全，且其变化值可能与静脉疾病的严重程度有一定相关性。RV% 大于 20% ~35% 可能与动态静脉压有关，提示小腿静脉排空无力，并与疾病的严重性相关。疾病相关知识点 20-2 概括了 CVVI 患者的 PPG 和 APG 表现。

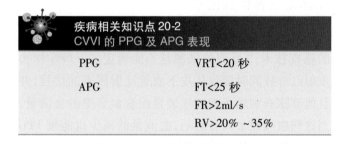

**疾病相关知识点 20-2**
**CVVI 的 PPG 及 APG 表现**

| | |
|---|---|
| PPG | VRT<20 秒 |
| APG | FT<25 秒 |
| | FR>2ml/s |
| | RV>20% ~35% |

扩展的 APG 检查参数可能提示：①盆腔或腹部静脉阻塞；②鉴别深浅静脉病变；③小腿肌肉泵功能减退；④下肢静脉的弹性压迫的有效性；⑤静脉源性或非静脉源性水肿。[43,44]

## 近红外线显像

多种成像技术可以用来显示皮下的浅静脉。[45,46] 虽然并不是常规检查，但很多诊疗中心常常用近红外显像来辅助 CVVI 患者静脉成像。其原理是利用近红外光波（波长范围 880 ~930nm）来显示皮下 1 ~3mm 深度的直径约 0.5 ~2mm 的浅静脉。这项技术可以用来引导静脉穿刺入路、静脉切开、注射药物或硬化治疗、射频消融治疗等等。

更高级的程序处理方法可以探查皮下深度大于 8mm 的静脉，这些静脉被近红外线探查到后以绿色光投影在皮肤上，[46] 且不会影响红外线信号，恰当的投影是定位治疗静脉的关键。

## 小结

- 慢性静脉功能不全是一类常见疾病。
- 推荐正确应用 CEAP 方法来分类所研究或治疗的患者。
- 利用各种操作来检测静脉血流模式的改变从而判断是否存在异常反流。
- 常用来判断异常反流的参数是反流时间：深静脉系统为 1.0 秒，浅静脉系统为 0.5 秒，穿静脉为 0.35 秒。
- 双功能彩色多普勒超声已成为确诊、预处理、围治疗期成像以及随访的最有效检查手段。

## 思考题

1. 如何区分 AAGSV 和大隐静脉的解剖特点？
2. 一位患者既往有发作性晕厥的病史而无法做反向 Trendelenburg 体位，请问如何才能正确完成 CVVI 相关检查？
3. 一例广泛静脉曲张的患者不能确定是否存在反流，应该选择什么检查技术？为什么？

（蒋冰蕾　顾鹏　译）

## 参考文献


1. Eklöf B, Rutherford RB, Bergan JJ, et al. American Venous Forum International Ad Hoc Committee for Revision of the CEAP Classification. Revision of the CEAP classification for chronic venous disorders: consensus statement. *J Vasc Surg.* 2004;40:1248–1252.
2. Beebe HG, Bergan JJ, Bergqvist D, et al. Classification and grading of chronic venous disease in the lower limbs—a consensus statement. Organized by Straub Foundation with the cooperation of the American Venous Forum at the 6th annual meeting, February 22–25, 1994, Maui, Hawaii. *Vasa.* 1995;24:313–318.
3. Porter JM, Moneta GL. International consensus committee on chronic venous disease. Reporting standards in venous disease: an update. *J Vasc Surg.* 1995;21:625–645.
4. Caggiati A, Bergan, JJ, Gloviczki P, et al. Nomenclature of the veins of the lower limbs: an international interdisciplinary consensus statement. *J Vasc Surg.* 2002;36:416–422.
5. Kachlik D, Pechacek V, Baca V, et al. The superficial venous system of the lower extremity: new nomenclature. *Phlebology.* 2010;25:113–123.
6. Coleridege-Smith P, Labropoulos N, Partsch H, et al. Duplex ultrasound investigation of the veins in chronic venous disease of the lower limbs—UIP consensus document. Part I. Basic principles. *Eur J Vasc Endovasc Surg.* 2006;31:83–92.
7. Cavezzi A, Labropoulos H, Partsch S, et el. Duplex ultrasound investigation of the veins in chronic venous disease of the lower limbs – UIP consensus document. Part II. Anatomy. *Eur J Vasc Endovasc Surg.* 2006;31:288–299.
8. Robertson L, Evans C, Fowkes FG. Epidemiology of chronic venous disease. *Phlebology.* 2008;23:103–111.
9. Cesarone MR, Belcaro G, Nicolaides AN, et al. 'Real' epidemiology of varicose veins and chronic venous diseases: the San Valentino Vascular Screening Project. *Angiology.* 2002;53:119–130.
10. Carpentier PH, Maricq HR, Biro C, et al. Prevalence, risk factors, and clinical patterns of chronic venous disorders of lower limbs: a population-based study in France. *J Vasc Surg.* 2004;40:650–659.
11. Maffei FH, Magaldi C, Pinho SZ, et al. Varicose veins and chronic venous insufficiency in Brazil: prevalence among 1755 inhabitants of a country town. *Int J Epidemiol.* 1986;15:210–217.
12. Evans CJ, Fowkes FG, Ruckley CV, et al. Prevalence of varicose veins and chronic venous insufficiency in men and women in the general population: Edinburgh Vein Study. *J Epidemiol Commun Health.* 1999;53:149–153.
13. McLafferty RB, Lohr JM, Caprini JA, et al. Results of the national pilot screening program for venous disease by the American Venous Forum. *J Vasc Surg.* 2007;45:142–148.
14. McLafferty RB, Passman MA, Caprini JA, et al. Increasing awareness about venous disease: The American Venous Forum expands the National Venous Screening Program. *J Vasc Surg.* 2008;48:394–399.
15. Ruckley CV, Evans CJ, Allan PL, et al. Telangiectasia in the Edinburgh Vein Study: epidemiology and association with trunk varicies and symptoms. *Eur J Vasc Endovasc Surg.* 2008;36:719–724.
16. Mäkivaara LA, Ahti TM, Luukkaala T, et al. Persons with varicose veins have a high subsequent incidence of arterial disease: a population-based study in Tampere, Finland. *Angiology.* 2007;58:704–709.
17. Maurins U, Hoffmann BH, Lösch C, et al. Distribution and prevalence of reflux in the superficial and deep venous system in the general population—results from the Bonn Vein Study, Germany. *J Vasc Surg.* 2008;48:680–687.
18. Evans CJ, Allan PL, Lee AJ, et al. Prevalence of venous reflux in the general population on duplex scanning: the Edinburgh vein study. *J Vasc Surg.* 1998;28:767–776.
19. Drinan KJ, Wolfson PM, Steinitz D, et al. Duplex imaging in lymphedema. *J Vasc Technol.* 1993;17:23–26.
20. Rutherford RB, Padberg FT, Comerota AJ, et al. Venous severity scoring: An adjunct to venous outcome assessment. *J Vasc Surg.* 2000;31:1307–1312.
21. Moura RM, Gonçalves GS, Navarro TP, et al. Relationship between quality of life and the CEAP clinical classification in chronic venous disease. *Rev Bras Fisioter.* 2010;14:99–105.
22. Darvall KA, Sam RC, Bate GR, et al. Changes in health-related quality of life after ultrasound-guided foam sclerotherapy for great and small saphenous varicose veins. *J Vasc Surg.* 2010;51:913–920.
23. Shepherd AC, Gohel MS, Brown LC, et al. Randomized clinical trial of VNUS Closure FAST radiofrequency ablation versus laser for varicose veins. *Br J Surg.* 2010;97:810–818.
24. Garratt AM, Macdonald LM, Ruta DA, et al. Towards measurement of outcome for patients with varicose veins. *Qual Health Care.* 1993;2:5–10.
25. Launois R, Reboul-Marty J, Henry B. Construction and validation of a quality of life questionnaire in chronic lower limb venous insufficiency (CIVIQ). *Qual Life Res.* 1996;5:539–554.
26. Engelhorn C, Engelhorn A, Salles-Cunha S,et al. Relationship between reflux and greater saphenous vein diameter. *J Vasc Technol.* 1997;21:167–172.
27. Morrison N, Salles-Cunha SX, Neuhardt DL, et al. Prevalence of reflux in the great saphenous vein as a function of diameter. 21st Annual Congress, American College of Phlebology, Tucson, AZ, November 8–11, 2007 Congress Syllabus, p. 111
28. Morrison N. Saphenous ablation: what are the choices, laser or RF energy. *Semin Vasc Surg.* 2005;18:15–18.
29. Lurie F, Creton D, Eklof B, et al. Prospective randomized study of endovenous radiofrequency obliteration (closure) versus ligation and vein stripping (EVOLVeS): two-year follow-up. *Eur J Vasc Endovasc Surg.* 2005;29:67–73.
30. Tzilinis A, Salles-Cunha SX, Dosick SM, et al. Chronic venous insufficiency due to great saphenous vein incompetence treated with radiofrequency ablation: an effective and safe procedure in the elderly. *Vasc Endovascular Surg.* 2005;39:341–345.
31. Morrison N, Neuhardt DL, Rogers CR, et al. Comparisons of side

effects using air and carbon dioxide foam for endovenous chemical ablation. *J Vasc Surg*. 2008;47:830–836.
32. Morrison N, Neuhardt DL, Rogers CR, et al. Incidence of side effects using carbon dioxide-oxygen foam for chemical ablation of superficial veins of the lower extremity. *Eur J Vasc Endovasc Surg*. 2010;40:407–413.
33. Engelhorn CA, Engelhorn AL, Cassou MF, et al. Patterns of saphenous reflux in women with primary varicose veins. *J Vasc Surg*. 2005;41:645–645
34. Engelhorn CA, Engelhorn AL, Cassou MF, et al. Patterns of saphenous venous reflux in women presenting with lower extremity telangiectasias. *Dermatol Surg*. 2007;33(3):282–288
35. Hansen K, Morrison N, Neuhardt DL, et al. Transthoracic echocardiogram and transcranial doppler detection of emboli after foam sclerotherapy of leg veins. *J Vasc Ultrasound*. 2007;31:213–216.
36. Morrison N, Neuhardt DL. Foam sclerotherapy: cardiac and cerebral monitoring. *Phlebology*. 2009;24:252–259.
37. Salles-Cunha SX, Rajasinghe H, Dosick SM, et al. Fate of the great saphenous vein after radio frequency ablation: detailed ultrasound imaging of the treated segment. *Vasc Endovasc Surg*. 2004;38:339–344.
38. Salles-Cunha SX, Comerota AJ, Tzilinis A, et al. Ultrasound findings after radiofrequency ablation of the great saphenous vein: descriptive analysis. *J Vasc Surg*. 2004;40:1166–1173.
39. Gornik HL, Sharma AM. Duplex ultrasound in the diagnosis of lower extremity deep vein thrombosis. *Circulation*. 2014;129(8):917–921.
40. Labropoulos N, Tiongson J, Pryor L T, et al. Definition of venous reflux in lower-extremity veins. *J Vasc Surg*. 2003;38(4):793–798.
41. Lurie F, Comerota A, Eklof B, et al. Multicenter assessment of venous reflux by duplex ultrasound. *J Vasc Surg*. 2012;55:437–445.
42. Beraldo S, Satpathy A, Dodds SR. A study of the routine use of venous photoplethysmography in a one-stop vascular surgery clinic. *Ann R Coll Surg Engl*. 2007;89:379–383.
43. Christopoulos DG, Nicolaides AN, Szendro G, et al. Air-plethysmography and the effect of elastic compression on venous hemodynamics of the leg. *J Vasc Surg*. 1987;5:148–159.
44. Pizano Ramirez N, director. Guias Colombianas para el Diagnostico y el Manejo de los Desordenes Cronicos de las Venas. Editora Guadalupe S.A, Bogota, D.C., 2009, p. 247
45. Zharov VP, Ferguson S, Eidt JF, et al. Infrared imaging of subcutaneous veins. *Lasers Surg Med*. 2004;34:56–61.
46. Miyake RK, Zeman HD, Duarte FH, et al. Vein imaging: A new method of near infrared imaging, where a processed image is projected onto the skin for the enhancement of vein treatment. *Dermatol Surg*. 2006;32:1031–1038.

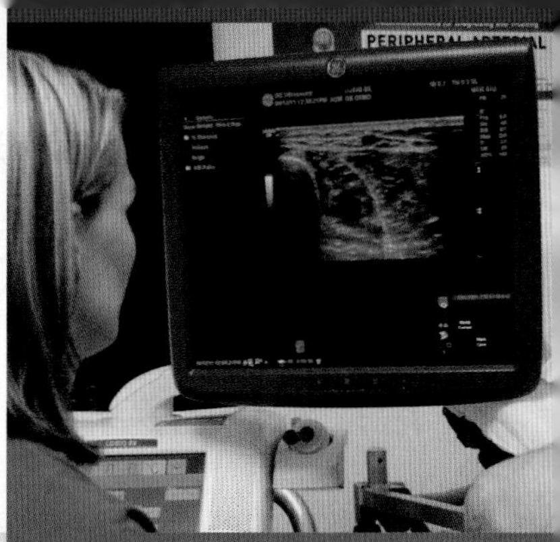

# 超声引导下的静脉治疗

JEAN M. WHITE-MELENDEZ | WILLIAM B. SCHROEDTER

第 21 章

## 目标

- 列出各种治疗患慢性静脉功能不全患者的方案。
- 解释影像在腔内消融中的作用。
- 描述影像在化学消融中的作用。
- 定义超声技师在治疗室的作用。
- 描述各种静脉功能不全治疗设备和治疗室选择。

## 术语表

**慢性静脉功能不全(chronic venous insufficiency,CVI)**:是一种长期的静脉瓣膜病变或静脉阻塞性疾病。

**腔内消融(endovenous ablation)**:通过各种方式(例如,热,化学)消融破坏静脉。

**静脉周围(肿胀)麻醉[perivenous (tumescent) anesthesia]**:用于超声引导下热消融治疗的静脉周围麻醉。

**静脉医生(phlebologist)**:专门诊断和治疗静脉疾病的医师。

**反流(reflux)**:静脉内的病理性反流,指患者站立位静脉内的血流在释放远端压迫下的逆向流动。[1,2]

- 浅静脉系统>0.5 秒
- 深静脉系统>1 秒

**硬化剂(sclerosant)**:一种用于静脉曲张,导致静脉壁炎症、纤维化的化学性刺激治疗,从而闭塞静脉腔。

**硬化治疗(sclerotherapy)**:硬化剂注射入静脉的医疗过程;可在可视条件或超声引导下进行。

## 关键词

**消融**
**慢性静脉功能不全**
**静脉周围麻醉**
**静脉血管医师**
**回流**
**硬化剂**
**硬化治疗**

双功能超声评价是评价下肢静脉的金标准。该技术首先用于静脉血栓的检测,且已扩大到评估包括变异的静脉解剖结构、瓣膜功能不全、静脉狭窄或压迫。[3-6]静脉双功能超声对静脉疾病患者的诊断和临床规划至关重要,它不仅定义解剖学,特别是静脉疾病中的常见解剖变异,还能评估正常和病理的血流动力学,是一个用在特定的静脉段,记录静脉回流的方法和静脉系统功能障碍的指示器。然而,总体目标应该是评估静脉系统的血流动力学。重要的是要明白,治疗特定静脉的决定并不仅仅基于超声波的发现,而是基于对治疗是否可以使静脉系统血流动力学正常化或改善的临床评估。多年来,各种治疗静脉功能不全的方法都有所发展。超声引导是现代治疗技术的重要组成部分。本章重点讨论超声和超声检查。

## 治疗方法的选择

传统的慢性静脉功能不全，特别是浅静脉疾病，通常用静脉剥脱和高位结扎手术治疗[6,7]。静脉剥脱术起源于19世纪，血管外科领域著名的专家Frederick Trendelenburg描述了许多技术。他是一个外科医生，在那个时代首次报道了许多静脉外科技术。如今，很少采用静脉剥离术，因为它具有侵入性和痛苦，需要全身麻醉和住院治疗；此外，恢复期也随之延长至数周和数月。

今天，微创技术已经在很大程度上取代了传统的外科治疗。治疗方案将在第20章描述。许多技术需要引导才能正确放置诸如针头、器械和药物等材料。超声用于引导，在介入室中是不可缺少的，消融病变的浅静脉是主要的手术方法之一。消融可以包括主要浅静脉的热消融和化学消融，对较大的球状扩张的支流、小静脉曲张、毛细血管扩张和网状静脉进行消融。虽然大多数表浅的较小的静脉不需要引导，直接注射硬化治疗，但是临床症状明显的静脉曲张和网状静脉往往需要对硬化剂的注射做精确引导，这是由超声波来实现的。针对大的浅静脉曲张经常使用的技术称为动态切除术，或微切除术，在曲张的静脉旁边取小切口，用一个特殊的仪器钩出静脉并将其切除。

## 团队合作

微创静脉治疗包括的医疗人员有医师、助理医师、护士和超声医生。本章里超声医生是指手持超声探头的超声技师或医师。一些有经验的超声技师和医生有选择扩大他们在这个学科的知识基础，以获得心血管认证国际(Cardiovascular Credentialing International,CCI)组织的静脉超声注册证书(the credential of Registered Phlebology Sonographer,RPhS)。拥有证书的人应具有静脉解剖结构和血液流动力学的全面知识。

静脉治疗通常包括的专家为静脉医生，是专攻静脉疾病诊断和治疗的医生。这个医生可能是血管外科医生，介入放射学医生，介入心脏病医生，或其他有兴趣、知识和必备技能的内科医生。

有些静脉医生在没有超声医生的情况下能单独完成超声引导成像技术。在实践中，针对大多数患者，超声医生的工作是介入室的第一助手，不仅操作超声成像仪器还协助血管医生辅助治疗。经验表明，最佳方法是静脉治疗时血管医生和超声医生密切合作。微创的静腔内手术非常有效，不良并发症也很低；然而，严重的并发症也可能发生，甚至是毁灭性的。表21-1列出了一些潜在的并发症。若腔内热装置放错位置会导致髂外静脉和股静脉消融；如已报道的错误将化学硬化剂注入腘动脉而导致肢体丧失；源于静脉周围麻醉而导致的动静脉瘘。有目击热装置离开大隐静脉进入穿静脉，在回到大隐静脉之前，穿过一段股静脉。静脉医生和静脉超声检查者是一个团队，他们共同工作，提供两套眼睛，确保适当放置任何针、装置或设备，识别和尽量减少任何潜在的不良并发症。

表21-1 静脉消融的并发症

| | |
|---|---|
| 热消融 | 深静脉系统内误置热消融器 |
| | 误置的热消融器从浅静脉系统，通过穿静脉达深静脉系统 |
| | 后天性动静脉瘘 |
| | 热诱导静脉腔内血栓形成(endovenous heat-induced thrombosis,EHIT) |
| | 神经损伤 |
| | 皮肤烧伤 |
| | 深静脉血栓 |
| | 肺栓塞 |
| 化学消融 | 误将硬化剂注入深静脉系统或意想不到的位置 |
| | 硬化剂外渗 |
| | 皮肤溃疡 |
| | 深静脉血栓 |
| | 肺栓塞 |
| 静脉周围麻醉 | 麻醉位置不当或静脉周围不全麻醉 |
| | 血管内注入麻醉剂 |
| | 意外误穿邻近动脉或静脉 |
| | 后天性动静脉瘘 |
| | 过敏反应 |

## 超声检测技术

在许多静脉中心的介入室，超声医生的主要作用是提供超声引导，不过超声医生还具有大的可扩展作用，这个作用可能像中心的需求一样扩大或有限。除了在协助过程中提供超声引导，超声医生还可在治疗方案的临床决策过程中发挥作用。由于静脉系统的变异性，超声医生帮助医生在临床中做出最佳决策，故许多中心采用超声医生帮助检测。表 21-2 提出了一个简洁的超声检查静脉程序，具体的应用程序将根据实际情况而有所不同。

| 表 21-2　超声医生清单 | |
|---|---|
| 病历回顾 | 回顾术前静脉超声检查报告 |
| | 确认要执行的程序 |
| | 确认正确的需要治疗的腿和静脉 |
| 与患者对话 | 确认患者获知手术程序 |
| | 确认患者获知需要手术治疗的腿和静脉 |
| | 回答患者问题 |
| | 提供教育 |
| 超声 | 标注静脉的位置 |
| | 确认通路和标记的区域 |
| 程序准备 | 准备无菌托盘 |
| | 准备和给病腿铺消毒巾 |
| 步骤 | 为以下几个方面提供超声引导： |
| | • 静脉通路 |
| | • 放置设备 |
| | • 静脉周围（肿胀）麻醉 |
| | • 神经阻滞麻醉 |
| | 确认静脉消融 |
| | 确认恰当的给予硬化剂 |
| 术后 | 消毒 |
| | 盖上敷料 |
| | 穿弹力袜 |
| | 术后超声复查 |
| | 提供术后指导 |

## 患者准备

医生必须首先回顾病历确认手术步骤，与图表中记录患者的临床情况一致。确认需治疗的正确的腿和静脉是关键的一步，必须重复超声检查且强调其与预定程序的一致性；如果有任何差异，应通知团队其他成员并更新检查信息。实践中超声检查为患者提供教育，在操作室准备和术前静脉做图时，超声医生花了大量的时间和耐心与患者沟通，这段时间是理想的最后回答任何有关手术程序的问题，如再次解释静脉疾病的过程，长期慢性静脉功能不全的后果和患者可以采取的措施以尽量减少或延迟疾病的复发，但是具体的临床问题应由临床医生回答。

## 患者定位

患者到达后通常由静脉中心人员对其检查和进行准备工作。如果一个患者需微静脉切除术（非固定静脉切除术）或静脉抽取，他或她应该保持至少站立 5 ~ 10分钟以保证任何浅静脉最大扩张，这些可在二级检查室或手术室内进行，其取决于办公室配置。在站立的适当时间，血管医师经常亲自标记需抽取静脉的位置（图 21-1）。这样不仅能与患者建立融洽的关系，而且可以直观地显示有问题的静脉。静脉被标记以后，患者被带到手术室。

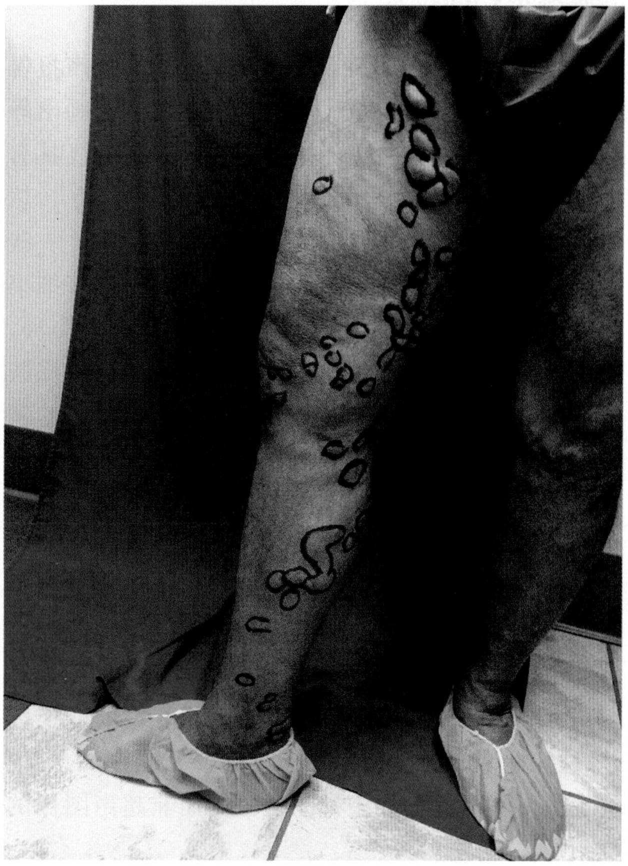

**图 21-1**　一个将行广泛的微静脉切除术的患者腿上的标记。大腿上段的大隐静脉曲张抽取术后的敷料包扎会比较复杂，因为在这个位置很难充分的加压

对于手术消融，患者卧于手术床上，取其舒适平衡并便于对手术静脉进行操作的体位。对于大隐静

脉或前副大隐静脉，患者取仰卧位，头稍抬高，腿外旋，膝关节轻度弯曲的体位，这有利于患者稍微侧身，或者只是把他们的大部分重量放在靶腿的臀部上，将一个圆的或小的枕头放在患者膝盖下能显著增加患者的舒适度。对于小隐静脉，患者采取俯卧位并在脚下放置一个枕头，以获得舒适感且在术中防止腘静脉受压。

## 设备

一般来说，大多数超声仪器都能成功地应用于介入室。虽然偶尔使用多普勒来确认反流节段，但超声是介入室里成像的一个主要手段。高质量成像是先决条件，因大多数感兴趣的静脉是表浅的，用高频率探头能提供高质量的图像分辨率。我们应确保适当的仪器优化，包括频率，灰度设置，帧速率，并适当地放置焦点区域在感兴趣的静脉上成像。

## 静脉标记扫描技术

患者被定位后，需确认和再评估双功能超声报告的目标静脉的解剖和病理。确认后，在皮肤上画出静脉的走行路径。通过耦合剂在皮肤上画一条线具有挑战性，另一种方法是用标记笔在皮肤上画“点”，然后将耦合剂从肢体上擦掉后再将点连接起来。一些超声医师会用一个小的塑料的咖啡搅拌器，这些细小的吸管可以被推入皮肤，在皮肤表面形成一个小环，这对患者来说并不觉不舒服，而且上面的小环在皮肤上将持续相当长的时间。有些中心会使用普通的紫色外科皮肤标记笔，但也有人注意到用耦合剂可擦掉紫色标记，所以很多人使用永久的魔法标记笔绘制连接点的线。还须注意在麻醉过程中沿着静脉的走形直接在皮肤上点上标记。实践中可以使用一个更多的前或后扫描平面扫查静脉，有时比直接在血管上可视度更好，超声医师必须认识到它的可行性。标定过程不太准确的原因是如果患者移动或轻微的变换体位，往往标记的静脉就不在标记线下方；而有的标记线是由于注意力不集中标注上去的而非超声图像的真实显示。

除了画线外，一些中心也会沿着线划上 5 ~ 10cm 的间隔。肿胀麻醉针的长度是 10cm，如果需要的话，血管医师在做肿胀麻醉之前可以用小规格的细针在皮肤表面做轮状麻醉。大规格麻醉针用于皮肤麻醉显著减少了患者的不适感。

此外，也可看到静脉存在一些大的支流或穿静脉，有些人认为这些部位存在不完全消融或者是治疗后血管汇合处再通的风险增加。随着大支流或穿静脉的位置在皮肤上标记定位，血管医师可以选择在这些区域提供额外的热能。

室内应保持温暖以防止血管收缩，介入室的加热垫也很有帮助，还可以考虑局部使用硝酸甘油糊剂。如果静脉不是足够大或者遇到静脉痉挛，在准备过程中加热可以缓解这种痉挛。血管痉挛并不少见，且有明显增厚的静脉壁；患者可能会因为冷、脱水或担心手术过程而导致血管痉挛。静脉管径能在几分钟内缩小 300%。加热有助于缓解这种状况。如果患者感到冷，也可以使用毯子。

## 程序的设置

在某些情况下，超声医生用无菌托盘放上手术过程中需使用的器具和设备（图 21-2）。无菌技术的具体过程超出了本章的描述范围，但是有很多关于无菌技术的论文。如果允许，可选择在手术室或其他治疗室观察。超声医生的体位是重要的，要意识到周围的环境而不触碰有菌物品，且更换手术衣和手套，使无菌技术加以改善。

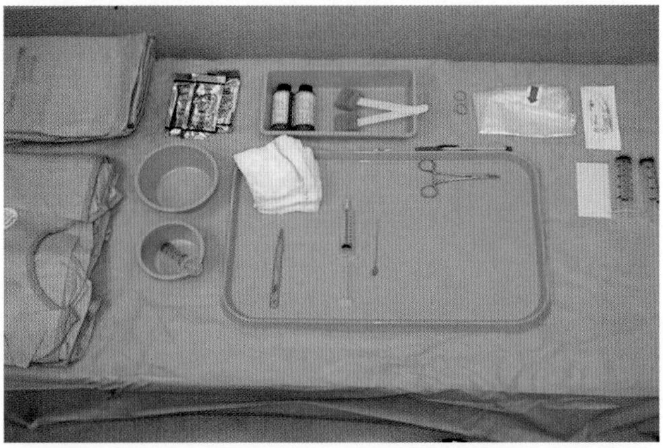

图 21-2 无菌托盘的摆放取决于使用的设备和介入方式

许多人提倡相当严格的热消融手术的无菌技术。虽然使用无菌技术很困难，但已使用了无菌的仪器和热设备（导管或光纤）。辅助程序中如切除术也需要良好的无菌技术。患者采取最佳体位，用外科手术包里泡沫刷或纱布在腿上涂含碘的杀菌剂（图 21-3）。碘基杀菌剂具有使腿部着色的优点，因此可以很容易地识别出漏掉的任何区域。少数情况下，有的患者碘过敏，可以用洗必泰，甚至异丙醇作为替代品。腿的正面和两边都涂上了消毒液，虽然消毒可以单独完成，但一个未消毒的助手抱住患者的腿并抬高有助于腿后面的消毒。

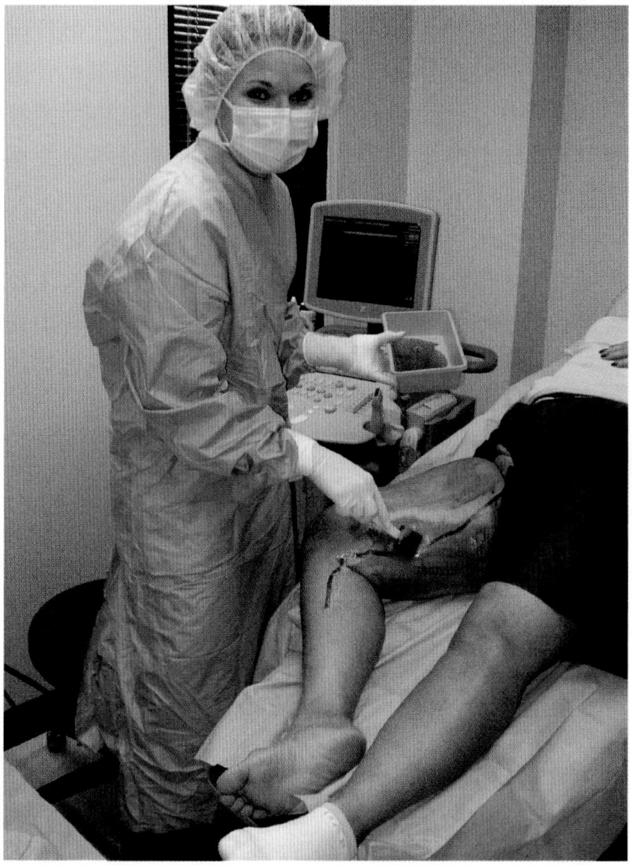

**图 21-3**　铺巾之前患者的准备程序：用含碘消毒液擦洗患者腿部

消毒完整个腿后，在患者身上覆盖无菌巾。无菌巾铺在患者的腿下，两侧遮盖患者周围。对于大隐、前大隐静脉或后隐静脉，腹股沟是最合适的遮盖部位。一种方法是暂时把无菌巾裹在大腿上，然后用另一张无菌巾裹住脚，重新将腿外旋放置位，将卷起的消毒巾放在稍微弯曲的膝盖下面，最后，把大腿上无菌巾的侧面固定在腹股沟管的高处，隐股静脉交汇处上几厘米的地方。通常，有必要在腹股沟处多放一块海绵以补充消毒液。铺上消毒巾后，再次将腿放置于最佳位置。探头放置在无菌套内，确定静脉的位置及其与皮肤上直线的关系，必须确定隐股交界处有足够的视野。如前所述，改变腿部位置可能会改变静脉与皮肤表面标记的关系。对小隐静脉的治疗，将患者置于俯卧位，消毒巾放置较高以便进入腘窝操作或根据治疗程序决定放置高度（图 21-4）。

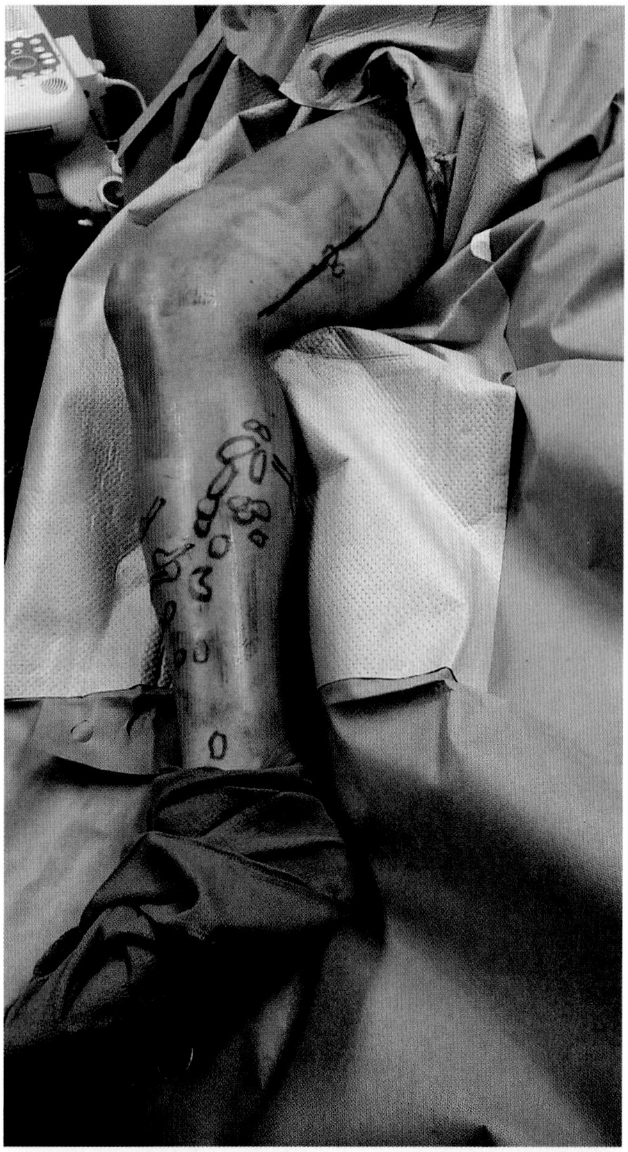

**图 21-4**　患者已准备好接受大隐静脉及膝部以下伴随的瘤状静脉扩张的微血管切除术

## 静脉治疗过程中的影像引导

精确影像引导技术取决于血管医生的不同偏好。一些血管医师喜欢边握着超声探头边做静脉手术。双手协调的优点值得肯定。然而，许多人认为最好由超声医生操作探头成像，优化静脉及周围结构，进针和引导麻醉。对于消融过程中使用不同器械的位置必须有绝对的信心，有经验的超声医生可以看到经验不足的医师漏掉的一些信息，让血管医生更专注于自己的角色。这种团队方法已经被许多专科医生成功地应用于不同的疾病治疗中。

如果超声医生处于无菌状态下，操作仪器可能会成为一个问题。事实上，应用仪器设置来优化靶静脉的图像，那么在大多数情况下就不会对仪器进行频繁的调整，但也有明显的例子说明仪器设置需要调整。使用可以放在超声控制台上的无菌透明塑料薄膜，可以让超声医师保持无菌状态并且不影响超声检查。如果超声设备没有无菌覆盖物，在房间里未消毒的助理可以根据需要对设备做一些小的调整。

## 进入

消融过程的第一步是进入静脉。患者应该保持头高脚低位以确保静脉灌注和扩张。识别静脉，超声医师和血管医生必须共同确认准确的进针位置，该选择是基于特定的解剖的。大多时候，最好选择下方大的支流汇入部以便与其相连接的主干静脉分离。然而，这些血管有时是静脉瓣窦部瓣窦或残余瓣膜，或是轻微扭曲的血管，均存在潜在放置设备的复杂通道；静脉的大小和深度也必须考虑在内。将导管插入深静脉更具挑战性，浅表血管穿刺也有其特有的难度。当试图进入静脉时，操纵针的空间就比较小，如果静脉不在筋膜室内而缺乏支撑，在针的压力下会出现移动或滚动。

一旦位置确定，在皮下行皮肤轮状麻醉，穿刺针通过麻醉的皮肤插入。患者头高脚低位所致静脉扩张对穿刺有一定帮助，而是否横向或纵向扫查血管取决于个人偏好。横断面扫查能够确定针是否在静脉的中央、内侧或外侧（图 21-5）。纵断面扫查则操作有

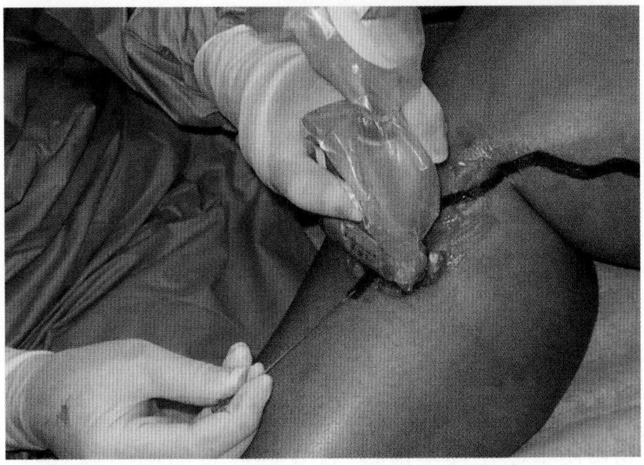

图 21-5 静脉在横断面上成像，针从探头下方进入视野内的静脉

点困难，但纵断面扫查有一个优点，即针可以更容易在探头引导下前进并能在整个过程中被看到。如果采用横向扫查，血管医生必须有一个好的空间感，以确定需要什么角度推进针，使针尖在探头显示范围内到达选定的位置。很多时候，穿刺需要一定的压力。用针穿刺静脉壁，少见的是针头不仅穿透前或“顶”壁还穿到后壁，这在影像上是很明显的，因为针同时穿到前后两个壁并将其挤在一起。当看到前后两壁挤在一起时，缓慢取针，静脉后壁可看到“脱落”的针并可记录到血液回流。血液回流现象被称为“闪烁”，很多时候尽管在管腔内不能看到“闪烁”的血流，但针实际上位于组织的中央。尽管缺乏“闪烁”，如果血管医生和超声医生能确信穿刺针在血管腔内，就可用螺纹导丝或 5ml 注射器从组织中拔出针，而不是重新穿刺或者定位针的位置。

对于操作者来说要明白，静脉显然不喜欢被触摸，因为触摸太多会发生痉挛，有时会妨碍对这个位置的血管的操作，虽然用氮糊剂和热诱导可以帮助血管扩张，但通常的办法是选择另一个稍近端或远端的位置再尝试。

## 器械的输送

一旦确定通路，导丝插入针管进入静脉腔内，这必须在超声引导下完成并确认导丝在管腔内；有时观察到导丝很容易前进但已在血管外，这种情况下，超声医师的评估非常有用。如果导丝实际上在静脉腔外面，扩张器鞘也将随着到静脉腔外。患者比人们想象的更能忍受导丝在血管外，尤其是它在隐静脉筋膜室里。然而，如果不放置在静脉内，扩张器的耐受性则不好，因此确认血管内放置是必要的。一旦导丝的位置确定后，扩张器鞘放在导丝上进入静脉，导丝移除后扩张器鞘留在血管里。通过这个鞘，消融装置被引入血管内腔。导管或激光玻璃纤维应在超声的引导下经静脉到达隐股静脉交界处（图 21-6），如果遇到阻力，可能是在一个静脉瓣或小弯曲的区域，超声影像可以引导如何操作导管或纤维通过障碍物。不建

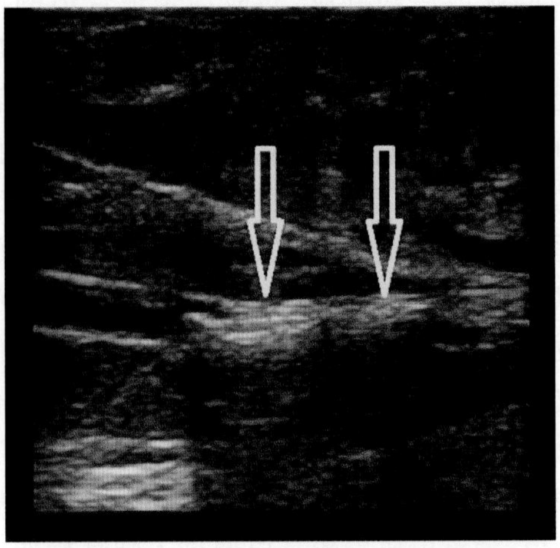

图 21-6 静脉内的热装置（箭头）

议只是等到导管或纤维出现在隐股静脉交界处才做超声，正如本章前面提到的，见到过导管和纤维通过大的支流或穿支静脉出靶静脉到达深静脉系统，又重新进入靶静脉的主干，故跟踪观察导管或纤维穿过的路程能避免错误放置。在肿胀麻醉管理中应值得提出的是，应避免静脉壁的损伤。

设备放置在静脉汇合处或静脉终端位置的治疗点显然是最重要的成像位置。定位错误装置可以导致腔内热诱导血栓（FHIT），深静脉血栓形成或更糟的是在深静脉里发生自身热消融。在大隐静脉治疗中，应根据说明书的规定将装置尖端定位于腹壁浅静脉的远心段，通常是在这个位置远端的 2～4cm 处。在小隐静脉治疗中，建议不要将装置超过小隐筋膜室。值得注意的是在隐腘静脉交界处，往往因接近坐骨神经而致神经损伤的严重后果。坐骨神经，分为腓肠神经和腓总神经，在大多数患者中可以看到。此外，腓肠神经通常接近小腿的小隐静脉，也容易被观察到。超声医师应熟悉腿部的神经解剖和神经的超声表现。一旦放置设备，患者处于仰卧位或头低脚高位，静脉就会在设备周围排空及压缩。

### 静脉麻醉

外周静脉给药（肿胀麻醉）是提供成功治疗不可缺少的一部分。肿胀麻醉不仅麻痹周围组织便于操作，也能起到散热作用，使静脉与周围组织绝缘，保护它们免受热损伤，最大限度地减少术后患者的不适；最后，肿胀麻醉会压缩静脉使之放血，保证了静脉壁与热传递装置保持良好接触，优化热传递。高质量的超声成像确保了在静脉周围组织的精准麻醉。同样，操作可以在横向或纵向成像平面上完成，并且经常使用两个成像平面。作者在麻醉时使用纵向平面是出于以下原因：

- 针可以更容易地放置在适当的位置
- 引导针注射时沿着静脉走行的方向麻醉
- 可以更容易地在静脉的上方和下方拔出或插入针来放置液体
- 腔内注射是最容易识别的，而在横向成像时很难或不可能检测到

静脉注射通常不会引起明显的副作用，但大多数麻醉处方都使用肾上腺素来诱导血管收缩，并尽量减少出血，不过应避免大剂量使用肾上腺素，否则会影响心脏。在大血管腔内注射麻醉更为常见，而影像通常表现为“下雪样”或泡沫状迅速向静脉头侧移动。目标静脉周围麻醉，则表现为低回声液体呈茧样包绕静脉（图 21-7），液体对静脉壁产生压迫，超声成像要看到受压迫的静脉壁并与装置接触。在治疗终点给予充分的麻醉是非常重要的以便静脉壁在导管尖端上方完全接合。此外，静脉应与深面的肌筋膜室充分分离，且至少在皮肤下方 1～2cm 处。在小于 1cm 范围内浅层血管的热消融可能导致皮肤表层永久性烧伤。静脉周围麻醉后沿静脉全程横向扫描以确认看到静脉外适当的“茧”样液体。横断面扫查也可用来实施前副大隐静脉周围麻醉，以确保静脉和股浅动脉之间能产生足够的热减弱区。

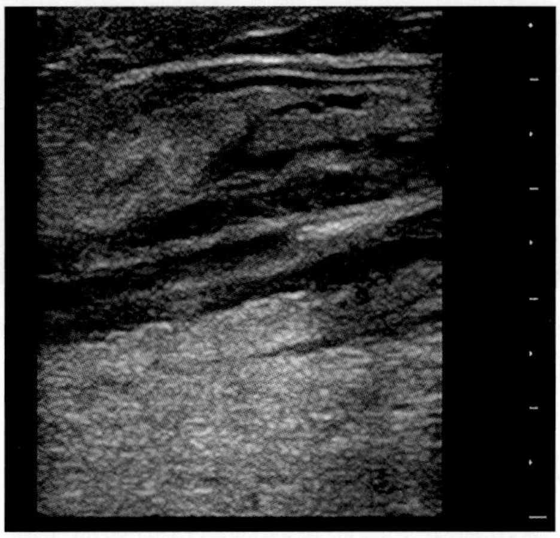

图 21-7　静脉内置热装置，静脉周围的肿胀麻醉（静脉上方和下方的低回声区）

### 热处理

在热的实际处理和传递开始之前，应确认设备的确切位置。消融装置尖端的位置被验证并记录。许多协议要求在手术过程中对静脉成像，以确保看到血管内膜的破坏，因为这层明亮的回声意味着应撤回装置。在某些情况下，探头的压力或手动超声检查的任意压力使血管壁结合，并与热设备接触，最重要的是设备在初始点加热时要限制任何近端的热传播到交界处。许多设备制造商主张在静脉交界处增加热能输送以确保消融和限制潜在的再通，尤其是已标记的大段或有大支流连接的静脉或穿静脉同样需要额外的能量传递，或者增加探头压力以确保静脉壁与设备的接触。在热消融时如果患者有任何不适，应立即给予额外的静脉麻醉。整个静脉接受治疗后移除设备和扩张器鞘，给予血管外压力直到穿刺部位止血为止。

### 治疗后处理

治疗后，一个简短的静脉成像以确保硬化也是必要的，但是，可能不会立即评价完全闭塞的静脉，这取决于

静脉的大小，具体的解剖结构，所使用的设备，和能量传递。随访静脉消融患者是在术后 2～7 天定期进行双功能超声检查以证实靶静脉的破坏和确保没有腔内热诱导血栓形成或其他深静脉受累(图 21-8)。[8]

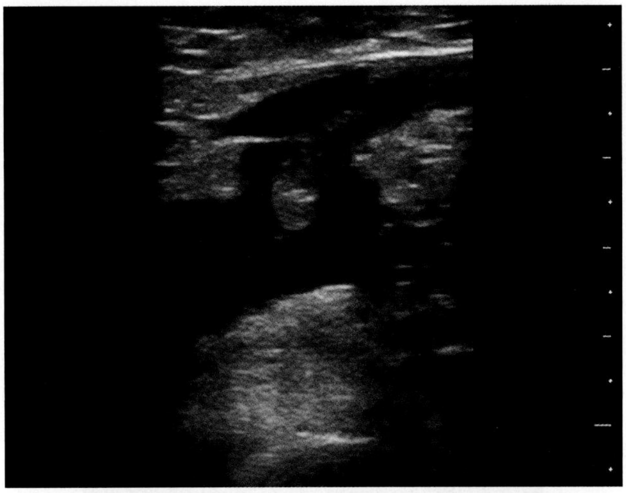

图 21-8 大隐静脉热消融患者术后 3 天发生腔内热诱导血栓形成(EHIT)，并累及股静脉

## 超声引导下硬化剂治疗

将硬化剂注入病变静脉段的过程类似于热消融；然而，两者之间还存在一些重要差异。[9]硬化剂治疗的目的是将硬化剂大量的注入病变静脉。通常这些都是与曲张的静脉丛有关，因此画出曲张静脉丛的程度和连接非常关键。最佳的是我们想要确定这些血管的主要流出道并往曲张静脉注入硬化剂。有时采取头高脚低位，但静脉的最佳填充和可视化的血流异常应取站立位。我们不是在皮肤上追踪这些静脉，而是在皮肤上标记确认用于注射的靶静脉。由于静脉通常是弯曲走形，应考虑视野内的进针方向及硬化剂的流经方向。在实践中，硬化剂的运动只能稍加控制；然而，超声可用于确保整个靶血管里的硬化剂充分分散，这可以通过向血管施加压力或对组织用“挤奶”的动作来完成，使硬化剂向所期望的方向流动。

## 术后

操作完成后，将腿部清洁干净，用毛巾沾水或过氧化氢去除含碘的杀菌剂或肥皂水，然后晾干腿部，用一个小的条状贴片粘住创口，根据设备制造商或中心要求在腿部穿戴长袜。对于大多数患者来说，分级压缩袜是足够的。吸收垫可以放置于静脉操作的过程中，因为在某些情况下麻醉液可能会从针头进入部位漏出。最后把房间彻底打扫干净，准备下一次手术。

### 小结

- 懂得患有慢性静脉功能不全患者的治疗选择，以及如何优化超声医师获得必要数据的能力并用超声诊断信息来治疗患者。
- 慢性静脉功能不全的现代治疗非常依赖于高质量的超声波。在介入室超声医生的积极参与成为血管医生的巨大财富，使患者得到最佳处理。
- 静脉超声医生和血管医生作为一个团队一起工作，不仅提供有价值的互动，而且可以最大限度地减少和避免潜在的错误及处理。
- 热和化学消融均可用于治疗粗大静脉，不过热消融更为常见。热消融装置的超声引导包括进入适当的静脉，引导导管通过静脉段，并将热装置尖端定位在精确位置。
- 较大的皮下静脉曲张化学消融在超声引导下进行。超声检查可以确定针在靶血管内，所以很少或没有外渗硬化剂。硬化剂注射中，超声是用来记录甚至促进硬化剂通过静脉节段分布。
- 对静脉段的成功治疗可以在治疗后立即得到证实；然而，解剖结构上的成功的记录通常是治疗后 2～7 天。

### 思考题

1. 随着导管进入大隐静脉的同时，突然视线里看不见导管了，但随后确定其在股静脉的隐股交界处。导管可能的经过的路径是什么？
2. 你引导的皮下静脉曲张硬化治疗期间，开始有静脉回血，但在注射过程中硬化剂不出现在靶静脉里而在静脉周围。最有可能发生的事是什么？
3. 一名患者提出治疗其大隐静脉反流，诊断超声注意到它的长度为 6～8mm。患者取仰卧位，将大隐静脉做标记，而靶位置定位在膝关节下方的静脉，其测值是 2.2mm。就此超声医生应该怎么做？

(王萍 顾鹏 译)

## 参考文献


1. van Bemmelen PS, Bedford G, Beach K, et al. Quantitative segmental evaluation of venous valvular reflux with duplex ultrasound scanning. *J Vasc Surg*. 1989;10:425-431.
2. Labropoulos N, Tiongson J, Pryor L, et al. Definition of venous reflux in lower extremity veins. *J Vasc Surg*. 2003;38:793-798.
3. Caggiati A, Bergan JJ, Gloviczki P, et al. Nomenclature of the veins of the lower limb: extensions, refinements and clinical application. *J Vasc Surg*. 2005;41:719-724.
4. Cavezzi A, Labropoulos N, Partsch H, et al. Duplex ultrasound investigation of the veins in chronic venous disease of the lower limbs—UIP Consensus Document. Part II. Anatomy. *Eur J Vasc Endovasc Surg*. 2006;31:288-299.
5. Coleridge-Smith P, Labropoulos N, Partsch H, et al. Duplex ultrasound investigation of the veins in chronic venous disease of the lower limbs—UIP Consensus Document. Part I. Basic principles. *Eur J Vasc Endovasc Surg*. 2006;31:83-92.
6. Gloviczki P. *Handbook of Venous Disorders: Guidelines of the American Venous Forum*. 3rd ed. New York, NY: Arnold; 2009.
7. Moore W. *Vascular Surgery: A Comprehensive Review*. 4th ed. Philadelphia, PA: W.B. Saunders; 1993.
8. Dexter D, Kabnick L, Berland T, et al. Complications of endovenous lasers. *Phlebology*. 2012;27(Suppl 1):40-45.
9. Goldman M. *Sclerotherapy: Treatment of Varicose and Telangiectatic Leg Veins*. 2nd ed. St. Louis, MO: Mosby Year Book; 1995.

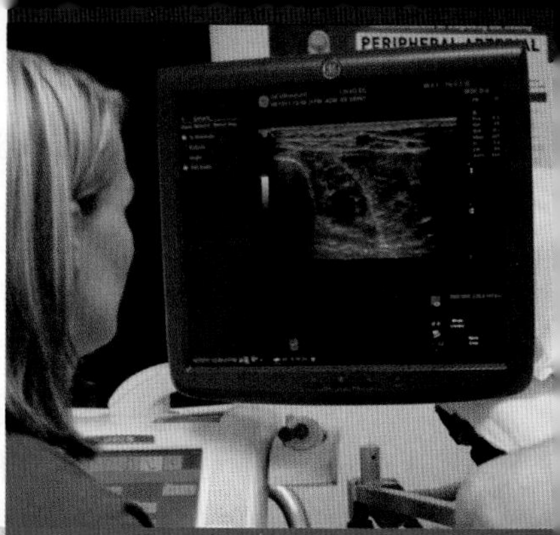

# 超声在中心血管通路置管中的作用

GAIL EGAN | GARY SISKIN

第 22 章

## 目标

- 描述不同种类血管通路装置的选择。
- 列举能放置中心导管的各类静脉。
- 描述用于确定静脉通道的超声技术。
- 明确中心静脉通道的潜在并发症。

## 术语表

**空气栓塞(air embolism)**:空气或气体不慎进入静脉系统。

**侧支静脉(collateral veins)**:原有的静脉在血管阻塞后扩张使周围组织的血流通过。

**瘘管(fistula)**:两个器官或血管之间的一个异常的连接或通道;可能是外伤造成的,或者以治疗为目的特别建立的。

**增益(gain)**:超声图像的亮度,在大部分设备中都可以调节。

**超滑导丝(glidewire)**:一种亲水性的导丝。

**导丝(guidewire)**:一种镍钛诺或不锈钢丝,用于支持鞘或者导管交换,以及预估血管的通畅性;用直径和长度来测量。

**渗漏(infiltration)**:静脉液体从导管漏出进入到静脉周围的组织里。

**内皮(intima)**:静脉或动脉的最内层,与血流接触,由单层内皮细胞构成;又叫内膜。

**微插管鞘(microintroducer)**:用于首次穿刺入目标的细针和导丝。

**剥离鞘(peel away sheath)**:一种长轴上有孔的鞘,撕开后可以从导管上移开。

**外周穿刺置入中心静脉导管(PICC)**:外周穿刺置入中心静脉导管,一种血管通路装置,它通常插入并穿过上肢的静脉,其末端位于上腔静脉下 1/3 处。

**气胸(pneumothorax)**:气体在胸膜腔(在肺和胸壁之间)聚集。

**鞘(sheath)**:一种薄壁的、中空的塑料管,导丝和导管可以通过它前行;根据可容纳导管的大小,用 Fr 大小来量化(如 5Fr 的鞘允许 5Fr 的导管穿过)。

**狭窄(stenosis)**:由于疾病或创伤造成静脉或动脉管腔变窄。

## 关键词

贵要静脉
颈静脉
外周穿刺置入中心静脉导管
上腔静脉
血管通路装置

中心静脉通路在以下方面扮演着至关重要的作用:危重患者的治疗,需要静脉注射抗生素治疗的患者,中心静脉压监测和采样,血液透析,化疗和全胃肠外营养。血管通路装置(vascular access devices,VADs)是一大类导管,临床医生通过它输入药物及成分血、采集血样并提供其他交换疗法。一些患者只需要短期血管通路,而另一些患者一生都需要依赖中心静脉通路。中心血管通路装置是一种将末梢尖端驻留在中心静脉的导管,大多数位于上腔静脉。VADs有多种不同类型,每种类型有不同的特点。选择装置的目的是将恰当的设备匹配给需要的患者,这需要考虑治疗时间、输液的量和液体类型、患者的生活方式及行动能力这些问题。置管前周密的评估,选择恰当的装置、放置在正确的位置以便给予正确的治疗是十分重要的。

现今,使用超声引导评估血管通路装置置入的可能目标位置,以及作为置管的第一步引导静脉穿刺,这些实际上已经成为治疗标准。医疗保健研究与质量管理署在它们2001出版的里程碑刊物"让医疗保健更安全:患者安全实践的分析"中推荐使用超声作为改善患者治疗十一项实践中的其中一项。[1,2]

2011年,美国外科医师协会出版了关于推荐使用实时超声引导中心静脉置管的修正声明,推荐对所有放置中心静脉导管的卫生专业人员进行超声培训,而且在置管的过程中,也需要使用超声。这一章将集中介绍超声成像在中心血管通路装置置入中所起的作用。

## 解剖

中心血管通路装置可以从多条目标静脉置入,最常见的有外周上肢静脉,例如贵要静脉、肱静脉、头静脉,以及中心静脉,如锁骨下静脉(SCVs)和颈内静脉(IJVs)。无论最初的穿刺点在哪个位置,导管通常会通过头臂静脉到达上腔静脉(图22-1)。导管尖端通常位于在上腔静脉下三分之一处(图22-2)。这个位置也被称为房腔交界处。这是血管通路装置尖端最适合的位置,因为这里的静脉血流量为2000ml/min。血流从这里直接进入右心房,然后到右心室再进入肺循环。输注的液体在这个高流量区迅速扩散和稀释。当VAD的尖端准确地放置时,血液回抽、交换输血、透析或血浆分离也能轻松完成。

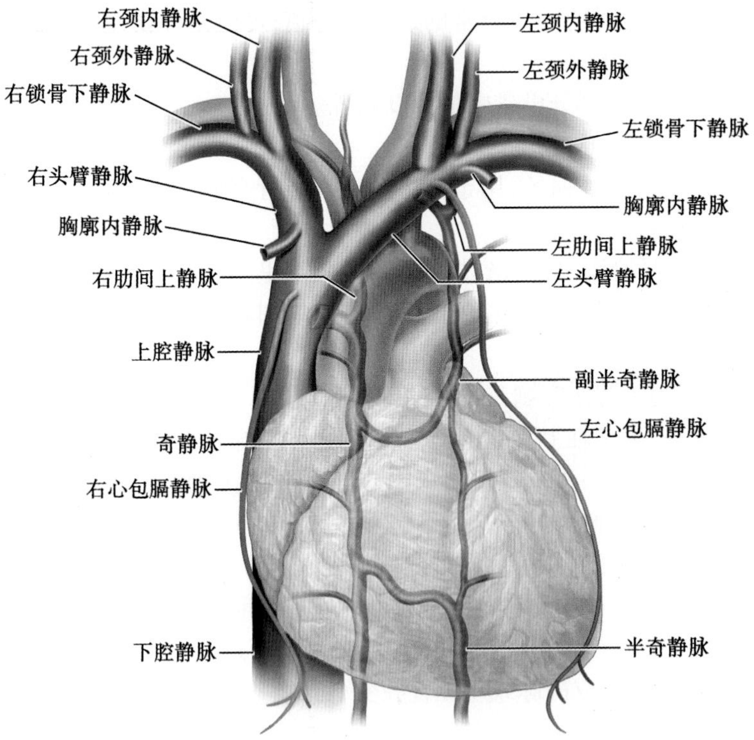


图22-1 这幅解剖图显示的是中心静脉,除上腔静脉外还包括颈内静脉和头臂静脉,所有血管对置入血管通路装置都很重要。(图像由 Michael Ciarmiello 提供)

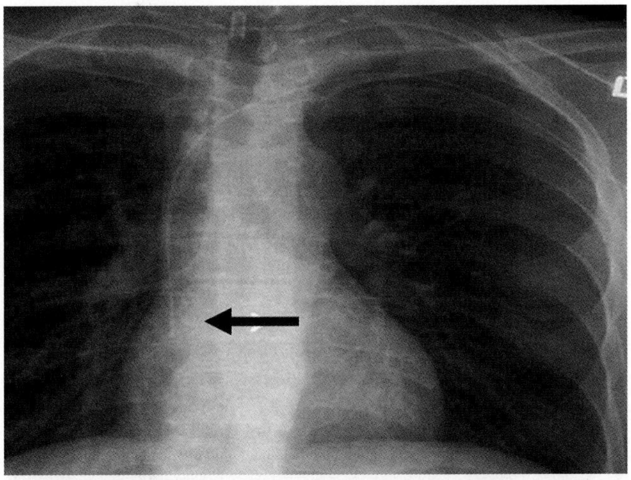

图 22-2　这张正位 X 线胸片显示了超声引导下经左侧外周血管插入中心静脉的导管（PICC），PICC 的尖端位于右心房（RA）-上腔静脉交界处（箭头）

## 中心血管通路装置的选择

血管通路装置可供选择的种类很多，每种装置有着不同的特点，因此它们有着不同的优缺点。VADs 可以分为三类：非隧道型装置、隧道型装置及植入式输液港。

### 非隧道型中心血管通路装置

非隧道型中心 VADs 经皮穿刺进入中心或外周静脉，装置尖端位于房腔交接处或上腔静脉下三分之一处。这些装置包括重症监护导管、临时透析和血浆置换导管、小口径聚氨酯导管以及经外周血管中心静脉导管（PICCs）。根据患者输液的需要，它们可能会有 1～5个管腔。非隧道型 VADs 穿刺点有缝线或黏合固定装置，是十分安全牢固的。它们通常用于需要几天或几周通道的患者，但是如果有需要，它们可以被放置更长的时间。

### 隧道型中心血管通路装置

隧道型 VADs 通过中心静脉放置，装置的尖端位于房腔交接处或上腔静脉下三分之一处。这种装置与前面列出的装置不同在于，它们在皮下有一个隧道连通出口位。导管从隧道穿出皮肤处称为出口位。出口位通常距静脉穿刺点几厘米。隧道既为装置提供了稳定性，也减少了器械相关的感染风险。这些装置对于患者常常更加舒适，因为出口位不在于颈部或锁骨区域，还可以为了美观的原因隐藏起来。隧道型 VADs 可以用于输液、长期化疗及血浆置换。这种导管配置了 1～3 个可用的管腔，可以保留数年。

### 植入式输液港

植入式输液港是一种导管一端连接一个塑料或钛储液槽的 VADs，整个装置放置于皮下。储液槽上有一个硅胶隔，输液或取样时用空芯针穿入。输液港常用于需要间歇性治疗的患者，如每周或每月一次的治疗。由于装置是在皮下，患者不需要在上面放置敷料，不使用期间也不用经常护理。现在许多植入式输液港可以使用高压注射器来进行造影。空芯针和扩展套件也批准用于高压注射，因为它们必须用于耐高压注射港（图 22-3）。

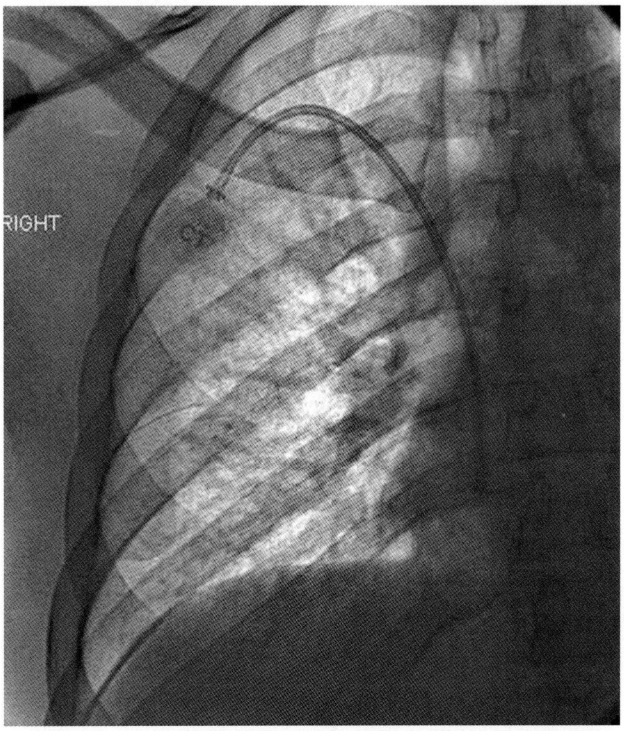


图 22-3　这幅单张正位图像显示了一枚植入式静脉输液港，它适合高流量造影剂注射（在静脉输液港体部的字母“CT”可以确定它的位置）

## 经外周 VAD 的置入

静脉通路可以通过上、下肢浅静脉放置小口径导管（又称为外周插管）完成。使用上肢静脉更为常见，下肢通路通常限于婴儿及穿刺点很少的患者使用。贵要静脉是上肢占优势地位的浅静脉，走行于上臂内侧。血流量大约 80ml/min，是放置 PICCs 的首选血管。贵要静脉直接回流入腋静脉，腋静脉移行为锁骨下静脉后进入胸部。肱静脉也位于上臂的中间，且成对的与肱动脉伴行。它们通常比贵要静脉细，也是初次通路的一个不错的选择。它们毗邻肱动脉，误穿动脉的风险比其他上肢静脉高。在已命名的上肢静脉中头静脉最细，血流量大约 30ml/min，因此是置入 VAD 的最后选择。它走行于手臂侧面，因此容易进入，在跨过肩部时汇入锁骨下静脉。

下肢的静脉，例如大隐静脉或足部的静脉，在没有合适的上肢静脉作为通路时可以使用，这种情况常见于新生儿及儿童。尽管大多数的外周静脉可触及并且可见，但是已证明超声在获得初次通路及减少穿刺脱靶的相关并发症方面是有用的。

使用外周插管应限于非常短期的治疗（少于 1 周）。外周插管可根据需要更换。评估穿刺点的红斑、水肿及管腔通畅程度是护理的基本原则。只有无刺激性的和不易起泡的液体可以通过外周插管输入。

## 中心 VAD 的置入

中心静脉通路最常用的位置是颈内静脉（IJVs）以及锁骨下静脉（SCVs）。颈内静脉相对浅表，易于评估及插管。右侧颈内静脉路径优于左侧颈内静脉，因为它到达心脏的路径更直接，操作技巧更加简单。颈内静脉附近有更细小的颈外静脉和颈前静脉，负责引流面部和颈部的血流。颈外静脉位置浅表，且常走行扭曲。它在锁骨下静脉与颈内静脉汇合成头臂静脉的交汇处进入锁骨下静脉。由于尺寸的原因，它们不作为中心静脉通路的首选，多在颈内静脉闭塞的时候使用。

## 超声检查技术

超声可以在操作前评估颈内静脉的解剖结构，也可以动态地引导静脉穿刺。颈内静脉可以根据标志性解剖结构进行盲插，这也是过去一直在实施的操作。然而，相较根据解剖标志的方法，实时超声引导下穿刺既可以更加快捷又能更加安全地完成这个目标。Meta 分析将超声与解剖标志性方法作比较显示总成功率、操作时间及动脉损伤风险的减小都与使用超声引导相关。[3]二维超声引导能减少导管置入的失败，插管相关并发症发生率分别是 86% 和 57%。[4]使用超声评价血管距皮肤表面的深度、血管的通畅程度、管径、随呼吸运动管径的变化情况及静脉与颈总动脉（CCA）之间的关系是很重要的。在颈内静脉插管前，确认颈总动脉的位置十分重要。颈内静脉常规位于颈总动脉的前外侧（图 22-4）。但是，也能遇到它们之间的位置关系有一些变异。在一项前瞻性研究中，共 869 例患者使用实时超声引导颈内静脉插管，在 659 例患者中，颈内静脉和颈总动脉之间共发现了 5 种解剖关系。328 例（49.8%）颈内静脉位于颈总动脉前外侧，然而有 146 例（22.2%）颈内静脉位于颈总动脉外侧，148 例（22.5%）颈内静脉直接位于颈总动脉前方，余下的有 30 例（4.5%）颈内静脉位于颈总动脉前内侧，直接位于颈内动脉内侧的有 7 例（1.0%）。[5]

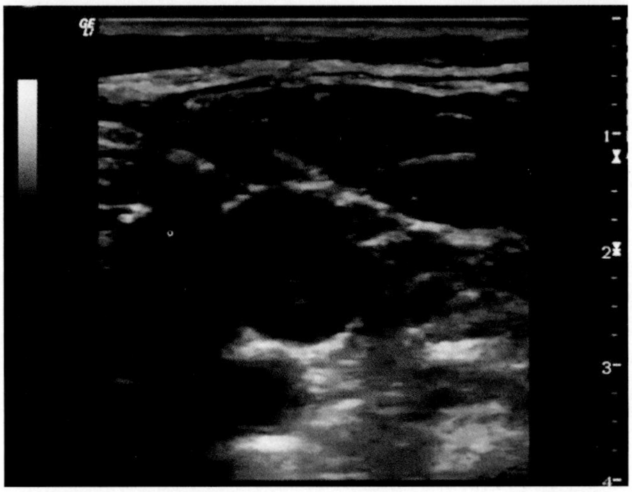

图 22-4 这幅左侧颈部横断面图像显示较粗的颈内静脉位于较细的颈总动脉的前外侧方

锁骨下静脉常用于中心静脉通路，它们位于胸部，紧邻锁骨下动脉，通常直接位于锁骨深面。因为位置的原因，它与其他静脉相比，用超声更难显示。SCVs 的特点是管径很粗，以前常用于危重病医疗中置入非隧道型 VADs。它的末端与颈内静脉的汇合为头臂静脉。最终，左、右的头臂静脉汇合形成上腔静脉。对于慢性肾功能不全或慢性肾脏疾病的患者，既不用锁骨下静脉也不用上肢静脉进行插管，因为使用这些静脉置入 VAD 时可能发生血栓和狭窄，因此要保护它们防止发生这类情况，以在将来作为的永久性透析通道（动静脉瘘或人造血管）。[6]

股总静脉通常位于腹股沟、股总动脉的内侧。股总静脉引流下肢血流进入髂外静脉，然后流入髂总静脉，再到下腔静脉。股总静脉常在紧急或患者其他可用静脉通路闭塞的情况下作为中心静脉插管通路。通过股总静脉置入 VAD，其机械性和感染性并发症发生率较高，因此除非是其他通道不能使用或患者的临床情况不允许其他地方放置，否则应避免使用。

### 扫描技术

超声成像既可用于评估 VAD 置入的潜在通路，也可在开始时穿刺时用于引导穿刺针进入通路部位。初步评估包括评估可用血管的通畅性、它们的位置及其周围的相关结构(如动脉、其他植入装置等)以及进入目标血管的能力。目标静脉具体地评估包括管径及通畅性。有狭窄(或瘢痕)的静脉会比预估的细。通畅性由血管压缩性实验确定,类似于患者下肢深静脉血栓的评估。用探头轻压静脉表面的皮肤,通畅的静脉在加压后很容易被压瘪,压力解除后能再次扩张。有血栓的静脉用这种方法不能被压缩,而且,它管腔内的回声比通畅的静脉更高(图 22-5)。相比之下,加压动脉时管径减小得比静脉少,而且可以看见搏动性。清楚区分动、静脉是减少动脉误穿风险的关键点。血管管径也应该用超声来评估。目标静脉必须要有足够粗的管径来容纳已选择的 VAD,所以应避免使用完全闭塞的静脉。

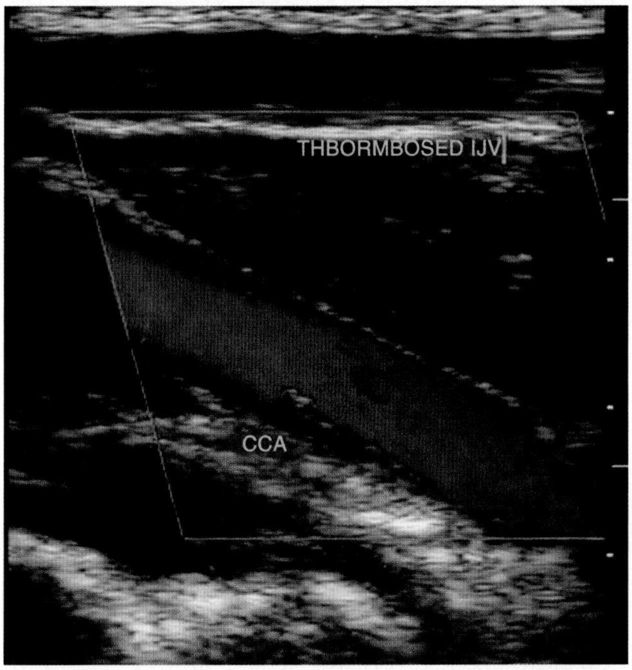


图 22-5　这是颈部的纵切图像,显示了颈内静脉血栓形成,不能被压缩,以及它与颈总动脉的关系

超声引导用于指导针在操作开始时穿刺进入目标血管。一旦患者摆好体位,皮肤用抗菌溶液消毒,铺无菌手术巾,皮肤用局麻药麻醉。此外,根据置入装置的类型以及患者整体的临床情况可以使用全身镇静或者麻醉。无菌的超声耦合剂涂在目标血管浅面的皮肤上,无菌套覆盖在探头表面。根据临床医生的偏好,超声探头横向或纵向放置在患者的皮肤上(图 22-6)。穿刺引导架也可根据临床医生的习惯安装在探头上。要调节超声图像深度为目标血管显示合适的大小及合适的皮下距离。通常,强回声的细针(21G)用于穿刺,针一旦进入皮肤就应该被看到,它穿入目标血管的整个针道同样能够显示,这样就完成了一例成功的穿刺。确认穿刺成功是看到针头接口的回流血或者连接注射器可倒抽回血。顺着已被确认的精准通道,一条细小的导丝在目标血管中穿行。通常要在皮肤上做一个小切口,VAD 才能以最小的阻力穿过皮肤。把针换成一个小的静脉鞘,较小的 VADs 可以直接通过鞘到达置入的位置。较大的 VADs 置入通常需要插入较大的导丝。部分 VADs 可以通过这些导丝直接进入,而其他的则需要反复的替换操作后通过较大的鞘到达置入位置。一旦 VAD 放置到位,需要放射透视或者 X 线胸片确认尖端位置的是否合适。在超声图像里,静脉里的 VAD 很容易被看到,它会产生一条平行线样的强回声结构(图 22-7)。

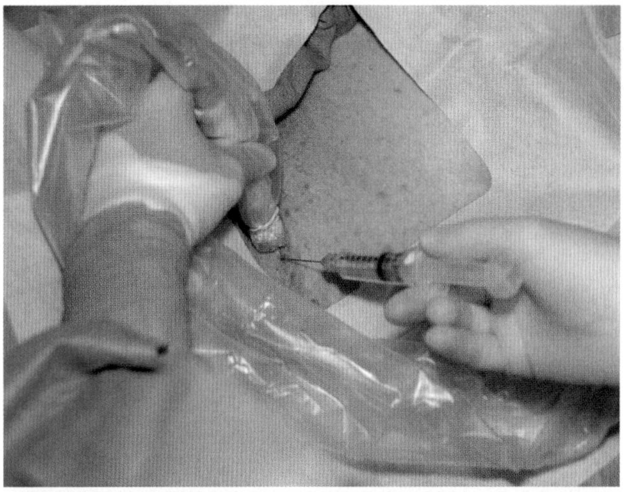

图 22-6　这幅图显示在 VAD 置入时探头纵切面穿刺静脉

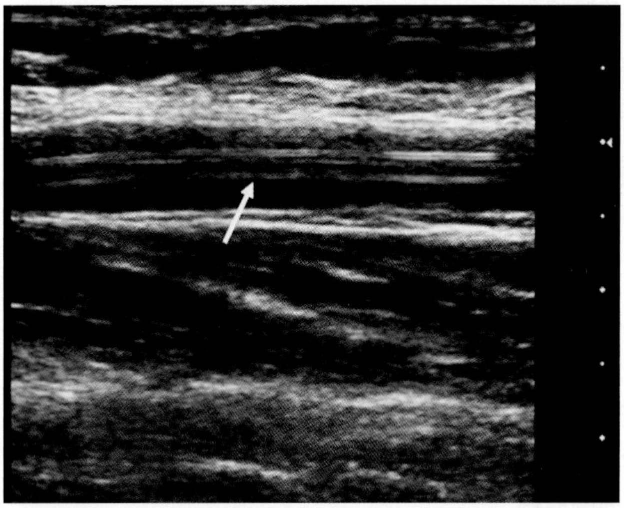

图 22-7　贵要静脉的纵切面图像,管腔里放置一根 PICC 导管(箭头)

## 技术考虑

中心静脉通路装置的相关并发症包括静脉损伤、穿刺脱靶、出血、空气栓塞以及心律失常(疾病相关知识点 22-1)。仔细评估目标静脉,并用超声引导穿刺,可以将每一种并发症最小化。熟练地置入 VADs,最少地进行不必要的静脉干预,才能减少并发症和保护血管通路以便以后继续使用。早期在患者进入医疗卫生机构时,就应该考虑对通路进行评估。如果在患者的治疗中,早已在正确的位置建立了正确的血管通路,那么其他可用的通路便可予以保留。应该注意的是侧支静脉的出现并不是形成了新生血管。相反,侧支静脉是小静脉,它们只有在出现狭窄或是血栓的时候才会扩张以引流静脉血液。它们在体格检查或是超声评估中出现,是警告临床医生要成功置入 VAD 会有潜在的困难。

**疾病相关知识点 22-1**
**VAD 放置相关并发症**

| 并发症 | 超声表现 |
|---|---|
| 静脉损伤 | 内膜表面不规则<br>无-低回声区表明血管外有血液聚集<br>彩色或频谱多普勒显示动静脉瘘时,在静脉与伴行的动脉间有明显的血流 |
| 穿刺脱靶 | 无-低回声区表明血管外有血液聚集<br>血管外肿块持续变大表明血肿正在变大 |
| 出血 | 无-低回声区表明血管外有血液聚集;可能弥散进入组织中 |
| 空气栓塞 | 血流中的圆形强回声结构,后方有声影 |
| 心律不齐 | 动脉频谱显示不整齐、不规律的心动周期间隔 |

### 静脉损伤

无论是以抽血取样为目的或是为了置入血管通路装置,每次静脉穿刺都会发生静脉损伤。静脉壁由三层结构组成:内膜、中层和外膜。最内一层线状的结构是静脉的内膜,由单层内皮细胞组成。每次静脉穿刺,这一层都会被损伤。被损伤的表面有血小板黏附,然后开始凝血反应。动静脉瘘是置入装置时发生的另一种静脉损伤。这种情况最可能发生在开始时针穿过了静脉的两侧壁,并穿入了相邻的动脉内。当意识到这种情况后,装置需要被拔出,还要对穿刺点进行加压。动静脉瘘可能会自动闭合,或者需要介入治疗来封闭它。

### 穿刺脱靶

穿刺脱靶发生在穿刺针直接穿入邻近组织,如动脉或者肺。穿刺前首先仔细辨认和区分动、静脉,才能将开始穿刺时误穿动脉的可能性降到最小。如果发生穿刺脱靶,使用细穿刺针可以将出血的风险降到最小。如果穿到动脉,立即将针取出,加压轻按可以止血,止血后马上进行无菌包扎,并监测患者的生命体征。动脉穿刺后需要多次评估穿刺点有无进行性长大的血肿,特别是颈动脉穿刺后因为长大的血肿可能会影响静脉回流或呼吸状态。误穿肺可导致气胸或肺不张。气胸是中心静脉导管插入术中最严重的可能威胁生命的并发症之一。该并发症的发生率从 0% 到 6% 不等,但有报道称缺乏经验的操作者发生率可高达 12.4%。[7] 中心静脉导管插入术已报道的所有并发症中,气胸占 25% ~30%。[8,9] 颈内静脉途径比锁骨下静脉插管发生气胸的风险低。[10-12] 首次插管失败也与气胸风险明显增高相关。少量气胸可以在观察下保守治疗,如果患者有症状,或者气胸进行性扩大,需要放置胸腔引流管。

### 出血

出血可能在 VAD 置入时或之后发生,原因可能是创伤或是 VAD 插入困难,伴发疾病包括凝血障碍或其他血液系统疾病,以及某些特定药物的联合治疗。部分药物能增加出血的可能性,如氯吡格雷、华法林、阿司匹林、其他非甾体抗炎药以及肝素。在可能的情况下,装置置入前先停止使用这些药物。如果停药在临床上不可行,可以实施其他方法减少出血风险。这些方法包括使用止血敷料、更换 VAD 选择低创装置、输成分血或拮抗剂。

### 空气栓塞

中心 VAD 置入时,空气可以通过针、鞘或装置进入静脉系统发生空气栓塞。尽管不常见,但它是十分严重的并发症,可能引起呼吸困难甚至死亡。让空气栓塞风险最小化的方法有,使用带有阀门的鞘、高效的交换操作,确保导管管腔内是被冲洗过、无破损并可关闭的。如果患者有症状,应根据患者症状给氧并进行支持治疗。空气栓子在目标血管中并不常见,因为这些栓子会很快地随着血流流走。

### 心律失常

在 VAD 置入时,当导丝进入心脏,触及心脏的传导系统时,常会引起心律失常。这通常是短暂的,患者常没有症状。由于是无症状的,心律失常往往通过术中心电监护探测到。

## 小结

- 超声成像使临床医生在装置置入前的评估和决策得到改进，帮助他们识别目标血管并确定是否适用。
- 联合装置选择的优化和输液方案的发展，超声成像是通路设计和置入的整体过程中一个不可缺少的组成部分。
- 实时超声成像帮助临床医生拥有可视化静脉通路，避开了邻近组织，还能引导装置就位，因此能将置入相关并发症降到最低。
- 超声成像一旦被认为在通路受限或者有挑战的患者身上是有用的工具，它现在就成为中心血管通路装置置入的操作标准。

## 思考题

1. 在检查一位经外周穿刺置入中心静脉导管患者的锁骨下静脉的时候，你看到了静脉中强回声的导管。当时一位同事也看到了超声图像并问你："那是导管的尖端吗？"你的回答是什么？
2. 你正在协助经颈内静脉的中心静脉置管操作，进行的过程中，穿刺区观察到血肿。这个现象正常吗？接下来该怎么做？

（张静漪　张梅　译）

## 参考文献


1. Rothschild JM. Ultrasound Guidance of Central Vein Catheterization. 2001. Available at: http://www.ahrq.gov/clinic/ptsafety/chap21.htm. Accessed June 4, 2007.
2. Making Health Care Safer: A Critical Analysis of Patient Safety Practices. 2001. Available at: https://archive.ahrq.gov/clinic/ptsafety/. Accessed June 4, 2007.
3. Bowdle A. Vascular complications of central venous catheter placement: evidence-based methods for prevention and treatment. *J Cardiothorac Vasc Anesth*. 2014;28:358–368.
4. Lameris JS, Post PJ, Zonderland HM. Percutaneous placement of Hickman catheters: comparison of sonographically guided and blind techniques. *AJR Am J Roentgenol*. 1990;155(5):1097–1099.
5. Gordon AC, Saliken JC, Johns D, et al. US-guided puncture of the internal jugular vein: complications and anatomic considerations. *J Vasc Interv Radiol*. 1998;9:333–338.
6. National Kidney Foundation Kidney Disease Outcomes Quality Initiative. Clinical Practice Guidelines and Recommendations: Vascular Access. 2006. Available at: http://www.kidney.org/professionals/kdoqi/guideline_uphd_pd_va/index.htm. Accessed May 5, 2017.
7. Seneff MG. Central venous catheters. In: Rippe JM, Irwin RS, Alpert JS, et al, eds. *Intensive Care Medicine*. 2nd ed. Boston, MA: Little Brown and Co; 1991:17–37.
8. Sofocleous CT, Schur I, Cooper SG, et al. Sonographically guided placement of peripherally inserted central venous catheters: review of 355 procedures. *AJR Am J Roentgenol*. 1998;170:1613–1616.
9. Funaki B. Central venous access: a primer for the diagnostic radiologist. *AJR Am J Roentgenol*. 2002;179:309–318.
10. Lefrant JY, Muller L, De La Coussaye JE. Risk factors of failure and immediate complication of subclavian vein catheterization in critically ill patients. *Intensive Care Med*. 2002;28:1036–1041.
11. Chimochowski GE, Worley E, Rutherford WE, et al. Superiority of the internal jugular over the subclavian access for temporary dialysis. *Nephron*. 1990;54:154–161.
12. McGee DC, Gould MK. Preventing complications of central venous catheterization. *N Engl J Med*. 2003;348:1123–1133.

# 第六部分

# 腹部

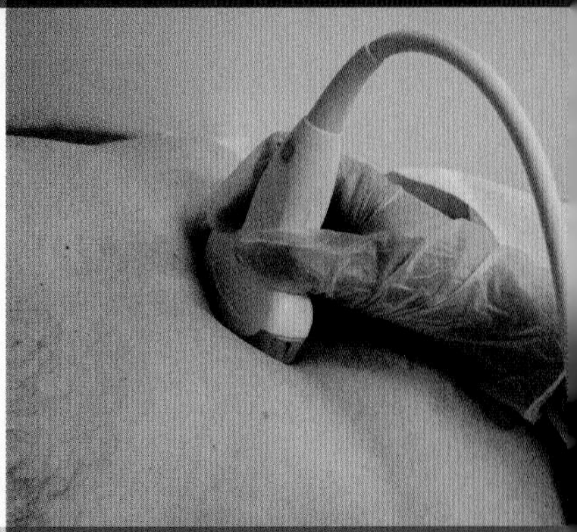

# 腹主动脉和髂动脉

KATHLEEN A. CARTER | JENIFER F. KIDD

## 第 23 章

## 目标

- 明确腹主动脉和髂动脉彩超检查的特征。
- 定义腹主动脉和髂动脉瘤。
- 描述垂直方向测量动脉瘤的重要性。
- 明确评估髂动脉支架时应该评估的 3 个关键特征。
- 列举动脉瘤腔内修复术的 3 种常见并发症。
- 列举四种内漏类型及其发生率。

## 词汇表

**动脉瘤(aneurysm)**:动脉壁的局部扩张

**内漏(endoleak)**:动脉瘤血管内支架植入后,持续的血流进入到支架外的瘤体内

**动脉瘤腔内修复术(endovascular aneurysm repair,EVAR)**:一种微创手术,支架放置在动脉瘤体内形成新的血流通道,防止血流进入支架外、扩张的动脉瘤体内

**梭形(fusiform)**:长纺锤形的

**囊状的(saccular)**:呈囊状或袋状的扩张

**支架(stent)**:放置在血管内的管状结构,支撑血管并保持血管腔血流通畅

## 关键词

**动脉瘤**
**腹主动脉和髂动脉**
**腹主动脉和髂动脉疾病**
**动脉粥样硬化**
**内漏**
**动脉瘤腔内修复术(EVAR)**
**梭型**
**髂动脉支架**
**长期监测**
**囊状的**

对于腹主动脉和髂动脉疾病的诊断和介入治疗后随访,彩色双功能超声检查(color duplex ultrasonography,CDU)是一个重要的方法。超声波用于检查并随访腹主动脉瘤(abdominal aortic aneurysm,AAA)已经应用了多年。[1]Donald and Brown 于 1961 年第一次报道了使用超声波检查来显示腹主动脉瘤的大小。[2]研究也表明,超声波检查和动脉造影对于发现腹主动脉和髂动脉的动脉粥样硬化性疾病有良好的相关性。[3,4]彩色双功能超声检查能提供解剖和生理信息,无创无毒,而且容易被患者接受。联合使用频谱多普勒和彩色多普勒能使检查者对血流进行定性及定量的评估。

超声波检查能迅速地把腹主动脉瘤与毗邻的、扭曲的内脏动脉瘤或腹膜后淋巴结病变鉴别开来。[5]AAA 在美国人口中的发病率是 60/1000。[6]美国每年大约有 15 000 人死于主动脉瘤破裂,是死亡的第 13 大原因。[7]AAA 好发于老年男性,最常发生在肾动脉平面以下。

腹主动脉瘤常伴发髂动脉瘤、股动脉瘤和腘动脉瘤，有报道称伴发腘动脉瘤的发病率大约为 20%。[8] 超声波检查最常见的髂动脉异常是动脉瘤样扩张，和腹主动脉瘤一样发病率约为 10%。[9,10]

## 超声检查技术

选择对腹主动脉和髂动脉进行全面或局部的双功能超声检查，主要基于一些指征以及检查是在介入治疗前还是介入治疗后。腹主动脉和髂动脉超声检查的适应症包括腹部搏动性包块，可疑或已知的腹主动脉瘤或髂动脉瘤，影响患者工作和生活的间隙性跛行（常常是在髋部和臀部区域），静息时缺血性疼痛，股动脉搏动减弱，腹部杂音，以及趾头栓塞缺血（也称为蓝趾综合征）。此外，双功能超声可应用于下肢的生理学研究提示是否有血流病变，应用于介入治疗后（血管成形术或支架术后的评估），或者作为髂血管重建后的随访。

### 患者准备

患者应该禁食一晚（8～12 小时）以减少肠道气体散射和衰减的干扰。通常没有必要进行药物准备或肠道准备。患者早上可以用水服药。检查的当天早上最好不要嚼口香糖或抽烟，因为这可能会增加吞咽进空气，从而干扰图像显示。检查的过程和时间也应该向患者解释清楚。

### 患者体位

患者应该抬高头部并以舒适的体位仰卧。检查者应该采用舒适的坐位，扫查的手臂略高于患者。对于腹部肥胖的患者，超声技师必要时可以挤压腹部以更好地显示腹主动脉和髂动脉。使用超声探头以适当的压力挤压腹部，有助于推挤开腹部内容物及肠道气体，并且不引起患者明显的不适。使用此方法时，应告知患者，并要求他们如果有任何不适时要告诉检查者。另外，检查者的肩膀应位于探头上方的位置，使检查者自身重量加压在探头上，而不是在手臂或手肘上施加压力，这是很重要的，也符合人体工程学。如果仰卧位扫查受到患者的腹部内容物、肠道气体或瘢痕组织干扰时，让患者侧卧位扫查对图像是有帮助的。

### 仪器

为了对腹部深处的腹主动脉和髂动脉做一个很好的评估，使用具有良好彩色血流及频谱多普勒性能的高分辨率超声设备是有必要的。这套设备必须具有良好的穿透性、组织分辨率以及足够的彩色多普勒敏感性，以清晰地显示深部的血管和结构。通常使用成像及多普勒频率范围为 1～5MHz 的低频探头。弧形线阵探头分辨率最佳。然而，根据患者的腹围和条件，也可以使用频率为 1～4MHz 的扇形探头。此外，还需要耦合剂，擦拭纸和记录纸等物质。检查过程中采集的图像存储在硬盘上，并在检查完成后转换为适当的数字格式。

### 扫查技术

#### 腹主动脉瘤扫查方案

用超声检查来评估腹主动脉瘤时，应对腹主动脉及髂总动脉（CIAs）都进行评估。从腹主动脉的腹腔干平面向下延续到分出股动脉处，在 B 型超声模式下使用横断面和纵断面对腹主动脉和髂动脉进行扫查。使用纵断面更容易追踪髂动脉。正常的腹主动脉毗邻脊柱，边缘光滑，没有局部扩张，向脐部平面的腹主动脉末端逐渐变细（图 23-1）。分别在腹主动脉近段（膈肌附近）、腹主动脉中段（肾动脉旁）和髂动脉分叉上方的腹主动脉远段横切面图像上测量直径并记录。直径测量包括从前壁到后壁的测量（前后径）以及左到右侧壁的测量，但是，前后径的测量是最可靠的。因为血管侧壁的边缘会受声衰减的影响，因此左右径的测量不太准确（图 23-2）。髂总动脉近心端也要测量并记录。在纵断面上测量腹主动脉前后径时需要从腹主动脉的外壁到外壁进行测量，并注意应该垂直于主动脉长轴进行测量[11]（图 23-3）。这对腹主动脉瘤瘤颈成角的患者特别重要。当腹主动脉直径扩张、瘤体延长时，可发生扭曲成角。瘤体的延长会导致近端的瘤颈扭曲成角，直径越大的动脉瘤瘤颈越容易扭曲。[12] 超声

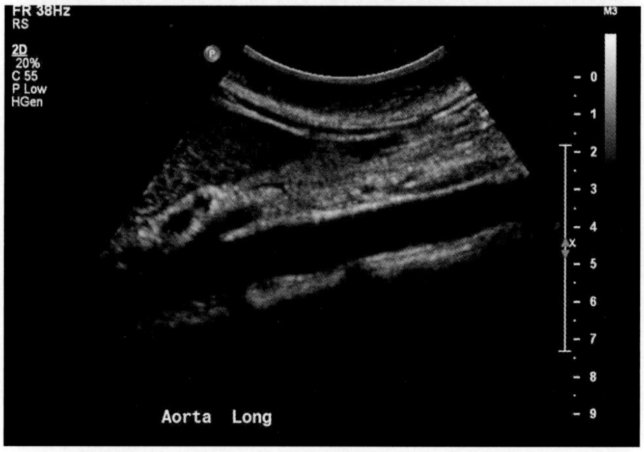


图 23-1 纵断面上正常的腹主动脉逐渐变细

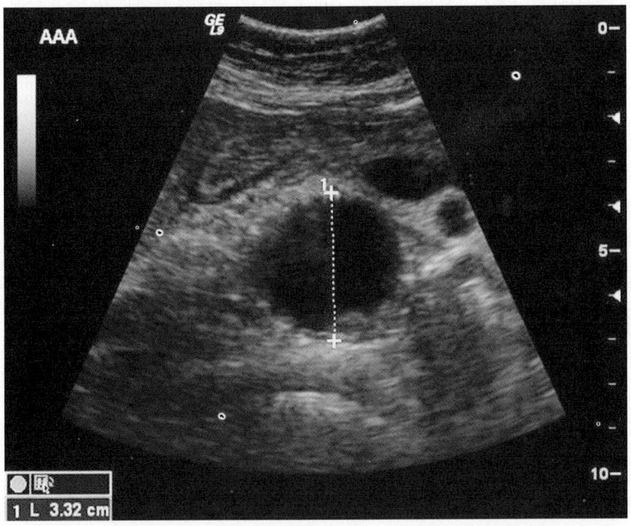


图 23-2　横切面上测量腹主动脉的前后径

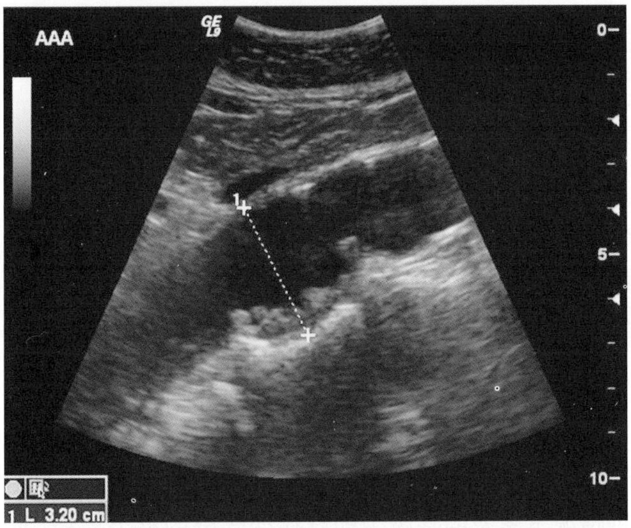


图 23-3　腹主动脉纵断面上测量标尺与腹主动脉长轴垂直

和三维(3D)CT 重建的对比研究显示,两者都是在垂直断面评估腹主动脉,都可避免因为腹主动脉瘤颈成角形成斜切面而高估瘤体直径的情况出现。[13] 因为腹主动脉瘤的治疗方案依赖于对动脉瘤大小的精确测量,因此超声检查者应确保探头垂直于腹主动脉本身来进行测量是非常重要的,而不是横切或平行于身体的长轴。存在局部动脉瘤时,除了测量腹主动脉,注意瘤体的长度、与肾动脉的距离、瘤腔内是否有血栓及血栓的范围都很重要。如果存在血栓、残余瘤腔、夹层、内膜片、假性动脉瘤、动脉壁缺损、管腔狭窄和(或)阻塞的情况都应记录。如果有斑块,要描述斑块特征及其回声,是否存在钙化。

沿着腹主动脉和髂动脉分段检测流速,多普勒取样,可以显示并发动脉粥样硬化症病变段的血流动力学意义。采集频谱多普勒波形,角度应小于或等于60°,矫正线平行于血管壁,取样容积放置在管腔血流中心。这往往需要调整探头以避免角度大于60°。应记录腹主动脉的近段、中段、远段及每一侧的髂总动脉的收缩期峰值流速(PSV)。

## 腹主动脉和髂动脉治疗前检查方案

血管内治疗的日益增多改变了许多医疗中心血管实验室的地位。除了有诊断作用外,现在血管实验室经常帮助确定患者需要接受什么样的治疗方案。应注意到狭窄的范围及病变的鉴别。通过双功能超声的仔细评估,可以确定病变是局灶性还是弥漫性,确定病变的位置、长度和严重程度;双功能超声具有良好的可视性,可以帮助确定狭窄残余管腔的内径。对于下肢缺血的患者,病变是存在于腹股沟韧带的近端还是远端,在治疗上是有很大区别的。此外,双功能超声还可以明确髂动脉严重狭窄和闭塞之间的重要区别。这些数据可以帮助医生规划血管成形术/支架手术,并将有助于确定哪种治疗方案适合患者。

双功能超声检查可运用于动脉粥样硬化疾病治疗前评估、有跛行症状的患者、随访动脉狭窄或生理检查有阳性发现的患者,进行全面的检查。这项评估腹主动脉瘤的常规技术可用于治疗前的评估。检查时应采用横断面和纵断面联合扫查。检查应包括:腹主动脉全程(近、中、远段);内脏血管的起始部[腹腔干动脉、肠系膜上动脉、肠系膜下动脉(IMA)和肾动脉的起始部];髂总动脉(CIAS)的近、中、远段;髂外动脉的近、中、远段(EIAs);髂内动脉(下腹部段);股总动脉(CFAs)、股浅动脉(SFA)和股深动脉(PFA)的起始部。髂内动脉起始部作为确定髂总动脉结束和髂外动脉起始的标志是很重要的。髂内动脉与髂外动脉并不总是在同一平面内出现。上述每一个动脉节段都要测量直径和记录速度。

## 腹主动脉髂动脉治疗后随访方案

介入治疗后对患者进行随访的理论依据基于以下几点。首先,管腔完全闭塞前对管腔再狭窄进行诊断和治疗可以提高管腔的通畅率。其次,通常认为治疗狭窄比治疗闭塞在技术上更容易。最后,经皮腔内血管成形术(PTA)和支架手术与显著的再狭窄率相关。腹主动脉和髂动脉血管内介入治疗后的随访需要了解血管成形术治疗的位置、范围和(或)支架放置的情况。使用 B 型超声检查评估时,动脉管腔内的支架并不总是很容易被看到。因此,知道支架放置在哪里很重要,以确保多普勒取样线能准确地贯穿整个支架。支架与血管壁应走行一致并完全匹配、注意支架与血管壁的关系(图 23-4)。应记录支架及毗邻血管的图像。如前面章节所述,理想的多普勒角度应为45°~60°,在测量收缩期峰值流速和舒张末期流速时,矫正线应与血管壁长轴平行。介入治疗后患者的局部双功能超声检查通常包括腹主动脉下段、髂总动脉、髂外动脉及髂内动脉的评估。根据采取了什么类型的治疗,评估还可以包括股总动脉、股浅动脉和股深动脉的起始部。一般的法则是,在 PTA 和(或)支架治疗的任何区域的上方和下方都要有几厘米的影像,并对治疗部分进行全面评估。应该测量腹主动脉下段,髂总动脉的上、中、下段,髂内动脉的近心端和髂外动脉的上、中、下段的峰值流速。

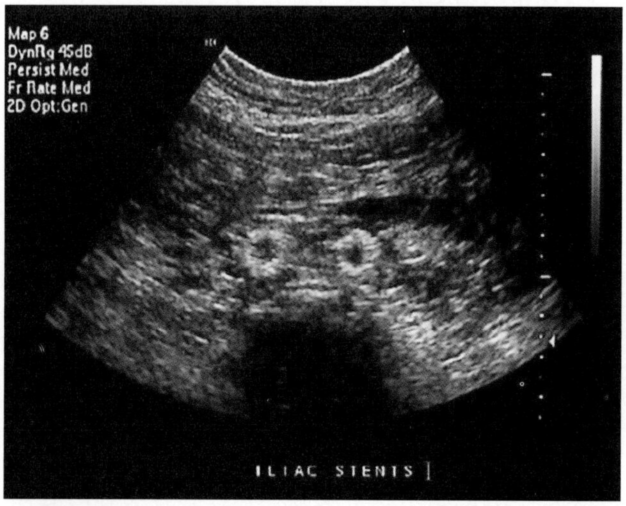


图 23-4 正常放置的髂总动脉支架的横断面

## 技术注意事项

彩色血流成像是腹主动脉和髂动脉超声检查的有用组成部分,因为它有助于定位血管并帮助追踪这些血管。彩色血流显像在评估髂动脉时尤其有帮助。髂动脉在盆腔内的走行往往深而扭曲。让患者侧卧有助于评估髂动脉的全程。在长轴断面使用彩色血流成像有助于获得合适的、整齐的频谱多普勒波形。为了确定流速增高的区域,应注意调节彩色量程或脉冲重复频率(PRF)至合适程度。

## 陷阱

虽然所有的腹部双功能超声检查都存在有挑战性的情况(如肠气、肥胖和血管扭曲),但是在大多数情况下,使用全面的方案、恰当的技术和足够的检查时间,可以充分评估腹主动脉和髂动脉。某些局限性情况可能会妨碍全面评估腹主动脉髂动脉,例如近期腹部手术,开放性伤口,留置腹腔导管,或怀孕的第 2 或第 3 个月。

## 诊断

正常的腹主动脉直径通常小于 2cm,向远端逐渐变细。当腹主动脉的局部扩张累及腹主动脉壁的三层结构,管腔扩张超过正常直径的 50%,一般达到 3cm 或更大时,通常定义为腹主动脉瘤。扩张越大,潜在破裂的风险就越大。局部扩张的直径大于 3cm 符合腹主动脉瘤的诊断。当血管扩张的直径小于 3cm 或血管壁边缘不规则且轮廓饱满时,就称为动脉瘤样扩张。大多数腹主动脉瘤是梭形的(图 23-5A、B),这种情况下累及的是腹主动脉病变部分的整个周径,而囊状的腹主动脉瘤较少(图 23-6)。囊状动脉瘤是不对称的外凸扩张,往往是由外伤或腹主动脉穿透性溃疡引起的。

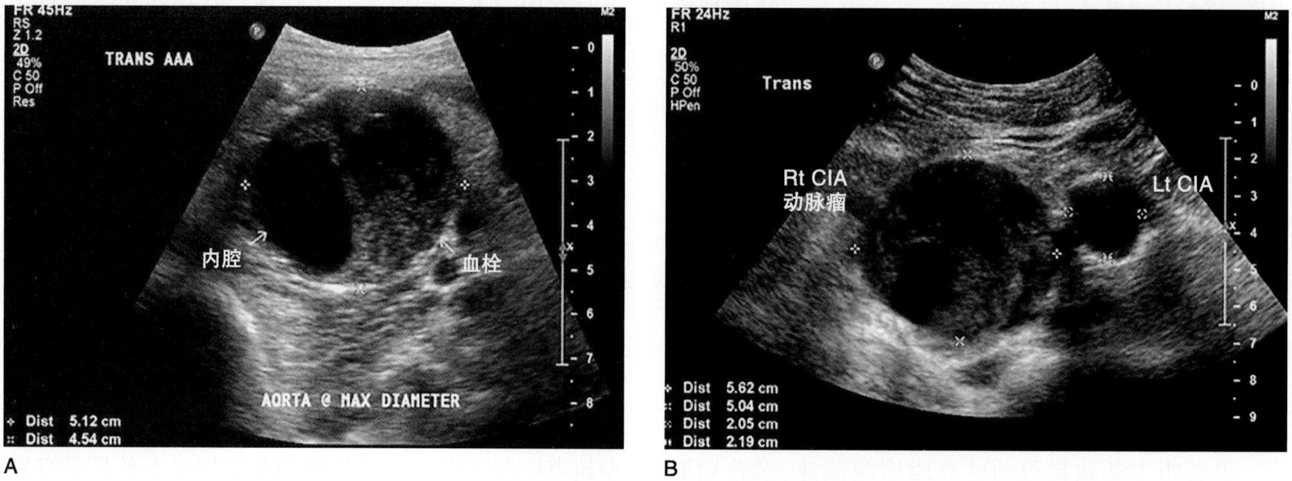


图 23-5 A. 梭形动脉瘤的横断面图像。B. 右侧髂总动脉瘤的横断面图像

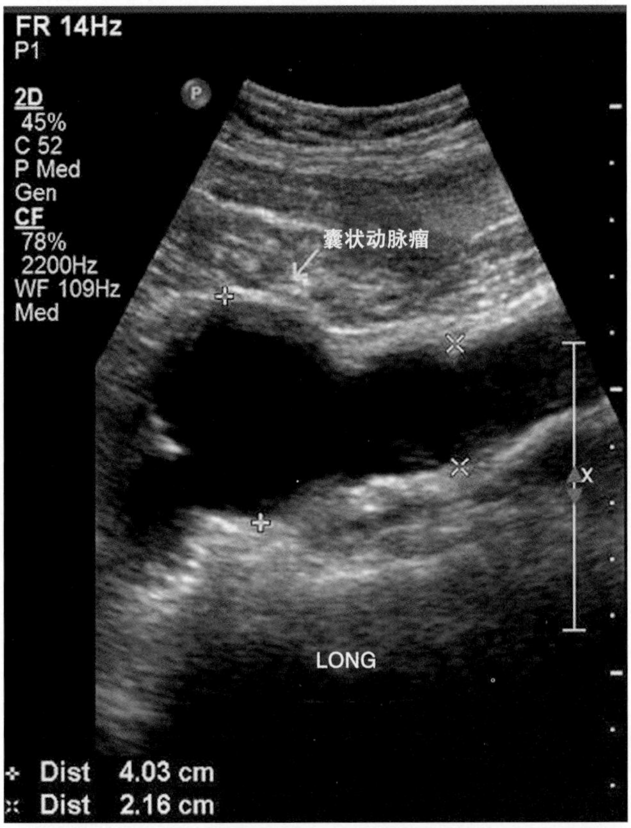


图 23-6　囊状动脉瘤的纵断面图像

当髂动脉的直径和毗邻的正常节段相比较增加了 50%，也可以诊断为髂动脉瘤。一般来说，当髂动脉的直径超过 1.5cm 可以诊断为髂动脉瘤。髂动脉瘤通常与动脉粥样硬化性病变相关，常常为双侧。髂动脉瘤的并发症包括破裂、压迫输尿管继发肾积水，甚至双侧巨大的髂动脉瘤压迫膀胱。[14]

血栓、斑块和钙化也可以在腹主动脉和髂动脉内被发现，和在其他血管内观察到的一样，具有相同的超声表现。斑块可以看起来回声均匀或者不均匀，边界可以光滑的或不整齐。钙化表现为明亮的高回声伴声影。血栓通常是均匀的，有光滑的边界，出现在囊状动脉瘤内。

腹主动脉和髂动脉可能存在动脉壁的缺陷。当血管壁有一个小的、孤立的缺陷时可能会出现血管内膜撕裂，一小片内膜从管壁上剥离下来。这一个小片内膜会伸入管腔内。当血管壁的几层结构出现撕裂时会发生夹层，撕裂通常在发生在内中膜之间，然后延伸数厘米（图 23-7）。撕裂会导致腹主动脉管壁薄弱，然后导致管腔扩张。已经存在的动脉瘤也有可能发生夹层。急性夹层动脉瘤根据两个血流腔很容易识别。当假腔内血栓形成时，慢性夹层动脉瘤更难于诊断，容易与狭窄或动脉粥样硬化性病变混淆。

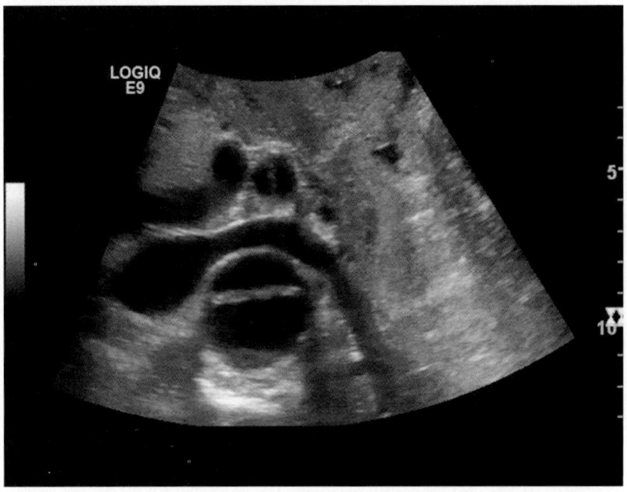


图 23-7　腹主动脉夹层的横断面图像

患者介入术后，应注意支架应完全扩张充填满整个管腔。支架壁应撑开贴紧血管壁。仔细检查支架，记录任何扭曲或变形。支架横切面呈环形。如果呈椭圆形可能表明支架部分受压。支架扭曲可能表现为笔直的血管段里支架壁呈现尖锐的角度。

腹主动脉的近端和远端相比，有不同的血流动力学频谱波形特征。这是因为近端的腹主动脉供应内脏动脉，如肝脏和肾脏这些低阻血管床。如图 23-8 所示，这反映在波形上。远端腹主动脉受高阻的外周血管床影响，通常在舒张早期有反向血流（图 23-9）。正常髂动脉的血流动力学受正常外周高阻血管系统影响，也应该是多相血流频谱，在舒张早期基线下方有反向血流。

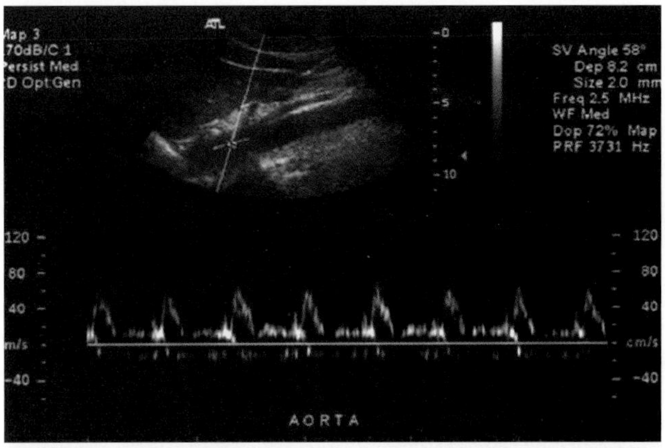


图 23-8　内脏血管起始部平面以上的腹主动脉是低阻动脉频谱波形

如果明确有狭窄，仔细评估整个病变的频谱多普勒以及记录狭窄后的湍流很重要。如果放置了支架，

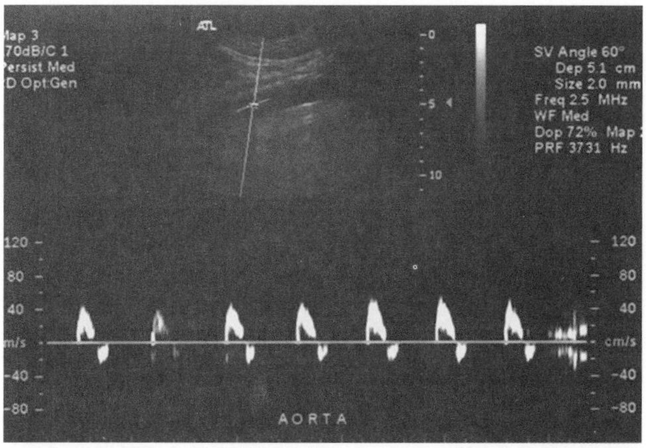


图 23-9 正常腹主动脉远端通常是高阻动脉频谱波形

支架的近端、中段和远端的频谱多普勒都应检测。超声检查者应注意所有支架的位置以确保评估全面。对股总动脉、股浅动脉和股深动脉起始部进行评估检查。它们的血流动力学能够验证其近端的检查发现。例如，近端严重的病变往往会导致湍流或导致远端多普勒波形从多相到单相的变化(图 23-10A)。一定要清楚地注明没有看清楚的任何区域。这很重要，因为髂动脉可能有局部的严重狭窄或闭塞，如果存在良好的侧枝动脉，远端可以表现为多相血流频谱，包括基线下方有反向血流。如果有狭窄，应记录狭窄前的峰值流速，狭窄处的峰值流速(图 23-10B)和狭窄后的峰值流速。如果记录到狭窄处和狭窄前的峰值流速比为 2∶1(或狭窄处流速增快了 100%)，并伴有狭窄后湍流，就至少存在 50% 的狭窄。注意把取样容积放置在被评估的动脉管腔内，因为侧枝动脉流速增高可能会被误认为狭窄。血管扭曲也会导致流速增快，但是，如果不存在狭窄，流速增快通常不伴有狭窄后湍流。确定慢性髂动脉闭塞有难度。因为动脉管腔会收缩变细，回声增强，很难和周围组织区分。当怀疑有慢性闭塞时，辨认并追踪伴行的髂静脉是有用的(图 23-11A、B)。

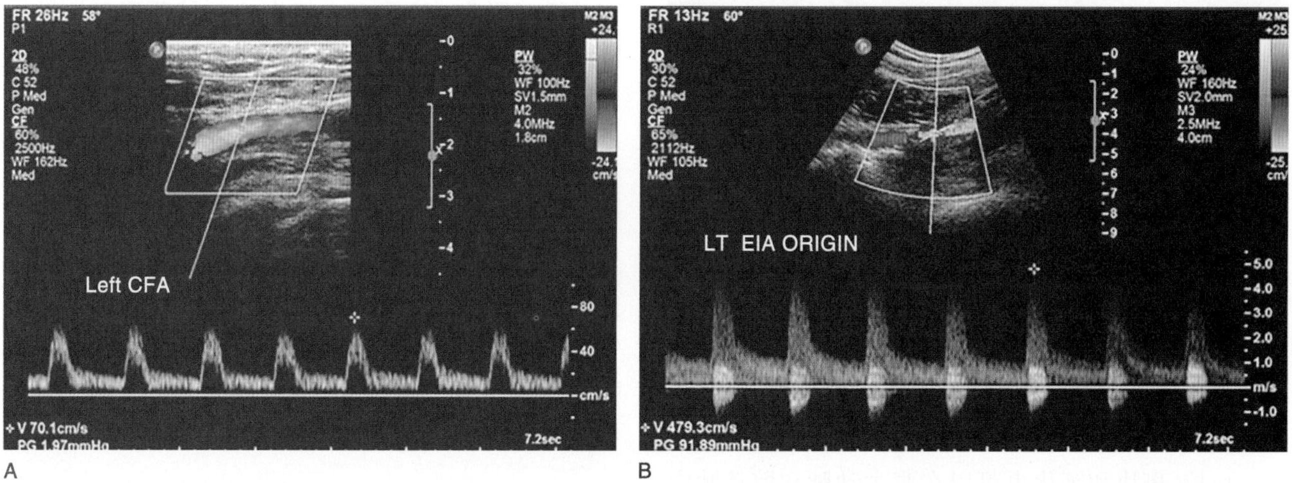


图 23-10 A. 由于左侧近端髂外动脉血流动力学显示明显狭窄导致的左侧股总动脉远端频谱波形异常。B. 左侧髂外动脉狭窄处的频谱波形 PSV 479cm/s

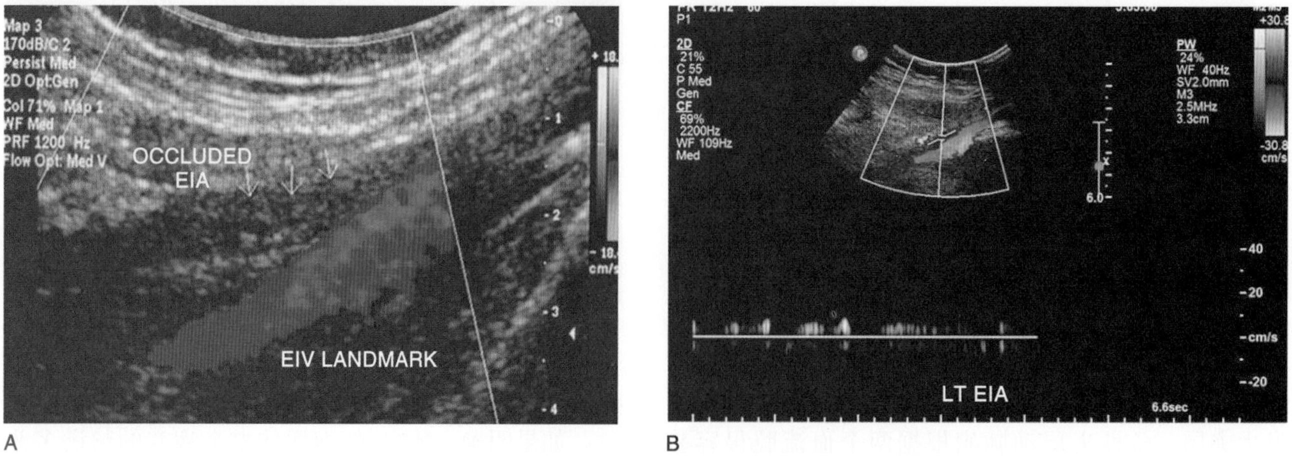


图 23-11 A. 髂动脉闭塞时辨认髂静脉。B. 频谱分析显示髂动脉闭塞

## 腹主动脉及髂动脉双功彩超随访腹主动脉覆膜支架腔内修复术

已证实覆膜支架腔内修复术治疗腹主动脉瘤是一种可替代选择的微创手术,和传统开放性手术相比较,围术期的死亡率更低,存活率提高。[15]这个方法的术后恢复时间大大短于传统手术方法,并没有腹部切口。

动脉瘤腔内修复术(即EVAR)是在血管造影或超声成像的引导下,通过腹股沟的一个小切口,使用导管运输系统把支架从股总动脉放置到腹主动脉瘤腔内。这种微创手术的目的是把腹主动脉瘤和血液体循环隔离,从而降低其破裂的风险。[16,17]如果把动脉瘤从血液循环中隔离失败,支架外的动脉瘤腔内有持续的血流,就定义为内漏,这是一个与市面销售的许多腹主动脉支架相关的常见并发症。[18-20]因此,EVAR术后必须进行密切监测,如果动脉瘤以接近全身动脉压的压力持续被灌注,内漏仍然存在,瘤体仍然可能破裂。即使是很小的内漏,这已被证明是事实。腹主动脉瘤腔内修复术后随访的关键点是长期的监测和患者的依从性。CT血管造影和CDU显像一直是术后评估和监测支架的可选影像学方法,可单独或联合应用。CT与CDU诊断内漏的对比研究显示了相互矛盾的结果。某些研究表明,CDU在检测和确定内漏来源方面的预测值等于或高于CT,[21-30]而另一些研究则估计CDU的敏感性小于CT的敏感性。[31-35] CDU相对于CTA的一个重要的优势是能识别内漏的方向,因为这个参数CTA难以评估。CDU的缺点是检查结果受设备、检查者、肠道气体和肥胖的影响。

CDU作为一种低成本、低风险的可选影像学检查方法,不暴露于电离辐射下,对于肾衰竭患者没有肾毒性风险,得到了广泛应用。在许多机构,CDU现在作为EVAR术后的首选监测方法,CT扫描和主动脉造影成为了可选用的次要方法。CDU能准确监测残余瘤腔的大小,证实移植支架是通畅的,[36]能确定是否有内漏及内漏的来源,检测支架是否有异常和扭曲,是否有移位。它可以给检查者提供血流动力学的信息,而其他的影像学检查不能。[24,25,37-39]因为在腹股沟区使用粗的导管会导致一些医源性损伤,所以植入支架会伴随产生一些其他的并发症,包括动静脉瘘,血肿,内膜撕脱,夹层或假性动脉瘤。

### EVAR的装置

在开始检查之前,检查者有良好的知识储备,了解血管内介入技术以及目前可用的腹主动脉覆膜支架的设计及构造,这很重要。检查者应了解患者的相关信息,使用了什么类型的支架和手术操作细节。

目前使用的腹主动脉覆膜支架有三种基本类型:分叉型、直管型和单髂动脉支架。这些支架可以与侧支闭塞装置、弹簧圈栓塞分支血管、延长支架及股-股移植血管搭桥结合起来使用。但是,最常使用的是分叉型支架。检查者也应该知道开窗移植物最近的发展和移植方法,该支架有肾动脉或肠系膜上动脉支架,经肾平面或肾平面上方的腹主动脉行支架固定。检查者将观察到移植材料和金属支架延伸超过常规位置(肾动脉平面以下),移植后确认肾动脉通畅是评估近端固定技术成功的重要因素,否则可能会影响肾灌注。

### 扫查技术

患者呈仰卧位。检查者使用B型成像模式从横断面开始检查,在腹腔动脉和肠系膜上动脉平面确认腹主动脉。腹主动脉反射性的金属支架可被识别,如以前讨论过的,在一些情况下可以看见这些支架在肾动脉平面以上。覆膜支架近端节段在腹主动脉管腔内顺着前壁和后壁走行,呈高回声信号(图23-12),刚好在肾动脉平面下方显示。这是支架近端附着或固定的部位。如果支架是分叉型或单髂动脉支架,远端附着或固定的位置将是自体髂总动脉或髂外动脉。通常可以很容易地观察到,支架具有反射性或支架远端扩张至自体血管(图23-13A、B)。

然后检查者用超声仪器的测量标尺在肾动脉水平测量腹主动脉的前后径及横径,作为随访检查比较的基准,以评估腹主动脉瘤颈是否扩张。为了检测支架是否移位,应该测量它们距离标记点的距离,譬如

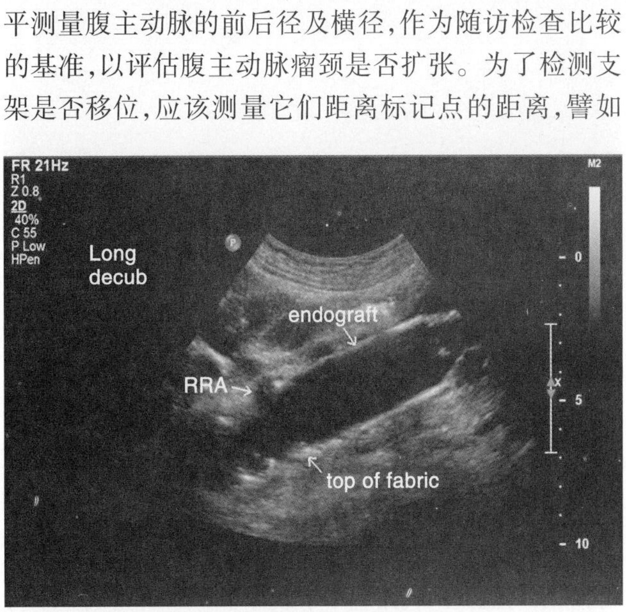


图23-12 沿着腹主动脉前后壁的覆膜支架是高回声

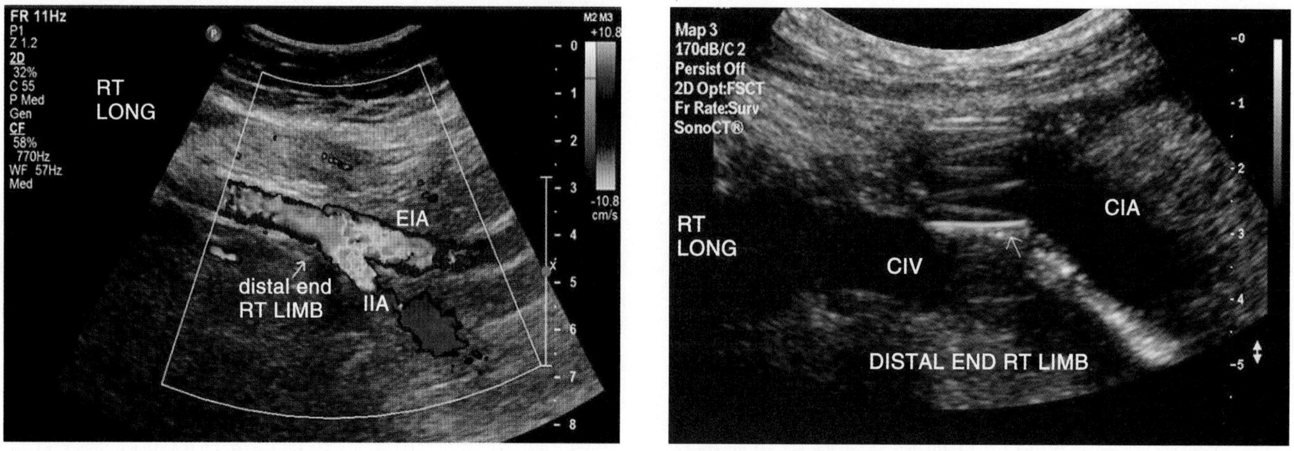


A B

**图 23-13** A. CDI 显示腹主动脉覆膜支架右支末端,支架末端邻近髂内动脉和髂外动脉分叉处。B. B 型超声图像显示了右侧支架末端至髂总动脉处反射性支架

纵断面上测量支架近端附着点与肠系膜上动脉起始部或肾动脉起始部的距离。应沿整个腹主动脉长度,垂直测量残存动脉瘤腔的最大直径来重复评估。应垂直于腹主动脉长轴进行测量,血管迂曲时要调节探头方向,以准确获得横断面测量的基本数据,用于持续随访残存瘤腔(图 23-14)。应注意瘤腔的 B 超特征,尤其要注意任何低回声或不均匀回声区,这可能与内漏相关。扫查支架远端附着/固定部位的横断面和矢状面图像,以识别支架扭曲或由于安装支架过程中因为旋转而导致的交叉。检查者使用谐波成像将有助于精确识别附着位点,并且可以通过提高图像的整体质量和对比度分辨率来辨认瘤腔内的血栓。

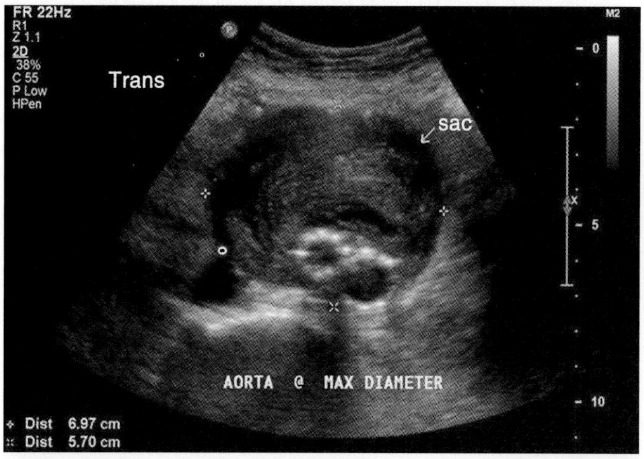


**图 23-14** AAA 残存瘤腔左右径及前后径的测量

使用频谱多普勒,记录肾动脉平面以上腹主动脉的收缩期峰值流速,并确认肾动脉的通畅性。测量流速时,声束与血流的夹角应小于或等于 60°,矫正线应平行于血管壁长轴方向。使用彩色及频谱多普勒,从支架近端附着点到整个支架主体及支架远端附着点进行评估,寻找支架周围的血流、支架狭窄、血栓形成或支架扭曲,全程记录波形和速度。重要的是,使用小的取样框将整个残存瘤腔覆盖,让支架及支架分支的管腔血流充盈,避免彩色溢出伪像(图 23-15)。如果瘤腔内有血流信号,这更容易把真正的内漏和由于肠气干扰或彩色增益过大导致的彩色伪像区分开来。任何彩色多普勒检查出的可疑内漏都应该通过频谱多普勒证实。

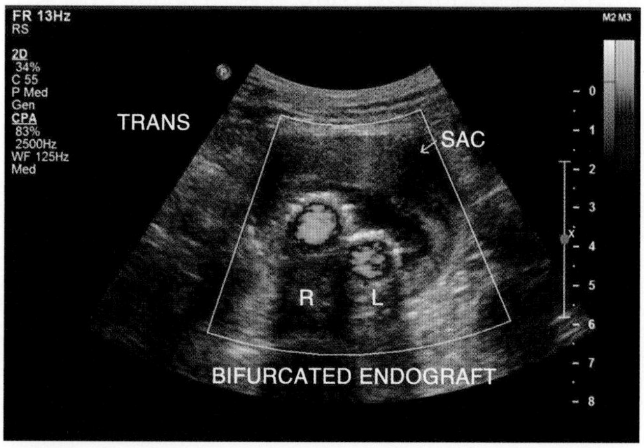


**图 23-15** 恰当地放置彩色取样框来覆盖腹主动脉瘤以显示正常分叉型覆膜支架内的能量多普勒图像

用彩色及频谱多普勒向远端附着/固定点以远继续检查,以评估自体髂股动脉的通畅性。应详尽记录支架植入的任何并发症(即狭窄、闭塞、血肿或入口处的假性动脉瘤)。

## 诊断

随着时间的推移,动脉瘤的体积应该会减小。然

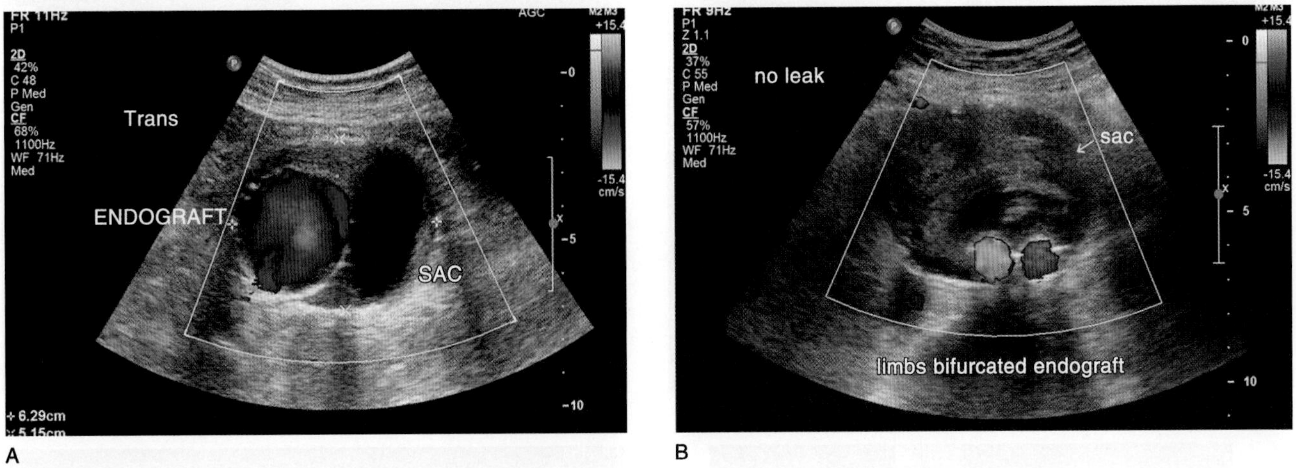


图 23-16　A. AAA 残存瘤腔表现为回声很不均质（“海绵状”）伴无回声区。B. 不稳定瘤腔——支架分叉上方无回声区

而，如果动脉瘤大小有任何增加、瘤体存在搏动性或 B 型超声查见瘤腔内有无回声区都提醒检查者瘤体可能不稳定（图 23-16A、B）。如果残存的瘤腔回声很不均质（“海绵状”）伴无回声区，同时最近一次评估后瘤体有增大或没有减小，就提示可能即将出现并发症和内漏。[40]

腹主动脉支架内和髂股动脉流出道通常是多相血流频谱，这是由于下肢动脉血管床通常是高阻的。

对于检查者来说结合支架周围内漏和可能来源的部位以确认内漏类型是必需的（图 23-17）。真正的内漏能检测到可重复的动脉频谱波形，且与腹主动脉支架内的血流多普勒频谱特征不同。检查者应该设法确定内漏的来源，并明确血流方向（例如，内漏起源于腰动脉并通过肠系膜下动脉流出）。内漏可能由于支架的近端或远端与病变动脉附着部位没有完全封闭而导致（Ⅰ型）或内漏起源于侧枝动脉反流（图 23-18A ~ F）包括肠系膜下动脉、腰动脉、副肾动脉或髂内动脉（Ⅱ型）。从目前使用 EVAR 术后观察来看，Ⅰ型和Ⅱ型内漏是最常见的内漏。不太常见的内漏原因是支架从连接处断开，支架连接处密封不良，血流从该处或从支架织物纤维破损处流入瘤体内（Ⅲ型），或者由于支架壁孔隙过大或微渗漏导致瘤腔内出现血流（Ⅳ型）。另一种不稳定的腹主动脉瘤由于持续或反复地血流压力增大，瘤体持续地膨大，而影像上无可见的内漏现象，被称为内张力[41]或者Ⅴ型[42]。内张力可能源于动脉瘤内未能检测到的低速血流或隐匿的内漏。[43-45]其他理论包括瘤腔内积液引起压力增加和动脉瘤膨大或通过支架织物渗出的液体。

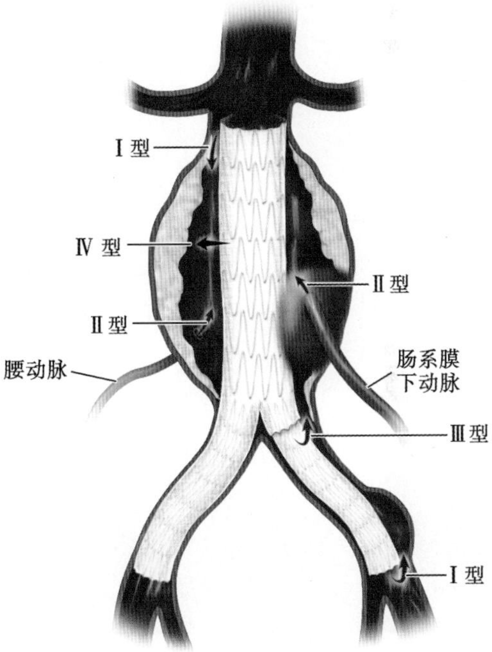


图 23-17　支架周围内漏可能来源部位的图表（Ⅰ ~ Ⅳ型）

对于检查者来说识别不稳定腹主动脉瘤的 B 型超声特征并确定是否有内漏可能依赖应用别的诊断手段来确定支架周围是否有血流。在某些情况下，内漏可能是非常难以察觉的或间歇性的，这些手段包括患者的体位从左侧卧位转到右侧卧位，降低彩色脉冲重复频谱来优化彩色设置，增加检查时间和增益来明确残余瘤腔内没有血流。[46]使用能量多普勒有助于检测出可能偏离轴声束的低流量内漏。存在Ⅳ型内漏时这可能被看作支架壁的非典型信号。疾病相关知识点 23-1 总结了内漏的各种表现。

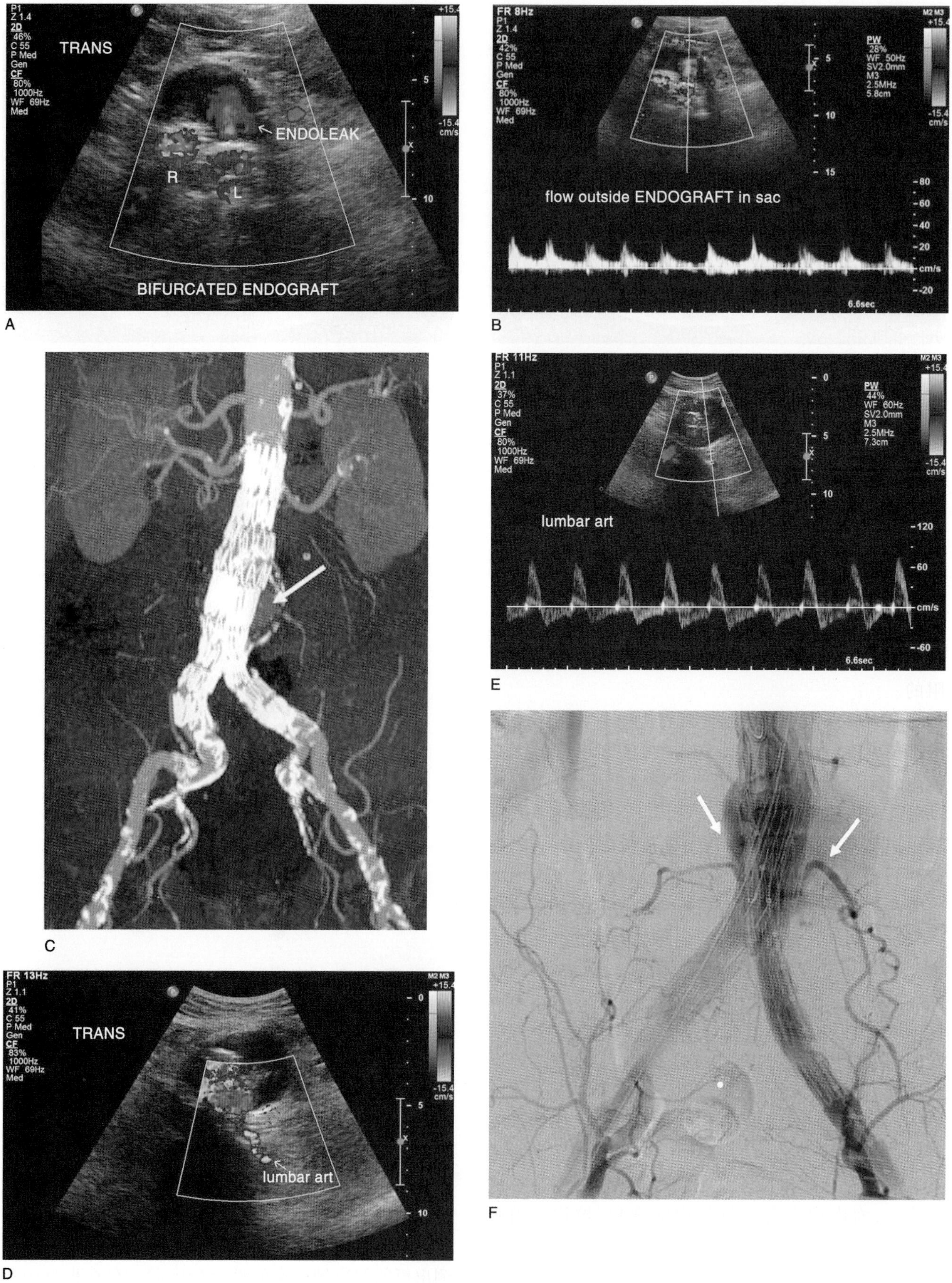


图 23-18 A. Ⅱ型内漏的 B 型超声和彩色超声表现。B. Ⅱ型内漏的频谱波形。C. CT 证实的Ⅱ型内漏（箭头所示）。D. 来源于后方腰动脉的Ⅱ型内漏。E. 来源于后方腰动脉Ⅱ型内漏的频谱波形。F. CT 证实的来源于后方腰动脉的Ⅱ型内漏

疾病相关知识点 23-1
内漏分类

| 分型 | 支架周围血流的原因 | 常见血流动力学 |
|---|---|---|
| Ⅰ型 | 支架附着或固定处封闭不完全 | 由于内漏来源于支架，多普勒波形与支架内是一致的，通常是高流量 |
| Ⅱ型 | 与支架附着处不相通的侧枝动脉血流［腰动脉，肠系膜下动脉，偶见副肾动脉，下腹部动脉（髂内动脉）］ | 可以是单相或多相的，但是通常是双向的<br>可以是低流量或高流量<br>多普勒波形反映内漏起源（例如，进入瘤腔的单支侧枝动脉是双向或“来回”的血流）<br>如果血流从肠系膜下动脉进，从腰动脉出，波形可能是多相的，反映了外周血管床情况 |
| Ⅲ型 | 血流来自于组合式装配的连接断开处[a]<br>血流来自于覆膜支架节段之间[b]<br>血流来自支架织物破裂处 | 波形与支架内血流类似，因为血流来源于支架内<br>通常是高流量 |
| Ⅳ型 | 血流来自支架织物孔隙（植入后30天以上） | 波形与支架内血流类似，因为血流来源于支架内。血流信号非常微弱，难以明确 |
| 未明确来源 | 能检测到血流但是找不到来源 | 多变 |
| Ⅴ型 | 检测不到血流，瘤体持续膨大 | |

[a]仅仅在组合式装配中才能看到这种情况
[b]这些可以单独发生，也可以合并Ⅱ型侧枝动脉反流型内漏

## 小结

- AAA 腔内修复术的远期疗效和支架的耐久性尚不清楚。支架结构损坏和并发症已有文献报道。
- 随访腹主动脉瘤腔内修复术时，彩色和能量双功能超声成像是检测早期和晚期内漏和植入物并发症的准确方式。
- 超声检查已经成为随访监测的一个可靠的工具，是诊断检查的第一选择，具有成本低、无创、可以重复和不接触电离辐射的优点。
- 然而，双功能超声非常依赖于检查者和检查方式，需要检查者具有经验和对血管内修复术具备良好的知识储备，需要标准的实验室成像方案和高质量的设备，以达到全面和最佳的检查。

## 思考题

1. 你正在检查一个随访患者的腹主动脉瘤（AAA）。当你横断面扫查时，AAA 似乎是纺锤形，不圆而更像卵圆形。你能确保你横断面测量 AAA 最准确吗？
2. 当进行腹主动脉及髂动脉双功能超声检查时发现流速增加，为了确定这是显著狭窄血流动力学改变还是一些其他的原因导致流速增加，需要收集的三项最重要信息是什么？
3. “内漏”一词用来描述腹主动脉瘤覆膜支架腔内修复术的并发症。
4. 画一个腹主动脉支架的示意图，并讨论检查者应该注意到的内漏可能发生的潜在位置。
5. 提示支架或动脉瘤不稳定性的超声特征是什么？

（张梅　译）

## 参考文献


1. Kohler TR, Nance DR, Cramer MM, et al. Duplex scanning for diagnosis of aortoiliac and femoropopliteal disease: a prospective study. *Circulation*. 1987;5:1074–1080.
2. Donald I, Brown TG. Demonstration of tissue interfaces within the body by ultrasonic echo sounding. *Br J Radiol*. 1961;34:539–546.
3. Yehuda GW, Otis SM, Bernstein EF. Screening for abdominal aortic aneurysm in the vascular laboratory. In: Bernstein EF, ed. *Vascular Diagnosis*. 4th ed. St. Louis, MO: Mosby; 1993:645–651.
4. Currie JC, Jones AJ, Wakeley CJ, et al. Non-invasive aortoiliac assessment. *Eur J Vasc Endovasc Surg*. 1995;9:24–28.
5. Rizzo RJ, Vogelzang RL, Bergan JJ, et al. Use of imaging techniques for aortic evaluation. In: Bergan JJ, Yao JS, eds. *Aortic Surgery*. Philadelphia, PA: W. B. Saunders Company; 1989:48.
6. Melton LK, Bickerstaff LK, Hollier LH, et al. Changing incidence of abdominal aortic aneurysms: a population based study. *Am J Epidemiol*. 1984;120(3):379–386.
7. Kuivaniemi H, Platsoucas CD, Tilson MD. Aortic aneurysms: an immune disease with a strong genetic component. *Circulation*. 2008;117:242–252.
8. Grimm JJ, Wise MM, Meissner MH, et al. The incidence of popliteal artery aneurysms in patients with abdominal aortic aneurysms.

*J Vasc Ultrasound*. 2007;31(2):71–73.
9. Gooding GAW. Aneurysms of the abdominal aorta, iliac and femoral arteries. *Semin Ultrasound*. 1982;3(2):170–179.
10. Marcus Redell SL. Sonographic evaluation of iliac artery aneurysms. *Am J Surg*. 1980;140:666–670.
11. American College of Radiology(ACR) Practice Guideline for the Performance of Diagnostic and Screening Ultrasound of the Abdominal Aorta—collaborative with AIUM. 2005 (Resolution 32), Amended 2006 (Resolution 35). Available at: www.acr.org.
12. Veith FJ, Hobson RW, Williams RA, et al, eds. *Vascular Surgery, Principles and Practice*. New York, NY: McGraw Hill Publishers, Inc.; 1994:1250, 372.
13. Sprouse LR, Meier GH III, Parent FN, et al. Is ultrasound more accurate than axial computed tomography for maximal abdominal aortic aneurysm? *Eur J Vasc Endovasc Surg*. 2004;28(1):28–35.
14. Gooding GAW. B mode and duplex examination of the aorta, iliac arteries and portal vein. In: Zweibel WJ, ed. *Introduction to Vascular Ultrasonography*. 2nd ed. San Diego, CA: Harcourt Brace Jovanovich; 1986:433.
15. May J, White GH, Yu W, et al. Concurrent comparison of endoluminal versus open repair in the treatment of abdominal aortic aneurysms: analysis of 303 patients by life table method. *J Vasc Surg*. 1998;27:231–222.
16. Parodi J, Palmaz JC, Barone HD. Transfemoral intraluminal graft implantation for abdominal aortic aneurysms. *Ann Vasc Surg*. 1991;5:491–499.
17. May J, White GH, Harris JP. Endoluminal repair of abdominal aortic aneurysms—state of the art. *Eur J Radiol*. 2001;39:16–21.
18. White GH, Yu W, May J, et al. Endoleak as a complication of endoluminal grafting of AAA: classification, incidence, diagnosis and management. *J Endovasc Surg*. 1997:4:152–168.
19. White GH, May J, Petrasek P, et al. Type III and type IV endoleak: Toward a complete definition of blood flow in the sac after endoluminal repair of AAA. *J Endovasc Surg*. 1998;5:305–309.
20. Buth J, Laheij RFJ, on behalf of EUROSTAR Collaborators. Early complications and endoleaks after endovascular abdominal aortic aneurysm repair: report of a multi-centre study. *J Vasc Surg*. 2001;34:98–105.
21. Heilberger P, Schunn C, Ritter W, et al. Postoperative color flow duplex scanning in aortic endografting. *J Endovasc Surg*. 1997;4(3):262–271.
22. Sato DT, Goff CD, Gregory RT, et al. Endoleak after aortic stent graft repair: diagnosis by color duplex ultrasound scan versus computed tomography scan. *J Vasc Surg*. 1998;28(4):657–663.
23. Thompson MM, Boyle JR, Hartshorn T, et al. Comparison of computed tomography and duplex imaging in assessing aortic morphology following endovascular aneurysm repair. *Br J Surg*. 1998;85(3):346–350.
24. Zannetti S, De Rango P, Parente B. et al. Role of duplex scan in endoleak detection after endoluminal abdominal aortic aneurysm repair. *Eur J Vasc Endovasc Surg*. 2000;19(5):531–535.
25. Wolf YG, Johnson BL, Hill BB, et al. Duplex ultrasound scanning versus computed tomographic angiography for postoperative evaluation of endovascular abdominal aortic aneurysm repair. *J Vasc Surg*. 2000;32(6):1142–1148.
26. Fletcher J, Saker K, Batiste P, et al. Colour Doppler diagnosis of perigraft flow following endovascular repair of abdominal aortic aneurysm. *Int Angiol*. 2000;19(4):326–330.
27. d'Audiffret A, Desgranges P, Kobeiter DH, et al. Follow-up evaluation of endoluminally treated abdominal aortic aneurysms with duplex ultrasonography: validation with computed tomography. *J Vasc Surg*. 2001;33(1):42–50.
28. McLafferty RB, McCrary BS, Mattos MA, et al. The use of color-flow duplex scan for the detection of endoleaks. *J Vasc Surg*. 2002;36(1):100–104.
29. Collins JT, Boros MJ, Combs K. Ultrasound surveillance of endovascular aneurysm repair: a safe modality versus computed tomography. *Ann Vasc Surg*. 2007;21(6):671–675.
30. Schmieder GC, Stout CL, Stokes GK, et al. Endoleak after endovascular aneurysm repair: duplex ultrasound imaging is better than computed tomography at determining the need for intervention. *J Vasc Surg*. 2009;50(5):1012–1017.
31. McWilliams RG, Martin J, White D, et al. Detection of endoleak with enhanced ultrasound imaging: comparison with biphasic computed tomography. *J Endovasc Ther*. 2002;9(2):170–179.
32. Sandford RM, Brown MJ, Fishwick G, et al. Duplex ultrasound scanning is reliable in the detection of endoleak following endovascular aneurysm repair. *Eur J Vasc Endovasc Surg*. 2006;32:537–531.
33. Raman KG, Missig-Carroll N, Richardson T, et al. Color-flow duplex ultrasound scan versus computed tomographic scan in the surveillance of endovascular aneurysm repair. *J Vasc Surg*. 2003;38(4):645–651.
34. Elkouri S, Panneton JM, Andrews JC, et al. Computed tomography and ultrasound in follow-up of patients after endovascular repair of abdominal aortic aneurysm. *Ann Vasc Surg*. 2004;18(3):271–279.
35. AbuRahma AF, Welch CA, Mullins BB, et al. Computed tomography versus color duplex ultrasound for surveillance of abdominal aortic stent-grafts. *J Endovasc Ther*. 2005;12(5):568–573.
36. Blom AS, Troutman D, Beeman B, et al. Duplex ultrasound imaging to detect limb stenosis or kinking of endovascular device. *J Vasc Surg*. 2012;55(6):1577–1580.
37. Carter KA, Gayle RG, DeMasi RJ, et al. The incidence and natural history of Type 1 and 11 endoleak: a 5 year follow-up assessment with color duplex ultrasound scan. *J Vasc Surg*. 2003;35:595–597.
38. May J, Harris JP, Kidd JF, et al. Imaging modalities for the diagnosis of endoleak. In: Mansour M, Labropoulos N, eds. *Vascular Diagnosis*. Philadelphia, PA: Elsevier Saunders; 2005:407–419.
39. Berdejo GL, Lipsitz E. Ultrasound imaging assessment following endovascular aortic aneurysm repair. In: Zweibel W, Pellerito J, eds. *Introduction to Vascular Ultrasonography*. 5th ed. Philadelphia, PA: Elsevier Saunders; 2005:553–570.
40. Nelms C, Carter K, DeMasi R, et al. Color duplex ultrasound characteristics: Can we predict aortic aneurysm expansion following endovascular repair? *J Vasc Ultrasound*. 2005;29(3):143–146.
41. White GH, May J, Petrasek P, et al. Endotension: an explanation for continued AAA growth after successful endoluminal repair. *J Endovasc Surg*. 1999;(6):308–315.
42. Belchos J, Wheatcroft M, Prabhudesai V, et al. Development of endotension after multiple rounds of thrombolysis after endovascular aneurysm repair. *J Vasc Surg Cases*. 2015;1:24–27.
43. Meier GH, Parker FM, Godziachvili V, et al. Endotension after endovascular aneurysm repair: the Ancure experience. *J Vasc Surg*. 2001;34:421–427.
44. Blackwood S, Mix D, Wingate M, et al. Endotension: net flow through an endoleak determines its visibility. *J Vasc Surg*. 2013;57(5):84S–85S.
45. Yoshitake A, Hachiya T, Itoh T, et al. Nonvisualized type III endoleak masquerading as endotension: a case report. *Ann Vasc Surg*. 2015;29(3):595.
46. Busch K, Kidd JF, White GH, et al. What are the duplex ultrasound signs that characterize an "unstable abdominal aortic aneurysm sac" after endograft implantation? *J Vasc Ultrasound*. 2007;31(3): 143–146.

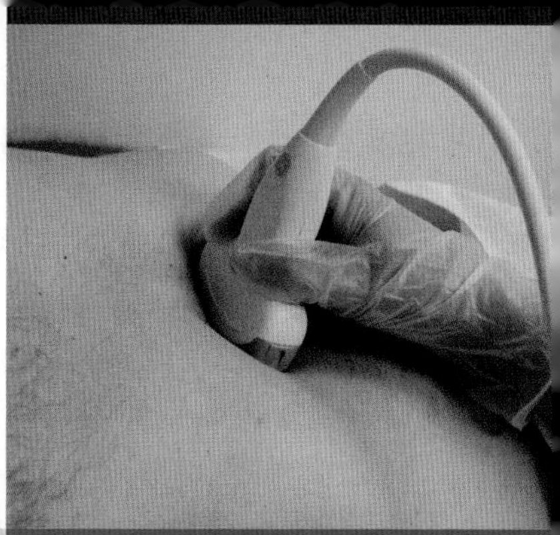

# 肠系膜动脉

ANNE M. MUSSON | ROBERT M. ZWOLAK

# 第 24 章

## 目标

- 阐述慢性肠系膜缺血的典型症状。
- 列出国际社会认证委员会血管检测所需要的文件。
- 描述腹腔干闭塞时血流流向肝动脉和脾动脉的侧枝通路。
- 描述腹腔干及肠系膜上动脉血流频谱的差异。
- 定义补偿性血流。
- 列出肠系膜动脉双功能超声检查的除了慢性肠系膜缺血性疾病以外的具有临床实用性的适应证。
- 定义中弓状韧带压迫综合征。

## 关键词

**腹腔动脉**
**肠系膜下动脉**
**肠系膜缺血**
**餐后**
**内脏的**
**肠系膜上动脉**
**腹内的**

## 术语表

**侧枝血流(collateralflow)**:用以辅助或促进血液循环额外增加的血流。
**餐后(postprandial)**:发生在饭后。
**内脏的(splanchnic)**:与内脏有关或影响脏器的。
**腹内的(viscera)**:与腹腔内脏器或血管有关的。

第一例超声诊断肠系膜动脉疾病是在 1984 年由华盛顿大学 Jager 报道。[1]之后,许多学者报道了超声下正常内脏血流的变化和进食相关的生理反应。[2-4] 1991 年,2 项回顾性研究表明双功能超声检测的血流速度可以准确诊断肠系膜动脉狭窄。[5,6]从此以后,许多实验室都采用肠系膜双功能超声检查,并且前瞻性的研究和其他一些大样本的回顾性研究也建立了准确的速度阈值用以诊断。[7-10]

如今,肠系膜双功能超声检查是一种被广泛接受并用以确定肠系膜动脉是否狭窄或闭塞的准确的检测手段。双功能超声检查腹腔干、肠系膜上动脉(superior mesenteric artery, SMA)和肠系膜下动脉(inferior mesenteric artery, IMA)。这项检查的典型适应证是可疑慢性肠系膜缺血(chronic mesenteric ischemia, CMI)、中弓韧带压迫综合征(median arcuate ligament syndrome, MALS)以及曾接受过肠系膜手术如支架置入或旁路移植的患者。腹内动脉夹层和动脉瘤则不太常见。肠系膜双功能超声检查可以帮助判断哪些患者可以进行一次或多次经皮血管内介入手术,哪些患者需要进行开放手术。与计算机断层血管造影(computed tomographic angiography, CTA)相比,肠系膜双功能超声检查的优势在于这项检查是无创、不需造影剂、无射线且费用较低,可用于患者的早期诊断。此外,它还可以提供关于侧枝的生理学信息。

CMI 在女性中的发病率高于男性(3∶1),好发于 40~70 岁。几乎所有的 CMI 患者都喜欢吸烟或有嗜烟史。CMI 的临床诊断是困难的,因为这种疾病是罕见的，且大多数的症状表现为腹痛，而这是很多常见的腹部疾病的症状。因此，CMI 常常被忽视，直到患者出现恶性肿瘤、溃疡、胆囊疾病和（或）心理问题才被发现。诊断 CMI 的困难之一是腹内动脉粥样硬化性狭窄或闭塞并不罕见。在一项研究中，27% 接受动脉造影评估动脉瘤或下肢动脉硬化闭塞症的患者发现腹腔干或 SMA 存在>50% 的狭窄。[11] 由于这些动脉通过丰富的侧枝血管相通，因此只有一小部分肠系膜动脉狭窄会发展成为慢性肠缺血。当病变累及 2 根或全部 3 根血管时，症状通常会进一步发展，威胁到生命。如果病变累及腹腔干或 SMA，那么对 IMA 的评估更加重要。这些标准不包括曾经经历过腹部手术截断侧枝血管的患者。

## 病史和体格检查

对可能存在肠系膜血管病变的患者重点询问病史尤为重要，这是因为所进行的检查是基于患者病史和体征的。大多数实验室检查最常见的指征是可疑 CMI。在这种情况下，患者通常表现为腹痛和体重减轻，所有患者基本都有吸烟史。这种腹痛常表现为肠绞痛。实际上，饮食是肠系膜血液循环的“压力实验”。与运动后发生的腿抽筋疼痛相似，当餐后没有足够的腹腔血液供给肠蠕动、分泌和吸收所增加的需氧量时，就会发生这种餐后腹痛。通常，上腹或脐周疼痛在进食后约 30 分钟开始，并持续 1～2 小时。由于这种剧烈的疼痛，患者常发展为厌食症或“食物恐惧症”，从而限制进食量。体重减轻主要是由于营养摄入减少而不是吸收不良。尽管吸收不良也会引起腹泻，但并不具有一致性。慢性肠道缺血患者也可发生便秘或排便习惯依旧正常。

有些患者会参加 MALS 的诊断检查，这些患者都很年轻，而且大多数是女性。MALS 患者的病史包括长达数月或数年的弥漫性上腹部疼痛。他们几乎都很瘦，有些不一定是吸烟人士。

对经历过肠系膜动脉支架置入术或旁路移植术的患者可考虑通过肠系膜双功能超声进行随访监测。由于这些患者诊断的速度标准是不一样的，因此了解病史非常重要。最后，了解肠系膜小动脉瘤或夹层的病史对判断评估血管的哪些节段及记录哪些测量值尤为重要。

只有少数体征可供血管技术专家用于寻找适合进行肠系膜双功能超声检查的患者。手术瘢痕可能提示患者曾接受过肠系膜旁路移植术。肥胖的患者比那些体型很瘦或恶病质的患者更不太可能患有 CMI 或 MALS。

## 解剖

正如任何双功能超声检查一样，了解相关动脉的解剖及基本的变异是非常重要的（图 24-1）。腹腔干是腹主动脉发出的第一个分支，位于主动脉前方、膈下 1～2cm。腹腔干很短，通常只有 2～4cm 长，发出肝总动脉和脾动脉。肠系膜上动脉自腹腔干下方 1～2cm 处腹主动脉前壁发出，肠系膜下动脉自腹主动脉远端发出，略高于主动脉分叉水平。

尽管肠系膜血管存在明显的闭塞，但通过广泛的侧枝血管代偿，患者仍没有明显的临床症状。这些侧枝血管主要是桥接腹腔干和 SMA 的胰十二指肠上、下动脉（胰弓），还有 Riolan 动脉弓以及肠系膜上、下动脉之间弯弯曲曲的肠系膜动脉。此外还包括髂内动脉和 IMA 之间的侧支血管。

### 解剖变异

大约 20% 的人存在肠系膜动脉的变异，这大大增加了双功能超声检查的复杂性（表 24-1）。掌握可能的变异能够更好的识别异常的超声表现。最常见的变异是肝右动脉来源于腹腔干以外的动脉，发生率约 17%，其中最常见的是替代肝右动脉发自 SMA（约 10%～12%），其余的则起源于各种不同的动脉。[12] 当正常的 SMA 近端表现为低阻血流频谱（血流贯穿于整个舒张期）时，就要怀疑是否存在这种变异。偶尔可以明确看到替代肝右动脉发自 SMA 并指向肝脏。SMA 远端多普勒波形可能会恢复为正常的高阻血流。其他肠系膜动脉的重要变异包括肝总动脉起源于 SMA 或腹主动脉以及腹腔干和 SMA 共干发自腹主动脉（腹腔干-肠系膜动脉）。

表 24-1 肠系膜动脉的解剖变异

| 4 种最常见的腹腔干及肠系膜动脉变异 | |
|---|---|
| 变异 | 发生率% |
| 替代肝右动脉发自 SMA | 10～12 |
| 替代肝总动脉发自 SMA | 2.5 |
| 肝总动脉发自腹主动脉 | 2 |
| 腹腔干和 SMA 共干——腹腔肠系膜动脉 | <1 |

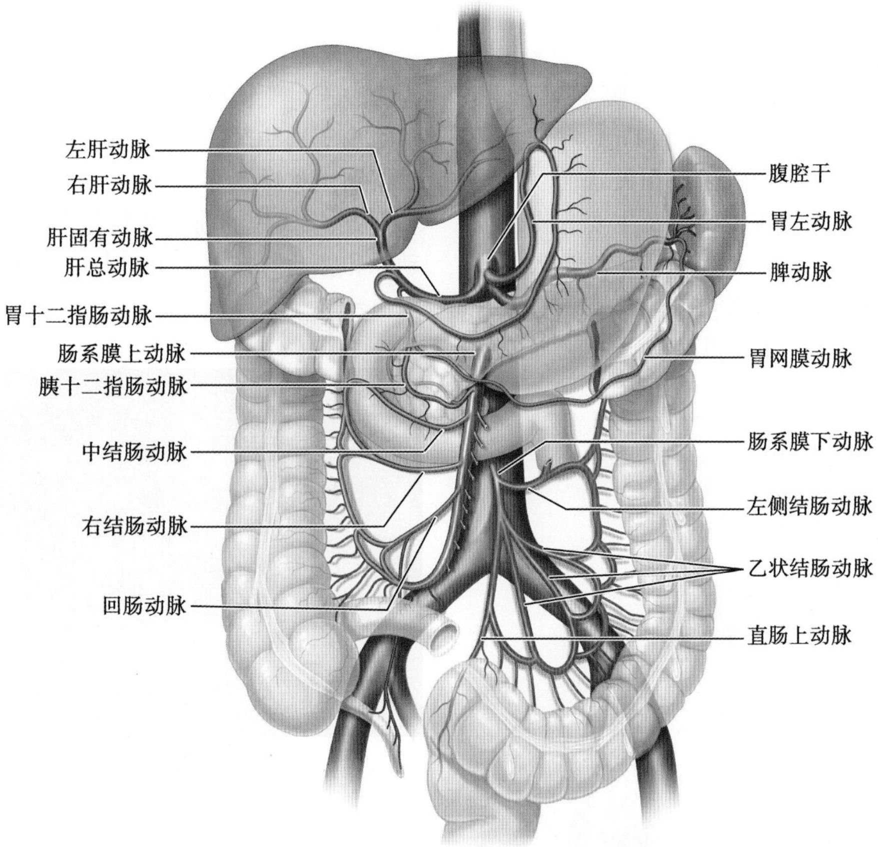


图 24-1 腹主动脉和肠系膜动脉分支的解剖

## 超声检查技术

### 患者准备

与其他血管扫查不同的是肠系膜血管扫查需要禁食至少6小时。这是因为禁食患者SMA低速高阻的多普勒波形在进食后会变为高速低阻波形。用于鉴别腹腔干和SMA狭窄的速度阈值是在禁食状态下建立的。通常情况下，应该告知患者半夜开始不能进食和饮水，安排清晨开始检查，这样可以减少腹内气体的干扰，避免患者膳食和用药的中断。常规药物可以喝几口水口服。糖尿病患者可以咨询他们的初级保健医师，适当地调整胰岛素或其他药物。所有患者检查当天早上不可以吸烟或嚼口香糖。如果扫查的是非禁食患者，那么诊断狭窄的标准并不适用，只能记录血管是否通畅。报告中应该注明腹腔干和SMA狭窄的诊断标准是基于空腹状态的，向患者做出解释。

### 患者体位

患者一般取仰卧位，头高倾斜卧位或头部稍抬高是有助于检查的。与肾脏双功能超声扫查一样，采用低频探头（2～5MHz），具体使用的频率根据患者体型而定。

### 需要的文件

虽然后续部分会介绍具体的扫查技术，但知道每根主要的血管需要记录哪些内容是很重要的。目前由国际社会认证委员会（Intersocietal Accreditation Commission，IAC）对腹内血管中肠系膜动脉系统要求记录的内容至少包括以下血管的图像和多普勒波形：

- 腹主动脉上几根主要腹内动脉的起源
- 腹腔干起源
- 肝总动脉
- SMA 起源
- SMA 近段
- IMA

血管超声学会发布的推荐指南中要求记录的内容与IAC的最低要求一样，并且建议包括脾动脉和SMA中段及远段，并记录肠系膜上静脉和下腔静脉的通畅情况。

## 扫查技术

开始将探头放在剑突下显示腹主动脉近端（图 24-2），通过脉冲多普勒可以完整显示腹主动脉、腹腔干、肝总动脉近端、脾动脉、SMA 和 IMA，并记录频谱波形。这些扫查需要结合横断面和矢状面。将多普勒取样容积放置到主动脉起始部及主要分支血管近端，检测收缩期最大血流速度（PSV）和舒张期血流速度（EDV）。对于可疑狭窄的病例，需要特别注意有无狭窄后血流紊乱，用以明确有无血流局限性狭窄。

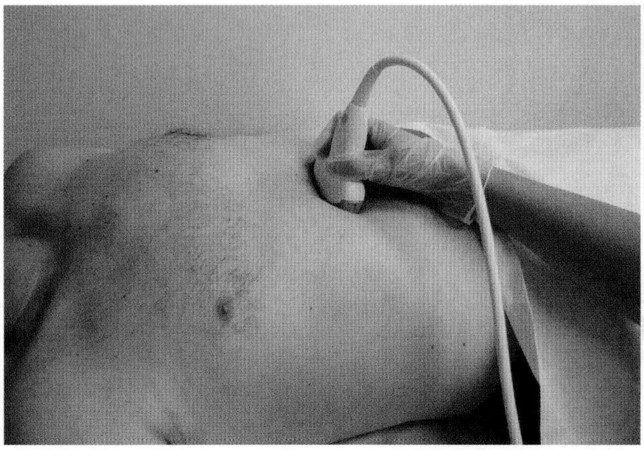

图 24-2 图示患者、技术专家和探头的位置

### 腹腔干、肝动脉和脾动脉

腹腔干发出肝总动脉和脾动脉，横断面扫查可以很好的显示腹腔干的分支呈“海鸥征”（图 24-3）。海鸥的“翅膀”由肝总动脉（指向肝脏）和脾动脉（指向脾脏）组成。腹腔干的正常多普勒波形表现为收缩期快速上升和整个心动周期持续的前向低阻血流，这是因为腹腔干主要供应低阻的肝和脾毛细血管床（图 24-4）。由于这些血管可能是扭曲的，因此测定流速时需要特别注意矫正多普勒角度。由于腹腔干位于膈肌脚下方，有尖锐的前部及较好的角度并不罕见。肝总动脉和脾动脉在整个心动周期中也表现为持续的低阻血流。

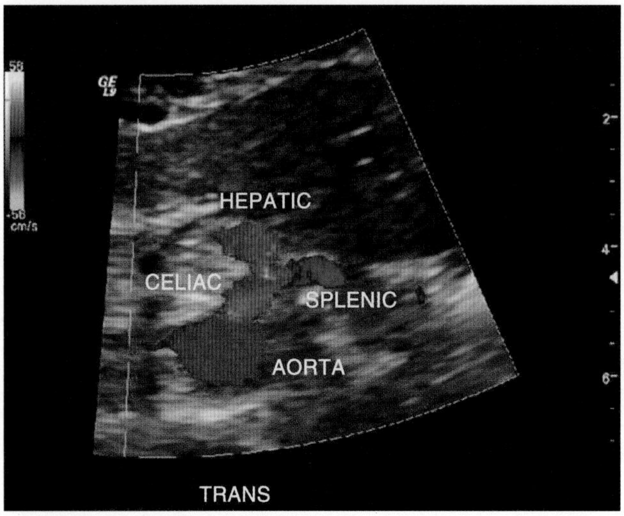


图 24-3 横断面观察腹腔干起源和腹主动脉的彩色血流声像图。“海鸥征”指腹腔干分叉处，由肝总动脉和脾动脉组成

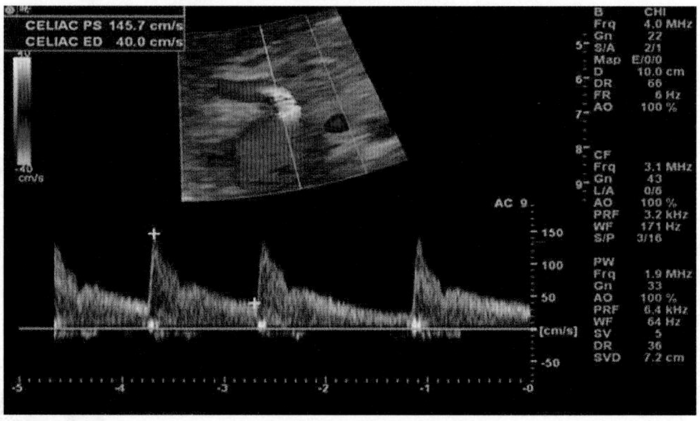


图 24-4 正常腹腔干的彩色血流声像图及多普勒频谱波形。表现为整个心动周期持续的低阻前向血流

### 肠系膜上动脉

矢状面可以很好的显示 SMA，它平行于腹主动脉走行。正常禁食状态下多普勒波形表现为高阻血流（双相波或三相波），在第二个心动周期早期有少许甚至没有血流，这与上肢和下肢主要动脉的血流频谱相似（图 24-5）。应该尽可能向远端扫查，分别获取 SMA 近段、中段和远段的多普勒波形。

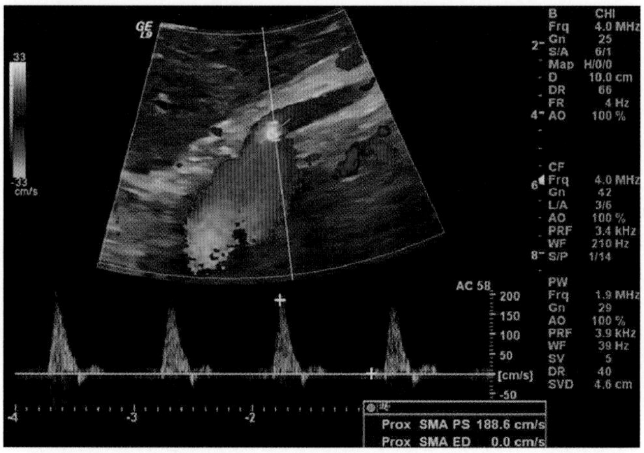


图 24-5 空腹患者正常的 SMA 血流频谱表现为高阻的三相波。图为 SMA 起始段矢状面的彩色血流声像图，注意多普勒角度矫正线应与血管走行平行

### 肠系膜下动脉

横断面 IMA 在主动脉分叉处以上 1～3cm 处最易显示，通常发自腹主动脉左前壁（图 24-6）。正常的 IMA 频谱波形类似于禁食状态下的 SMA，表现为高阻血流频谱。

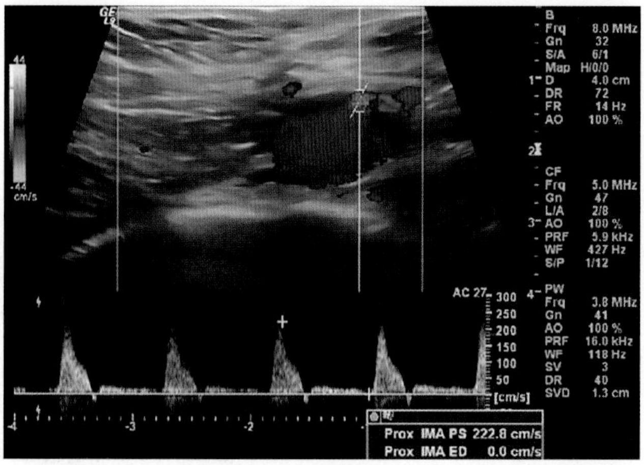


图 24-6　彩色血流显像示正常 IMA 发自腹主动脉远端前壁偏左侧（横断面"1～2 点钟"方向），频谱波形表现为高阻血流，角度矫正线与血管平行

## 餐后实验

学者们已经研究了正常人肠系膜血流在餐后的动态变化，发现 SMA 血流频谱发生了实质性的改变，PSV 明显增高至基础流速的 2 倍而 EDV 几乎是 3 倍。[2-4] Gentile[13] 等对 80 名血管疾病患者的研究发现，增加餐后双功能超声检查可以使诊断特异性和阳性预测值略有增高，但对于>70% 狭窄者并不能提高其总体准确性。因此，尽管可以选择餐后试验，但一般来说并没有必要，因为空腹状态下增高的血流速度是鉴别诊断很好的依据。

## 技术因素

### 血管位置的识别/测量角度的准确确定

为了正确地识别腹腔干和 SMA，这两根血管应该尽可能地在同一个双功能超声图像里显示（图 24-7），尤其是当这两根动脉都出现流速明显增高或多普勒频谱波形异常时。这时可能需要轻轻转动探头或朝腹中线横向来回移动。嘱患者屏住呼吸，可以更好的记录多普勒波形和矫正角度。SMA 近心端的角度是锐角，在很短距离内角度会发生快速的变化。与其他动脉血流频谱采集一样，矫正角度应≤60°。

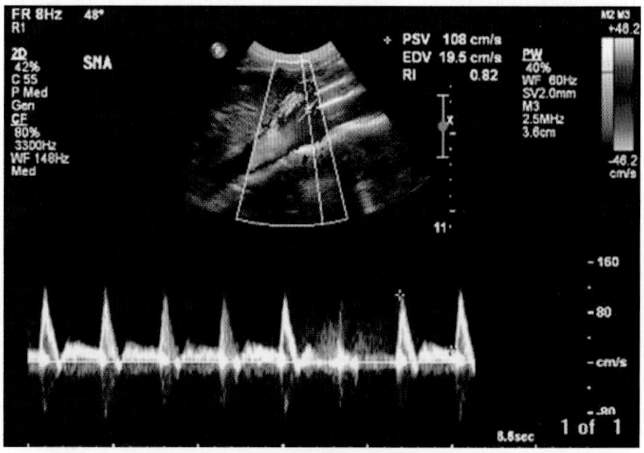


图 24-7　双功能超声图像同时显示腹腔干和 SMA 矢状面。多普勒取样容积放置在距离腹腔干起点远端的 SMA，相应的 SMA 频谱表现为正常的高阻血流

### 彩色血流特征的应用：混叠、湍流和血流方向

彩色血流紊乱对是否存在狭窄是一条重要的线索，一旦观察到，就要用频谱多普勒全面扫查获取其最大流速（图 24-8）。多普勒脉冲重复频率（PRF）和彩色标尺也应密切注意。为了更可靠的确定血流方向，应该调整 PRF 范围（通过增加频率范围避免高速血流出现彩色混叠）。彩色标尺的上 1/2 颜色代表血流朝向探头，下 1/2 颜色代表血流背离探头。这个特点使操作者在检测扭曲血管的血流时可以更好地识别和追踪正向血流，也更容易识别反向血流。当腹腔干闭塞或重度狭窄时，血流方向的判断尤为重要。在这种情况下，腹腔干管腔内压力过低使得 SMA 侧枝通过胃十二指肠动脉（GDA）向肝脏和脾脏供血。胃十二指肠动脉血流供给肝总动脉，肝总动脉血流反向，经过腹腔干分叉处向脾脏供血（图 24-9 和图 24-10）。

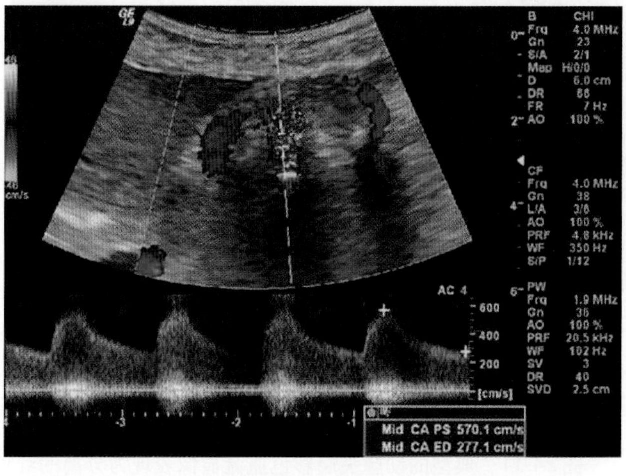


图 24-8　腹腔干出现彩色血流信号混叠，多普勒血流速度提示存在明显的狭窄，PSV 570cm/s，EDV 277cm/s

肝总动脉血流反向与腹腔干狭窄和闭塞密切相关。[14]因此，即使腹腔干没有很好的显示，肝动脉血流反向也是一个很有价值的提示。

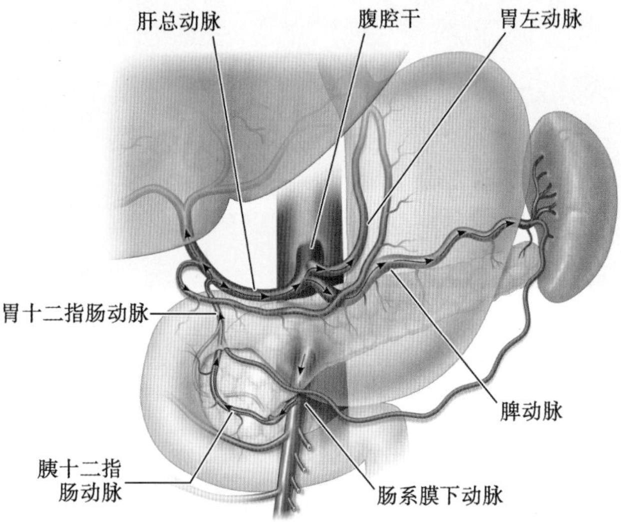


图 24-9 当腹腔干闭塞或重度狭窄时，SMA 的侧枝通过 GDA 将血流运送至肝和脾，肝总动脉血流反向离肝，充盈脾动脉

## 关掉彩色：B 超检查模式

彩色血流显像会掩盖灰阶下可以清楚显示的重要特征。比如，尽管动脉夹层在彩色模式下表现出不同的彩色信号，但是灰阶下薄线状回声是诊断夹层的重要依据（图 24-11）。灰阶超声下支架管回声会变亮，因此关掉彩色有助于支架管的定位（图 24-12）。

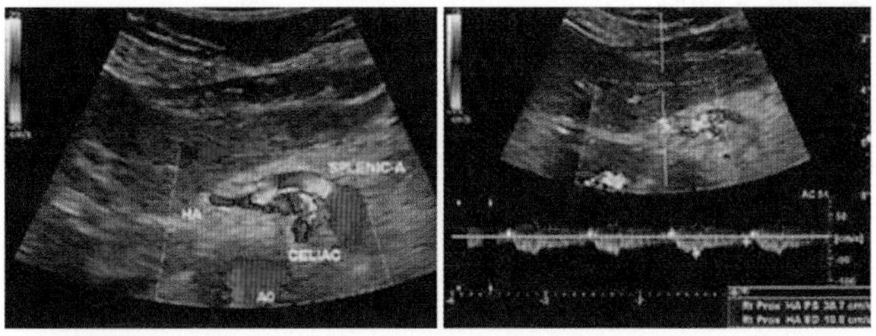


图 24-10 彩色血流显像（左）和多普勒频谱（右）表明调节彩色量程和 PRF 的重要性。多普勒取样容积放置在肝总动脉，多普勒频谱及彩色血流显像（蓝色）均表现为远离探头方向的血流，这代表肝总动脉内反向的侧枝血流及流入脾动脉的前向血流（红色）

此外，走行扭曲的血管灰阶下更易矫正角度。

## 旁路移植术患者的扫查要点

肠系膜动脉旁路移植术对于那些支架置入失败或者由于解剖因素而不适合放置支架的患者来说，仍是一个不错的选择。由于支架型号各不相同，因此对于那些具备手术时机的患者，借助双功能超声检查进行评估指导手术方案是很有帮助的。肠系膜动脉旁路移植术的流入道可以选择腹腔干以上腹主动脉，肾动脉以下腹主动脉或髂总动脉。而流出道可以有一个或两个，通常与 SMA、腹腔干或两者进行远端吻合。如果知道了流入道和流出道的吻合位置，可以节省很多时间，保证手术顺利进行。评估移植血管流入道是必要的，多普勒依次检测近端吻合口、移植血管、远端吻合口以及流出道（图 24-13 和图 24-14）。在一个图像里显示整段移植血管是

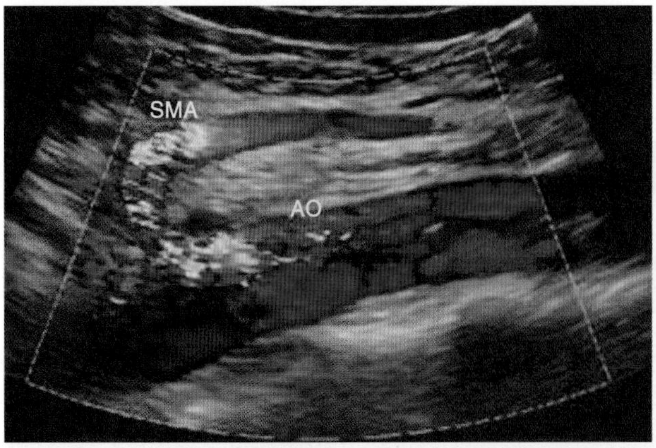


A

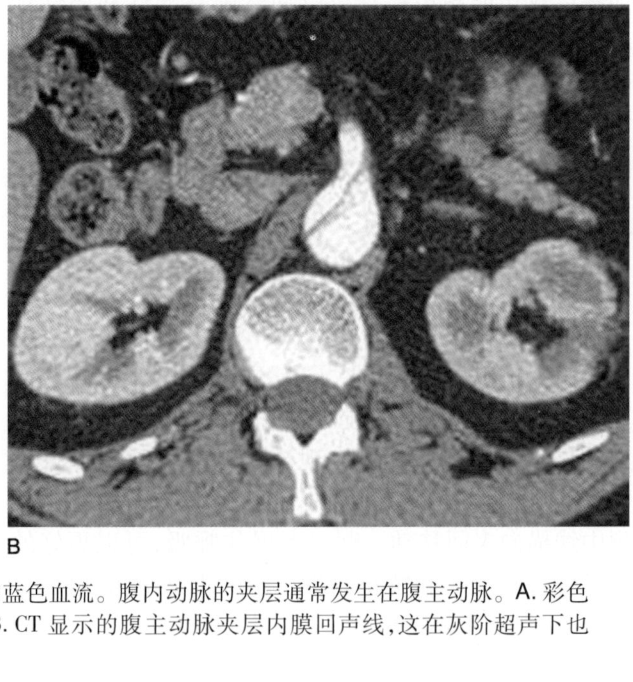

B

图 24-11 典型的动脉夹层彩色血流显像表现为分离的红色和蓝色血流。腹内动脉的夹层通常发生在腹主动脉。A. 彩色血流显像示腹主动脉夹层延伸至 SMA，引起 SMA 血流紊乱。B. CT 显示的腹主动脉夹层内膜回声线，这在灰阶超声下也可以显示

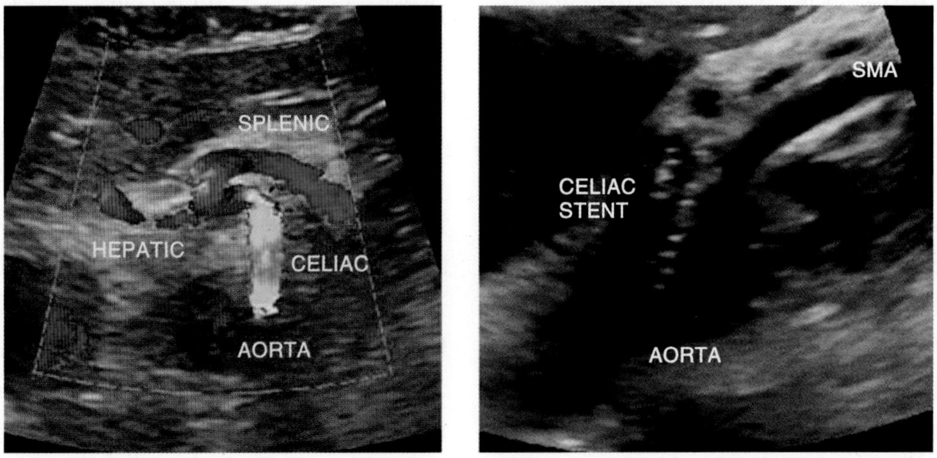


图 24-12　关掉彩色有助于确定支架管位置。左图彩色血流显像示腹腔干血流信号充盈，但遮挡了支架管，而在右图灰阶下可以清晰显示支架管

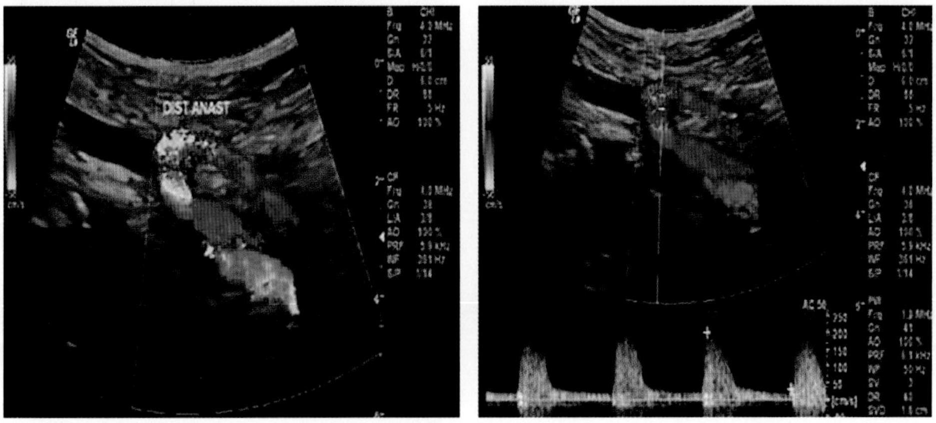


图 24-13　髂外动脉-SMA 旁路移植的双功能超声声像图。左图示 SMA 远端吻合口，右图示频谱波形是高阻血流。这支移植血管太长以至于不能在一张图像里完全显示出来

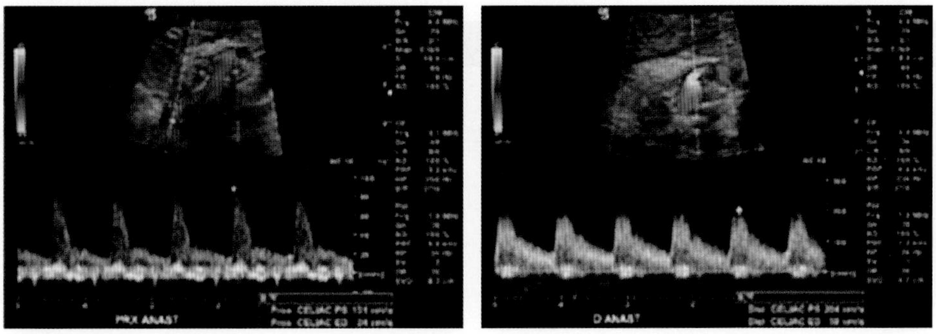


图 24-14　双功能超声示主动脉-腹腔干动脉旁路移植血管近端(左)及远端(右)吻合口声像图。这支移植血管可以在一张图像里完全显示出来

困难的，但不是不可能，这取决于整个移植血管的长度（如髂动脉-SMA 旁路移植血管），通常需要重点关注某一个节段，尤其是近端和远端的吻合口，这是狭窄好发的部位。

Liem 等[15]回顾了 38 个患者，167 次双功能超声检查图像，分析了肠系膜旁路移植血管重建的类型、口径及其随时间的变化特点，发现移植血管中段 PSV 平均值（通常 140～200cm/s）可能会受到移植血管口径影响，而受流入道的影响不大。如果移植血管 PSV>300cm/s 或<50cm/s，那么随访时间应该缩短至小于 6 个月或者行其他影像学检查（CTA 或血管造影）。血流速度的变化趋势也很重要。如果增高的 PSV 持续

增高，减慢的 PSV 持续减慢，应建议进行影像学检查确诊。

### 代偿性血流

当某支腹内血管发生明显的狭窄或闭塞时，由于侧枝血流的代偿，正常的肠系膜动脉（腹腔干或 SMA）流速会增高。例如，当腹腔干存在明显狭窄或闭塞时，SMA 流速通常会增高。明显的 IMA 可提示 SMA 狭窄或闭塞伴有通过弯弯曲曲的肠系膜动脉的侧支循环形成。但是，对于这种情况，区别流速增高是病理性狭窄引起还是广泛的侧枝血流代偿是困难的。此时分析多普勒波形可能有所帮助。狭窄时血流紊乱，流速增高，频带增宽；而代偿性血流频带很少增宽，血流速度没有狭窄前、狭窄处和狭窄后的区分，表现为整条动脉流速增快。

### 陷阱

腹部气体会严重影响肠系膜双功能超声检查。如果上腹部胀气明显，可以适当的加压赶走气体；如果中间存在腹部手术留下的瘢痕，可以向左或向右移动探头；也可以嘱患者左侧卧位（面朝左侧躺下），以肝脏为声窗来显示血管。然而，这样做的时候需要再次识别确认腹腔干和 SMA。

## 诊断

多位学者研究报道了诊断腹腔干和 SMA 狭窄的速度标准。Moneta 等[5]最早做的一项回顾性研究确定了>70% 狭窄的 PSV 诊断标准，并于 1991 年发表在俄勒冈卫生科技大学学报上。1993 年，这个研究团队做了前瞻性试验进一步确定了准确的速度阈值。以 PSV ≥275cm/s 作为诊断 SMA>70% 狭窄的标准，其敏感性达 92%，特异性达 96%。以 PSV>200cm/s 作为诊断腹腔干>70% 狭窄的标准，其敏感性达 87%，特异性达 90%。[7]同样的，Bowersox 等[6]于 1991 年在 Dartmouth-Hitchcock 医疗中心研究了>50% 狭窄的诊断标准，并于 1998 年发表了前瞻性研究结果。[9]Dartmouth 团队的回顾性研究采用 EDV 标准，其诊断敏感性及特异性更好。他们的前瞻性研究也证实采用 EDV 标准诊断准确性更高。以 EDV>45cm/s 作为诊断 SMA>50% 狭窄的标准，其敏感性达 90%，特异性达 91%。以 EDV>55cm/s 作为诊断腹腔干>50% 狭窄的标准，其敏感性达 93%，特异性达 100%。以 SMA PSV>300cm/s 为标准，其诊断准确性（81%）不如 EDV（91%）。而以腹腔干 PSV>200cm/s 为标准，其诊断准确性（93%）更好。[8] Perko 等[9]1997 年报道舒张期增高的血流速度更能准确的预测狭窄（EDV>70cm/s 和 EDV>100cm/s 可分别诊断 SMA 及腹腔干>50% 狭窄）。

2012 年，AbuRahma 等 [10]对肠系膜双功能超声与血管造影的相关性进行了 153 例的大队列研究，回顾性分析了诊断血管 50% 和 70% 狭窄的 PSV 和 EDV 截点。总体来说，对于狭窄的诊断 PSV 优于 EDV。表 24-2 和表 24-3 总结了诊断腹腔干和 SMA 狭窄的速度阈值标准。2013 年，van Petersen 等[16]发表的另一项大

表 24-2 双功能超声诊断腹腔干狭窄的速度阈值

| 作者 | 狭窄（%） | PSV（cm/s） | 敏感性（%） | 特异性（%） | EDV（cm/s） | 敏感性（%） | 特异性（%） |
|---|---|---|---|---|---|---|---|
| Moneta[5,6] | ≥70 | ≥200 | 87 | 80 | | | |
| Zwolak[6,9] | ≥50 | ≥200 | 93 | 94 | ≥55 | 93 | 100 |
| AbuRahma[10] | ≥70 | ≥320 | 80 | 89 | ≥100 | 58 | 91 |
| AbuRahma[10] | ≥50 | ≥240 | 87 | 83 | ≥40 | 84 | 48 |

表 24-3 双功能超声诊断 SMA 狭窄的速度阈值

| 作者 | 狭窄（%） | PSV（cm/s） | 敏感性（%） | 特异性（%） | EDV（cm/s） | 敏感性（%） | 特异性（%） |
|---|---|---|---|---|---|---|---|
| Moneta[5,6] | ≥70 | ≥275 | 92 | 96 | | | |
| Zwolak[6,9] | ≥50 | ≥300 | 60 | 100 | ≥45 | 90 | 91 |
| AbuRahma[10] | ≥70 | ≥400 | 72 | 93 | ≥70 | 65 | 95 |
| AbuRahma[10] | ≥50 | ≥295 | 87 | 89 | ≥45 | 79 | 79 |

样本的回顾性研究分析了双功能超声检测的 SMA 和腹腔干流速与狭窄的相关性。研究发现诊断 50% 和 70% 狭窄的速度阈值与之前的报道相似。有趣的是,他们发现 SMA 和腹腔干流速随着呼吸运动有所变化。

由于 CMI 的诊断通常是基于 3 根肠系膜血管中至少 2 根发生明显病变的情况,因此,IMA 的数据很重要。有些研究可以成功地显示出 IMA,显示率 86% ~ 92%。尽管在后面的这两项研究中 IMA 狭窄的病例较少,但仍然提出了 IMA 狭窄的诊断指南。Pellerito 等[17]发现 PSV 是诊断 IMA>50% 狭窄的最好标准,以 PSV>200cm/s 为标准,其诊断敏感性达 90%,特异性达 97%。AbuRahma 等[18]研究发现最能准确诊断 IMA >50% 狭窄的 PSV 速度阈值是>250cm/s,其敏感性达 90%,特异性达 96%。在这项研究中,他们发现采用 PSV、EDV 以及 IMA/主动脉收缩期流速比值都能够合理准确的进行诊断。表 24-4 总结了诊断 IMA 狭窄的 PSV 标准。

表 24-4　双功能超声诊断 IMA 狭窄的速度阈值

| 作者 | 狭窄(%) | PSV(cm/s) | 敏感性(%) | 特异性(%) | EDV(cm/s) | 敏感性(%) | 特异性(%) |
|---|---|---|---|---|---|---|---|
| Pellerito[17] | ≥50 | ≥200 | 90 | 97 | ≥25 | 40 | 91 |
| AbuRahma[18] | ≥50 | ≥250 | 90 | 96 | ≥80 | 60 | 100 |

总之,尽管有很多学者提出了诊断 50% 和 70% 狭窄的标准,但没有多大差别。应该选择一套已发布的标准,随后进行质量监控确定其诊断准确性。

## 腹内动脉支架置入术

支架置入术是腹内血管重建最常用的方法,优于旁路移植术。[19] Indes 等[20]研究表明与开放手术相比,支架置入术的比例稳步增长,自 2000 年到 2006 年,其比例从 28% 增长到 75%。经皮血管介入手术的发病率/死亡率低且住院时间短甚至不需住院,并且具有领先的技术,早期临床成功率较高,已经被人们普遍接受。但是,经皮血管介入可能引起再狭窄、复发和再次进行介入手术。双功能超声检查是理想的监测再狭窄的手段。相反地,开放性手术的再狭窄率较低,但其围术期并发症的发病率较高,住院时间较长。由于开放性手术术后再狭窄的发病率较低,因此对肠系膜旁路移植血管进行监测的需求没那么高。

正如报道的颈动脉和肾动脉支架一样,研究表明用原来诊断肠系膜动脉狭窄的标准评估支架置入术后的血管情况,会过高估计狭窄程度。[21-24] 2009 年来自俄勒冈卫生科技大学的 Mitchell 和他的同事报道了 SMA 支架置入术后的流速数据,尽管证实狭窄得到了缓解,但是支架置入后早期双功能超声测得 SMA 流速范围约 279 ~ 416cm/s,平均 PSV 约 336cm/s。因此 SMA 或腹腔干支架置入术后流速会增高,而这并不提示存在狭窄。

2012 年,AbuRahma 等[23]报道了 SMA 和腹腔干支架置入术后的双功能超声流速数据。在以前的报告中,他们发现与之前的数据相比,肠系膜动脉支架置入术后的血流速度较高。表 24-5 总结了这些速度值。同样在 2012 年,Baker 和他的同事[24]回顾了超声检测的 SMA 支架内狭窄的数据,发现支架置入术后 SMA 平均 PSV 显著降低。但是,在成功进行 SMAs 支架置入术后,其 PSV 依旧比血管本身明显狭窄的速度阈值高。他们认为获取早期流速基础值是很重要的,当血流超过这个基础水平或者支架置入术后 SMA PSV 达到 500cm/s 时,应该怀疑存在支架置入术后再狭窄。[24]

表 24-5　双功能超声诊断支架管狭窄的速度阈值

| | 狭窄(%) | PSV(cm/s) | 敏感性(%) | 特异性(%) | 总体准确性(%) |
|---|---|---|---|---|---|
| 腹腔干 | >70 | >363 | 88 | 92 | 90 |
| 腹腔干 | >50 | >274 | 96 | 86 | 93 |
| SMA | >70 | >412 | 100 | 95 | 97 |
| SMA | >50 | >325 | 89 | 100 | 91 |

尽管还需要前瞻性研究进一步确定标准，但是对双功能超声诊断肠系膜支架置入术后的标准加以修正是很重要的。

# 其他疾病

肠系膜的双功能超声检查可以识别几种血管疾病。有文献指出双功能超声可以诊断中弓韧带压迫综合征。此外，双功能超声还可以用于诊断动脉瘤和夹层，而在血栓栓塞性疾病中则较少使用。

## 中弓韧带压迫综合征

中弓韧带压迫综合征（MALS）是由于腹腔干多在中弓韧带稍下方发出，患者呼气时腹腔干会被中弓韧带压迫，吸气时则缓解，从而表现为呼气时腹腔干PSV增快，吸气时明显减慢。双功能超声可以快速检测流速的变化。MALS患者腹腔干近端呈钩状走行（图24-15）。在对可疑MALS患者进行扫查时，应该检测深吸气和呼气下的多普勒波形并进行比较（图24-16A、B）。通常情况下，呼吸试验足以用来诊断。但是，有些学者发现有些MALS患者腹腔干流速只有在站立位时才能恢复正常。[25-27]因此，当疑似MALS患者在呼气时流

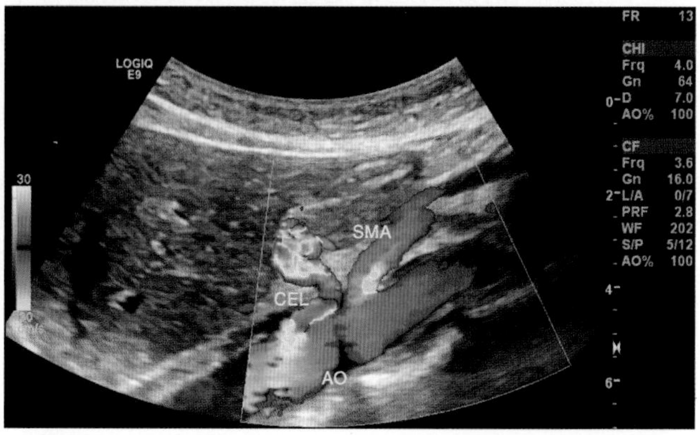


图24-15 MALS患者腹腔干近端彩色图像表现为典型的钩状走行

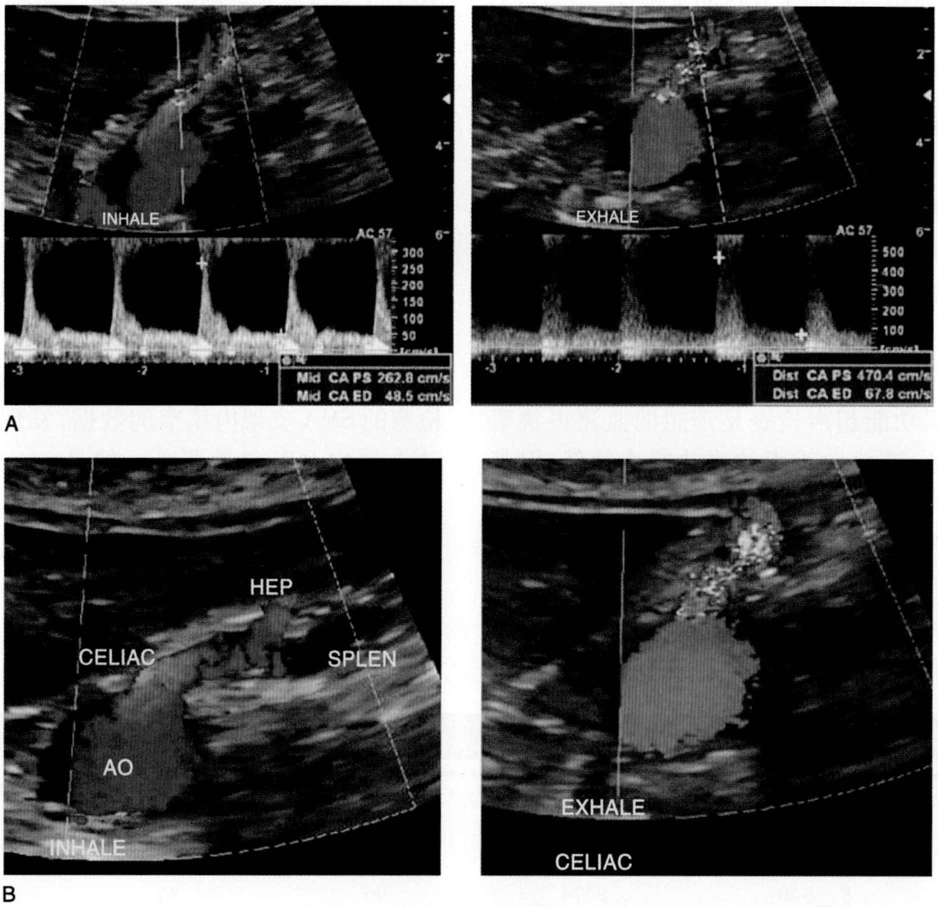


图24-16 A. 腹腔干在吸气（左）和呼气（右）时多普勒频谱波形的变化提示中弓韧带压迫综合征。PSV从263cm/s（吸气时）增加到470cm/s（呼气时），EDV从49cm/s（吸气时）增加到68cm/s（呼气时）。这些变化是由于中弓韧带在呼气过程中对腹腔干的瞬时压迫所致。B. 在用多普勒频谱检测前彩色血流颜色的变化是明显的。彩色血流表现出流速增加，血流紊乱，这与呼气过程中腹腔干的压迫有关（右图）

速并没有恢复正常时,可考虑让其站立。

## 动脉瘤

内脏动脉瘤罕见,常规尸检发生率达 0.1% ~ 0.2%。[28]尽管文献报道了一些超声检查发现内脏动脉瘤的案例,但是多数内脏动脉瘤是通过 CT 或 MRI 偶然发现的。内脏动脉瘤最多发生于脾动脉,约占 60%,女性发病率是男性的 4 倍。由于动脉纤维发育不良、门脉高压性脾肿大和反复妊娠的原因,动脉常发生中层变性。尽管脾动脉瘤罕见,但是脾动脉瘤破裂会引起严重的后果。据报道,妊娠中脾动脉瘤破裂发生率高达 95%,与之相关的孕产妇死亡率达 70%,胎儿死亡率达 95%。[29]此外,内脏动脉瘤还累及肝动脉(男性发病率是女性的 2 倍)、SMA 和腹腔干(男女发病率相似)(表 24-6、图 24-17 和图 24-18)。对内脏动脉瘤的治疗包括手术治疗和腔内修复,从而避免动脉瘤的扩张和(或)破裂。双功能超声检查可用于治疗后的随访。

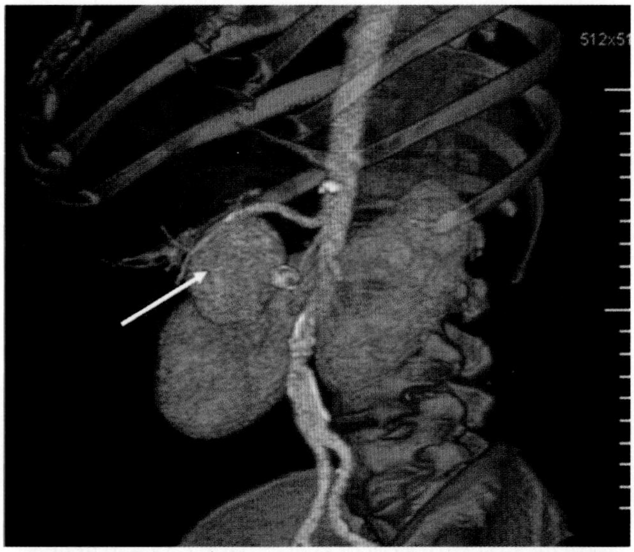

图 24-17　CT 扫描发现 SMA 动脉瘤,直径约 5.5cm(箭头)

表 24-6　腹腔各动脉血管动脉瘤的发生率

| 腹腔动脉 | %发生率 |
|---|---|
| 脾动脉 | 60 |
| 肝动脉 | 20 |
| 肠系膜上动脉 | 5 |
| 腹腔干 | 4 |
| 胃及胃网膜动脉 | 4 |
| 空肠和回肠动脉 | 3 |
| 胰十二指肠动脉 | 2 |
| 胃十二指肠 | 1.5 |
| 肠系膜下动脉 | 罕见 |

## 夹层

腹腔干、SMA 和 IMA 夹层的原因包括动脉粥样硬化、纤维肌发育不良、创伤、结缔组织病、血管炎和医源性因素。有些夹层的发生没有任何可识别的病因。动脉夹层好发于 SMA,多数是主动脉夹层的延续。SMA 夹层的治疗包括抗凝等保守疗法、血管内支架置入术或外科手术。

动脉夹层的彩色多普勒表现独特,表现为一侧为正向血流,而另一侧为反向血流(图 24-11A、B 和图 24-19)。双功能超声成像可用于动脉夹层的检测和治疗后随访。

疾病相关知识点 24-1 总结了肠系膜疾病常见的双功能超声表现。

## 急性肠系膜缺血

急性肠系膜缺血可由肠系膜动脉栓塞或现有的慢性疾病引起的动脉血栓导致。几乎三分之二的患

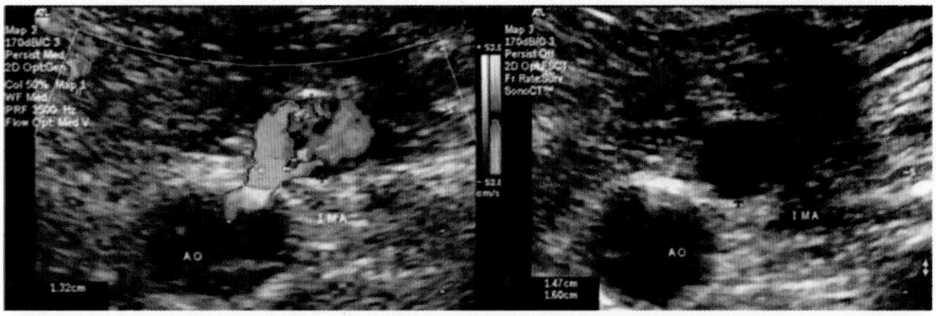


图 24-18　IMA 动脉瘤的双功能超声声像图。左图示典型的动脉瘤彩色声像图,右图示动脉瘤的灰阶声像图,测量大小约 1.5×1.6cm

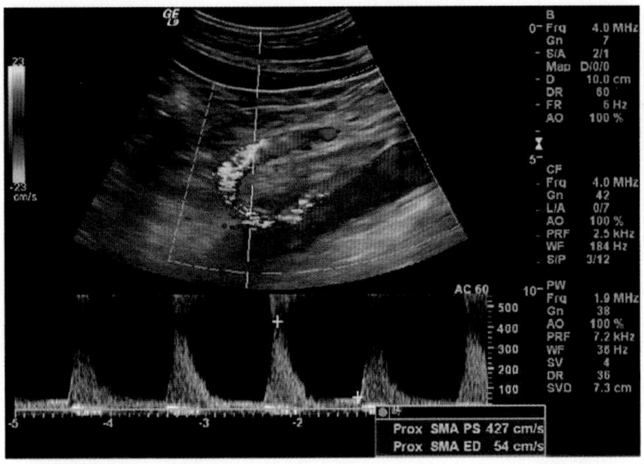


图 24-19 与图 24-11 相同的患者，其 SMA 近端狭窄处表现为连续高速血流。狭窄很可能是由于主动脉夹层延伸至 SMA，假腔内血栓形成引起的

者为女性，中位数年龄为 70 岁。疼痛性质各异，但通常表现为疼痛与体格检查发现不成比例。在血管实验室做血管检测意义不大，不予推荐。如果诊断不及时，会引起肠坏死导致死亡。有学者在麻省总医院研究了 103 例 SMA 急性梗阻的患者，死亡率高达 85%。[30]另外，除了关键的时间因素外，超声有可能检测不出 SMA 远端有无栓塞。尽管超声可以明确 SMA 近端是否通畅，但远端分支有无栓塞并不能完全排除，让申请检查者了解这点尤为重要，并考虑如 CTA 这种影像手段来替代。大多数内脏动脉栓子位于 SMA，常常距 SMA 起始部和一级分支 3～8cm，在中结肠动脉的起始部。

**疾病相关知识点 24-1**
**腹腔干和肠系膜上动脉的超声表现**

| 疾病 | 超声表现 | |
|---|---|---|
| | 彩色 | 多普勒 |
| 狭窄>50% | 血流增快，彩色混叠 | 狭窄后湍流，流速增高 |
| 腹腔干闭塞 | 腹腔干起始部未见血流信号；肝动脉血流反向 | 腹腔干起始部未见多普勒信号；肝动脉血流反向 |
| 中弓韧带压迫综合征 | 腹腔干呼气时彩色血流增快 | 呼气时流速增快，吸气时流速减慢 |
| 肠系膜上动脉闭塞 | 未见明显血流信号 | 动脉近端段未见多普勒信号 |
| 动脉瘤 | 动脉局部扩张伴扩张段彩色血流混叠 | 扩张段血流信号紊乱 |
| 夹层 | 彩色血流分离，分为正向和反向血流 | 正向和反向血流都可能表现为血流紊乱或狭窄 |

## 小结

- 双功能超声成像可以成功检测肠系膜动脉。
- 如今，虽然 CT 和 CTA 已经得到广泛应用，但双功能超声对于临床一些可疑疾病的诊断仍然是非常有价值和适用的检测手段。
- 双功能超声可以对疑似 CMI 和 MALS 患者进行筛查。
- 同样的，由于支架置入术后的患者可能需要进行多次反复的检测，而双功能超声在支架置入术后的监测中是一个很不错的选择。
- 双功能超声还是一种经济的可替代 CTA 的检查手段，同时避免了 CT 造影剂相关的并发症。

## 思考题

1. 一个未空腹的患者准备进行肠系膜双功能超声检查。她家在距检查点有 2 小时的路程，她很不高兴，她没有被告知需要禁食（NPO），希望能够进行检查。你会给他做吗？
2. 超声扫查肠系膜动脉时，你能看到的从腹主动脉发出的唯一分支是 SMA，继续扫查近端血管，可以发现脾动脉和肝动脉组成的“海鸥征”，但是腹腔干血流信号检测不到，肝动脉血流流向脾动脉，这种现象如何解释？
3. 当发现腹腔干存在狭窄，PSV＝435cm/s，EDV＝70cm/s，且狭窄后血流紊乱。SMA PSV＝325cm/s，EDV＝50cm/s，SMA 波形可以看到正常的“频窗”，狭窄后血流无紊乱，此时是否可以诊断腹腔干和肠系膜上动脉狭窄？为什么？
4. 当你对一个因腹腔干明显狭窄接受支架置入术的患者超声随访时，发现腹腔干 PSV＝250cm/s，EDV＝65cm/s，超过了实验室规定的狭窄标准；而之前的 PSV＝450cm/s，EDV＝75cm/s。是否诊断残余管腔狭窄？如何解释？
5. 有一位年轻的女士到实验室行肠系膜双功能超声检查 MALS，你会调整肠系膜动脉狭窄的诊断标准吗？为什么？

（马琳　文晓蓉 译）

## 参考文献


1. Jager KA, Fortner GS, Thiele BL, et al. Noninvasive diagnosis of intestinal angina. *J Clin Ultrasound*. 1984;12:588–591.
2. Jager K, Bollinger A, Valli C, et al. Measurement of mesenteric blood flow by duplex scanning. *J Vasc Surg*. 1986;3:462–469.
3. Moneta GL, Taylor DC, Helton WS, et al. Duplex ultrasound measurement of postprandial intestinal blood flow: effect of meal composition. *Gastroenterology*. 1988;95:1294–1301.
4. Flinn WR, Rizzo RJ, Park JS, et al. Duplex scanning for assessment of mesenteric ischemia. *Surg Clin North Am*. 1990;70:99–107.
5. Moneta GL, Yeager RA, Dalman R, et al. Duplex ultrasound criteria for diagnosis of splanchnic artery stenosis or occlusion. *J Vasc Surg*. 1991;14:511–518; discussion 8–20.
6. Bowersox JC, Zwolak RM, Walsh DB, et al. Duplex ultrasonography in the diagnosis of celiac and mesenteric artery occlusive disease. *J Vasc Surg*. 1991;14:780–786; discussion 6–8.
7. Moneta GL, Lee RW, Yeager RA, et al. Mesenteric duplex scanning: a blinded prospective study. *J Vasc Surg*. 1993;17:79–84; discussion 5–6.
8. Perko MJ, Just S, Schroeder TV. Importance of diastolic velocities in the detection of celiac and mesenteric artery disease by duplex ultrasound. *J Vasc Surg*. 1997;26:288–293.
9. Zwolak RM, Fillinger MF, Walsh DB, et al. Mesenteric and celiac duplex scanning: a validation study. *J Vasc Surg*. 1998;27:1078–1087; discussion 88.
10. AbuRahma AF, Stone PA, Srivastava M, et al. Mesenteric/celiac duplex ultrasound interpretation criteria revisited. *J Vasc Surg*. 2012;55:428–436.
11. Valentine RJ, Martin JD, Myers SI, et al. Asymptomatic celiac and superior mesenteric artery stenoses are more prevalent among patients with unsuspected renal artery stenoses. *J Vasc Surg*. 1991;14:195–199.
12. Kadir S. Atlas of normal and variant angiographic anatomy. Philadelphia, PA: W. B. Saunders Company; 1991.
13. Gentile AT, Moneta GL, Lee RW, et al. Usefulness of fasting and postprandial duplex ultrasound examinations for predicting high-grade superior mesenteric artery stenosis. *Am J Surg*. 1995;169:476–479.
14. LaBombard FE, Musson A, Bowersox JC, et al. Hepatic artery duplex as an adjunct in the evaluation of chronic mesenteric ischemia. *J Vasc Technol*. 1992;16:7–11.
15. Liem TK, Segall JA, Wei W, et al. Duplex scan characteristics of bypass grafts to mesenteric arteries. *J Vasc Surg*. 2007;45:922–927; discussion 7–8.
16. van Petersen AS, Meerwaldt R, Kolkman JJ, et al. The influence of respiration on criteria for transabdominal duplex examination of the splanchnic arteries in patients with suspected chronic splanchnic ischemia. *J Vasc Surg*. 2013;57:1603–1611.
17. Pellerito JS, Revzin MV, Tsang JC, et al. Doppler sonographic criteria for the diagnosis of inferior mesenteric artery stenosis. *J Ultrasound Med*. 2009;28:641–650.
18. AbuRahma AF, Dean LS. Duplex ultrasound interpretation criteria for inferior mesenteric arteries. *Vascular*. 2012;20:145–149.
19. Schermerhorn ML, Giles KA, Hamdan AD, et al. Mesenteric revascularization: management and outcomes in the United States 1988–2006. *J Vasc Surg*. 2009;50:341–348.
20. Indes, JE, Giacovelli JK, Muhs BE, et al. Outcomes of endovascular and open treatment for chronic mesenteric ischemia. *J Endovasc Ther*. 2009;16:624–630.
21. Armstrong PA. Visceral duplex scanning: evaluation before and after artery intervention for chronic mesenteric ischemia. *Perspect Vasc Surg Endovasc Ther*. 2007;19:386–392.
22. Mitchell EL, Chang EY, Landry GJ, et al. Duplex criteria for native superior mesenteric artery stenosis overestimate stenosis in stented superior mesenteric arteries. *J Vasc Surg*. 2009;50: 335–340.
23. AbuRahma AF, Mousa AY, Stone PA, et al. Duplex velocity criteria for native celiac/superior mesenteric artery stenosis vs in-stent stenosis. *J Vasc Surg*. 2012;55:730–738.
24. Baker AC, Chew V, Chin-Shang Li, et al. Application of duplex ultrasound imaging in determining in-stent stenosis during surveillance after mesenteric artery revascularization. *J Vasc Surg*. 2012;56:1364–1371.
25. Wolfman D, Bluth EI, Sossaman J. Median arcuate ligament syndrome. *J Ultrasound Med*. 2003;22:1377–1380.
26. Downing MC, AyoubK, Sakarwala A, et al. Utility of standing maneuvers during abdominal duplex ultrasound examination to diagnose median arcuate ligament compression. *JVU*. 2009;33:69–74.
27. Ozel A, Toksoy G, Ozdogan O, et al. Ultrasonographic diagnosis of median arcuate ligament syndrome: a report of two cases. *Med Ultrason*. 2012;14:154–157.
28. Grotemeyer D, Duran M, Park EJ, et al. Visceral artery aneurysms-follow-up of 23 patients with 31 aneurysms after surgical or interventional therapy. *Langenbecks Arch Surg*. 2009;394:1093.
29. Stanley JC, Wakefield TW, Graham LM, et al. Clinical importance and management of splanchnic artery aneurysms. *J Vasc Surg*. 1986;3:836–840.
30. Ottinger LW. The surgical management of acute occlusion of the superior mesenteric artery. *Ann Surg*. 1978;188:721–731.

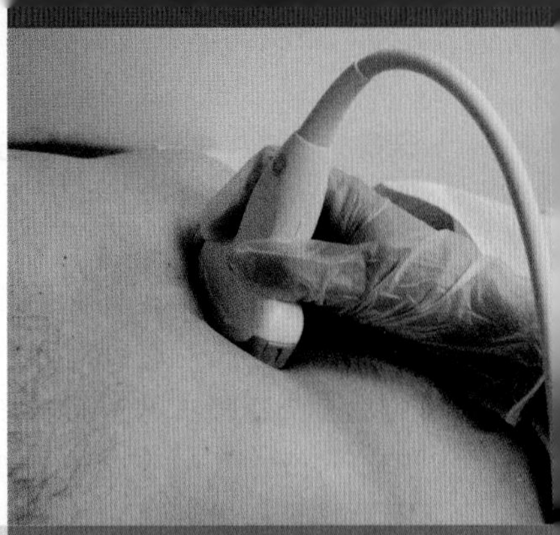

# 肾血管

MARSHA M. NEUMYER

第25章

## 目标

- 描述肾血管的解剖结构。
- 与肾循环系统超声检查相关的常见病理改变。
- 描述肾动脉、肾静脉和肾脏超声检查中患者准备和体位。
- 评估肾血管的B型、频谱、彩色血流和能量多普勒技术的应用。
- 肾动脉狭窄、闭塞和肾实质功能不全的有效诊断标准。

## 术语表

**狭窄后信号(poststenotic signal)**:记录狭窄后血流的多普勒频谱波形;由于病变导致的压力梯度,该波形呈收缩期峰值流速降低、减速射血期和舒张期血流紊乱。

**肾动脉-腹主动脉流速比(renal-aortic velocity ratio)**:肾动脉收缩期峰值流速除以腹腔干和(或)肠系膜上动脉水平的腹主动脉收缩期峰值流速。该比值用于判断肾动脉狭窄流量受限状况。

**肾动脉狭窄(renal artery stenosis)**:肾动脉狭窄最常见于动脉粥样硬化性疾病或中层肌纤维发育不良。

**肾动脉支架(renal artery stent)**:当动脉扩张时将一支细小的管子插入狭窄的肾动脉管腔中(血管成形术)。支架通常是金属网结构,有助于保持动脉开放。

**肾皮质(renal cortex)**:肾脏组织最外层,位于纤维性肾包膜下。

**肾门(renal hilum)**:肾动脉、静脉和输尿管进/出肾脏的区域。

**肾髓质(renal medulla)**:肾脏中间区域,在肾窦和皮质之间;髓质组织包含肾锥体。

**肾动脉起始部(renal ostium)**:腹主动脉壁的肾动脉开口处。

**肾器质性疾病(renal parenchymal disease)**:影响肾脏功能的一种内科疾病。

**肾窦(renal sinus)**:肾脏中央呈高回声的腔;包括肾动脉、肾静脉和集合系统、淋巴系统。

**胸骨上切迹(suprasternal notch)**:颈根部与胸骨连接处可视的切迹。

**耻骨联合/耻骨(symphysis pubis/pubic bones)**:下腹部骨盆的隆凸。

关键词

肾-腹主动脉速度比
肾动脉狭窄
肾动脉支架
肾皮质
肾门
肾髓质
肾动脉起始部
肾器质性疾病
肾窦

肾血管性高血压的确切发病率未知,据估计仅在美国就有约5000万人。[1,2]多达6%的高血压患者由基础性肾病引起血压升高。[2,3]重度舒张期高血压患者,肾动脉狭窄的发病率接近40%。根据初始肾动脉狭窄严重程度,31%~49%的患者会发生狭窄程度的进展。[3-5]考虑到这些因素,肾动脉狭窄是很多终末期肾病的主要原因。[6,7]

出现下列情况应怀疑存在肾动脉狭窄：腹部杂音，成人突然出现高血压或慢性高血压恶化；由血管紧张素转化酶抑制剂引起的氮质血症；不明原因的肾功能不全或肺水肿；儿童高血压。[8]在大多数患者中，只要控制或治愈肾血管性高血压、保留肾脏实质、保证慢性肾衰竭患者肾功能稳定，肾动脉疾病是可以通过治疗纠正的。[9]

鉴别肾血管性疾病的众多方法中，历来首选血管造影。虽然它能提供解剖信息，但此诊断检查不能确定肾动脉疾病在高血压患者中的具体意义，也不能提供血流动力学信息。虽然存在缺陷，但因其相关性，这种侵入性检查是最常见的治疗性介入方法。磁共振血管造影（MRA）和CT血管造影（CTA）是侵入性更小的诊断检查，具有极好的敏感性和特异性，但相对昂贵且需要静脉注射造影剂。[10]应该指出CTA的造影剂有肾毒性可能，因此不适合肾功能不全的患者。鉴于这些不足，许多临床医师将MRA和CTA作为第二种确诊手段，而更关注双功能超声并将其作为主要的诊断手段。可在门诊进行低成本的超声成像，没有电离辐射的风险或使用造影剂的肾毒性。这种方法的其他优点还包括非侵入性和无痛性，在判断肾动脉狭窄和阐述血流动力学意义方面可达80%到90%的准确率。[11]

## 解剖

肾脏位于腹腔背侧、腹膜后，在第12胸椎和第3腰椎间，右肾位置通常低于左肾（图25-1）。肾脏正常长度为8～13cm，宽度为5～7cm。肾脏尺寸随年龄增加而缩小。一种罕见的征象为马蹄肾，发生率不到人口总数的1%。超过90%的马蹄肾病例，肾脏下极通过峡部组织相连，峡部位于第四或第五腰椎水平、腹主动脉前方。

按超声扫查的目的，肾脏被分割成四个主要区域（图25-2）。肾门是肾动脉、静脉和输尿管进出肾脏的区域。肾门形成的腔隙称为肾窦，其中包含肾动脉、静脉和集合系统、淋巴系统。肾窦大部分由脂肪和纤维组织构成。因此通常在声像图中表现为强回声（图25-3）。肾组织被称为肾实质。实质分为两部分：髓质和皮质。在肾脏纵断面成像时肾锥体呈三角形，从肾皮质区运输尿液至肾盂。皮质是肾脏的最外层区域，位于肾包膜下方。它是产生尿液的区域。排列于髓质锥体间的皮质组织称为肾柱。通常12至18个金字塔形的锥体回声低于皮质，在正常成年人中显示清晰。

超声定位肾动脉时，将幽门平面作为一个重要的体表解剖标志（图25-4）。这个横断面位于胸骨上切迹和耻骨联合连线中点，通过第一腰椎下缘、第九肋软骨和幽门。肾动脉可以在幽门平面下方约2cm处确定，起自腹主动脉前方、侧面或后外侧壁。左肾动脉起始部通常比右侧稍高，即更偏向于头侧。右肾动脉最初走行于前外侧，然后行于下腔静脉（IVC）和右肾静脉后方（图25-5A）。少数情况下，右肾动脉起源于腹主动脉前壁并走行于下腔静脉浅面（图25-5B）。左肾动脉从腹主动脉壁发出后略向下方走行，通过左肾静脉后方并与肠系膜下静脉相交。12%到22%的

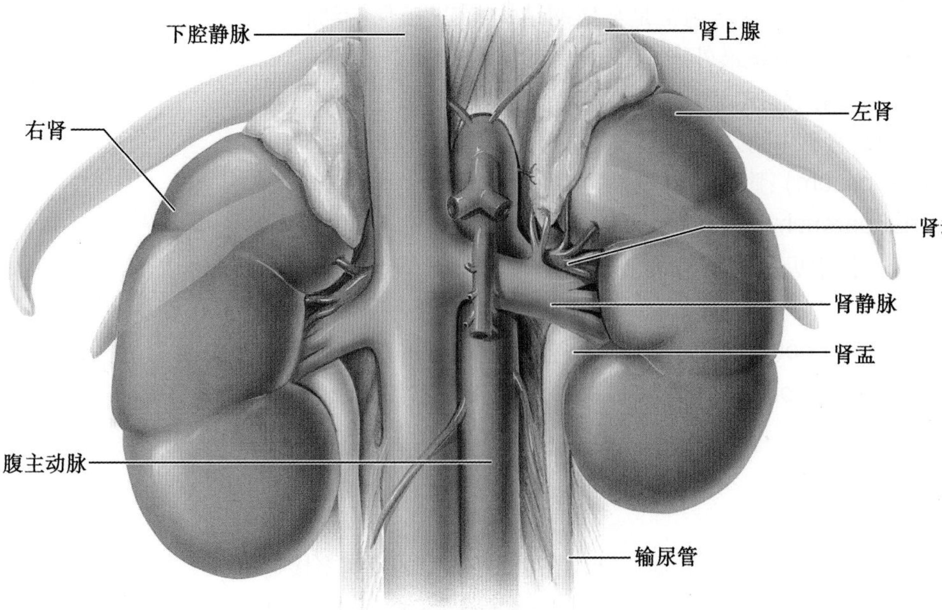


图25-1 肾脏解剖位置图解

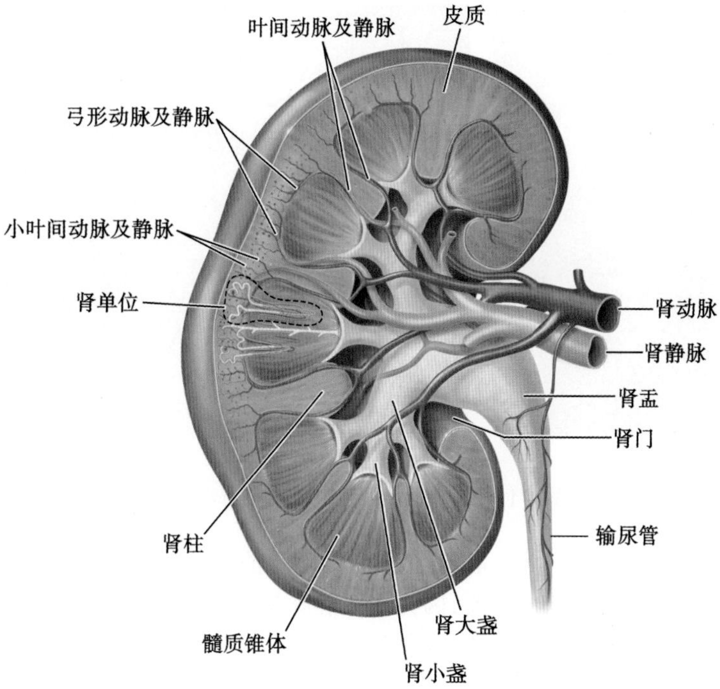


图 25-2 肾脏血管图解

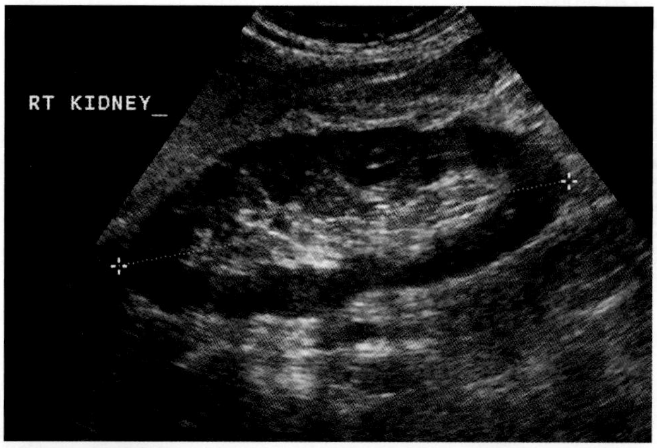


图 25-3 B 型超声纵断面图像显示肾窦、髓质、皮质和肾锥体

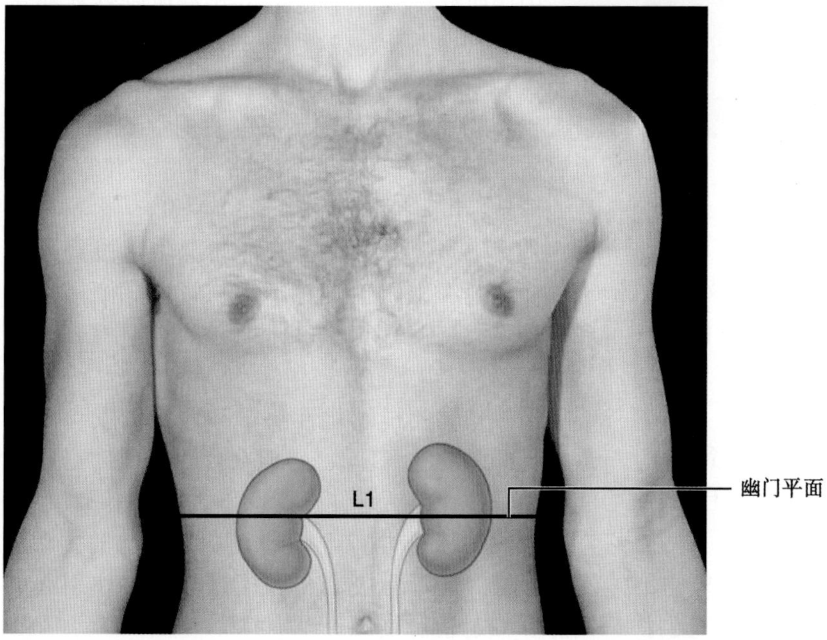


图 25-4 肾动脉解剖位置和幽门平面的图解

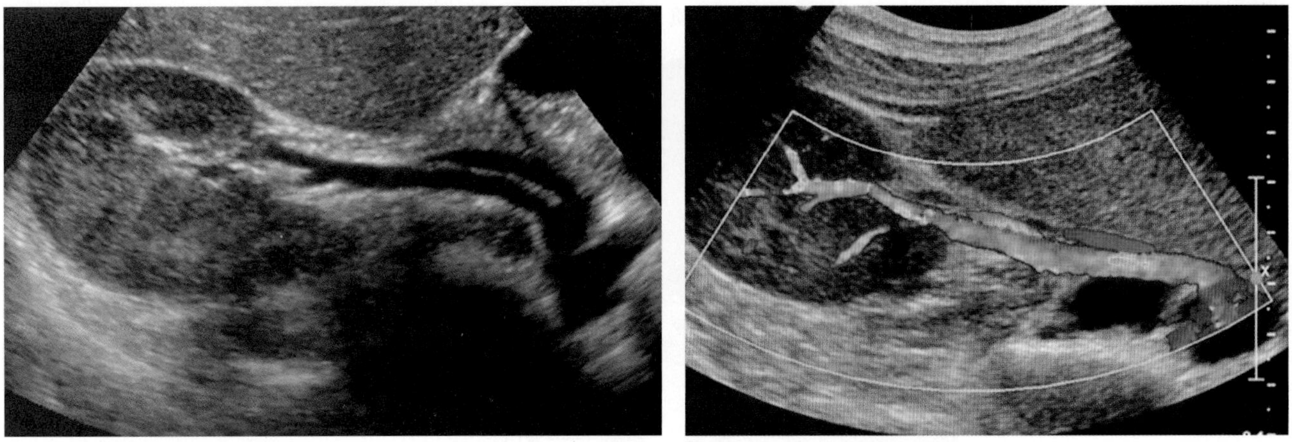

A B

图 25-5 B 型超声显示正常右肾动脉长轴位于 IVC 后方(A)。彩色血流成像显示右肾动脉位于下腔静脉前方(B)

患者具有副肾动脉,其通过肾门或上/下极进入肾脏,这一特征更常见于左侧[12](图 25-6)。最常见的副肾动脉发自主肾动脉下方的腹主动脉壁,行至肾脏的上/下极,而非从肾门进入。某些时候,副肾动脉起源于髂总或髂内动脉。

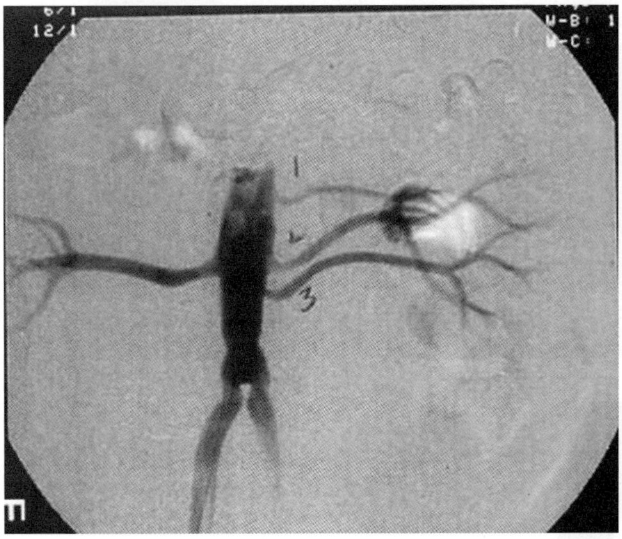

图 25-6 动脉造影显示多支左肾动脉

沿着其走行,肾动脉通常分出 2 ~ 5 条分支,为不同肾段供应血液。在肾门水平,肾动脉分为一支大的前支和一支较小的后支,在肾实质内再分为叶间、弓形和小叶间动脉(见图 25-2)。

在肾门区,每侧肾静脉走行于输尿管前方。肾动脉通常位于肾静脉与输尿管之间。位于肾门到 IVC 间的右肾静脉长度短,而左肾静脉从肠系膜上动脉(SMA)下方跨越腹主动脉浅面走行(见图 25-1)。在 2% ~5% 的患者中,左肾静脉有回流属支。约 9% 的患者会出现分叉的左肾静脉且均有属支,其中一支肾静脉经过腹主动脉前方。注意到这些解剖异常很重要,因为左肾静脉是超声检查中定位肾动脉的一个重要解剖标志。

## 肾动脉疾病的病因学

在大多数情况下,肾血管性疾病由动脉粥样硬化性肾动脉狭窄引起。[9,13] 正如疾病相关知识点 25-1 所示,这些病变主要影响肾动脉起始部和肾动脉的近端三分之一,但病变可以在血管的任何一段出现,包括叶间和肾髓质、皮质内的更小分支。[14] 肾动脉狭窄男性多见,且超过 30% 的患者病变累及双侧,原因不明。[15] 动脉粥样硬化性肾动脉狭窄的风险因素包括老年人、高血压患者、吸烟者、冠状动脉和(或)外周动脉疾病患者、高脂血症或糖尿病。

中层肌纤维发育不良是引起肾血管性疾病第二常见、可治愈的原因。这种非动脉粥样硬化性病变常累及 25 ~50 岁女性的肾动脉中远段。虽然这种疾病最常累及双侧,但可单侧发病且右侧常见。[16] 如超声与血管造影所示,病变产生节段性、同心性狭窄和扩张,从而导致“串珠状”外观(图 25-7A、B)。[17,18] 这种疾病的内膜型以男性多见,导致肾动脉中远段局限性狭窄。而内膜纤维肌性发育不良与肾动脉渐进性剥离和血栓形成有关,少于 30% 的患者出现中层病变,很少引起动脉夹层、血栓。

虽然动脉粥样硬化性狭窄和肌纤维发育不良是最常见的肾动脉病理改变,但在超声检查时必须考虑其他并发症。包括延伸至肾动脉的主动脉夹层、主肾动脉或段动脉的动脉瘤、近肾动脉起始部的主动脉缩窄、动静脉瘘、动脉炎和由肿瘤或其他肿块引起的肾动脉和(或)静脉受压。[14,19]

疾病相关知识点 25-1
在肾动脉超声评价中所遇到的最常见的肾动脉病理学特征

| 病理 | 部位 | 超声征象 | 频谱多普勒 |
|---|---|---|---|
| 动脉粥样硬化 | 通常位于开口处或近心段<br>主肾动脉的任何节段<br>肾实质内动脉 | 声学上回声均质或者不均质<br>表面光滑或者不规则 | 如果直径狭窄率>60%，则出现高速血流伴狭窄后的湍流<br>如果狭窄程度接近闭塞，则出现低速血流 |
| 动脉中层肌纤维发育不良 | 中-远段肾动脉<br>肾实质内动脉 | 肾动脉节段性狭窄和扩张<br>正向和反向血流交替区 | 与近端动脉比较，出现高速血流 |
| 闭塞 | 局部或者全程 | 动脉管腔内回声的变化依赖于时间的改变<br>肾脏的长度小于 8～9cm | 在肾动脉图像上不能探及多普勒信号<br>肾实质内动脉出现低流速、低振幅的血流信号 |

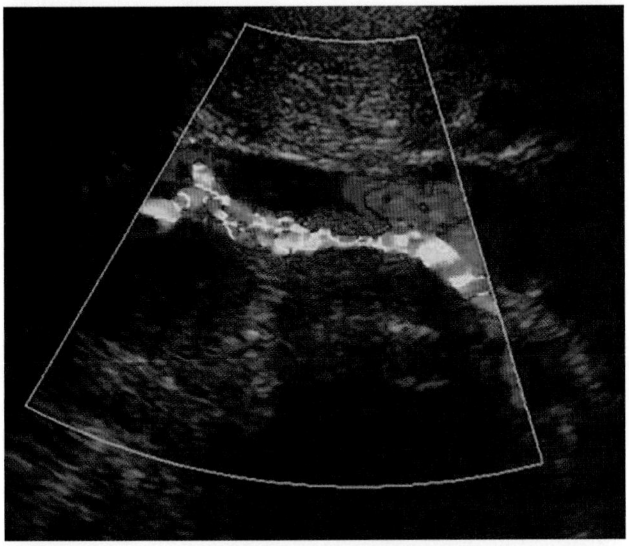
A

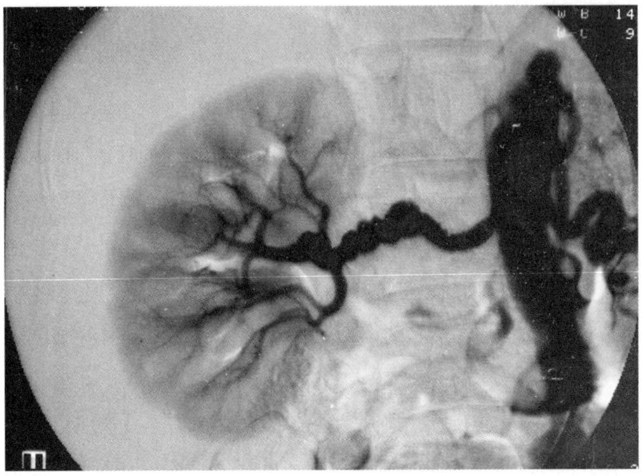
B

图 25-7 肾动脉肌纤维发育不良(FMD)的彩色多普勒血流图像。注意与节段同心狭窄和扩张相关的前向和反向流动区域(A)。动脉造影图显示肾动脉中远段在右侧(B)

# 超声检查技术

## 患者准备

尽可能减少过多的腹部气体而充分显示肾动脉和静脉，检查前要求患者禁食 8～10 小时。择期的检查预约在早上，需胰岛素治疗的糖尿病患者优先。在等待肾脏双功能超声检查时，为了防止低血糖发生，糖尿病患者可以进食烤面包片和流质。允许患者少量饮水服用早上的药物，禁止吸烟或嚼口香糖以减少吞食的空气量。

## 患者体位

在检查开始前，要求患者仰卧于检查床上，头部略抬高。检查床设置为头高位，患者的脚低于其心脏 15°～20°。这样可使内脏向下腹部和骨盆下移，增加显示肾动脉和肾脏的声窗。仰卧位可以显示腹主动脉、腹腔干、肠系膜上动脉近端、肾动脉起始部和近段-中段的肾动脉。患者取右侧或左侧卧位，将手臂放于头上同时腿伸直拉伸身体，可优化显示中-远段肾动脉和肾脏。在某些情况下，患者可能需要俯卧、腹部屈曲于枕头或楔形泡沫垫上。这种体位可以通过肋间平面获取肾脏和肾动脉远段图像。

检查者应该确定自己在检查床任一侧的位置，提升检查床的高度确保扫查时没有过度伸展手臂。同样重要的是要确保患者紧靠检查者这一侧。这有利于探头从患者腹部正中线移动至侧腹，同时使检查者保持正确的人体工程学体位。如果可能，超声检查者应该学会使用双手扫查，将超声设备移至检查床对侧也是可行的。

## 仪器

腹部血管超声检查采用具备2～5MHz相控阵或凸阵探头的高分辨率超声系统。灰阶图像用于血管和脏器的定位，同时识别有无粥样硬化斑块、动脉瘤和动脉夹层。彩色和能量多普勒超声成像有利于显示动脉和静脉、识别解剖标志、检测湍流区域和确认血管闭塞。鉴别正常和异常的血流模式是以多普勒速度频谱的波形参数为基础。诊断肾动脉狭窄或闭塞需要对频谱波形数据进行精准分析，同时整合所有相关超声信息。在整个检查过程中，必须注意优化频谱和彩色多普勒脉冲重复频率（PRF，速度量程）、增益、壁滤波，其中最重要的是超声波声束角度。

## 扫查技术[20]

### 扫查腹主动脉、肠系膜上动脉、肾动脉

患者仰卧位时，在左旁正中平面获取腹主动脉矢状面图像，扫查从胸骨剑突开始，连续扫查通过主动脉分叉至髂总动脉为止。使用B型、彩色、能量多普勒超声成像模式，需要注意识别动脉粥样硬化斑块、副肾动脉、动脉瘤、动脉夹层和湍流区。使用小的多普勒取样容积和小于60°的校正角度，在腹主动脉、腹腔干及肠系膜上动脉水平记录频谱波形。测量腹主动脉收缩期峰值流速（PSV）用以计算肾动脉-腹主动脉流速比。

由于腹腔干和肠系膜上动脉走行毗邻主肾动脉及副肾动脉，识别肠系膜上动脉血流模式很重要。为了实现这一目标，应该在腹腔干和肠系膜上动脉近端获取有代表性的频谱波形。这样做还可能发现肠系膜动脉狭窄引起的流量减少。这种情况最常见于肠系膜动脉起始部的腹主动脉壁出现粥样硬化斑块的患者。

在肠系膜上动脉（SMA）的水平获取腹主动脉横断面图像。SMA稍下方，在腹主动脉浅面或腹主动脉后方可定位左肾静脉（图25-8）。优化B型超声及彩色血流成像，确定有无肾静脉血栓形成或肾静脉被小肠、SMA压迫。外源性压迫可能会导致肾静脉“胡桃夹”或肠系膜上动脉压迫综合征。

左肾动脉位置通常略低于左肾静脉。可通过直立移动探头使其垂直于患者腹壁显示这些血管的近段（图25-9）。这种位置允许压迫左肾静脉。保持探头垂直，而后稍向左或右倾斜探头获得肾动脉的矢状面图像（图25-10）。彩色血流成像可以帮助识别血管

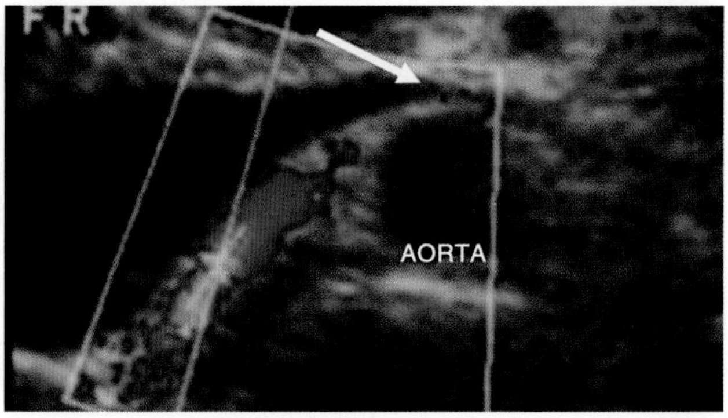


图25-8 腹主动脉横断面的血流成像图显示左肾静脉（箭头）跨过腹主动脉前壁

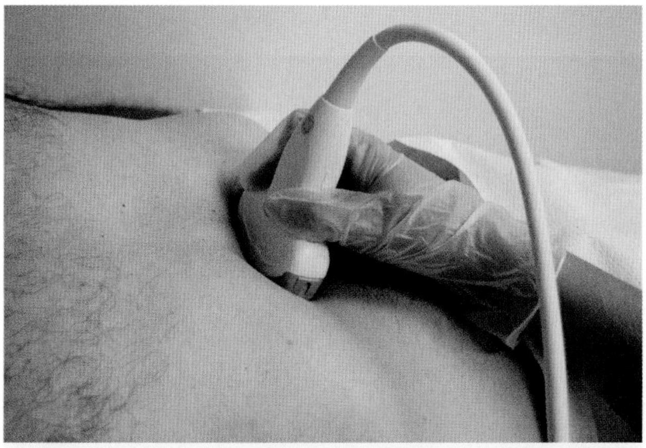

图25-9 该图片显示放置超声探头的适宜位置，以获取肾动脉起始部和近端的图像及采集多普勒频谱波形

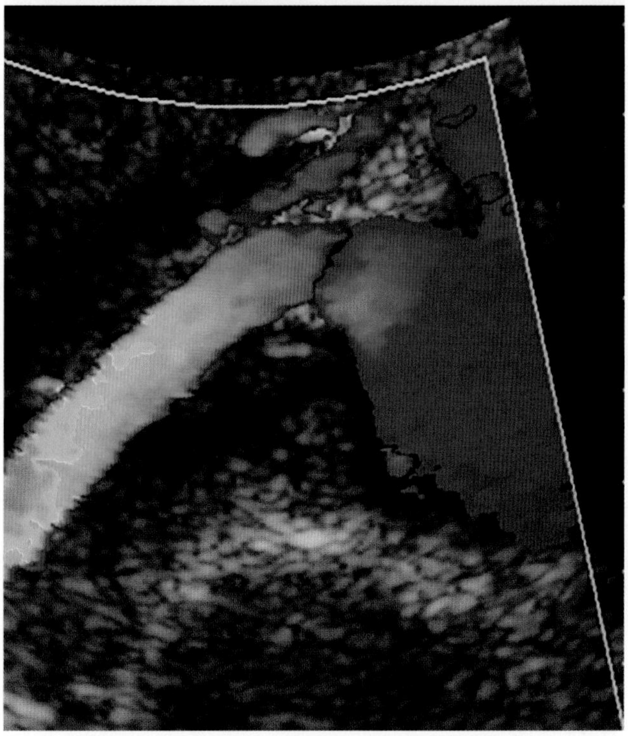

图25-10 右肾动脉的长轴彩色血流成像

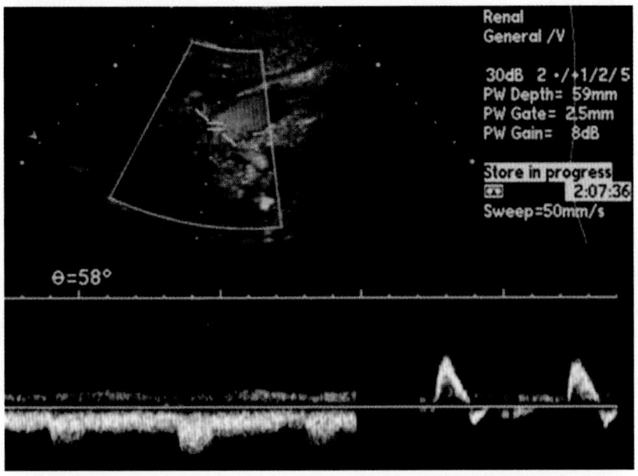


图 25-11　通过缓慢移动取样容积从腹主动脉管腔内至肾动脉开口处，多普勒频谱波形显示从高阻（低舒张期血流）的腹主动脉信号到低阻（高舒张期血流）信号的转变

和优化肾动脉起始部、副肾动脉的显示。在上述扫描断面中，肾动脉最常显示的节段为起始部到中段。为了排除肾动脉起始部狭窄，需要从腹主动脉管腔内缓慢移动多普勒取样容积经过肾动脉起始部。频谱波形从高阻力指数、低舒张期的主动脉血流过渡到低阻力指数、高舒张期的肾动脉血流，这有助于识别异常血流模式和起始部病变（图 25-11）。此后，连续采集所有可视段肾动脉的多普勒频谱波形，然后记录典型频谱信号，应确保所有波形均在适当角度采集。

一种新的成像技术对确定肾动脉的近心段及起始部十分有用，术语称为“香蕉皮”征。为了获得最佳视野，患者取与观察侧方向相反的侧卧位进行检查。探头取腹主动脉长轴进行扫查。使用探头足侧加压头侧翘起的手法（“跟-趾”法）获得将近 0°的多普勒角度，以此确定肾动脉从腹主动脉壁发出的起始部（图 25-12）。

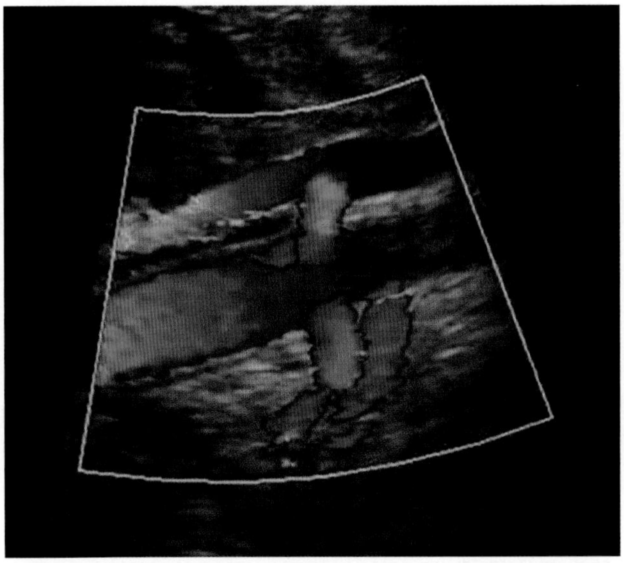

图 25-12　腹主动脉长轴血流成像图显示“香蕉皮”征，以此确定肾动脉起始部及近端

获取肾动脉中-远段和实质内的血流，患者需取侧卧位或俯卧位。患者卧位时，可以通过肋间声窗、从患者的侧面获取肾脏的横断面图像。从肾门到腹主动脉壁起始部的右肾动脉相对容易追踪。左肾动脉可能会更难显示。使用左肾作为声窗，从后外侧扫查有助于成像。将肾的位置比做时钟表盘，肾盂可位于左肾图像的 5 点、6 点或 7 点方向。5 点钟位置，左肾动脉在进入肾门前将稍向右侧走行。6 点钟位置，肾动脉沿直线走行进入肾门。当位于 7 点钟位置时，肾动脉进入肾门前会稍向左侧走行（图 25-13A、B）。

可以通过俯卧位和屈曲腹部于枕头或楔形泡沫

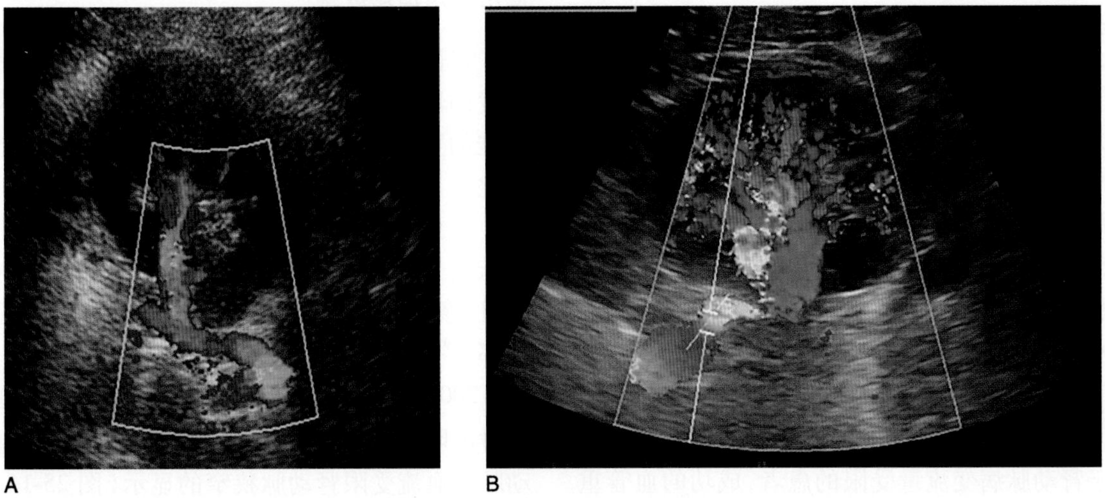

A　B

图 25-13　左肾横断面彩色血流成像显示肾动脉于 5 点钟方向进入肾门（A），另一病例于 7 点钟方向进入肾门（B）

垫上获取肾动脉远段图像。使用肋间声窗，容易获得清晰的肾脏和肾动脉中-远段图像。这两种方法都必须注意适当的角度校正，注意微调探头角度，与探查肾动脉的近-中段类似。

### 识别副肾动脉

有几种成像方法利于识别副肾动脉或多支肾动脉。在略倾斜的腹主动脉纵断面或肾脏的横断面上可以识别副肾动脉，副肾动脉向肾脏上、下极方向走行而不是通往肾门（图 25-14）。虽然彩色血流成像有助于突出显示这些小血管，能量多普勒超声较前者角度依赖性小而更有价值。增加取样容积大小并扫查 SMA 平面到腹主动脉分叉间的腹主动脉旁区，能获得是否存在副肾动脉的相关线索。由于 SMA 远端的动脉中，肾动脉是唯一的低阻力血管，当发现多发低阻多普勒信号时，超声检查者可以通过前述的一个或多个声学平面找寻。

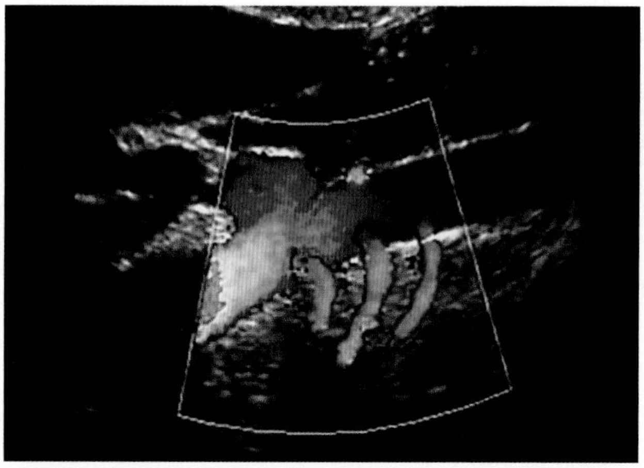

图 25-14 腹主动脉长轴血流成像图显示多支肾动脉。（图像由 Patricia A.（Tish）Poe，BA，RVT，FSVU 提供）

### 评估肾内血流

0°接收超声波并记录肾窦、髓质和皮质的上、中、下份血流量模式。彩色和（或）能量多普勒超声成像有利于检测低血流区、湍流区或增加信号强度。应保留肾脏每个节段的多普勒频谱波形，包括收缩期峰值流速（PSV）和舒张末期流速（EDV）。除了评价肾血管，应观察肾实质有无皮质变薄、肾结石、肿块、囊肿或肾积水。也应注意肾周有无液体存在。

### 测量肾脏大小

对于肾动脉病变流量受限的患者，成功的血管重建术可以阻止肾萎缩，所以每次检查记录肾脏的大小很重要。正常肾的长度为 9～13cm。双侧对比，长度差异大于 3cm 提示缩小那侧肾脏血供受损。患者取侧卧位、探头置于肋缘下并向前外侧倾斜，冠状面或侧腹斜断面成像可以获得肾长轴观。深吸气时测量肾脏上下极间的长度。三次独立的测量取平均值可以提高准确性。

### 评估肾静脉血栓

可在血管检查室排除有无肾静脉血栓。急性肾衰竭患者可能出现疼痛和血尿。其他如肾细胞癌患者的肿瘤可侵犯肾静脉或下腔静脉。对于下腔静脉滤器或下腔静脉血栓形成的患者应同时检查肾静脉和下腔静脉，因为血栓可能逆行进入肾静脉。

确诊肾静脉血栓是成像技术需要面临的挑战。优化灰阶图像很重要，因为急性血栓的声学特性类似流动的血液。虽然静脉扩张可提示急性血栓形成，但慢性血栓阶段的肾静脉可能呈收缩状态。无法探及频谱、彩色或能量多普勒信号提示肾静脉血栓形成。在这种情况下，整个肾实质的肾动脉多普勒频谱波形常出现舒张期反向、圆钝的部分（图 25-15）。

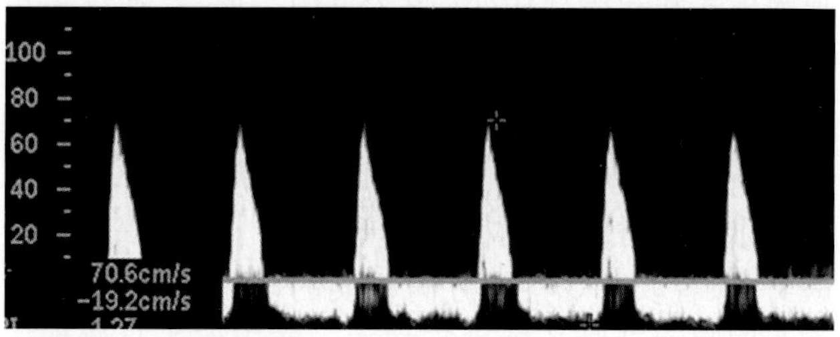


图 25-15 肾静脉血栓形成患者的肾实质内多普勒频谱波形。注意反向、圆钝的舒张期血流成分

### 使用超声造影成像

有很多因素可能影响肾动脉全程的显示，包括过度的肠气、患者体型及患者体位受限而不能获得最佳的声学窗口。[11]通常经静脉注射超声造影剂能优化肾动脉成像，改善成像质量和提高诊断准确率。虽然尚未获得美国食品药物管理局将其用于临床血管评估的批准，有研究者已证实这些药物在肝脏、肠系膜血管和外周血管成像中能提高诊断准确率。[19,21]

2003 年的一项研究表明，无禁忌证患者通过静脉注射造影剂，能改善肾动脉起始部、肾动脉长度、副肾动脉和血流受限肾动脉狭窄的显示（图 25-16A、B）。[22]将在本书的第 32 章进一步讨论超声造影剂。

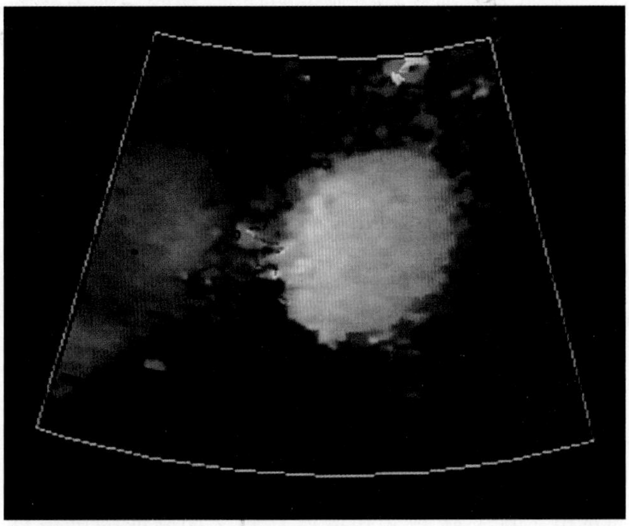
A
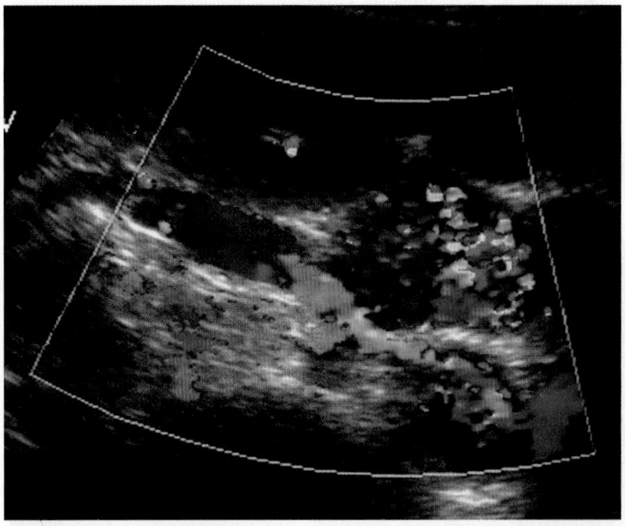
B

图 25-16 静脉注射超声造影剂前(A)和后(B)的肾动脉彩色血流图像。(图像由 John Pellerito, MD, North Shore University Medical Center, Long Island, NY 提供)

## 诊断

### 腹主动脉和髂总动脉

正常腹主动脉、髂总动脉的 B 型声像图表现为动脉壁光滑、管腔内部呈无回声。应注意辨别动脉瘤、夹层和(或)动脉粥样硬化斑块,出现动脉粥样硬化斑块时应着重关注腹主动脉分支处。使用彩色血流或能量多普勒成像有助于识别动脉狭窄或扭曲。

近端腹主动脉运送血液至低阻力血管床,如肝脏、脾脏、肾脏。多普勒频谱波形形态可以反映这种血流需求。这个节段的腹主动脉频谱波形特点包括收缩期快速上升支、尖锐的收缩期峰和舒张期正向血流。PSV 的范围是 60 ~ 100cm/s。肾动脉远端的腹主动脉频谱表现为稍低的流速和三相血流模式。这个波形提示腰动脉和下肢循环的血管阻力升高。

除了少许轻微的湍流,正常腹主动脉近端为层流,湍流在肾动脉起始部和肠系膜动脉区域明显。扭曲的血管可能出现流速升高而非病理状态,但高流速和湍流信号提示存在明显的动脉狭窄。

### 正常肾动脉

正常肾动脉管腔为无回声,全程管壁光滑。彩色血流或能量多普勒超声成像可显示因扭曲、缠绕或外在压迫引起的狭窄。

正常肾动脉的频谱波形特点表现为快速收缩期上升支、略钝的收缩期峰和舒张期正向血流。收缩期上升支可出现收缩早期峰值(ESP)或血管顺应性峰值(图 25-17)。通常认为该峰是动脉壁具有弹性的表现,在肾动脉不同节段和肾内较小动脉不一定出现 ESP。

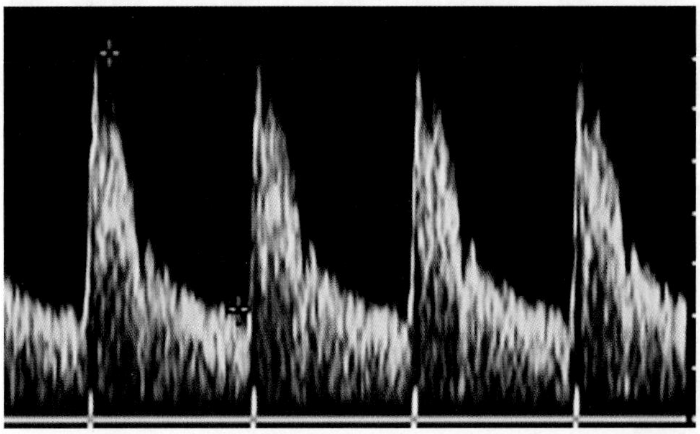

图 25-17 形态正常的肾动脉多普勒频谱波形图示

肾动脉 PSV 的范围是 90 ~ 120cm/s, EDV 大于收缩期流速的 1/3。从肾动脉主干到肾皮质 PSV、EDV 通常成比例降低。远端肾动脉 PSV 的范围为 70 ~ 90cm/s,肾窦水平减少为 30 ~ 50cm/s、肾皮质水平为 10 ~ 20cm/s。

### 无血流动力学意义的肾动脉狭窄(<60%)

B 型超声可显示从腹主动脉壁延伸到肾动脉起始部或肾动脉近端的动脉粥样硬化斑块。彩色血流成像有助于确定湍流和管腔狭窄的区域。

随着肾动脉内径的缩小,肾脏血流的需求量增加。30% ~ 60% 的肾动脉狭窄导致肾动脉 PSV 升高且大于 180cm/s。但这种程度的狭窄还不足以严重到引起病变远端的压力或血流下降。因此,这种程度的管腔狭窄不会出现狭窄后湍流。

## 血流减少的肾动脉狭窄(>60%)

当肾动脉的内径缩小达 60% 以上时,PSV 升高且明显超过 180cm/s,狭窄下游湍流出现(图 25-18A ~ D)。若没有其他并行或严重的病变,狭窄远端血流动力学将逐渐恢复为正常的层流剖面。辨别狭窄后信号很重要,这将用于鉴别血流减少性狭窄和无明显血流动力学意义的狭窄(<60%)。当肾动脉狭窄超过 80% 时,收缩期上升支将延迟、血管顺应性峰消失、远端 PSV 下降(呈小慢波信号)。在肾血管阻力没有升高的情况下,舒张期仍保持前向血流。

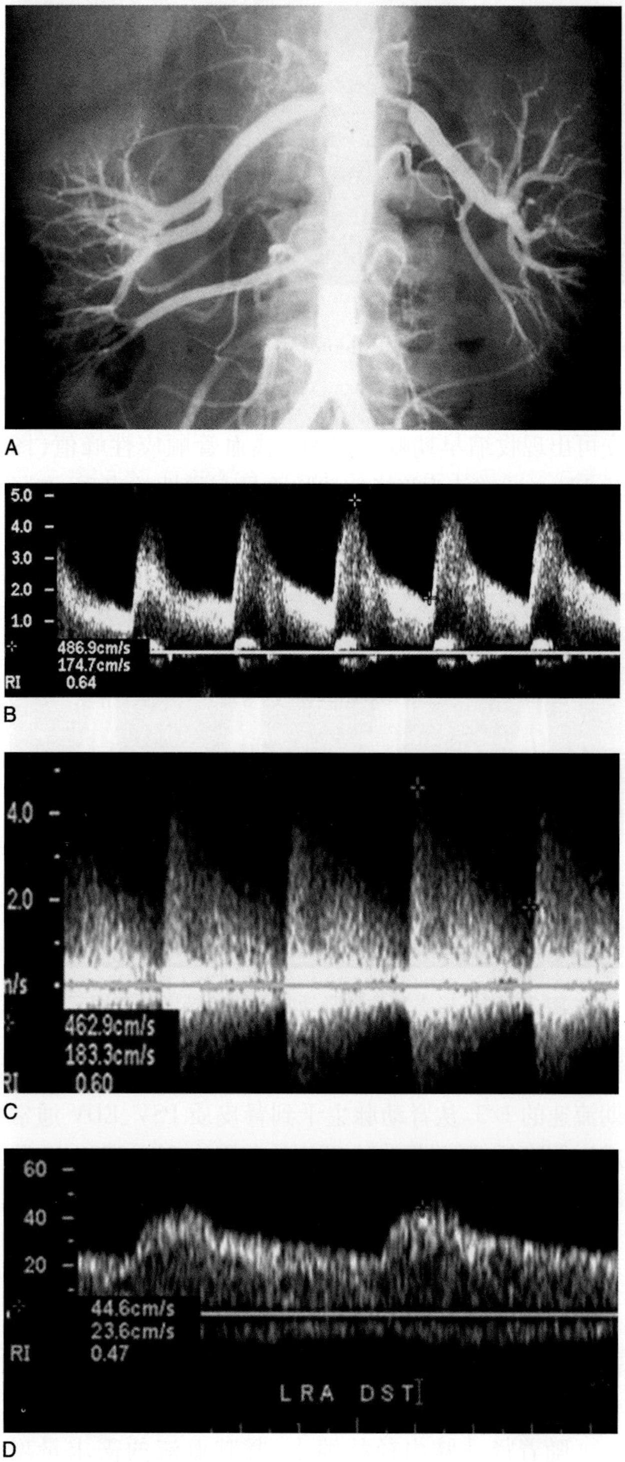


图 25-18 动脉造影显示左肾动脉近端狭窄(A)和相关的多普勒频谱波形,即狭窄处流速增高(B)、狭窄后湍流(C)和远端受抑制的"小慢波"(D)

## 肾动脉闭塞

通过优化多普勒频谱、彩色血流和能量多普勒发现肾动脉主干血流信号消失,由此判断肾动脉闭塞。可能需要多个扫查断面以确保肾动脉全程完整显示。通常由于肾上腺侧支和输尿管侧支动脉能够供给肾脏血流,整个肾髓质和皮质呈低波幅、低流速的多普勒信号。慢性肾动脉闭塞患者,皮质的 PSV 小于 10cm/s、肾脏上下径小于 9cm。

## 肾实质功能障碍

声束与血流呈 0°时,记录整个肾脏实质包括髓质、皮质动脉的多普勒频谱。通过频谱形态鉴别正常肾动脉阻力指数和内在实质功能障碍(内科肾病)。正常肾脏的多普勒频谱表现为所有节段都存在舒张期的连续高血流。在没有肾实质病变的情况下,舒张期血流速度通常接近收缩期速度的 40% ~50%。令人惊讶的是,即使在肾动脉狭窄血流受限的正常肾脏,舒张期流速仍然保持较高水平。最可能的原因是血流的减少触发代偿性血管扩张,因此肾血管仍然呈低阻力状态。

肾实质性疾病最常导致间质细胞渗出和水肿,从而引发入肾动脉血流阻抗、肾血管阻力增加。与此相关的肾脏疾病很多,包括肾小球肾炎、多囊性疾病、急性肾小管坏死、梗阻性肾积水和糖尿病肾病。1979 年,Arima 等[23]和 Norris 及其同事[24]发现在自体肾和移植肾中肾血管阻力增加与舒张期血流量下降有关。动脉阻力的大小与年龄、肾动脉的不同节段有关。肾血管的阻力大小可以通过阻力指数(RI)表示。研究已证实 RI 最大值位于肾门部(0.65±0.17),最小值位于叶间动脉(0.54±0.20)。[25-27]舒张期/收缩期流速比小于 0.3(阻力指数大于 0.8)为内科肾病的预测值;舒张期血流进一步降低与血尿素氮、血肌酐水平上升有关。[28]现代超声系统自带舒张末期/收缩期峰值流速比(EDR)或阻力指数(RI)的计算功能。EDR 计算方程式为 EDV/PSV,RI 方程式为(PSV-EDV)/PSV。

## 肾门的间接评估

基于近心端重大疾病导致外周动脉搏动降低、收缩期上升支延迟的理论，一些研究者提倡使用肾门内动脉评估这种有限、间接的方法。这种方法很有吸引力，因为它克服了扫查肾动脉全程的相关技术挑战并减少了该研究所需时间。Handa 等人发现，通过加速指数（AI）小于 3.78 来判断近端流量减少肾动脉狭窄的准确率为 95%、敏感性 100%、特异性 93%。AI 的定义为收缩期斜率（MHz/s）除以传输频率。当转换为速度单位，AI 等于或大于 291cm/$s^2$ 提示近端流量减少性肾动脉狭窄。Martin 和他的同事发现加速时间（AT）—定义为收缩期起始与初始峰值的时间间隔—对于近端肾动脉疾病患者，AT 大于 100 毫秒是比 AI 更显著的预测值。[30]通过光标确定收缩期开始点和收缩早期（顺应性）峰值，大多数高端超声系统可以自动计算 AT。该值也可以通过手拿式卡尺测量上述两点间的距离进行人工计算。由于目前最先进超声系统测量的最短时间间隔为 40 毫秒，频谱显示 2.5 倍时间间隔为 100ms。Stavros 等[31]通过结合 AI 和 AT、血管顺应性峰值消失来判定近端血流受限性肾动脉病变，鉴别 60% ~79% 的狭窄与更严重病变导致的狭窄详见图 25-19。其他研究人员发现通过评估肾门频谱波形来判断严重肾动脉疾病的诊断敏感性低。[32,33]

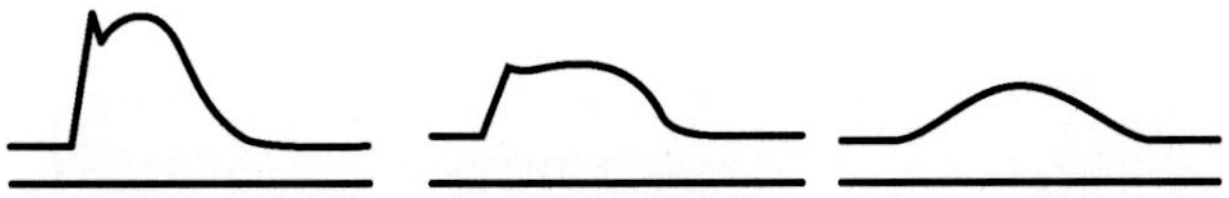


图 25-19 正常和狭窄的主肾动脉远端及肾段动脉分支的多普勒波形图解对照。注意快速收缩期上升支和血管顺应峰或 ESP，通常在较轻的狭窄（0% ~59%）中出现。一些研究者已经发现，狭窄率 60% ~79% 的肾动脉狭窄缺乏血管顺应性峰或 ESP。狭窄率>80% 的肾动脉狭窄最有效的证据是受抑制的波形。（Stavros 等[31]修改）

如前所述，近肾门肾动脉主干发出数支肾段分支。由于这些分支均起源于肾动脉主干，理论上对哪一分支进行多普勒频谱分析并不重要。但记录副肾动脉的多普勒波形可能得到不准确的信息，因为这些上、下极分支的频谱可有多种表现。

间接肾门评估法需要患者取侧卧位或俯卧位。在大多数患者中，通过肋间声窗、调节深度为 4 ~8cm 可获得肾脏的横断面图像。在这个平面，声束保持与肾门、主肾动脉远端肾段分支呈 0°进行评估。记录强的多普勒频谱信号很重要，利于优化波形使其更加清晰。包括使用尽可能高频的探头以提高多普勒探测敏感性、[31]大的（3 ~5mm）取样容积和 100 毫秒的扫描速度。

据估计美国受高血压影响的人群约 10%，其中不到 6% 的患者为肾动脉疾病。为了检测这样一个低发病率的疾病，诊断测试必须具有很高的灵敏度。虽然间接肾门评估法是一个很有吸引力的选择，但研究者报道了多种不同的结果，从高灵敏度到双功能超声与血管造影无相关性。[12,31,34-40]测试准确性发生波动有多种原因。多普勒波形受动脉血管顺应性、动脉闭塞和微循环阻力的影响。[41,42]肾血管阻力升高（如实质功能不全、内科肾脏疾病）或全身动脉硬化的患者，其加速时间和加速指数可能维持正常。虽然在肾动脉狭窄率超过 80% 的病例中，收缩期上升支延迟和血管顺应性峰值消失很常见，但当狭窄率在 60% ~79% 时频谱波形可以保持正常。我们也注意到，对于主动脉缩窄或主动脉闭塞而没有明显肾动脉狭窄的患者影像诊断会更加复杂，因为这部分患者也表现为低流速、肾内频谱波形受抑制。由于上述和其他存在的问题，不建议将间接肾门评估法作为肾动脉疾病的唯一诊断方式。只要认识到这个方法的不足之处，它仍然是直接肾动脉检测的一种很有价值的补充手段，特别是在直接检查肾动脉存在技术受限的患者。需要注意的是，对肾门的评估不能明确解剖位置或肾动脉近端病变，也不能区分良好侧枝代偿的肾动脉闭塞和肾动脉高度狭窄。[30]必须确保记录主肾动脉远端及肾门分支的频谱波形，而不是副肾动脉的段支。

## 肾动脉-腹主动脉比值和当前标准

目前肾动脉狭窄的诊断标准基于肾动脉-腹主动脉比值（RAR），RAR 等于肾动脉的 PSV 除以肠系膜上动脉水平腹主动脉的 PSV。60% ~70% 的肾动脉狭窄导致 PSV 显著升高，而腹主动脉的速度保持相对不变。Kohler 和他的同事[43]研究发现，RAR<3.5 用于诊断无流量受限性肾动脉狭窄（直径缩小>60%）的敏感性很高。同样，RAR>3.5 在识别明显的肾动脉狭窄时意义重大。若公认该数值，RAR 可作为初步诊断标准。患者若存在心输出量增加或明显的腹主动脉狭窄，腹主动脉 PSV 可能超过 100cm/s。这种情况下出现的肾动脉-腹主动脉流速比过低，会低估肾动脉狭窄严重程度。例如腹主动脉流速为 140cm/s、肾动脉流速为 320cm/s，RAR 为 2.3，将错误判断肾动脉无明显狭窄。同样在低心输出量病例中，主动脉闭塞、缩窄或主动脉瘤，主动脉 PSV 将低于正常值(<40cm/s)。此时 RAR 可能会高估肾动脉狭窄的严重程度。

最近在判断肾动脉管径狭窄>50%的研究中，研究者将传统的肾动脉-腹主动脉比值(RAR)和肾动脉-肾动脉比值(RRR)进行了比较。[44] RRR 定义为近心段或中段肾动脉的 PSV 除以远心段的肾动脉 PSV。RRR=2.7 的敏感性97%、特异性96%、阳性及阴性预测值97%。

在血流受限性肾动脉狭窄诊断中，已证明肾动脉血流速度升高伴狭窄后湍流是一个敏感的预测因子。[45-47] Hoffman 等[48]研究发现，肾动脉 PSV 大于 180cm/s 是肾动脉狭窄的一个诊断指标。当动脉直径减少达60%以上时出现流量-压力梯度，狭窄远端随即出现狭窄后湍流。无血流动力学意义的肾动脉狭窄的诊断标准为 PSV 升高(大于180cm/s)、RAR 小于3.5，其中最重要的是未见狭窄后湍流信号。应额外考虑下列标准或替代 RAR，以增加诊断准确性。表25-1总结了常用的肾动脉狭窄诊断标准。

表 25-1 肾动脉狭窄分级，基于肾动脉-腹主动脉流速比、肾动脉收缩期峰值流速和肾脏长径

| %狭窄 | RAR | PSV | PST | 肾脏长径 |
|---|---|---|---|---|
| 正常 | <3.5 | <180cm/s | 无 | 9～13cm |
| <60% | <3.5 | >180cm/s | 无 | 9～13cm |
| >60% | >3.5 | >180cm/s | 出现 | 不定 |
| 闭塞 | N/A | N/A | N/A | <8cm |

PST，狭窄后湍流

## 肾静脉评估

正常肾静脉的可视段在双功能超声中表现为无回声管腔，并具有呼吸相。当静脉存在阻塞时，管腔内有回声成分出现。必须注意优化B型、频谱和彩色多普勒参数，利于鉴别急性血栓、静脉部分阻塞、再通、侧枝形成和(或)外源性压迫。血栓静脉近端节段会出现连续、无呼吸相的低速血流。如果血栓节段再通或出现静脉侧支，在远端往往能记录到很弱的呼吸相。如果肾脏损害是由血栓形成引起，可能会出现明显的肾萎缩，肾脏回声较对侧增强。如果左肾静脉受肠系膜或肠系膜上动脉压迫，在跨越腹主动脉前方时可能出现高流速、彩色镶嵌状血流信号。

## 肾动脉支架的超声检查

据估计肾动脉支架术后再狭窄率约10%～20%。超声肾动脉支架评估必须考虑一些技术和解读的相关因素。[49]虽然大多数支架被放置于肾动脉开口或近端，但支架的数量和位置是可变的。在腹主动脉横断面、肾动脉起始水平，肾动脉近端支架是最易显示的(图25-20)。谐波和(或)实时复合成像可用来改善分辨率、显示病变和减少伪像。由于动脉顺应性降低，动脉的支架段流速通常会轻微升高。当支架的直径超过肾动脉时，支架末端的血流速度也可能升高。当支架放置于直径较小的肾动脉远端时最常发生上述情况。

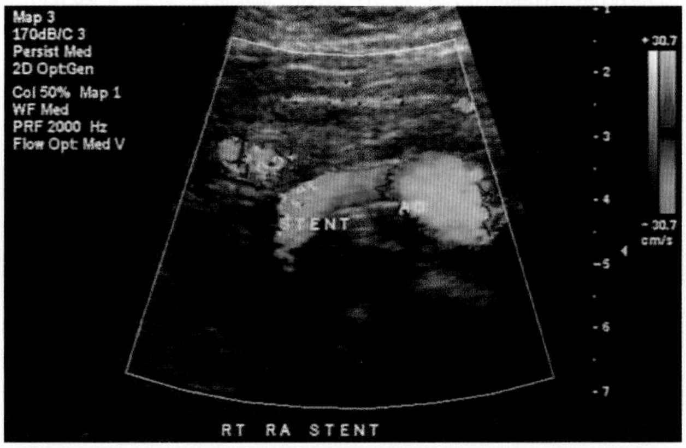


图 25-20 动脉彩色血流横断面显示右肾动脉近端支架

需要重点关注是否出现流速局部升高或者下游相关湍流。直径不匹配最可能导致局部流速升高而无相关湍流出现，而流量减少性狭窄的血流剖面具有高流速、狭窄后湍流和远端波形受抑制这些特征。此外，狭窄性病变可能导致随时间变化而改变的流速，但与直径不匹配有关时，升高的流速应该保持稳定。

1999年，Bakker 等[50]报道使用 PSV=226cm/s、RAR=2.7 诊断支架内再狭窄的敏感性100%、特异性90%。2007年，Girndt 等人报道[51]使用 PSV=180cm/s 具有很好的敏感性(100%)，但使用 RAR=3.5 的敏感性和特异性分别下降到50%和89%。几年后，Mohabbat 等[52]报道使用 PSV>280cm/s 和 RAR>4.5 诊断严重支架内再狭窄的敏感性93%、特异性99%。最

近,Pellerito 及其同事评估了 98 例未发表的肾动脉支架回顾分析数据。使用肾动脉收缩期峰值流速等于或大于 240cm/s 诊断流量减少的支架内再狭窄的敏感性 93%、特异性 92%。在他们的研究中,使用支架-腹主动脉比等于或大于 3.2 也能获得优异的敏感性和特异性(分别为 93% 和 94%)。到目前为止,尚未确定肾动脉支架内狭窄的分类诊断标准,一般来说,运用自体肾动脉的诊断标准时需要特别考虑顺应性、直径不匹配和支架的位置。[53,54]

## 预测成功的肾脏血管重建

虽然双功能超声在确定肾动脉狭窄、肾实质功能不全方面,已被公认为重要的非侵入性评价手段,但对肾血管重建术后血压或肾功能得到改善的这部分患者,一直难以确定超声的相关评估参数。2001 年在 138 例单侧或双侧明显肾动脉狭窄的患者中,Radermacher 和他的同事利用阻力指数=[1-(舒张末期流速除以收缩期峰值流速)]×100 预测成功的血运重建。[55]在此之前,他们还记录肌酐清除率、动态血压,平均随访 32 个月、第 1 年间隔 3 个月和之后每年随访。他们发现阻力指数大于 0.8 或更大,可以预测哪些患者不大可能受益于肾动脉成形术或外科搭桥术。

大量的研究显示,严重的肾脏动脉狭窄与肾萎缩有相关性。[56-61] Caps 等[62]研究发现,患者肾动脉 PSV 超过 400cm/s 和肾皮质 EDV 等于或小于 5cm/s 存在肾萎缩的高风险。如果在其严重影响肾脏血供之前确诊肾动脉狭窄,通过干预可能会挽救或改善肾功能。[61,63]相反,若肾脏上下径不到 8cm 肾血管重建常常失败。[64]因此当怀疑存在肾动脉狭窄时,肾脏长度的测量应该作为扫查规范的一部分。

## 小儿肾动脉狭窄的诊断

大约 85% 的儿童高血压继发于另一种疾病;肾血管性疾病占 10% ~25% 的比例。继发性儿童高血压的原因包括新生儿脐动脉血栓栓塞、婴儿特发性高钙血症(Williams-Bueren 综合征)、肾实质疾病、尿道梗阻、主动脉缩窄、药物性高血压、肾素分泌性肿瘤、嗜铬细胞瘤。高达 70% 的病例,肾动脉狭窄主要由伴有内膜增生的肌纤维发育不良引起。多囊性肾发育不良是儿童肾脏疾病第二常见类型。

相比成人肾脏,需要注意一些明显的解剖学差异,如大小、位置和外观。新生儿的肾脏长轴通常小于 4cm,一岁内略有增加(小于 6cm)。儿童的肾脏位置较成人更低,完全上升最常见于 6 岁左右。5 岁以内的小孩,可见肾脏皮质中的胚胎期肾小叶呈明显分叶状。在婴儿,肾实质回声较成人高、肾锥体更加突出;儿童肾窦回声低,原因是肾窦脂肪浸润较成人少(图 25-21)。

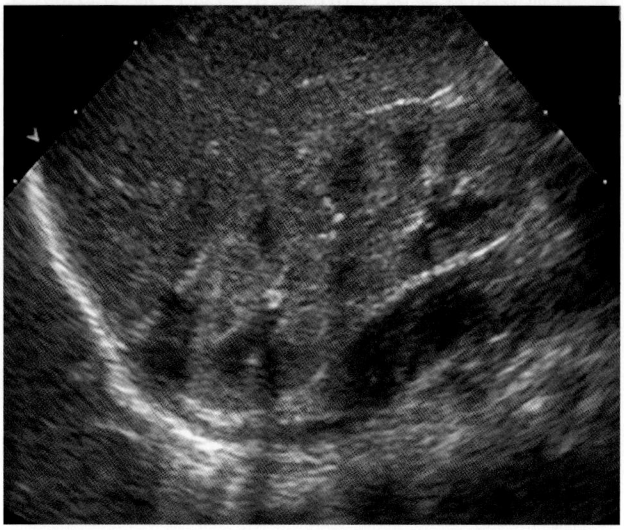

图 25-21　新生儿肾脏长轴的 B 型超声图像。请注意清晰的肾锥体、模糊的肾窦、回声高于正常成人的肾实质

评估小儿肾血管,检查前患者需要禁食约 3 小时。选择低频凸阵或线阵探头。与成人相比,扫查技术并没有显著不同。虽然多数小儿可以使用如前所述的方法进行定位,检查新生儿肾血管和肾时可以取俯卧位、用枕头放于腹部下方并使用肋间扫查平面。必要时母亲可以躺在小儿附近,使其安静并平静呼吸下进行检查。

由于肾动脉狭窄的诊断是基于速度参数和多普勒波形的形态,很重要的一点是肾动脉和肾实质血管内的速度取决于年龄和多普勒取样容积的位置。最高流速通常位于肾动脉主干,而最低流速位于小叶间动脉。Deeg 等[65]报道小于 1 岁儿童的主肾动脉 PSV=51.5±13.4cm/s,小叶间动脉=19.5±5cm/s。相比之下,6~12 岁儿童的主肾动脉 PSV=80±18cm/s,小叶间动脉=27.9±5.3cm/s。12~18 岁的儿童流速测值没有明显变化。这些研究人员还指出,随着年龄的增长阻力指数降低。新生儿肾动脉主干的 RI=0.82±0.11 和小叶间动脉的 RI=0.73±0.17。在 6~12 岁间的儿童,主肾动脉和小叶间动脉的 RI 分别为 0.71±0.09 和 0.58±0.10。在 12~18 岁儿童,主肾动脉和小叶间动脉的 RI 没有显著变化。一些研究者已经指出,

儿童 RI 通常较成人高，儿童心脏搭桥术后 RI 通常升高(>1.0)至少 3 天。[66-69]

新生儿中，无流量减少肾动脉狭窄的 RI 通常小于 0.85，当出现流量减少肾动脉疾病时 RI 将超过 0.85。目前，经过有效验证的儿科肾动脉狭窄诊断标准尚无文献报道。一般来说，诊断是基于升高的 PSV、狭窄后湍流、延迟的收缩期上升支和狭窄远端的流速减低。

## 小结

- 肾血管和肾脏的双功能超声检查已成为首选、主要的诊断方式，用以评估小儿及成人的肾血管性高血压和可疑肾动脉病变。
- 虽然存在技术上的难题，肾血管超声具有无创、经济、诊断信息准确的优点。
- 双功技术可以判断血管和组织的病理改变、监测血流动力学、进行血流动力学紊乱的定量分析。
- 腹主动脉、肾动脉和肾脏的长度可以通过 B 型超声评估，定位动脉粥样硬化疾病、肌纤维发育不良、动脉瘤、夹层、囊肿和肿块，并提示因肿块或包埋所导致的外源性肾血管受压。
- 这种模式在肾动脉狭窄分级方面很有价值，同时可以根据肾脏大小、皮质血流情况选择治疗方案。
- 彩色血流和能量多普勒成像有助于识别血流紊乱区、狭窄、闭塞和解剖异常。
- 为了波形分析和速度测量，需要优化血流显示及调整多普勒取样容积。
- 对这种疾病严重程度的判断基于 PSV 以及肾动脉主干狭窄后信号出现与否。
- 在肾实质内记录速度波形的相关评估参数，可提示是否存在肾脏本身疾病及血管重建成功的可能性。
- 在血流受限性肾动脉疾病检查中，使用双功能超声进行间接肾门评估仍有争议。目前已有研究表明，对于肾动脉和肾脏最好使用直接评估和完善的检查流程。
- 鉴于肾血管超声能提供范围广泛的诊断信息，双功能超声已被公认为小儿及成人肾血管疾病诊断、介入治疗、外科术后随访的理想成像技术。
- 超声检查能否成功，与检查者的经验和医师的解析有关。经验丰富并可靠的超声技师、有资质解析图像的医师，他们都需要掌握肾脏血管疾病的相关知识、正确使用评估肾血管的技术并熟悉目前用于肾动脉狭窄分级的诊断标准，大规模的医疗机构中 90% 以上的患者可进行完整和准确的肾血管超声检查。

## 思考题

1. 一位患者将进行肾脏双功能超声扫查。在检查前，你可以通过一些体表标志来确定该患者肾动脉的大致位置。最重要的标志是？
2. 肾脏超声检查中，定位肾动脉存在一些重要的解剖标志。其中最常用的标志是什么？
3. 结合患者的临床表现很重要。如果一位 40 岁的女性高血压患者进行肾双功能超声检查，肾血管性高血压最可能的病理性改变是？
4. 大体型患者将进行肾脏双功能超声检查。患者取仰卧位，你可以在矢状面和横断面显示腹主动脉，但不能显示右肾动脉。你可以采取什么措施来判断肾动脉通畅或闭塞？
5. 记录到一支扭曲的右肾动脉近端 PSV 为 220cm/s。升高的流速是由狭窄血流受限所致还是血管成角所致，你将如何判断？

（钟晓绯　陈红艳　译）

## 参考文献


1. Berglund G, Anderson O, Wilhelmensen L. Prevalence of primary and secondary hypertension: studies in a random population sample. *BMJ.* 1976;2:554–556.
2. Dunnick NR, Sfakianakis GN. Screening for renovascular hypertension. *Radiol Clin North Am.* 1991;29:497–510.
3. Holley KE, Hunt JC, Brown AL, et al. Renal artery stenosis: a clinical-pathologic study in normotensive and hypertensive patients. *Am J Med.* 1964;37:14–18.
4. Eyler WR, Clark MD, Garman JE, et al. Angiography of the renal arteries including a comparative study of renal arterial stenoses in patients with and without hypertension. *Radiology.* 1962;78:879–882.
5. Caps MT, Perissinotto C, Zierler RE, et al. A prospective study of atherosclerotic disease progression in the renal artery. *Circulation.* 1998;98:2866–2872.
6. Plouin PF, Rossignol P, Brobie G. Atherosclerotic renal artery stenosis: to treat conservatively, to dilate, to stent, or o operate? *J Am Soc Nephrol.* 2001;12:2190–2196.
7. Mailloux LU, Husain A. Atherosclerotic ischemic nephropathy as a cause of chronic kidney disease; what can be done to prevent end-stage renal disease? *Saudi J Kidney Dis Transpl.* 2002;13(3):311–319.
8. Chobanian AV, Bakris GL, Black HR, et al. The Seventh Report of the Joint National Committee on Prevention, Detection, Evaluation, and Treatment of High Blood Pressure. *JAMA.* 2003;289:2560–2572.
9. Safian RD, Textor SC. Renal artery stenosis. *N Engl J Med.* 2001;344(6):431–442.
10. Johnson PT, Halpern EJ, Kuszyk BS, et al. Renal artery stenosis: CT angiography: comparison of real-time volume render-

ing and maximum intensity projection algorithms. *Radiology*. 1999;211(2):337–343.
11. Hansen KJ, Tribble RW, Reavis SW, et al. Renal duplex sonography: evaluation of clinical utility. *J Vasc Surg.* 1990;12:227–236.
12. Kliewer MA, Tupler RH, Hertzberg BS, et al. Doppler evaluation of renal artery stenosis: interobserver agreement in the interpretation of waveform morphology. *Am J Roentgenol.* 1994;162:1371–1376.
13. Stanley JC. Natural history of renal artery stenosis and aneurysms. In: Calligaro KD, Dougherty MJ, Dean RH, eds. *Modern Management of Renovascular Hypertension and Renal Salvage.* Baltimore, MD: Williams & Wilkins; 1996:14–45.
14. Working Group on Renovascular Hypertension. Detection, evaluation, and treatment of renovascular hypertension. *Arch Intern Med.* 1987;147:820–829.
15. Bookstein JJ, Maxwell MH, Abrams HL, et al. Cooperative study of radiologic aspects of renovascular hypertension. *JAMA.* 1977;237:1706–1709.
16. Stanley JC, Gewertz BL, Bove BL, et al. Arterial fibrodysplasia: histopathologic character and current etiologic concepts. *Arch Surg.* 1975;110:561–566.
17. Treadway KK, Slater EE. Renovascular hypertension. *Annu Rev Med.* 1984;35:665–692.
18. Harrison EG, McCormack U. Pathological classification of renal artery disease in renovascular hypertension. *Mayo Clin Proc.* 1971;46:161–167.
19. Cotter B, Mahmud E, Kwan OL, DeMaria AN. New ultrasound agents: expanding upon existing clinical applications. In: Goldberg BB, ed. *Ultrasound Contrast Agents.* St. Louis, MO: Mosby; 1997:31–42.
20. Neumyer MM, Thiele BL, Strandness DE Jr. *Techniques of Abdominal Vascular Sonography. A Videotape Production.* Pasadena, CA: Davies Publishing, Inc.; 1996.
21. Goldberg BB, Liu JB, Forsberg F. Ultrasound contrast agents: a review. *Ultrasound Med Biol.* 1994;20(4):319–333.
22. Blebea J, Zickler R, Volteas N, et al. Duplex imaging of the renal arteries with contrast enhancement. *Vasc Endovascular Surg.* 2003;37:429–436.
23. Arima M, Ishibashi M, Usami M, et al. Analysis of the arterial blood flow patterns of normal and allografted kidneys by the directional ultrasonic Doppler technique. *J Urol.* 1979;122:587–591.
24. Norris CS, Pfeiffer JS, Rittgers SE, et al. Noninvasive evaluation of renal artery stenosis and renovascular resistance. *J Vasc Surg.* 1984;1:192–201.
25. Zubarev AV. Ultrasound of renal vessels. *Eur Radiol.* 2001;11:1902–1915.
26. Korst MB, Joosten FB, Postma CT, et al. Accuracy of normal-dose contrast-enhanced MR angiography in assessing renal artery stenosis and accessory renal artery stenosis and accessory renal arteries. *Am J Roentgenol.* 2000;174:629–634.
27. Krumme B. Renal Doppler sonography-Update in clinical nephrology. *Nephron Clin Pract.* 2006;103:c24–c28.
28. Neumyer MM, Wengrovitz M, Ward T, et al. Differentiation of renal artery stenosis from renal parenchymal disease using duplex ultrasonography. *J Vasc Technol.*
29. Handa N, Fukunaga R, Etani H, et al. Efficacy of echo-Doppler examination for the evaluation of renovascular disease. *Ultrasound Med Biol.* 1988;14:1–5.
30. Martin RL, Nanra RS, Wlodarczyk J. Renal hilar Doppler analysis in the detection of renal artery stenosis. *J Vasc Technol.* 1991;15(4):173–180.
31. Stavros TA, Parker SH, Yakes YF, et al. Segmental stenosis of the renal artery: pattern recognition of the tardus and parvus abnormalities with duplex sonography. *Radiology.* 1992;184:487–492.
32. Isaacson JA, Neumyer MM. Direct and indirect renal arterial duplex and Doppler color flow evaluations. *J Vasc Technol.* 1995;19:309–316.
33. Isaacson JA, Zierler RE, Spittell PC, et al. Noninvasive screening for renal artery stenosis: comparison of renal artery and renal hilar duplex scanning. *J Vasc Technol.* 1995;19:105–110.
34. Baxter GM, Aitchison F, Sheppard D, et al. Colour Doppler ultrasound in renal artery stenosis: intrarenal waveform analysis. *Br J Radiol.* 1996;69:810–815.
35. Kliewer MA, Hertzberg BS, Keogan MT, et al. Early systole in the healthy kidney: variability of Doppler US waveform parameters. *Radiology.* 1997;205:109–113.
36. Helenon O, Rody FE, Correas JM, et al. Color Doppler US of renovascular disease in native kidneys. *Radiographics.* 1995;15:833–854.
37. Postma CT, Bijlstra PJ, Rosenbusch G, et al. Pattern recognition of loss of early systolic peak by Doppler ultrasound has a low sensitivity for the detection of renal artery stenosis. *J Hum Hypertens.* 1996;10:181–184.
38. Nazal MM, Hoballah JJ, Miller EV, et al. Renal hilar Doppler analysis is of value in the management of patients with renovascular disease. *Am J Surg.* 1997;174:164–168.
39. Kliewer MA, Tupler RH, Carroll BA, et al. Renal artery stenosis: analysis of Doppler waveform parameters and tardus-parvus pattern. *Radiology.* 1993;189:779–787.
40. Patriquin HB, LaFortune M, Jequier J-C, et al. Stenosis of the renal artery: assessment of slowed systole in the downstream circulation with Doppler sonography. *Radiology.* 1992;184:470–485.
41. van der Hulst VPM, van Baalen J, Kool LS, et al. Renal artery stenosis: endovascular flow wire study for validation of Doppler US. *Radiology.* 1996;100:165–168.
42. Bude RO, Rubin JM, Platt JF, et al. Pulsus tardus: its cause and potential limitations in detection of arterial stenosis. *Radiology.* 1994;190:779–784.
43. Kohler TR, Zierler RE, Martin RL, et al. Noninvasive diagnosis of renal artery stenosis by ultrasonic duplex scanning. *J Vasc Surg.* 1986;4:450–456.
44. Chain S, Luciardi H, Feldman G, et al. Diagnostic role of new Doppler index in assessment of renal artery stenosis. *Cardiovasc Ultrasound*, 2006;4:4.
45. Taylor DC, Kettler MD, Moneta GL, et al. Duplex ultrasound scanning in the diagnosis of renal artery stenosis: a prospective evaluation. *J Vasc Surg.* 1988;7:363–369.
46. Taylor DC, Moneta GL, Strandness DE Jr. Follow-up renal artery stenosis by duplex ultrasound. *J Vasc Surg.* 1989;9:410–415.
47. Neumyer MM, Wengrovitz M, Ward T, et al. The differentiation of renal artery stenosis from renal parenchymal disease by duplex ultrasonography. *J Vasc Technol.* 1989;13:205–216.
48. Hoffman U, Edwards JM, Carter S, et al. Role of duplex scanning for the detection of atherosclerotic renal artery disease. *Kidney Int.* 1991;39:1232–1239.
49. Neumyer MM. Duplex scanning after renal artery stenting. *J Vasc Technol.* 2003;27(3):177–183.
50. Bakker J, Beutler JJ, Elgersma OE, et al. Duplex ultrasonography in assessing restenosis of renal artery stents. *Cardiovasc Interv Radiol.* 1999;22:475–480.
51. Girndt M, Kaul H, Maute C, et al. Enhanced flow velocity after stenting of renal arteries is associated with decreased renal function. *Nephron Clin Pract.* 2007;105:c84–c89.
52. Mohabbat W, Greenberg RK, Mastracci TM, et al. Revised duplex criteria and outcomes for renal stents and stent grafts following endovascular repair of juxtarenal and thoracoabdominal aneurysms. *J Vasc Surg.* 2009;49(4):827–837.
53. Rocha-Singh K, Jaff MR, Kelley Lynne E. Renal artery stenting with noninvasive duplex ultrasound follow-up: 3-year results from the RENAISSANCE renal stent trial. *Catheter Cardiovasc Interv.* 2008;72(6):853–862.
54. Chi YW, White CJ, Thomton S, et al. Ultrasound velocity criteria for renal in-stent restenosis. *J Vasc Surg.* 2009;50(1):119–123.
55. Radermacher J, Chavan A, Bleck J, et al. Use of Doppler ultrasonography to predict the outcome of therapy for renal artery stenosis. *N Engl J Med,* 2001;344(6):410–417.
56. Moran K, Muihall J, Kelly D, et al. Morphological changes and alterations in regional intrarenal blood flow induced by graded renal ischemia. *J Urol.* 1992;148:1463–1466.
57. Truong LD, Farhood A, Tasby J, et al. Experimental chronic renal ischemia: morphologic and immunologic studies. *Kidney Int.* 1992;41:1676–1689.
58. Gob'e GC, Axelsen RA, Searle JW. Cellular events in experimental unilateral ischemic renal atrophy and regeneration after contralateral nephrectomy. *Lab Invest.* 1990;63:770–779.
59. Sabbatini M, Sansone G, Uccello F, et al. Functional versus structural changes in the pathophysiology of acute ischemic renal failure in aging rats. *Kidney Int.* 1994;45:1355–1361.
60. Shanley PF. The pathology of chronic renal ischemia. *Semin Nephrol.* 1996;16:21–32.
61. Guzman RP, Zierler RE, Isaacson JA, et al. Renal atrophy and renal artery stenosis: a prospective study with duplex ultrasound. *Hypertension.* 1994;23:346–350.
62. Caps MT, Zierler RE, Polissar NL, et al. The risk of atrophy in kidneys with atherosclerotic renal artery stenosis. *Kidney Int.* 1998;53:735–742.
63. Cambria RP, Brewster DC, L'Italien GJ, et al. Renal artery reconstruction for the preservation of renal function. *J Vasc Surg.* 1996;24:371–380.

64. Hallett JW Jr, Fowl R, O'Brien PC, et al. Renovascular operations in patients with chronic renal insufficiency: do the benefits justify the risks? *J Vasc Surg.* 1987;5:622–627.
65. Deeg KH, Worle K, Wolf A. Doppler sonographic estimation of normal values for flow velocity and resistance indices in renal arteries of healthy infants. *Ultraschall Med.* 2003;24(5):312–322.
66. Wong SN, Lo RN, Yu EC. Renal blood flow pattern by noninvasive Doppler ultrasound in normal children and acute renal failure patients. *J Ultrasound Med.* 1989;8:135–141.
67. Keller MS. Renal Doppler sonography in infants and children. *Radiology.* 1989;172:603–604.
68. Grunert D, Schoning M, Rosendahl W. Renal blood flow and flow velocity in children and adolescents; duplex Doppler evaluation. *Eur J Pediatr.* 1990;149:287–292.
69. Patriquin H. Doppler examination of the kidney in infants and children. *Urol Radiol.* 1991;12:220–227.

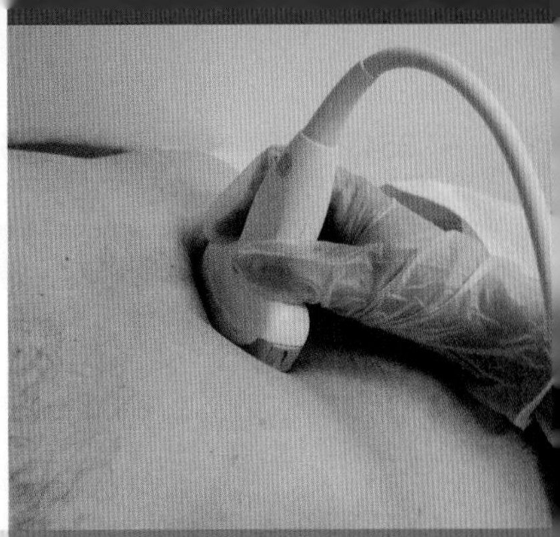

# 下腔静脉和髂静脉

MICHAEL J. COSTANZA

第 26 章

## 目标

- 描述下腔静脉及髂静脉的解剖生理学。
- 确定做下腔静脉和髂静脉超声检查时患者和检查者最有用的体位。
- 确认改善下腔静脉及髂静脉超声检查的人体工程学和图像质量的有用的方式。
- 列出下腔静脉及髂静脉超声检查必需的图像。
- 理解最常见的下腔静脉及髂静脉病理状态和解剖变异。
- 描述彩色、频谱和能量多普勒超声，以及灰阶超声是怎么相互补充的。
- 列出下腔静脉及髂静脉常见病理状态及解剖变异的灰阶超声、彩色和频谱多普勒超声特征。

## 关键词

汇合
下腔静脉
肺动脉栓塞
腹膜后间隙
血栓形成

## 术语表

**汇合(confluence)**：汇集两个或两个以上的静脉形成更大的静脉，相当于动脉系统一个分叉。

**下腔静脉滤器(inferior vena cava filter)**：为预防肺动脉栓塞而设计的锥形医疗装置；把下腔静脉滤器放置到下腔静脉内，以拦截从下肢静脉脱落的栓子，避免其进入心脏及肺部。

**肺栓塞(pulmonary embolus)**：通常来自下肢静脉血栓脱离的血凝块碎片使肺动脉的阻塞。

**腹膜间隙(retroperitoneum)**：位于腹腔与后腹壁肌肉及骨头之间的间隙；腹膜后间隙的血管结构包括下腔静脉，髂静脉和腹主动脉。

**血栓形成(thrombosis)**：血凝块部分或完全阻塞血管。

## 解剖

髂外静脉作为股总静脉的延续，引流下肢的血液，起于腹股沟韧带，深入盆腔，向头部走行。髂内静脉引流盆腔脏器及肌肉组织的静脉血，与髂外静脉在骶髂关节处汇合形成髂总静脉。下腔静脉起始于在第五腰椎平面左右髂总静脉汇合处，它在腹膜后间隙腹主动脉右侧上行，穿过肝脏后表面深的小窝，这个小窝位于尾状叶与裸区之间，在第八胸椎平面穿过膈肌，终止于右心房。下腔静脉属支在表 26-1 中列出。

下腔静脉接收膈下所有组织器官的血液，将缺氧的血液运输回流到心脏以便氧化处理和再循环。下

| 表 26-1 下腔静脉属支 |
| --- |
| 肝静脉 |
| 肾静脉 |
| 髂总静脉 |
| 右侧肾上腺静脉 |
| 右侧卵巢静脉或睾丸静脉 |
| 膈下静脉 |
| 四根腰静脉 |
| 内侧骶静脉 |

腔静脉的直径依赖于患者的容量状态。在容量状态较好的患者，下腔静脉呈扩张状态，肾静脉平面下腔静脉的直径是 17～20mm。[1]巨大的下腔静脉是少见的，常常只发生在肥胖体型或者充血性心力衰竭患者，最大的系列报道少于 3% 的检查者下腔静脉直径超过 28mm；[2]脱水的患者下腔静脉塌陷，使其狭窄，超声探测及评估困难。在这些状况下，让助手抬高患者的腿部通常可增加下腔静脉的直径，使其容易显像。[3]

## 解剖变异

在胚胎发育期，因为好几个前体静脉促成其形成，下腔静脉显示出较多的解剖变异。持续的下腔静脉左侧前体可导致双下腔静脉或者左位下腔静脉。在双下腔静脉病例，重复的下腔静脉典型的终点在肾静脉平面，在这里下腔静脉汇合到左肾静脉。完全的左下腔静脉可汇入到左肾静脉，也可向头侧延伸，在胸部汇入奇静脉。[4]

下腔静脉的异常也可累及其肝内部分，当下腔静脉的肝内部分先天缺失时，血流通过奇静脉或者半奇静脉回流到心脏。虽然超声不能探测这个异常的侧支静脉通路，通过显示肝静脉直接回流到右心房，而且肝内下腔静脉缺如即可做出诊断。在肝内下腔静脉膜性阻塞的患者，超声显示在右肝静脉刚一汇入下腔静脉的头侧即可见一纤维膜性隔膜。下腔静脉血流可能反向，而远端的肝静脉血流缓慢并呈连续频谱。

# 超声检查技术

## 患者准备

对于下腔静脉及髂静脉的超声检查，肠道的大量积气是最常见的障碍。肠道气体阻碍超声信号的传播，且妨碍对任何腹部深静脉结构的准确识别。检查前让患者空腹 8 小时可降低肠道积气可能性，然而，如果患者已进食，也应该尝试检查。虽然，由于穿透力限制了深度，病态的肥胖能使腹部成像困难，但它很少阻碍下腔静脉充分地显像。在手术患者，开放的腹部伤口可使放置超声探头的区域变小，这些患者可能需要选择探头放置位置及护理人员协助完成超声检查。

## 患者的体位

患者仰卧位，超声技师站在患者右侧边开始检查。应该调节检查床的高度，使患者的腹部稍微低于超声技师的腕部。在这种状态下，超声技师可向下伸展他或她的手臂，能发挥最大效能地给患者的腹部加压，容易地、舒适地用探头加压通常能驱散肠道气体，获得更好的深在的腹腔结构图像。必须控制施加在探头上的力量，因为过度的压力也将压迫下腔静脉，使其显像困难。

## 扫查技术

需要 1～4MHz 的探头获得足够的穿透力，然而，5MHz 的探头可能更适合瘦的患者。完整的下腔静脉超声检查需要从膈肌到髂总静脉汇合处纵切面及横切面检查。

将探头垂直于身体中线开始检查，从远端到胸骨剑突。调整探头的角度向患者的左侧，使近端腹主动脉于肝脏后方显像。在识别这个标记后，调整探头角度向患者的右侧，获得位于肝脏后方的下腔静脉长轴图像（图 26-1）。应该认识及评估肝静脉，它是下腔静脉近端前面的属支。然后用偏转和滑动的动作缓慢地向下移动探头。当向下滑动探头时，通过向右及向

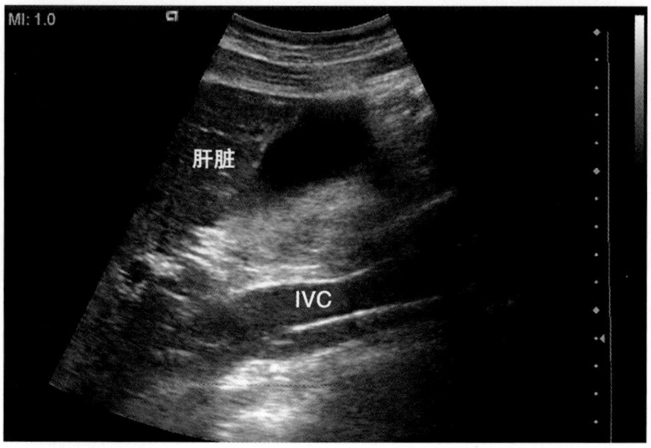


图 26-1 下腔静脉的灰阶超声成像纵断面

左轻微的摇摆，下腔静脉的每一面都已被扫描。[5]转动探头需要保持下腔静脉在视野中。用矢状断面来获得下腔静脉近段、中段及远段图像，直到髂总静脉汇合处（通常在肚脐平面）。

横切面扫查，探头放回到前面、剑突下并向上调整角度，一旦看到心脏显示出来，应把探头缓慢放垂直，到中线右侧寻找下腔静脉。在横切面，下腔静脉呈椭圆形（图 26-2）。当保持下腔静脉在视野中时，像前面描述的一样，用偏转和滑动的动作缓慢地向下移动探头。应该注意评估肾静脉，它是下腔静脉侧面的属支。继续向下检查，穿过髂总静脉平面，直到看不到髂总静脉为止。

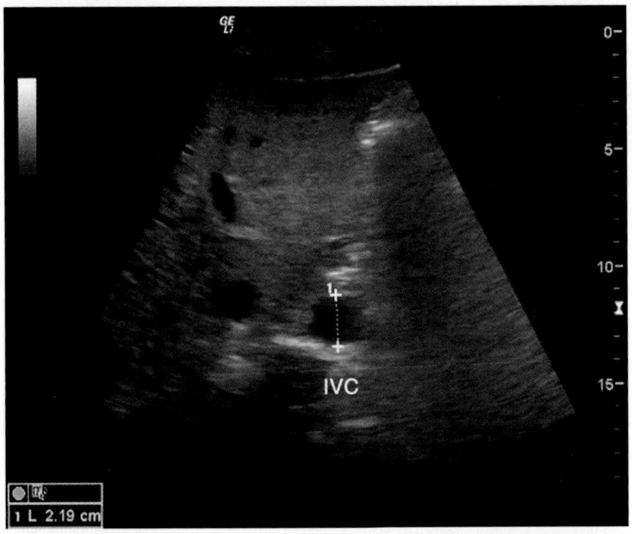


图 26-2　下腔静脉的灰阶超声成像横断面及直径测量

冠状平面可提供下腔静脉远端及髂总静脉汇合处更好的图像。在中份冠状切面，患者左侧卧位，探头放置在高于髂棘平面。肾脏下极提供一个标记，下腔静脉分叉通常位于其内侧下方。虽然患者仰卧位冠状平面扫描是可行的，但是左侧卧位提供人体工程学优势，并且在肠道气体掩盖前面的声窗时可做出优质的图像。

在检查下腔静脉时，髂总静脉的一部分将最可能被确认并评估。对于余下的髂总静脉检查，患者应该取仰卧位，检查床处于反屈氏位。同样可用 1～4MHz 的探头，5MHz 的探头可能更适合瘦的患者。从腹股沟开始，股总静脉可用来向近端追踪、识别及检查髂外静脉远端。当髂外静脉开始向盆腔深处走行时，将探头放置于腹直肌处，继续采用前侧方式检查。[6]向近心端追踪髂外及髂总静脉，直到它们汇合处。髂静脉系统完整的成像可能是挑战。通常不能肯定的辨认髂外和髂总静脉汇合处，而且，位置深的髂静脉可能会影响图像质量。

检查的效率可通过减少患者变换体位的次数来提高。患者仰卧位，下腔静脉检查应该获得纵切面及横切面图像，接着评估髂静脉。患者可转向左侧卧位在冠状平面扫查，获得下腔静脉远端及髂总静脉汇合处图像。下腔静脉及髂静脉成像的要求列在表 26-2 中。

表 26-2　下腔静脉及髂静脉成像的要求

| 图像平面 | 解剖水平 | 标志 |
|---|---|---|
| 纵切面 | 下腔静脉近段 | 膈肌和肝静脉 |
| | 下腔静脉中段 | 胰头 |
| | 下腔静脉远段 | |
| | 髂总静脉汇合处 | 髂总静脉 |
| | 髂外静脉 | |
| 横切面 | 下腔静脉近段 | 肝静脉 |
| | 下腔静脉中段 | 肾静脉 |
| | 下腔静脉远段 | |
| | 髂总静脉汇合处 | 髂总静脉 |
| | 髂外静脉 | |

# 诊断

正常的下腔静脉及髂静脉的肌性静脉壁是有回声的。这些血管的管腔呈无回声。在平静呼吸时，因为在呼吸作用下腹部压力变化，下腔静脉的直径可发生期相性变化。灰阶超声成像可评估各种病理状态，包括血栓、管腔内肿瘤及管腔外压迫（疾病相关知识点 26-1）。

## 血栓形成

血栓形成是最常见的病理状态表现，起因于下肢静脉血栓的蔓延。灰阶超声成像可显示扩张的下腔静脉或者髂静脉伴有回声物质充满管腔。新形成的血栓实际上是无回声的，灰阶超声探测不到。这种情况下凸显了彩色血流及多普勒检查评估下腔静脉及髂静脉通畅性的重要性（图 26-3）。随着血栓形成时间的增加，在几天及几周后，血栓回声增强。不阻碍血液流动的血栓可能仅被灰阶超声探测到，表现为在下腔静脉或髂静脉管腔内自由浮动的回声物质。

疾病相关知识点 26-1
总的下腔静脉及髂总静脉病变

| 病变 | 超声发现 | | |
|---|---|---|---|
| | 灰阶超声 | 彩色血流成像 | 多普勒超声 |
| 血栓(阻塞) | 管径增粗伴管腔内回声物质 | 无血流信号 | 无信号 |
| 血栓(部分性阻塞) | 回声物质部分性自由飘动或者附于壁上 | 出现或者消失 | 连续血流;失去呼吸相及心脏搏动变化 |
| 肿瘤阻塞 | 起源于肾脏或者肝脏的管腔内肿瘤或者外在的肿瘤 | 无血流信号;可探测到侧枝静脉 | 无信号或者部分阻塞者连续多普勒频谱;肿瘤内部可见动脉血流信号 |
| 下腔静脉滤器伴血栓 | 滤器的金属支撑回声;管腔内回声反射物质 | 无血流信号 | 无信号或者部分阻塞伴连续的血流信号 |
| 左下腔静脉 | 双下腔静脉或者仅下腔静脉在左侧 | 异常的下腔静脉汇入左肾静脉或者奇静脉 | 正常 |
| 肝内下腔静脉缺如 | 未见肝内下腔静脉 | 肝静脉直接回流至右心房 | 正常 |
| 腔静脉瘘 | 扩张的静脉 | 组织杂波 | 瘘的头侧搏动性血流 |
| 髂静脉压迫综合征 | 左侧髂总静脉受右髂总动脉压迫 | 压迫处流速增高及可出现湍流信号 | 受压处远端单相的波形 |

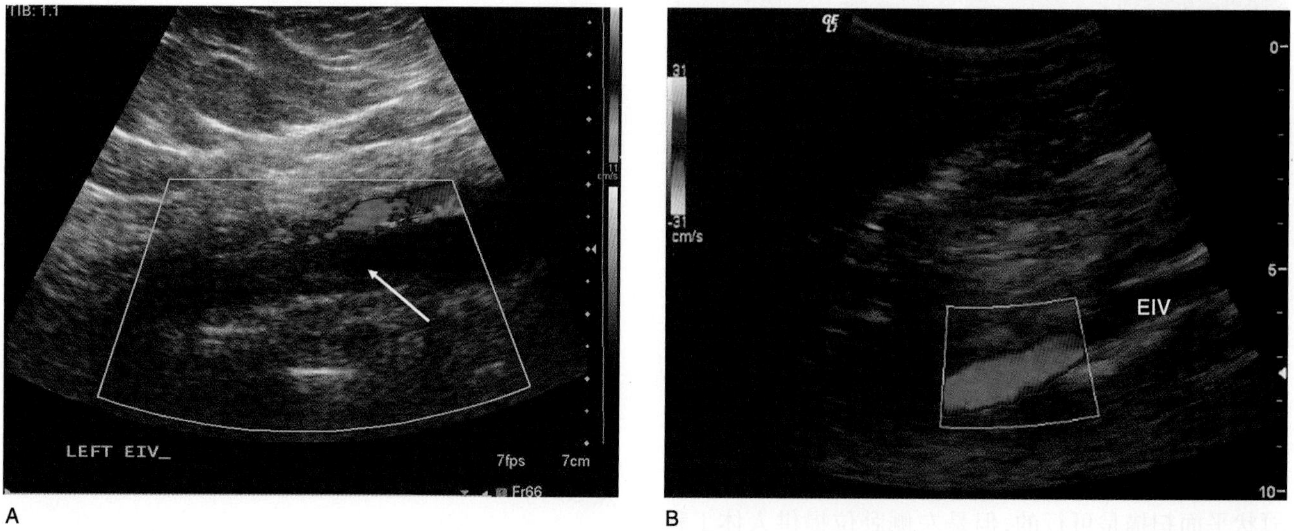


图 26-3 A. 髂外静脉内有均匀的低回声物质,无血流信号。这些表现与髂外静脉的急性深静脉血栓一致。B. 正常的髂外静脉在灰阶超声成像上管腔为无回声的,彩色血流完全充盈

## 新生物的阻塞

与血栓阻塞比较,新生物阻塞下腔静脉及髂静脉是罕见的。灰阶超声显示管腔内的肿瘤或者管腔外的肿块,管腔内的肿瘤通常起源于肝静脉或者肾静脉,并且可以继发阻塞或者继发下腔静脉血栓形成。[7] 管腔外的肿瘤可完全的或者部分性的阻塞下腔静脉及髂静脉,导致远端侧枝静脉扩张及下腔静脉和髂静脉远端扩张。管腔内肿瘤呈典型的中等回声,且彩色血流显像显示出肿块内血流,可看到肿瘤内的小血管。

## 下腔静脉阻断术

下腔静脉超声可显示下腔静脉滤器,这是一种用来预防患者肺栓塞的装置。下腔静脉滤器通常放置在肾静脉的远端,目的是在下肢静脉血栓栓子随血液运输到心脏和肺部之前捕获它。大多数滤器由细小的金属支撑物末端连接在一起形成圆锥形(图 26-4)。下腔静脉长轴切面,在肾静脉平面附近,滤器的金属

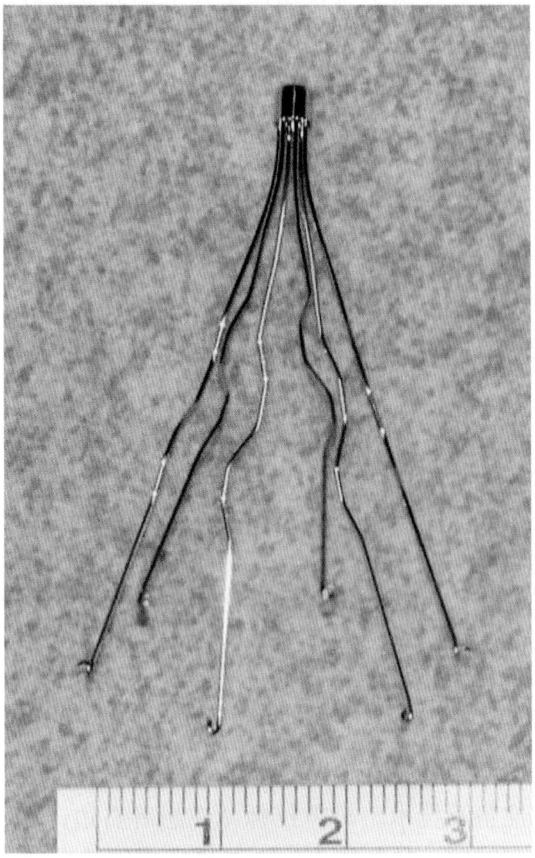


图 26-4　格林菲尔德下腔静脉滤器

支撑物呈现线状的回声聚拢到一个点(图 26-5)。在横切面,滤器呈现为向中心汇聚的点与线辐射到下腔静脉壁。应该评估滤器近端及远端的下腔静脉通畅性。滤器内部及周围有回声物质意味着捕获的栓子,应该考虑异常的发现。[8]少见的情况,下腔静脉滤器支撑物可导致下腔静脉穿孔,形成血肿。在大多数病例,超声仅能看到血肿,而不是导致穿孔的支撑物。[9]对于这种情况的诊断,CT 扫描通常提供更有用的信息。

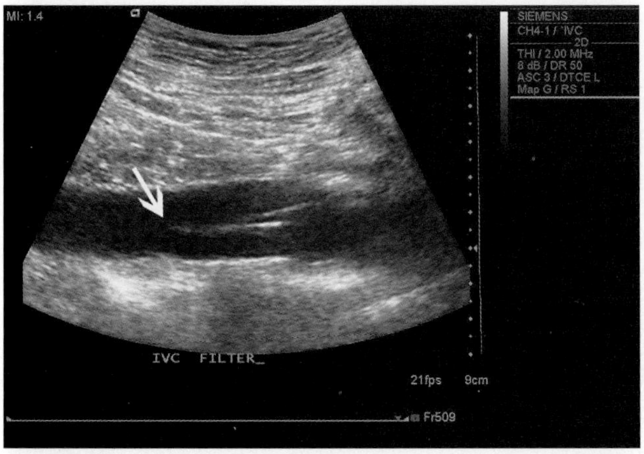


图 26-5　下腔静脉及滤器的长轴切面灰阶超声成像,箭头所指为下腔静脉滤器上端尖部

## 彩色和能量多普勒

彩色多普勒提供有用的方法来评估下腔静脉的通畅性。虽然完整的下腔静脉检查要求长轴切面及横切面成像,长轴切面图像证明在彩色血流评估方面能提供更多信息。横切面显示彩色血流可能是困难的,因为血流与超声束垂直。应该评估整个下腔静脉的彩色血流,包括肝上、肝内及肝下部分,假如有滤器,应该评估滤器近端及远端的下腔静脉。

彩色多普勒也可探测腔静脉瘘,这个瘘是在下腔静脉和周围血管之间的异常的连接。腔静脉瘘可自发的发生,或者由外科手术所致。自发性腹主动脉-腔静脉瘘是大的腹主动脉瘤的一种罕见的并发症。彩色血流显像可见组织噪声及瘘上方下腔静脉内搏动性血流。直接显示腹主动脉及腔静脉的连接处可能是困难的。外科手术创建的门-腔静脉瘘通常为门静脉及下腔静脉之间的侧-侧连接。瘘产生组织噪声,最佳的视角通常需要患者转向左侧卧位,用肝脏作为透声窗。

下腔静脉及髂静脉位置深且相对低速的状态使多普勒检查的局限性更加明显,能量多普勒提供补充,可克服这些影像学挑战。因为能量多普勒无角度依赖,即使当获得的唯一的图像是横切面的,它也能评估血管通畅性。能量多普勒也能较彩色多普勒更好的检测低速血流。这增加的敏感性使能量多普勒可检测下腔静脉及髂静脉内非常低速的血流,否则基于单独的彩色多普勒表现可产生静脉血栓的假阳性诊断。用能量多普勒检测及确认低速血流,例如已报道的肝内门腔分流。[10]

## 频谱多普勒特征

血流缓慢地通过下腔静脉,下腔静脉的波形随呼吸及心动周期变化。在平静呼吸时,膈肌下降形成腹部的正压及胸部的负压,因此,在吸气时血流从腹部回流到胸部,呼气时相反。叠加在这呼吸变化波形上的是来自心脏的快速的循环压力波的传播,特别是来自右心房的(图 26-6)。下腔静脉随心脏的搏动性依赖患者的体液状态。正常情况下,下腔静脉近心端为搏动性波形,而远端的下腔静脉及髂静脉仍有期相性,部分下肢静脉也能看到相似的波形。严重的体液负荷过重使远至髂静脉也可探测到心脏搏动性。部分性下腔静脉的阻塞可消除下腔静脉及髂静脉正常的随呼吸及心脏跳动变化的频谱。在这种情况下,频谱分析显示持续的多普勒信号伴等速的血流。

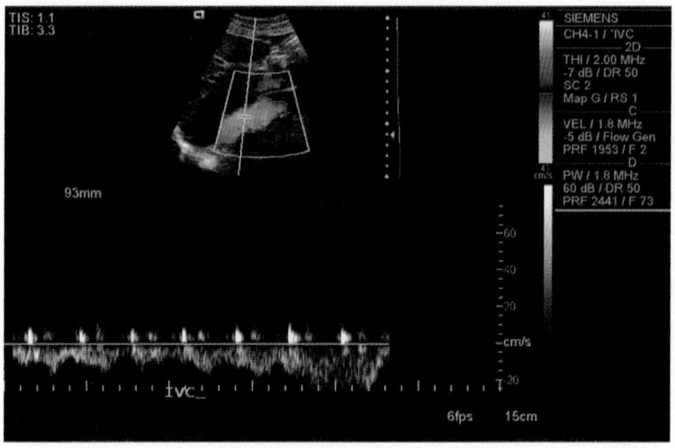


图 26-6 下腔静脉近端的彩色血流及频谱分析显示心脏博动性叠加到呼吸相上

在探测髂静脉血栓时，频谱多普勒分析起着重要作用。不像下肢静脉，髂静脉位于盆腔深部，评估髂静脉的通畅性不能用加压的方式，并且也不可直接用灰阶超声成像。在这种情况下，髂静脉血栓的诊断依赖间接的频谱多普勒的证据（图 26-7）。呼吸相及挤压远端的大腿时增强性消失意味着近端髂静脉血栓堵塞。在非堵塞性血栓时，这些发现通常缺失，而且多普勒超声不能检测到髂内静脉的阻塞和血栓。

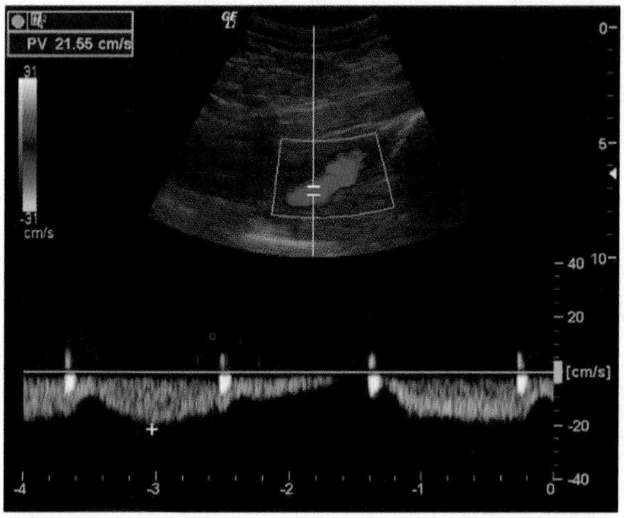


图 26-7 髂外静脉彩色血流成像及频谱分析显示呼吸相

### 髂静脉压迫综合征

髂静脉压迫综合征（iliac vein compression syndrome，IVCS）的发生是左侧髂总静脉受到其浅面的右侧髂总动脉及后方骶骨的压迫。也叫 May-Thurner 综合征，这种情况最常表现为左侧髂股静脉血栓，然而，也可导致继发于深静脉瓣膜功能不全的左下肢疼痛及水肿。灰阶超声成像能够定位右侧髂总动脉跨过左侧髂总静脉这一点。多普勒检查才能确定是否这个交叉点导致了明显的压迫。受压远端静脉没有呼吸变化的单向血流及受压处流速增快是与 IVCS 相符的局部髂静脉狭窄的表现。[11] 明确的影像研究包括静脉造影伴管腔内压力测量，血管内超声、CT，或者 MRI，可用来证实这一诊断。

## 双功能超声引导下腔静脉滤器的放置

双功能超声的应用领域已经拓展，不仅仅应用于血栓的诊断，现在包括引导下腔静脉滤器的放置。传统的经皮下腔静脉滤器放置是在手术室或者介入放射室用静脉造影引导的。双功能超声可将下腔静脉滤器的放置变换到床旁，不需要放射线暴露或者静脉造影剂。[12]

### 患者准备及体位

下腔静脉滤器放置成像遵循前面章节列出的基本的准备及技术。超声技师站在患者右边，超声仪放置在同侧，对着床头，便于超声技师或医师操作及观察。理想的状况下滤器应该刚好放置在肾静脉平面远端。在一些患者，下腔静脉的灰阶超声成像能够看到右肾静脉。然而，在大多数病例，右肾动脉容易定位并为肾静脉水平提供可靠的、一致的标记。在下腔静脉纵切面上，右肾动脉很容易辨认，它呈横切面穿过下腔静脉的后方（图 26-8）。多普勒检查可通过追踪肾动脉、显示特征性的频谱确定右肾动脉。

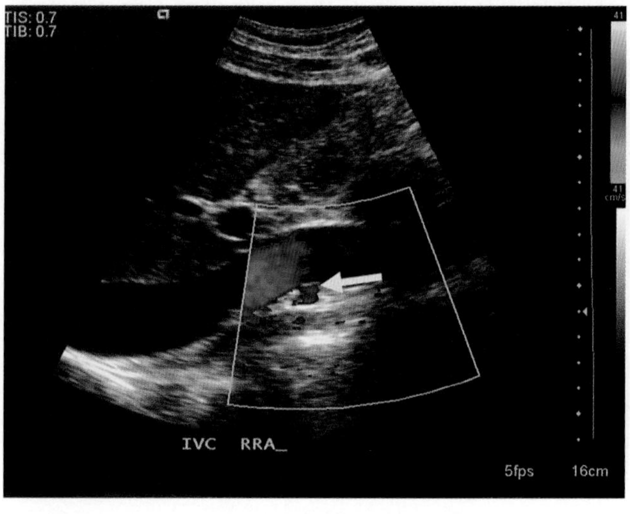


图 26-8 在下腔静脉长轴切面，右肾动脉（箭头）位于下腔静脉后方

## 扫查技术

当医师将右侧或者左侧股总静脉作为经皮穿刺路径时，超声技师保持下腔静脉的长轴切面，同时显示右肾动脉的横切面。当医生将导线及输送鞘送至下腔静脉时，保持这个灰阶图像，并实时可视化观察其进展。应该识别输送鞘的尖端并在超声指导下输送，以便将其尖端送至略低于右肾动脉水平。经鞘管冲洗盐水可在鞘的尖端形成湍流回声，这种方法常常可以帮助识别鞘尖。

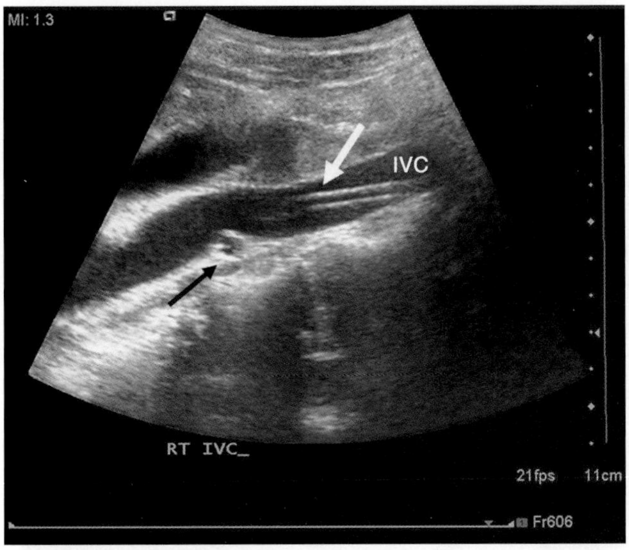


图 26-9　滤器释放鞘管尖部（白色箭头）输送至右肾动脉水平的下腔静脉内（黑色箭头）

一旦输送鞘的尖端在肾静脉下方，腔静脉滤器继续通过鞘管放置到下腔静脉。一旦滤器尖部在右肾动脉水平，医生应该在超声实时监控下调整（图 26-9）。灰阶超声成像将显示滤器快速膨胀并紧贴下腔静脉壁。然后用横切面记录并确认滤器完全膨胀，其支撑物贴于下腔静脉壁。

## 血管内超声

在髂静脉内介入过程中，血管内超声（Intravascular ultrasound，IVUS）可作为一种有价值的影像技术。髂静脉狭窄和阻塞的球囊扩张血管成形术和支架已经显示了改善慢性水肿和加速溃疡愈合效果确切的治疗方法。在这些介入过程中，传统的静脉超声通常不能发挥作用，是受限的。增强静脉造影术产生的平面图像往往低估了髂静脉狭窄的严重程度。[13] IVUS 提供了静脉腔内的实时图像，比双功能超声或静脉造影更详细和更精确。作为一种术中成像技术，IVUS 可以诊断髂静脉狭窄和评估血管内介入的效果。

灵活的 IVUS 导管在其尖端嵌入超声晶体，可提供血管腔及管壁结构的影像。获得经皮静脉通路后，医生使用透视指导推进，将 IVUS 导管通过导线连接到感兴趣的区域。IVUS 导管中的超声波晶体发出的声波 360°覆盖血管，受声波覆盖的血管与导管的轴线

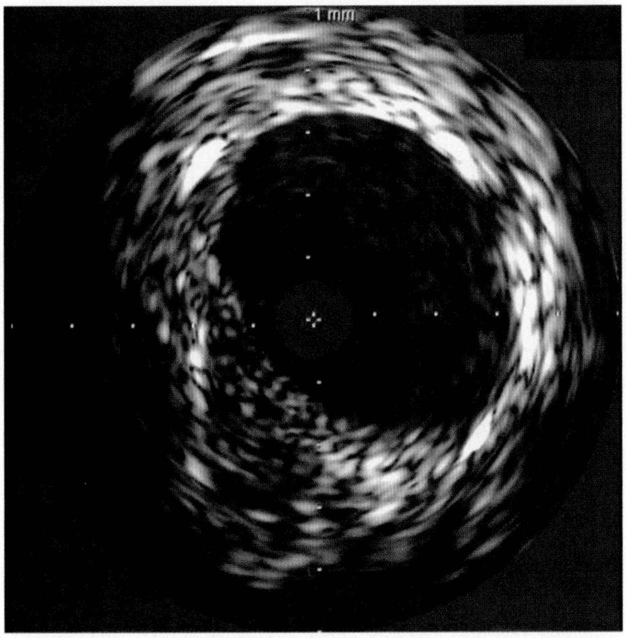


A

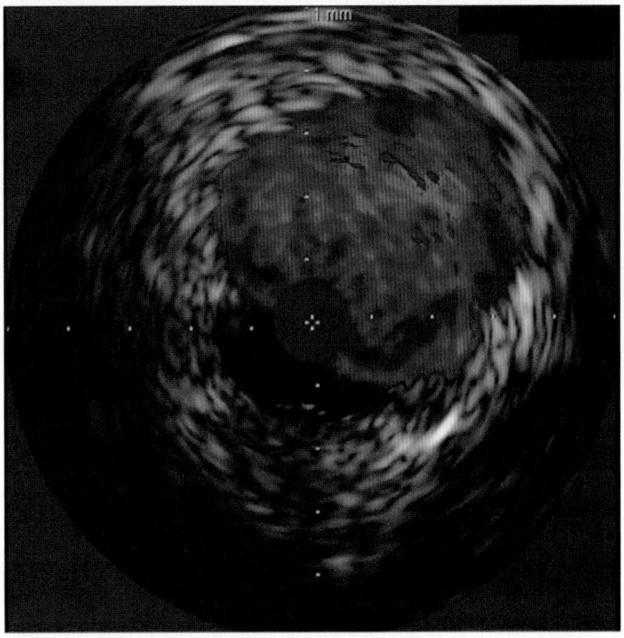


B

图 26-10　A. 右髂总静脉的 IVUS 图像。图像中间的灰色小圆代表了 IVUS 导管的位置。导管周围的黑色圆形区域是髂总静脉的内腔。血管壁是有回声的，在图像上呈现出浅灰色和白色。B. 右髂总静脉的 IVUS 图像显示血管腔内的彩色血流

成直角。导管连接到控制台，屏幕显示灰阶，在垂直于导管长轴的平面中显示血管管腔和管壁的横切面图像。许多 IVUS 导管可以通过采样每秒 30 帧的 IVUS 图像来显示彩色血流，并记录图像之间回声的差异(图 26-10)。虽然不能量化血流速度，IVUS 彩色成像可有助于将管腔的血流与管壁鉴别开来。

在髂静脉介入治疗中，IVUS 检测狭窄和阻塞的静脉段具有极好的敏感性。在 May-Thurner 综合征患者中，外部压迫通常在前后方向上使静脉变扁平。增强静脉造影可能无法检测到这个受压区域，因为变扁的静脉不会在标准的前后平面投影使狭窄处显示出狭窄。IVUS 成像容易显示受压的区域，这是通过显示血管形状的变化(圆形到椭圆形)和量化血管直径和面积减小来实现的。[14]其他 IVUS 可检测的微小的血管变化包括壁增厚、粘连带、小梁和非闭塞性血栓(图 26-11)。在球囊血管成形术和支架术后，IVUS 可以评估管腔血流，并确保支架已经完全膨胀并贴于血管壁上(图 26-12)。IVUS 还可以在床旁指导 IVC 滤器的放置，潜在的避免了患者的运输、透视和血管内的对比剂的应用。[15]

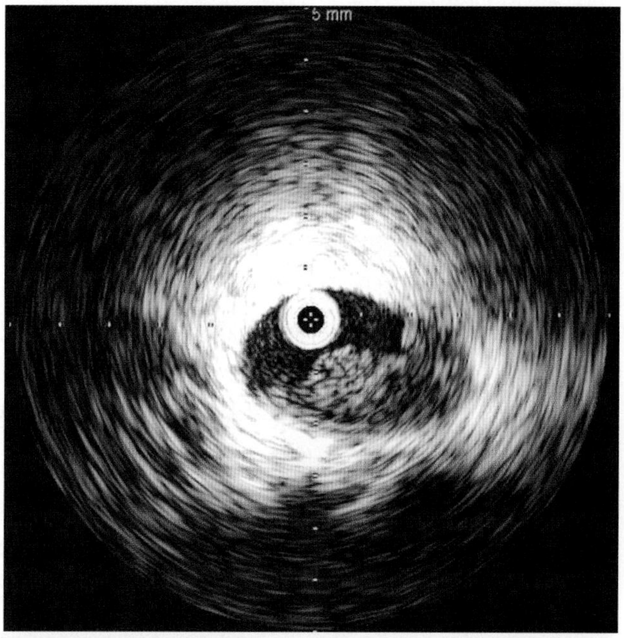


图 26-11 左侧髂总静脉的 IVUS 图像。静脉受压而形成椭圆形，血管腔内也有非闭塞性血栓回声

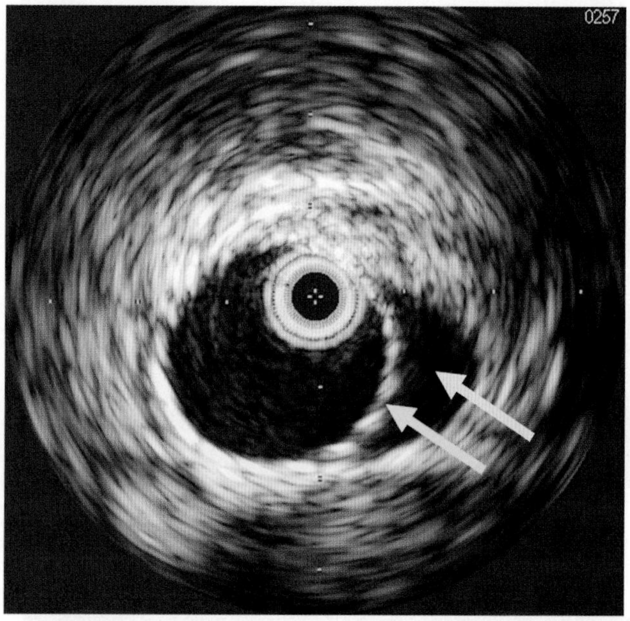


图 26-12 在直径较大的髂总静脉内(白色箭头)支架的 IVUS 图像(以黄色箭头所指的圆形结构回声)

## 小结

- 下腔静脉及髂静脉超声有超过其他成像模式的几种优势。
- 它是无创检查，不需要放射暴露或者对比剂。
- 作为一种诊断工具，超声提供了一种精确的下腔静脉及髂静脉的解剖及生理的评估方式。
- 最佳的超声检查需要患者充分的准备和摆好体位，同时也要了解下腔静脉及髂静脉的病理生理状态。

## 思考题

1. 你收到一个请求，为一个 2 小时前吃过早餐的肥胖患者做下腔静脉及髂静脉的超声检查，你应该怎么做？有什么方法可以优化检查的质量？
2. 在下腔静脉的超声检查中，你注意到下腔静脉扩张，然而管腔内为无回声。你不能探测到下腔静脉内的血流信号，并且髂总静脉内的多普勒信号为连续、无呼吸变化的。什么是最可能的临床诊断来解释这些超声征象？
3. 你正在为一个患者做下腔静脉的超声检查，他已经放置了一个下腔静脉滤器，而且现在出现双侧下肢肿胀。你注意到滤器的支撑回声紧贴下腔静脉壁，滤器位置好像高于肾静脉水平，而且滤器头端内部有回声物质。这些发现哪一个是异常的？为什么？

（文晓蓉）

## 参考文献


1. Mintz GS, Kotler MN, Parry WR, et al. Real-time inferior vena caval ultrasonography: normal and abnormal findings and its use in assessing right-heart function. *Circulation*. 1981;64:1018–1025.
2. Skyes AM, McLoughlin RF, So CB, et al. Sonographic assessment of infrarenal vena caval dimensions. *J Ultrasound Med*. 1995;14:665–668.
3. Allan PL. The aorta and inferior vena cava. In: Allan PL, Dubbins PA, Pozniak MA, McDicken WN, eds. *Clinical Doppler Ultrasound*. 2nd ed. Philadelphia, PA: Churchill Livingstone Elsevier; 2006:127–140.
4. Moore KL. *Clinically Oriented Anatomy*. 3rd ed. Baltimore, MD: Williams & Wilkins; 1992.
5. Tempkin BB. Inferior vena cava scanning protocol. In: Tempkin BB, ed. *Ultrasound Scanning Principles and Protocols*. 2nd ed. Philadelphia, PA: W.B. Saunders Company; 1999:41–52.
6. Zwiebel WJ. Extremity venous examination: technical considerations. In: Zwiebel WJ, ed. *Introduction to Vascular Ultrasonography*. 4th ed. Philadelphia, PA: W.B. Saunders Company; 2000:311–328.
7. Pussell SJ, Cosgrove DO. Ultrasound features of tumor thrombus in the IVC in retroperitoneal tumours. *Br J Radiol*. 1981;54:866–869.
8. Asward MA, Sandager GP, Pais SO, et al. Early duplex scan evaluation of four vena caval interruption devices. *J Vasc Surg*. 1996;24:809–818.
9. Mohan CR, Hoballah JJ, Sharp WJ, et al. Comparative efficacy and complications of vena caval filters. *J Vasc Surg*. 1995;21:235–246.
10. Oquz B, Akata D, Balkanci F, et al. Intrahepatic portosystemic venous shunt: diagnosis by colour/power Doppler imaging and three dimensional ultrasound. *Br J Radiol*. 2003;76:487–490.
11. Oguzkurt L, Ozkan U, Tercan F, et al. Ultrasonographic diagnosis of iliac vein compression (May-Thruner) syndrome. *Diag Interv Radiol*. 2007;13:152–155.
12. Connors MS, Becker S, Guzman RJ, et al. Duplex scan-directed placement of inferior vena cava filters: a five year institutional experience. *J Vasc Surg*. 2002;35:286–291.
13. Neglen P, Raju S. Intravascular ultrasound scan evaluation of the obstructed vein. *J Vasc Surg*. 2002;35:694–700.
14. Forauer AR, Gemmete JJ, Dasika NL, et al. Intravascular ultrasound in the diagnosis and treatment of iliac vein compression (May-Thurner) syndrome. *J Vasc Interv Radiol*. 2002;13:523–527.
15. Jacobs DL, Motahanhalli RL, Peterson BG. Bedside vena cava filter placement with intravascular ultrasound: a simple accurate, single venous access method. *J Vasc Surg*. 2007;46:1284–1286.

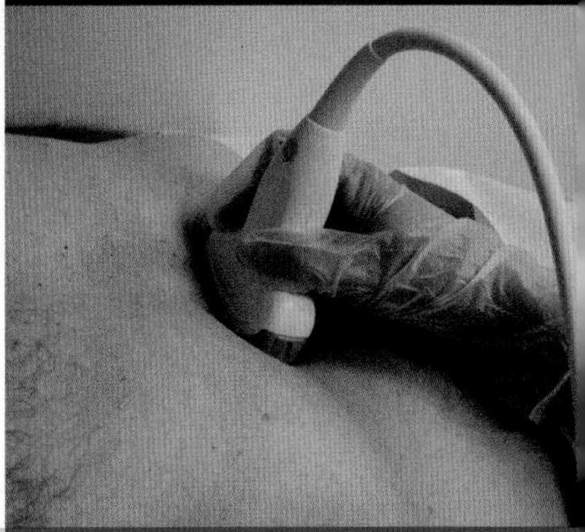

# 肝脏门静脉系统

WAYNE C. LEONHARDT | ANN MARIE KUPINSKI

第 27 章

## 目的

- 识别正常肝脏门静脉系统的解剖。
- 描述正常肝脏门静脉的多普勒波形。
- 列出评估肝脏门静脉系统血管结构时的超声扫描平面和声窗。
- 列出导致门静脉高压的原因和梗阻平面的解剖。
- 描述与门静脉高压相关的门体静脉系统侧支通路。
- 列出与门静脉高压相关的超声表现。

## 术语表

**腹水(ascites)**:腹腔内液体的异常聚集,是肝硬化最常见的并发症。

**布-加综合征(Budd-Chiari's syndrome)**:肝静脉血流从肝小静脉到下腔静脉和右心房汇合处任一平面、任何原因引起的阻塞。

**向肝的(hepatopetal)**:指流向肝脏的正向血流(在门静脉-脾静脉系统里正常的血流方向)

**离肝的(hepatofugal)**:指远离肝脏的反向血流(在门静脉-脾静脉系统里异常的血流方向)

**门静脉涡流 (helical portal vein flow)**:指向肝的、离肝的或者双向的血流,表现为螺旋状、漩涡状流动模式,是一种发生于2%正常人的异常血流模式。

**肝动脉缓冲效应(hepatic arterial buffer response)**:晚期肝硬化患者门静脉血流受阻时肝动脉扩张以维持肝脏灌注的代偿机制。

**肝性胸水(hepatic hydrothorax)**:是指肝硬化患者在没有心肺疾病的情况下的胸腔积液,其病理生理学为腹水通过膈肌缺损从腹腔进入胸膜间隙。

**门静脉高压(portal hypertension)**:门静脉与下腔静脉或肝静脉之间的压力梯度升高至10或12mmHg,甚至更高。

**门体静脉侧支循环(portosystemic collaterals)**:在门静脉与体静脉循环形成的异常血管,使门静脉血流绕过肝脏而分流进入体循环,以减轻升高的门静脉压力。

**窦性阻塞综合征(sinusoidal obstruction syndrome,SOS)**:以前称肝静脉闭塞性疾病,是一种可以引起肝肿大、右上腹疼痛、黄疸和腹水的综合征,大多数发生在接受造血细胞移植的患者,较少发生在肝脏放射治疗、肝移植和摄入生物碱毒素之后,高剂量的辐射和毒素会损伤肝窦内皮细胞和肝细胞,导致肝细胞坏死。

## 关键词

涡流
肝动脉
肝动脉缓冲
回应
肝静脉
离肝的血流
向肝的血流
门静脉高压
门静脉
门体静脉的
侧支循环
TIPS

**经颈静脉肝内门体静脉分流术（sinusoidal obstruction syndrome，TIPS）：**是经皮在肝内肝静脉与门静脉之间建立一个可使血液绕过肝脏的通道，从而降低门静脉高压相关并发症患者的门静脉压力。

多普勒超声检查是评估肝脏及其血管系统最常用的成像技术。这种重要的无创成像技术在评估肝实质、确定肝脏门静脉血管系统和经颈静脉肝内门体分流（TIPS）中的血流有无、方向和速度方面至关重要。各种血管疾病会改变肝脏血流情况，如流入、流出和滞留。彩色多普勒超声在探测血管腔内血栓、肿瘤浸润、离肝血流、门体静脉侧支循环和肝动脉-门静脉瘘等方面具有重要价值。本章综述正常肝门静脉血管系统，以及 TIPS 和其他各种病理状态下，包括门静脉高压症、肝硬化、门静脉和脾静脉（SV）血栓、癌栓、肝静脉阻塞（布-加综合征）和充血性心脏衰竭的超声表现和血流动力学特征。

## 解剖结构

肝脏接受来自肝动脉和门静脉的双重供血，这两种血管组成向肝血流。肝动脉供应大约 30% 的肝脏血流，它携带富氧的血液通过汇管区的分支进入血窦（毛细血管）再到达肝脏的中央静脉。门静脉供应约 70% 的肝脏血流，[1]它将来自胃肠道的富含营养的血液运输至汇管区，再进入肝血窦到达中央静脉。中央静脉实际上是肝静脉系统的起点，它们首先汇入小叶下静脉，然后汇聚形成三支肝静脉，最终再汇入下腔静脉（IVC），因此肝静脉是主要的出肝血管。图 27-1 显示了中央静脉周围肝小叶的显微解剖结构。小叶的每个

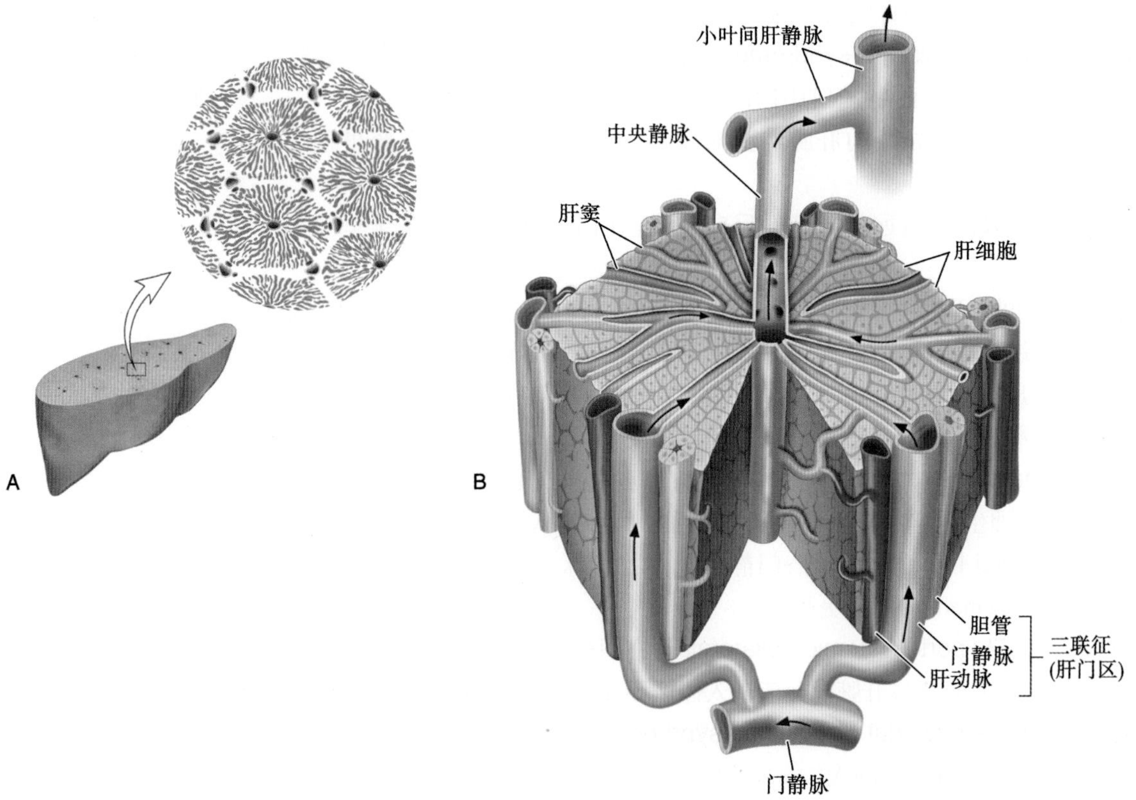


图 27-1 围绕中央静脉构造的肝小叶的显微解剖示意图。A. 放大的横断面图，说明肝叶的形状。B. 小叶的每个角都包含一个肝动脉的分支、门静脉的分支和胆管（门静脉三联征）。箭头指示血流的方向。（引自 Kawamura D，Lunsford B. *Diagnostic Medical Sonography：Abdomen and Superficial Structures*，3rd ed. Philadelphia，PA：Wolters Kluwer；2012：Figure 5-13.）

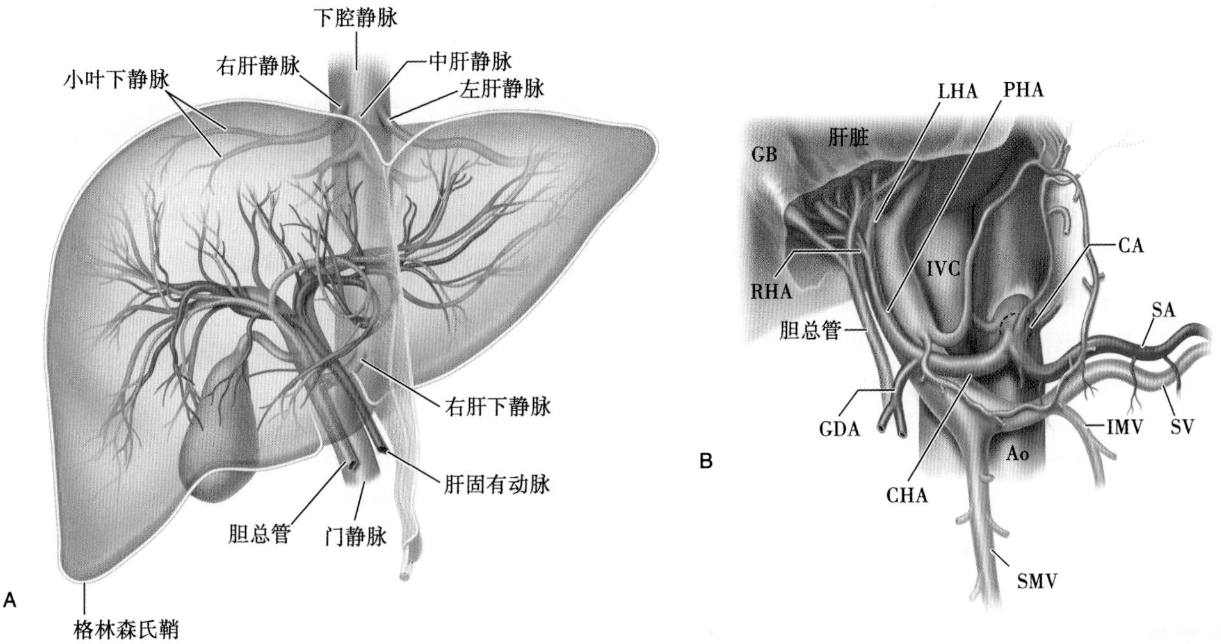


图 27-2　肝脏解剖示意图。A. 肝动脉、肝静脉、门静脉和胆管的肝内分布。B. 上腹部的血管与胆管。Ao，腹主动脉；CA，腹腔干动脉；CHA，肝总动脉；GB，胆囊；GDA，胃十二指肠动脉；LHA，左肝动脉；PHA，肝固有动脉；RHA，右肝动脉；SA，脾动脉。（引自 Kawamura D，Lunsford B. *Diagnostic Medical Sonography*：*Abdomen and Superficial Structures*，3rd ed. Philadelphia，PA：WoltersKluwer；2012：Figure 5-11.）

角落都包含一个肝动脉、门静脉和胆管的分支（汇管区）。图 27-2 显示了上腹部肝内肝动脉、肝静脉、门静脉和胆管分布情况。

## 门静脉系统

在腹中线稍微偏右的位置，门静脉主干（MPV）起始于脾静脉（SV）和肠系膜上静脉（SMV）汇合处。肠系膜下静脉引流入门静脉/脾静脉汇合处偏侧的脾静脉。胃左静脉或冠状静脉的血流通常在脾静脉与肠系膜上静脉交汇处之前的位置汇入脾静脉。门静脉主干在下腔静脉的前方向头侧方向走行至肝门。肝门是肝脏脏面位于肝尾状叶与左内叶之间的横裂，在此处门静脉和肝动脉将血流引入肝脏，而肝胆管将胆汁引流出肝脏。[2]图 27-3 显示的是正常门静脉的解剖结构和血流方向。门静脉主干进入第一肝门后将分为较细且向前上走行的门静脉左支（LPV）和较粗且向后下走行的门静脉右支（RPV）。[3]左肝的门静脉再分为内支和外支，右肝的门静脉再分为前支和后支。门静脉的右支接受胆囊静脉。门静脉没有瓣膜，其壁主要由排列松散、不平行的结缔组织纤维组成，只有少量胶原。门静脉的组成成分使其在大范围的光束角度上均表现为高回声壁[4]。门静脉由肝门发出，走行在肝段内。

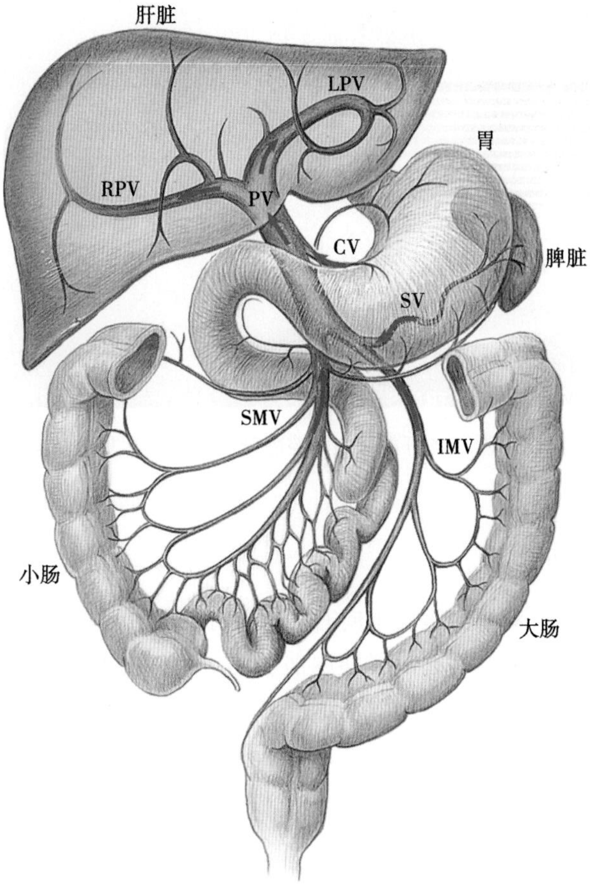


图 27-3　正常门静脉解剖示意图。红色箭头描绘正常血流方向。PV，门静脉；CV，冠状静脉；RPV，门静脉右支；LPV，门静脉左支；SV，脾静脉；SMV，肠系膜上静脉；IMV，肠系膜下静脉

## 肝静脉

肝静脉在解剖上与门静脉系统是分离的，与门静脉不同，肝静脉管壁主要由紧密堆积的胶原纤维组成。肝静脉管壁的不同成分使其成为镜面反射体，只有入射光束与血管壁垂直时，才表现为高回声。[4]肝静脉走行在肝叶之间，越接近膈肌其管径越粗。三支肝静脉（右肝静脉、中肝静脉和左肝静脉）是引流血液出肝的主要通路，使血液流入邻近右心房的下腔静脉，同时肝静脉也没有瓣膜。[2]右肝静脉（RHV）通常是最大的一支肝静脉，96%的人中肝静脉（MHV）和左肝静脉（LHV）在进入下腔静脉前汇合而共干（图27-4）。副肝静脉很常见，但是在超声上很少显示。需要注意的是，尾状叶静脉是尾状叶最大的引流静脉，它将肝尾状叶的血液直接引入下腔静脉。[5]这对诊断肝静脉回流异常很重要，将在这一章节后面部分进行具体讨论。

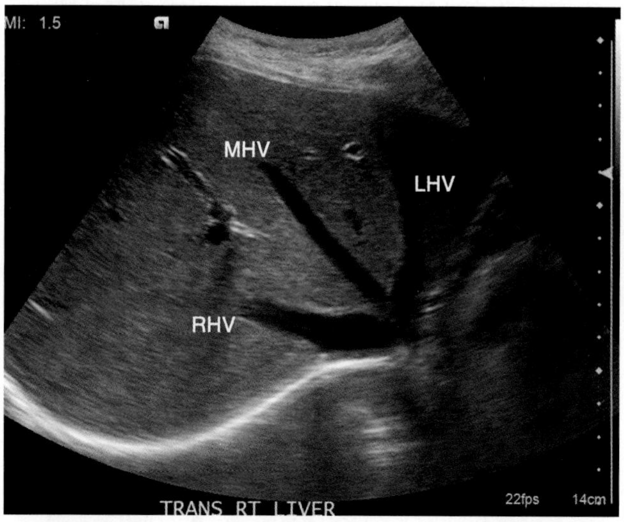


图27-4 三支肝静脉向下腔静脉汇合的正常灰阶超声表现

## 肝动脉

肝动脉由腹腔干向右发出，在此平面，肝动脉被称为肝总动脉。它沿着胰腺前上缘走行，并发出胃十二指肠动脉，同时在此位置，肝总动脉变为肝固有动脉，肝固有动脉终止于第一肝门而发出左、右分支。在大多数患者，肝动脉位于门静脉的前内侧，且肝动脉分支常与门静脉相伴行。

# 超声检查技术

肝脏门静脉在多普勒超声检查时有各种各样的适应证。表27-1列出了一些行肝脏门静脉超声检查的适应证。这些情况均可以改变进出肝脏的血流状态。

| 表27-1 肝脏门静脉系统超声检查适应证 |
|---|
| 酒精性和病毒性肝硬化，乙肝和丙肝 |
| 门静脉高压，不明原因的腹水或者食管静脉曲张 |
| 门静脉、脾静脉和肠系膜上静脉血栓形成 |
| 布-加综合征（肝静脉血栓形成） |
| 术前和术后介入治疗程序，监测门体静脉分流术 |
| 腹部创伤 |
| 突然出现腹水，急性腹痛，D-二聚体升高 |
| 患者具有腹部恶性肿瘤史 |

## 患者检查前准备

患者应该空腹8～12小时，且告知患者禁止吸烟和咀嚼口香糖，因为这样会将气体带入胃里。

## 患者体位

在检查时，患者可以取仰卧位、左后斜卧位、左侧卧位和右后斜位。同时有必要结合矢状面、横断面和斜切面以及各种声学窗来评估门静脉和肝脏血管。主要的扫查平面包括右冠状斜切面、上腹部横断面、右侧肋缘下横断面、左冠状斜切面和左叶矢状切面。

### 右冠状斜位

右冠状斜切面扫查利用的是肋间途径能够提供一个很好显示肝门部的声窗。当患者出现大量腹水和肠气使腹围增加时，很难显示肝脏和门静脉-肝静脉的解剖结构。使用肋间途径扫查的特点有多普勒角度可以从0°转变到60°，可以减少前后距离，同时用肝脏作为声窗，有利于在患者不能屏住呼吸时的诊断成像。患者采取左后斜卧位和左侧卧位就可以获得这个扫查切面。将探头放置在与肋缘平行的空隙，以显示肝门区域。

### 上腹部横断面

使患者处于仰卧位或者左后斜卧位，将探头放置在左肝上方。在横膈的水平将探头朝向头部扫查，这样可以清晰显示肝静脉的汇合处。接着在此平面转动探头向下扫查，可以显示左肝门静脉向上的分支以及伴随的肝动脉。最后，将探头向足侧偏转以扫查脾静脉与门静脉的汇合处。

**右侧肋缘下横断面**

使患者处于仰卧位,将探头横向放置在锁骨中线右侧肋缘处。将探头由上向下偏转直至观察到肝门横断面为止,在此处可以清晰显示门静脉主干、门静脉右前支、右后支及其伴随的肝动脉。

**左冠状斜切面**

使患者处于右后斜位,将探头放置在左侧肋间隙之间,使探头朝向脾门,这个窗口是显示脾静脉及脾动脉的最佳切面。

**肝左叶矢状面**

使患者处于仰卧位,将探头纵向放在腹中线位置,这种扫描方法可以显示左肝静脉,左肝门静脉的升支及其伴随的肝动脉,也可以显示左肝静脉汇入下腔静脉的长轴。

## 扫查技术

在超声检查时,患者首先采用仰卧位,在检查过程中可以用多个角度和体位以获得各种诊断所需的图像。

肝脏的超声成像包括完整的腹部检查以及门静脉-肝静脉血管系统的多普勒评估。在腹部检查中,需要评估肝脏的大小、回声和包膜轮廓等解剖学特征;同时要注意有无肝脏肿块、门体静脉侧支循环、离肝血流、腹水和脾大等。检测门静脉、脾静脉和肠系膜上静脉的血栓情况。采集肝外门静脉、肝内门静脉、脾静脉、肠系膜上静脉、肝固有动脉、肝静脉和下腔静脉的灰阶超声和彩色多普勒超声图像。这些图像应该包括清晰的邻近肝实质。在平静呼吸时,于门静脉主干跨下腔静脉处测量其直径(图 27-5)。

以频谱多普勒和彩色多普勒成像评估以下肝脏门静脉系统的通畅性和血流方向:

- 门静脉主干(角度校正)
- 门静脉右支(前支/后支)无角度校正
- 门静脉左支(无角度校正)
- 肝固有动脉(角度校正)
- 右肝静脉、中肝静脉及左肝静脉(无角度校正)
- 脾静脉脾门段/胰腺段(无角度校正)
- 肠系膜上静脉(无角度校正)
- 下腔静脉(无角度校正)

## 技术考虑

当扫查腹部血管系统时,合适的成像参数如深度、

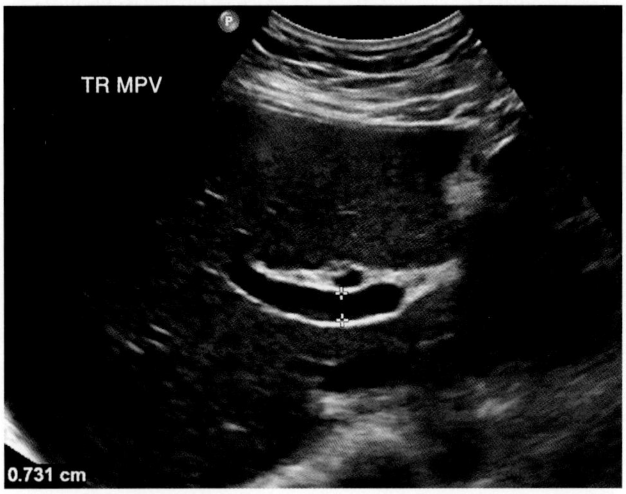


图 27-5　在门静脉主干(MPV)跨越下腔静脉附近测量门静脉直径

视野宽度、帧频和血流敏感度是非常重要的。成像深度随着患者的体质不同而变化,可能需要频率为 2～4MHz 的探头以穿透达 20cm 的深度。频率在 4～6MHz 的更高频探头常用于身体较瘦的成年人或者小孩。应该选择合适探头以达到足够的穿透深度,然而有时可能选择最高频率的探头,因为更高的频率能够提供更好的分辨率。在大多数情况下,选择 3～6MHz 的脉冲多普勒探头对腹部血管进行频谱分析。13～20mm 的电子相控扇形扫描探头在肋间途径获取声窗时更有效。高分辨率凸面的(4～6MHz)和直线的(7～9MHz)探头对显示前腹壁静脉曲张和评估肝脏表面结节样改变很有用。

## 陷阱

是否能够完成肝脏门静脉超声检查,在一定程度上,依赖于技术员或者超声技师的经验以及患者的情况。影响成功检查的主要限制因素包括患者肥胖、弥漫性肝病、腹水和肠气。同时严重腹痛、不能屏气、不能平静呼吸或者呼吸动度很大的患者以及躁动的患者也会对检查造成一定的影响。

# 诊断

评估肝脏门静脉系统有多种标准,现将主要的诊断特征总结如下。

## 门静脉

呼吸和进食后会影响门静脉的管径和血流速度。正常的门静脉管径在平静呼吸时为 13mm,深吸气时

可能增加至16mm。[6]而对于门静脉高压、充血性心力衰竭、缩窄性心包炎和门静脉血栓形成的患者，其门静脉管径通常会增加。

正常门静脉血流在整个心动周期为持续向肝的层流，这也被称为“向肝”血流。2%的正常人门静脉为异常的漩涡血流，20%的重症肝病患者也会出现这种漩涡血流。当存在漩涡血流时，单色的彩色多普勒将被红、蓝交替的两种颜色所取代。根据光标在漩涡内的位置，多普勒超声将显示为向肝的、离肝的或双向的血流（图27-6）。门静脉血流速度随心动周期和呼吸变化而变化，吸气时流速减慢而呼气时流速增快。这是因为吸气时横膈下移导致腹内压增大，阻碍静脉血回流至右心房，因此下腔静脉及其分支，包括肝静脉的血流减少。门静脉血流和速度在以下情况中也会减少，如运动时（与运动时肠系膜上动脉血流大量减少有关），改变体位时（由仰卧位到坐位或者站立位）导致静脉血聚集在下肢等。在呼气和进食时，由于内脏血管舒张充血会导致门静脉血流增加。进食后门静脉血流速度一般增加50%～100%。据报道正常门静脉流速变化很大，这个变化是由于无论是最大速度还是时间平均速度都在被报道。

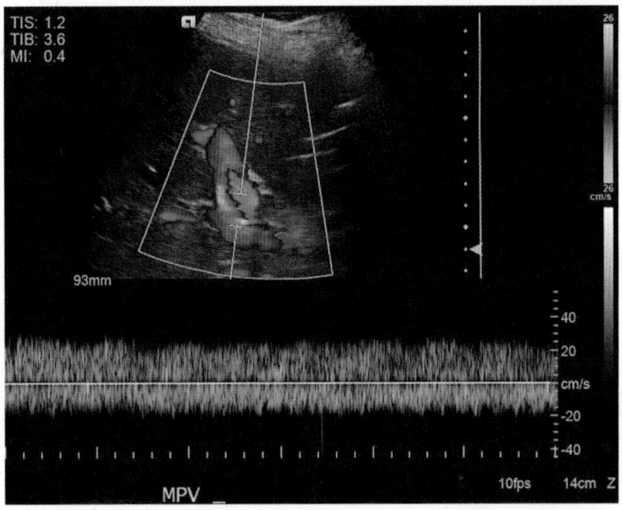


图27-6 门静脉主干（MPV）内的漩流。频谱多普勒显示顺行和逆行血流同时存在，这是因为取样框放在漩流区域内

静息状态时其收缩期峰值流速范围为16～31cm/s，[7] Zironi和Cioni报道[8,9]门静脉平均流速分别为19.6±2.6cm/s和22.9±2.8cm/s。门静脉的正常频谱多普勒波形为向肝的、单相的、具有轻微搏动或者呈波浪状的波形（图27-7），特别是体型瘦小的患者门静脉搏动性常增加。在三尖瓣反流、右心充血性心力衰竭、肝硬化伴肝动脉门静脉分流和动静脉瘘的患者中可见反向的搏动血流。导致门静脉搏动的主要决定因素可能包括心房搏动和呼吸循环的反正弦传播，腔静脉、肝动脉或者内脏搏动的传播等。

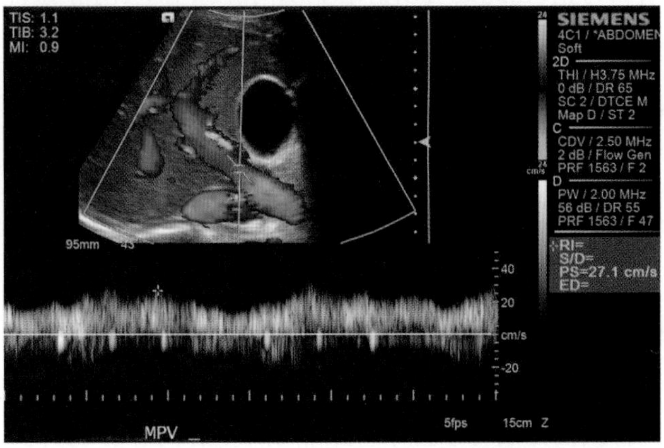


图27-7 门静脉主干（MPV）内正常的多普勒波形，血流方向朝向肝脏

## 脾静脉

正常脾静脉（在肠系膜上动脉水平横断面扫查）在平静呼吸时的管径可达10mm（内壁之间），深吸气后脾静脉管径可以增加20%～100%。脾静脉管径大于10mm，且在深吸气后增加少于20%时表明有门静脉高压，其诊断敏感性为80%，特异性为100%。[10]

正常脾静脉血流方向是向肝的（即流向肝脏）。与门静脉一样，呼吸和心脏搏动也能影响脾静脉的血流速度，在吸气时流速减慢而呼气时流速增快。正常脾静脉的收缩期峰值流速范围约9～30cm/s，平均流速范围约5～12cm/s。正常脾静脉的多普勒频谱为单相的具有轻微搏动的波形（图27-8）。

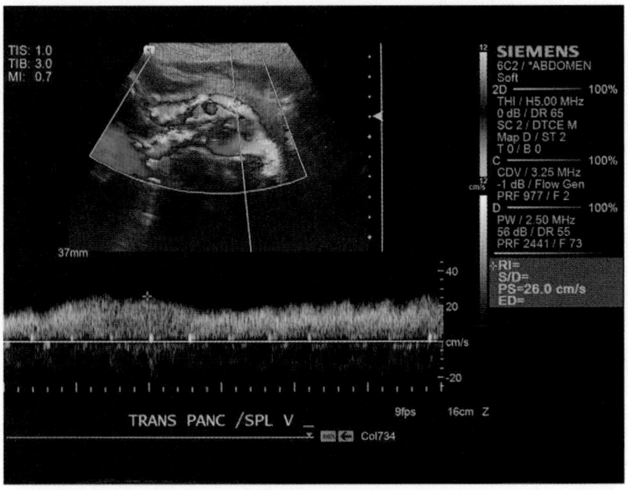


图27-8 正常脾静脉多普勒波形

## 肠系膜上静脉

正常肠系膜上静脉主干在平静呼吸时的管径可达10mm(内壁之间),深吸气后肠系膜上静脉管径可以增加 20% ~100%。与脾静脉一样,深吸气后管径增加少于 20% 时表明有门静脉高压。[10]

正常肠系膜上静脉血流方向是向肝的(即流向肝脏)。正常肠系膜上静脉的收缩期峰值流速范围约 8 ~40cm/s,平均流速范围约 9 ~18cm/s。肠系膜上静脉的多普勒频谱为单相的具有轻微搏动的波形(图 27-9)。脾静脉与肠系膜上静脉汇合形成门静脉处为湍流。呼吸和进食会影响肠系膜上静脉的血流速度。与门静脉及脾静脉一样,其在吸气时流速减慢而呼气时流速增快。进食后肠系膜上静脉血流速度可增加 50% ~100%。

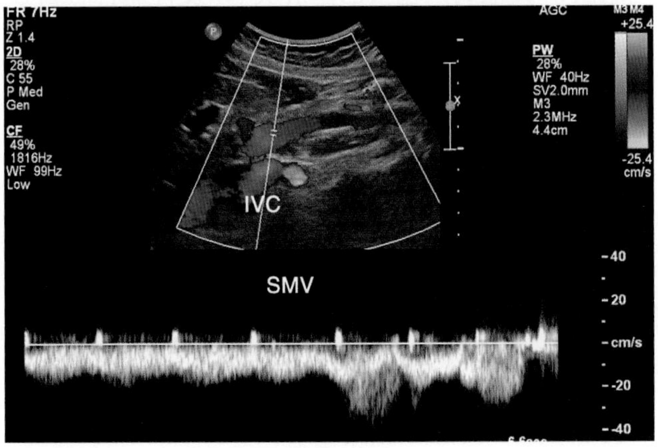


图 27-9 正常肠系膜上静脉(SMV)波形,在这张图上可见下腔静脉位于肠系膜上静脉的深面

## 肝静脉

正常右肝静脉的管径小于 6mm。在充血性心力衰竭患者中,右肝静脉管径平均可以增加至 9mm 甚至更大。[11]

肝静脉正常表现为一种搏动的且同时有正向和反向血流的三相波频谱(图 27-10),这与心脏内周期性压力变化有关。最初的波被称为 S 波(心室收缩期),并且朝向心脏。在心室收缩期,三尖瓣环向心尖移动,导致血液从肝脏吸入右心房,这表现为主动向前的 S 波,波形的下一个组成部分称为 D 波(心室舒张期)。在舒张期,心脏放松,三尖瓣开放,血液被动地从肝脏流入心脏,产生顺行的 D 波。波形的最后一个特征是 A 波(心房收缩),心房收缩时,血流流向肝脏,产生逆行血流。彩色血流成像显示管腔内为红蓝相间的血流,它表示这些血管内的血流为多相性。肝静脉的收缩期峰值血流速度范围约 22 ~39cm/s,吸气时收缩波轻微下降,呼气时收缩波增大为正常的呼吸变化。做 Valsalva 动作可以降低波形的搏动性。

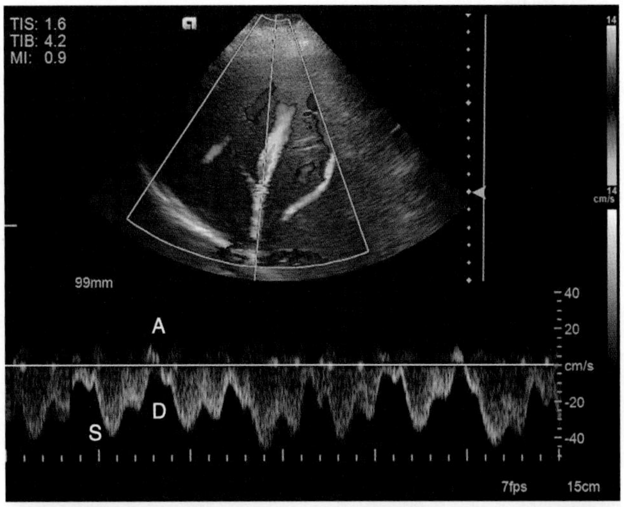


图 27-10 正常肝静脉波形。为三相波,由基线以下对应于心室收缩波(S)和心室舒张波(D)的两期顺行血流和对应于心房收缩(A)波的短暂逆向的血流组成

## 肝动脉

肝动脉和毗邻的门静脉能够很容易被区别开来,因为肝动脉的流速更高,管径更细。肝动脉和门静脉的血流方向一致,均为向肝血流。多普勒频谱波形显示为心动周期内低阻力指数、正向的血流模式(图 27-11),这与颈内动脉或肾动脉的频谱模式相似。肝脏血液循环与其他动脉床不同,当门静脉血流增加时,肝动脉血流会减少,反之亦然,这个现象被称为“肝动脉缓冲效应”。肝动脉缓冲效应是晚期肝硬化和门静脉血栓使门静脉流量减少时,肝动脉血管扩张(扩大),使血流增加维持肝脏灌注的重要代偿机制。随着食物的摄入,门静脉速度增加,肝动脉舒张期血流减少,在正常肝脏的健康个体中表现为肝动脉频谱搏动性增

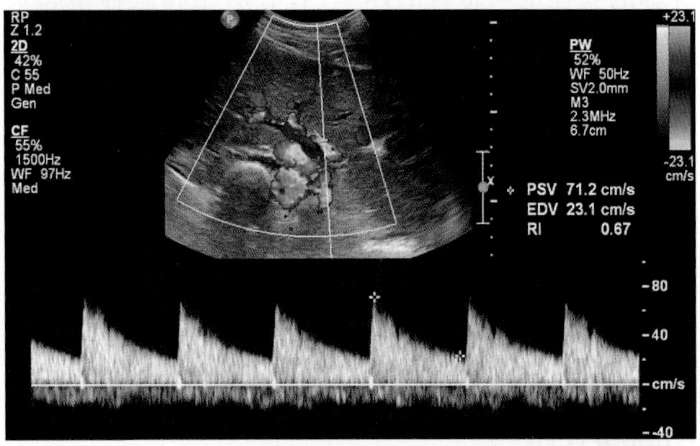


图 27-11 正常肝动脉多普勒波形,表现为整个舒张期向前的低阻力模式

加。肝动脉的收缩期峰值流速范围约 70 ~ 120cm/s，正常阻力指数在 0.5 ~ 0.7 之间[12]。

## 下腔静脉

正常下腔静脉的血流是流向右心房的，由于右心房的搏动，下腔静脉的近心端多普勒波形表现为搏动的三相波频谱（图 27-12）。当在下腔静脉的腹部较低位置进行采样测量血流速度时，血流频谱模式随呼吸变化而更多变，其收缩期峰值流速范围约 44 ~ 118cm/s。

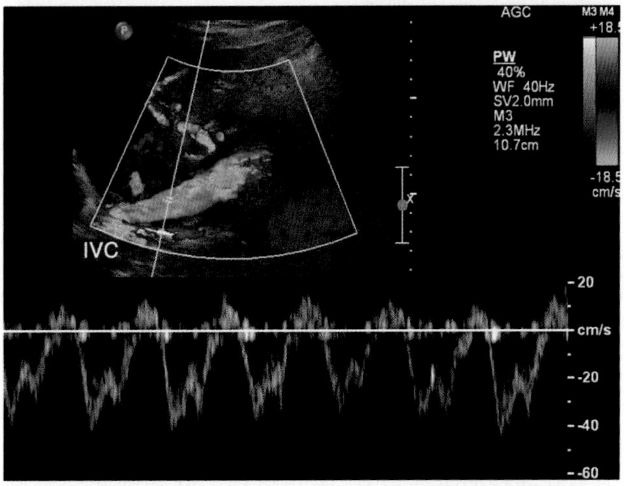


图 27-12 下腔静脉（IVC）的正常多普勒波形。在这个平面上，下腔静脉的血流频谱因靠近心脏附近而有轻微搏动性

下腔静脉的大小随呼吸和心动周期变化明显，一般管径范围约 15 ~ 25mm。深吸气阻碍静脉血回流入胸腔，导致下腔静脉管径增大；而呼气促进静脉血回流，使其管径减小。Valsalva 动作阻碍了静脉血的回流，血液暂时存储在下腔静脉，使其扩张至最大径线。当下腔静脉阻塞时，阻塞平面以下的下腔静脉管径将扩张，且随呼吸而改变的特征将降低或者消失。下腔静脉的管径也与患者的体型、右心房压和血容量超负荷或者心力衰竭等因素有关。

# 功能障碍

与其他任何组织器官系统可以发生许多疾病一样，肝脏门静脉系统的疾病一般会产生明显的变化，这在超声检查中能很清楚的显示。下面将描述一些较常见的功能障碍。

## 门静脉高压

门静脉高压是由于血流通过肝脏受阻而引起门静脉压异常增高导致的。在门脉高压症中，向肝血流通过侧支通道从肝脏反向流入低压的体静脉系统。门静脉高压即门静脉和下腔静脉或肝静脉之间的压力梯度增加。正常门脉压在 5 ~ 10mmHg 之间，当压力梯度超过 10 ~ 12mmHg 时具有临床意义[2]。在美国每年有超过 15 000 人因为与门静脉高压相关的可以危及生命的并发症-曲张静脉破裂出血而入院。

### 病因

当肝内静脉或者肝外门静脉系统血流受阻时就会发生门静脉高压。在北美，门静脉高压的最常见病因是肝硬化引起的肝血窦阻塞。肝硬化一直以来的最常见原因是酗酒，但是因为丙肝病毒感染率的快速增加，现在丙肝是主要病因（26%），酗酒（21%）变为了第二位病因，[13]其他病因包括乙型肝炎、原发性胆汁性肝硬化、非酒精性脂肪性肝炎、原发性硬化性胆管炎、威尔逊氏病、心源性肝硬化、肝窦阻塞综合征、结节病、血吸虫病、自身免疫性肝炎和遗传性血色素沉着症。75%的酒精中毒死亡是由肝硬化引起的。在肝硬化中，大多数正常肝脏结构被纤维化瘢痕组织、脂肪变性和再生结节所取代。肝硬化的三个阶段包括浸润、炎症和瘢痕形成。最初，肝脏增大、回声增强和衰减，到晚期肝硬化时，肝脏萎缩，变成结节状，肝脏的轮廓是结节状的（图 27-13），且尾状叶是增大的。扭曲的肝实质改变了胆管和门静脉血流通道，引起门静脉流入及肝静脉流出通道阻力增加。门静脉高压的主要并发症是食管和胃静脉曲张破裂引起的胃肠道出血。门脉高压的病因分为三个层面：肝前性的（流入型），肝内的（肝

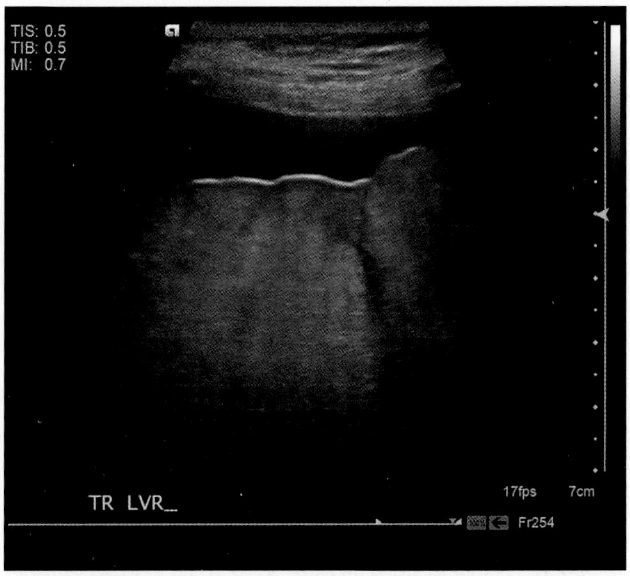


图 27-13 肝硬化的灰阶图像，包膜不光滑

脏、肝血窦和肝细胞型），肝后性的（流出型），各层面的相关疾病详见表27-2。

**表27-2　门静脉高压的病因**

**肝前性的：**
- 门静脉或者脾静脉血栓形成
- 内脏器官的动静脉瘘
- 恶性肿瘤
- 创伤
- 败血症
- 胰腺炎
- 血液高凝状态

**肝内的：**
- 肝硬化
- 恶性肿瘤
- 淋巴瘤
- 肝血吸虫病
- 窦性阻塞综合征
- 类肉瘤样病

**肝后性的：**
- 布-加综合征（肝静脉阻塞）
- 充血性心力衰竭/缩窄性心包炎
- 下腔静脉阻塞

## 门静脉高压的多普勒超声表现

一些超声表现与门静脉高压有关。疾病相关知识点27-1列出了这些多普勒超声表现。[14]

**疾病相关知识点27-1**
**门静脉高压的超声表现**

- 门静脉直径增加（>13～15mm）
- 脾静脉及肠系膜上静脉直径增加（>10mm）
- 平静呼吸至深吸气，脾静脉及肠系膜上静脉直径增加<20%
- 呼吸变化不明显或者无变化（门静脉/脾静脉）
- 门静脉和肝静脉血流搏动性减弱或消失
- 离肝的血流（门静脉/脾静脉）
- 门静脉系统侧支形成（静脉曲张）
- 腹水和脾脏肿大
- 肝脏实质疾病（肝硬化、肿瘤浸润、布-加综合征）
- 门静脉阻塞（血栓、肿瘤浸润）
- 肝动脉血流增加（动脉化）

随着门脉高压的不断发展，门静脉主干由于门静脉压力不断增加而最先出现增粗（图27-14）。在严重的门脉高压病例，由于门静脉系统侧支的形成，门静脉管径可能减小（这样可以减压）。门静脉管径大于13mm时表明有门静脉高压，其诊断的特异性很高（100%），但是敏感性低（40%）。[15]门静脉血流反向或者离肝常与门静脉管径明显减小有关，因为此时更多的血液被转移至门体静脉系统的侧支血管。文献报道有8.3%的门静脉高压患者会发生门静脉主干血流离肝。[10]另有研究报道在3%～23%的肝硬化患者中，门静脉系统（门静脉、脾静脉及肠系膜上静脉）会发生血流离肝。[16]在一些肝硬化患者中，离肝血流仅发生于一支肝内门静脉分支。离肝血流在餐后可以变为向肝血流，这是因为内脏静脉血流在餐后会增加，这个现象在肝硬化患者中可能会减弱。同样，如果患者在药物治疗后情况改善，则离肝血流可以恢复为向肝血流。

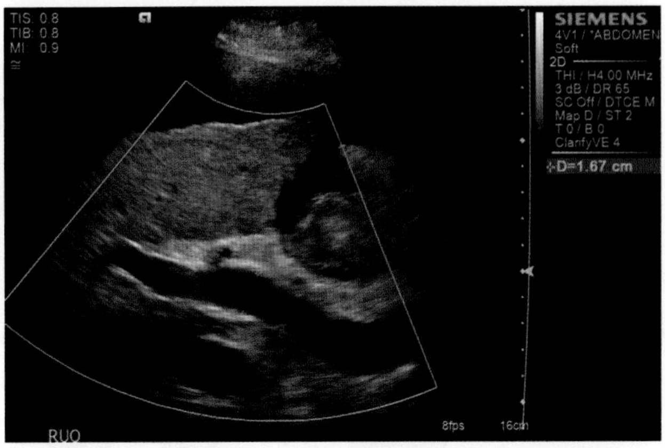


**图27-14**　门静脉直径增粗（1.67cm），这与门静脉高压有关

在严重的门静脉高压中，由于阻力增加而使门静脉内血流速度减低。频谱多普勒显示为连续（失去正常的波动）、双向（一些患者同时具有离肝和向肝血流）的血流，在晚期最终为反向的（离肝的）血流（图27-15）。

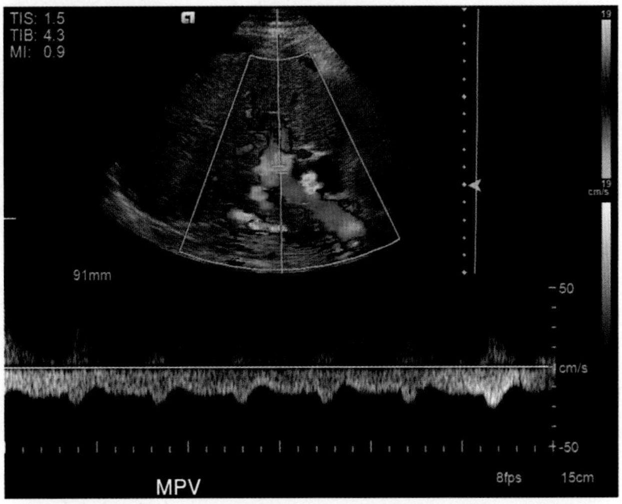


**图27-15**　门静脉高压患者中，门静脉主干显示为离肝的多普勒波形。异常的门静脉血流显示在基线下方，在图像中用蓝色编码。正常的肝动脉向肝显示在基线上方

尽管一些研究主张将门静脉血流减少作为门静脉高压的一项指标，但是侧枝通路可能增强门静脉血流动力学。比如，附脐静脉的再通可以增加门静脉血流速度，然而脾肾之间的侧枝开放可以减少血流或者使血流反向。

脾静脉管径大于10mm，流速降低或者呈反向血流（离肝的），同时管腔内没有血栓是门静脉高压的一项指标。在这种情况下，肠系膜静脉血流通过门静脉系统的侧支运输至腔静脉。在脾门处，脾静脉管径扩张有时说明其与胃静脉或者食管静脉之间有吻合。

### 门静脉系统侧支循环的解剖

门静脉高压最具特异性的表现是门静脉系统侧支静脉（静脉曲张）形成（图27-16）。据报道，大约39%

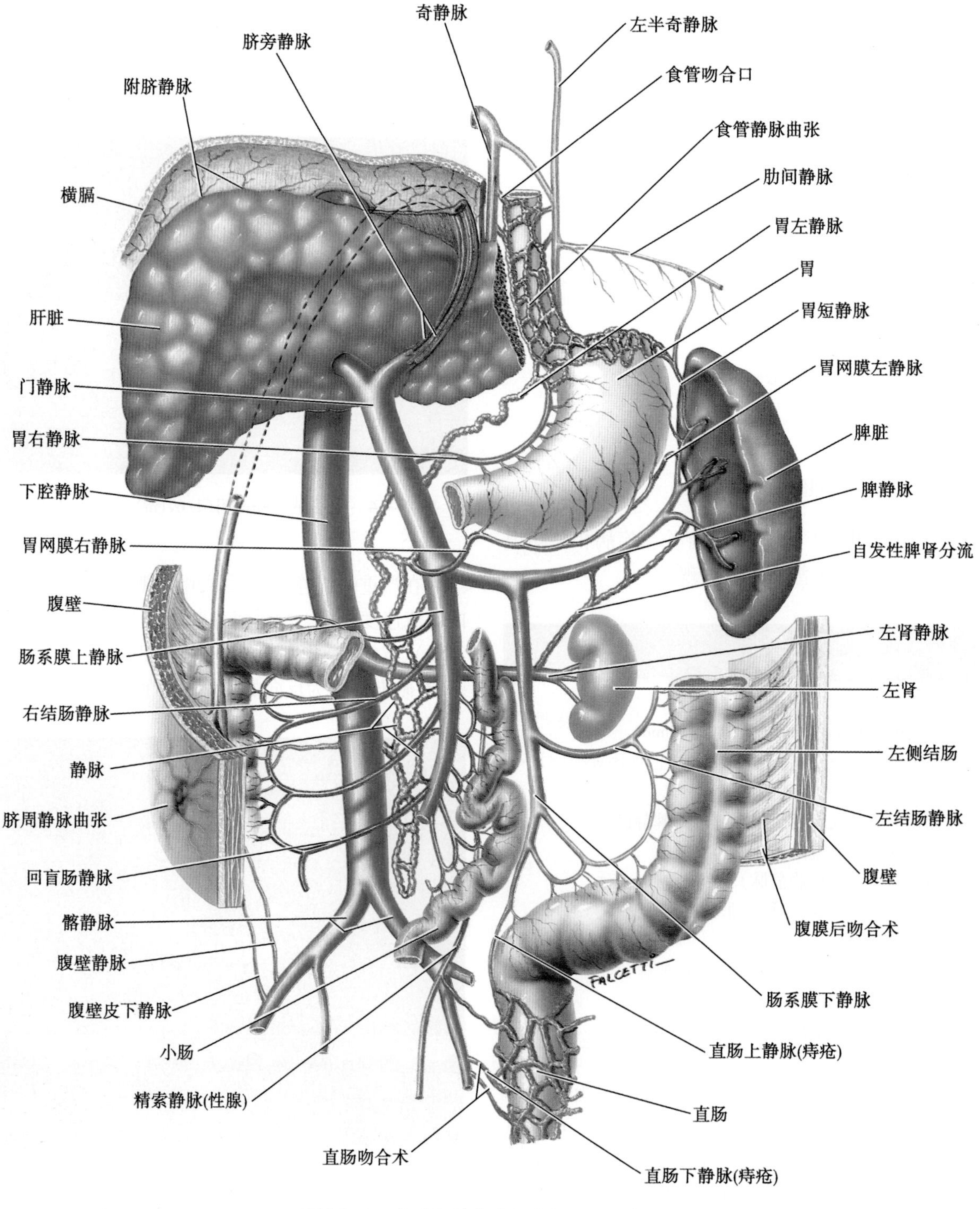


图27-16 各种门体静脉侧支循环的示意图

的经活检证实为肝硬化的患者会出现静脉曲张，而在晚期疾病患者中更常见[17]。彩色多普勒超声检查可以显示大约 65%～90% 的侧支分流静脉，[18]侧支静脉以脾肾静脉曲张最为常见（21% 为自发性分流患者），其次为附脐静脉（14% 为自发性分流患者）以及胃食管静脉（图 27-17～图 27-20）。

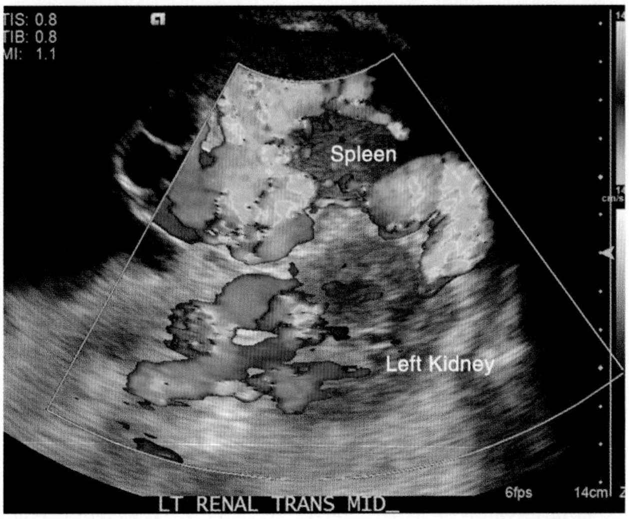


图 27-17　彩色多普勒图像显示脾门内、左肾内侧和外侧静脉曲张

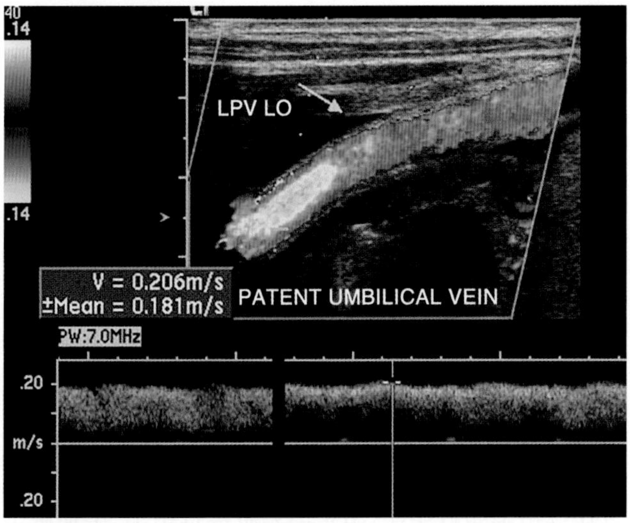


图 27-18　脐静脉通畅的彩色多普勒图像，流速约 0.206m/s

最常见的侧支途径是冠状动脉静脉或胃左静脉，经血管造影证实这发生在 80%～90% 的门脉高压患者。正常人的冠状静脉常不能显示（图 27-21）。当扩张时，超声造影能够显示。疾病相关知识点 27-2 描述了各种门静脉系统侧支通路[2,14]。

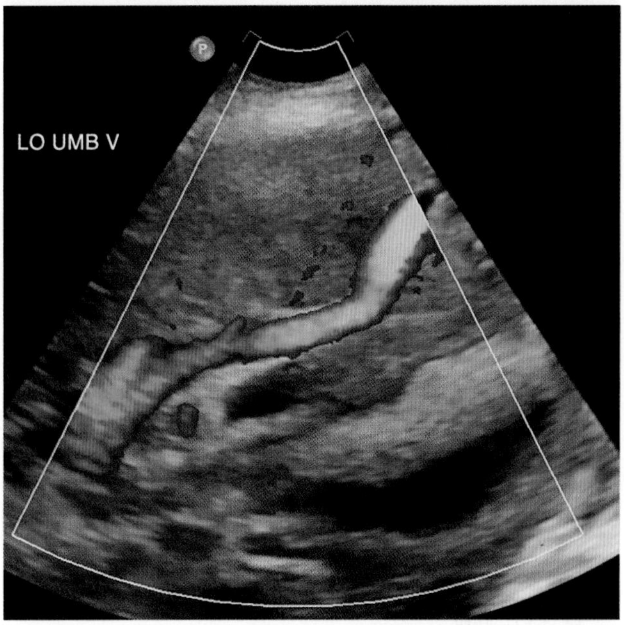


图 27-19　脐静脉通畅的能量多普勒图像

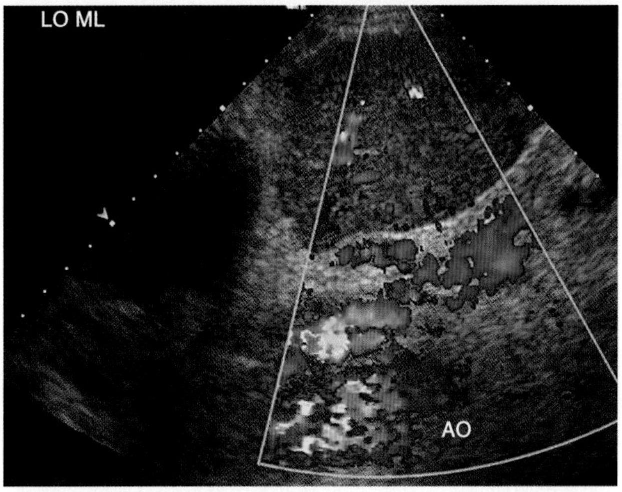


图 27-20　腹部正中纵断面显示腹主动脉前方食管曲张静脉的彩色多普勒图像

## 动脉化（肝动脉血流增加）

当门静脉阻塞（如晚期肝硬化和门静脉血栓）导致门静脉压升高时，肝动脉血流量增加是维持肝脏灌注的一种稳态机制。

在肝硬化、门静脉高压、门静脉血栓形成、慢性活动性肝炎相关的炎症患者中，最常出现肝动脉扩张、血流增加和扭曲（螺旋状）。彩色多普勒成像显示肝动脉扩张、流速增快，呈湍流（花色彩色血流），即称之为“动脉化”。

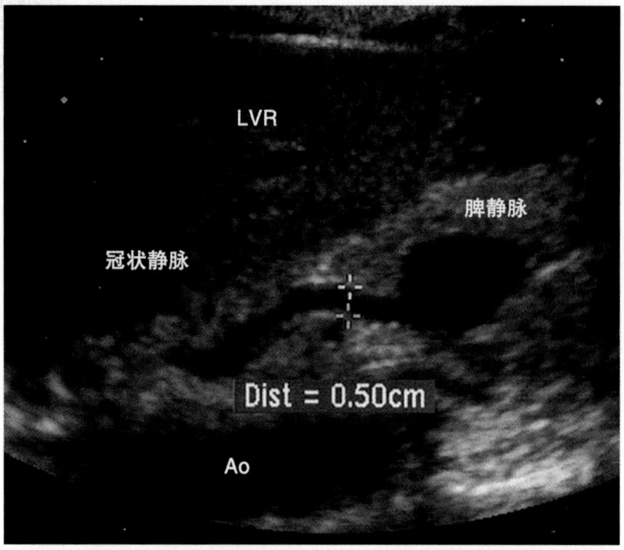


图 27-21 冠状静脉的正常灰阶图像(测量标记),直径约 5mm。冠状静脉自脾静脉向头侧走行。Ao,腹主动脉;LVE,肝脏

疾病相关知识点 27-2
门静脉系统侧支通路

| 侧支血管 | 特征 |
| --- | --- |
| 冠状静脉(胃左静脉) | • 通常于脾静脉与门静脉汇合处<br>• 随着门静脉高压,其直径>7mm<br>• 可以显示为离肝血流,常导致食管静脉曲张 |
| 胃食管静脉 | • 位于左肝后方<br>• 可以很粗且扭曲 |
| 再通的附脐静脉 | • 位于肝圆韧带的裂隙内<br>• 直径>3mm 可以诊断门静脉高压 |
| 脾肾静脉 | • 在脾门处明显的曲张静脉<br>• 左肾静脉增粗 |
| 胆囊静脉曲张 | • 门静脉分支胆囊静脉与前腹壁静脉或者肝内门静脉分支的门体分流<br>• 发生于 30% 的门静脉高压患者<br>• 直径在 3 ~ 8mm<br>• 扭曲血管沿着胆囊壁走行 |

## 动静脉瘘

肝脏动脉-门静脉瘘可能导致致命性的门静脉高压。导致肝动脉-门静脉瘘的原因包括贯通伤,继发于肝脏活组织检查、经肝胆管造影术、经肝胆管或门静脉穿刺置管术的医源性损伤等。在肝动脉到门静脉交通的患者中,大量的侧支血流通常伴随着严重的门静脉高压症。肝动脉-门静脉瘘产生的压力梯度使血液从肝动脉流向门静脉。多普勒超声显示在门静脉内存在动脉化的离肝血流,在肝内肝动脉和门静脉交通处可见巨大的无回声区域,彩色多普勒显示在肝动脉与门静脉交通处为高速湍流血流,即“彩色混杂”的血流。

另一种瘘可以发生在门静脉与肝静脉之间。导致门静脉-肝静脉瘘的原因有创伤、手术、器官穿刺、动脉瘤穿孔以及特发性因素等。与门静脉-肝静脉瘘相关的压力梯度导致血液从门静脉直接流向肝静脉。在血液从肝静脉流向门静脉的瘘中,肝静脉的三相频谱模式反射回门静脉系统,增加了门静脉波形的搏动性。

## 经颈静脉肝内门体分流术

TIPS 是一种非手术治疗门静脉系统减压术,用于治疗无法控制的静脉曲张出血和难治性腹水。TIPS 的其他指征包括肝静脉流出道梗阻(布-加综合征)、肝性胸水或肝肾综合征。在放置 TIPS 之前,对腹部、肝脏门静脉系统和右颈静脉(通畅和血流方向)进行术前超声检查,对于禁忌证的评估至关重要。禁忌证包括肝癌、门静脉血栓形成、充血性心力衰竭、不可缓解的胆道梗阻、多囊肝、重度肺动脉高压,和无法控制的全身性感染或脓毒症。TIPS 手术是在透视引导下将导管经右颈静脉送到肝静脉平面,经皮用一根针穿过肝静脉管壁(最好是右肝,因为它的角度和直径)通过肝实质到达一支与门静脉主干交界的门静脉分支(通常是右支)建立一个通道。用血管成形术球囊扩张这个通道,然后用一个膨胀的聚四氟乙烯(PTFE)覆膜支架使血流通过支架流出肝脏,进入肝静脉,回到心脏。通常可以显示支架位于门静脉末端附近的一部分。

与常规评价本身门静脉系统一样,超声检查技术也被用于评估患者的支架管情况。这包括使用相同的探头和扫描路径,还有超声检查前相同的患者准备,如需要空腹等。显示 TIPS 管的技术考虑包括使用适当的彩色增益、过滤器以及合适的显示支架管内和门静脉分支血流速度量程。整个支架的彩色血流分布是均匀的,在局部涡流的区域更强。门静脉分支需要较低的彩色量程来增强血流方向的显示。最后,在平静呼吸的过程中测量流速,因为在深吸气过程中,支架管内血流速度下降了大约 22cm/s。[19]

在检查过程中,需要记录门静脉主干、支架管门静脉端、支架管中段、支架管肝静脉端和下腔静脉或者肝静脉流出道的角度校正的血流速度,除了注意邻近的肝内门静脉分支、脾静脉和肠系膜上静脉的血流方向外,还需要注意腹水、静脉曲张和支架管并发症等。TIPS 术后并发症包括腹腔出血、急性支架内血栓形成、肝动脉胆管瘘、胆囊穿孔等。

在 TIPS 支架管通畅良好的情况下，位于支架管与门静脉连接处远端的肝内门静脉分支为离肝血流，彩色多普勒血流成像显示向肝血流从门静脉主干直接流入支架管，继续沿着肝静脉的方向流动，最后汇入下腔静脉。彩色血流信号应该完全充满支架管（图 27-22）。值得注意的是，彩色多普勒超声在 TIPS 术后 48～72 小时观察支架管情况时，可能因为受支架管声影的影响出现假阳性。这是因为覆盖支架管的材料层之间有空气存留所导致的。空气会在很短的时期后（一般为 2～3 天）消散，这时就可以支架管使支架管完全显示。不同影像中心的随访复查频率不同。一般来说，随访复查分别在 24～48 小时内、3 个月和 6 个月进行，然后每年进行一次复查。TIPS 支架管超声表现为一种曲线状强回声结构，边界呈波浪状，穿过肝实质，并直接延伸到流入的门静脉和流出的右肝静脉（图 27-23）。

在不同的研究中，TIPS 支架管内血流速度会有所不同。支架管的正常流速范围约 90～190cm/s。[20] 由门静脉端至肝脏末端支架管内血流速度呈上升趋势，门静脉端平均速度为 95cm/s，支架管中部平均速度为 120cm/s。TIPS 支架管内血流的正常波形为高速、向肝、单相、湍流频谱，具有轻微的搏动性（图 27-24）。患者支架管的每一次评估对远期随访都是很重要的。同时门静脉主干和肝动脉内的血流速度会增加，门静脉流速可能增加至 37～47cm/s，比行 TIPS 术前的流速要高，肝动脉收缩期峰值流速可能超过 130cm/s。[2] 在行 TIPS 术后脾静脉流速也会增加。

TIPS 支架管狭窄时会导致许多相关的多普勒超

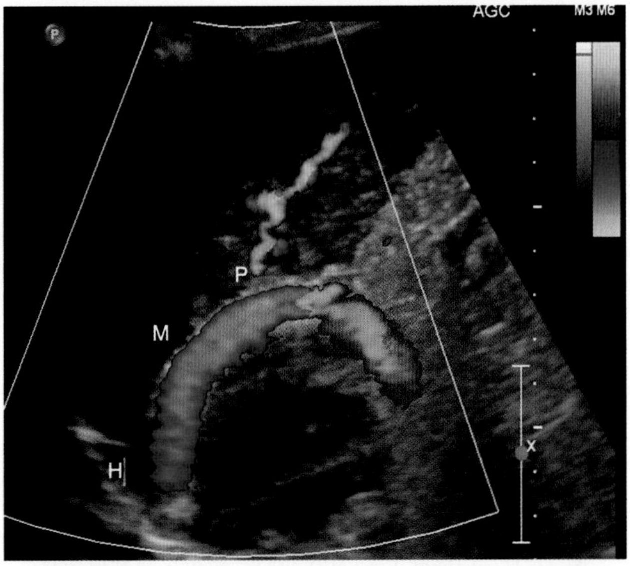


**图 27-22**　正常 TIPS 支架管的超声多普勒图像。H，肝静脉末端；M，支架管中段；P，门静脉末端

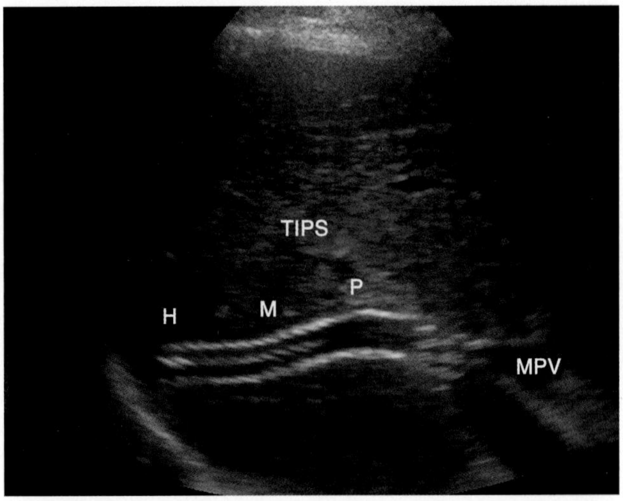


**图 27-23**　正常 TIPS 支架管的灰阶图像。也可以看到门静脉主干（MPV）

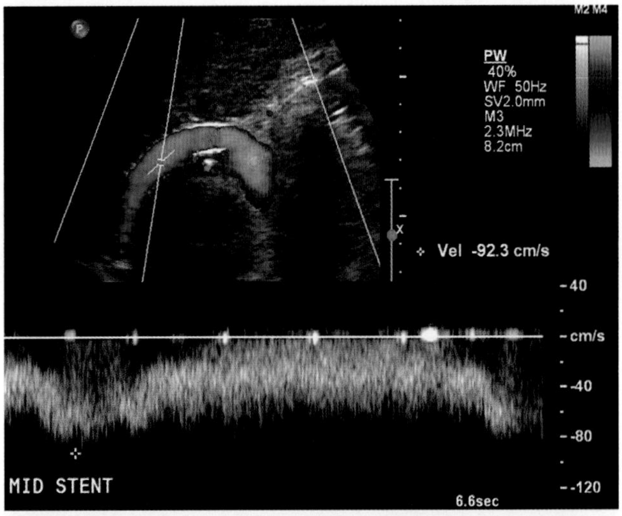


**图 27-24**　正常 TIPS 支架管的多普勒波形

声改变。[18] 疾病相关知识点 27-3 列出了常用于诊断怀疑支架管狭窄的标准。图 27-25 显示的是一个狭窄的 TIPS 支架管。

**疾病相关知识点 27-3**
**TIPS 支架管狭窄的超声诊断标准**

- 与常规检查比较，门静脉主干，右支或者左支管腔内血流向肝
- 作为分流流出道的肝静脉血流反向
- 支架管内血流速度<50cm/s
- 门静脉主干血流速度<30cm/s
- 支架内或肝静脉内局部流速速度增加
- 与以前检查比较，支架管同一位置的血流速度>50cm/s 或者<50cm/s
- 门静脉主干内血流反向
- 复发性腹水、静脉曲张或者脾大

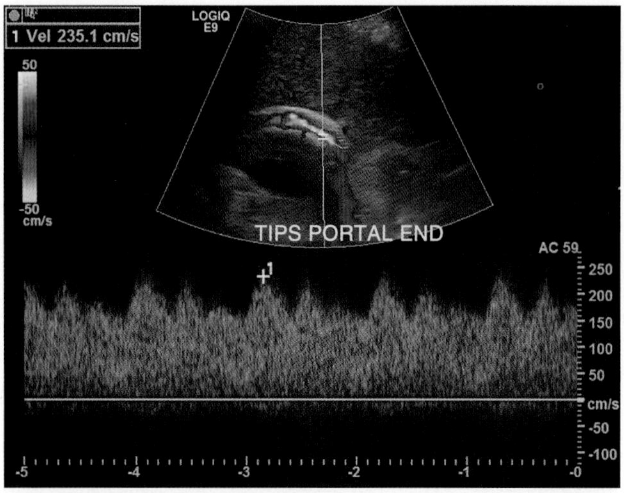


图 27-25 TIPS 支架管狭窄的图像。需要注意支架管内血流速度升高，达 235cm/s

在探测支架管狭窄时没有单一的具有很好的预测价值或者敏感性的超声诊断标准。当多种诊断标准联合应用时，可以提高诊断 TIPS 管狭窄的敏感性。

如果支架管有回声充填，并且采用频谱多普勒或者彩色血流成像技术显示没有血流信号，则需要怀疑 TIPS 支架管闭塞（图 27-26）。特别需要注意优化多普勒和彩色成像技术以避免出现支架管血栓的假阳性。应该使用多平面和合适的多普勒彩色频率，颜色优先级设置，以及多普勒彩色量程或者脉冲重复频率等进行扫查。

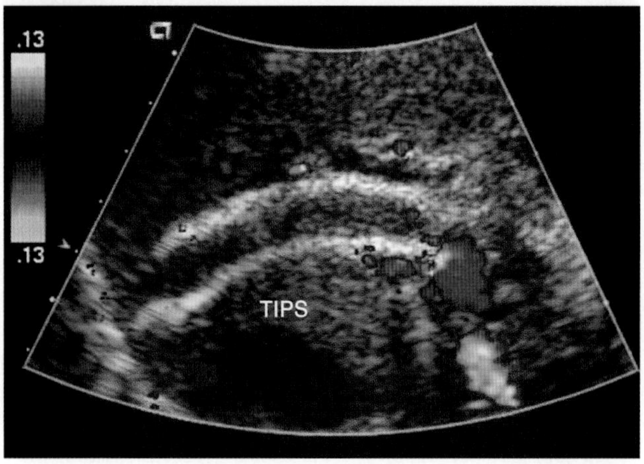


图 27-26 支架管闭塞，彩色多普勒成像显示支架管没有血流信号充盈，在支架管内可见稍高回声充填

## 门静脉血栓形成

门静脉血栓由肝硬化和门静脉高压继发的血流停滞所致。大约 20% 的门静脉血栓是肝硬化所致，也有大约 20% 的门静脉血栓是由恶性肿瘤（肝脏的和胰腺的）直接侵犯和外部压迫引起的。门静脉血栓也可能累及脾静脉和（或）肠系膜静脉。门静脉血栓形成的其他病因包括炎症过程（如胰腺炎、阑尾炎和憩室炎）、多种高凝状态（包括蛋白 C 或者 S 缺陷、抗凝血酶缺乏症和真性红细胞增多症）、外科手术、腹部恶性肿瘤（肝细胞癌或者胰腺癌）、败血症和创伤。[1]肝细胞癌的患者由于肿瘤直接侵犯门静脉而具有更高发生恶性栓子（血管内肿瘤）的风险。胰腺炎和胰腺癌是门静脉、脾静脉和肠系膜上静脉血栓形成和肿瘤侵犯的常见原因。患者突然出现腹水、急性腹痛和 D-二聚体升高可能表明有门静脉血栓形成。

因为大多数患者的门静脉主干很容易显示，所以当不能看到正常门静脉时，应该怀疑有门静脉栓塞的可能。急性门静脉血栓的超声特征是频谱多普勒、彩色多普勒和能量多普勒均显示门静脉内没有血流（图 27-27 和图 27-28），有 38% 的病例显示门静脉血栓段管径增粗。急性门静脉血栓在灰阶上可能表现为无回声-低回声而不能被发现。门静脉癌栓与门静脉血栓超声可能表现相似。癌栓可能部分或者完全栓塞门静脉，也可能与少量血栓混合存在。彩色多普勒成像通过识别门静脉管腔内软组织肿块的小血管而有助于区分血栓和肿瘤侵犯，门静脉内肿瘤血管一般表现为低阻力搏动性的动脉信号[21]（图 27-29）。彩色多普勒成像也有助于区分门静脉血栓为部分栓塞还是完全栓塞。

肠系膜上静脉和脾静脉血栓形成的声像图与门静脉血栓相似（图 27-30）。

如果门静脉血栓持续存在（持续 12 个月）而没有被大量溶解，将导致门静脉周围侧支静脉形成，即“海

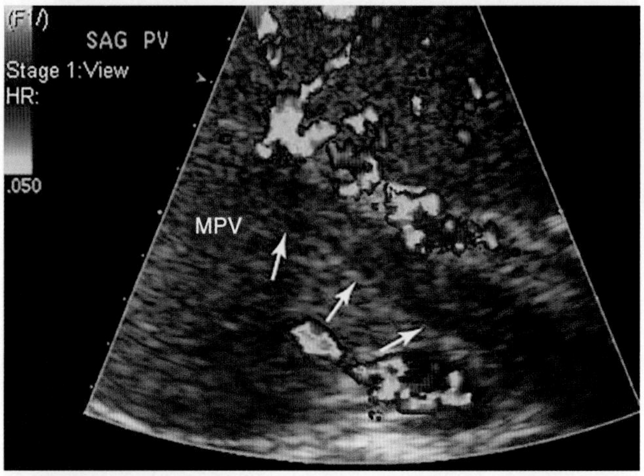


图 27-27 门静脉主干（MPV）血栓，彩色多普勒成像显示门静脉内没有血流信号。相邻的肝动脉内可见血流信号

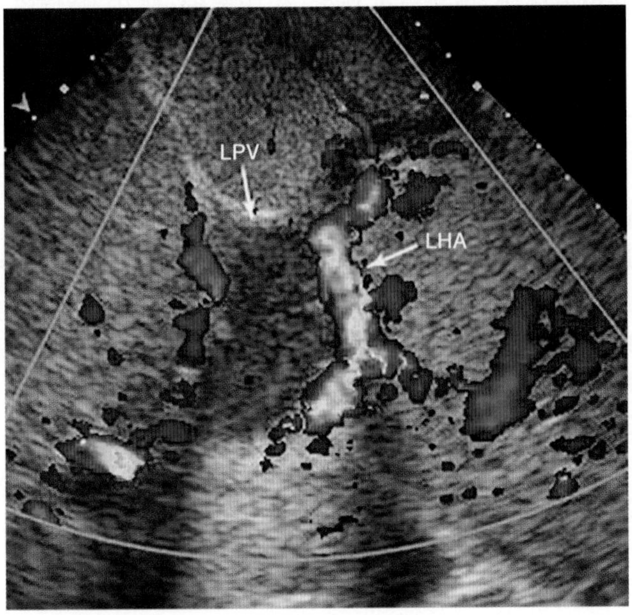


图 27-28　急性血栓形成的门静脉左支(LPV)的彩色多普勒图像。需要注意的是左肝动脉(LHA)的动脉化，以维持对肝脏的灌注

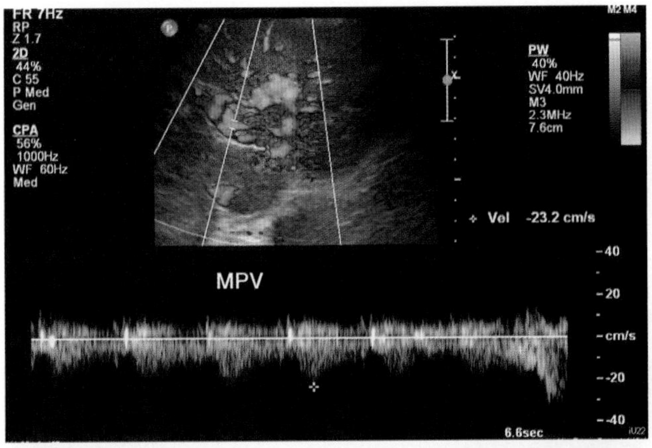


图 27-29　门静脉主干(MPV)癌栓的彩色多普勒图像。需要注意的是基线下方低阻力动脉血流代表肿瘤浸润

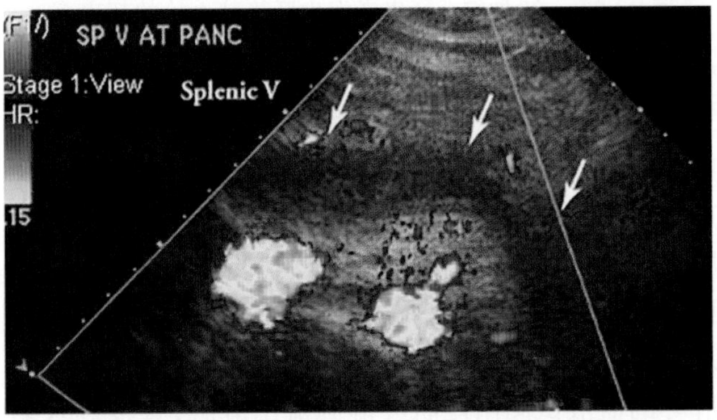


图 27-30　在 1 例门静脉高压患者中，急性脾静脉血栓形成的超声多普勒图像

绵样变性”。[2]发生门静脉海绵样变性时，可以在被阻塞的门静脉内及其周围看见大量迂曲的血管。它们可以发生于门静脉急性栓塞后 6～20 天内，以重建门静脉血流。形成血栓的门静脉在灰阶上表现为具有许多静脉再通血管网的海绵样团块。彩色多普勒成像显示门静脉主干内没有血流信号，门静脉周围侧支静脉内有再通的向肝血流(2～7cm/s)(图 27-31)。因为海绵样变是由门静脉长期持续阻塞引起的，所以它更可能是一个良性进程引起的。门静脉血栓的超声表现列在疾病相关知识点 27-4。

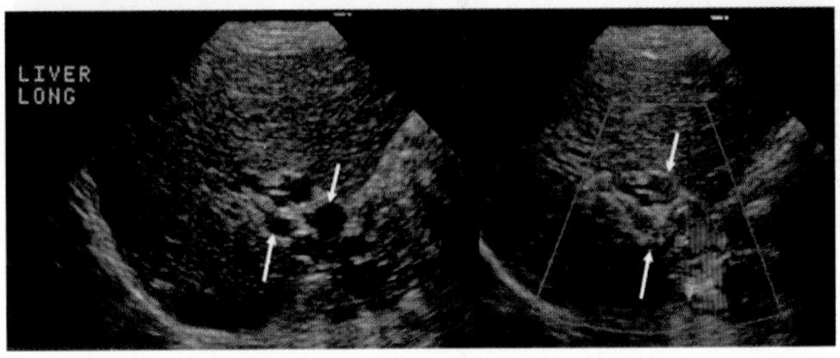


图 27-31　门静脉血栓伴门静脉海绵样变(箭头表示门静脉周围侧支静脉)

**疾病相关知识点 27-4**
**门静脉血栓的超声表现**

- 门静脉管径增粗(>15mm)伴管腔内有回声充填(无回声、低回声或高回声)
- 很粗的门静脉管径(>23mm)伴管腔内回声充填提示癌栓，但非特异性
- 门静脉不可见(急性)
- 门静脉完全阻塞时，彩色和能量多普勒显示管腔内没有血流信号(阻塞)
- 门静脉主干内的软组织肿块可见离肝的搏动性动脉波形(癌栓)
- 门静脉主干内的软组织肿块可见小的动脉血管(癌栓)
- 肝动脉血流增加(动脉化)
- 小的有回声或者纤维化的门静脉伴管腔内回声充填(慢性)
- 门静脉海绵样变;门静脉周围侧支形成(慢性)
- 胆囊静脉曲张

## 心源性肝硬化(充血性肝病)和充血性心力衰竭

心源性肝硬化(充血性肝病)包括发生在右侧心力衰竭基础上发生的一系列肝脏疾病。继发于血管淤血的肝脏水肿是一个充血性心力衰竭的并发症。由于心脏或肺功能障碍导致肝脏门静脉系统和下腔静脉继发性扩张和静脉管壁丧失随呼吸运动而活动的能力，阻碍了血液流入右心(图 27-32)。右心压力增加将影

响门静脉和肝静脉的波形，门静脉血流变得搏动性明显增加，这与右心房的压力传播相关（图 27-33）。继发于严重的三尖瓣反流，肝静脉波形表现为高搏动性的倒置的“W”型模式，即收缩期血液逆流（图 27-34）。肝大与肝淤血有关。充血性肝病由慢性压力升高和窦状瘀血所致，导致血液缺氧、实质萎缩、坏死、胶原沉积，最终导致纤维化。

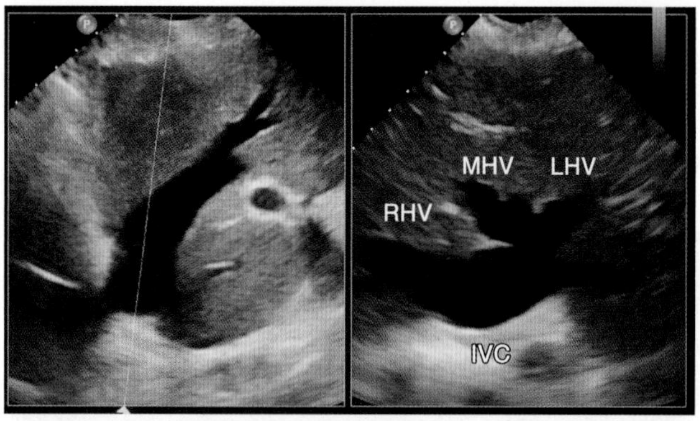


图 27-32 充血性心力衰竭导致肝静脉和下腔静脉（IVC）明显扩张的纵断面和横断面灰阶图像

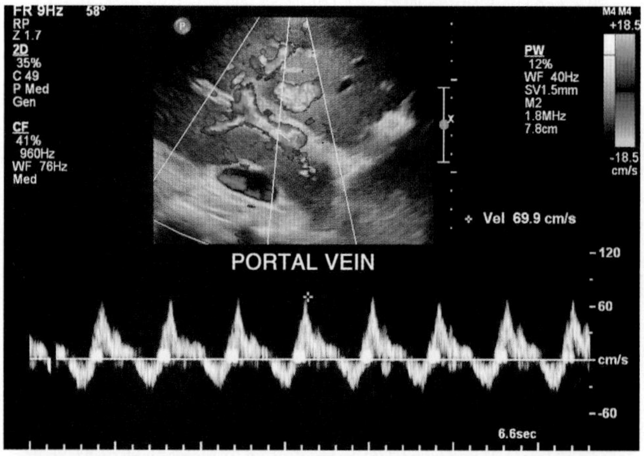


图 27-33 严重三尖瓣反流导致门静脉具有明显搏动性的多普勒图像

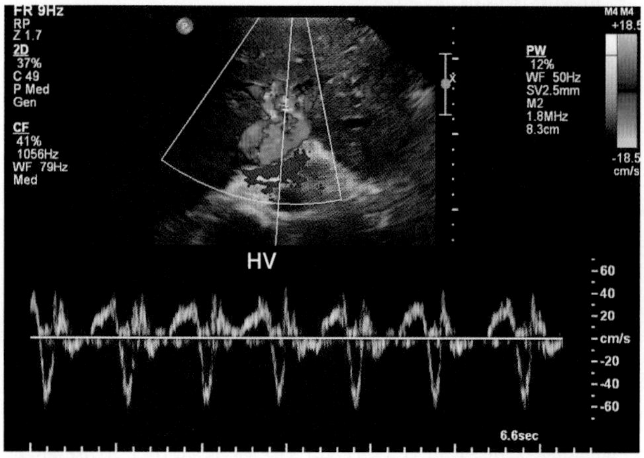


图 27-34 严重三尖瓣反流导致肝静脉具有明显搏动性的多普勒图像

## 布-加综合征

肝静脉流出道从小的静脉到大的肝静脉，到下腔静脉与右心房交界处任何平面的阻塞，以及伴随的临床特征，如右上腹疼痛、黄疸、腹水、肝脏肿大、肝功能异常等，它们统称为布-加综合征。[1] 导致布-加综合征的原因有很多，它们与阻塞的原发部位有关。原发性肝静脉阻塞常由血栓或者壁上有网状物引起（图 27-35）。继发性肝静脉流出道梗阻常由恶性肿瘤浸润、寄生虫性肿块或邻近肿块（如脓肿、囊肿和良性肿瘤/恶性肿瘤）的外在压迫所致。血栓可以发生于肝硬化、血液高凝状态、口服避孕药和腹部创伤等。[14] 大约 25% 的布-加综合征患者也有门静脉血栓形成。肿瘤侵犯最常与肝细胞癌有关。下腔静脉在肝静脉汇入口上方阻塞或者狭窄，可以使肝静脉淤血而导致布-加综合征。下腔静脉的阻塞可能由先天性狭窄或者闭塞、高凝状态导致血栓形成或者肿瘤侵犯引起。

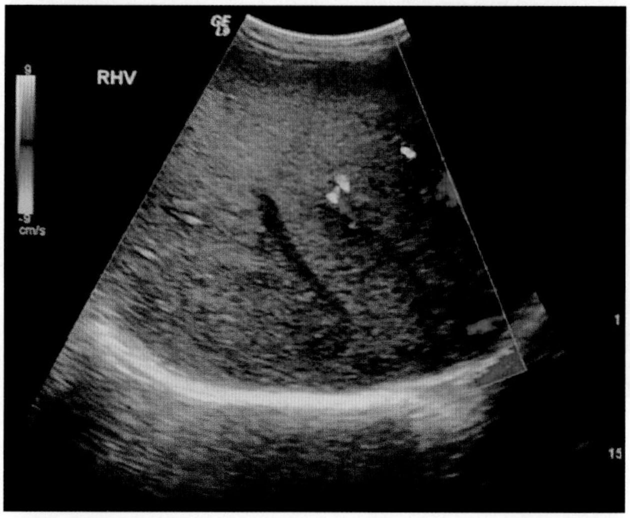


图 27-35 布-加综合征患者发生肝静脉血栓的超声多普勒图像

肝静脉阻塞常伴随下腔静脉狭窄或者阻塞。当下腔静脉被累及时，可能引起下肢水肿。当严重阻塞时，可以形成侧支通路，最常见的使血液流入未栓塞肝静脉的侧支血管包括副肝静脉、尾状叶静脉、包膜下静脉或门静脉（图 27-36）。门静脉内的血流可能缓慢或者反向。尾状叶因血容量超负荷而长大，这是由于其他肝叶的血液试图由尾状叶静脉流出肝脏，直接进入下腔静脉[4]（图 27-37）。布-加综合征的超声表现列在疾病相关知识点 27-5。

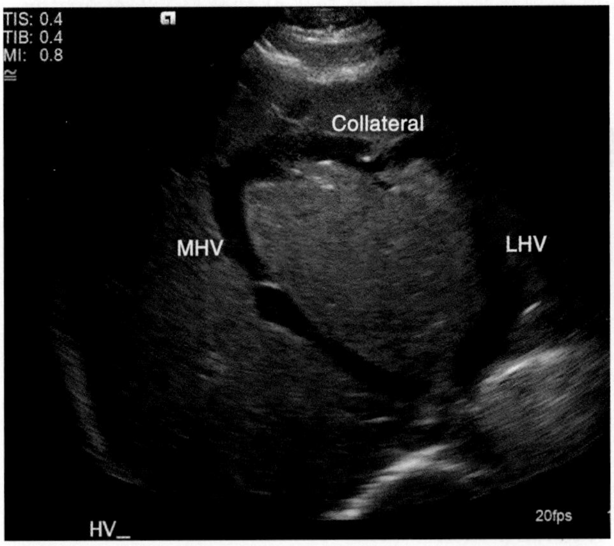


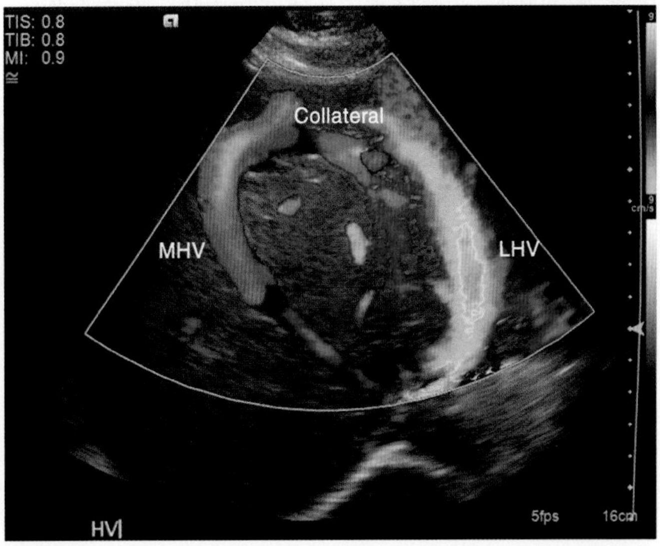


图 27-36　A. 慢性布-加综合征的灰阶图像。没有右肝静脉，可见一支侧支静脉由中肝静脉发出流入左肝静脉。B. 同一位患者的彩色多普勒图像。需要注意的是中肝静脉近端狭窄，远端血流反向。彩色图像显示中肝静脉血流通过一支粗大侧支静脉流向左肝静脉

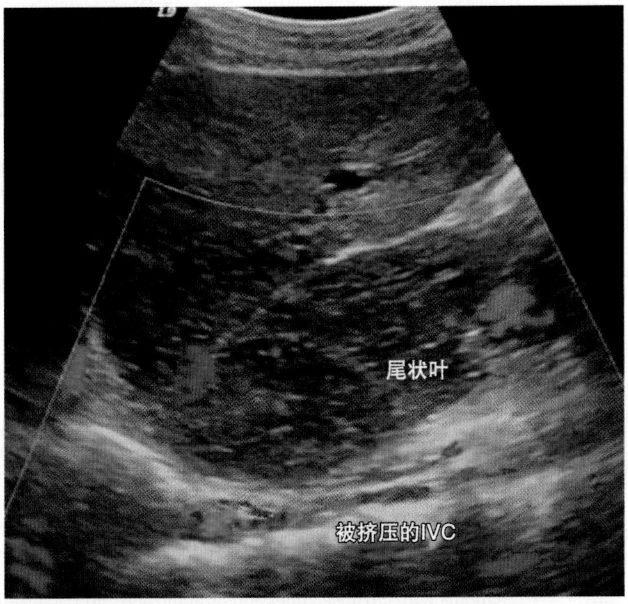


图 27-37　布-加综合征患者尾状叶长大挤压下腔静脉（IVC）的彩色多普勒图像

**疾病相关知识点 27-5**
**布-加综合征的超声表现**

- 下腔静脉管径增粗伴管腔内有回声充填
- 肝静脉管径增粗伴管腔内有回声充填
- 肝静脉和下腔静脉狭窄或者阻塞
- 肝静脉和下腔静脉没有血流
- 没有阻塞部分的肝静脉和下腔静脉管腔内为持续反向的湍流
- 尾状叶长大（前后径>3.5cm）
- 尾状叶静脉增粗，管径>3mm
- 门静脉血流缓慢或者反向
- 门静脉血栓（25%）
- 腹水/肝脏肿大
- 脾脏肿大（25%）
- 门体静脉系统侧支形成

## 窦性阻塞综合征

窦性阻塞综合征（SOS），以前称肝静脉闭塞性疾病，是由于毒性损伤肝窦上皮细胞，使其随后发生坏死和崩塌，继而阻塞肝窦和末梢肝静脉而导致的一种疾病。最常见于造血干细胞移植术后。据报道，有病例发生在肝脏辐射、肝移植和摄入传统草药或膳食补充剂，尤其是含有吡咯烷酮生物碱的药物或膳食补充剂后。

急性 SOS 的临床特征（肝窦受累后 1 ~ 3 周）包括突然出现肝大、腹痛、水肿、黄疸和腹水。SOS 亚急性和慢性型（肝窦受累后数周、数月、数年）通常表现为

疲劳、腹部肿胀、门静脉高压的体征和症状。本病在临床上类似于布-加综合征，然而，它的阻塞是由于肝窦和肝末梢静脉(中央静脉和小叶间静脉)狭窄和闭塞，而不是大的肝静脉和下腔静脉的血栓形成引起的。

## 小结

- 多普勒超声为肝脏和门静脉-肝血管系统的血流动力学提供了重要的定量和定性信息。
- 对解剖学、血流动力学、仪器、扫描窗口和耐心的全面掌握是最有效地利用这种医学成像工具的必要条件。
- 此外，对异常血管疾病和血流动力学改变的了解可以提高检查的有效性，超声技师的知识有助于优质的患者护理。

## 思考题

1. 一个患者需要附加门静脉系统超声检查。患者没有禁食，肥胖且有腹水。你可能用什么扫描平面开始扫查，为什么？
2. 为什么在行肝脏门静脉系统超声检查时，患者的呼吸方式很重要？
3. 您被要求检查一个行 TIPS 术后 1 天的患者。你超声检查观察到在右肝内有一个明亮的反射结构，然而有一个强的声影。这种表现可能的解释是什么？我们能够做些什么？

(李加伍　罗燕 译)

## 参考文献


1. Leonhardt WC. Duplex sonography of the hepatoportal vascular system. *Vasc US Today*. 2012;17:105–172.
2. Wilson SR, Withers CE. The liver. In: Rumack CM, Wilson SR, Charboneau JW, Levine D, eds. *Diagnostic Ultrasound*. 4th ed. Philadelphia, PA: Elsevier Mosby Company; 2011:78–145.
3. Marks WM, Filly RA, Callen PW. Ultrasonic anatomy of the liver: a review with new applications. *J Clin Ultrasound*. 1979;7:137–146.
4. Wachsberg RH, Angyal EA, Klein KM, et al. Echogenicity of hepatic versus portal vein walls revisited with histologic correlation. *J Ultrasound Med*. 1997;16(12):807–810.
5. Bargallo X, Gilbert R, Nicolau C, et al. Sonography of the caudate vein: value in diagnosing Budd-Chiari Syndrome. *Am J Roentgenol*. 2003;181:1641–1645.
6. Weinreb J, Kumari S, Phillips G, et al. Portal vein measurements by real-time sonography. *Am J Roentgenol*. 1982;139:497–499.
7. Abu-Yousef MM, Milam SG, Farner RM. Pulsatile portal vein flow: a sign of tricuspid regurgitation on duplex Doppler. *Am J Roentgenol*. 1990;155:785–788.
8. Zironi G, Garani S, Fenyves D, et al. Value of measurement of mean portal flow velocity by Doppler flowmetry in the diagnosis of portal hypertension. *J Hepatol* 1992;16:298–303.
9. Cioni G, D'Alimonte PI, Cristani A, et al. Duplex-Doppler assessment of cirrhosis in patients with chronic compensated liver disease. *J Gastroenterol Hepatl*. 1992;7:382–384.
10. Bolondi L, Galani S, Gebel M. Portohepatic vascular pathology and liver disease: diagnosis and monitoring. *Eur J Ultrasound*. 1998;7:S41–S52.
11. Henriksson L, Hedman A, Johansson R, et al. Ultrasound assessment of liver veins in congestive heart failure. *Acta Radiol*. 1982;23:361–363.
12. Al-Nakahabandi NA. The role of ultrasonography in portal hypertension. *Saudi J Gastroentero*. 2006;12:111–117.
13. NIDDK. *Cirrhosis of the Liver, NIH Publ No 00-1134*. Bethesda, MD: National Institute of Diabetes and Digestive and Kidney Diseases, 2000.
14. Zwiebel WJ. Vascular conditions. In: Ahuja AT, ed. *Diagnostic Imaging: Ultrasound*. Philadelphia, PA: Elsevier Saunders Company; 2007:1–110.
15. Bolondi L, Gandolfi L, Arienti V, et al. Ultrasonography in the diagnosis of portal hypertension: diminished response of portal vessels to respiration. *Radiology*. 1982;142:167–172.
16. Wachsberg RH, Bahramipour P, Sofocleous CT, Barone A. Hepatofugal flow in the portal venous system: pathophysiology, imaging findings, and diagnostic pitfalls. *Radiographics*. 2002;22:123–140.
17. Andrew A. Portal hypertension: a review. *JDMS*. 2001;17:193–200.
18. Zwiebel WJ. Ultrasound assessment of the hepatic vasculature. In: Zwiebel WJ, Pellerito JS, eds. *Introduction to Vascular Ultrasonography*. 5th ed. Philadelphia, PA: Elsevier Saunders Company; 2005:585–609.
19. Vignali C, Bargellini I, Grosso M, et al. TIPS with expanded polytetrafluoroethylene-covered stent : result of an Italian multicenter study. *Am J Roentgenol*. 2005;185:472–480.
20. Kanterman RY, Darcy MD, Middleton WD, et al. Doppler sonography findings associated with transjugular intrahepatic portosystemic shunt malfunction. *AJR Am J Roentgenol*. 1997;168:467–472.
21. Dodd GD, Memel DS, Baron RL, et al. Portal vein thrombosis in patients with cirrhosis: does sonographic detection of intrathrombus flow allow differentiation of benign and malignant thrombus? *AJR Am J Roentgenol*. 1995;165:573–577.
22. McNaughton DA, Abu-Yousef MM. Doppler US of the liver made simple. *Radiographics*. 2011;31:161–188.

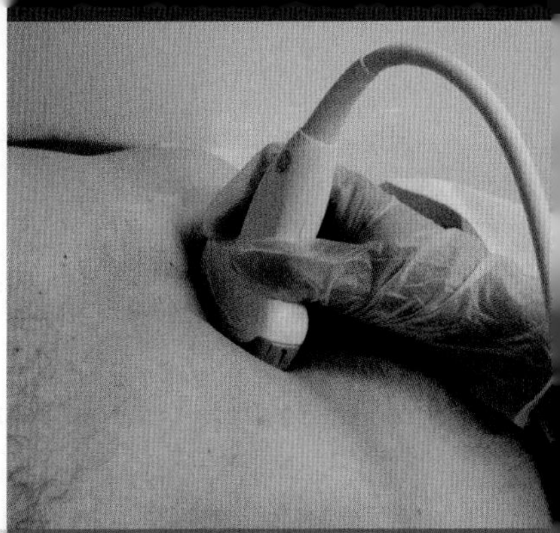

# 肾移植与肝移植的评估

M. ROBERT DEJONG | LESLIE M. SCOUTT | MONICA FULLER

第 28 章

## 目标

- 描述移植手术和血管吻合的类型。
- 明确移植超声检查的基本要素。
- 明确与移植相关的血管并发症。

## 术语表

**同种异体移植物(allograft)**：指由一个人移植到另一个人的任一组织。

**动静脉瘘(arteriovenous fistula)**：指一支动脉与一支静脉相通，通常发生于外伤后。

**免疫抑制药物(immunosuppression drugs)**：指用于抑制机体产生抗移植器官抗体的药物。

**原位移植(orthotopic transplant)**：移植物位于与原来组织器官的相同解剖位置的移植，全肝移植是一种原位移植；肾移植不是原位移植。

**假性动脉瘤(pseudoaneurysm)**：通常继发于动脉壁的撕裂，导致血液由动脉管腔溢出，并被周围软组织包绕而形成。

**移植排斥反应(transplant rejection)**：继发于受体产生抗供体抗体的一种移植反应，可以导致移植失败。

## 关键词

动静脉瘘
肝移植
假性动脉瘤
排斥反应
肾移植
血管狭窄
血管血栓形成

在器官移植术后的患者随访中，超声检查已经成为常规用于评估移植器官情况的重要组成部分。现代外科手术技术和免疫抑制方案的进步提高了同种异体移植和移植受体的长期生存率。肾移植和肝移植分别是肾衰竭患者和肝衰竭患者的首选治疗方法。胰腺、小肠、肺和心脏移植手术也越来越多。目前，手臂移植已经成为可能，这项计划是为了帮助那些在军事行动中或战斗中失去手臂的退伍军人。血管并发症是导致大多数器官移植失败的第二位常见原因，超声是检测肾移植或肝移植受体可能存在的血管并发症的首选方法。本章将综述超声检查在肾移植和肝移植中的相关技术和诊断标准。

## 肾移植

第一例成功的肾移植手术是在 1954 年波士顿马萨诸塞州的彼得 · 本特 · 布赖海姆医院一对同卵双胞胎兄弟之间完成的，这消除了移植术后任何潜在的不良免疫反应。[1,2]然而由于受体与供体不兼容的问题使肾移植依然非常有限，直到 19 世纪 60 年代初，在供体与受体组织配型方面才取得重大进展。1961 年免疫抑制疗法的推出，进一步显著提高了移植物的生存率，因为这些药物有助于受体接受同种异体移植中的外来组织器官。随着免疫抑制疗法的出现，使尸体供体在同种异体移植中的实现成为可能。于 1962 年又在彼得·本特·布赖海姆医院完成了第一例尸体肾移植手术。在 1983 年,一个高效并且相对无毒的免疫抑制剂-环孢霉素的出现,减低了移植排斥的风险,显著改善了患者的预后。从那以后,随着免疫抑制方案的不断演化和精炼,进一步大幅度减小了由于肾移植受体产生的排斥反应而导致的移植失败率。

目前,肾移植被认为是大多数终末期肾脏疾病患者的选择治疗方案,和腹膜透析和血液透析相比,它能给患者提供更好的生活质量和长期生存率。[3-5]导致终末期肾脏疾病的常见原因包括糖尿病、常染色体显性遗传多囊肾疾病、肾小球肾炎、高血压、动脉粥样硬化和全身性系统性红斑狼疮等,其中糖尿病是导致患者进行肾移植的最常见原因。

根据美国器官获取和移植监测网络(http://optn.transplant.hrsa.gov)报道,美国在 2016 年实施了 19 061 例肾移植,包括 13 431 例尸体肾移植和 5630 例活体肾移植。然而,在 2016 年还有超过 101 000 例患者正在等待肾移植。事实上,估计每隔 14 分钟便会有一个新名字加入轮候名单,而每天有 13 人因等待肾脏移植而死亡。[6]因此,器官短缺是患者等待肾移植的主要局限因素。当前的器官短缺导致对死亡捐赠人的标准更加宽松,增加了活体肾移植供体的使用,以及其他一些可以增加器官可用性的创造性手段。其中一个程序被称为"配对肾脏交换程序",在这个程序中,可以方便地找到相容的匹配,并帮助患者安排肾脏交换[7]。例如,患者 A 的妻子把她的肾给患者 B 的儿子,而患者 B 的母亲把她的肾给患者 C,而患者 C 的朋友把他的肾给患者 A。配对肾脏交换程序允许患者获得更好的匹配肾脏,并帮助显著减少其他患者接受匹配供体的等待时间。在撰写本手稿时,最大的一对肾交换涉及 35 名捐赠者和 35 名接受者,涉及美国多家医院。

自从 20 世纪 50 年代第一例肾移植以来,由于免疫抑制治疗方案和现代外科手术技术的进步,以及通过器官共享联合网络使得尸体移植中移植物快速而有效的 HLA 配型提高,使得移植物存活率一直在稳步增长。在 2016 年,器官获取和移植网络报道基于 HLA 匹配的活体肝移植和尸体肝移植的 5 年移植物存活率分别为 80% 和 67% 。[8]导致移植失败的危险因素主要包括 HLA 数量的不匹配,供体或受体的年龄过高,非裔美国人的种族,冷缺血时间大于 24 小时,还有糖尿病肾病也是受体肾衰竭的原因。[8]

一旦一个人接受了移植,他们就会受到密切的监测,看是否有移植失败或并发症的迹象。患者移植肾衰竭大多数最常见的症状是无尿或血清肌酐水平升高。另外,疼痛、压痛、发热、寒战或白细胞计数升高也可能表明移植物功能障碍。然而这些都是非特异性的症状和体征。因此,影像学检查,特别是多普勒超声在临床评估肾移植术后移植物功能障碍方面起着重要的作用。它主要帮助区分是可能需要外科手术治疗的解剖和/或血管问题,还是仅需要药物治疗的功能异常如急性肾小管坏死、药物中毒和移植排除反应等。

## 手术

在成人肾移植中,通常将移植肾放置在右侧髂窝腹膜外。右侧髂窝优于左侧髂窝仅仅是因为乙状结肠通常比右侧的结肠占据更多的空间,从而使左侧髂窝的血管吻合在技术上更加困难。在儿童肾移植中,移植的肾脏可能放置在腹腔内。对尸体供体的移植手术,供体的肾动脉主干的获取是连同开口周围或部分腹主动脉管壁,通常叫"卡雷尔补丁"。供体的这种椭圆形腹主动脉壁通常与受体的髂外动脉进行端-侧吻合(图 28-1)。如果供体肾有多支肾动脉,要么将所有主肾动脉的开口周围较大的卡雷尔补丁取下或者将多个单独的补丁均取下。或者供体肾动脉之间可能以"Y"字形连接在一起,再与受体髂外动脉进行单一吻合。对活体供体的移植手术,供体的肾动脉主干直接与受体的髂外动脉进行端-侧吻合或者与髂内动脉进行端-端吻合。因为卡雷尔补丁的获取和使用,没有直接缝合到肾动脉的开口而导致吻合口较大,所以尸体供体肾移植的肾动脉狭窄的发生率被认为较活体供体肾移植要低。供体肾静脉主干通常与受体髂外静脉进行端-侧吻合。输尿管吻合最常用的是输尿管膀胱吻

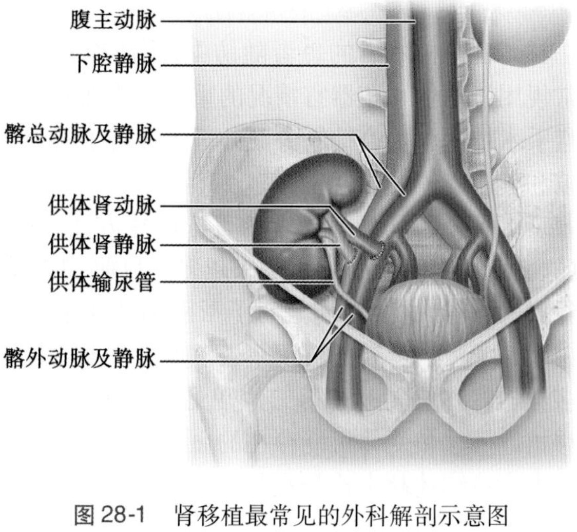


图 28-1 肾移植最常见的外科解剖示意图

合术，即将供体输尿管植入到原来输尿管口上面的膀胱顶部。

一种特殊的肾脏移植被称为整体移植。[9,10]这种类型的移植是从 5 岁以下的儿童小患者的尸体中获得的。因为一个肾脏不能在成年人中充分发挥作用，所以两个肾脏都被移除并放置在受体体内。在这些患者中，接受者将同时接受两个肾脏、两个输尿管、主肾动脉、主肾静脉，以及腹主动脉和下腔静脉的肾上和肾下部分。供者的腹主动脉和下腔静脉被缝合在主肾血管起源处的头部，任何腰部血管都将被结扎。两个肾脏通常都放置在右下腹腹膜外。在这些类型的移植中，供者的腹主动脉与受体的髂外动脉端-侧吻合，而供者的下腔静脉也与受体的髂外静脉端-侧吻合。供体的输尿管均植入受体膀胱（图 28-2）。这种移植的影像检查方式将不同于单一肾移植。用多普勒超声从吻合部分开始对供体腹主动脉进行评估，而不是对肾动脉进行成像（图 28-3）。其次，采集肾门的每个主肾动脉处的多普勒信号。然后是肾内多普勒信号。在静脉方面，采集每个肾门和供体下腔静脉在吻合处的多普勒信号。必须对每个肾脏的任何病理状态进行评估，如肾积水或肾周积液（图 28-4）。移植后的几个月内，移植物将生长并达到成人的大小。

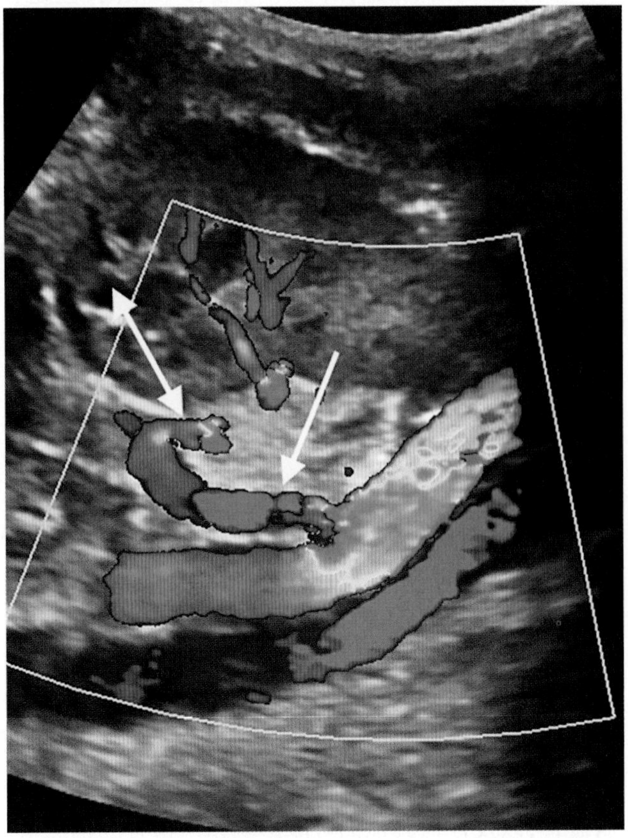

图 28-3　箭头指向与髂外动脉吻合的供体腹主动脉，双头箭头指向放置在上方的肾脏的肾动脉

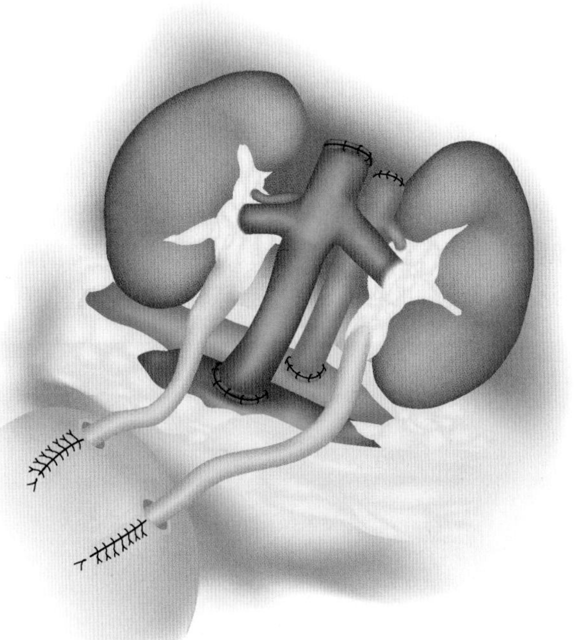

图 28-2　整体小儿肾移植。腹主动脉和下腔静脉代替肾动脉和肾静脉主干连接到髂血管。必须评估两个肾脏。（引自 Graham SD, Keane TE. *Glenn's Urologic Surgery*. 8th ed. Philadelphia, PA: Wolters Kluwer; 2015; Figure 13-14.）

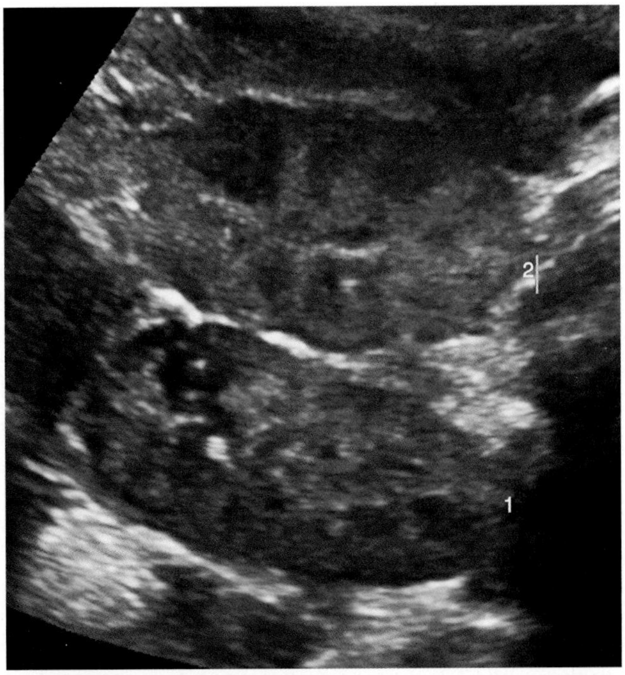


图 28-4　灰阶图像显示在整体移植中的两个肾脏，分别为 1 和 2

虽然在全国范围内的手术方法各不相同，但是在肾旁放置外引流可减少淋巴囊肿形成的发生率，这是一种较常见的术后并发症，它可通过压迫肾实质或血管/输尿管吻合口而导致移植物功能障碍。重复感染也可能发生。在肾脏集合部与膀胱之间安置膀胱输尿管支架可以用于减少输尿管瘢痕或坏死，以及尿液外渗的可能，因为这些因素可能导致尿性囊肿的发生。对于大多数患者，通常保留原来的肾脏在原位。

## 超声检查技术

### 患者准备

在通常情况下，在评估移植肾时不需要患者做特殊准备。保持膀胱有一定的尿液可能有助于患者的检查。在肾移植术后首次超声检查前，超声技师查看手术记录或者直接与外科医师交流是至关重要的。超声医师至少应该知道以下信息：肾脏的位置；如果一个肾脏或两个儿童肾脏被移植，哪根受体血管被用于与移植肾肾动脉和肾静脉主干进行吻合；任何血管异常如双血管；以及任何其他的可能影响超声检查的信息等。超声技师还应该查看任何与肾移植有关的研究现状，特别是有病理证实的，同时还需要查看血管解剖和吻合口部位。随着电子病历的出现，这些信息现在更容易获得。

### 患者体位

超声检查时患者常采取仰卧位。如果肠道或者气体干扰了部分肾脏的观察，可能会采用斜卧位以改善肾脏的显示。

### 检查仪器

用3～5MHz的凸面线性阵列探头进行检查，这将提供一个可以显示整个肾脏的声波窗口，可以轻轻晃动探头以推开肠道气体来提高肾脏的显示。由于大多数移植肾的位置比较表浅，因此有必要改变成像的深度。对于身材瘦小的患者，高频探头或者谐波成像可能有助于提高显示率。

### 检查技术

成像协议必须基于当前的认证准则，并且应该每年审查一次。在美国，这些准则可以在以下网页中找到：www.intersocietal.org/vascular 和 www.aium.org。

一般在术后24～48小时内进行一次常规的超声检查。通常没有必要去评估受体的自体肾情况，它们一般保留在原来的位置。移植肾的位置可以根据患者的解剖位置不同而变化。通常肾脏的位置较表浅，其长轴与切口的轴线一致，肾门朝向后下方。肾脏也可以处于与皮肤表面平行的平面，尽管有时肾脏将会倾斜为上极或下极靠近皮肤而对侧处于身体较深的位置，这使肾脏看起来像是处于一个与皮肤表面几乎垂直的平面。需要准确测量肾脏的长度和宽度（图28-5和图28-6）。有些协议可能需要测量肾脏的体积，这将需要在三个平面测量肾脏的长度、宽度和前后径。移植肾在形态和回声特性方面与正常肾脏一样。因为移植肾位于盆腔，因此不能同时获得与肝脏或脾脏相比较的图像。

#### 灰阶超声

应该首先采集灰阶图像，包括肾脏长轴图像，在中轴以及纵面观肾脏的外侧和内侧测量肾脏的长度。移植肾长度多变，但由于其会增生因此一般较正常肾脏稍长大，通常在术后6个月达到最大值。在两次相邻检查时，肾脏长度的增加或者减少不是判断移植肾功能障碍的特异性指标。接着采集与肾脏长轴垂直90°的图像，也就是横断面扫查。

许多实验室自肾脏上方通过上极、中间和下极，最后为肾脏下方进行横断面扫查，一般在中间横断面测量肾脏的前后径，横断面扫查肾脏的上极和下极以评估肾周积液。无论如何，常规检查也应该观察肾周有无积液。也应该采集多个有关膀胱或有Foley导管的膀胱区域的纵断面和横断面。也可以记录肾脏的下极和膀胱在同一图像的斜切图，这可以用于帮助评估是否有尿液囊肿的存在。观察到膀胱周围有任何积液的

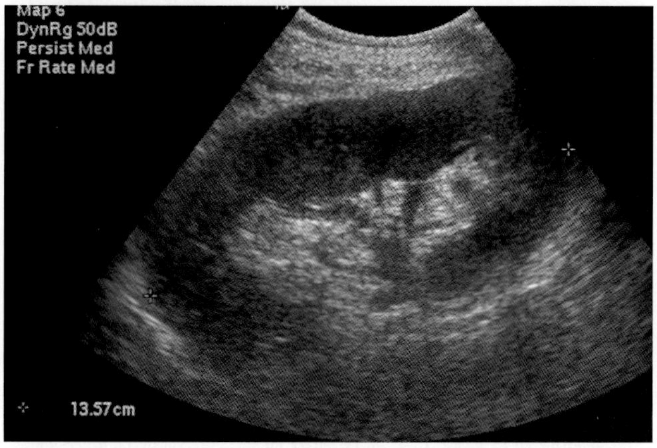


图28-5 移植肾长轴灰阶示意图（尺标所示）。肾皮质呈相对低回声，厚度均匀而对称。在肾窦中央的肾内集合系统轻度扩张是一个正常的表现

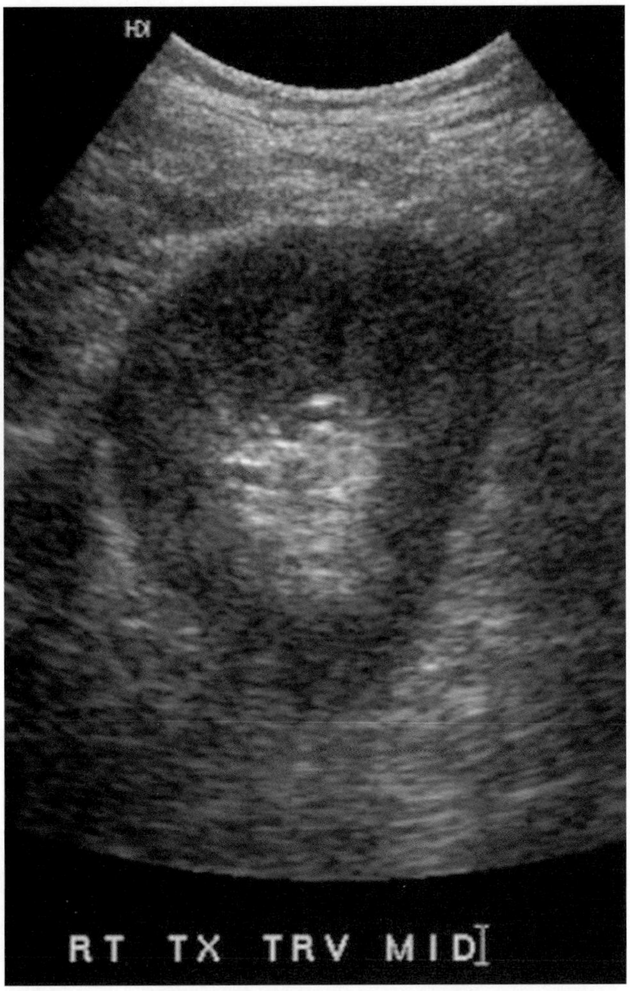


图 28-6　移植肾的横断面灰阶图像

存在时需要进一步检查，此时可以让患者排空膀胱或者通过患者的导尿管灌输适量的液体以充盈膀胱来进行观察。

## 彩色和频谱多普勒

采集必要的灰阶图像后，超声技师需要进行多普勒部分的检查。从主肾动脉获得彩色和频谱多普勒信号，包括在吻合口处、吻合口近端和远端（肾门）段的角度校正的收缩期峰值速度测量（图 28-7 和图 28-8）。也应该采集髂外动脉上方至吻合口的彩色图像和频谱多普勒信号。肾动脉主干的彩色多普勒图像对评估其扭曲或扭转是必需的。采集肾静脉主干的彩色和频谱多普勒信号，包括肾静脉和髂外静脉吻合口处（图 28-9 和图 28-10）。也需要采集与吻合口同一平面的髂外静脉的彩色和频谱多普勒信号。还需要采集肾脏上极和下极的肾内静脉频谱的轨迹。值得注意的是肾内静脉邻近肾内动脉而可以立即被显示。使用彩色多普勒图像显示整个肾脏的灌注，需要时也可以采集能量多普勒（图 28-11）。肾皮质的灌注在移植肾内应该是对称且均匀的。

需要采集肾脏上极、中段和下极的段动脉以及叶间动脉频谱多普勒信号，矫正角度测量收缩期峰值流速，并计算阻力指数（RI）。有些实验室还要求测量弓形动脉。正常动脉波形呈以持续向前的舒张期血流为特征低阻力型，RI 小于 0.7。同时具有一个加速时间小于 70 ~ 80 毫秒的锐利的收缩期上升曲线（图 28-12）。阻力指数是与收缩期流速和舒张期流速相关的一个比值，其不依赖于角度，不需要矫正角度。阻力指数的计算公式如下：（收缩期峰值流速 - 舒张末期流速/收缩期峰值流速）。

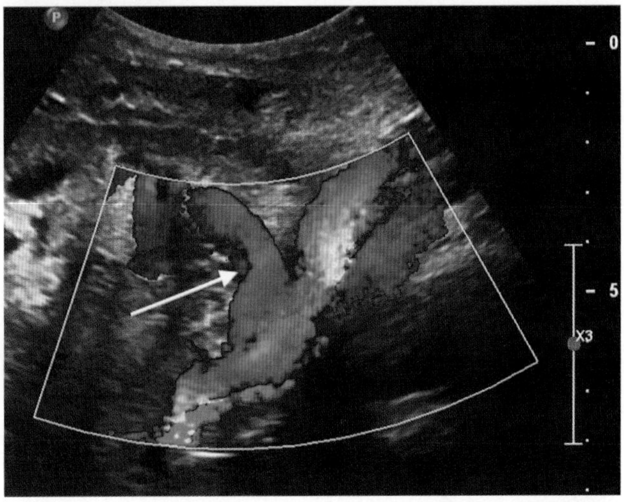

图 28-7　肾动脉主干吻合口彩色多普勒图像（箭头所示）

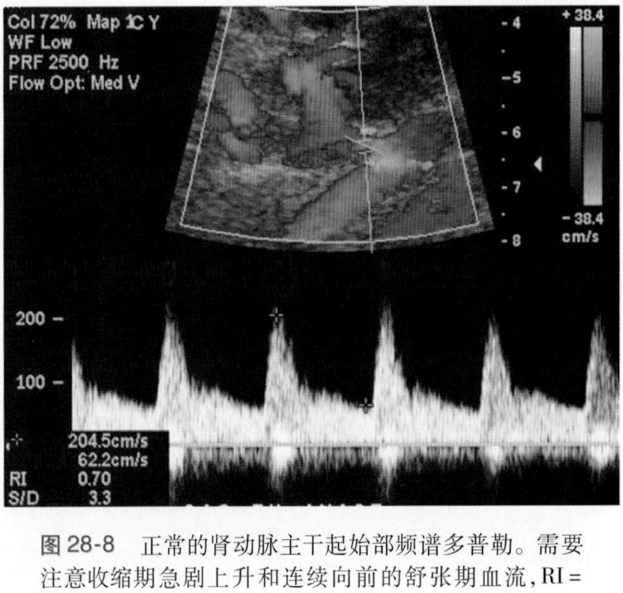


图 28-8　正常的肾动脉主干起始部频谱多普勒。需要注意收缩期急剧上升和连续向前的舒张期血流，RI = 0.70。移植肾肾动脉主干的 PSV 轻度上升（204cm/s）是常见的，因为其从髂外动脉以锐角直接发出，导致通过该单一血管的血流会增加。PSV，收缩期峰值流速

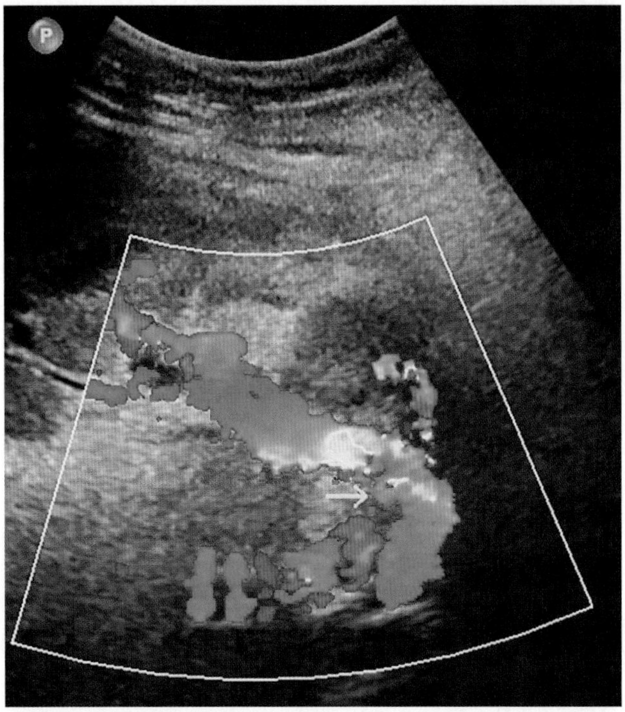


图 28-9 肾静脉吻合口处彩色多普勒图像(箭头所示)

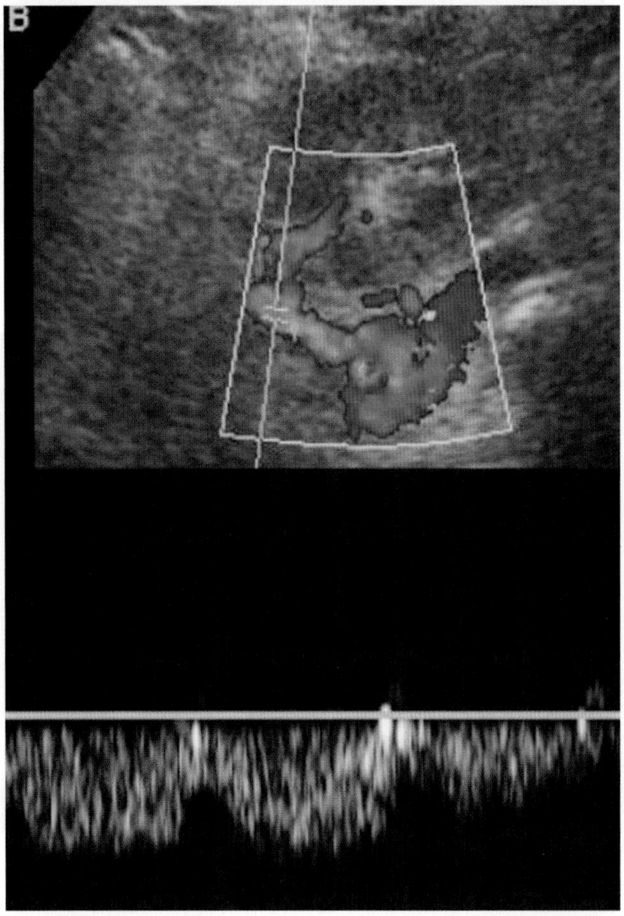


图 28-10 肾静脉主干起始部的正常频谱多普勒。需要注意有轻微的呼吸时相。由于靠近肾动脉主干使肾静脉具有搏动性

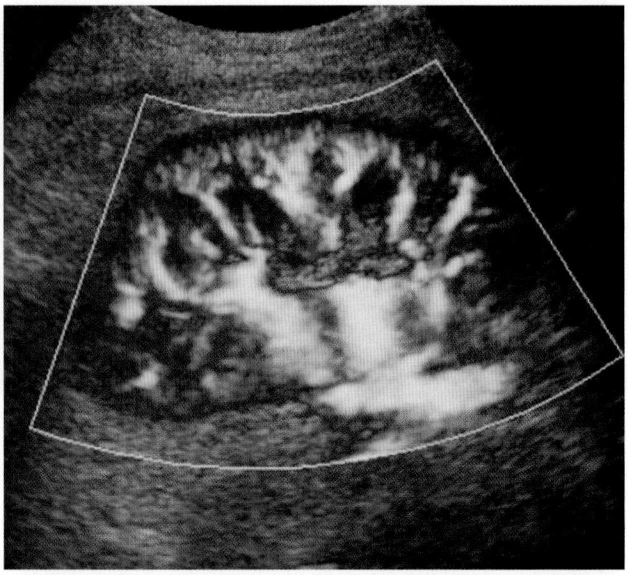

图 28-11 矢状断面能量多普勒图像显示移植肾皮质灌注正常。小叶间动脉供血的肾皮质灌注均匀，它起源于肾锥体后面、与肾包膜平行的弓状动脉

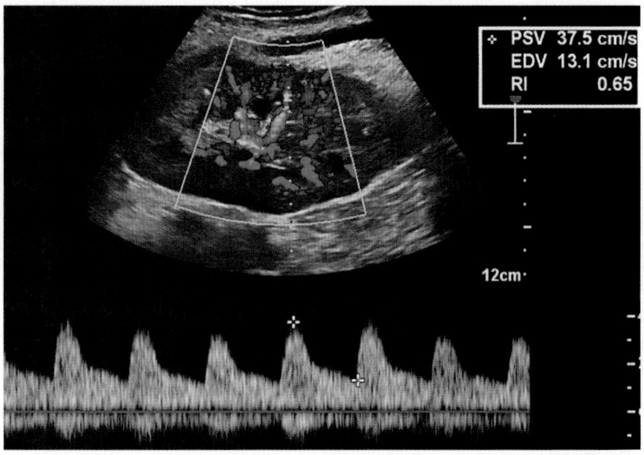


图 28-12 来自叶间肾动脉的正常频谱多普勒。需要注意收缩期急剧上升和连续向前的舒张期血流。舒张期血流速度大约等于 25% 的收缩期血流，RI<0.70

为了计算阻力指数，正确测量舒张末期速度至关重要，应测量舒张末之后下一个收缩期上升之前的流速。重要的是超声技师不要混淆由于镜面伪像而形成的重叠的静脉血流，或者在真实舒张期血流上的噪声信号。超声技师通过观察叶间动脉在舒张期的彩色信号数量能够主观地估计阻力指数。如果动脉最低程度地减少了，仍然还有良好的舒张期血流，则阻力指数将小于 0.7。然而如果在舒张末期几乎没有彩色血流信号，则阻力指数可能大于 0.8。如果彩色血流信号是闪烁和搏动的，并且在舒张末期动脉完全消失，舒张末期没有彩色血流信号，则阻力指数将为 1.0。正常的阻力指数在 0.6～0.8 之间。通常舒张末期流速至少

应为收缩期峰值流速的 25%。

### 技术考虑

通常采用频率为 3 ~ 5MHz 的凸面线性阵列探头进行超声检查。需要时可以使用谐波和(或)复合成像的方法来提高图像的质量和分辨率,以此减少伪像。应该选择一个适当的彩色多普勒血流速度量程以使血管内血流充盈良好。当评估的血流信号从动脉变为静脉时,可能需要调节彩色多普勒血流速度量程。彩色增益需要增加至彩色斑点出现于图像背景时,然后再降低彩色增益至其消失。色彩框应该保持在使帧速处于较好的范围。

频谱多普勒基线应调节到可以评估基线上或下血流速度的位置。因为肾实质内的动脉和静脉很细并且两者紧邻,有时动脉和静脉波谱可能同时显示在一张图像上。应调整频谱多普勒标尺,使波形填充可供追踪的整个区域。这将有助于更好地评估和测量波形。频谱多普勒的移动速度应该调整为可以同时显示 3 ~ 5 个心动周期内的波形。增加多普勒增益应直到噪声或斑点伪影出现在多普勒波形的背景上,然后再降低增益至斑点消失。

### 陷阱

可能需要不同的多普勒设置来显示血管病变的存在。比如,由于动静脉瘘(AVF)内存在较高的速度(见下文),因此需要大大提高彩色速度标尺,以减少彩色混叠和溢出,从而只显示动静脉瘘本身。相反的,在诊断血管血栓形成之前,应该最大限度地利用多普勒来检测低速血流。

## 诊断

在完成常规超声检查后,接着使用多普勒超声检查来评估导致移植肾功能障碍的潜在病因。移植肾功能障碍患者最常见的表现为非特异性体征和症状,如肾衰竭、疼痛或感染的征象。超声检查的目的是区分导致移植肾衰竭的原因,是最好用药物即可处理的病因如急性肾小管坏死、肾盂肾炎、药物中毒或者移植排斥反应等;还是需要外科手术治疗的病因如肾盂积水,有症状的肾周积液,血管血栓形成或者血管狭窄等。不幸的是,这些患者的许多灰阶表现,如肾脏长大,皮质髓质回声的差异丧失或增加,尿路上皮条纹的形成,以及 RI 的增加等,也是移植肾功能障碍的非特异性表现,最终的诊断可能需要依靠超声引导下肾脏穿刺活组织检查。然而对于肾移植术后的大多数血管并发症,多普勒诊断标准仍然具有很高的特异性。

### 移植排斥反应

移植排斥反应是导致移植失败的最常见原因之一,它是由免疫系统攻击移植器官引起的,正如免疫系统将对抗任何外来物体或病毒一样。肾移植排斥反应主要有三种类型:①超急性排斥反应,即由于受体体内预先存在抗移植物抗体,导致术后立即发生的排斥反应;②急性排斥反应,通常于术后约 2 周左右开始的排斥反应,大多数病例发生于术后前 3 个月;③慢性排斥反应,幸运的是,调整免疫抑制治疗方案可以有效治疗大多数移植排斥反应。

当发现下列一种或多种临床症状时需要怀疑排斥反应:突然无尿液排出即无尿,尿液排出减少即少尿,血清肌酐升高,蛋白尿或白细胞尿,高血压,移植物肿胀或缩小。移植排斥反应最早的症状之一是少尿,同时伴有血清肌酐和血清尿素氮升高。血清肌酐和尿素氮反映肾脏功能的好坏,因为这些代谢废物正常情况下由血液通过肾脏排出体外。然而,血清肌酐的升高是一个非特异性的表现,也有可能预示一些其他潜在的肾脏疾病。对于肌酐水平过高或者持续升高的患者需要进行肾脏穿刺活组织检查。

### 急性肾小管坏死

急性肾小管坏死是另一个移植肾功能障碍的常见原因。它常由缺血引起,在尸体供体中较活体肾移植供体更常见。急性肾小管坏死发生的危险因素包括长时间的缺血,低血压或者术中失血过多,在重症监护室时间过长或供体有严重疾病,器官取自无心跳的供体等。急性肾小管坏死一般发生于术后早期,常开始于术后第 2 天或第 3 天,它可能是移植肾功能延迟恢复的一个原因,患者可能需要透析直到肾脏功能恢复正常。[11,12]一些研究人员过去使用肾段动脉舒张期血流减少作为判断急性肾小管坏死的一项指针。然而,大多数临床医生将肾活检作为急性肾小管坏死的最终诊断手段。[13,14]随着最近供体标准的放宽,可以接受有病或者久病供体的肾脏,这导致急性肾小管坏死现在通常出现更早,且比以前更严重。

### 积液

最常见的肾周积液主要发生于肾移植术后,包括血肿、尿性囊肿和淋巴囊肿。每次超声检查都应该记录积液的范围和位置。

血肿常于手术后或穿刺后立即发现,它们的范围、回声特性和位置多变。手术后血肿可能位于移植肾周围的任何位置。穿刺后血肿常发生于穿刺点周围，通常位于肾脏下极。在急性期，血肿回声均匀，逐渐变为混合无回声液性暗区的不均质回声（图 28-13 ~ 图 28-15）。需要动态观察这些积液以确保它们的范围在逐渐减小。

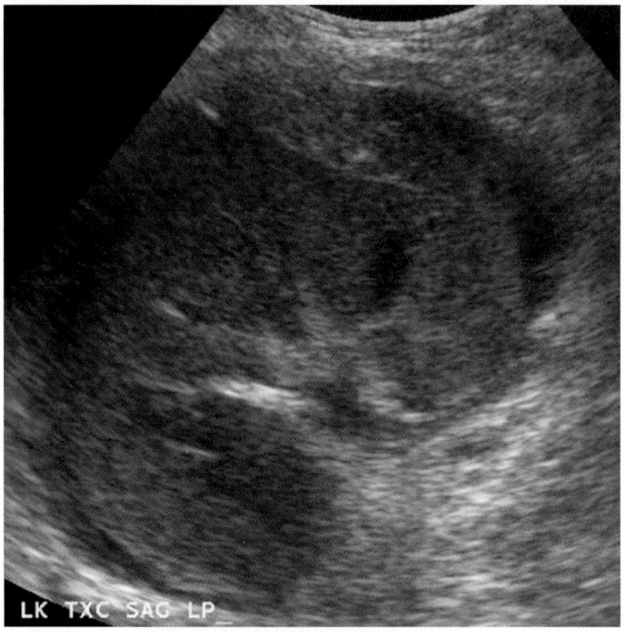


图 28-13 肾移植术后肾周血肿。矢状面灰阶图像显示肾周有不均匀低回声积液。肾脏下极皮质被积液所压缩。肾周血肿的回声程度随出血发生的时间而变化

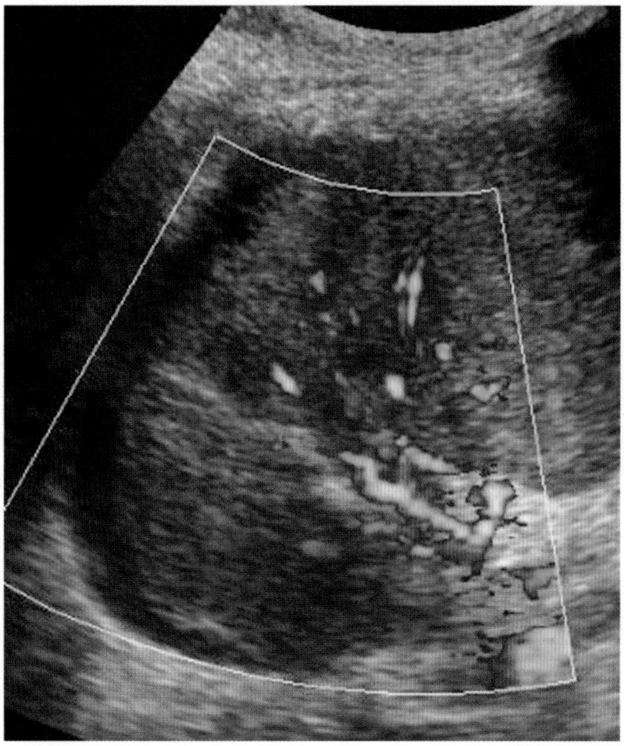

图 28-14 肾移植术后肾周血肿（与图 28-13 为同一位患者）。彩色多普勒图像显示由于肾周血肿的压迫，肾皮质灌注减少

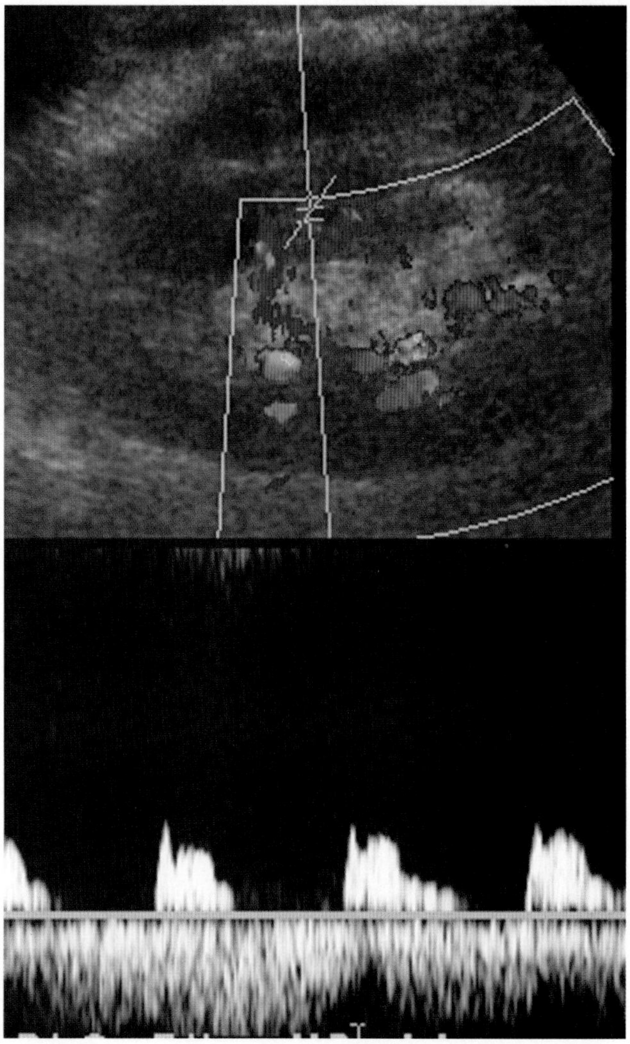

图 28-15 肾移植术后肾周血肿（与图 28-13 和图 28-14 为同一位患者）。频谱多普勒显示叶间动脉没有舒张期血流（RI=1.0），这是由于周围血肿压迫肾皮质所引起的外周血管阻力增加，生理上称之为“Page 肾”。注意基线以下的静脉血流

尿液从输尿管吻合口漏出或输尿管局限性坏死区域漏出而形成尿性囊肿。常发生于肾移植术后前几周以内，在临床上，特别是肾功能正常的情况下发现尿液排出减少或者有尿液由手术切口处漏出时，需要高度怀疑存在尿液囊肿。超声检查将显示位于肾脏与膀胱之间的积液。尿性囊肿在没有上尿路感染时常表现为无回声，但是积液内部可能有分隔（图 28-16）。

手术导致淋巴链中断时可以发生淋巴囊肿。这些积液常在术后 4 ~ 8 周出现，并且常于偶然发现。然而，淋巴囊肿可以压迫输尿管导致集合系统阻塞或者变为上尿路感染，这两种情况都需要进行介入引流或者手术开窗减压。淋巴囊肿在超声上表现为边界清楚，无回声的积液，部分囊肿内部可能有许多细小分隔

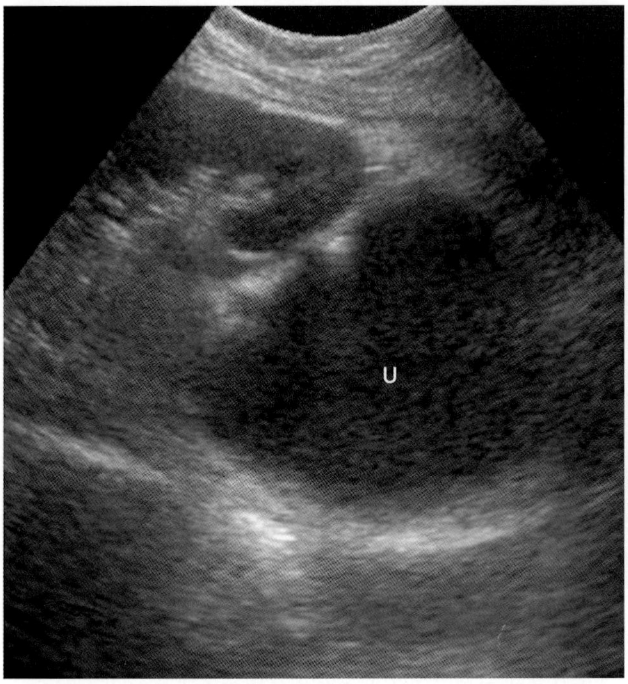


图 28-16　尿液囊肿。灰阶图像显示在肾脏下方移植肾与膀胱(此图没有显示)之间的巨大无回声液体集聚(U)

(图 28-17)。重要的是不要将尿性囊肿和淋巴囊肿相混淆,尿性囊肿将发生于肾移植术后几周以内,而淋巴囊肿将发生于其后的时间段,常为术后 1 个月。

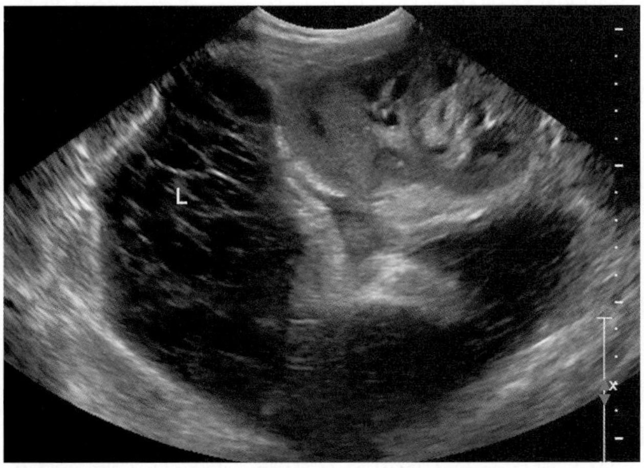


图 28-17　灰阶纵向图像显示一个有一些细小分隔的无回声的液体集聚(L),延伸至肾周的后上方

## 肾积水

轻度肾盂肾盏扩张(肾积水)是肾移植术后的正常表现,因为失去神经支配的肾脏失去了自主神经张力,导致肾内集合系统扩张。这些患者一般是无症状的。然而,真正的肾积水可能继发于:输尿管狭窄手术后的瘢痕,缺血,或移植排斥反应;输尿管血凝块;膀胱充盈;输尿管的张力降低;输尿管周围的淋巴囊肿或其他积液的挤压;还有移植术后淋巴结增生紊乱等。超声技师应该设法找到梗阻的原因及部位。

## 血管并发症

血管并发症可能会在术后立即发生或延迟出现。在术后的早期阶段,当患者突然无尿或者出现手术区域剧痛时需要怀疑有静脉或者动脉血栓形成。这是一种必须做出快速诊断的紧急情况,以便采取合适的经皮介入或手术干预来挽救肾脏。

### 动脉血栓形成

诱发肾动脉血栓形成的危险因素包括血液高凝状态、低血压、术中创伤、血管尺寸不匹配和血管扭曲等。严重的急性移植排斥反应和比较罕见的栓子可能引起肾内动脉阻塞或者血栓形成。肾内动脉的血栓可能扩展至肾动脉主干。据估计,只有不到 1% 的患者发生肾动脉血栓。肾动脉血栓在小儿移植中比较常见,很可能是由于受体血管的尺寸小而引起的。肾动脉血栓的超声表现包括管腔内有回声,彩色、能量和频谱多普勒显示肾内动脉和静脉或肾动脉和静脉主干没有血流信号(图 28-18 和图 28-19)。超声技师在诊断肾动脉血栓时,必须保证所有的彩色多普勒仪器控件,比如彩色血流速度量程、颜色增益、彩色壁滤波和输出功率等被优化用于检测低速血流。

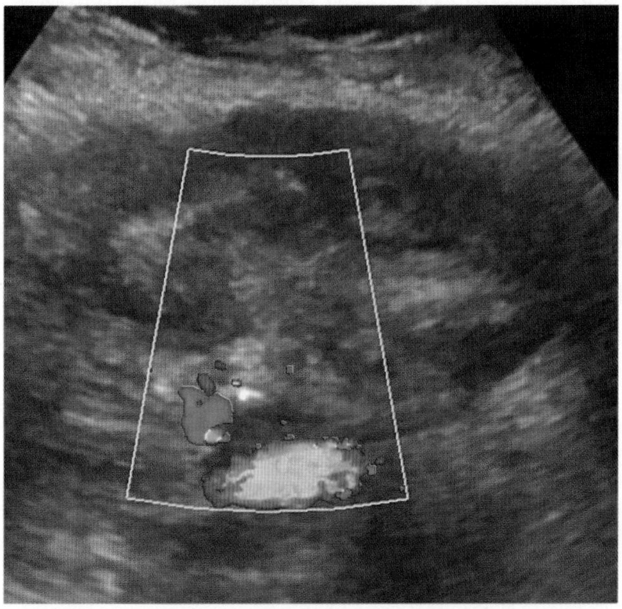

图 28-18　肾动脉血栓形成。1 例新移植肾的彩色多普勒图像显示肾内完全没有静脉和动脉血流

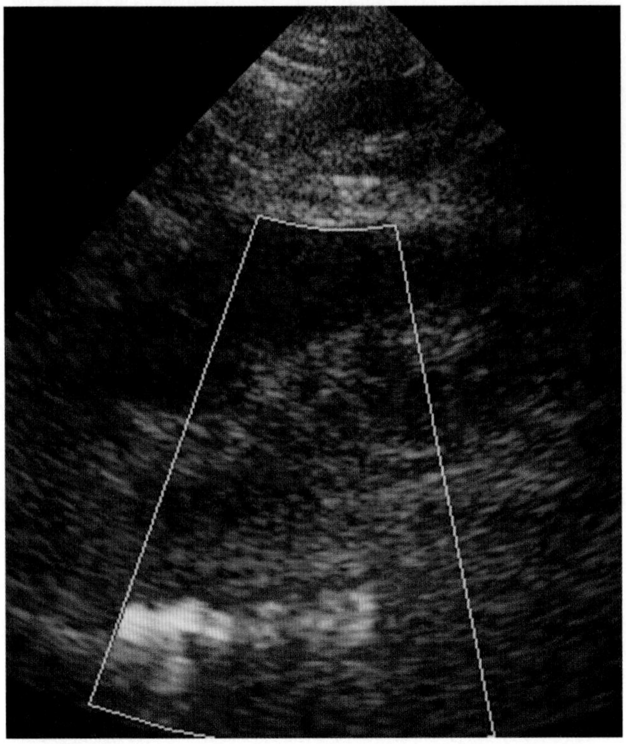

图 28-19 另一例由能量多普勒证实肾内没有血流的肾动脉血栓形成患者，手术时诊断为超急性排斥反应所致动脉血栓形成

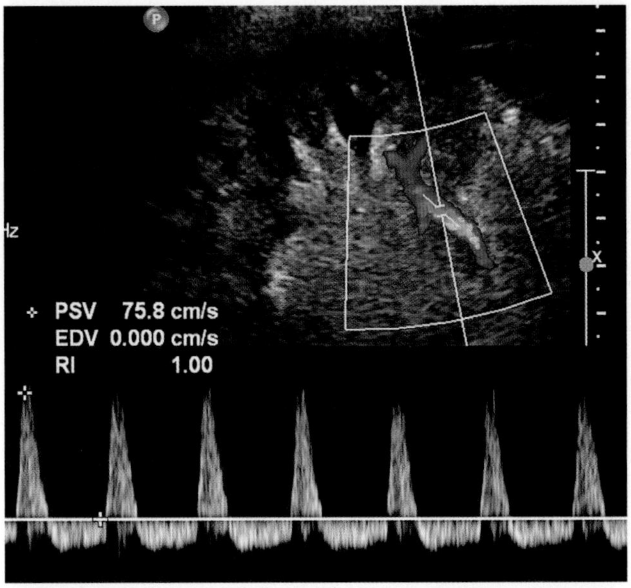


图 28-20 肾静脉血栓形成。频谱多普勒显示肾窦内的肾段动脉为舒张期反向血流，这个患者在术后 3 小时突然出现无尿。术中发现肾静脉主干有血栓形成

## 肾静脉血栓形成

肾静脉血栓形成也比较少见，大约发生于不到 4% 的肾移植患者。肾静脉血栓最常发生于移植术后 24～48 小时以内。患者可能由于移植肾肿胀而感觉疼痛或者不适。导致肾静脉血栓的原因包括手术并发症、淋巴囊肿或者其他盆腔积液的压迫、髂静脉血栓的进展、低血压、血液高凝状态和血管蒂扭曲等。超声表现包括肾脏长大，肾皮质回声减低，肾静脉主干增粗，管腔内包含或不包含低回声，彩色、能量和频谱多普勒显示肾静脉主干无血流信号。肾动脉存在反向血流是一个能够证实肾静脉血栓非常有用的表现，导致肾动脉频谱为双相波形（图 28-20）。然而肾动脉主干舒张期血流反向并不是一个肾静脉血栓的特异性表现，在其他临床状况下它也可能出现（表 28-1）。但是在这些其他临床状况中可以观察到肾静脉主干的血流。

| 表 28-1 导致移植肾舒张期血流反向的原因 |
|---|
| 肾静脉血栓形成 |
| 严重的急性肾小管坏死（ATN） |
| 超急性排斥反应 |
| Page 肾（肾周积液压缩所致） |

## 肾动脉狭窄

肾动脉狭窄是肾移植术后最常见的血管并发症，大约发生于 10% 的肾移植患者。患者通常在移植后 6～12 个月内出现严重的难以控制的高血压。导致肾动脉狭窄的原因包括术后瘢痕或夹层、内膜增生、进展性动脉粥样硬化或移植排斥反应等。血管直径不匹配或复杂的动脉重建是诱发因素。肾动脉狭窄发生在活体供体肾移植和小儿肾移植中多于尸体供体肾移植。肾动脉狭窄也可以继发于肾动脉主干扭曲或扭转，肾血管蒂过长易致血管扭转。

超声诊断肾动脉狭窄时，肾动脉主干全程和吻合口处必须仔细评估。彩色多普勒优化到能够评估相对较高的动脉流速的最佳状态。超声技师应该使用彩色多普勒沿着肾动脉主干去寻找可能有狭窄的花色血流区域和肾动脉极度弯曲或扭转部位。任何狭窄或花色的区域都应用角度<60°的频谱多普勒取样，取样体积应该大到足以包含肾动脉的宽度。肾移植中肾动脉狭窄≥50%～60% 的多普勒诊断标准包括：收缩期峰值流速大于 200～250cm/s，肾动脉与髂外动脉的流速比大于 2.0～3.0，并伴有狭窄后湍流。在部分患者中，发自肾内动脉的远端动脉可能表现为"小慢波"波形（图 28-21～图 28-24）。最近的一些研究表明，$PSV_S$>300cm/s 的术后即刻状态可能在正常范围内，而"小慢波"波形的存在大大提高了 PSV 增加诊断肾动脉狭窄的特异性。

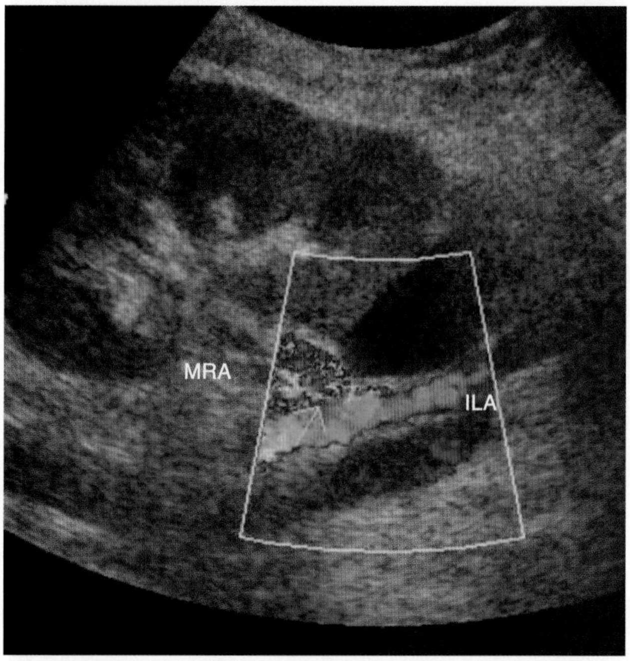


图 28-21　肾动脉狭窄。彩色多普勒图像显示移植肾肾动脉吻合口局限性彩色混叠和软组织彩色噪声（箭头）。MRA，主肾动脉；ILA，髂外动脉

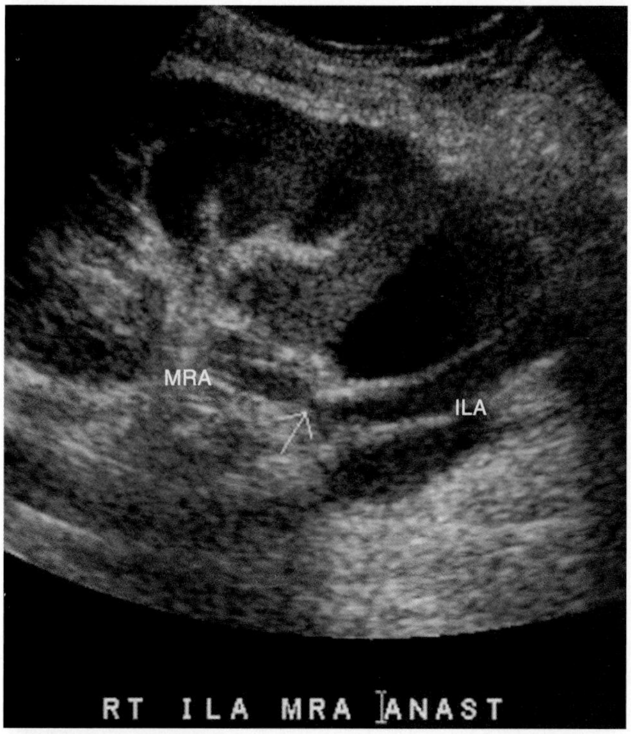


图 28-22　肾动脉狭窄（与图 28-21 为同一位患者）。灰阶图像显示主肾动脉吻合口狭窄（箭头所示），这是由于血管扭转造成的。供体肾动脉主干过长容易诱发血管蒂的扭曲

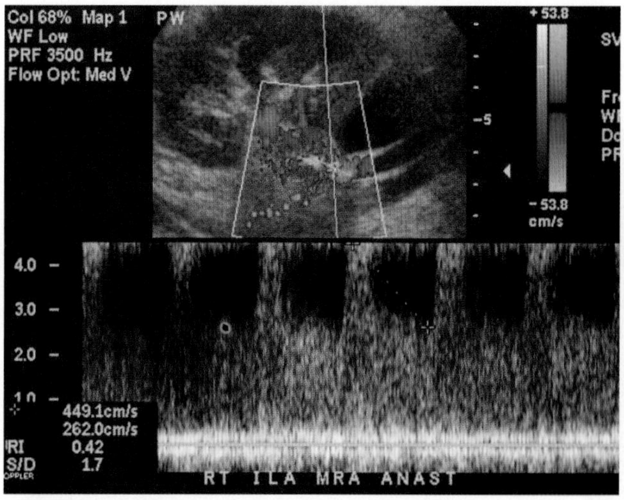


图 28-23　肾动脉狭窄（与图 28-21 和图 28-22 为同一位患者）。脉冲多普勒显示肾动脉狭窄处 PSV 增高，PSV>440cm/s

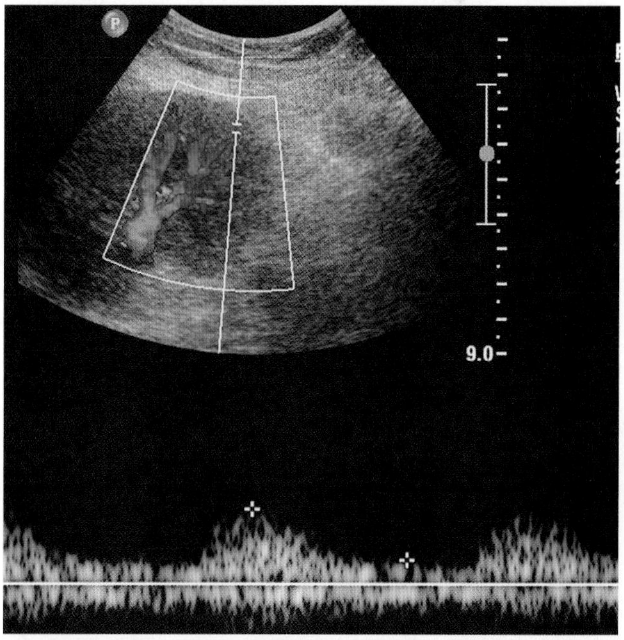


图 28-24　一例肾主动脉严重扭转的患者表现出下游效应，造成明显的“小慢波”波形

## 穿刺活检术后血管并发症

患者进行肾脏穿刺活组织检查后可能发生动静脉瘘或者假性动脉瘤。动静脉瘘就是动脉与静脉之间存在一个异常的连接。这导致动脉血直接流入静脉，从而绕过毛细血管床，并建立了一个低阻力梯度。彩色多普勒检测到花色血流区域以及软组织彩色噪声以确定动静脉瘘的存在（图 28-25）。彩色噪声是周围软组织的震动反射给探头一个低速信号造成的。动静脉瘘的供血动脉在多普勒信号上将表现为高速的收缩期和

舒张晚期血流，而引流静脉将表现为搏动性的相对高速的波形，临近瘘口处有时甚至表现为与动脉相似的信号（图 28-26）。

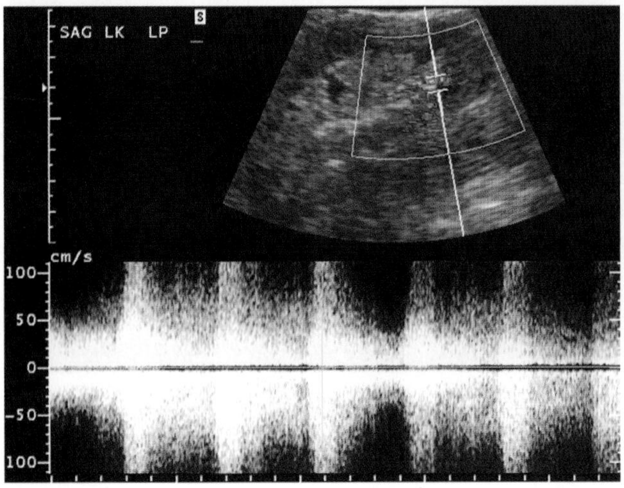


图 28-25 动静脉瘘（AVF）。一例患者行肾脏穿刺活检术后。在移植肾下极发生动静脉瘘频谱多普勒图像显示有软组织彩色噪声、收缩期和舒张期血流增加、瘘内血流呈湍流

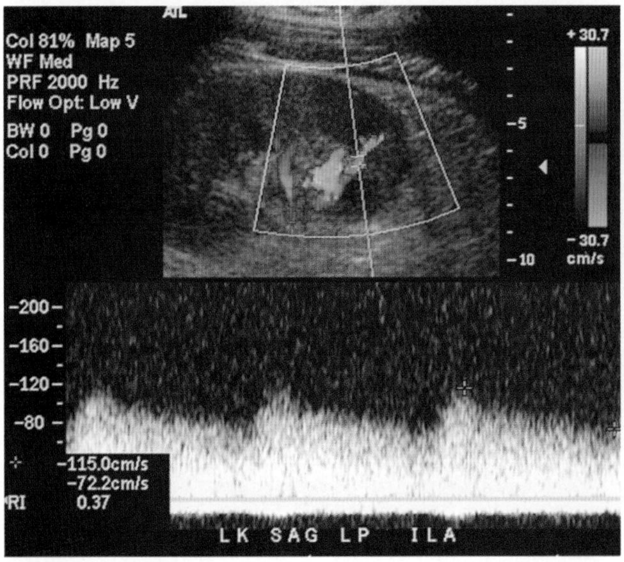


图 28-26 动静脉瘘（AVF）。另一例患者行肾脏穿刺活检术后。频谱多普勒图像显示肾窦有一支扩张的滋养动脉，在肾脏下极一支叶间动脉有彩色混叠、收缩期和舒张期血流增加、RI 减低 RI=0.37

假性动脉瘤在灰阶图像上表现为肾实质内无回声圆形区域，彩色多普勒信号显示内部为彩色涡流信号（也称“阴阳”征）（图 28-27～图 28-29）。假性动脉瘤的瘤颈（即瘤腔与原来动脉连接处）将显示为典型的“进和出”的多普勒模式，即血液在收缩期进入瘤体，在舒张期流出瘤体。如果瘤颈较宽，则可能观察到更多随机的、奇怪的波形。

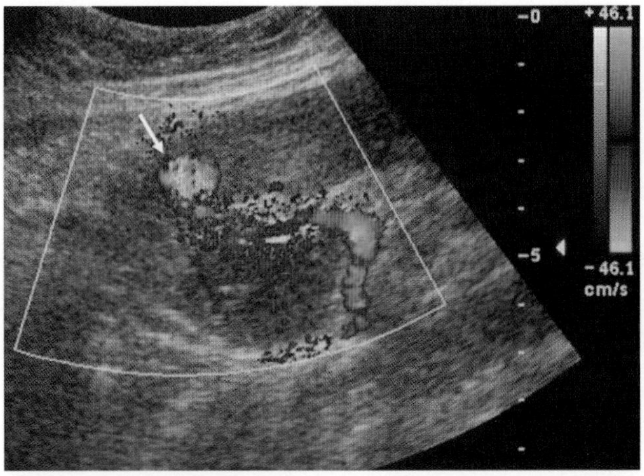


图 28-27 假性动脉瘤（PSA）。一例患者行肾脏穿刺活检术后。彩色多普勒图像显示移植肾上极皮质内软组织彩色噪声以及较大的呈现“阴阳模式”的圆形彩色血流区域即假性动脉瘤（箭头）。注意周围肾周皮质血流明显减少

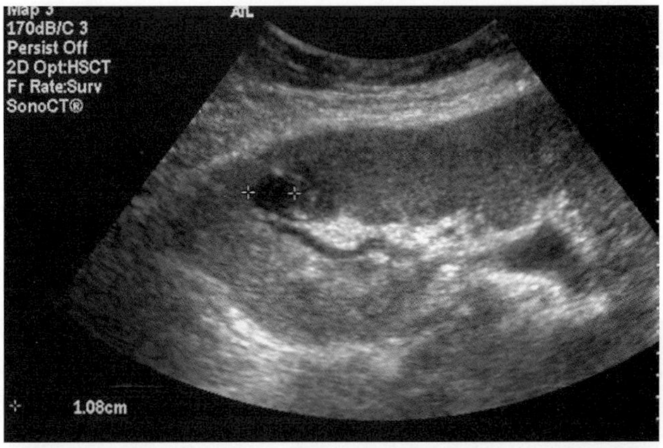


图 28-28 假性动脉瘤（PSA，与图 28-27 为同一位患者）。灰阶图像显示肾脏上极皮质内有无回声囊性区域（标尺所示），与图 28-27 彩色信号为同一位置，证明这是一个假性动脉瘤而不是一个肾脏囊肿

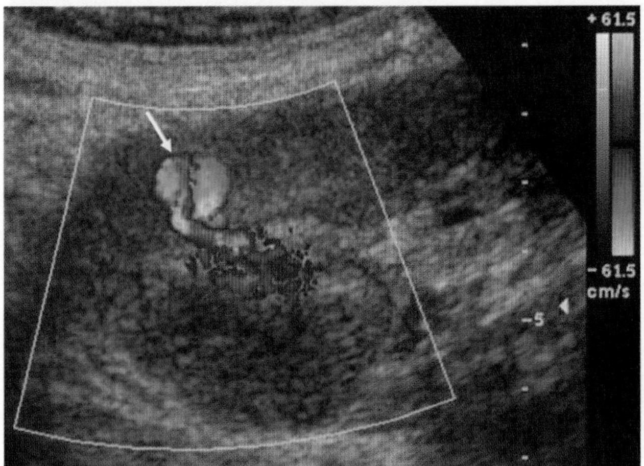


图 28-29 假性动脉瘤（PSA，与图 28-27 和图 28-28 为同一位患者）。假性动脉瘤（箭头所示）彩色多普勒图像的血流速度量程增加，表现为典型的假性动脉瘤的“阴阳”彩色血流模式。这个患者被送往介入放射科行 PSA 弹簧圈栓塞，因为它分流了肾脏的其余部分的血流

大多数动静脉瘘或者假性动脉瘤是偶然发现的，用超声检查能够安全随访直至将它们处理。如果它们影响了肾脏功能或大于 2cm 或在不断变大或者位于肾外，介入放射科将对患者行动静脉瘘或假性动脉瘤栓塞疗法或者支架治疗。

疾病相关知识点 28-1 总结了肾移植患者的血管并发症。与病理状态相对应的超声特征一起描述于表中。

**疾病相关知识点 28-1**
**肾移植受体的血管并发症**

| 疾病 | 超声表现 | | |
|---|---|---|---|
| | 二维超声 | 彩色多普勒超声 | 频谱多普勒超声 |
| 肾动脉血栓形成(RAT) | 管腔内有弱回声充填<br>肾脏肿胀<br>肾脏皮髓质分界不清 | 无彩色血流信号 | 主肾动脉及静脉、肾实质内动脉及静脉无频谱多普勒信号 |
| 肾动脉狭窄(RAS) | 血管狭窄<br>狭窄后扩张 | 血管狭窄<br>局部呈花色血流 | PSV 升高，PSV>250cm/s<br>PSV 比率>2.0～3.0<br>肾实质内动脉频谱“小慢波”改变<br>加速时间>70～80ms |
| 肾静脉血栓形成(RVT) | 管腔内有弱回声充填<br>肾脏肿胀<br>肾脏皮髓质分界不清 | 无彩色血流信号<br>如果血栓没有完全阻塞管腔则可见彩色血流信号充盈缺损 | 主肾静脉或肾静脉没有频谱多普勒信号<br>肾动脉舒张期血流反向 |
| 肾静脉狭窄(RVS) | 血管狭窄<br>狭窄后扩张 | 血管狭窄<br>局部呈花色血流 | 狭窄处流速增快<br>如果狭窄处与其近端或者髂外静脉的流速比率>3～4，则有临床意义 |
| 假性动脉瘤(PSA) | 肾实质内新发现的无回声圆形区域<br>来自肾动脉 | 彩色多普勒显示为“阴阳”模式和/或瘤腔内有血栓<br>瘤颈处血流呈花色 | 如果瘤颈处狭窄则可见“进-出”血流模式<br>在瘤颈较宽处血流更加混乱 |
| 动静脉瘘(AVF) | 迂曲的管状无回声通道<br>引流静脉可能局限性扩张，类似假性动脉瘤 | 迂曲的管道至圆形区域的范围内可见彩色血流信号充填<br>局部血流呈花色 | 滋养动脉的 PSV 和 EDV 均升高<br>引流静脉内为搏动性、高速的血流 |

## 肝移植

Thomas Starzl 医生于 1967 年成功进行第一例肝移植术。自此，肝脏成为了继肾脏之后第二大最常见的移植器官。自 1988 以来，美国已经进行了大约 151 895 例肝移植。尸体肝移植占绝大多数(145 693 例)，然而还完成了 6202 例活体肝移植[8]。在 2016 年，共完成 7496 例尸体肝移植和 345 例活体肝移植。截至 2017 年 6 月，美国肝移植等待名单上有 14 309 名患者[8]。

对于药物治疗无效的急性或慢性终末期肝衰竭患者，肝移植是唯一可用的选择。对于这些患者，器官可获得性是限速因素。超声检查是评估肝移植术后并发症的首选影像学方法。超声检查简单，使用方便，没有风险或禁忌证，是一个非常敏感的用于检测血管并发症，术后积液和胆道并发症的方法。但是超声检查也非常具有使用者依赖性，要求检查者必须深入了解血管技术的原理，腹部解剖学以及基本的肝移植生理学。肝移植超声检测需要在围术期/术后立即进行床旁常规监测，或者在有可疑移植肝衰竭或血管并发症的临床适应证时进行。

有一些情况能导致肝衰竭，进而需要行肝移植术。表 28-2 列出了最常见的肝移植适应证。

**表 28-2　肝移植的最常见适应证**

| |
|---|
| 丙型肝炎 |
| 酒精性肝脏疾病 |
| 隐源型肝硬化 |
| 原发性胆汁性肝硬化 |
| 原发性胆汁硬化性胆管炎 |
| 布-加综合征 |
| 血色素沉着症 |
| Wilson 病 |
| 自身免疫性肝炎 |
| 急性或者爆发性肝衰竭 |
| 肝细胞癌(早期) |

危及生命的肝病患者只有在符合既定的 MELD 标准或有较高的 Child-Pugh 评分的情况下才会被列入移植等待名单。MELD 是终末期肝病模型的缩写，肠胃学家通常使用 Child-Pugh 评分来评估肝脏疾病。根据疾病的严重程度和患者的合格程度，这些标准被用于对等候肝移植的患者进行排名。这些标准评价一些关键指标：如血清胆红素，它反映肝脏排泄胆汁的能力；国际标准化比率（INR）凝血时间，它评估肝脏功能的好坏；肌酐，它评估肾脏功能；还有心理功能。还有一些少数病症不适合 MELD 标准，如肝细胞癌，肝肺综合征，家族性淀粉样变性，原发性草酸尿等。如果患者的医疗紧急情况不低于 MELD 评分，他可以申请 MELD 例外。[1]

有一些标准用于排除患者进行肝移植。表 28-3 列出了一些肝移植的禁忌证。

| 表 28-3 肝移植的禁忌证或者排除标准 |
| --- |
| 肝外恶性肿瘤 |
| 未经治疗的感染 |
| 解剖结构异常 |
| 已经转移或者大于 5cm 的肝细胞癌 |
| 晚期心肺疾病 |
| 活性药物滥用 |
| 乙型肝炎终末期 |
| 高龄 |
| 胆管细胞癌 |

## 手术

最常见的是肝移植受者接收来自尸体供体的整个肝脏，即原位肝移植（OLT），是指一个器官移植在受体原来器官的正常解剖位置。由于器官短缺，现在来自活体供体的部分肝移植手术日益增多。通常为右半肝移植。偶尔一个尸体供体的肝脏被分给两个受体——一个接收右半肝，另一个接收左半肝。尤其是对儿童患者通常进行部分或劈离式肝移植手术。

精准的血管和胆道吻合取决于移植的类型以及供者和受体的解剖特征（图 28-30）。由于肝脏血管及胆道系统的先天性异常相对常见，因此导致术后的解剖学差异很大。在原位肝移植中大多数血管和胆总管以端-端吻合的方式进行吻合。在原位肝移植期间，一旦确定一个肝脏适合捐赠，器官获取团队将从尸体供体取出整个肝脏，包括肝外的血管和胆总管。为了防腐，摘取的肝脏被放置在冰里运送给受体。然后移植团队摘除受体本身的肝脏和胆囊，称之为无肝脏阶段。供体的胆总管优先与受体的肝总管以端-端吻合的方式进行吻合。如果受体的肝总管变形或者有病变，则进行胆总管空肠吻合术，这样胆道系统将胆汁直接排到空肠。胆总管空肠吻合术通常以 Roux-en-Y（即端-侧）的手术方式进行。

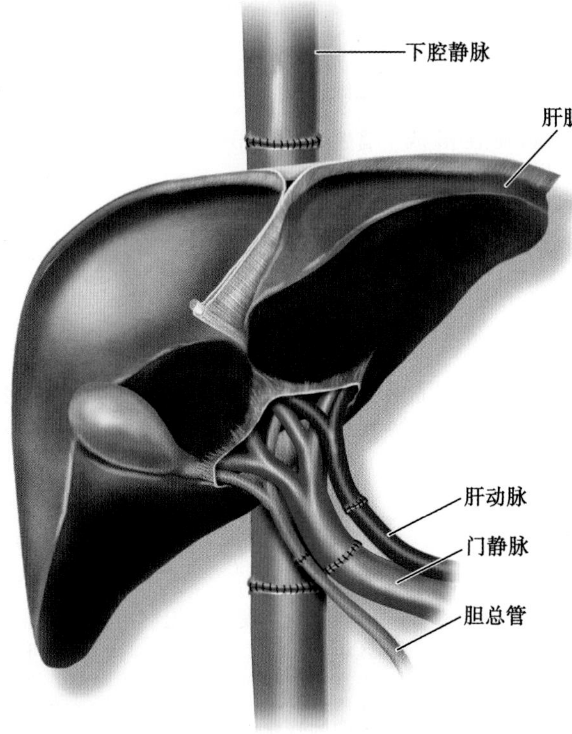


**图 28-30** 连同下腔静脉一起移植的原位肝移植的最常见外科解剖示意图

供体肝总动脉或腹腔动脉与受体肝总动脉之间通常进行吻合，在胃十二指肠动脉水平分为肝左、右动脉或肝总动脉。以“鱼嘴”技术进行肝动脉吻合，即撕开较小的血管壁与较大血管进行缝合，较大血管通常属于供体血管。这个技术能够帮助防止肝动脉吻合口术后狭窄的发生。如果供体或者受体的血管有病变，外科医师可能使用供体的髂血管去修补或者绕过血管的狭窄部分。评估血管时，超声技师应该想到一些患者的肝动脉系统具有解剖变异，所找到的动脉不一定是预想的那一支肝动脉。完整的评估肝动脉可能需要大量的扫描和众多的声学窗口。

门静脉通常以端-端吻合的方式在供体与受体门静脉主干之间进行吻合。如果供体门静脉有损伤或者血栓，就必须建立一根静脉“跳跃”移植物以绕过血栓。下腔静脉可能顺着切除的供体下腔静脉“插入”，肝上和肝下下腔静脉以端-端方式进行吻合。然而，在许多医学中心，现在首选“背驮式”技术，即保留受体的下腔静脉在原位，使受体的下腔静脉能够将供体肝上下腔静脉连接到受体的肝静脉汇合处（图 28-31 和图 28-32）。

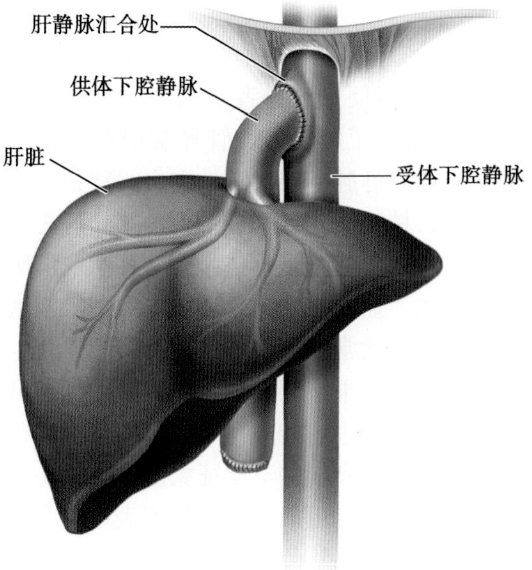


**图 28-31** 背驮式移植技术的下腔静脉吻合示意图。（经允许引自 Pellerito JS，Polak JF，ed. *Introduction to Vascular Ultrasonography*. 6th ed. Philadelphia，PA：Elsevier Saunders. In press.）

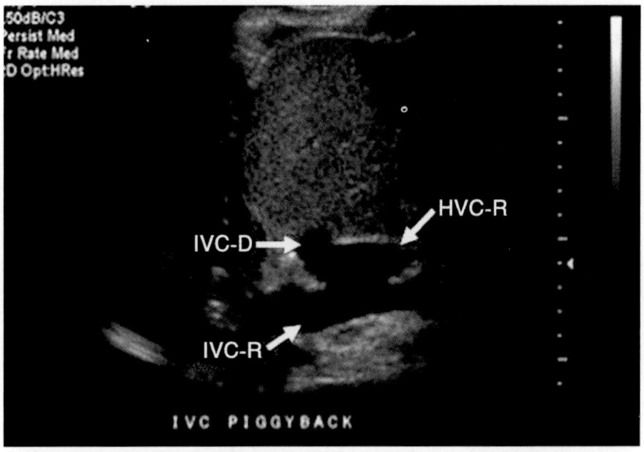


**图 28-32** 背驮式下腔静脉吻合的灰阶超声表现。IVC-R，受体下腔静脉；HVC-R，受体肝静脉汇合处；IVC-D，供体下腔静脉

近年来活体半肝移植越来越普遍。供体通常很容易愈合，因为肝脏是少数能够快速再生的器官之一。成年供体将其肝脏的右侧部分提供给成年受体，或将其左侧部分提供给儿童。捐赠的右肝将包括右肝静脉、门静脉右支、右肝动脉和右肝胆管；如果捐赠的是左半肝则相反（图 28-33 和图 28-34）。中肝静脉可能与供体肝一起被切除或者留在供体，这主要依赖于手术平面和是否切除肝脏左内叶。小儿患者通常进行胆总管空肠吻合术，且没有胆囊。

因为接受肝移植的患者病情极其严重，加上手术复杂，所以在围术期死亡率相对较高。器官获取和移植网络报道尸体供体肝移植和活体供体肝移植的 1 年生存率分别为 86% 和 90%，而他们的 5 年生存率分别为 72% 和 78%。

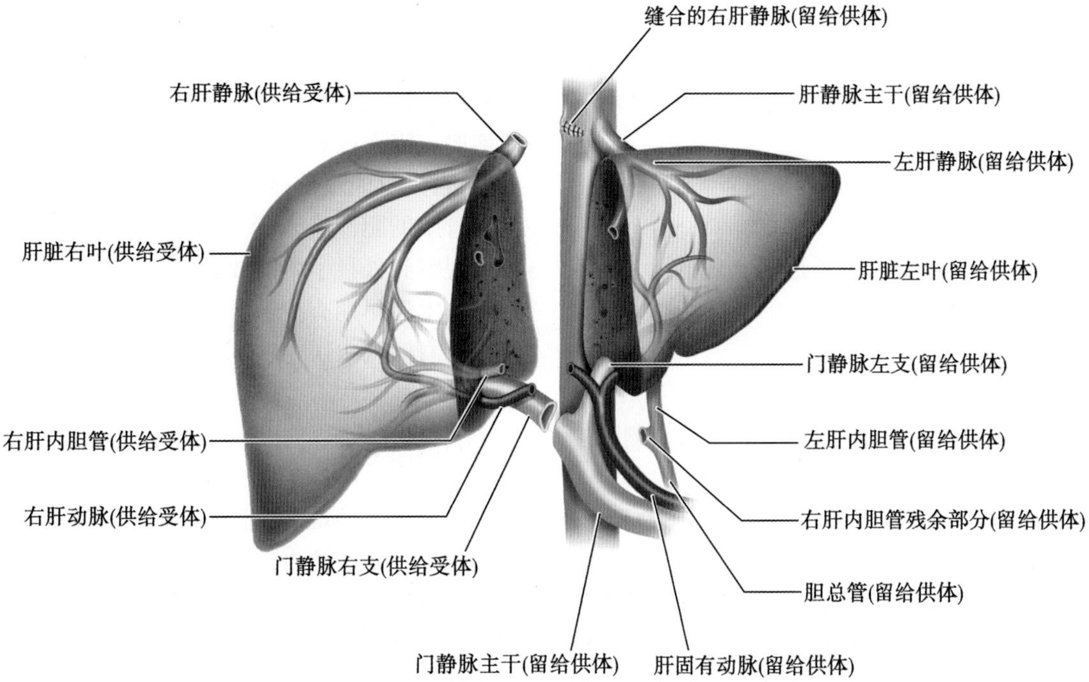


**图 28-33** 肝部分或劈离式肝移植的外科技术图解

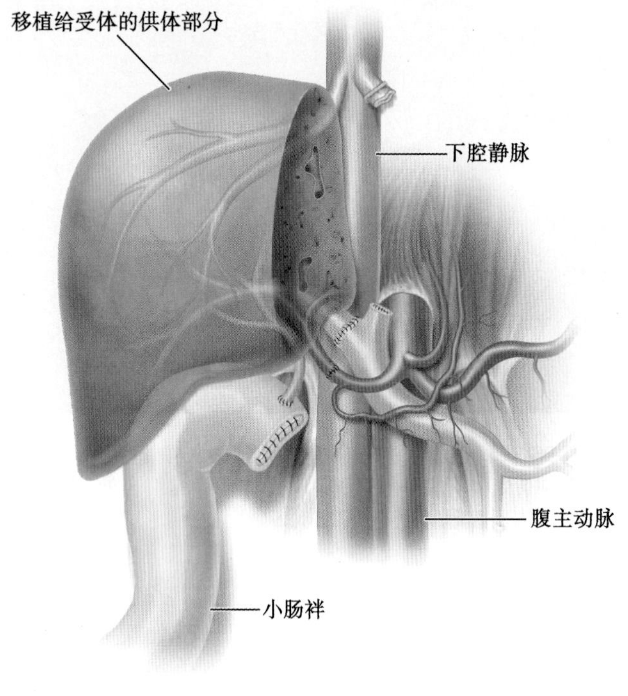


图 28-34 图示说明部分肝移植在受体体内的手术放置

## 超声检查技术

合适的患者体位和优化控制是准确评估肝移植患者的关键。超声技师查看手术记录是很重要的，这样能够了解患者的移植类型和各种吻合口的位置（如前所述）。同时也应该查询患者历次的检查结果，这对超声工作者描绘肝脏和各种连接，尤其是半肝移植或不寻常的连接可能非常有帮助。这种描绘能够扫描进入患者的电子记录，供日后参考。也应该回顾之前的任何检查结果。

### 患者准备

通宵禁食可能有助于减少肠道气体。胆管大小的评估也需要患者处于空腹状态。

### 患者体位

患者常采取仰卧位。移植肝也可能采取左侧卧位检查。

### 仪器

通常使用低频如 5～1MHz 的凸面线性阵列探头进行移植肝超声检查。一个小型的探头也是有用的。如果需要进行肋间扫查，则超声技师需要考虑使用 1 个相控阵探头，因为这样在肋间隙可以更好地评估移植肝情况。谐波成像技术可以用来改善分辨率，减少伪像。根据不同的深度和移植肝血管的位置，使用不同的成像技术和多普勒频率有助于更好的评估移植肝情况。

### 扫查技术

在超声检查前，超声技师必须咨询外科医生或者查询手术记录，以便知道患者是全肝移植还是半肝移植。此外，也应该了解任何血管异常如背驮式下腔静脉或肝动脉或门静脉不同寻常的吻合。移植失败的最常见原因是移植物衰竭或移植排斥反应，其次是胆道并发症。有些并发症与手术技术或者移植前肝脏被处理的时间有关。血管并发症是移植失败的第三大常见原因。在术后首次常规超声检查之后，外科医生能够根据肝功能化验结果来判断患者是否存在任何肝衰竭的异常或者征象。也可能进行重复超声检查以确保没有被忽略的导致肝衰竭的早期征象。有一些与移植排斥反应有关的并发症可能几年内都不表现出来。患者可出现肝功能异常、腹水、胸腔积液、静脉曲张、败血症、发热、胆道梗阻、渗漏、感染或脾大等。因为症状的多样性和非特异性，所以影像学在评估有症状的肝移植患者中起着关键作用，尤其是在术后即刻。然而，胆道系统的病变常与肝动脉狭窄或者阻塞相关，因为在移植肝中肝动脉是胆道系统唯一的供血来源。[15,16]

#### 灰阶

用标准的扫描技术来评估移植肝情况。移植肝的所有部分都应该被检查。正常的移植肝回声均匀且根据不同的移植类型具有相应的合适的大小。正常的胆道系统不扩张，但是在有胆道支架管的位置胆管壁可能增厚。需要注意胆总管可能不在通常的位置，除非扩张，否则可能很难显示。因为 Oddi 括约肌不再控制胆总管中的胆汁流入十二指肠，而是持续引流。一般可以观察到外科手术时放置在空腔里面的引流管或支架管。术后早期有少量肝周积液是正常的。也有可能有少量右侧胸水。这些积液应该在几天内被解决（图 28-35）。

#### 彩色和频谱多普勒

根据手术的难度，可能在术后立即要求对移植肝进行多普勒超声检查。肝移植基础超声由灰阶图像和角度校正测量肝内肝动脉主干、右肝动脉和左肝动脉的血流速度两部分组成（图 28-36）。采用彩色和频谱多普勒来评估门静脉主干、右支、左支和吻合口位置，同时也要记录下腔静脉和所有三支肝静脉的波形（图

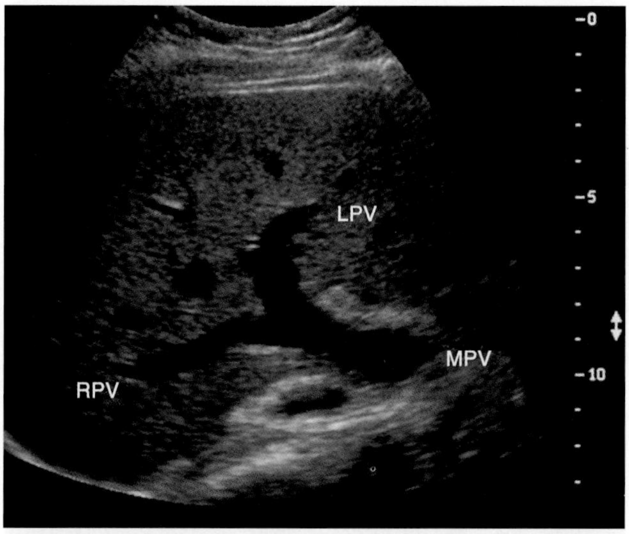


图 28-35　正常原位肝移植(尸体肝移植供体,完整的肝脏)的灰阶图像。LPV,门静脉左支;RPV,门静脉右支;MPV,门静脉主干

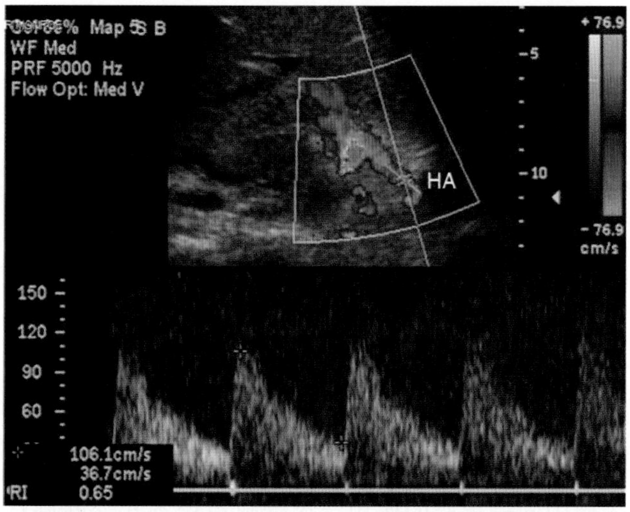


图 28-36　正常肝固有动脉的彩色频谱多普勒图像。注意收缩期急剧上升和持续向前的舒张期血流,RI = 0. 65

28-37 和图 28-38)。如果在肝内探测到血管并发症,则可能需要用彩色和频谱多普勒去评估受体本身的血管,以确定功能障碍的平面。应该测量门静脉的峰值速度,肝动脉的收缩期峰值速度和 RI。

## 技术考虑

由于如前所述的限制条件,或许可以由肋间途径去进行所有的多普勒测量和图像采集。这实际上是一种评估门静脉系统的理想方法,因为从这个声窗门静脉的自然走行角度就是朝向探头,这也将极大地增强多普勒的转换和彩色血流信号的充盈。

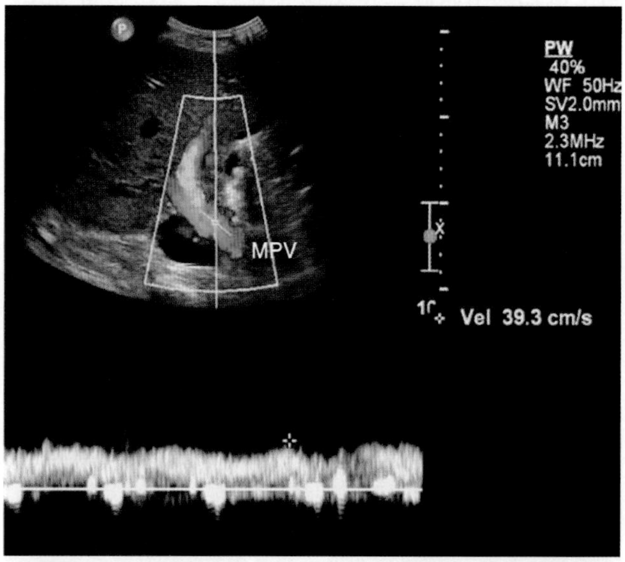


图 28-37　正常门静脉主干的彩色频谱多普勒图像。注意随呼吸轻微变动的向肝血流

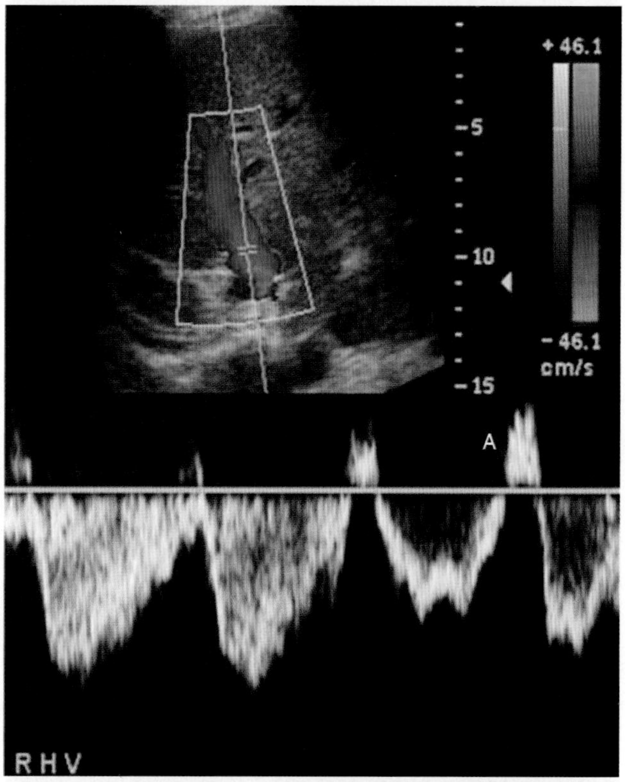


图 28-38　一例患者行右半肝移植后正常右肝静脉彩色频谱多普勒图像。血流是离肝的——远离肝脏的。波形的搏动性反映右心压力,一过性反向的血流,称为“A”波,它是由右心房收缩产生的

## 陷阱

一个陷阱就是在术后的早期阶段,肝动脉显示为高阻力信号,这是由于肝脏处于肿胀状态,和外周血管

阻力增加而引起肝内压力增高所致。在这些患者中，根据患者的情况，可能需要一天多次测量 RI。这样做是为了观察舒张期血流是增强或者减少，以望在动脉血栓形成之前观察到动脉。一旦舒张期血流量开始增加，就会减少超声随访频率，直到 RI 达到正常值为止（图 28-39 ~ 图 28-41）。

术后腹部超声检查可能极富挑战性，因为它可能会是一个床旁检查，检查环境也可能不是最佳状态。此外，患者可能会使用有很多线的自动化呼吸器，也可能腹部会完全缠着绷带。通常，真空辅助闭合设备常被用于身体非常大的空腔开口。肋间扫描技术可能是利用超声评估移植肝的唯一方法。手术后偶尔会有气体残留在腹腔，这使从腹中线的位置来观察腹部结构变得更加困难。

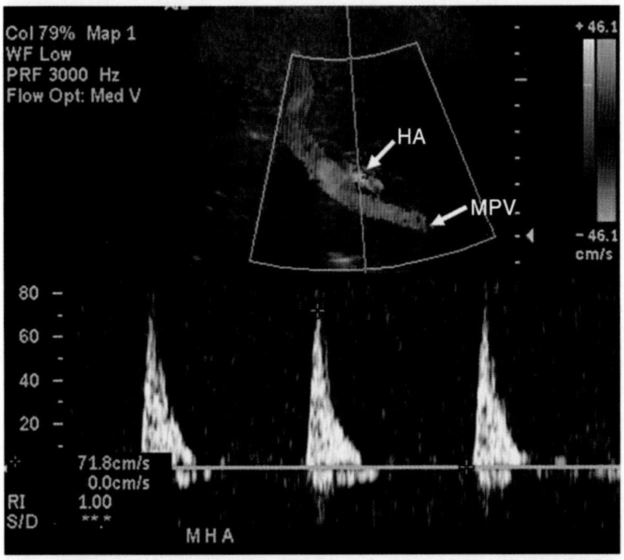


**图 28-39** 肝移植术后即刻肝固有动脉的彩色频谱多普勒图像显示没有舒张期血流，RI = 1.0。这个高阻力波形模式可能继发于肝脏水肿引起的外周血管阻力增加。在肝移植术后 48 小时以内，这样的波形模式并不代表肝动脉即将发生血栓

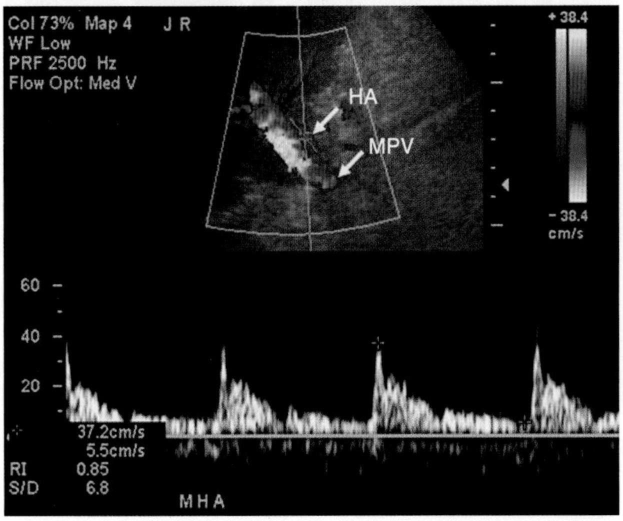


**图 28-40** 与图 28-39 同一个患者，在肝移植术后 2 天的频谱多普勒显示舒张期血流量增加，RI 下降至 0.85

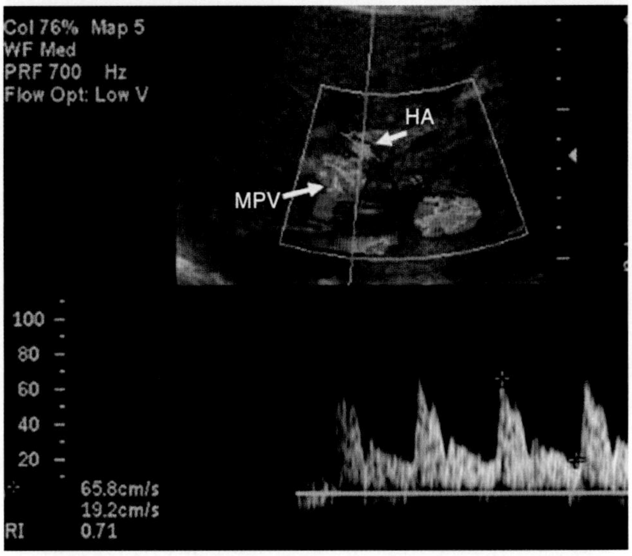


**图 28-41** 与图 28-39 和图 28-40 为同一个患者，在肝移植术后 4 天的频谱多普勒显示为一个正常的波形模式，舒张期血流正常，RI = 0.71

## 诊断

血管并发症很容易通过移植物血流量的存在、方向和数量的测量来发现。表 28-4 列出了移植肝的正常超声表现。超声检查在评估可疑移植物功能障碍中起着重要的作用。尽管超声检查在诊断肝移植术后移植排斥反应方面没有作用，但超声是初步评估潜在积液、胆道系统异常和血管并发症的首选方法。

### 术后非血管并发症

术后可能发生一些非血管的并发症。表 28-5 列出了最常见的一些并发症。有一些非血管的术后并发症必须记录下来。一种类型是胆汁瘤，它是胆汁从胆道吻合口位置漏出形成的（图 28-42）。标准的灰阶超声评估包括准确测量胰腺、右肾、胆道系统和肝实质的矢状面和横切面的图像。也应该记录任何异常病变如腹腔游离积液、肾上腺周围的积液和血肿等。通过肝实质也可能观察到一些血管并发症的间接征象，比如因血供不足而导致的肝脏梗死。

表 28-4 肝移植术后正常的多普勒表现[15,16]

| 血管 | 方向/颜色 | 正常多普勒频值 |
|---|---|---|
| 门静脉主干 | 向肝的/基线上方/红色 | >125cm/s=狭窄，随呼吸变化 |
| 门静脉右支 | 离肝的/基线下方/蓝色 | 持续向前的血流 |
| 门静脉左支 | 向肝的/基线上方/红色 | 持续向前的血流 |
| 肝固有动脉 | 向肝的/基线上方/红色 | 0.50<RI<0.80，AT<80ms，流速<200cm/s |
| 右肝动脉 | 离肝的/基线下方/蓝色 | 同上 |
| 左肝动脉 | 向肝的/基线上方/红色 | 同上 |
| 下腔静脉 | 可以双向/具有搏动性 | 不测量流速 |
| 肝静脉 | 离肝的/基线下方/蓝色（也可能由于靠近心脏而具有轻度搏动性） | 不测量流速 |

AT，加速时间

表 28-5 肝移植术后常见的非血管并发症

| |
|---|
| 胆管梗阻 |
| 胆管吻合口梗阻 |
| 吻合口狭窄 |
| 结石形成 |
| 胆汁漏出或者胆汁瘤 |
| 胆管坏死 |
| 胆管炎 |
| 术后出血 |
| 血肿 |
| 脓肿 |
| 感染 |
| 肝炎复发 |
| 脾脏梗死 |
| 恶性肿瘤复发 |
| 淋巴异常增生 |

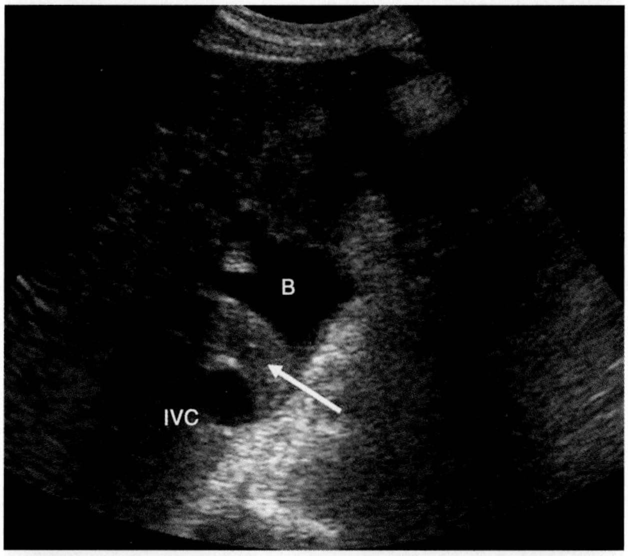


图 28-42 胆汁瘤（B）。注意下腔静脉和尾状叶（箭头所示）前方无回声的积液。经皮穿刺抽吸证实这是一个胆汁瘤。这个结果提示应该立即评估胆道系统的完整性及肝动脉，以排除肝动脉血栓形成或者狭窄

## 常见的术后血管并发症

表 28-6 列出了肝移植术后常见的血管并发症。利用彩色多普勒超声检查技术，可以发现当血管内有血栓时会出现彩色信号充盈缺损，血管狭窄时会出现彩色信号混叠和频谱增宽，或者表现为由于血栓导致血管腔内完全没有或者有部分血流信号。在超声上发现的血管病变可能需要进一步影像学检查，如血管造影、CT 等，紧接着就需要采取干预治疗。肝动脉并发症是需要立即手术治疗的原因，因为肝动脉是肝移植术后胆管的唯一供血动脉，肝动脉缺血将导致胆道系统坏死以致移植失败。

表 28-6 肝移植术后常见的血管并发症

| |
|---|
| 肝动脉血栓形成 |
| 肝动脉狭窄 |
| 假性动脉瘤 |
| 门静脉血栓形成 |
| 门静脉狭窄 |
| 下腔静脉血栓形成 |
| 下腔静脉狭窄 |
| 肝静脉血栓形成 |
| 肝静脉狭窄 |
| 因肝动脉狭窄导致的胆道缺血 |

### 肝动脉血栓形成

肝动脉血栓形成是原位肝移植最常见的血管并发症，大约发生于 2% ~12% 的肝移植患者中。[15] 导致肝动脉血栓形成的原因包括移植排斥反应、移植肝转运时间延长、使用肝动脉端-端吻合手术技术等。一般超声表现为肝动脉无血流或者肝动脉血流微弱。由于术后血管痉挛或者肝实质肿胀可能使肝动脉难以完整显

示(图 28-43 和图 28-44)。由于会影响对患者的护理,因此肝动脉血栓的诊断通常需要将超声与其他影像学方法相结合。

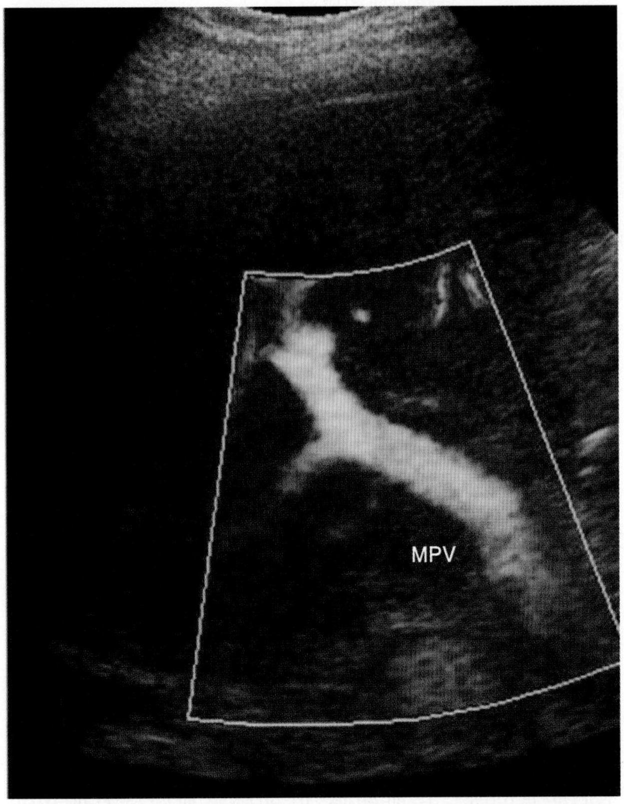


**图 28-43** 肝动脉血栓形成。肝门部能量多普勒图像显示门静脉血流正常,但肝动脉不显示。应经常用能量多普勒证实血管内无血流,因为它对慢血流的敏感性高于彩色多普勒且角度依赖性较小

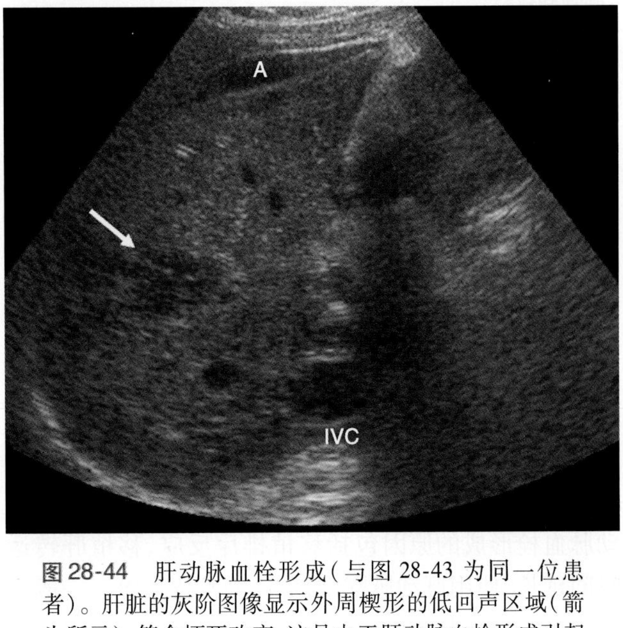


**图 28-44** 肝动脉血栓形成(与图 28-43 为同一位患者)。肝脏的灰阶图像显示外周楔形的低回声区域(箭头所示),符合梗死改变,这是由于肝动脉血栓形成引起的。注意肝周有积液(A)

## 肝动脉狭窄

肝动脉狭窄发生于 11% 的原位肝移植患者[16],主要临床症状是肝功能很差或者胆道缺血。肝动脉狭窄常见于吻合口处,主要是由手术技术、夹伤、灌注导管使内膜层损伤、滋养血管的离断等导致的。狭窄部位将表现为高速湍流彩色血流,肝内肝动脉可能表现为低阻力指数和反映加速时间延长的"小慢波"。如果肝内动脉出现"小慢波",则可能是因为肝动脉狭窄或者肝动脉血栓引起的(图 28-45 ~ 图 28-48)。

## 肝动脉假性动脉瘤

肝动脉假性动脉瘤是一种肝动脉的异常扩张或者膨胀,它可以发生于肝内或者肝外。肝动脉假性动脉瘤也可能是由周围的正常组织所包围的血液完全破裂或外溢所致。通常肝外肝动脉假性动脉瘤是由动脉内膜层中断引起的,继而导致动脉扩张,这很容易导致动脉破裂。肝内肝动脉假性动脉瘤一般认为是由针芯活检或者感染导致的,它们能够破坏血管壁的完整性。肝动脉假性动脉瘤是一种罕见的疾病,它更常见于肝

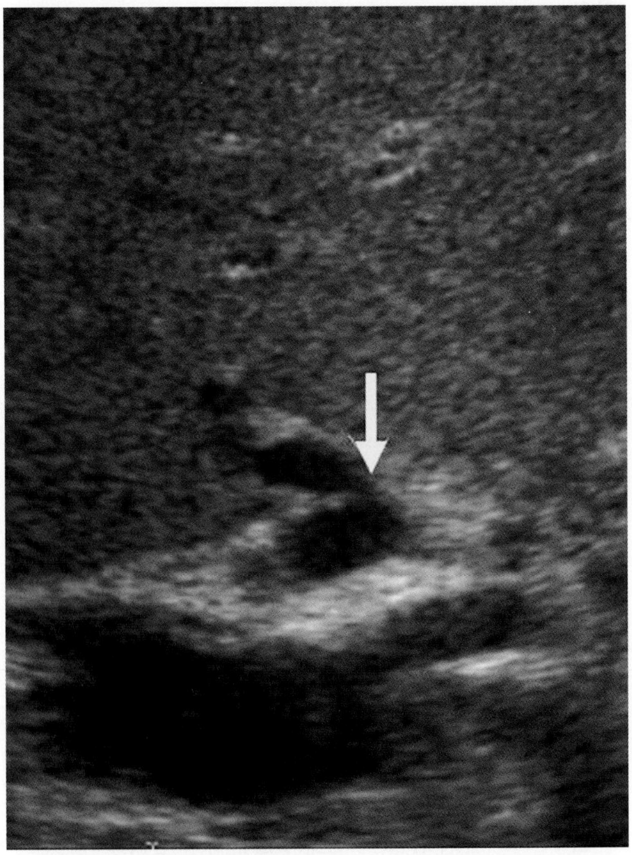

**图 28-45** 肝动脉狭窄。肝门部的灰阶图像显示肝动脉狭窄(箭头所示)。通常由于手术技术引起

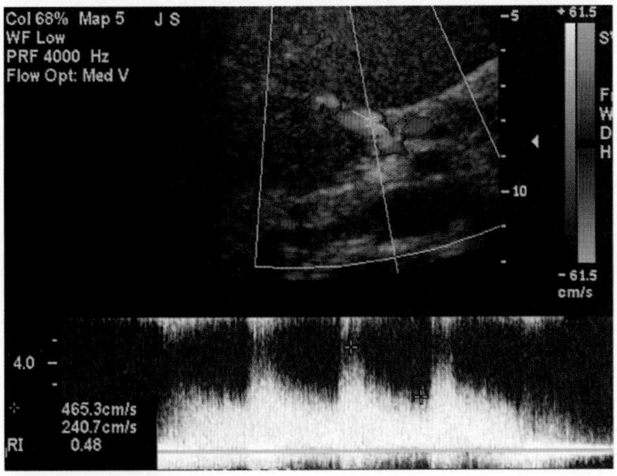


**图 28-46**　肝动脉狭窄（与图 28-45 为同一位患者）。频谱多普勒显示 PSV 增加并且为湍流，PSV = 465cm/s。注意使用彩色混叠来指导多普勒光标的放置

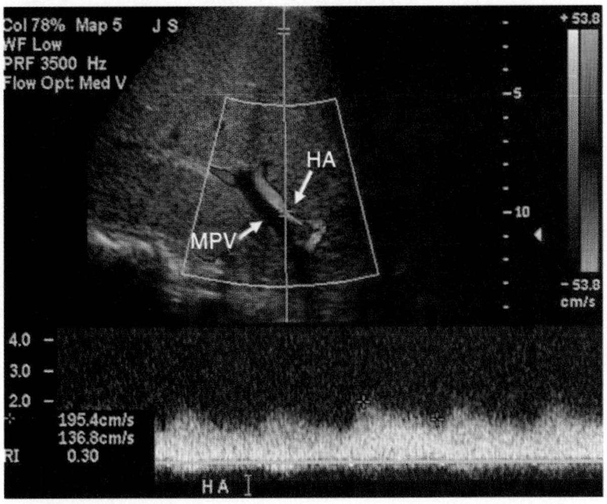


**图 28-47**　肝动脉狭窄（与图 28-45 和图 28-46 为同一位患者）。远端肝动脉主干（HA）的频谱多普勒显示狭窄后湍流。注意门静脉主干（MPV）没有彩色血流信号充填。然而，门静脉内没有血流信号是人为造成的，因为高量程用于消除肝动脉狭窄时狭窄部位速度增加的彩色混叠

动脉吻合口处。患者一般表现为发热、胆绞痛或出血的迹象。多普勒波形通常是混乱的，表现为典型的动脉与静脉信号相间。因为假性动脉瘤具有高出血风险而导致器官衰竭，因此必须对它进行及时介入治疗。

## 门静脉血栓

门静脉血栓也是另一种相对罕见的并发症，它常累及门静脉的肝外部分。在临床上，患者可能出现早期肝衰竭和门静脉高压的征象。导致门静脉血栓的原因有手术损伤、血管太长或血液高凝状态等。门静脉血栓常表现为完全或部分彩色血流信号缺损，在门静脉管腔内可以看到高回声的血栓。必须使用低速量程设置以确保不是技术问题导致的门静脉管腔内彩色血流信号缺乏。也应该使用能量多普勒来证实彩色血流信号的缺乏。门静脉血栓时需要进行介入手术以挽救移植肝。由于门静脉流速很低，可以导致在超声检查时出现门静脉血栓形成的假阳性，因此通常建议在介入治疗前，用其他影像学检查（如磁共振或计算机断层扫描）进行确认。

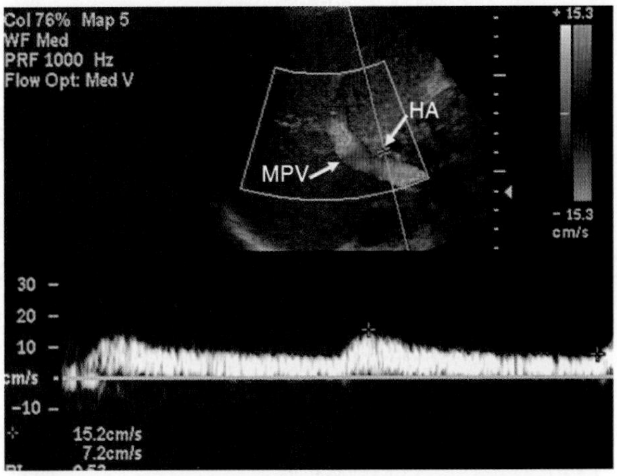


**图 28-48**　肝动脉（HA）狭窄。频谱多普勒追踪另一位患者近狭窄处的远端肝动脉时，显示为一种“小慢波”模式。MPV，门静脉主干

## 门静脉狭窄

门静脉狭窄是一种少见的血管损伤，最常见于吻合口，常与手术损伤、纤维化或瘢痕有关。根据狭窄的不同程度，患者可能会出现肝功能恶化的迹象。用彩色多普勒和频谱多普勒能够很容易识别这种大血管的狭窄区域。在最大狭窄处峰值流速将>125cm/s 或者吻合处与吻合口前的血流速度之比达到 3∶1。如果患者有症状，则需要进行血管成形术或支架置入术。

## 下腔静脉血栓/狭窄

尽管罕见，下腔静脉血栓或者狭窄也是一种尤其与连接受体与供体的下腔静脉的手术技术相关的表现。这也与积液的机械压迫，血液高凝状态，血管长度和再次肝移植相关。患者常表现为肝衰竭或下肢水肿。了解所使用的手术技术能够帮助检查下腔静脉的所有部分。能观察到下腔静脉内的血栓，以及管腔狭窄和流速改变等征象。

疾病相关知识点 28-2 总结了肝移植患者的血管并发症。病理学特征与相应的超声表现一起被描述在表中。

**疾病相关知识点 28-2**
**肝移植受体的血管并发症**

| 疾病 | 超声表现 | | |
|---|---|---|---|
| | 二维超声 | 彩色多普勒超声 | 频谱多普勒超声 |
| 肝动脉血栓形成（HAT） | 管腔内有弱回声充填 | 肝固有动脉或肝内动脉没有彩色血流信号 | 肝固有动脉或肝内动脉没有频谱多普勒信号 |
| 肝动脉狭窄（HAS） | 肠气可能遮挡肝固有动脉的狭窄 | 狭窄处血流呈花色<br>狭窄后扩张 | 狭窄处 PSV>200cm/s，肝内动脉呈"小慢波"改变<br>加速时间>80ms<br>阻力指数<0.50～0.60 |
| 门静脉血栓形成（PVT） | 管腔内有回声充填<br>门静脉扩张 | 如果阻塞则无彩色血流信号<br>如果血栓没有完全阻塞门静脉管腔则可见彩色血流信号充盈缺损 | 如果阻塞则无频谱多普勒信号<br>肝固有动脉迂曲且流速增快<br>狭窄段流速增快，>125cm/s |
| 门静脉狭窄（PVS） | 门静脉主干狭窄<br>狭窄后扩张 | 门静脉血管处血流呈花色 | 如果狭窄处流速增加>3～4 倍，则可能有临床意义 |
| 下腔静脉血栓形成 | 管腔内有回声充填，血栓可能延伸至肝静脉<br>下腔静脉扩张 | 如果阻塞则无彩色血流信号<br>如果血栓没有完全阻塞下腔静脉则可见彩色血流信号充盈缺损<br>可能累及肝静脉 | 如果阻塞则无频谱多普勒信号<br>如果残余管腔较小则流速增快<br>近端肝静脉频谱为平直的波形 |
| 下腔静脉狭窄 | 下腔静脉狭窄 | 下腔静脉狭窄处血流呈花色 | 如果狭窄处流速相对于近端增加>3～4 倍，则可能有临床意义 |
| 假性动脉瘤（PSA） | 肝实质内新发现的无回声圆形区域<br>来自肝动脉 | 彩色多普勒显示为"阴阳"模式和(或)瘤腔内有血栓<br>瘤颈处血流呈花色 | 如果瘤颈处狭窄则可见"进-出"血流模式<br>在瘤颈较宽处血流更加混乱 |
| 动静脉瘘（AVF） | 迂曲的管状无回声通道<br>引流静脉可能局限性扩张，类似假性动脉瘤 | 迂曲的管道至圆形区域的范围内可见彩色血流信号充填<br>局部血流呈花色 | 滋养动脉的 PSV 和 EDV 均升高<br>引流静脉内为搏动性、高速的血流 |

## 小结

- 超声检查是评估肾移植和肝移植的首选成像方式，因为它不需要使用可能影响肾功能的造影剂，没有电离辐射，而且可以在床边或手术室进行。
- 在开始超声检查之前，超声技师应该查询手术记录，或者与移植团队交谈以了解血管系统和输尿管是如何连接的。
- 成像协议需要基于认证标准，并根据需要获得更多的图像来回答临床问题。
- 用灰阶超声、彩色多普勒和频谱多普勒仔细检查动脉和静脉吻合口。
- 根据协议的要求获取肾内各种血管的阻力指数。
- 排斥反应是肾移植的最常见原因之一，临床症状主要是无尿、少尿或肌酐或尿素氮升高。
- 术后最常见的积液是血肿。
- 尿液囊肿发生在输尿管吻合口有渗漏时，最常见于肾和膀胱之间。
- 含多个细间隔的积液通常为淋巴囊肿，在术后 4～6 周以前淋巴囊肿不常见。
- 当发现肾盂积水时，需要采集排空膀胱后的图像，超声技师应寻找原因，如输尿管内的血凝块或积液压迫输尿管。
- 肾主动脉或静脉急性血栓形成可在术后即刻发生，临床表现包括尿量迅速减少或完全停止，这是一个真正的紧急情况，超声技师需要紧急赶到恢复室，并迅速确认血管内无血流信号。

- 肾动脉的反向血流非常能够提示肾静脉血栓，但这是一个非特异性的发现。
- 肾动脉狭窄可能是由术后即刻肾主动脉严重弯曲或扭转所致，延迟肾动脉狭窄最常见的原因是白细胞浸润动脉壁（在慢性排斥反应中）、纤维化或动脉粥样硬化引起。
- 当扫描一个有移植肾活检史的患者，超声技师应注意彩色多普勒表现以寻找假性动脉瘤或动静脉瘘。
- 在进行肝移植超声检查前，如果有背驮式下腔静脉吻合，以及任何不寻常的血管或胆道吻合，超声技师必须了解患者接受的是完全肝移植还是部分肝移植。
- 术后即刻，由于肝脏水肿使压力升高，肝动脉主干的阻力指数可能会非常高。应根据需要复查阻力指数，直到舒张期血流改善。
- 肝外积液包括血肿和胆管瘤。
- 胆道系统只受肝动脉供血。因此，缺乏动脉供血会导致胆道坏死。超声技师不仅需要寻找肝动脉主干的血流，还要寻找肝内动脉的主要分支。
- 肝移植后最常见的血管并发症是肝动脉血栓形成。
- 肝动脉狭窄位于吻合口处，这通常是手术中动脉损伤的结果。肝内动脉出现“小慢波”可能是一个诊断线索。
- 门静脉狭窄较门静脉血栓形成更常见。门静脉狭窄可在手术吻合口处看到，这通常是手术损伤的结果。
- 下腔静脉的插入放置有两个吻合口，对肝上和肝下下腔静脉吻合口的评价在下腔静脉狭窄的诊断中具有重要意义。
- 为了进行最佳移植评估，外科医生、超声技师和内科医生之间需要良好的沟通。
- 对于所有移植，超声技师可能需要患者使用不同的体位，不同的探头类型和频率，并不断优化灰阶和多普勒超声设置。

## 思考题

1. 外科移植医生要求急诊超声检查一个尿液减少的患者。这属于真的紧急情况吗？为什么是？为什么不是？
2. 一个肾移植术后的患者随访要求超声检查。患者告知他在 2 天前行移植肾穿刺活检术。超声技师在获取图像时应该注意些什么？
3. 移植肾动脉阻力指数增高的临床意义是什么？
4. 为什么超声技师在评估任何移植器官前回顾手术记录很重要？
5. 为什么在肝移植患者术后立即行超声检查时，肝动脉阻力指数增高是正常现象？
6. 在肝移植患者相对于非肝移植患者中，门静脉的不同表现有哪些？

（李加伍　罗燕　译）

## 参考文献


1. Hricik D. *Primer on Transplantation*. 3rd ed. Hoboken, NJ: Wiley-Blackwell; 2011.
2. Stanford.edu. Kidney Transplantation: Past, Present and Future. History. Available at: http://www.stanford.edu/dept/HPS/transplant/html/history.html. Accessed June 11, 2011.
3. Vollmer WM, Wahl PW, Blagg CR. Survival with dialysis and transplantation in patients with end-stage renal disease. *N Engl J Med*. 1983;308:1553–1558.
4. Cecka JM. The OPTN/UNOS renal transplant registry. *Clin Transpl*. 2005:1–16.
5. Rao PS, Merion RM, Ashby VB, et al. Renal transplantation in elderly patients older than 70 years of age: results from the Scientific Registry of Transplant Recipients. *Transplantation*. 2007;83:1069–1074.
6. United Network for Organ Sharing. https://www.unos.org/data/transplant-trends/#transplants_by_organ_type + year + 2016. Accessed May, 17, 2017.
7. United Network for Organ Sharing. Available at: https://www.unos.org/donation/kidney-paired-donation/. Accessed April 22, 2016.
8. The Organ Procurement and Transplantation Network. U.S. Department of Health & Human Services. Available at: http://optn.transplant.hrsa.gov/. Accessed June 25, 2017.
9. Hafner-Giessauf H, Mauric A, Muller H, et al. Long-term outcome of en bloc pediatric kidney transplantation in adult recipients—up to 22 years of center experience. *Ann Transplant*. 2013;18:100–106.
10. Memel DS, Dodd III GD, Shah AN, et al. Imaging of en bloc renal transplants: normal and abnormal postoperative findings. *AJR Am J Roentgenol*. 1993;160:75–81.
11. Irshad A, Ackerman SJ, Campbell AS, et al. An overview of renal transplantation: current practice and use of ultrasound. *Semin Ultrasound CT and MR*. 2009;30:298–314.
12. Umphrey HR, Lockhart ME, Robbin ML. Transplant ultrasound of the kidney, liver and pancreas. *Ultrasound Clin*. 2008;3(1):49–65.
13. Cosgrove D, Chan K. Renal transplants; what ultrasound can and cannot do. *Ultrasound Q*. 2008;24:77–87.
14. Kolonko A, Chudek J, Wicek A. Prediction of the severity and outcome of acute tubular necrosis based on continuity of Doppler spectrum in the early period after kidney transplantation. *Nephrol Dial Transplant*. 2009;24:1631–1635.
15. Singh AK, Nachiappan AC, Verma HA, et al. Postoperative imaging in liver transplantation: what radiologists should know. *RadioGraphics*. 2010;30:339–351.
16. Crossin JD, Muradali D, Wilson SR. US of liver transplants: normal and abnormal. *Radiographics*. 2003;23:1093–1114


## 推荐阅读


1. Busuttil RW, Klintmalm GB. *Transplantation of the Liver*. 3rd ed. Philadelphia, PA: Elsevier Saunders; 2015.
2. Danovitch G. *Handbook of Kidney Transplantation*. 5th ed. Balti-

more, MD: Lippincott Williams & Wilkins; 2010.
3. Morris PM, Knechtle SJ. *Kidney Transplantation—Principles and Practice*. 7th ed. Philadelphia, PA: Elsevier Saunders; 2014.
4. Pellerito JS, Polak JF. *Introduction to Vascular Sonography.* 6th ed. Philadelphia, PA: Elsevier Saunders; 2012.
5. Rumack CM, Wilson SR, Charboneau JW, Levine D. *Diagnostic Ultrasound.* 4th ed. Philadelphia, PA: Elsevier Mosby; 2010.
6. Size GP, Lozanski L, Russo T. *Inside Ultrasound Vascular Reference Guide*. 1st ed. Pasadena, CA: Davies Publishing, Inc.; 2013.

# 第七部分

# 其他

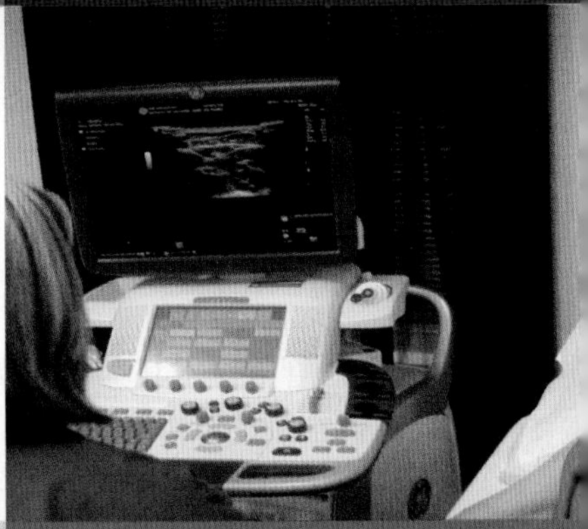

# 术中双功能超声

STEVEN A.LEERS

## 第 29 章

## 目标

- 列举术中超声有用的血管重建手术的类型。
- 描述手术过程中使用的超声设备和探头的设定和准备。
- 定义应用于术中数据的双功能超声的标准。


## 关键词

**动脉内膜剥脱术**
**腹股沟下的重建**
**术中**
**无菌术**


## 术语表

**同源的/自体的(autologous/autogenous)**：自体产生的或来自同源生物体的；在旁路术中，使用患者自身的组织(例如，大隐静脉)。

**动脉内膜剥脱术(endarterectomy)**：去除动脉斑块、内膜和部分中膜，在病变段重建正常血流。

**腹股沟下的(infrainguinal)**：在腹股沟平面以下；如腹股沟下血管旁路手术(流出道)

**假体(prosthetic)**用来替代缺失或损坏部分的材料；如在旁路手术中，一段用于搭桥的人造管道，例如，涤纶、聚四氟乙烯。

**血管重建术(revascularization)**：通过旁路、动脉内膜剥脱术或血管成形和支架植入术，恢复一个器官或区域的血流。

**无菌术(sterile technique)**：通过措施把手术区域与有菌或被污染的物质隔离开的方法。

**监测(surveillance)**：持续的监视，如在血管重建术中，建议用某种方法定期监控通畅性及功能情况。

**内脏的(visceral)**：与内脏有关的，如小肠或肾脏。

血管外科的独特性在于血管重建技术的成功需要术中记录。在大多数外科专业，视诊和触诊足以证明这一点，但是血管外科的细致性质和技术错误带来的毁灭性结果，使得血管外科医师要求更多。几十年来，记录技术结果的必要性已经得到了血管外科医生的承认。不仅在下肢旁路手术，也用于颈动脉内膜剥脱术，因此建议在完成手术、关闭伤口和离开手术室前，做一次常规的血管造影。彩色双功能超声扫查是这个常规方法的自然拓展，避免了造影时的放射暴露，并且提供了血管造影不能显示的解剖及生理信息方面的优点。

本章回顾当前双功能超声扫查在手术室中的应用以及这种方法的结果。

## 超声检查技术

血管重建术其本身需要应用术中双功能超声扫查的，包括颈动脉内膜剥脱术以及腹股沟下旁路手术和内脏血管旁路手术。特别在血管内静脉治疗过程中，血管内超声（IVUS）也发挥着越来越重要的作用。下肢旁路手术结果由于流入道、流出道及整个旁路通道相关的问题受到困扰。双功能超声旁路监测已被证明能提高通畅性及保肢率，因此在手术室便开始监测是该项策略的自然拓展。颈动脉内膜剥脱术的效果一直都很好，因此它的改进空间很小。肾和内脏旁路的通畅依赖于技术的优秀，这很容易由双功能超声扫查进行评估。表 29-1 总结了术中血管超声常规应用及可能遇到的问题。

**表 29-1 术中血管超声的常规应用**

| 外科手术 | 检查的解剖结构 | 潜在并发症 |
|---|---|---|
| 颈动脉内膜剥脱术 | 颈总动脉 | 内膜片 |
| | 颈内动脉 | 残留斑块 |
| | 颈外动脉 | 血小板聚集 |
| | | 缝线异常 |
| | | 夹层 |
| 腹股沟下血管重建术 | 流入动脉 | 残留瓣膜 |
| | 流出动脉 | 动静脉瘘 |
| | 吻合口区 | 血小板聚集 |
| | 整个通路 | 吻合或缝合线异常 |
| 肾及肠系膜动脉旁路术 | 吻合口区 | 残留斑块 |
| | 肾动脉 | 血小板聚集 |
| | 腹腔干 | 夹层 |
| | 肠系膜动脉 | 吻合或缝合线异常 |

### 扫查技术

作者所在的机构使用的是一台 GE Logiq e 便携式双功能超声，它配有 i12L-RS，频率为 4～10MHz 的宽频带多频率线阵探头，专门征对血管应用设计的。这个探头接触面大小为 10mm×29mm，因此可以进入小的区域。在探头的乳胶面涂上无菌耦合剂，用一个无菌套来隔离探头，使用时小心除去探头套内的所有气泡。探头套要有足够的长度，这样才能套住探头及电缆线，再放到无菌区域。伤口填满生理盐水，关掉手术室头顶上方的灯更容易看清图像，然后开始扫查（图 29-1～图 29-4）。扫查方案比较简单，外科医师拿着探头，超声检查者或血管超声专家优化图像并调节超声仪控制台上的其他按键。一般来说，可以单独使用长轴图像。首先获取灰阶超声图像来清晰地显示小的病变，太小的病变直接用彩色扫查显示不太清楚，使用彩色扫查是为了便于放置脉冲频谱多普勒取样门。图片和波形以录像回放形式储存，也可以存为静态图像，以便详细地解读。如果发现异常提示需要修复，修复后重复该扫查过程。腹股沟下血管重建术时，在旁路中滴入罂粟碱，有助于将这个过程中经常看到的血管痉挛所带来的影响最小化。

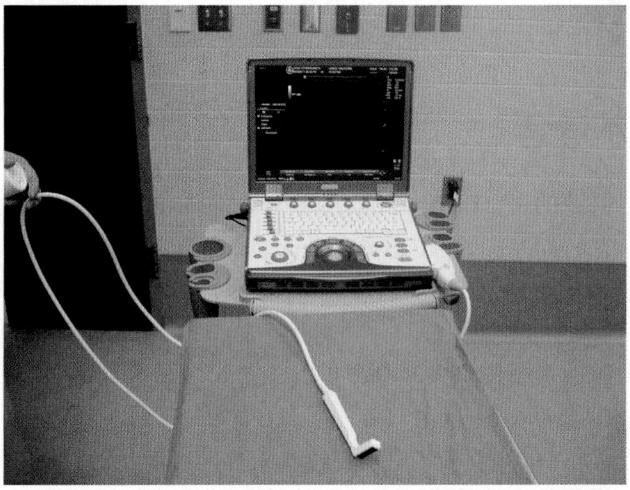

图 29-1 带有“曲棍球棒”探头的便携式彩色双功能超声仪

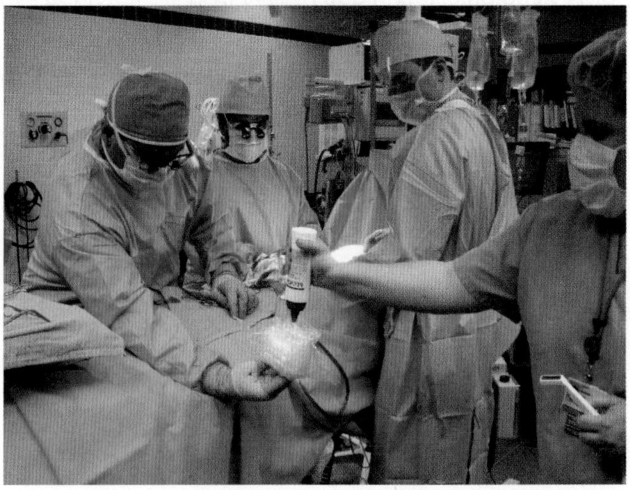

图 29-2 在放入超声探头前，无菌套内涂满耦合剂

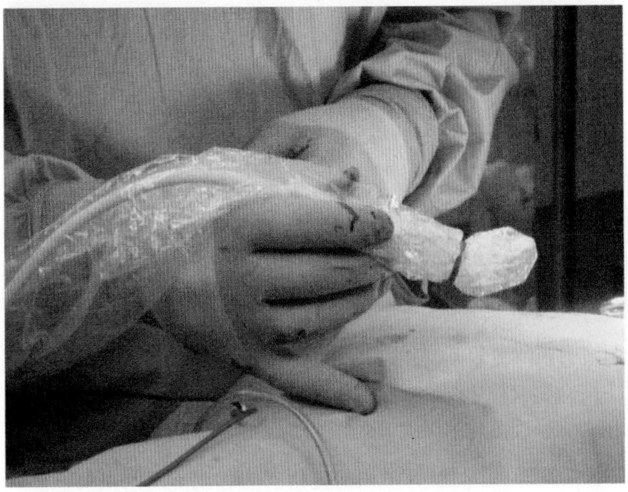
图 29-3 超声探头被放置在手术区

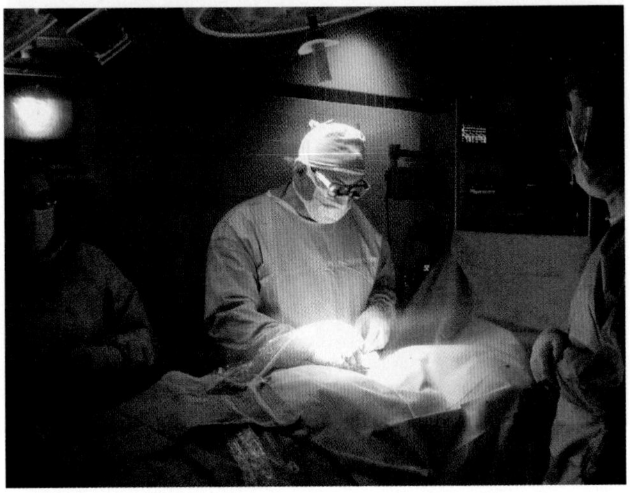
图 29-4 在调暗的手术灯下进行扫查

## 技术考虑

血管重建的术中评估需要一个技术熟练的团队，他们乐于接受提到的这些技术以及手术过程中需要的设备。现代的彩色双功扫查仪多种多样，有许多简单易用的便携式机器，用简单的笔记本电脑外形。如同前一节提到的，为了在解剖复杂的区域中进行血管应用，术中使用的特殊超声探头已经发展了起来。具有这种技术经验的手术室常常配有专用的超声仪，一直放置在手术室中。

血管外科医生必须不仅要能熟练地解读血管超声图像，而且还要会使用超声探头以获取最有价值的图像。在扫查过程中如果遇到人造材料，因为许多人造材料会有小的空隙能够吸收空气，这使得获取一幅有意义的图像有一定的挑战性。在使用人造旁路的情况下，几乎不能进行术中超声扫查，但是在颈动脉内膜剥脱术中，在人造补片的“周围扫查”，通常可以获得良好的图像。外科医生直接参与扫查过程，与超声检查者或血管超声专家一起确保获得准确可靠的信息，这是至关重要的。

超声检查者或血管超声专家是术中超声成功的关键。因为要考虑到“有菌的”超声检查者与无菌的手术团队和手术区域会相互影响。熟悉手术室无菌技术对安全应用彩色双功能超声扫查很重要。一旦探头套上无菌套，放置在了无菌的区域，超声检查者必须和外科医师一起工作来获取最优化的图像，整合脉冲频谱分析、彩色成像以及灰阶成像。

## 颈动脉内膜剥脱术

采用了差不多 60 年，颈动脉内膜切除术仍然是血管外科最常开展的手术之一，值得称赞是预期脑卒中率低于 3%。有了这么好的结果，有人认为术中评估不会有特别的成效。相反的，使用各种技术进行大量早期复查，明确了受检动脉中 5% ~43% 有残留问题。而大多数的问题发生在盲目进行的颈外动脉内膜剥脱术中，收集的病例中 6.5% 有颈内动脉的异常，这通常出现在动脉剥脱术的远端。[1]

常规的术中血管造影有着既能显示颈动脉颈段同时也能显示颅内段影像的优势。但是颈总动脉（CCA）近端的病变常常没有被评估，也没有生理学数据支持。在使用常规血管造影的早期的研究中，Donaldson 在 410 例颈动脉内膜剥脱术中，发现了 71 处存在问题，有 16% 需要修复。因为脑卒中发病率仍然低于 2%，这些修复的病例并没有增加发病率。[2] Zannetti 评估了 1305 例颈动脉内膜剥脱术，77% 做了血管造影，9% 发现了问题，对其中 4% 进行了修复。尽管进行了修复，这一组脑卒中率仍有增加。然而，整体的脑卒中率不到 1%，这就提出了关于例行影像检查是否有优势的问题。[3] Westerband 报告需要修复的问题发生率为 19%，且这组病例术后没有发生闭塞。[4]

### 目前的术中评估

如今，单独使用连续多普勒是评估颈动脉内膜剥脱术最常用的方法。这种方法敏感性较高，但是特异性低，在早期的研究中异常的发现率为 4.3%。[5] 尽管这种方法在有经验的医生手上是简单和十分可靠的，但它通常需要如同血管造影一样的验证性检查再次探查来证明它的正确性。B 型超声也曾用来完成检查，以确定哪些发现需要再次修复。而且，并发症的发生率很低，因此基于这些少样本量的研究很难做出推荐。[6]

Bandyk 对实行颈动脉内膜剥脱的手术部位应用脉冲多普勒频谱分析，并报告了使用这些技术的 250 例病例。[7]对 461 例使用了双功能超声检查的动脉内膜剥脱术的病例进行了随访，其中需要术中修复的少于 6%，永久脑卒中率为 1.3%。进行常规扫查的患者术后晚期脑卒中率较低。[8]梅奥诊所报告了一份 87 例患者使用常规双功能超声检查的研究结果。在这项研究中，9% 的病例明确发现异常，需要即刻修复。脑卒中率为 1.9%，正好位于正常组和修复组之间。3 例有明显颈总动脉病变的患者中，其中有 2 例没有被干预而遭受脑卒中。这些数据显示了常规双功能超声检查的安全性及有效性。[9]大量的其他小规模的研究也同样显示出术中双功能超声的优势。[10-13]

尽管完成双功能超声检查有显而易见的好处，但仍需小心谨慎地解读检查结果。已经证实没有进行任何监测的颈动脉内膜剥脱术预后良好，再次探查给患者带来风险的可能性是真实存在的。事实上，回顾分析纽约州颈动脉内膜剥脱术的大量数据，显示不管使用哪种类型的术中监测，都不能证明其结果有差异。[14]

虽然应用简单，风险很小，但是对于常规术中双功能超声检查这个方法的一些应用，其好处也在讨论。怎样解读和如何应对异常检查结果仍有争议。

在颈动脉内膜剥脱术后进行术中双功能超声扫查，仍然是部分外科医师的常规步骤，但不是全部外科医生。扫查方案包括超声探头能扫查到的整段颈总动脉、颈外动脉及颈内动脉。所有血管的流速被记录，对任何壁不光滑的 B 模式图像进行仔细检查。运用这些技术，外科医生们对扫查过程感到满意，并且对术中检查正常结果感到放心(图 29-5 ~ 图 29-8)。

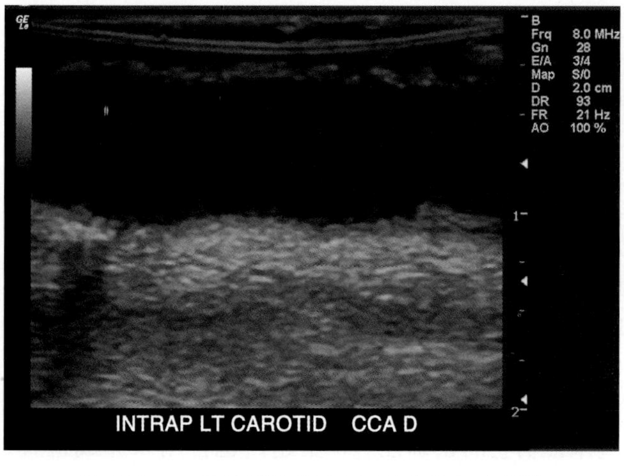


图 29-5 正常的颈总动脉(CCA)灰阶超声图像

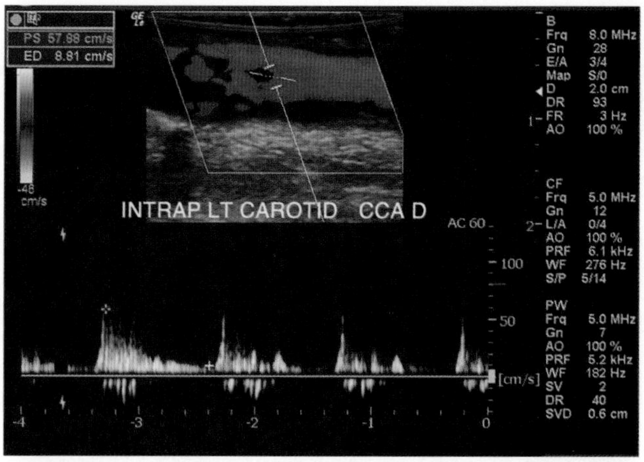


图 29-6 正常的 CCA 频谱分析。注意波形由低阻的 ICA 和高阻的 ECA 组成。ECA，颈外动脉；ICA，颈内动脉

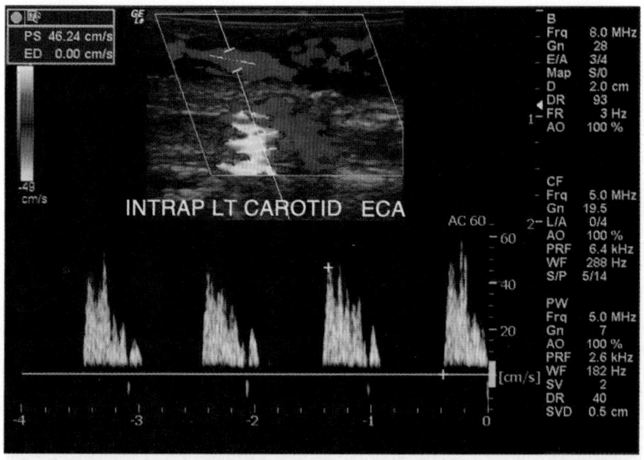


图 29-7 ECA 频谱分析。流速正常，波形呈高阻

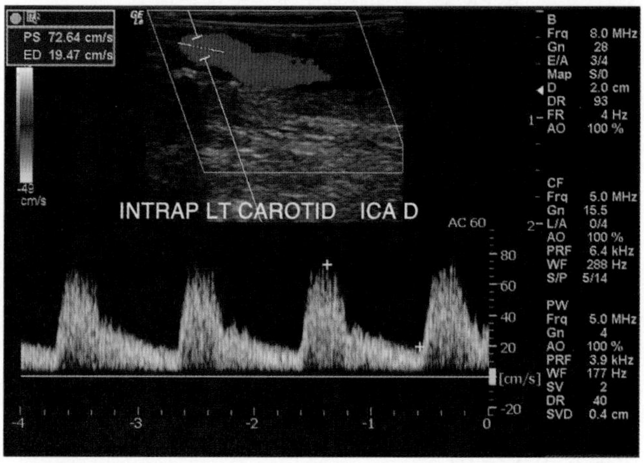


图 29-8 正常 ICA 频谱分析，注意正常舒张期血流

## 诊断

不同的机构的诊断标准有所不同，通常应用的标准常常是简化版本。事实上，许多异常发现都位于颈总动脉及颈外动脉，该处的标准制定得不完善。不过，

这些血管的异常发现通常十分明显，以至于对于如何处理它们几乎没有分歧。B 模式图像中的异常包括残留斑块或者“断崖式”病变。颈总动脉近端或颈内动脉远端的残留斑块表现为边缘陡峭或突入管腔，常被称为“断崖式”病变。如果残留斑块的厚度大于 2mm，可能需要实施修复。残留的斑块有时是活动的，并随着血液流动而移动，必须立刻实施修复。内膜片是另一种可能出现的并发症。如果内膜片长超过 2mm，也需要进行修复。夹层较为少见，一般是由血管钳夹损伤所致，但这也是可能出现，需要大家注意。最常见的技术错误牵涉颈外动脉，但是由于没有增加脑卒中的风险，许多作者认为可不必进行修复。[15]

颈内动脉局部收缩期峰值流速（PSV）增加证明有重要的并发症。如果 PSV 超过 180cm/s 或者颈内动脉与颈总动脉峰值流速比大于 2.5，有必要对手术部位进行再次检查或修复。对有一些患者，这可能与管壁上有新鲜的血小板聚集有关，因为它是无回声的，这在 B 型模式图像上常常无法识别。疾病相关知识点 29-1 描述了使用术中超声检查时的超声特点对应的常见病理特征。

图 29-9 ~ 图 29-13 列举了颈总动脉的异常发现，包括术中及修复后再次扫查所见。这是这项技术直接临床应用获益的很好例子。

**疾病相关知识点 29-1**
**常见术中超声异常**

| 病理所见 | 超声特点 |
|---|---|
| “断崖式”病变/残留病变 | • 突入血管腔内高回声斑块<br>• 可能会出现陡峭的边缘 |
| 内膜片 | • 血管腔内小的突起，长度通常小于 1cm<br>• 扰流或混叠出现 |
| 夹层 | • 延伸数厘米的线状物体<br>• 平行于血管壁<br>• 湍流或扰流出现 |
| 血小板聚集 | • 血管壁上附着的低回声或无回声物质<br>• 局部 PSV 增高<br>• $V_r$ 增加 |
| 狭窄：颈部或下肢旁路支架 | • PSV>180cm/s<br>• $V_r$>2.5 |
| 狭窄：肾动脉或腹腔干 | • PSV>200cm/s |
| 狭窄：肠系膜上动脉 | • PSV>275cm/s |
| 动静脉瘘 | • 可见起源于原旁路处的通畅分支<br>• 侧支可以看到湍流或混叠出现<br>• 侧支近端的旁路支架舒张期流速增加 |
| 残留瓣膜 | • 静脉旁路移植物管腔内突出的强回声结构<br>• 湍流或混叠可能出现回声 |
| 缝合线/吻合口的问题 | • 湍流或混叠可能出现<br>• 扭结或壁不规则可能出现 |

PSV，收缩期峰值流速；$V_r$，流速比

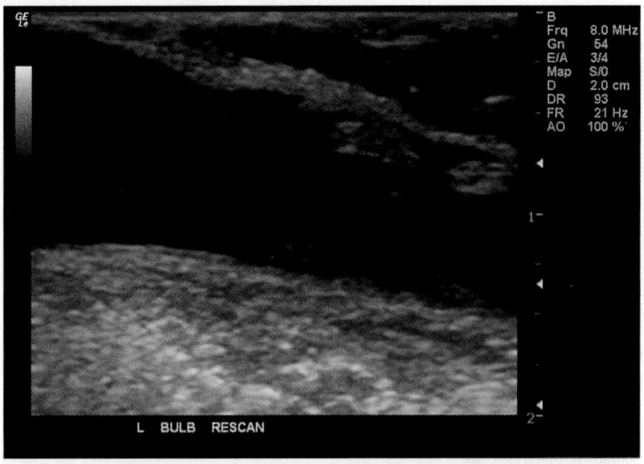


**图 29-9** CCA 近端残留斑块的灰阶超声图像

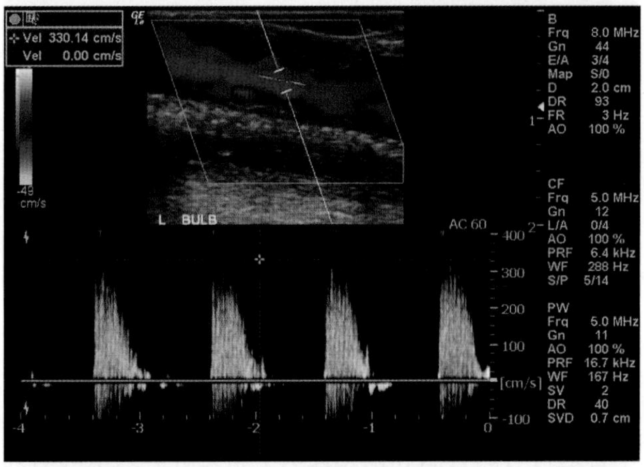


**图 29-10** CCA 流速增高，符合严重狭窄

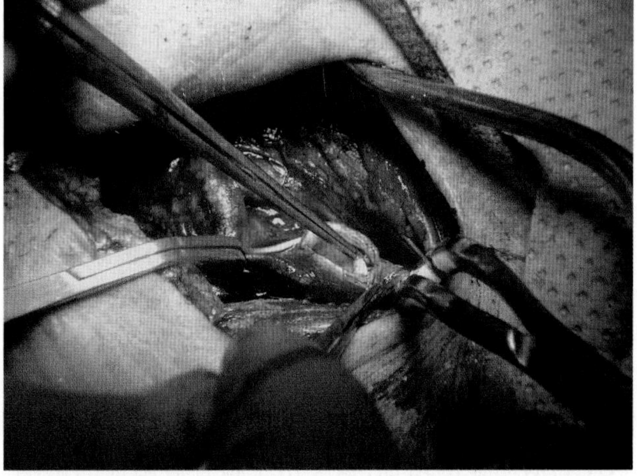

**图 29-11** 从 CCA 移除已被切开的斑块

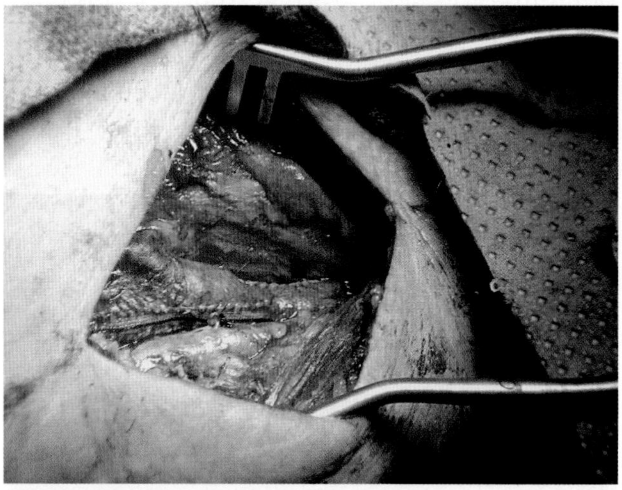

图 29-12 动脉内膜切除及修复后的颈动脉分叉处

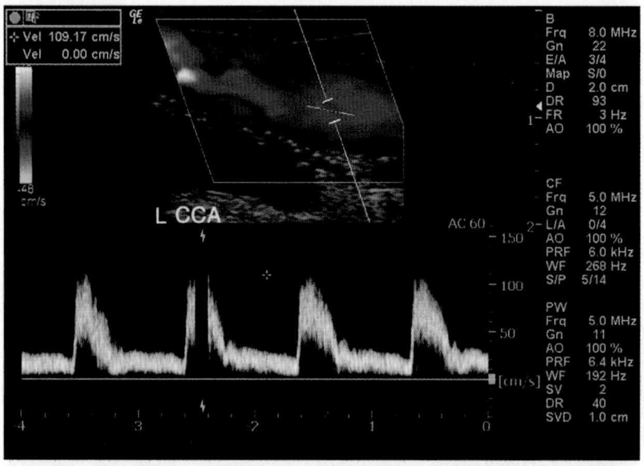


图 29-13 修复后 CCA 的正常频谱分析

利用大型数据库来解答专业问题，其结果分析对于普遍持有的看法和偏见提供了新见解。大量的研究对象可以得出有统计学意义的结论，但数据是如此的普遍，所以解读必须仔细权衡。新英格兰血管研究组(the Vascular Study Group of New England，VSGNE)具有前瞻性地从新英格兰的各类外科医生和医院中收集了大量的数据，从而对专业的问题进行了细致的评估。在 2011 年的一项研究中，他们对 6115 例颈动脉内膜剥脱术进行了回顾，发现 51% 的外科医生很少在术中进行双功能超声，22% 有选择性地使用，27% 的进行常规检查。在大多数研究中，术中常规使用影像检查的比例实际上要小很多。在这项研究中，尽管选择性进行影像检查 1 年的再狭窄率有轻微地减少，但没有证据表明常规的双功能超声改善了脑卒中的发生率。在以影像为基础的动脉再探查的患者中，脑血管意外(CVA)有明显的增加，这突出了检查假阳性的影响。这项发现提出了，需要做更多的工作才能更好地定义颈动脉内膜剥脱术后进行影像检查对防止脑卒中、闭塞或再狭窄发生的地位。[16]

## 腹股沟下血管重建术

腹股沟下血管重建术可用于间歇性跛行或严重肢体缺血(critical limb ischemia，CLI)的患者，通过经皮血管腔内途径，或者通过自体(静脉)或人造(涤纶或聚四氟乙烯)材料进行外科开放旁路手术。尽管颈动脉内膜剥脱术是相当标准化的手术流程，但是腹股沟下血管建重术的实施却有着无数变化。问题有很多，如评估和获取足够的动脉流量，根据旁路的所在位置和可用的自体材料选择适合的旁路管道，还要选择足够的流出道。过程中任何一个或全部的问题都可以导致手术的成功或失败，这些繁琐操作中包含了大量的步骤，这都会成为失败的原因。虽然这些会对成功造成重大阻碍，但是在通畅率和保肢方面的结果而言仍然是相当值得称赞的。

腹股沟下血管重建术的早期经验显示，在旁路的通畅性上，自体材料优于人造材料是被证实了的。[17]所有可供采集自体血管的部位包括手臂静脉、小隐静脉、深静脉、甚至桡动脉。这些“可选择的”静脉比较容易出现问题，从而导致失败。同时，影像的进步结合外科技术已经能实现在远端动脉实施旁路手术，这种联合减少了以往腹股沟下闭塞性疾病外科治疗的多重障碍，使之通向成功。

### 目前的术中评估

作为增强自体旁路的通畅性和保肢的方法，腹股沟下旁路的监测已经很好地建立起来。[18,19]鉴于先前提到的术中问题很多，直观联想到监测最适合从手术室开始。在手术室评估旁路的方法包括触诊、连续多普勒、血管造影、血管内镜及双功能超声扫查。尽管“金标准”是动脉血管造影，但这个技术还是有许多的缺点，例如无法评估流入道，难以观察整个管道的长度，难以提供生理学信息。然而，手术完成后血管造影还是被大量使用，显示有 6% 到 12% 的问题需要及时修复。[20]

下肢旁路手术的双功能超声扫查提供了独特的优势。从供体动脉的脉冲频谱分析开始评估，要考虑到有足够的流入量这一特点。整个旁路管道及吻合口区域都需要被检查，观察有无残留瓣膜、瘢痕区域、动静脉瘘或血小板聚集。技术的可行性使远端极小的吻合得以保障。移植物中异常的低流速可以提示流出道问题。因此整个循环，从流入动脉经过移植物的管道再到远端流出道，都需要被检查。修复问题后再次进行扫查没有增加风险。

## 诊断

与颈动脉内膜剥脱术和肾旁路术相比，腹股沟下旁路手术被双功能超声检查发现的问题发生率最高，约 10% ~15%。一些机构提倡进行旁路手术时在手术室便开始应用双功能超声检查。而且，双功能超声检查结果正常可以预测成功，而问题未被修复则强烈预示着失败。[21,22]提示需要修复的检查结果包括 PSV>180cm/s 以及流速比($V_r$)>2.5。在流速增块的地方，超声图像上有时会出现残留瓣膜。偶尔，血管壁损伤处可能形成血小板的聚集。这通常是无回声的，但会显示为流速加快。在一条小的静脉移植物管道内，PSV 在 150 ~200cm/s 之间，结果可能是旁路充血而不是局部狭窄。这些小管径的移植血管中 $V_r$将仍然小于 2.0。最后，在原位移植中可以发现动静脉瘘。瘘口区域会出现湍流，瘘口近端舒张期流速会增高。

与颈动脉内膜剥脱术相比，应该注意的是在这些情况下扫查技术会更加的复杂，同时也需要花费更多的时间。此外，外科医师与超声检查者或血管超声专家的互动对于取得一系列成功也是十分重要的。

前瞻性收集患者信息的大型数据库再次提供了一个统计学上的强大工具来回答关于成像的问题。由血管外科学会支持的血管质量倡议(Vascular Quality Initiative，VQI)组织是其中一个数据库，它允许研究人员评估成像的结果。这个数据库中有 1457 例旁路实施了成像，包括 20% 的双功能超声扫查，77% 的血管造影，以及 3.7% 的两种方法都使用了。出院时及术后一年，旁路的通畅性不受成像或不成像的影响，也与使用哪种方法无关。[23]在 VSGNE 的一项研究中，将多普勒超声扫查和血管造影术结合在一起，对成像进行了评估。在 2032 例下肢旁路手术中，67% 例成像时使用双功能超声扫查或血管造影术。同样，出院时和出院 1 年的通畅性不受常规或选择性使用的成像的影响。旁路类型和成像策略的多样性使得推广具有挑战性，但这些发现肯定会对普遍持有的看法产生疑问。[24]

## 腹腔内的血管重建术

腹主动脉及髂动脉重建所涉及的血管比颈部和下肢血管手术的管径大得多；因此，由于小的技术错误而威胁到移植物通畅性的情况就不那么常见了。评估方法常用触诊或连续多普勒。在内脏的(肾脏或肠系膜的)血管的重建中，小的技术错误可能导致移植失败，这伴随着灾难性的后果。因此，常规动脉造影及双功能超声扫查被经常使用。这里，双功能超声有独特的优势，因为这些小的吻合口位置很深，用小的术中超声探头能更轻松的到达。另外，肾脏旁路的建立常常是为了保留肾功能，因此，要尽可能地避免放射造影检查。用血管造影评价近端的吻合口需要高速注入大剂量的造影剂，这就是采用超声检查的另一个原因。

大量的研究证明了术中内脏的双功能超声扫查的可行性和优越性。Hansen 和同事应用超声检查了 800 例肾脏旁路手术，用流速 200cm/s 作为需要修复的指标。敏感度为 86%，特异度为 100%。[25,26]避免使用放射造影剂的优势下，在这些血管重建术中，有 75% 的患者存在不同程度的肾功能不全。肠系膜血管重建失败的后果是灾难性的，以至于术中评估成为手术过程的基本步骤。在梅奥诊所的一项研究中，对 68 例内脏血管重建进行了术中双功能超声监测。检查结果正常预示着长期的通畅性，检查结果异常伴随的却是早期的再次干预、移植失败或死亡。[27]它们的正常标准包括腹腔干 PSV<200cm/s，肠系膜上动脉 PSV<275cm/s，$V_r$为 2.0，以及没有技术缺陷(如血管狭窄、血栓、夹层或内膜片)。研究有限，而且内脏旁路术后双功能超声扫查的标准才开始描述，旁路失败的预测是没有得到验证。[28]

## 静脉疾病的操作流程

尽管在动脉血管重建中使用双功能超声进行术中监测备受关注，但是静脉介入治疗更为常见，双功能超声检查在这一重要领域同样有用。除了描记曲张和功能不全的静脉以外，超声检查还用于监测静脉腔内激光治疗(Endo-Venous Laser Therapy，EVLT)。中心静脉置管的超声定位已经成为了治疗标准。这些静脉操作流程中的超声应用会在本书的其他章节阐述。

IVUS 是一种不断发展的技术，将超声探头安装在血管内的导管上。管腔内成像提供了一个独特的视角，并越来越多地应用于急性和慢性的静脉闭塞性疾病的血管内治疗中。越来越多的应用和回顾性研究表明，IVUS 可能成为静脉内介入术中指导的标准。[29,30]图 29-14 显示了肾静脉支架置入前后的 IVUS 图像。

在某些病例中，在没有造影及 X 线成像的情况下，已经进行了脑动静脉瘘、周围动脉疾病及脑动脉闭塞的狭窄性病变的血管内治疗。在这些病例中，双功

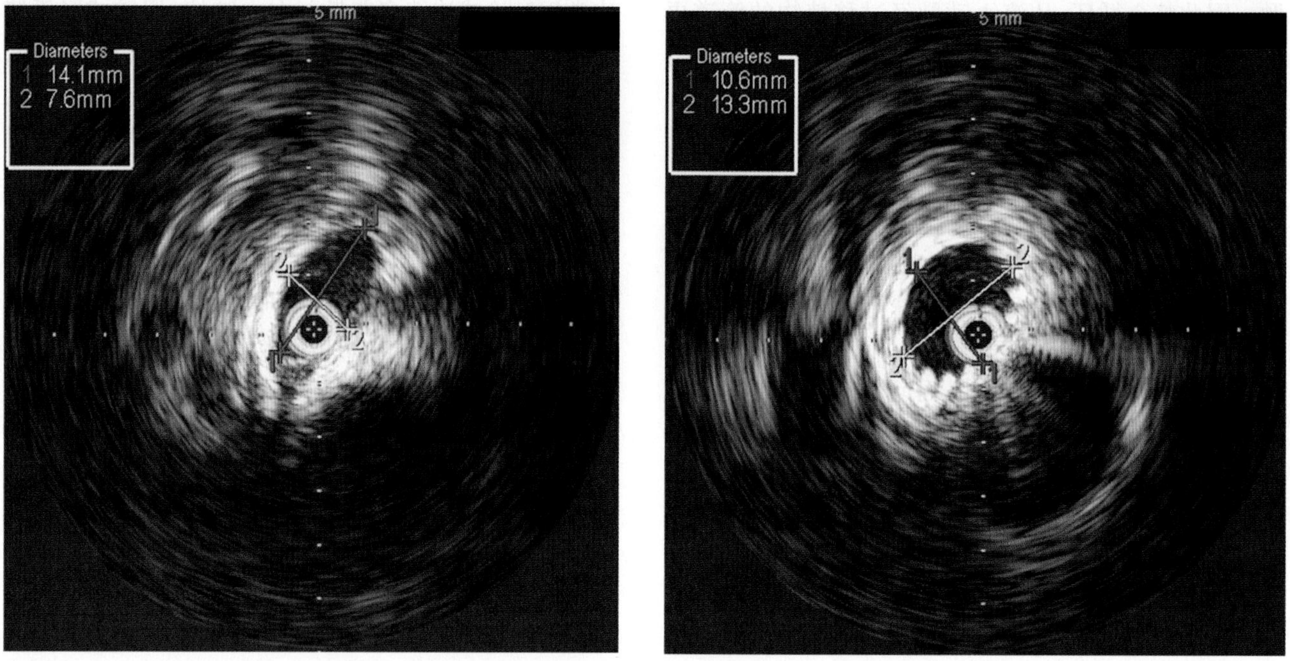


图 29-14 A. 肾静脉支架置入前的 IVUS。B. 肾静脉支架置入后的 IVUS

能超声已被作为血管成形术或支架置入术中唯一的成像方式。就辐射和造影剂暴露而言，超声检查在这方面的优势是显而易见的，但是这个过程需要经验丰富的成像操作，而且还没有被广泛采用。尽管如此，已有报道在这种情况下使用双功能超声有着极好的效果。

## 小结

- 血管重建的成功要依靠卓越的术前影像、谨慎的手术计划、完善的手术技术、仔细的监测及随访。
- 术中双功能超声提供了独特的机会来最大程度地提升外科血管重建技术的成果。
- 它需要致力于追求卓越的团队和团队里外科医师与超声检查者或血管超声专家良好地互动。
- 这些技术并没有被持续采用，其结果还没有得到很好验证，但是其简单、低成本及能避免严重并发症的优点使它成为了非常有吸引力的方法，有助于改善复杂血管病变患者的治疗效果。

## 思考题

1. 你携带设备去手术室，为一名正在做颈动脉内膜剥脱术的患者进行术中超声检查。你所在的科室有多种超声仪器，你将选择哪一种？为什么？
2. 在手术室，外科医生将超声探头直接放在了已经完成颈动脉内膜切除的位置上。某个区域有很强的声影，却没有血管的图像。外科医生将探头轻轻地移向远端，获得了一幅正常的颈动脉图像。对于这个伪像可能的解释是什么？

（张静漪　张梅　译）

## 参考文献

1. Barnes RW, Nix ML, Wingo JP, et al. Recurrent versus residual carotid stenosis. Incidence detected by Doppler ultrasound. *Ann Surg*. 1986;203:652–660.
2. Donaldson MC, Ivarsson BL, Mannick JA, et al. Impact of completion angiography on operative conduct and results of carotid endarterectomy. *Ann Surg*. 1993;217:682–687.
3. Zannetti S, Cao P, DeRango P, et al. Intraoperative assessment of technical perfection in carotid endarterectomy: a prospective analysis of 1305 completion procedures. *Eur J Vasc Endovasc Surg*. 1999;18:52–58.
4. Westerband A, Mill JL, Berman SS, et al. The influence of routine completion arteriography on outcome following carotid endarterectomy. *Ann Vasc Surg*. 1997;11:14–19.
5. Seifert KB, Blackshear WM Jr. Continuous-wave Doppler in the intraoperative assessment of carotid endarterectomy. *J Vasc Surg*. 1985;2:817–820.
6. Sawchuk AP, Flanigan DP, Machi J, et al. The fate of unrepaired minor technical defects detected by intraoperative ultrasonography during carotid endarterectomy. *J Vasc Surg*. 1989;9:671–676.
7. Bandyk DF, Kaebnick HW, Adams MB, et al. Turbulence occurring after carotid bifurcation endarterectomy: a harbinger of residual and recurrent carotid stenosis. *J Vasc Surg*. 1988;7:261–274.

8. Kinney EV, Seabrook GR, Kinney LY, et al. The importance of intraoperative detection of residual flow abnormalities after carotid artery endarterectomy. *J Vasc Surg*. 1993;17:912–923.
9. Panneton JM, Berger MW, Lewis BD, et al. Intraoperative duplex ultrasound during carotid endarterectomy. *Vasc Surg*. 2001;35:1–9.
10. Steinmetz OK, MacKenzie K, Nault P, et al. Intraoperative duplex scanning for carotid endarterectomy. *Eur J Vasc Endovasc Surg*. 1998;16:153–158.
11. Mays BW, Towne JZB, Seabrook GR, et al. Intraoperative carotid evaluation. *Arch Surg*. 2000;135:525–529.
12. Mullenix PS, Tollefson DF, Olsen SB, et al. Intraoperative duplex ultrasonography as an adjunct to technical excellence in 100 consecutive carotid endarterectomies. *Am J Surg*. 2003;185:445–449.
13. Schanzer A, Hoel A, Conte MS, et al. Restenosis after carotid endarterectomy performed with routine intraoperative duplex ultrasonography and arterial patch closure: a contemporary series. *Vasc Endovasc Surg*. 2007;41(3):200–205.
14. Rockman CB, Haim EA. Intraoperative imaging: does it really improve perioperative outcomes of carotid endarterectomy? *Semin Vasc Surg*. 2007;20:236–243.
15. Ascher E, Markevich N, Kallakuri S, et al. Intraoperative carotid artery duplex scanning in a modern series of 650 consecutive primary endarterectomy procedures. *J Vasc Surg*. 2004;39:416–420.
16. Wallaert JE, Goodney PP, Cronewett JL, et al. Completion imaging after carotid endarterectomy in the Vascular Study Group of New England. *J Vasc Surg*. 2011;54:376–385.
17. Veith FJ, Gupta SK, Ascer E, et al. Six-year prospective randomized comparison of autologous saphenous vein and expanded polytetrafluoroethylene grafts in infrainguinal reconstructions. *J Vasc Surg*. 1986;3:104–114.
18. Mills JL Sr. Is duplex surveillance of value after leg vein bypass grafting? Principal results of the vein graft surveillance randomized trial. *Perspect Vasc Surg Endovasc Ther*. 2006;18:194–196.
19. Lundell A, Lingblad B, Bergqvist D, et al. Femoropopliteal-crural graft patency is improved by an intensive surveillance program: a prospective randomized study. *J Vasc Surg*. 1995;21:26–34.
20. Mills JL, Fujitani RM, Taylor SM. Contribution of routine intraoperative completion arteriography to early infrainguinal bypass patency. *Am J Surg*. 1992;164:506–511.
21. Bandyk DF, Mills JL, Gahtan V, et al. Intraoperative duplex scanning of arterial reconstructions: fate of repaired and unrepaired defects. *J Vasc Surg*. 1994;20:426–433.
22. Johnson BL, Bandyk DF, Back MR, et al. Intraoperative duplex monitoring of infrainguinal bypass procedures. *J Vasc Surg*. 2000;31:678–690.
23. Woo K, Palmer OP, Fred E, et al. Outcomes of completion imaging for lower extremity bypass in the Vascular Quality Initiative. *J Vasc Surg*. 2015;62:412–416.
24. Tan TW, Rybin D, Cronenwett JL, et al. Routine use of completion imaging after infrainguinal bypass is not associated with higher bypass graft patency. *J Vasc Surg*. 2014;60:678–685.
25. Hansen KJ, Reavis SW, Dean RH. Duplex scanning in renovascular disease. *Geriatr Nephrol Urol*. 1996;6:89–97.
26. Hansen KJ, O'Neil EA, Reavis SW, et al. Intraoperative duplex sonography during renal artery reconstruction. *J Vasc Surg*. 1991;14:364–374.
27. Oderich GS, Panneton JM, Macedo TA, et al. Intraoperative duplex ultrasound of visceral revascularizations: optimizing technical success and outcome. *J Vasc Surg*. 2003;38:684–691.
28. Liem DK, Segal JA, Moneta GL, et al. Duplex scan characteristics of bypass grafts to the mesenteric arteries. *J Vasc Surg*. 2007;45:922–928.
29. Forauer AR, Gemmele JJ, Dasika NL, et al. Intravascular ultrasound in the diagnosis and treatment of iliac vein compression (May-Thurner) syndrome. *J Vasc Interv Radiol*. 2002;13:523–527.
30. Raja S. Best management options for chronic iliac vein stenosis and occlusion. *J Vasc Surg*. 2013;57:1163–1169.
31. Ascher E, Marks NA, Hingorani AP, et al. Duplex-guided endovascular treatment for occlusive and stenotic lesions of the femoral-popliteal arterial segment: a comparative study in the first 253 cases. *J Vasc Surg*. 2006;44:1230–1238.

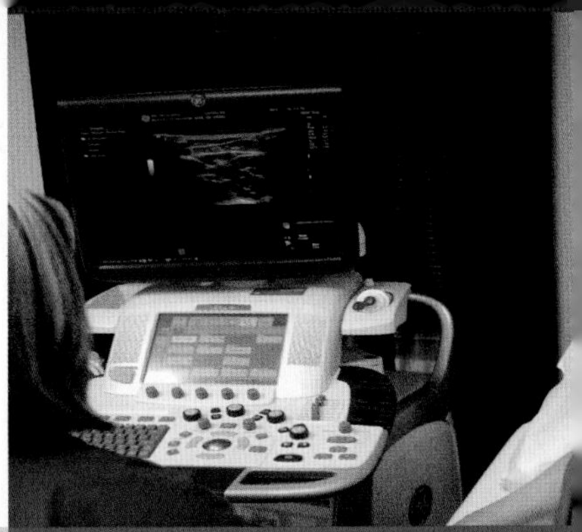

# 血液透析通路及动静脉瘘

MICHAEL J. SINGH | AMY STEINMETZ | KARIM SALEM

第 30 章

## 目标

- 描述动静脉瘘和移植物之间的差异。
- 正常动静脉瘘的双功能超声表现。
- 上肢静脉和动脉的正常解剖。
- 腋静脉闭塞的多普勒超声发现。
- 桡动脉-头静脉瘘成像的探查部位。
- 区分前臂移植物与头臂瘘。
- 通过多普勒超声量化狭窄程度。

## 关键词

**动静脉瘘**
**动静脉移植物**
**血液透析通路**

## 术语表

**动静脉瘘(arteriovenous fistula)**:动脉和静脉之间的异常连接;可能是先天性或者获得性的;获得性动静脉瘘中有一类是通过外科手术形成,用于血液透析。

**动静脉移植物(arteriovenous graft)**:一种血液透析通路,通过人工管道连接静脉、动脉,用于透析。

**血液透析通路(hemodialysis access)**:也被称为血管通路;一种经由外科手术制造的动脉、静脉间的连接,通过透析去除血液中有毒代谢产物。

由于各种因素,慢性肾病和终末期肾病在美国越来越常见。2005 年,肾脏数据系统证实已有 106 000 名患者开始进行血液透析,接受血液透析的总患者人数已达到 341 000。国家肾脏基金会肾病预后质量倡议发表于 1997,建议未来血液透析通路的 50% 由自体动静脉通路构成。2005 年,医疗保险和医疗补助服务中心发起"首次造瘘提议"。目标是到 2009 年,新创建的自体通路能达到 66%。[1]到 2015 年 12 月,63% 的患者使用自体通路。

动静脉(AV)通路的目标是提供长期血液透析通道,且再次干预和并发症的发生率较低。血液透析通路的宗旨是在非优势臂的尽可能远端制造一个自体内瘘。这种技术保留了近端血管以供将来使用,并且患者可进行不受限制的日常活动。自体通路已成为首选的一线治疗,因为与人工血管相比它具有优良的通畅率和较低的并发症发生率。[2]首选上肢通路;其具有较低的感染率,且更容易进行血液透析。自体动静脉瘘是通过外科手术建立的,可在任何动脉和静脉之间进行吻合。当无法通过上述方式造瘘时,通常使用人工血管来连接两支血管。这种由聚四氟乙烯(PTFE)构成的移植物将被埋在皮下组织隧道内。

AV 瘘成熟失败和血栓形成是再次干预的常见指征。AV 瘘前 2 年通畅率为 40% ~69%。与之相比,人工血管的前 2 年通畅率为 18% ~30%。第二年 AV 瘘的通畅率为 62% ~75%。在同一时间点,人工血管通畅率为 40% ~60%。需要权衡更长时间段的 AV 瘘通畅率，因为成熟率较低、早期血栓发生率较高。瘘成熟失败通常由于创建瘘时选择了纤细或欠佳的静脉。[2]

## 术前评估

### 超声检查技术

鉴于内瘘的重要性，术前评估动脉、静脉系统对瘘的长期使用和成熟至关重要。血管超声学会已经建立了专业操作指南。[3]术前描绘静脉，以确定上肢浅静脉用于透析通路的可行性(图 30-1)。同时评估上肢动脉系统的通畅性、管径及病变(图 30-2)。对于还没有开始血液透析的患者或那些造瘘后需要再次干预或重新创建透析通路的患者，可以进行上述操作。

#### 患者准备

血管超声检查者应进行自我介绍并解释为什么进行静脉体表描绘。对该技术的解释说明和持续学习很必要。检查开始前，应该解答患者关心的问题。房间温度保持舒适，避免血管痉挛。

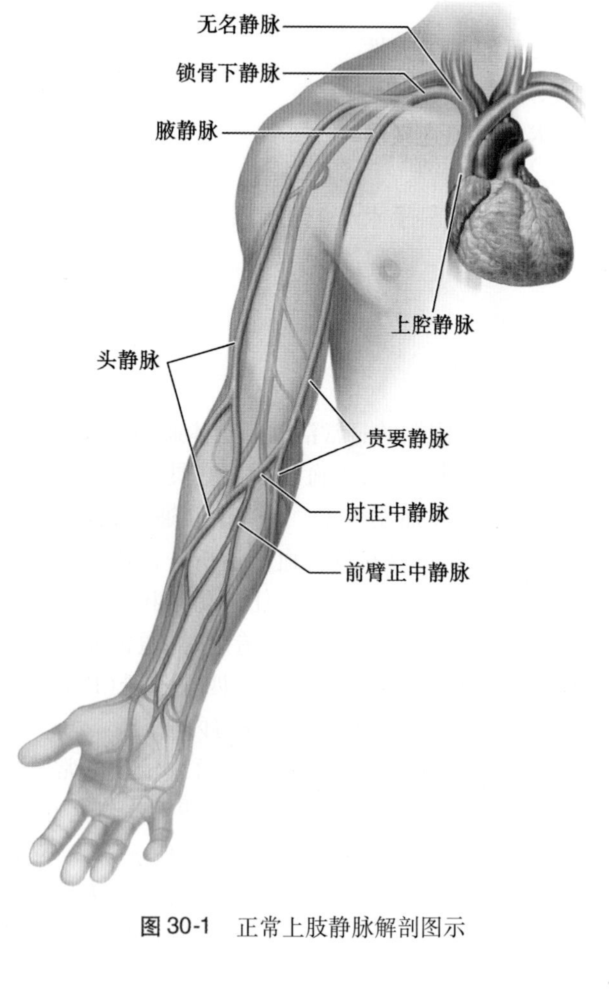


图 30-1 正常上肢静脉解剖图示

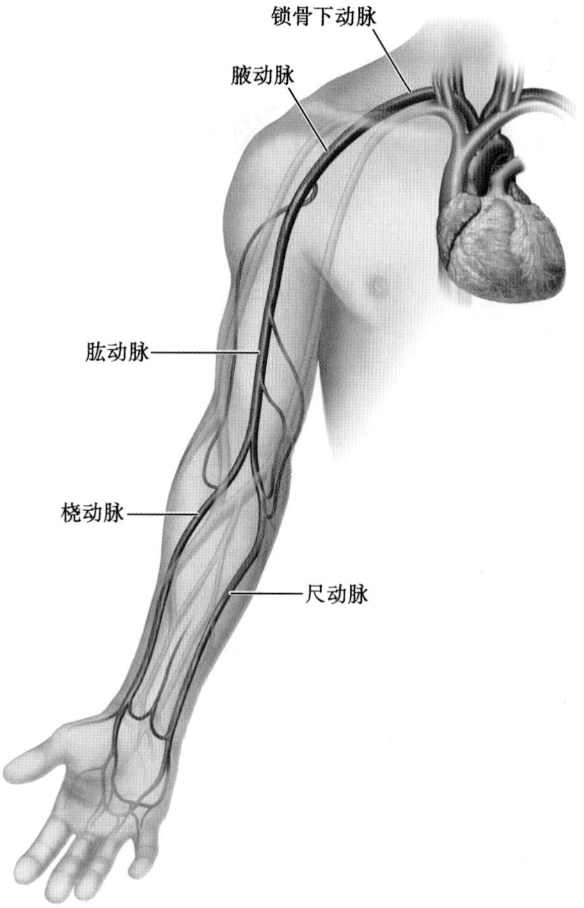


图 30-2 正常上肢动脉解剖图示

#### 患者评估

开始操作前必须完成患者评估。应有一个全面的历史记录，包括患者对影像学检查的耐受能力并确定有无任何禁忌证。患者的现病史必不可少，包括之前所有的相关操作、创伤史、用药史和优势手臂。尤其需要了解任何妨碍瘘创建的风险因素(例如中心静脉闭塞、心脏起搏器、除颤器植入或乳腺切除术前淋巴结剥离)。体格检查重点包括双上肢血压测量；肱、桡、尺动脉的脉搏定量检查；艾伦试验验证是否存在完整掌弓；使用止血带对浅静脉系统进行评估。出现上肢水肿、胸壁静脉隆凸或上肢侧支提示中心静脉狭窄或闭塞。

#### 患者体位

最佳患者体位为仰卧位或坐位。目的是促使静脉扩张，因此理想状态是使手臂呈重力依赖体位。

#### 扫查技巧

在检查过程中，必须观察和分析血管、组织、血流的超声特征，以确保为读片医师记录适当的数据。评估上肢静脉通过适当的仪器对深、浅静脉系统进行直接成像。使用至少 5～10MHz 的高分辨率线阵探头进行频谱分析和(或)彩色多普勒成像。对于浅层结构，该频段是理想的成像频谱。遵照标准流程，从非优势臂的动脉系统开始扫查。如果动脉直径>2.5mm，再进行静脉系统成像。如果发现异常或非优势臂动脉、静脉欠佳，移到对侧臂进行扫查。

动脉系统的术前评估包括超声直接成像和间接评估，即在符合条件状态下进行生理测试(第 11 章会讨论上肢动脉系统的间接评估)。除非相关医师另有要求，只对非优势臂进行常规检查。

B-模式灰阶成像用于评估尺、桡动脉管径。可以在这两支血管全程的几个位置进行测量，但通常测量其近端和远端的直径。若计划创建更近端的动脉瘘，许多医疗机构还会测量肱动脉的直径。同时应评估动脉，如钙化、内膜厚度、狭窄和顺应性(图 30-3)。研究发现动脉壁质量决定其容量，当动脉扩张时会容纳增加的血流。在出现动脉粥样硬化时该血管无法通过扩张进行代偿，因此增加的流量完全依赖于动脉原有的直径。一般，上肢动脉粥样硬化最常见于锁骨下动脉。然而在糖尿病患者和慢性肾病患者中，肱、桡和尺动脉可能出现动脉粥样硬化性病变。

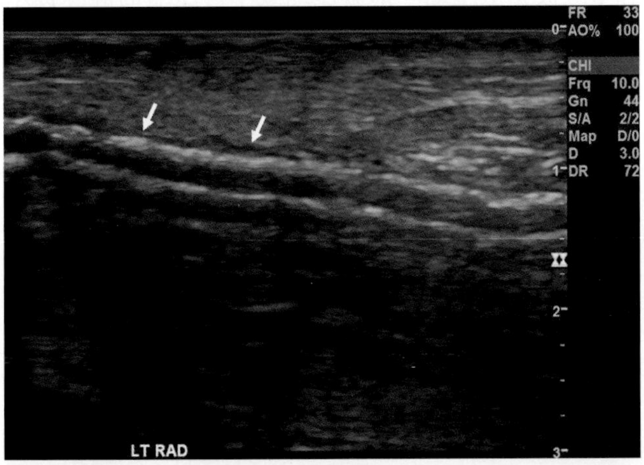


图 30-3　桡动脉钙化的超声声像图。注意沿血管壁的明亮白色强回声伴后方声影

B 型灰阶成像也被用来评估手臂浅静脉及其空间关系。从手腕部横断面开始向近心端移动，评估头静脉、贵要静脉和肘正中静脉。B 型超声成像应确认静脉壁可压缩、无血栓、管壁增厚和钙化(图 30-4)。横断面上每 2cm 对静脉进行加压，应沿其全程记录静脉的直径(图 30-5)。应着重注意肘窝和透析穿刺部位。血管特征记录文档应包括通畅性、深度、壁厚、钙化、纤维化以及血栓的位置。

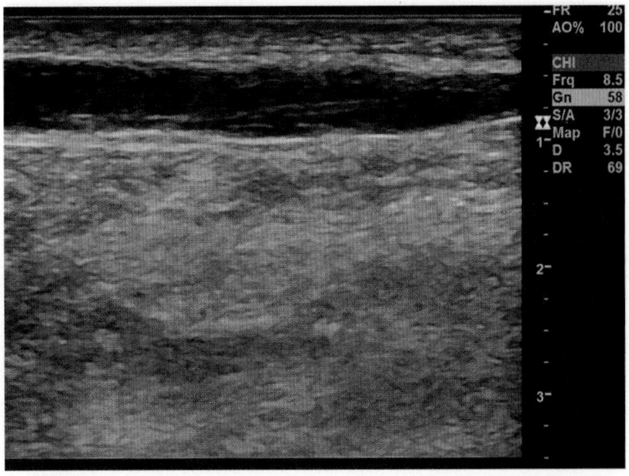

图 30-4　上臂静脉的矢状断面显示管壁增厚、管腔内出现带状弱回声

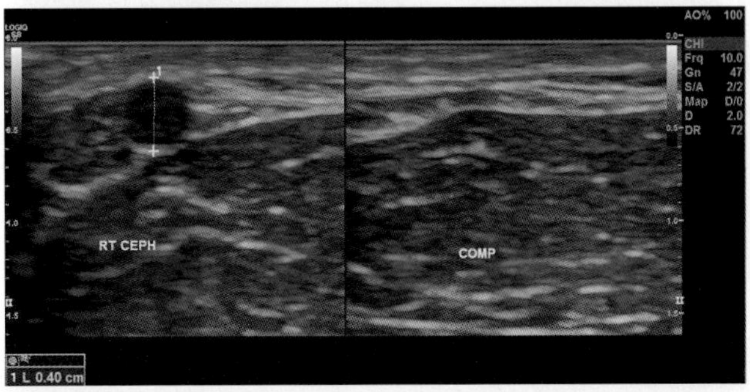


图 30-5　通过加压、非加压手段判断头静脉是否通畅。同时测量静脉的直径为 0.4cm

止血带可用于阻断静脉血流、促使管腔扩张。止血带捆扎于肘窝稍下份可测量前臂静脉的直径，捆扎于腋窝可测量上臂静脉的直径。

在矢状面上进行频谱分析。应在声束与血流方向呈 60°或更小角度状态下进行。实际静脉流速并不重要；然而当角度为 60°或更小时，将获得足够强度的多普勒信号。为了完成静脉检查，需在加压过程中采集频谱，挤压肢体近端或远端时频谱波形显示静脉流速增快(增强性)，应确认近端深静脉(肱、腋、锁骨下静脉)是通畅的。应检查锁骨下静脉中段和颈内静脉的多普勒信号和频谱波形，包括期相性和血流方向(图 30-6)。非典型发现可能危及生命(如中心静脉血栓形成)，应立即上报给医护人员(图 30-7)。

## 技术考虑

检查完成后，技术人员应记录初步结果。技术人员的初步报告或总结有助于读片医师对图像、报告做出诊断。适当的记录工作必不可少，包括检查日期、检查过程中的征象、检查者姓名、检查的手臂和患者身份

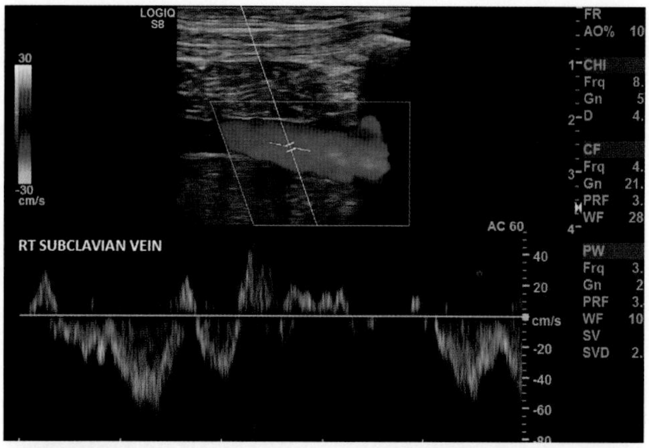


图 30-6 锁骨下静脉中段的多普勒图像可见呼吸相

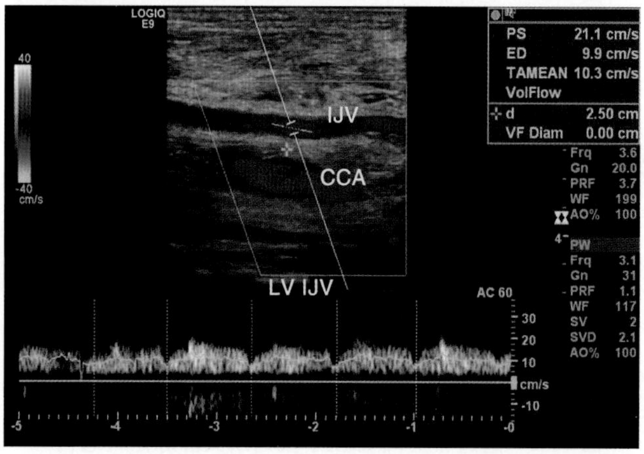


图 30-7 左侧颈内静脉(IJV)的彩色血流成像及频谱波形显示血流反向。该征象提示存在中心静脉疾病

信息。出现任何偏离规范的情况都应记录在案并在报告中进行解释。

常规单侧上肢静脉标测耗时约 30 ~ 40 分钟。为了提供一个准确、高质量的检查结果,完成这项检查需要适当的时间。

## 不足

超声评估血管禁忌证很少,包括局部感染、敷料、开放性伤口和患者体位受限。针对这些障碍,应尝试使用各种方法和不同扫查断面。

## 诊断

评估桡、尺、肱动脉,瘘的创建和成熟的前提条件为动脉直径大于 2. 5mm。肘窝的动脉管径小于预期或该区域存在两支动脉提示桡动脉异常分支。通常桡动脉的异常分支发生率 5% ~10% 。如果存在异常的桡动脉分支需要报告分支的起点,因为它可能影响手术计划。灰阶图像应显示无病理改变、具有光滑管壁的血管。钙化会显示为沿血管壁或管壁内的明亮强回声。灰阶图像可能很难显示低回声斑块,使用彩色多普勒超声能更好显示血管腔的充盈缺损。正常动脉的多普勒频谱波形应呈高阻,即快速上升支、尖峰和低舒张期血流(图 30-8)。

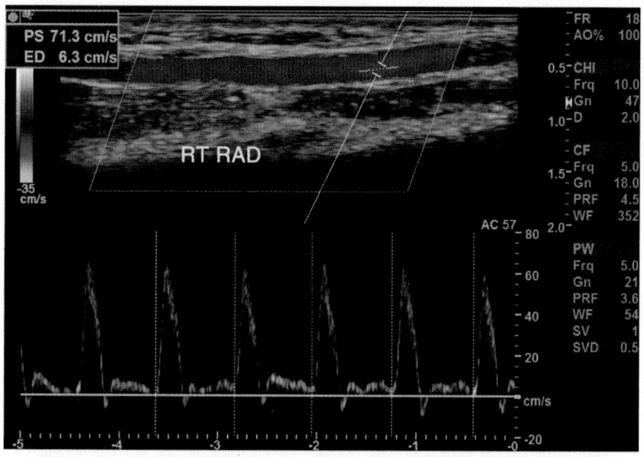


图 30-8 正常桡动脉的频谱波形

不同的医师,可接受的静脉直径标准存在差异。虽然没有共识,创建 AV 通路时良好的静脉直径需要大于 2. 5mm。已有研究证实使用这种直径作为最小值,可获得较高早期成熟率和 83% 的 1 年通畅率。[4]探头轻压,静脉壁应被完全压缩。部分压缩或不可压缩的静脉提示静脉管腔内存在闭塞性血栓,而无法完成自身血液回流的功能。在某些情况下,尽管存在上臂静脉管径小或血栓,有大的属支引流前臂浅静脉注入深静脉,有助于瘘的成熟。例如引流头静脉注入肱静脉或者贵要静脉的肘前静脉存在时,即使上臂头静脉出现血栓或者管径较细,仍可使用一支合适的前臂头静脉造瘘(图 30-9)。应考虑这些支流以助手术规划。中心静脉多普勒信号应表现为有呼吸相、受心脏搏动影响和强度增强。应根据这些特征来判断中心静脉系统是否通畅。

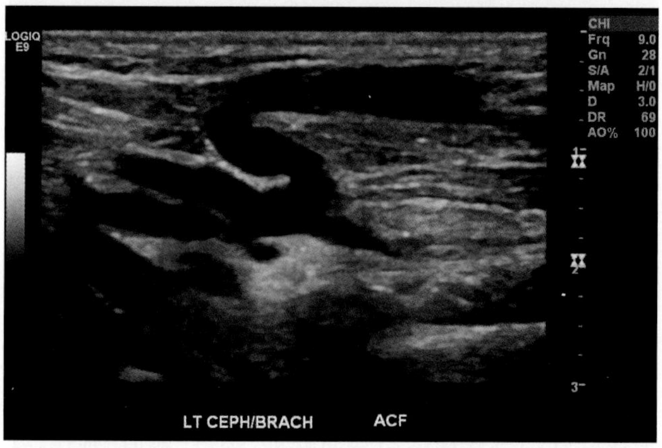


图 30-9 肘窝处具有粗大引流静脉的头静脉

## 血液透析通路评估

血液透析通路的目的是提供一个持久的插管位点，一般选择在肢体远端。当远端 AV 瘘无法使用时，这种举措保证在肢体近端可创建更多新的通道。目前有很多类型的自体前臂通路。表 30-1 总结了上肢的各种 AV 通路。最常使用的是 Brescia-Cimino 瘘，包括游离手腕处的远端头静脉并与远端桡动脉进行端侧吻合（图 30-10）。由于这种类型的瘘其远端需要进行最小的解剖游离，因此是理想选择（图 30-11）。某些时候，“鼻烟窝”瘘可通过吻合桡动脉后分支和头静脉创建。在头静脉不可用的情况下，首选贵要静脉。为了创建 AV 瘘，需要转置前臂内侧贵要静脉且和远端动脉（桡或尺动脉）并列。

**表 30-1　自体动静脉瘘的类型**

| |
|---|
| **前臂** |
| • 桡动脉后分支-头静脉（“鼻烟窝”瘘） |
| • 桡动脉-头静脉（Brescia-Cimino 瘘） |
| • 桡动脉-前臂头静脉转位 |
| • 肱动脉-前臂头静脉环状转位 |
| • 桡动脉-前臂贵要静脉转位 |
| • 尺动脉-前臂贵要静脉转位 |
| • 肱动脉-前臂贵要静脉环状转位 |
| **上臂** |
| • 肱动脉-头静脉瘘 |
| • 肱动脉-贵要静脉转位 |
| • 肱动脉-肱静脉转位 |

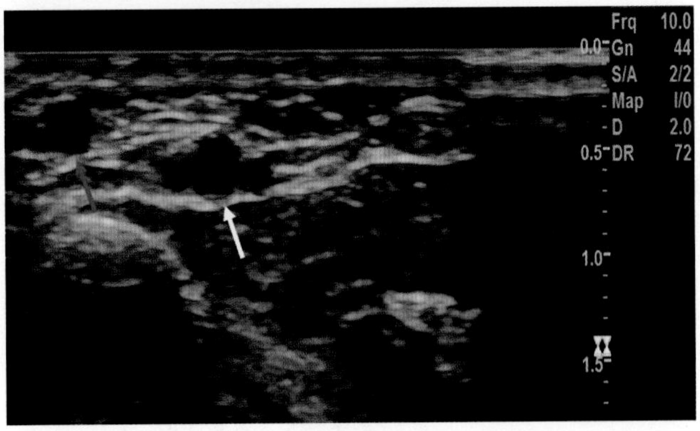


图 30-11　计划行桡-头瘘（Brescia-Cimino 瘘）平面的远端桡动脉（白箭）和远端头静脉（蓝箭）灰阶图像

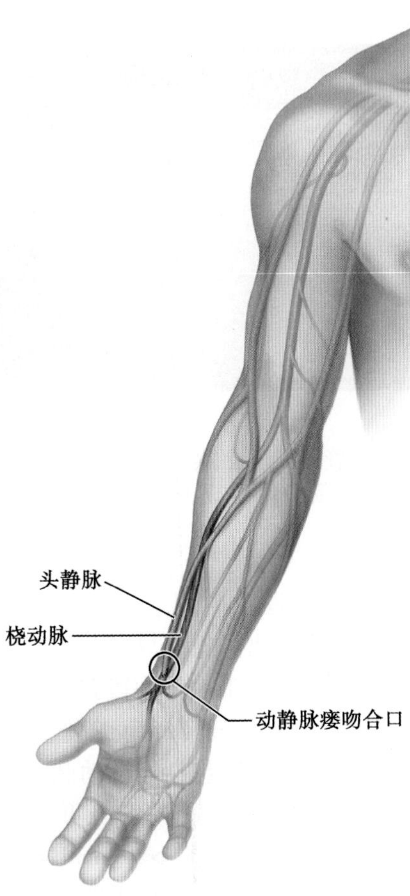


图 30-10　桡-头瘘图示

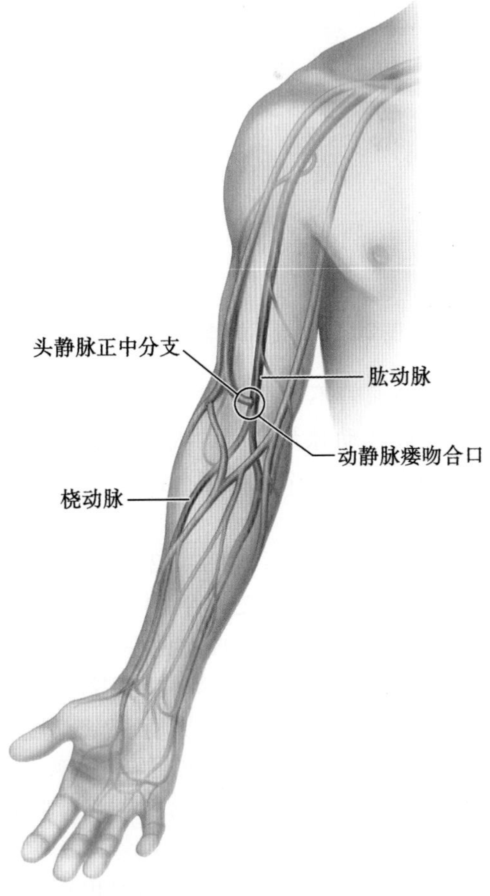


图 30-12　肱-头瘘图示

当远端通路不可用或失败时，上臂自体 AV 通路是必然选择。最常见的上臂通路是建于肘窝区的肱动脉-头静脉瘘（图 30-12）。对于那些头静脉不佳的患者，可以使用上臂贵要静脉。由于其位置深在，必须对这支血管进行转位（图 30-13）。可能的流入动脉包括肱、桡、尺动脉。

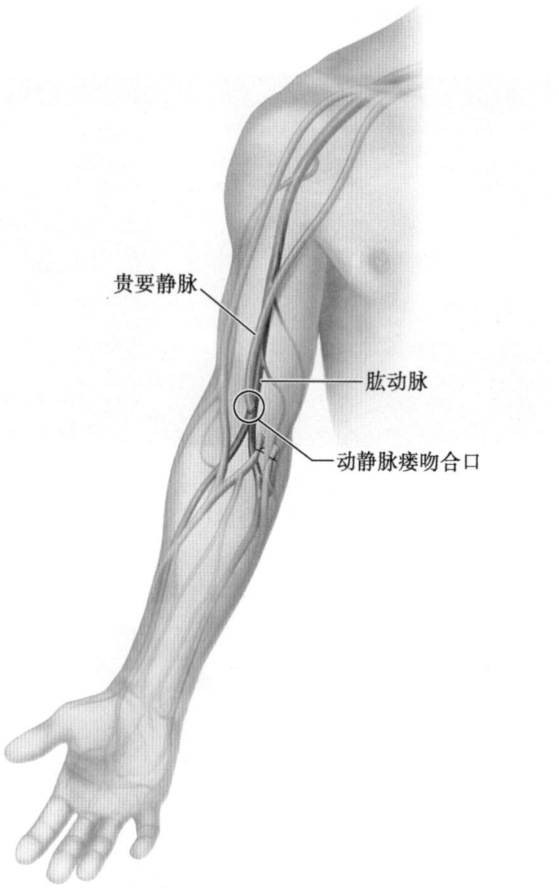


图 30-13 贵要静脉转位瘘图示

如果上肢血管不适合创建瘘，可使用下肢血管。可用股总或股浅动脉及伴行的大隐或股总静脉创建血液透析通路。由于各种原因，这类下肢通路并不常见。

创建自体动静脉瘘后，约 8～12 周内瘘成熟，可进行穿刺透析。成熟的瘘定义为管径扩张、可扪及、流量 >350ml/min。[5]对于那些未能成熟的瘘，应通过超声成像仔细寻找问题所在。低成熟率与使用纤细或不佳的静脉有关。[2]Berman 和 Gentile 研究发现，密切随访和早期二次干预能提高自体通路 10% 的使用率。[6]干预手段包括开放重建、分支结扎或弹簧圈栓塞（图 30-14）、血管内介入治疗和静脉浅表化。

长期随访瘘和移植物（图 30-15）对提高通畅率至关重要。通常，静脉流出段、瘘吻合口处、静脉-人工血管吻合口处将出现继发于内膜增生的二次狭窄（图 30-16）。应密切随访其他征象，包括假性动脉瘤形成（图 30-17 和图 30-18）、人工血管中段狭窄、血肿形成和动脉狭窄。血管超声学会已出台了血管专业技术操作指南。[7]超声评估的适应证包括假性动脉瘤形成、瘘周肿块、震颤降低、流量波动、置管困难、再循环时间延长（>12%）、透析中静脉压升高（>200mmHg）、低尿素下降率（<60%）、透析后过度出血、手臂水肿、感染和动脉盗血症状。禁忌证同术前静脉检测。

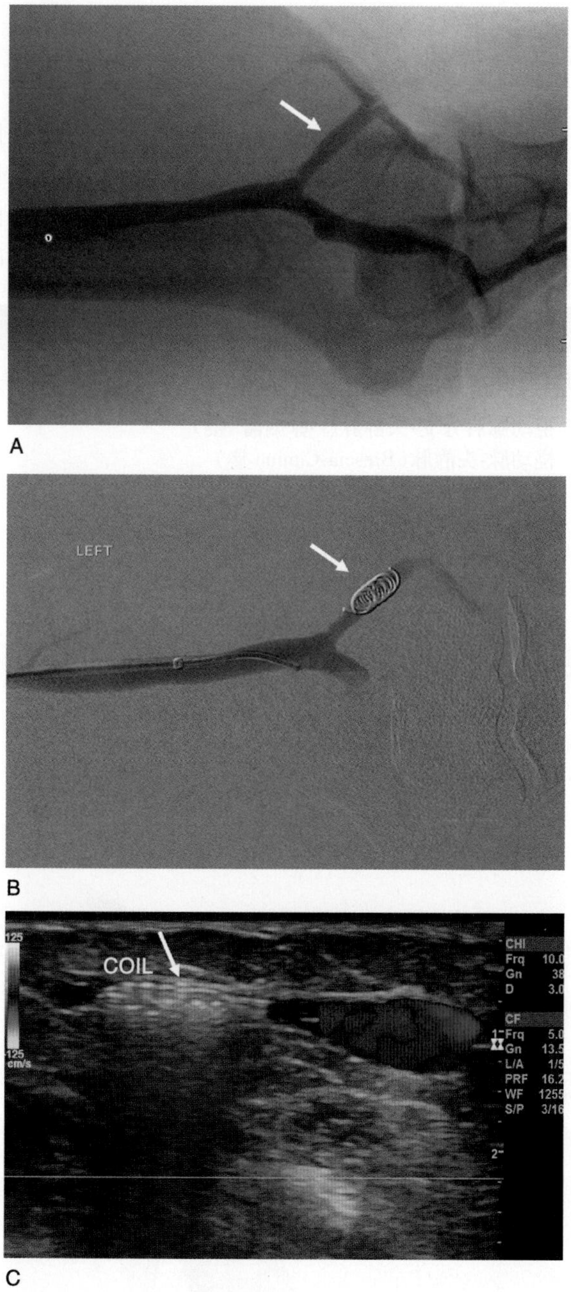


图 30-14 A. 瘘管造影显示一粗大静脉属支。B. 放置弹簧圈至属支内（箭头）。C. 彩超显示静脉属支内的弹簧圈（箭头）

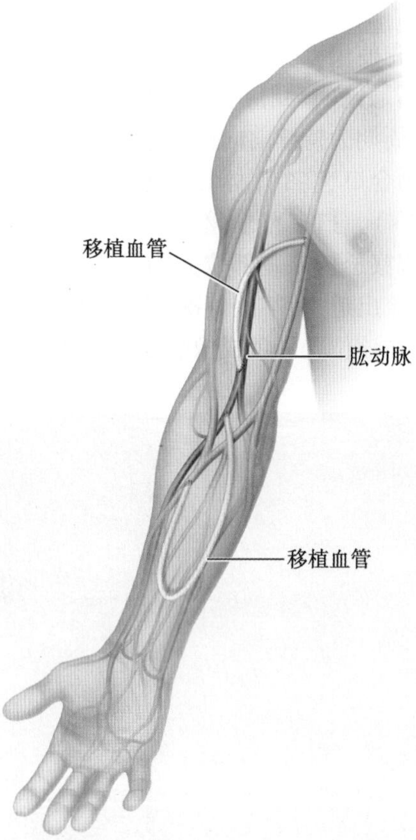


图 30-15 前臂 AV 移植物环和上臂 AV 移植物图示

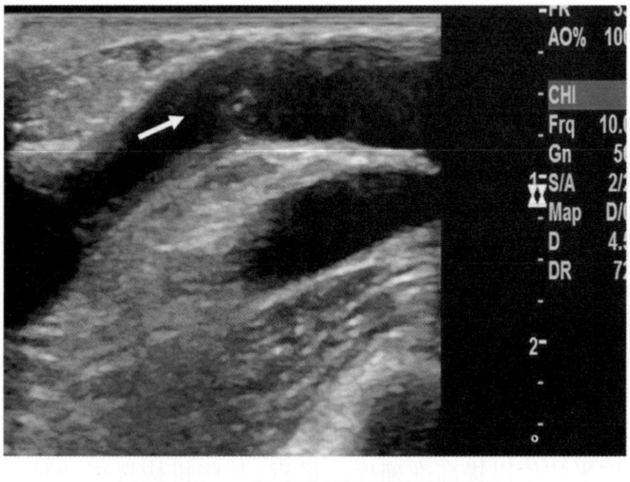


图 30-16 一处动静脉瘘的狭窄(箭头)

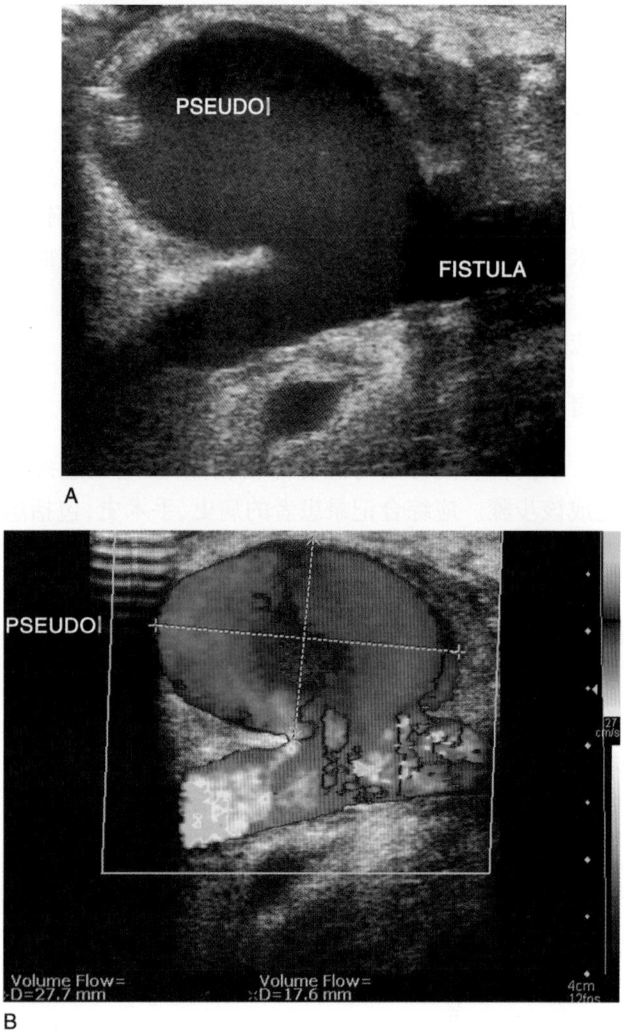


图 30-17 A. 假性动脉瘤的灰阶图像。B. 同一例假性动脉瘤的彩色血流成像表现为“阴阳”征

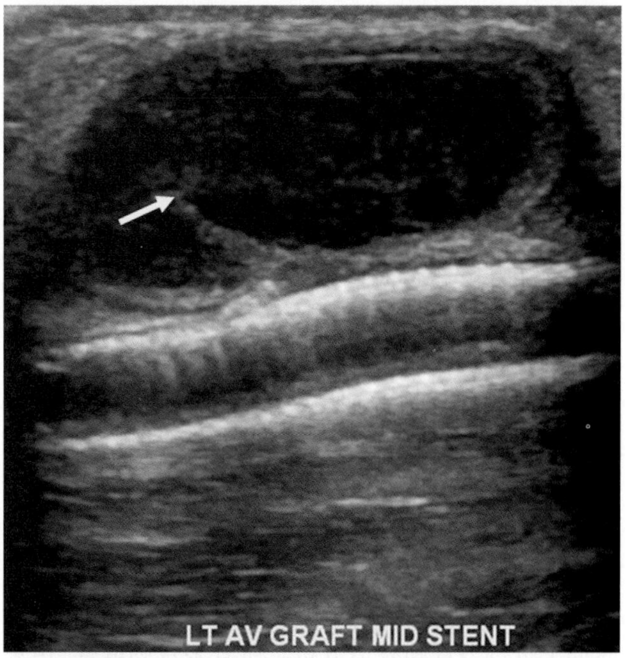


图 30-18 一例动静脉通路内的覆膜支架用以封闭假性动脉瘤

## 超声检查技巧

### 患者准备

如前所述，术前扫查时技术人员应自我介绍并解释为什么进行透析通路的评估。对所有检查而言针对技术的介绍及解释包括检查时间，都是重要的组成部分。在此期间，应解答患者的任何问题和关注点。房间应保持温暖舒适，以避免血管痉挛。

### 患者评估

术前检查的方法与患者评估相似，且应在造瘘前完成该步骤。应综合记录患者的病史、手术史，包括患者对影像学检查的耐受能力。要明确任何潜在的禁忌证。该记录应包括之前创建的透析通路、创伤史、用药史和优势手臂。如果可以回顾手术记录或通路图解，将事先对通路类型和位置有个清晰的概念。尤其需要询问任何可能妨碍瘘成熟或使用的危险因素，如中心静脉血栓形成或有放置中心静脉导管、心脏起搏器、除颤器的病史。针对性体格检查应包括对瘘或人工血管的定量测试。评估整个通路震颤是否存在及其程度很重要。需要视诊整个手臂及内瘘处，以评估水肿、发红、侧支静脉出现、通路的扭曲和局限性扩张。

### 患者体位

患者最佳体位为仰卧位，手臂伸展并放松。根据透析通路确切位置，在检查过程中可能需要调整手臂位置。

### 扫查技术

患者及其手臂需要放置于舒适的体位。使用最小压力和充足的超声耦合剂优化成像。必须观察和分析血管、组织、血流，确保为医师解读图像记录适当的数据。由于透析通路超声声像图具有一定迷惑性，适当的结构和方位标志很重要。至少使用 7 至 12MHz 的频率进行频谱分析和(或)彩色多普勒成像。系统预设应调至高流量设置，减少彩色增益有助于减少伪影。使用 B 型超声评估各种异常，如移植物周围肿块、假性动脉瘤、狭窄处及内膜片。可以使用 B 型、彩色血流成像鉴别移植物周围液体积聚和假性动脉瘤。应沿其长轴测量瘘直径。横断面上扫查瘘，有助于定位限制瘘成熟的侧支。测量分支血管的直径并记录位置。

用多普勒评估瘘的通畅性和确定狭窄部位。在矢状面上进行多普勒频谱分析。所有多普勒取样，声束与血流夹角必须等于或小于 60°。多普勒矫正线与血流束平行。发现狭窄时，应测量近端、远端和感兴趣区流速。首先使用双功能超声评估动脉流入段(图 30-19)。透析通路的动脉流入段频谱波形应呈低阻力，即全心动周期为持续前向血流。应记录吻合口近端自身动脉、吻合口、整个瘘体和静脉流出端的收缩期峰值流速(PSVs)。扫查整个瘘或人工血管，获得频谱信号，仔细观察透析穿刺部位尤为重要。这个检查必须包括静脉流出道，在某些情况下可延伸至胸部评估中心静脉。在该位置彩色成像能提供帮助。

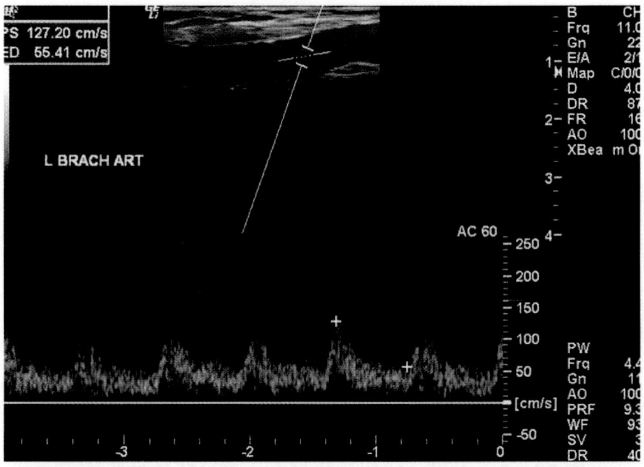


图 30-19 透析通路的肱动脉流入段。注意频谱波形呈低阻力，即全心动周期的持续前向血流

在评估通路功能时，血流量是个有用指标，测量时最好使用宽的取样门。血流量的测量点应取人造血管中段或瘘的正常血流区，正常血流区是指没有狭窄、扭曲和局部扩张。血流量(ml/min)计算公式：体积流量=平均时间流速×面积×60。面积计算公式：$(1/2\text{ 直径})^2\pi$。多数现代超声系统都具备自动测量功能。检查者手动测量直径，超声系统根据结果计算该区域面积。系统根据多普勒频谱数据计算平均时间流速。应测量三至四个心动周期来获得准确的平均时间流速(图 30-20)。一些医疗机构测量三次体积流量，然后取平均值以提高准确度。最近，某些机构选择动脉流入段的附加位点测量血流量。

### 技术考虑

文档记录应包括检查日期、适应证、检查者的名字、研究的手臂和患者的身份信息。应记录血管的特点，包括通畅、壁厚度、钙化、血栓。必须记录自体血管和瘘的狭窄或血栓形成、吻合口病变、PSVs、狭窄后湍流和吻合口远端动脉血流反向。必须记录和解释任何偏离规范的

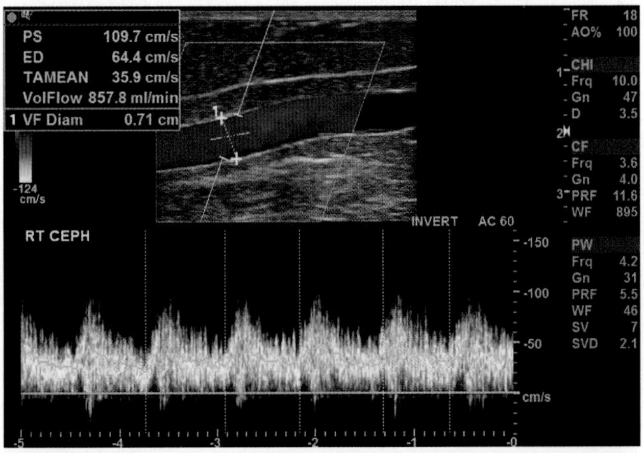


图 30-20　双功能超声计算内瘘的流量

情况。透析通路检查类似于术前静脉测绘，通过直接、间接手段全面监测瘘或移植物，通常耗时 35～45 分钟。

不足

瘘或人工血管的超声检查面临一些特殊的挑战。由于检查对象是非常浅层的结构，技术专家或检查者可能在不经意间探头施压过大导致其被部分压缩。这种探头施压可以导致检查过程中流速升高。需要注意避免过度的探头施压。另一个难题与瘘或人工血管位置有关，包括扫查成熟通路区域。当瘘和人工血管老化时管径会扩张，可能形成动脉瘤、假性动脉瘤和扭曲（图 30-21）。所有这些状况会导致手臂上出现不规则的扫查界面。不规则的表面需要均匀、大量的耦合剂以确保探头与皮肤完全接触。对于大的假性动脉瘤，可能需要不同的扫查方法以完整记录所有发现。偶尔存在扫查禁忌证，包括敷料、开放伤口、活动受限导致体位不佳。

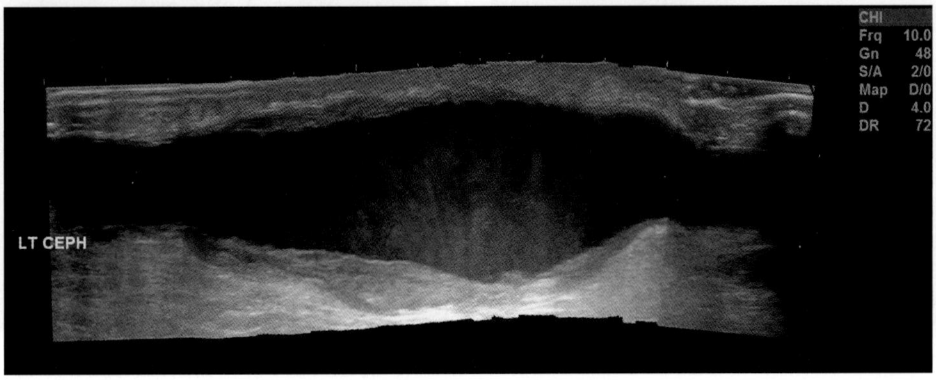


图 30-21　一例动静脉瘘动脉瘤样扩张

## 诊断

灰阶图像应该显示透析通路有无血栓和钙化。根据血栓形成的时间，可能表现为低回声或无回声（图 30-22），钙化表现为血管壁上明亮的白色强反射。在内瘘中，静脉瓣应不明显且附着于血管壁，管腔内功能不全的瓣膜可能是内膜增生的潜在病灶。

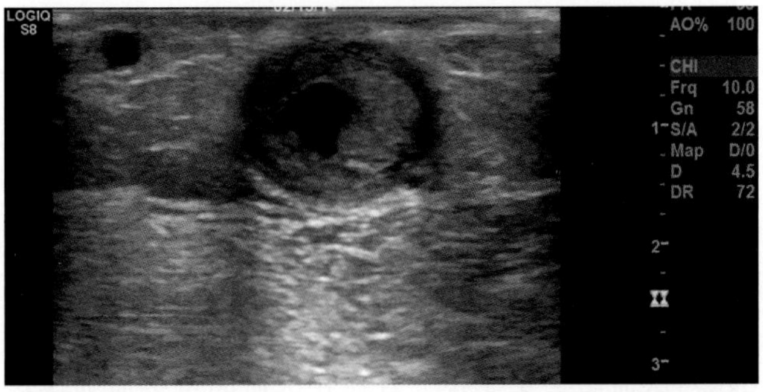


图 30-22　一例动静脉瘘血栓形成的横断面超声图像

动静脉瘘的流速差异很大，取决于管腔直径、流量和成熟度。一个功能良好的内瘘 PSV 约 150～300cm/s，舒张末期血流速度（EDVs）约 60～200cm/s（图 30-23）。[8] PSV 比值（吻合口处/吻合口上游 2cm 动脉）>3∶1可能提示>50% 的吻合口狭窄。PSV 比值（狭窄处/狭窄上游 2cm 静脉）>2∶1 可能提示>50% 的静脉流出道狭窄（图 30-24）。如果内瘘 PSV<50cm/s，狭窄可能存在于 AV 瘘内或流入/流出道。[9] 整个内瘘将出现明显的频谱增宽、连续的舒张期前向血流和高流速。流入动脉将呈低阻力，静脉流出道 PSV 升高（30～100cm/s），出现搏动性。

## 病变

透析通路并发症中，吻合口及静脉狭窄占大部分（80%）。多发狭窄更常见于 AV 移植物。静脉流出道狭窄表现为有回声的腔内病变，B 型超声成像显示管腔减小（图 30-25）。瘘或移植物闭塞表现为高阻力信

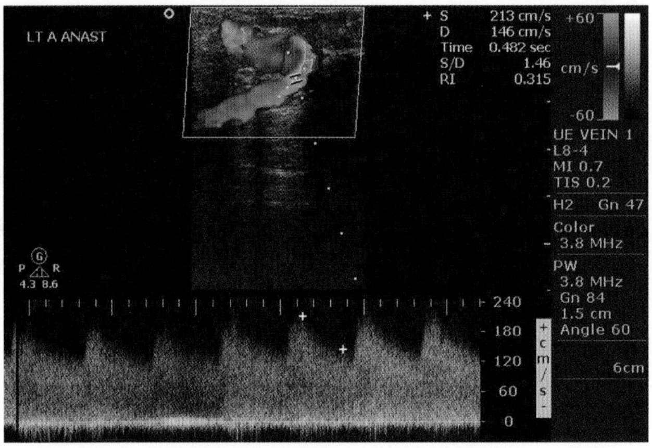

图 30-23 正常有功能内瘘的彩色血流成像和频谱多普勒

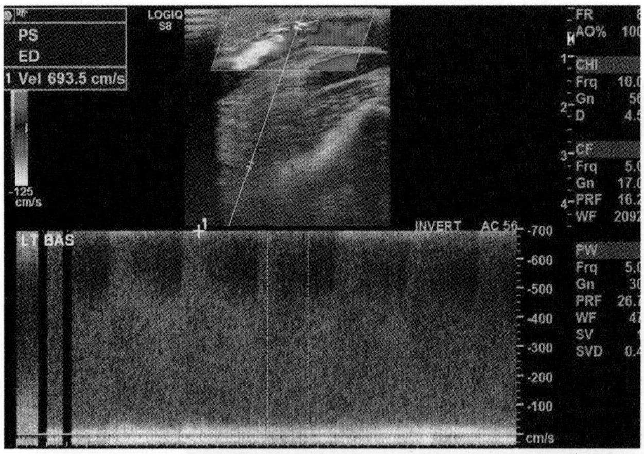

图 30-24 吻合口狭窄导致流速增高的超声图像

号、腔内无血流以及腔内出现血栓回声(图 30-26)。疾病相关知识点 30-1 总结了正常和异常 AV 瘘的超声发现。

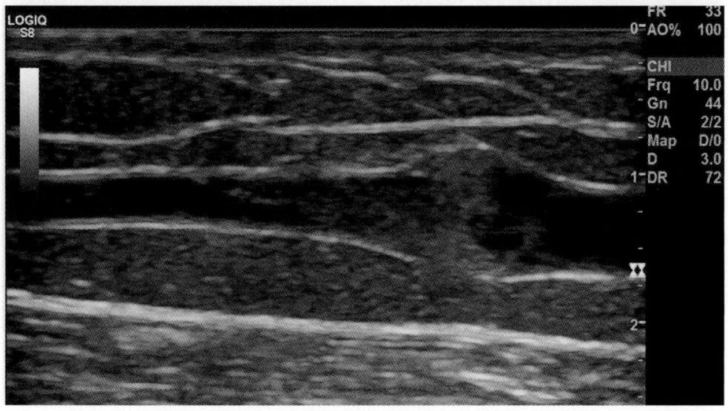

图 30-25 B 型超声成像显示静脉狭窄

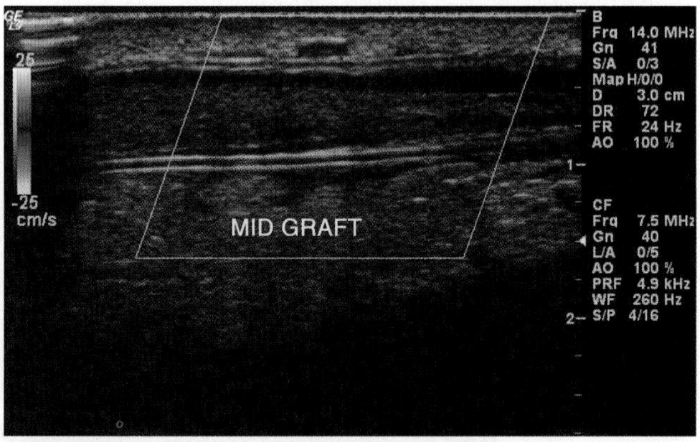

图 30-26 AV 移植物闭塞表现为腔内无彩色信号充盈及血栓形成

**疾病相关知识点 30-1**
**AV 瘘超声表现**

| | B 型 | 彩色血流 | 多普勒 |
|---|---|---|---|
| 正常动静脉瘘 | 无回声管腔内无异常回声 | 两层管壁间血流信号充盈 | 低阻力搏动性频谱,无局限性流速增高 |
| 动静脉瘘狭窄 | 管腔内出现回声,管壁增厚 | 管腔减小,血流呈湍流模式 | 狭窄处流速增高,供血动脉及引流静脉 $V_r$>2,吻合口 $V_r$>3 |
| 动静脉瘘闭塞 | 通畅的管腔消失,管腔内出现回声物质 | 无血流信号 | 无多普勒信号 |

$V_r$,流速比

正常 AV 瘘的血流量>800ml/min。轻到中度狭窄流量减少至 500 ~ 800ml/min。严重的狭窄血流量<500ml/min。[9]当评估一处已等待足够时间成熟的新瘘或移植物时,若出现小于 800ml/min 的流量应立即仔细寻找可能导致流量减少的原因。原因可能包括流入动脉、吻合口处或流出静脉的狭窄,中心静脉狭窄或闭塞,静脉属支分流。

内瘘或移植物吻合远端动脉内的反流是一种比较常见的现象,称为盗血,约 75%-90% 的透析通路术后患者出现该现象。基于流体动力学,低阻力流出静脉吸取流入动脉的前向血流,此外往往还会通过完整的掌弓“偷取”远端动脉的反向血流。绝大多数(95% ~ 98%)盗血患者无症状。有症状盗血的患者血液透析过程中出现疼痛或静息痛,如果进一步发展会出现组织缺损（即溃疡或坏疽）。本章并不涉及引起盗血综合征的原因，但可简略描述为高流量瘘的相关问题，远端侧支循环不足、流入动脉狭窄，或两者均有。盗血综合征主要依靠临床诊断；然而无创生理检查通过测量压力和瘘口远端流量提供支持性证据以明确诊断。盗血综合征患者的手指压力<40mmHg 或指-肱指数<0.6。

## 小结

- 已证实超声成像结合临床检查，在血液透析通路的评估和管理方面是一种非常有用的手段。
- 超声是一种高度敏感和非侵入性的技术，弥补了体格检查的不足。
- 常规进行动脉和静脉系统的术前影像学评估，可指导医师选择最佳血液透析点。
- 已证实超声成像能改善瘘的成熟，该技术已成为术前通路评估的标准手段。
- 此外超声成像在透析通路监测中非常有用，可延长通路的寿命。

## 思考题

1. B 型超声成像发现一个小的桡动脉钙化（1.75mm）。这位患者下一步的评估是什么？
2. 在检查中发现扩张的胸壁静脉，该患者伴有上肢水肿和未成熟的 AV 瘘。推荐哪种无创的影像学检查？
3. 桡-头瘘术后 1 周，患者出现手掌发冷、疼痛。预计自体桡动脉远端的血流方向是？
4. 评估瘘功能时，血流量测算最好选取 AV 瘘的哪一部分？
5. 一例 AV 瘘浅面出现搏动性包块，搏动包块基底部的频谱呈往返式波形，诊断是？

（钟晓绯　陈红艳　译）

## 参考文献

1. Sidawy AN. Arteriovenous hemodialysis access: The Society for Vascular Surgery practice guidelines. *J Vasc Surg*. 2008;48:1S–80S.
2. Macsata RA, Sidawy AN. Hemodialysis access: general considerations. In: *Rutherford's Vascular Surgery*. 7th ed. Philadelphia, PA: Saunders Elsevier; 2010:1104–1114.
3. Society for Vascular Ultrasound. Upper Extremity Vein Mapping for Placement of a Dialysis Access or Peripheral Bypass Graft. Vascular Technology Professional Performance Guidelines. Available at: http://connect.svunet.org/communities1/community-home/librarydocuments/viewdocument?DocumentKey=010e5be5-60a0-45a9-bf06-c3525440d498. Accessed September, 2016.
4. Silva MB, Hobson RW, Pappas PJ, et al. A strategy for increasing use of autogenous hemodialysis access procedures: impact of preoperative noninvasive evaluation. *J Vasc Surg*. 1998;27:302–308.
5. Miller PE, Tolwani A, Luscy CP, et al. Predictors of adequacy of arteriovenous fistulas in hemodialysis patients. *Kidney Int*. 1999;56(1):275–288.
6. Berman SS, Gentile AT. Impact of secondary procedures in autogenous arteriovenous fistula maturation and maintenance. *J Vasc Surg*. 2001;34:866–871.
7. Society for Vascular Ultrasound. Evaluation of Dialysis Access. Vascular Technology Professional Performance Guidelines. Available at: http://connect.svunet.org/communities1/community-home/librarydocuments/viewdocument?DocumentKey=a0784c6d-e522-4e3f-b5a1-718eefcde939. Accessed September, 2016.
8. Robbin ML, Lockhart ME. Ultrasound evaluation before and after hemodialysis access. In: Zweibel WJ, ed. *Introduction to Vascular Ultrasonography*. 5th ed. Philadelphia, PA: Elsevier Saunders; 2005:325–340.
9. Wellen J, Shenoy S. Ultrasound in vascular access. In: Wilson SE, ed. *Vascular Access Principles and Practice*. 1st ed. Philadelphia, PA: Lippincott Williams & Wilkins; 2010:232–240.

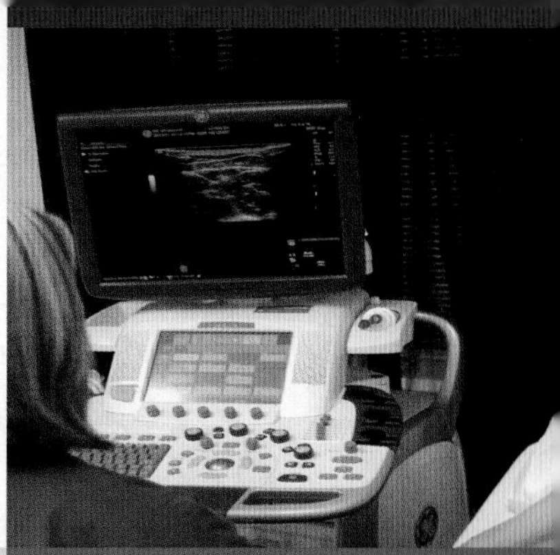

# 阴茎血流的评估

VICKI M. GATZ | SCOTT G. ERPELDING | SHUBHAM GUPTA

**第 31 章**

## 目标

- 列举阴茎超声检查的适应证。
- 规范阴茎超声检查中需要检查的血管。
- 阐明阴茎肱动脉血压指数测定的技巧。
- 描述用于阴茎检查的诊断标准。

## 关键词

**海绵体动脉**
**阴茎海绵体**
**勃起功能障碍**
**阴茎肱动脉血压指数**
**阴茎纤维性海绵体炎（佩罗尼病）**
**白膜**

## 术语表

**海绵体动脉（cavernosal artery）**：阴茎总动脉的三个终末分支之一，为阴茎海绵体供血。

**阴茎海绵体（corpora cavernosa）**：两对海绵状的组织。

**勃起功能障碍（erectile dysfunction，ED）**：性交时持续不能达到或维持勃起的能力；也称阳痿。

**阴茎肱动脉血压指数（penile-brachial index）**：阴茎收缩压与肱动脉收缩压之比。

**阴茎纤维性海绵体炎（佩罗尼病）（Peyronie's disease，PD）**：由阴茎白膜纤维化导致斑块形成所造成的后天畸形。

**阴茎异常勃起（priapism）**：在性刺激和性高潮下或与性刺激无关的持续超过 4 小时的完全或部分勃起。

**白膜（tunica albuginea）**：围绕着阴茎海绵体的具有坚韧纤维层的结缔组织。

阴茎多普勒超声是评价与治疗泌尿外科疾病的重要工具，尤其是对于佩罗尼病（PD）和勃起功能障碍（ED）。实际上，美国泌尿外科协会（American Urologic Association，AUA）把多普勒超声作为一种在进行侵入性治疗之前要考虑的重要工具。[1]阴茎和海绵体动脉超声是由 Lue 和他的同事们在 1985 年首次描述。[2]高分辨率成像与多普勒波形分析相结合，在阴茎异常的评价中提供了有价值的信息。

## 解剖

供应阴茎的动脉血管由髂内动脉发出，分支形成阴部内动脉，随后分支形成阴茎总动脉。阴茎总动脉有三个分支（海绵体动脉、尿道球动脉、背动脉）。海绵体动脉分支供应阴茎海绵体。阴茎海绵体是由多房的窦状小管组成的两团勃起组织。白膜是致密的纤维鞘，环绕着窦状小管。尿道球动脉为尿道海绵体包括尿道供血。阴茎背动脉沿着阴茎背侧走行，为龟头和其他非勃起组织供血（图 31-1）。与所有脉管系统一样，来自髂外、闭孔和股动脉的变异普遍存在。[3]静脉引流来源于白膜下的小静脉，通过导静脉穿过白膜。在背侧，旋背深静脉通过前列腺周围静脉丛回流到髂内静脉或阴部内静脉（图 31-2）。在腹侧，尿道球部静脉、球静脉、脚静脉和海绵体静脉直接回流到阴部内静

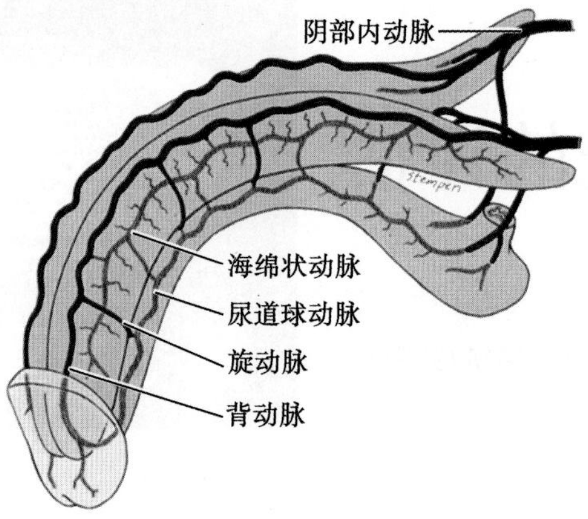


**图 31-1** 阴茎动脉血管。（改编许可来自 Wein AJ, Kavoussi LR, Partin AW, et al. *Campbell-Walsh Urology*. 11th ed. Philadelphia, PA：Elsevier; 2016.）

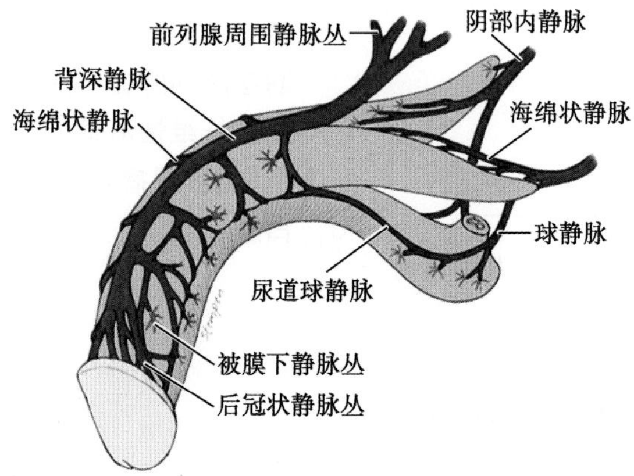


**图 31-2** 阴茎静脉血管。（改编许可来自 Wein AJ, Kavoussi LR, Partin AW, et al. *Campbell-Walsh Urology*. 11th ed. Philadelphia, PA：Elsevier; 2016.）

脉或分支进入前列腺静脉丛。

## 适应证

阴茎超声检查有几种适应证，包括外伤、阴茎断裂、肿块或癌症。在 PD 患者和 ED 患者中还可以对阴茎血流进行评价。

### 阴茎纤维性海绵体炎（佩罗尼病）

PD 是一种由白膜纤维化引起的后天获得性阴茎畸形，导致斑块形成。PD 中的纤维化斑块被认为是由阴茎勃起或半勃起状态下阴茎轴的屈曲所导致的。这种重复性的创伤导致阴茎轴微血管撕裂，导致白膜胶原沉积及随后斑块的形成，导致阴茎弯曲。[4]

PD 影响 0.5% ~20% 的男性，具体数据取决于纳入样本的患者人群。患者人数正在抽样调查中。据 Dibenedetti 等[5]报道，每年有 0.5% 的男性被确诊为 PD，而其他研究报道的患病率在 3% ~5% 之间。[6]PD 可以伴随疼痛、畸形、抑郁及 ED。需要与 PD 鉴别的阴茎畸形的其他原因包括先天性原因，比如先天性阴茎弯曲、阴茎比例失调和阴茎下弯畸形。阴茎畸形的后天获得性原因包括 PD 以及继发于阴茎手术的医源性阴茎下弯。

AUA 建议所有 PD 患者在进行侵入性治疗前都应该先进行阴茎海绵体内注射（intracavernosal injection, ICI），可同时使用或不使用双功多普勒超声检查。ICI 与阴茎多普勒的目标是评估斑块大小和特征，如是否存在钙化，因为这可以改变治疗方式。超声对评估阴茎的血流量非常重要。体格检查的目的是研究阴茎弯曲以及其他特征，如弯曲是否是单平面、双平面或多平面，或者像沙漏一样的畸形。

当计划进行侵入性操作例如斑块切除和移植或阴茎假体置入之前，应该进行 ICI 与阴茎多普勒检查，尤其是 ED 患者，因为这将直接影响治疗的选择。例如，致密钙化的存在或弯曲大于 90°提示某些治疗方法比如斑块局部注射可能无效。此外，患者勃起功能微弱或阴茎多普勒提示动脉供血不足，斑块切除和移植都可能使勃起功能有恶化的风险，导致阳痿发生。

### 勃起功能障碍

勃起的生理过程需要动脉流入量增加，阴茎海绵体的平滑肌放松和静脉阻力增加。在勃起过程中，进入阴茎的动脉血流增加，海绵体动脉扩张。海绵体血窦壁的平滑肌松弛，使血窦扩张并充满血液。血窦充满血液，阴茎海绵体扩张，把引流静脉推向坚韧的白膜壁，导致静脉闭塞。这一系列的协调活动依赖于正常血管系统的存在。

ED 是老年男性普遍存在的问题，一些研究估计在年龄 40 ~70 岁男性中超过 30% ~50% 人受 ED 的影响。[7]大约 80% 的 ED 是由血管疾病造成的。[8] ED 和 PD 之间有明确的关联，但是，这种关联的程度是有争议的。一些权威人士认为 ED 在 PD 的发展中是不可或缺的。ED 患者在性活动中更容易发生阴茎弯曲，引起创伤，导致斑块形成。一般来说，大多数临床医生认为阴茎畸形、情绪抑郁和疼痛都可能造成 ED，最常见的原因是血管的异常。[9]ED 患者动脉供血不足导致血流动力学异常，静脉功能不全，或两者兼有。动脉供血不足可以因阴茎滋养动脉狭窄或闭塞所致。糖尿病、高血压、高胆固醇血症以及有吸烟史的患者更易发生 ED。

## 阴茎异常勃起

阴茎异常勃起是一种持续的、有危害的状态。大多数阴茎异常勃起发作与病理性阴茎血液引流受损有关,造成血液瘀滞、缺氧、阴茎筋膜室综合征,也称为缺血性阴茎异常勃起或"低流量"阴茎异常勃起。这些都是典型的ED药物治疗的副作用,如磷酸二酯酶抑制剂,ICIs,偶尔与其他药物/物质如曲唑酮、可卡因和大麻同时使用。较小部分的阴茎异常勃起发作是由于阴茎动脉系统与阴茎海绵体血窦之间的异常连接。这就是所谓的"非缺血"或"高流量"阴茎异常勃起,是创伤的主要因素。低流量和高流量阴茎异常勃起的治疗是完全不同的,因此二者的鉴别非常重要。多普勒超声可用于鉴别这两种异常勃起,有助于指导进一步的治疗。特别是在高流量、非缺血性阴茎异常勃起的情况下,静息状态下海绵体动脉血流正常或轻度的增加受到关注,偶尔瘘也可得到证实。在大多数情况下,低流量和高流量阴茎异常勃起的鉴别可以采用阴茎血气检测,不常使用彩色多普勒超声。

# 非成像检查技术

阴茎肱动脉血压指数或阴茎肱动脉压(penile-brachial pressure,PBI)是指测量阴茎动脉压,再除以肱动脉收缩压。正如踝臂指数(ankle-brachial index,ABI)是一种评估周围血管疾病的非侵入性的工具,PBI是一种无创的评估阴茎血管是否健康的方法。

## 患者的准备和体位

该检查对于患者没有特别的准备和要求。应向患者解释检查过程,并回答任何问题。患者应把腰部以下的衣服脱下来,并应提供盖板或布帘。检查是在患者仰卧位下进行的。

## 设备

生理性设备用充气袖带以便测定收缩压。连续波多普勒探头用于记录波形和检查动脉。光电容积描记仪(PPG)也可用于获得压力和波形。因为血管比较浅,所以8MHz的连续波多普勒探头通常是足够的。

各种尺寸的血压袖带都可以使用。踝臂压力的测量通常需要10cm宽的袖带,但这可能会根据体型不同而有所不同。对于阴茎的压力,袖带大小可以是2.5cm×12.5cm或2.5cm×9cm。

## 检查技巧

大多数实验室流程规定除了PBI之外,还包括ABI的测量。大小合适的袖带包绕着上臂和脚踝。连续多普勒探头用于检测肱动脉。当听到肱动脉多普勒信号时,上臂的袖带开始充气,直到不再听到信号为止。袖带内的压力慢慢释放直到收缩压信号恢复。对侧手臂也是重复这样的测定方法。以相同的方式记录双侧胫后动脉和足背动脉踝压。ABI是踝关节高的一侧血压除以高的一侧肱动脉压来计算的。大多数生理设备可以自动进行计算。

一些实验室流程还包括获取股总动脉波形。连续多普勒大约保持在45°,用于检查股总动脉并记录波形。

其次,PBI是通过放置一个2.5cm的数字式袖带环绕在松弛的阴茎底部而获得的。PPG和连续多普勒都可以用来测量阴茎的压力。PPG传感器用双面粘胶带附着在阴茎的一侧,并获得波形。然后袖带内压力升高到20~30mmHg,超过产生闭塞信号的压力。正常阴茎收缩压比肱动脉收缩压小,所以应该注意袖带压力不能过度升高。然后袖带压力慢慢释放,PPG波形返回时需注意阴茎收缩压。PPG被移向对侧并重复上述过程。然后把PPG置于阴茎背侧并重复测量。连续多普勒可以代替PPG。连续多普勒放置在龟头近端,检测阴茎背动脉。使用相同的技术进行检查。

## 陷阱

这种间接技术不能提供具体的动脉或静脉系统的解剖学信息,不能提供额外的解剖学信息如斑块的存在。这种技术不能评估发生在勃起期间的脉管系统的生理变化。因此,有人发现,在评价血管原因造成的ED方面PBI价值有限。[10,11]

# 诊断

多相的股动脉连续多普勒波形是正常的。应将标准波形用于具有适当分级标准的股动脉波形(见第11章)。ABI大于1是正常的。ABI值小于1表明动脉疾病的存在,取决于疾病的程度,可能会影响血液流向阴茎动脉。ABI也可以用适当标准进行分级(见第11章)。

PBI大于0.7被认为是正常的。PBI在0.6~0.7之间常被认为是临界值。PBI小于0.6是异常的,符合血管源性阳痿。[12]表31-1总结了PBI的标准。

表 31-1 阴茎肱动脉指数标准

| PBI 值 | 解释 |
|---|---|
| 0.7～1.0 | 正常 |
| 0.6～0.7 | 临界值 |
| <0.6 | 异常 |

## 超声检查技术

### 患者的准备和体位

超声检查不需要任何准备。应向患者解释整个过程并回答任何问题。患者应把腰部以下的衣服脱下来，并提供盖板或布帘。检查是在患者仰卧位下进行的。松弛的阴茎沿腹壁处于解剖学位置。

### 设备

配备高频探头的双功能超声系统可以用于阴茎超声检查。成像频率应为 7.5MHz 或更高。小的像曲棍球杆那样的探头有助于检查。应该优化图像，把可视化的结构放在适当的深度以便更好的显示。适当的多普勒角度校正应与血管壁成 60°，以便用于频谱分析。如果不能达到 60°，较低的角度是可以接受的。角度不应该超过 60°。彩色多普勒有助于血管定位，也应该优化。

### 扫查技巧

超声探头应放置在阴茎根部的腹侧。横断面和纵断面从龟头到根部扫查整个阴茎。应确定阴茎海绵体的位置。应评估整个组织的任何病变，特别是斑块的存在。各种扫查平面可以获得多个图像。应记录斑块的位置和长度。

海绵体动脉位于阴茎海绵体中央（图 31-3）。虽然它们可以在灰阶图像中被显示，但用彩色成像可以更快的显示。注射前应进行测量，包括阴茎海绵体动脉的直径，以及收缩期峰值流速（PSV）和舒张末期流速（EDV）（图 31-4）。

阴茎海绵体的注射由医师执行。一次注射将作用于两个阴茎海绵体。注射含有血管活性药物或诱导和维持勃起的药物。前列地尔（前列腺素 E1）可用于 ICI，比如 Edex 或 Caverject，以用于研究。当单独使用时，每次前列地尔的用量为 10～20mcg。另外，2～4 种不同的血管活性药物的混合物可以由一种复合药剂制

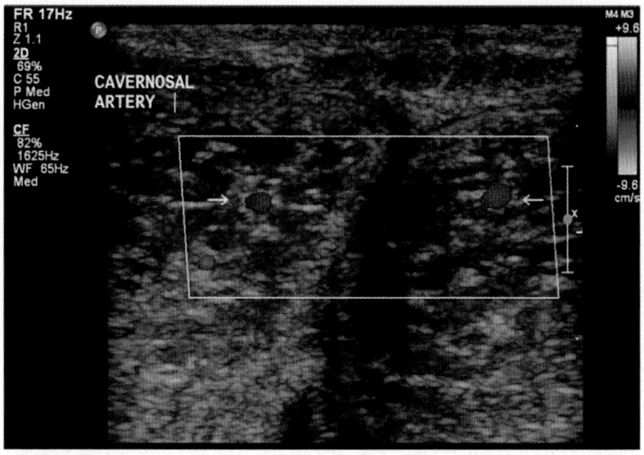


图 31-3 海绵体动脉（箭头）和静脉的冠状面。阴茎海绵体是一种包含血管的、较轻的、圆形均质的结构

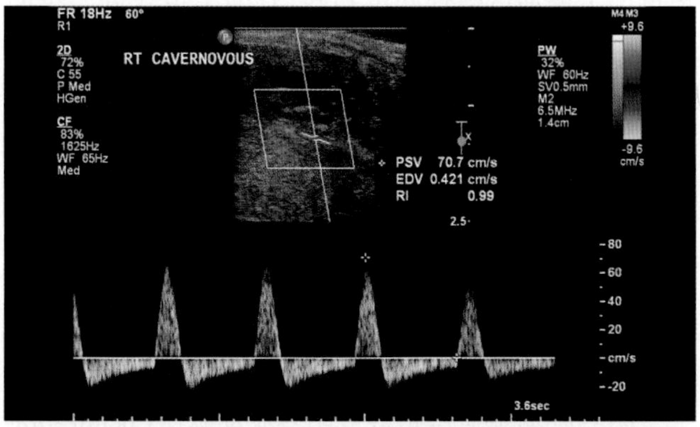


图 31-4 海绵体动脉注射前的正常波形

备，并储存在冰箱里数周。作者更喜欢三种血管活性药物的混合物（Trimix）——前列地尔（20mcg/ml）、酚妥拉明（1mg/ml）和罂粟碱（30mg/ml）。这种溶液每次注射 0.25ml。然后执行注射的团队离开房间给患者一些隐私。对于性文学的接触是不必要的，但是也可以考虑。

15 分钟后恢复检查，并进行注射后的测量，要测量勃起状态下阴茎的长度。要记录对阴茎曲率的评估。在某些情况下，如果需要更精确的角度测量，就可以使用量角器。再次测量海绵体动脉的直径，获得海绵体动脉的信号，记录 PSV 和 EDV。比较理想的海绵体动脉成像位置位于阴茎阴囊的交界处、在阴茎的腹侧及尿道旁，这为动脉的成像提供了一个相对无遮挡的窗口。背深静脉的波形和速度具有代表性。

某些实验室更愿意获得连续的频谱波形，在注射后的 5、10、15 和 20 分钟的时间间隔采集频谱。注射后测量的精确时间在不同的实验室有所不同。为了获得最大速度，通常需要进行几次测量。

## 陷阱

对于注射使用的药物敏感的患者，ICI 是禁忌。如果患者使用抗凝剂，这可能也是注射的禁忌证。阴茎异常勃起，一种在没有刺激状态下的长期勃起，可能是另外的潜在的并发症。

## 诊断

### 灰阶特征

阴茎海绵体通常表现为两个圆形的结构，回声均匀。斑块表现为白膜增厚，回声增强。它们由密集的纤维瘢痕组成，通常与钙化有关，钙化会产生声影（图 31-5）。白膜下的斑块在解剖上与阴茎曲率的支点对应。例如，阴茎中部轴上的支点处呈 90°背部弯曲的患者，会在阴茎背侧的最大凹度处发现斑块。

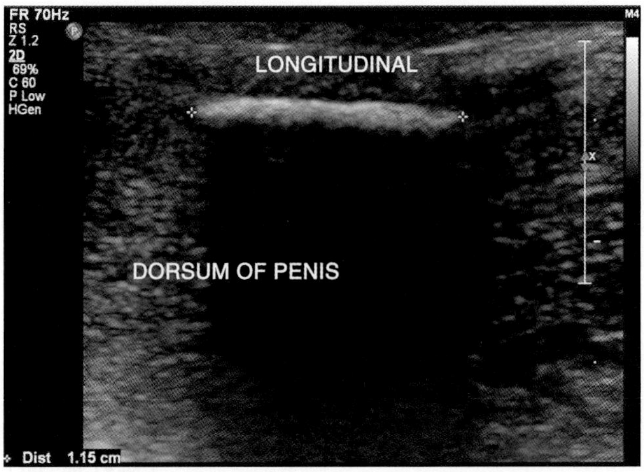


图 31-5　阴茎背部长度 1.5cm 的斑块伴有声影

海绵体动脉的正常直径约 0.3～0.7mm。勃起状态下，动脉的直径会扩张到接近 1.0mm。[13]这些小动脉的直径很难被充分测量，所以直径不是一个关键的诊断特征。

### 频谱多普勒特征

对速度变化的评估是主要的诊断工具。最初，在松弛状态下，海绵体动脉表现为相对较低的 PSV，没有反向血流的成分，PSV 通常大于 13cm/s。[14]注射之后，PSV 增加，没有或仅有少许舒张期血流，PSV>35cm/s 被认为是正常的。[15]

动脉功能不全与注射后 PSV<25cm/s 有关（图 31-6）。PSV<10cm/s 表明严重的动脉功能不全。勃起高峰时 EDV>5cm/s 与静脉阻塞功能障碍相一致（图 31-7）。PSV 在 25～35cm/s 之间可能与轻微的疾病有关，但是应在评估临床病史、勃起的坚固性和其他参数之后才考虑。

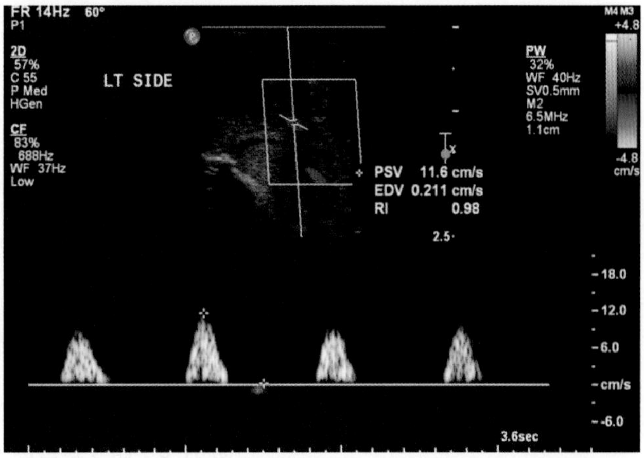


图 31-6　收缩期峰值流速<25cm/s，提示动脉供血不足

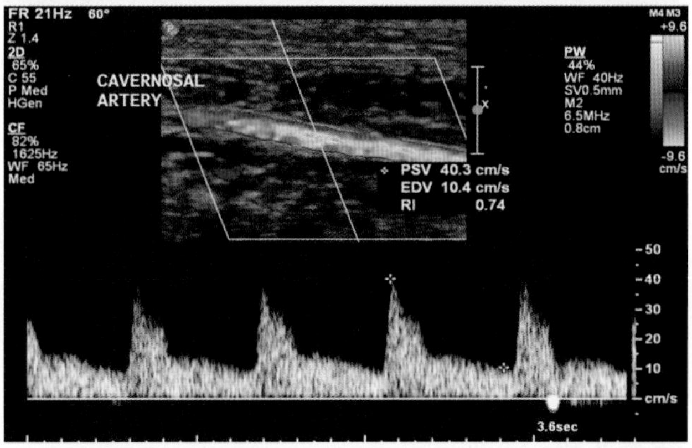


图 31-7　升高的 EDV 与静脉阻塞功能障碍一致

注射之后背深静脉的速度不应增加，正常值<3cm/s，速度在 10～20cm/s 考虑中度增加，>20cm/s 考虑显著增加。静脉速度增加高于 4cm/s 考虑与静脉漏有关。

图 31-8 代表阴茎超声检查过程的流程图和速度测量的解释标准。这一过程可能在实验室之间略有不同，特别是在数据收集的时间。

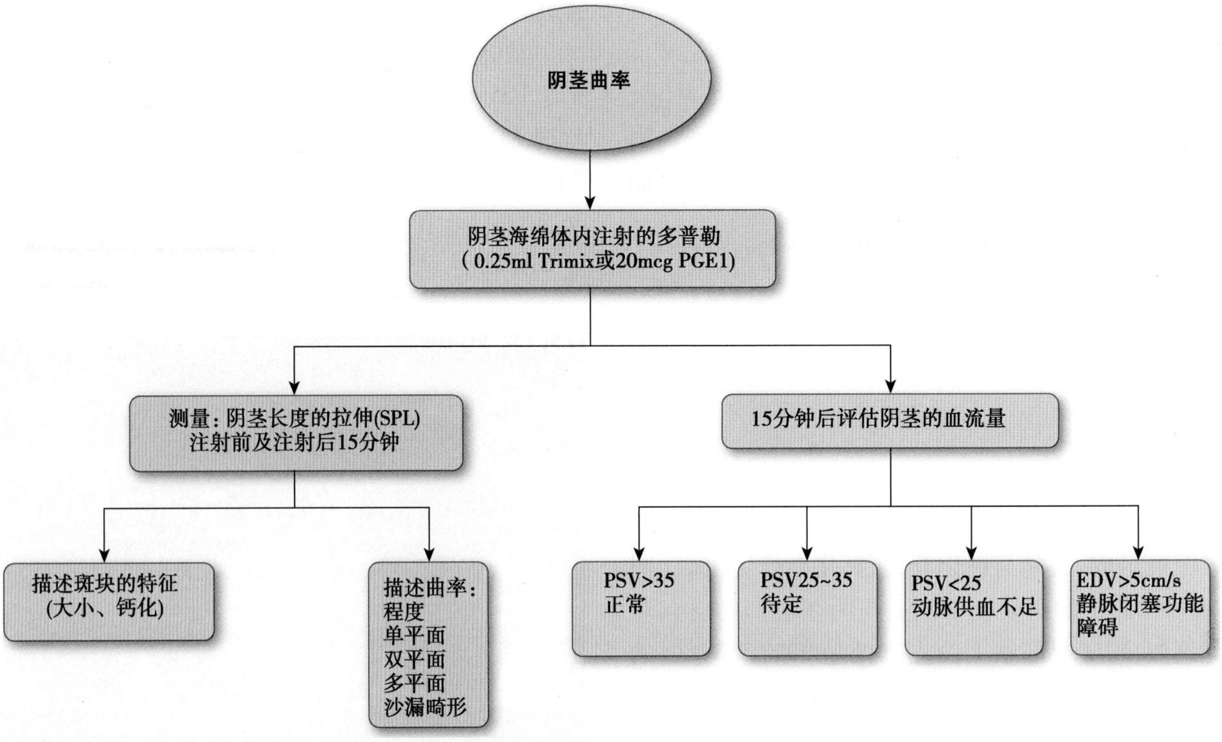


**图 31-8** 阴茎超声检查过程的流程图和速度标准

## 小结

- 阴茎多普勒超声是评估 ED 或 PD 患者的重要组成部分，特别是在计划干预的情况下。
- 测量 PBI 可用于识别阴茎动脉血流流入受损。
- 超声可以发现与 PD 相关的沿白膜的斑块。
- 阴茎海绵体内注射之后进行血流变化的测量。
- 阴茎海绵体动脉的流速标准已经建立，有助于诊断血管性阳痿。

## 思考题

1. 一位疑似 ED 的患者要进行 PBI 检查。患者对胶带过敏。你还能进行检查吗？怎么检查？
2. 进行阴茎超声检查时，你可以选择多种超声探头。哪种探头更受欢迎？为什么？

（陈红艳 译）

## 参考文献


1. Nehra A, Alterowitz R, Culkin DJ, et al. Peyronie's Disease: AUA Guidelines. 2015. Available at: https://www.auanet.org/education/guidelines/peyronies-disease.cfm. Accessed July 30, 2016.
2. Lue TF, Hricak H, Marich KW, et al. Vasculogenic impotence evaluated by high-resolution ultrasonography and pulsed Doppler spectrum analysis. *Radiology*. 1985;155:777–781.
3. Wein AJ, Kavoussi LR, Partin AW, et al. *Campbell-Walsh Urology*. 11th ed. Philadelphia, PA: Elsevier; 2016.
4. Devine CJ Jr, Somer KD, Ladaga LE. Peyronie's disease: pathophysiology. *Prog Clin Biol Res*. 1991;360:355–358.
5. Dibenedetti DB, Nguyen D, Zografos L, et al. A population-based study of Peyronie's disease: prevalence and treatment patters in the United States. *Adv Urol*. 2011:282503.
6. Rochelle JC, Levine LA. Survey of primary care physicians and urologist regarding Peyronie's disease. *J Urology*. 2005;173:254–255.
7. Feldman HA, Goldstein I, Hatzichristou DG, et al. Impotence and its medical and psychosocial correlates: results of the Massachusetts Male Aging Study. *J Urol*. 1994;151:54–61.
8. Kendirci M, Nowfar S, Gur S, et al. The relationship between the type of penile abnormality and penile vascular status in patients with Peyronie's disease. *J Urol*. 2005;174:632–635.
9. Kendirci M, Trost L, Sikka SC, et al. The effect of vascular risk factors on penile vascular studies in men with erectile dysfunction. *J Urol*. 2007;178:2516–2520.
10. Aitchison M, Aitchison J, Carter R. Is the penile brachial index a reproducible and useful measurement? *Br J Urol*. 1990;66:202–204.
11. Mueller SC, von Wallenberg-Pachaly H, Voges GE, et al. Comparison of selective internal iliac pharmaco-angiography, penile brachial index and duplex sonography with pulsed Doppler analysis for the evaluation of vasculogenic (arteriogenic) impotence. *J Urol*. 1990;143:928–932.
12. Chiu RCJ, Lidstone D, Blundell PE. Predictive power of penile/brachial index in diagnosing male sexual impotence. *J Vasc Surg*. 1986;4:251–256.
13. Wahl SI, Rubin MB, Bakal CW. Radiologic evaluation of penile arterial anatomy in arteriogenic impotence. *Int J Impot Res*. 1997;9:93–97.
14. Corona G, Fagioli G, Mannucci E, et al. Penile Doppler ultrasound in patients with erectile dysfunction (ED): role of peak systolic velocity measured in the flaccid state in predicting arteriogenic ED and silent coronary artery disease. *J Sex Med*. 2008;5:2623–2634.
15. Herbener TE, Seftel AD, Nehra A, et al. Penile ultrasound. *Semin Urol*. 1994;12:320–332.

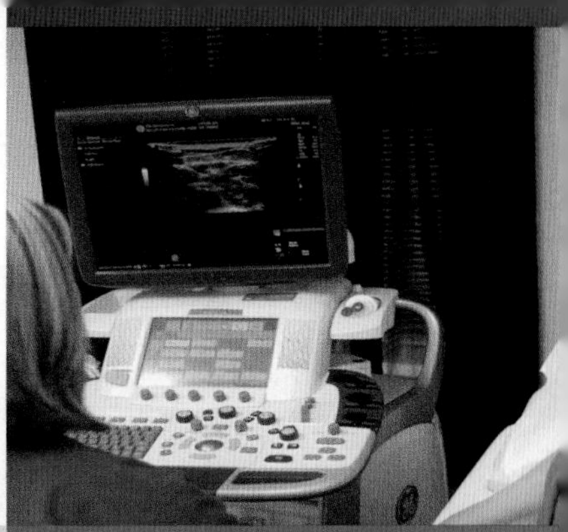

# 超声造影剂的血管应用

DANIEL A. MERTON

第 32 章

## 目标

- 描述超声造影剂的基本特征。
- 描述超声造影剂是如何增强超声图像的。
- 列举超声造影剂最重要的特征。
- 描述特异性增强超声成像技术的基本概念。
- 列举增强超声最常见的血管应用。

## 关键词

**增强超声**
**超声检查**
**微泡**
**超声造影剂**

## 词汇表

**增强超声(contrast-enhanced sonography,CES)**:应用超声造影剂来进行医学超声成像。

**微泡(microbubbles)**:通常小于 8μm 的包裹气体的结构。

**超声造影剂(ultrasound contrast agent,UCA)**:在给药后,其成分会改变人体组织(包括血液)的声学特性,通常会增强超声信号的反射;也被称为超声对比剂。

超声造影剂在美国的使用目前仅限于超声心动图和肝脏应用。然而,在世界其他地区,增强超声(CES)的使用被确定为有价值的成像技术,有着广阔的应用。已经证明超声造影剂(UCA)通过静脉给药可以提升对大、小血管以及心腔血流的评估。CES 可以减少或消除目前超声成像的一些局限性。这些局限性包括灰阶(B型)超声的对比分辨率,以及使用彩色血流成像(CFI)或脉冲多普勒频谱分析来检测低速血流和微小血管的血流。超声设备的技术进步促成了"特殊增强"成像方法,联合使用 UCA 后,明显了提高了超声诊断的能力,并且扩大了其已经令人印象深刻的临床应用范围。

## 超声造影剂的种类

使用造影剂来增强超声诊断能力的历史可以追溯到 1968 年,进行超声心动图检查时 Gramiak 和 Shah 把搅拌盐水直接注入升主动脉的管腔和心腔。[1]这项试验和随后研究显示,通过搅拌盐水形成的微泡可以导致通常呈无回声的腹主动脉管腔和心腔里出现超声波束的强回声反射。目前,静脉注射搅拌的生理盐水用于所谓的发泡实验超声心动图检查,包括对疑似肺动脉高压或心内分流患者的评估[2,3](图 32-1)。然而,通过简单搅拌生理盐水产生的微泡大小不均匀,相对较大并且不稳定。通过外周静脉给药后,搅拌生理盐水产生的微泡通过肺循环和心脏循环后不会持续存在,这使得这种技术不适合于左心和全身循环的超声评价。

经过无数次尝试包裹气体来制造出更合适的微泡超声造影剂,它能够通过静脉注射用于增强超声检查。作为临床有用的超声造影剂,它应该是无毒

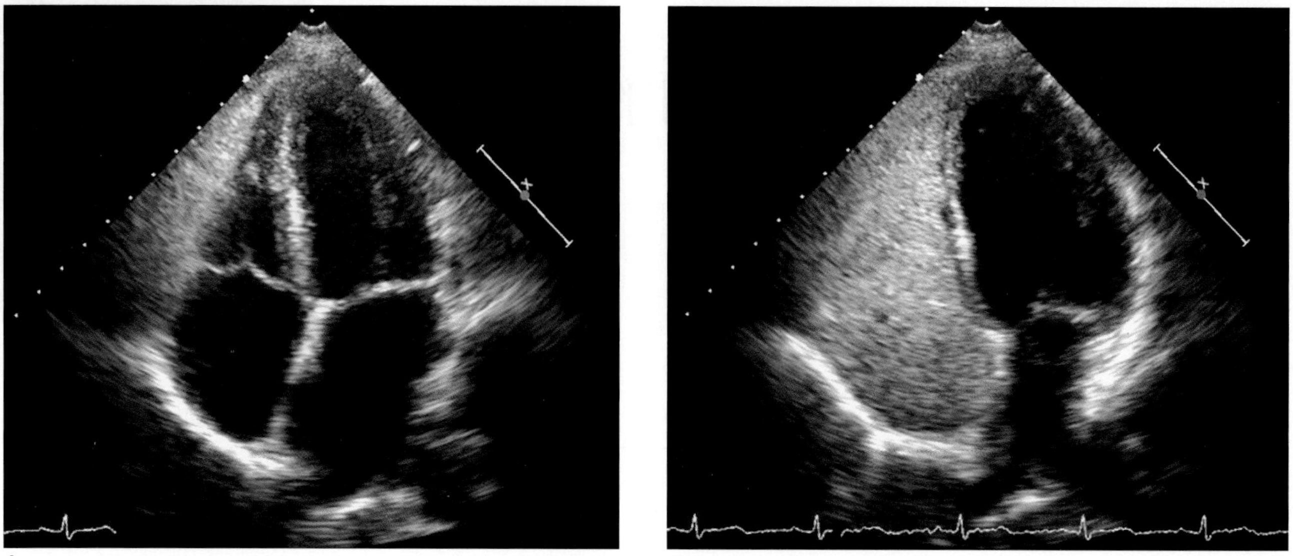

A B

图 32-1 使用搅拌盐水作为超声造影剂。这个患者以前有脑卒中，做超声心动图以排除卵圆孔未闭（PFO）。在灰阶超声检查（A）中，没有明显可见的卵圆孔未闭。静脉注射 10ml 搅拌过的无菌生理盐水后（B）可以看到气泡在右心充盈，但在左侧心腔没有气泡。明确没有 PFO。（图片由 Kara Lopresti，RDCS，Thomas Jefferson University Hospital，Philadelphia，PA. 提供）

的；微气泡或微粒应该足够小以能够通过肺毛细血管床（即小于 8μm），但又需要足够大以能够反射超声信号，并且足够稳定，以能通过多次再循环。一些超声造影剂拥有这些理想的特性，并在全球市面销售。表 32-1 总结了一些目前临床使用的超声造影剂。

表 32-1 超声造影剂

| 造影剂 | 制造商 | 微泡壳 | 微泡气体 |
|---|---|---|---|
| Optison | GE Healthcare，Princeton，NJ | 人血清白蛋白 | 全氟丙烷（$C_3F_8$） |
| Definity | Lantheus Medical ImagingN. Billerica，MA | 脂质 | 全氟丙烷（$C_3F_8$） |
| SonoVue（在美国市场称 Lumason） | Bracco Imaging SpA，Milan，Italy | 磷脂 | 六氟化硫（$SF_6$） |

## 超声造影剂的给药方法

通常情况下，经上肢静脉采用小剂量（<3ml）造影剂静脉团注的方法，根据所给药剂和患者的特点，增强时间通常持续几分钟。在必要时，可以再次使用造影剂。超声造影剂也可以通过静脉缓慢输注来延长增强时间。Albrecht 和他的同事们发现，和团注造影剂增强时间仅仅持续 2 分钟多相比较，持续输注超声造影剂可提供多达 12 分钟或更长的增强时间。[4]对于检查困难且耗时的血管评估，如肾动脉，输注造影剂所提供的额外增强时间是有用。输注造影剂也被作为评估肢体的灌注情况和灌注不足的一种手段，这已证明对于评估那些有外周动脉疾病（PAD）的患者是有用的。[5]

## 组织特异性和靶向造影剂

静脉注射超声造影剂微泡后血流动力学是复杂的，每种造影剂都有自己独特的特点。[6]一般情况下静脉给药后，血池超声造影剂只在人体的血管腔内。当血管腔内的超声造影剂微泡破裂，微泡壳的物质被身体代谢掉或消除掉，气体被呼出。

组织特异性造影剂不同于血池造影剂，这些造影剂的微泡从血池里移除，然后被特定组织吸收或对其产生很强的亲和力，例如血栓或者肝脏和脾脏的网状内皮系统。因此，组织特异性造影剂具有两个独特的特性：对于靶组织有亲和性及改变该组织超声显像的能力。通过改变正常和异常组织的声阻抗（或其他声学特性），这些造影剂可以提升对异常病变的检出，并有助于得到更明确的超声诊断。类似血池造影剂，组织特异性超声造影剂通常由静脉注射给药。一些组织特异性超声造影剂可以增强对血流的超声检测，因此可用于提高血流检测并增强靶组织显影。因为组织特异性超声造影剂把特殊类型组织作为靶组织，并且它们的行为是可预测的，所以它们被认为是分子影像造影剂。[7]

一种特别有利于血管应用的组织特异性超声造影剂是血栓特异性造影剂。[8]虽然使用血池超声造影剂可以较好地显现动脉及静脉的管腔，但血池造影剂并能不直接增强血栓的超声显像。然而，正在进行研发的超声造影剂可以黏附在纤维蛋白、血小板或血凝块的一些其他成分上，以增强超声对血凝块的检测。[9]

### 治疗性超声造影剂

可应用于多种治疗领域的超声造影剂的研发也正在进行。[10]通常情况下，治疗性的超声造影剂有一个特异性的配体或别的结合体黏附到它们壳上，它们对特定的受体（即靶目标）有亲和力。研究人员在使用和不使用非靶向超声造影剂微泡的情况下，研究了利用声量来增强溶栓的能力。已有大量的其他研究表明，当受到超声波作用时，使用血栓靶向超声造影剂能增强溶栓（简称"超声溶栓"）。[11-13]这个概念如果应用于颅内血管，可能对患有栓塞性脑卒中的患者提供非侵入性的治疗。

## 造影专用设备的改进

虽然基于微泡的超声造影剂可以和传统灰阶超声、彩色血流模式及频谱多普勒一起使用，以增强对血流的检测，但是通过特异性增强超声成像软件，超声造影剂的临床应用性大大提高了。为了更好地理解声能量（即超声波声束）和超声造影剂微泡之间复杂的相互作用，已进行大量了的研究。这又反过来促进了利用这些相互作用的专门设计的超声设备的改进。

### 谐波成像

谐波成像（harmonic imaging，HI）可以使用和常规超声相同的探头进行。在谐波模式下，超声系统被设置为仅接收二次谐波频率的回波，这是发射频率的两倍（例如，对于 3MHz 探头就是 6MHz）。[14,15]在超声波声场接收到声波能量时，超声造影剂微泡的大小发生振荡（即，它们变得更大和更小）。振荡微泡反射的回波含有基波频率以及更高和更低的谐波能量组分。[16]在谐波模式下，来自振荡微泡的回波信号要比常规超声信号的信噪比更高，这样有微泡的区域更容易直观可见。因此特异性增强谐波提供了一种使用 B 型超声成像来使得增强血流和增强组织直观可视的方法。这种模式不需要使用多普勒（多普勒容易有伪像和其他局限性）来检测血流。许多超声设备制造商提供特异性增强成像模式，包括双幅同时实时显示增强图像和常规超声图像（图 32-2）。

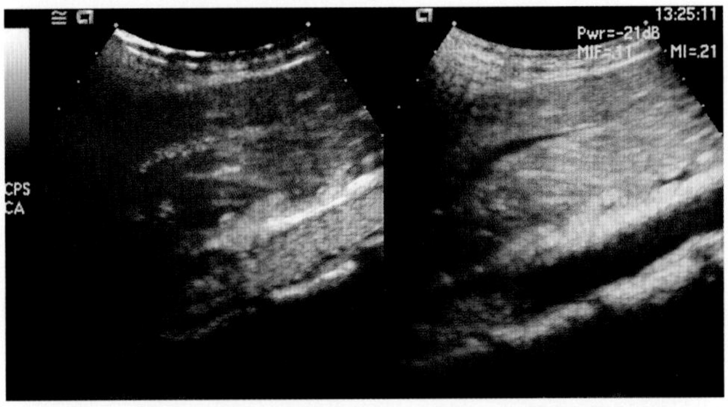


图 32-2　联合常规超声和特异性增强超声来显示图像。这张正常腹主动脉的双幅图像右边显示常规灰阶超声图像，左边是低机械指数特异性增强（脉冲转换）模式。联合使用特异性增强成像模式，比使用彩色多普勒增强超声有更高的帧频和更好的空间分辨率来显示腹主动脉内的血流

### 低机械指数成像和间歇性成像

增强超声检查时，超声波束的能量会对微泡造影剂产生不利影响。[17]特异性增强成像模式的设计采用较低的声输出功率［由机械指数（MI）来定义］以避免或减少微泡的破坏。

间隙性成像是减少增强超声检查中微泡破坏的另一种方法。间隙性成像模式根据用户定义的脉冲间隔在一段时间内捕获图像（如 2 秒），或者由心动周期中的某个时间点触发（例如心电图的 R 波）。这样可以减少造影剂微泡暴露在声能中，并允许捕获图像的间歇额外的微泡造影剂进入声场。和连续实时成像相比较，这些额外增加的微泡有助于含造影剂的血管和组织的反射率更加增大

在某些情况下，希望迅速破坏器官或者血管中的造影剂微泡，并观察含造影剂的血流再灌注到感兴趣区。为这个目的而开发的间歇模式——通常称为"闪爆"——简单地增加了发射的声功率，目的是破坏造影剂微泡。微泡被破坏后，采用低机械指数成像模式随着时间的推移观察血流的再灌注。

## 临床应用

增强超声的使用几乎覆盖了所有的临床超声应

用。[18-24]增强超声有利于多种不同的应用,例如经颅多普勒(TCD)评估,提高腹部创伤的评估以及改善儿童膀胱输尿管反流的检测。[25-27]已证明造影剂对于超声心动图检查有特别的价值,常被用作关键工具来代替其他不能明确诊断的检查。因此,超声造影剂最常见的应用是超声心动图,它们被认为是不可缺少的用于心脏评估的一种手段,以改善心内膜边界的划分,评价室壁运动并检测腔内血栓。[28,29]

超声造影剂的第二个最常见的应用(继超声心动图后)是肝脏病变的检测和定性评估。[30-38]据报道,增强超声对肝脏局灶性病变的检测和定性的敏感性可以与更昂贵的方法相媲美,包括增强 CT 或磁共振成像。[39]

与许多其他成像方式相比,增强超声有几个好处,它不需要使用电离辐射,超声造影剂具有良好的安全性,而且患者对增强超声有良好的接受性。它的性价比高。这些特征在今天的医疗环境变得越来越重要,可能会有助于持续促进超声造影剂非常广泛地用于病变的筛查、诊断和治疗。

增强超声的血管应用包括外周血管、脑血管系统以及腹腔和腹膜后血管的评估。[40-42]使用常规彩色血流成像模式或更常见的特异性增强超声成像模式可以进行定性评估(即,检测出有血流或缺乏血流的区域)。必要时使用频谱多普勒分析可以确定血流的特征。

## 外周应用

超声评估外周动脉和静脉的局限性包括血管位置深在和(或)血管细以及流速低或流量低时显示差(图 32-3)。增强超声的使用能促进和改善外周血管的评估,包括患者心脏搭桥手术治疗前后的评估,并且能提高检查者的诊断信心。

### 外周动脉的应用

由于动脉粥样硬化斑块导致信号衰减,严重的情况下会导致声影,这会限制动脉壁的显示以及血流的检测和定性。使用超声造影剂有助于克服这些局限性。即使在血管腔被声影遮蔽情况下,增强超声有助于检测出声影远端血管的血流,因此可以把严重狭窄和完全闭塞区分开来。

Langholtz 等的一项研究证实超声造影剂在常规多普勒不能明确诊断时有能力作为评估的关键工具。[43]这些研究人员检查了 33 例髂动脉或下肢动脉病变。研究显示增强超声检查足以解决这些患者诊断方面的问题。该组研究特别提到提高了髂动脉的血流显示,尽管覆盖的肠道气体仍然存在,造影后能够看到髂动脉血流。

近来一些报告介绍了增强超声用于评估患者的外周动脉疾病。[44-48]通过 Duerschmied 等的报告,介绍了增强超声用于评估外周动脉疾病患者小腿的肌肉灌注和血管侧支循环。作者认为,增强超声可以用来检测有症状的外周动脉疾病患者的灌注不足以及侧支循环建立的程度。

### 外周静脉应用

常规超声探头加压法能有效地评估疑似静脉血

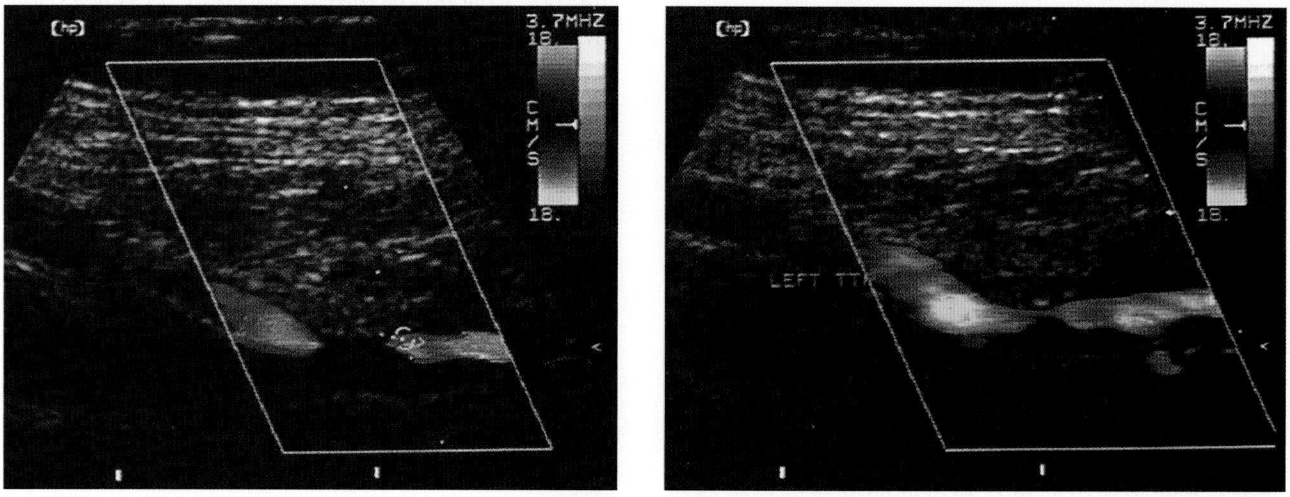


A B

图 32-3 小腿血管血流的增强彩色多普勒成像。常规图像(A)显示了有一段血管检测不到血流,在注射造影剂后(B)该段血管内有连续血流并可以看见狭窄。(改编自 Goldberg BB, Raichlen JS, Forsberg F, eds. *Ultrasound Contrast Agents*. 2nd ed. London, England: Informa Healthcare; 2001.)

栓的患者。因此，超声造影剂还没有被广泛地应用于外周静脉。

1999 年 Puls 等对 31 例疑似深静脉血栓（DVT）且至少有一段静脉使用彩色多普勒仍不能充分显像的患者使用超声造影剂 Levovist（经上肢静脉通路），然后报道了他们的研究结果。[49] 所有的患者均使用了静脉造影进行比较。在 279 段血管里有 43 段的普通彩色多普勒血流显像不满意，在这 43 段里有 40 例使用增强超声显影了。在确诊为深静脉血栓的 27 个静脉节段里，有 18 段被普通彩色多普勒血流成像检出，而增强超声确诊了 25 段。使用增强超声额外发现的 7 例深静脉血栓，有 5 例位于膝关节平面以下。通过增强超声发现了 3 例髂静脉血栓，但是普通检测方法只发现了一例。总的诊断符合率从普通检测方法的 60%（26/43 静脉节段）提高到使用增强超声后的 86%（37/43 静脉节段）。

## 脑血管的应用

利用增强超声评价脑血管系统包括对颅内和颅外血管的评估。彩色血流双功多普勒超声已成为评价颈动脉和椎动脉的主要手段，在某些情况下，它是颈动脉内膜剥脱术前唯一的影像检查。使用增强超声对颈动脉和其他相对较大的血管进行评估，与其他影像方法类似的方式一样，能对管腔功能和斑块形态进行直接评估（图 32-4）。如果常规使用增强超声检查，有可能会减少对其他更昂贵的影像诊断检查的需求。

### 颅外的应用

应用增强超声成像模式使用超声造影剂来评价颈动脉，能增强多普勒信号并提高血流的显示，从而改善残存管腔的显影。增强超声还能用于鉴别颈动脉的重度狭窄和闭塞（图 32-5）。

Pfister 等发表的一项研究介绍了使用常规多普勒超声、三维超声（使用或不用超声造影剂）以及增强超声 B-Flow 成像技术（GE Healthcare，Waukesha，WI）对 25 例患者进行术前评估颈内动脉（ICA）狭窄的程度。[50] 作者发现，三维增强 B-flow 成像与手术结果相关性最高（93%）。他们还报告说，使用三维增强超声对重度狭窄的环形钙化的病例特别有价值，增强超声有利于颈内动脉斑块形态的评估。

使用增强超声来鉴别颈内动脉狭窄和闭塞是 Hammond 等报告的重点。[51] 他们用数字剪影血管成像作为参考标准，在 31 例常规超声检查疑似颈动脉闭塞的病例中比较增强超声、时间飞跃法磁共振血管成像（MRA）和增强磁共振血管成像（CE-MRA）诊断的准确性。作者的结论是，这些病例如果被增强超声或增强磁共振血管成像证实了闭塞，就不需要其他的影像学检查了。

### 颅内的应用

对颅内血管进行超声检查评估常常因为声窗不够大，血流速度低和经颅骨信号衰减而受到局限。使用增强超声来评估颅内循环可以克服与血管可视化相关的

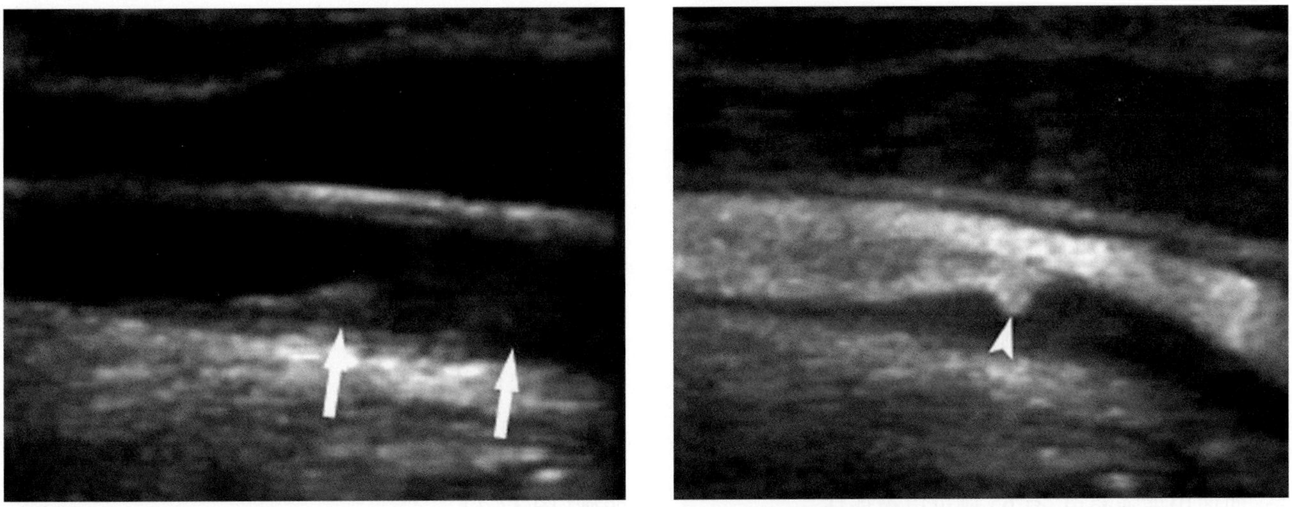

A　B

图 32-4　改善斑块溃疡的显示。常规扫查（A）显示了颈总动脉后壁的斑块（箭头）。在注射造影剂后（B），血管功能腔充满了含造影剂的血液，能明确斑块的溃疡区域（箭头）。不同于多普勒超声，增强超声具有直接评估血管功能腔和斑块形态的能力，方法类似于传统的血管造影和 CT 血管造影。（图片由 Steven Feinstein Feinstein，MD，Rush University Medical Center，Chicago 提供）

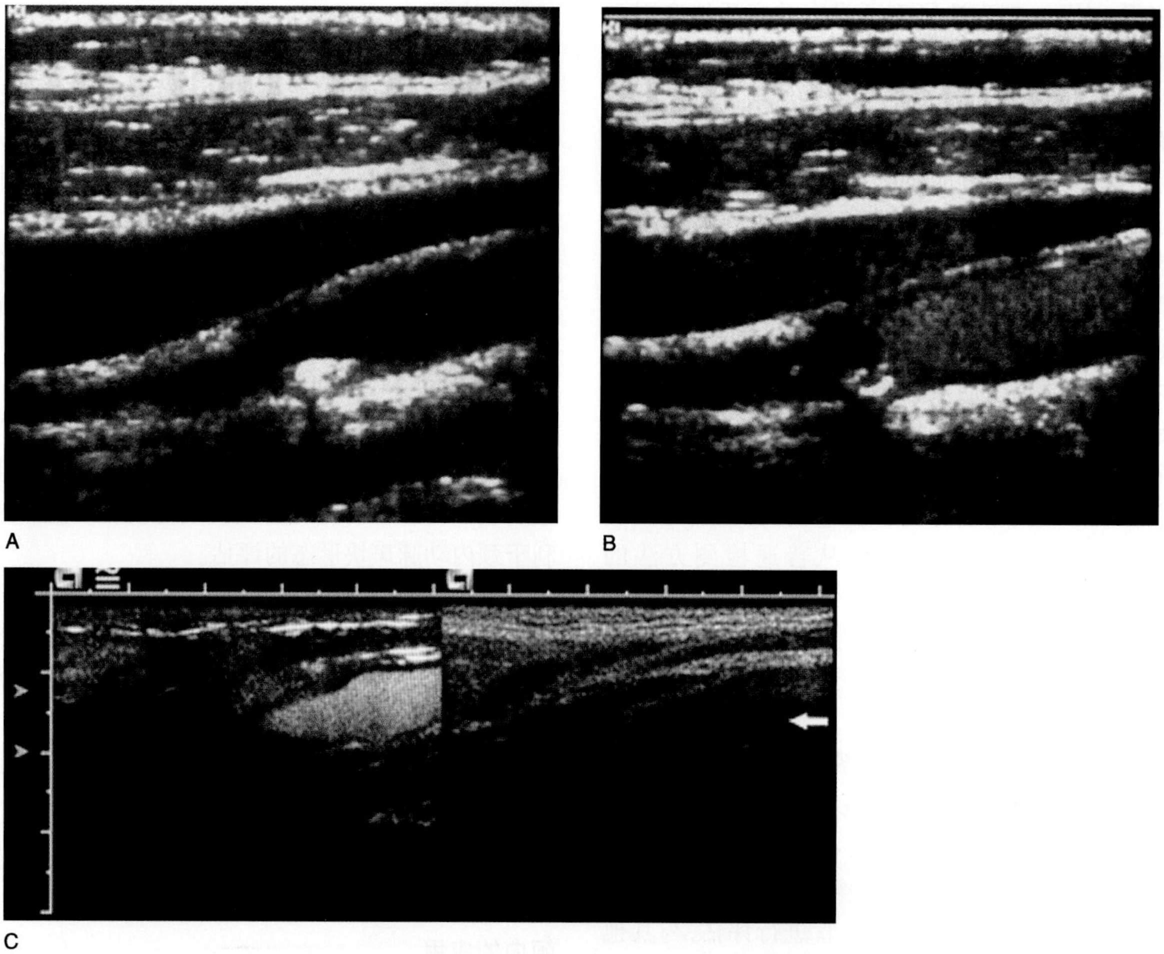


图 32-5 颈动脉闭塞。颈动脉球部常规图像(A)显示强回声斑块。注射造影剂后(B),在颈总动脉的功能腔中发现增强显示的血流,但斑块远端没有增强的血流。经数字减影血管造影确诊为颈动脉闭塞。另一个患者(C)增强超声检查使用双幅图像来显示血流闭塞的部位,左图是采用低机械指数特异性增强成像,右图是常规超声图像。注意,常规超声图像中造影剂的存在会导致产生声影(箭头)。(A 和 B 改编自 Goldberg BB,Raichlen JS,Forsberg F,eds. *Ultrasound Contrast Agents*. 2nd ed. London,England:Informa Healthcare;2001。C 由 David Cosgrove,FRCR,Hammersmith Hospital,London,UK 提供)

诸多问题,扩大了经颅超声检查的临床应用。使用超声造影剂能提高对颅内血流的评估能力,减少一些不能明确诊断的检查,并能提高诊断的信心(图 32-6)。

Droste 等在使用造影剂 Sonovue 之前和之后,用彩色血流显像和脉冲多普勒频谱分析评估了 47 例声窗不够大的患者。[52]总共有 67 个声窗不够大的颞窗(20 例患者双侧颞窗和 27 例患者单侧颞窗)。增强 TCD 显著增加了能通过脉冲多普勒评估的颅内血管段的数目,并且可以在更长的血管段检测到彩色血流信号。使用非增强 TCD,只有 26 例大脑中动脉可以被评估,而使用增强超声,有 65 例可以被评估。

经颅增强超声的具体适应证包括评估动脉闭塞和狭窄、静脉血栓和检测脑实性肿瘤的血流。[53-55]使用增强超声评估颅外动脉狭窄和闭塞对颅内血管血流动力学的影响已有报道。[56]增强超声也被用于术中改进动静脉畸形的供血动脉和引流静脉的定位。[57]

## 颈动脉滋养血管和斑块新生血管的评估

使用增强超声评价滋养血管和颈动脉斑块新生血管的血流是一个新的、有意思的研究领域。[58-63]一些研究者将动脉粥样硬化斑块等同于肿瘤,因为像肿瘤一样,斑块需要营养丰富的血液供应才能生长。研究表明,斑块内新生血管主要来自血管壁的滋养血管,在形成明显的斑块和管腔狭窄前血管形态会发生变化。这些早期的血管变化可以通过使用增强超声来明确(图 32-7)。

此外,已发现动脉粥样硬化斑块内的血管密度与炎症程度及导致斑块不稳定和破裂的其他过程相关。血管内增强超声已用于滋养血管和炎症斑块内血流的高分辨率成像。[64]在未来,使用增强超声来评估颈动

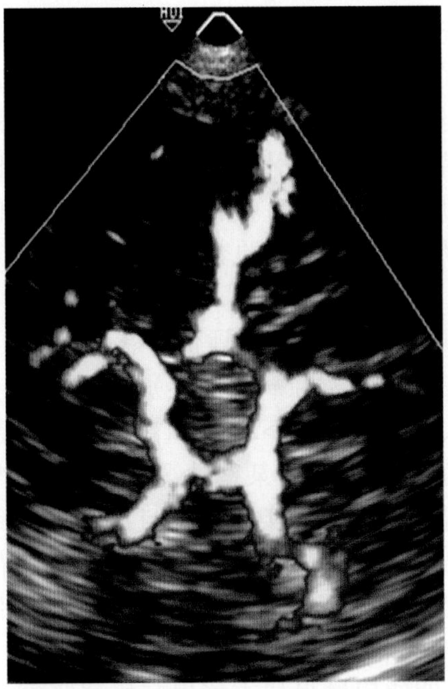

图 32-6　颅内血管的增强超声能量多普勒。（图片由 Jeff Powers，PhD，Philips Ultrasound，Bothell，WA 提供）

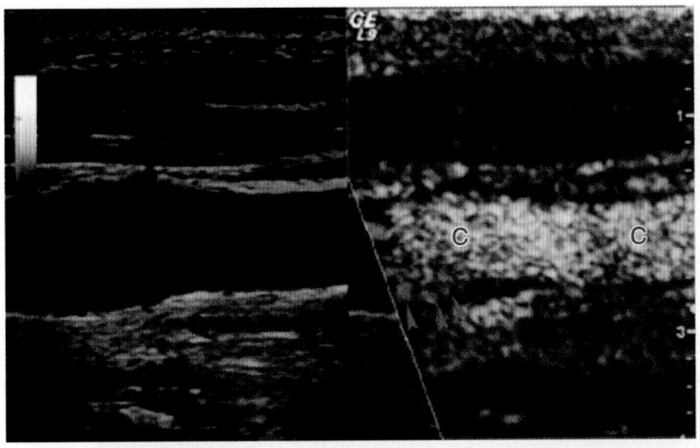

图 32-7　颈动脉的滋养新生血管。这个双幅图像，左边显示的常规超声图像，右边是低机械指数特异性增强超声图像。颈动脉的功能腔内可见增强的血流信号（C），与新生血管并存的颈动脉外膜滋养血管的微血管内也可看见增强的血流信号（箭头）。（图片由 Steven Feinstein，MD，Rush University Medical Center，Chicago，IL 提供）

脉滋养血管和斑块内新生血管可能被证明是有价值的、非侵入性的方法，用来识别有易损斑块的患者和更好的确定患者的心血管事件风险。增强超声的这个应用也是颈动脉内-中膜厚度超声测量的补充，作为一种手段来监测抗动脉粥样硬化治疗的效果。

## 腹腔和腹膜后的应用

腹部血管的超声应用包括对腹主动脉及其分支、全身静脉和门静脉系统以及腹部器官血流的评估。研究发现在所有这些应用中使用增强超声，在许多方面是非常有益的。增强超声的使用也提高了超声评估器官灌注及肿瘤特征的应用价值。

### 肝脏应用

超声造影剂显示有能力提高肝脏超声检查的准确性，包括增加肝脏肿块的检出和定性，以及改善肝内和肝外血流的检测。2016 年 4 月，Lumason 成为第一个获得美国食品药品管理局（FDA）批准用于肝损害显像的超声造影剂。增强超声能提高正常人以及有肝脏疾病和门静脉高压症患者肝血流的检测。[65-67] 增强超声也被有效地用于评估经颈静脉肝内门体分流的血流（TIPS）[68,69]（图 32-8）。

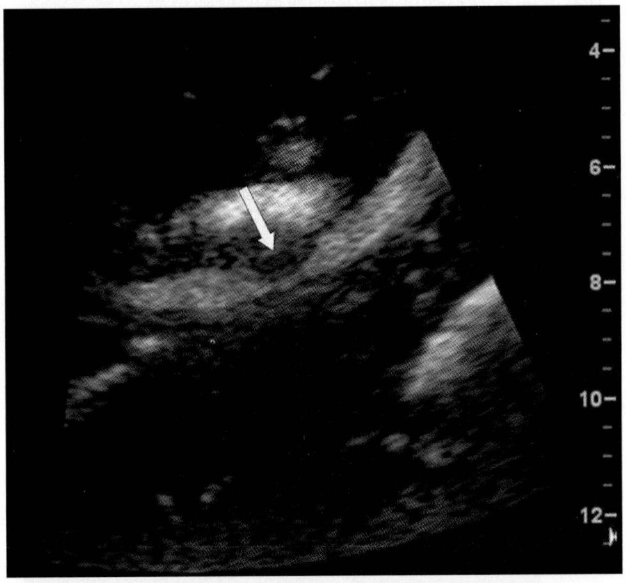

图 32-8　经颈静脉肝内门体分流术（TIPS）的增强超声。使用灰阶特异性增强超声发现 TIPS 管的狭窄（箭头）。（图片由 Antonio Sergio Marcelino，MD，Sirio-Libanes Hospital and Cancer Institute of University of Sao Paulo，Sao Paulo，Brazil 提供）

使用增强超声时，肝脏超声造影分几个时相。增强的时间和程度高度依赖于一些变量，包括患者的生理状态，超声造影剂的给药方式和进行增强超声检查时的机械指数。表 32-2 总结了增强超声的这些时相。

### 肾脏应用

对于怀疑肾动脉狭窄（renal artery stenosis，RAS）患者，超声评估肾动脉主干和肾内分支动脉受限的因素包括血管位置深在、肠管覆盖及患者肥胖。此外，观察肾动脉的超声声窗可能有局限性，这些声窗可能

**表 32-2 肝脏增强超声的时相**

| 时相 |
| --- |
| **时相 1** |
| 外周静脉注射血池造影剂后，造影剂到达肝动脉时为第一时相（动脉相）的开始。这一时相一般开始于注射后 10～20 秒，持续至注射后 30～45 秒。动脉相用来确定肿瘤或感兴趣区域动脉血供的程度和模式 |
| **时相 2** |
| 当造影剂到达肝内门静脉时，接着就是门脉相的开始。通常持续至注射后约 2 分钟。这个时相是用来确定门静脉系统对肿瘤的血供作用 |
| **时相 3** |
| 造影剂进入肝脏的微血管时延迟相开始，这可以由肝实质回声增强来明确。这个时相持续至血管内不再存在超声造影剂，通常时限在注射造影剂后约 4～6 分钟。延迟相提供了有关肿瘤或感兴趣区含造影剂血液的清除信息 |

不在获取恰当的多普勒角度的最佳位置。相当数量的患者有肾血管的解剖变异，包括重复肾动脉或副肾动脉，这些变异用常规超声可能是非常难以明确的。因此，肾动脉狭窄的超声检查是非常依赖于操作者的，而且通常比较耗时。

检查疑似肾动脉狭窄的患者时，通过提高多普勒信号强度和增加获得足够的多普勒血流信息的可能性，已经发现超声造影剂是有用的[70,71]（图 32-9）。因此，在肾动脉显示不好或频谱波形质量很差的情况下，使用超声造影剂可能减少技术上的不足或其他不能明确诊断检查的数量，以及可以减少检查时间。

超声检查一般是诊断评价肾癌患者的可靠方法，特别是在囊性及实性病变的鉴别时。通常超声检查在确定大的肾细胞癌（>2cm）和肾静脉、下腔静脉癌栓时是准确的。然而，在某些情况下，超声检查不能确定小肿瘤或不能把肾实质病变与正常解剖变异鉴别开，如突出的肾柱或持续存在的胎儿分叶状肾脏。在这些情况下，可能需要其他影像学检查如增强 CT，增强 MRI，或穿刺活检来明确诊断。

已证明使用增强超声能提高检测肾内血管血流的能力，并且能更准确地把肾肿块和其他肾实质鉴别开。此外，增强超声提供了方法来鉴别肿瘤和正常肾实质之间造影剂摄取的不同（即血管分布不同）。因

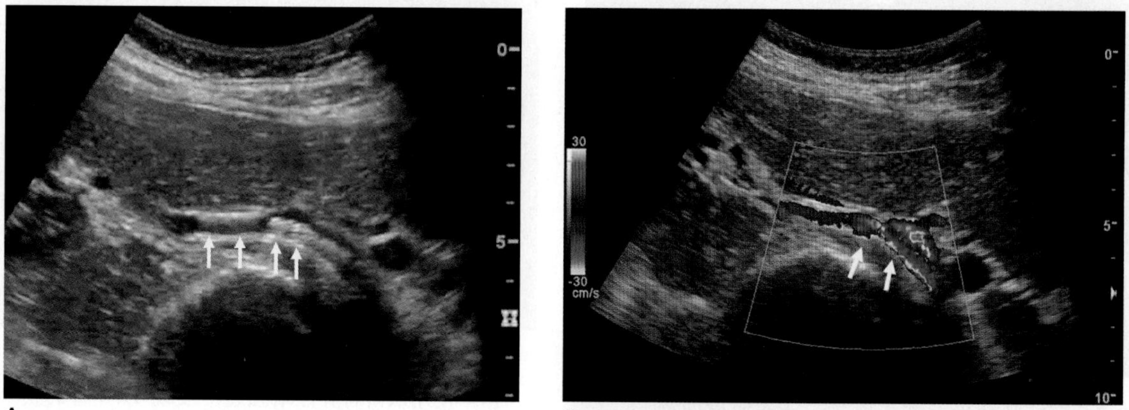


A B

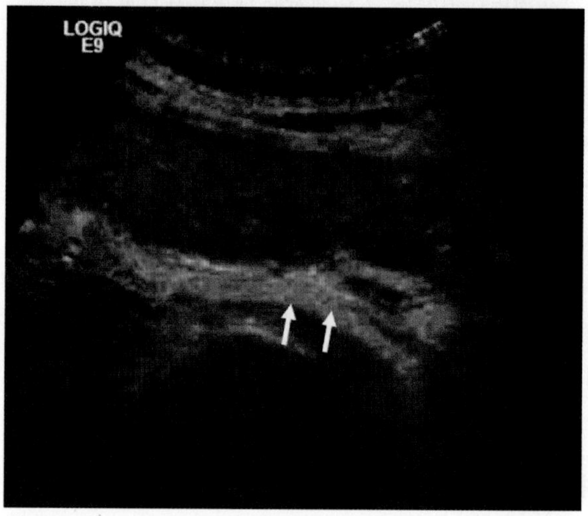


C

图 32-9 纤维肌发育不良患者的肾动脉支架评估。造影前灰阶图像（A）显示了患者右肾动脉内有两个支架回声（箭头）。使用彩色多普勒成像（B）对血管支架内的血流进行评估提示存在湍流；然而，增强超声（C）评估显示血流没有异常。（图片由 Hans-Peter Weskott，MD，Klinikum Region Hanover，Hanover，Germany 提供）

为超声造影剂无肾毒性，当增强磁共振检查有禁忌时，增强超声的肾脏应用特别有利。

## 器官移植

超声检查通常用于评估肾移植、肝移植和胰腺移植。这个方法往往是作为首选用于术后即刻以及之后的一系列检查来评估器官的活性。器官移植术后，超声检查用于检测术后积液，明确尿道或胆道阻塞，并评估进出移植器官的血流。传统的超声检查也能评估器官内的血流，但它没有足够的灵敏度来检测微血管水平的血流（即组织灌注）。当怀疑血管畸形时，血管造影或增强 CT 检查是必要的，以获得明确的诊断。[72]然而，血管造影是有创的，CT 有电离辐射，并且使用这些检查需要使用的造影剂可能是肾功能受损患者的禁忌。

使用增强超声来增强对血流的检测，可以改善供应移植器官的动脉和静脉血流的评估，改善被吻合的宿主血管以及移植器官实质的血流评估（图 32-10）。同时，增强超声还能提高检测出自体器官及移植器官缺血区域的能力。[73-75]

多篇报道描述了使用增强超声来评估肝移植受体的情况。[76,77]Sindhu 等报道了使用增强超声检查 31 例疑似肝动脉血栓形成的肝移植患者，并将结果与动脉造影或随访超声进行了比较。他们的报告指出大约在 63% 的检查中，使用增强超声可以不需要动脉造影。

## 腹主动脉移植物和支架监测

评估腹主动脉瘤腔内修复术（evaluate patients after endovascular repair，EVAR）后的患者时，使用增强超声作为可行的替代其他影像诊断检查的方法受到关注。[78-81]腹主动脉瘤腔内支架周围持续存在血流的内漏是 EVAR 常见的并发症。因此，需要对这些患者进行术后严格地监测，以早期发现内漏。虽然计算机断层血管造影术（CTA）是一种常用的监测方法，但是一些患者是禁忌使用 CT 造影的（例如，那些有慢性肾功能不全的患者），而且重复使用 CTA 检查会导致高水平的辐射暴露。因为超声造影剂安全，并且没有电离辐射的潜在危害，当 CTA 是禁忌而又需要一系列检查时，增强超声提供了一个可行的替代传统血管造影和 CTA 的方法。此外，使用增强超声实时评估血流的能力有助于内漏的定性（图 32-11）。

Pfister 等报道了他们使用增强超声来监测腹主动脉覆膜支架的经验。使用增强超声连续评估 30 例病例，并对结果进行比较分析，用 CTA 或 MRA 作为金标准。所有被 CTA/MRA 检测出的内漏都被增强超声检测出来了，敏感性是 100%。

## 其他腹部应用

超声检查在其他常见的腹部和腹膜后的应用包括肠系膜缺血时评估肠系膜动脉血流；评估腹主动脉和髂动脉的疑似动脉瘤、狭窄或夹层；以及评估下腔静脉滤网或血栓形成（图 32-12）。通常由于被覆的肠管和肠道气体，或由于血管位置深在信号衰减的影响，这些检查受到局限。使用超声造影剂对评估腹部血管有临床价值，可以减少其他影像检查的需要。[82]与 CTA 相比较，在评估内脏动脉瘤血管内支架时，增强超声表现良好。[83]

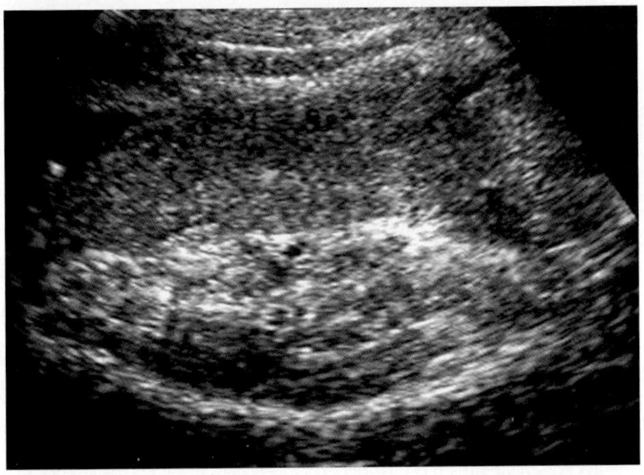

A

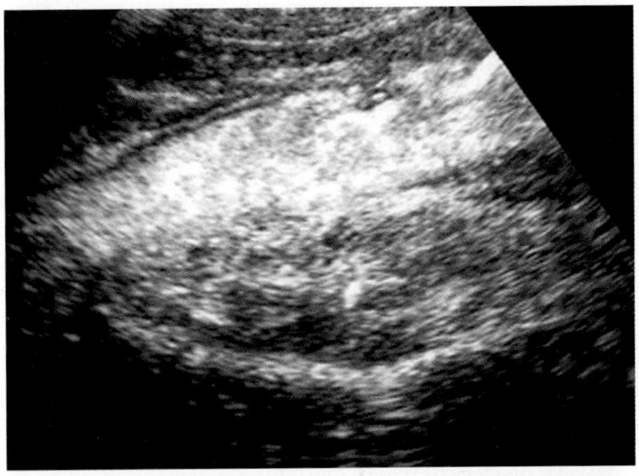

B

图 32-10　胰腺移植的评估。移植胰腺的常规图像（A）和使用增强超声后的图像（B）。造影后显示均匀强化证实了胰腺血管正常。（图片由 Antonio Sergio Marcelino，MD，Sirio-Libanes Hospital and Cancer Institute of University of Sao Paulo，Sao Paulo，Brazil 提供）

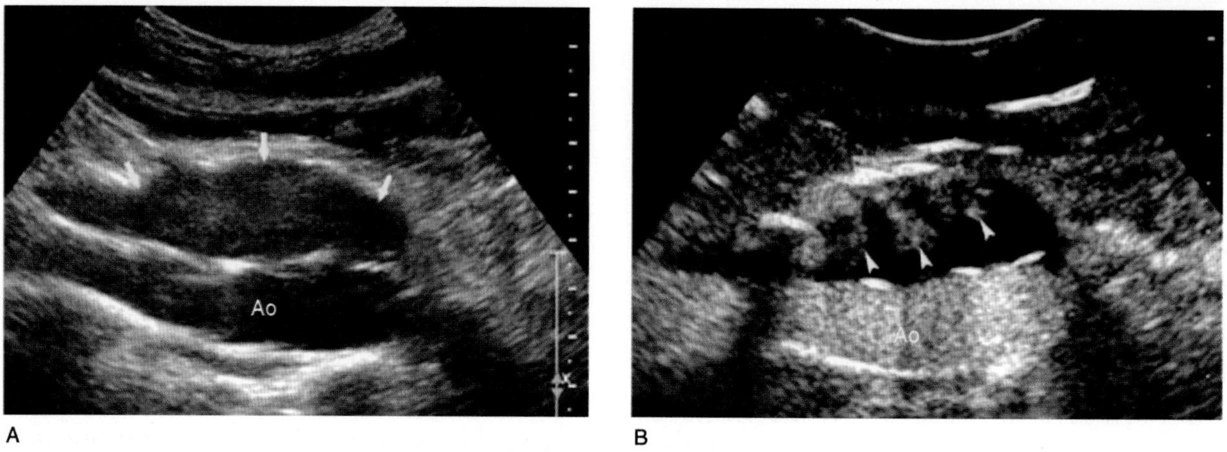


**图 32-11** 腹主动脉覆膜支架的评估。使用常规灰阶超声(A),发现腹主动脉(Ao)前方有一个液性区域(箭头),但是难以确定其性质。增强超声检查(B)显示了血管功能腔内的血流,以及液性区域里少量含造影剂的血流(箭头),符合支架少量内漏。(图片由 Carlos Ventura, MD, Ultrasound Division, Albert Einstein Hospital and Radiology Institute of University of Sao Paulo, Sao Paulo Brazil 提供)

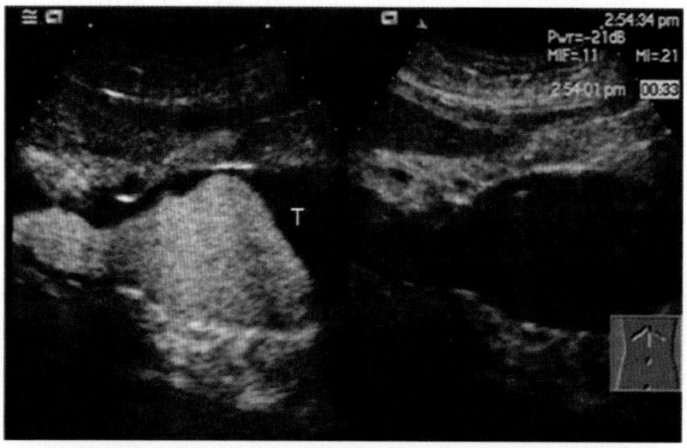


**图 32-12** 腹主动脉瘤(AAA)的增强超声。左边的图像使用低机械指数特异性增强成像,显示 AAA 内无血流的区域(T),这与瘤腔内血栓的范围一致。血栓在常规超声图像里显示不清楚(右)。(图片由 David Cosgrove, FRCR, Hammersmith Hospital, London, UK 提供)

## 小结

- 三种超声造影剂目前在美国上市:Definity、Lumason 和 Optison。
- 正如本文所述,这三种造影剂被 FDA 批准应用于超声心动图,Lumason 也批准用于成人和儿童患者肝脏局灶性病变的显影。
- 将来,可能会有其他造影剂和/或现有的造影剂的其他临床应用。
- 已证明超声造影剂可以改善全身大血管和微血管的血流检测,以及提高超声对肿瘤、炎症和身体许多部位其他异常的检测和定性。
- 已经证明超声造影剂的增强功能可以补救那些不能明确诊断的超声检查并且提供诊断。
- 使用超声造影剂还产生了新的应用方法,没有超声造影剂是不可能有它们的。
- 利用造影剂微泡的声学性能使得超声技术得到提高,进一步提高了增强超声检查的临床应用能力。
- 随着超声检查在医学领域越来越普及,增强超声的使用预计会越来越多。

## 思考题

1. 高血压患者接受非侵入性血管检查以排除肾动脉狭窄。检查时使用彩色多普勒血流成像,肾动脉主干不能很好地显示,超声检查者难以获得满意的频谱多普勒波形。检查中使用超声造影剂是如何起作用的?
2. 接受了腹主动脉腔内覆膜支架手术的患者术后 3 周突发腹痛和腹部血管杂音去急诊科就诊。急诊医师注意到患者的症状可能与近期腹主动脉腔内修复术的并发症有关。在急诊科进行的超声检查证实毗邻腹主动脉的积液似乎有彩色血流信号。然而,超声检查者很难确定这个彩色信号是因为腹主动脉搏动引起的快闪伪像还是探测到的真实血流。超声造影剂的使用在这个重要的鉴别中是如何起帮助作用的?

(张梅 译)

## 参考文献


1. Gramiak R, Shah PM. Echocardiography of the aortic root. *Invest Radiol*. 1968;3:356-366.
2. Lopes LR, Loureiro MJ, Miranda R, et al. The usefulness of contrast during exercise echocardiography for the assessment of systolic pulmonary pressure. *Cardiovasc Ultrasound*. 2008;6:51.
3. Harrah JD, O'Boyle PS, Piantadosi CA. Underutilization of echocardiography for patent foramen ovale in divers with serious decompression sickness. *Undersea Hyperb Med*. 2008;35(3):207-211.
4. Albrecht T, Urbank A, Mahler M, et al. Prolongation and optimization of Doppler enhancement with a microbubble US contrast agent by using continuous infusion: preliminary experience. *Radiology*. 1998;207:339-347.
5. Naehle CP, Steinberg VA, Schild H, et al. Assessment of peripheral skeletal muscle microperfusion in a porcine model of peripheral arterial stenosis by steady-state contrast-enhanced ultrasound and Doppler flow measurement. *J Vasc Surg*. 2015;61(5):1312-1320.
6. Blomley MJK, Harvey CJ, Eckersley RJ, et al. Contrast kinetics and Doppler intensitometry. In: Goldberg BB, Raichlen JR, Forsberg F, eds. *Ultrasound Contrast Agents: Basic Principles and Clinical Applications*. 2nd ed. London, UK: Martin Dunitz Ltd.; 2001:81-89.
7. Miller JC, Thrall JH, Commission of Molecular Imaging, et al. Clinical molecular imaging. *J Am Coll Radiol*. 2004;1:4-23.
8. Unger EC, Wu Q, McCreery T, et al. In: Goldberg BB, Raichlen JS, Forsberg F, eds. Thrombus-specific contrast agents for imaging and thrombolysis. *Ultrasound Contrast Agents*. 2nd ed. London, UK: Martin Dunitz Ltd.; 2001:337-345.
9. Takeuchi M, Ogunyankin K, Pandian NG, et al. Enhanced visualization of intravascular and left atrial appendage thrombus with the use of a thrombus-targeting ultrasonographic contrast agent (MRX-408A1); in vivo experimental echocardiographic studies. *J Am Soc Echocardiogr*. 1999;12:1015-1021.
10. Khokhlova TD, Haider Y, Hwang JH. Therapeutic potential of ultrasound microbubbles in gastrointestinal oncology: recent advances and future prospects. *Therap Adv Gastroenterol*. 2015;8(6):384-394.
11. Laing ST, McPherson DD. Cardiovascular therapeutic uses of targeted ultrasound contrast agents. *Cardiovasc Res*. 2009;83(4):626-635.
12. Molina CA, Barreto AD, Tsivgoulis G, et al. Transcranial ultrasound in clinical sonothrombolysis (TUCSON) trial. *Ann Neurol*. 2009;66(1):28-38.
13. Ebben HP, Nederhoed JH, Slikkerveer J, et al. Therapeutic application of contrast-enhanced ultrasound and low-dose urokinase for thrombolysis in a porcine model of acute peripheral arterial occlusion. *J Vasc Surg*. 2015;62(2):477-485.
14. Forsberg F, Liu JB, Rawool NM, et al. Gray-scale and color Doppler flow harmonic imaging with proteinaceous microspheres. *Radiology*. 1995;197(P):403.
15. Kono Y, Mattrey RT. Harmonic imaging with contrast microbubbles. In: Goldberg BB, Raichlen JS, Forsberg F, eds. *Ultrasound Contrast Agents*. 2nd ed. London, UK: Martin Dunitz Ltd.; 2001:37-46.
16. Forsberg F, Picolli CW, Merton DA, et al. Breast lesions: imaging with contrast-enhanced sub-harmonic US: initial experiences. *Radiology*. 2007;244(3):718-726.
17. Harvey CJ, Blomley MJK, Cosgrove DO. Acoustic emission imaging. In: Goldberg BB, Raichlen JR, Forsberg F, eds. *Ultrasound Contrast Agents: Basic Principles and Clinical Applications*. 2nd ed. London, UK: Martin Dunitz Ltd.; 2001:71-80.
18. Lencioni R, ed. *Enhancing the Role of Ultrasound with Contrast Agents*. Milan, Italy: Springer-Verlag; 2006.
19. Quaia E, ed. *Contrast Media in Ultrasonography: Basic Principles and Clinical Applications*. Berlin, Germany: Springer-Verlag; 2005.
20. Zamorano JL, Fernandez MA. *Contrast Echocardiography in Clinical Practice*. Milan, Italy: Springer-Verlag; 2004.
21. Albrecht T, Thorelius L, Solbiati L, et al. *Contrast-Enhanced Ultrasound in Clinical Practice: Liver, Prostate, Pancreas, Kidney and Lymph Nodes*. Milan, Italy: Springer-Verlag; 2005.
22. Liu JB, Merton DA, Goldberg BB, Ultrasound contrast agents. In: McGahan JP, Forsberg F, Goldberg BB. eds. *Diagnostic Ultrasound: A Logical Approach*. 2nd ed. New York, NY: Informa Healthcare; 2008.
23. Merton DA. Abdominal applications of ultrasound contrast agents. In: Hagen-Ansert SL, ed. *Textbook of Diagnostic Ultrasonography*. 6th ed. Philadelphia, PA: Mosby Elsevier Inc.; 2006.
24. Abramowicz JS. Ultrasound contrast media: has the time come in obstetrics and gynecology? *J Ultrasound Med*. 2005;24:517-531.
25. Llompart-Pou JA, Abadal JM, Velasco J, et al. Contrast-enhanced transcranial color sonography in the diagnosis of cerebral circulatory arrest. *Transplant Proc*. 2009;41:1466-1468.
26. Valentino M, Serra C, Zironi G, et al. Blunt abdominal trauma: emergency contrast-enhanced sonography for detection of solid organ injuries. *AJR Am J Roentgenol*. 2006;186:1361-1367.
27. Papadopoulou F, Anthopoulou A, Siomou E, et al. Harmonic voiding urosonography with a second-generation contrast agent for the diagnosis of vesicoureteral reflux. *Pediatr Radiolol*. 2009;39:239-244.
28. Grayburn PA, Raichlen JS. Evaluation of the heart at rest. In: Goldberg BB, Raichlen JR, Forsberg F, eds. *Ultrasound Contrast Agents: Basic Principles and Clinical Applications*. 2nd ed. London, UK: Martin Dunitz Ltd.; 2001:143-154.
29. Nathan S, Feinstein SB. Evaluation of the heart during exercise and pharmacologic stress. In: Goldberg BB, Raichlen JR, Forsberg F, eds. *Ultrasound Contrast Agents: Basic Principles and Clinical Applications*. 2nd ed. London, UK: Martin Dunitz Ltd.; 2001:155-164.
30. Luo W, Numata K, Morimoto M, et al. Role of Sonazoid-enhanced three-dimensional ultrasonography in the evaluation of percutaneous radiofrequency ablation of hepatocellular carcinoma. *Eur J Radiol*. 2010;75:91-97.
31. EFSUMB Study Group. Guidelines and Good Clinical Practice Recommendations for Contrast Enhanced Ultrasound (CE-US)—Update 2008. *Ultrasound Med*. 2008;29:28-44.
32. Burns P, Wilson S. Focal liver masses: enhancement patterns on contrast-enhanced images—concordance of US scans with CT scans and MR images. *Radiology*. 2007;242:162-174.
33. Strobel D, Raeker S, Martus P, et al. Phase inversion harmonic imaging versus contrast-enhanced power Doppler ultrasound for the characterization of focal liver lesions. *Int J Colorectal Dis*. 2003;18(1):63-72.
34. Catala V, Nicolau C, Vilana R, et al. Characterization of focal liver lesions: comparative study of contrast-enhanced ultrasound versus spiral computed tomography. *Eur Radiol*. 2007;17(4):1066-1073.
35. Maruyama H, Sekimoto T, Yokosuka O. Role of contrast-enhanced ultrasonography with Sonazoid for hepatocellular carcinoma: evidence from a 10-year experience. *J Gastroenterol*. 2016;51(5):421-433.
36. Kim TK, Khalili K, Jang HJ. Local ablation therapy with contrast-enhanced ultrasonography for hepatocellular carcinoma: a practical review. *Ultrasonography*. 2015;34(4):235-245.
37. D'Onofrio M, Crosara S, De Robertis R, et al. Contrast-enhanced ultrasound of focal liver lesions. *AJR Am J Roentgenol*. 2015;205(1):W56-W66.
38. Cantisani V, Wilson SR. CEUS: where are we in 2015? *Eur J Radiol*. 2015;84(9):1621-1622.
39. Trillaud H, Bruel JM, Valette PJ, et al. Characterization of focal liver lesions with SonoVue® enhanced sonography: international multicenter-study in comparison to CT and MRI. *World J Gastroenterol*. 2009;15(30):3748-3756.
40. Needleman L, Merton DA. Imaging of peripheral vascular pathology. In: Goldberg BB, Raichlen JR, Forsberg F, eds. Ultrasound Contrast Agents: Basic Principles and Clinical Applications. 2nd ed. London, UK: Martin Dunitz Ltd.; 2001:267-275.
41. Robbin ML. The utility of contrast in the extra-cranial carotid ultrasound examination. In: Goldberg BB, Raichlen JR, Forsberg F, eds. *Ultrasound Contrast Agents: Basic Principles and Clinical Applications*. 2nd ed. London, UK: Martin Dunitz Ltd.; 2001:239-252.
42. Pfister K, Rennert J, Uller W, et al. Contrast harmonic imaging ultrasound and perfusion imaging for surveillance after endovascular abdominal aneurysm repair regarding detection and characterization of suspected endoleaks. *Clin Hemorheol Microcirc*. 2009;43:119-128.
43. Langholz J, Scliel R, Schurman R, et al. Contrast enhancement in leg vessels. *Clin Radiol*. 1996;51:31-34.
44. Lindner JR, Womack L, Barrett EJ, et al. Limb stress-rest perfusion imaging with contrast ultrasound for the assessment of peripheral arterial disease severity. *JACC Cardiovasc Imaging*. 2008;1(3):343-350.
45. Duerschmied D, Zhou Q, Rink E, et al. Simplified contrast ultrasound accurately reveals muscle perfusion deficits and reflects collateralization in PAD. *Atherosclerosis*. 2009;202(2):505-512.
46. Seol SH, Davidson BP, Belcik JT, et al. Real-time contrast ultrasound muscle perfusion imaging with intermediate-power imaging coupled with acoustically durable microbubbles. *J Am Soc Echocardiogr*. 2015;28(6):718-726.
47. Thomas KN, Cotter JD, Lucas SJ, et al. Reliability of contrast-enhanced ultrasound for the assessment of muscle perfusion in health and

peripheral arterial disease. *Ultrasound Med Biol*. 2015;41(1):26-34.
48. Aschwanden M, Partovi S, Jacobi B, et al. Assessing the end-organ in peripheral arterial occlusive disease-from contrast-enhanced ultrasound to blood-oxygen-level-dependent MR imaging. *Cardiovasc Diagn Ther*. 2014;4(2):165-172.
49. Puls R, Hosten N, Bock JS, et al. Signal-enhanced color Doppler sonography of deep venous thrombosis in the lower limbs and pelvis. *J Ultrasound Med*. 1999;18:185-190.
50. Pfister K, Rennert J, Greiner B, et al. Pre-surgical evaluation of ICA-stenosis using 3D power Doppler, 3D color coded Doppler sonography, 3D B-flow and contrast enhanced B-flow in correlation to CTA/MRA: first clinical results. *Clin Hemorheol Microcirc*. 2009;41(2):103-116.
51. Hammond CJ, McPherson SJ, Patel JV, et al. Assessment of apparent internal carotid occlusion on ultrasound: prospective comparison of contrast-enhanced ultrasound, magnetic resonance angiography and digital subtraction angiography. *Eur J Vasc Endovasc Surg*. 2008;35(4):405-412.
52. Droste DW, Boehm T, Ritter MA, et al. Benefit of echocontrast-enhanced transcranial arterial color-coded duplex ultrasound. *Cerebrovasc Dis*. 2005;20(5):332-336.
53. Kunz A, Hahn G, Mucha D, et al. Echo-enhanced transcranial color-coded duplex sonography in the diagnosis of cerebrovascular events: a validation study. *AJNR Am J Neuroradiol*. 2006;27:2122-2127.
54. Bogdahn U, Holscher T, Schlachetzki F. Transcranial color-coded duplex sonography (TCCS). In: Goldberg BB, Raichlen JR, Forsberg F, eds. *Ultrasound Contrast Agents: Basic Principles and Clinical Applications*. 2nd ed. London, UK: Martin Dunitz Ltd.; 2001:253-265.
55. Droste DW. Clinical utility of contrast-enhanced ultrasound in neurosonology. *Eur Neurol*. 2008;59(Suppl 1):2-8.
56. Gómez-Choco M, Schreiber SJ, Weih M, et al. Delayed transcranial echo-contrast bolus arrival in unilateral internal carotid artery stenosis and occlusion. *Ultrasound Med Biol*. 2015;41(7):1827-1834.
57. Wang Y, Wang Y, Wang Y, et al. Intraoperative real-time contrast-enhanced ultrasound angiography: a new adjunct in the surgical treatment of arteriovenous malformations. *Neurosurgery*. 2007;107:959-964.
58. Shah F, Balan P, Weinberg M, et al. Contrast-enhanced ultrasound imaging of atherosclerotic carotid plaque neovascularization: a new surrogate marker of atherosclerosis? *Vasc Med*. 2007;12(4):291-297.
59. Magnoni M, Coli S, Marrocco-Trischitta MM, et al. Contrast-enhanced ultrasound imaging of periadventitial vasa vasorum in human carotid arteries. *Eur J Echocardiogr*. 2009;10:260-264.
60. Coli S, Magnoni M, Sangiorgi G, et al. Contrast-enhanced ultrasound imaging of intraplaque neovascularization in carotid arteries: correlation with histology and plaque echogenicity. *J Am Coll Cardiol*. 2008;52(3):223-230.
61. Staub D, Patel MB, Tibrewala A, et al. Vasa vasorum and plaque neovascularization on contrast-enhanced carotid ultrasound imaging correlates with cardiovascular disease and past cardiovascular events. *Stroke*. 2010;4(1):41-47.
62. Song ZZ, Zhang YM. Contrast-enhanced ultrasound imaging of the vasa vasorum of carotid artery plaque. *World J Radiol*. 2015;7(6):131-133.
63. Vavuranakis M, Sigala F, Vrachatis DA, et al. Quantitative analysis of carotid plaque vasa vasorum by CEUS and correlation with histology after endarterectomy. *Vasa*. 2013;42(3):184-195.
64. Ruiz EM, Papaioannou TG, Vavuranakis M, et al. Analysis of contrast-enhanced intravascular ultrasound images for the assessment of coronary plaque neoangiogenesis: another step closer to the identification of the vulnerable plaque. *Curr Pharm Des*. 2012;18(15):2207-2213.
65. Albrecht T, Blomley MJ, Cosgrove DO, et al. Non-invasive diagnosis of hepatic cirrhosis by transit-time analysis of an ultrasound contrast agent. *Lancet*. 1999;353:1579-1583.
66. Lee KH, Choi BI, Kim KW, et al. Contrast-enhanced dynamic ultrasonography of the liver: optimization of hepatic arterial phase in normal volunteers. *Abdom Imaging*. 2003;28(5):652-656.
67. Sellars ME, Sidhu PS, Heneghan M, et al. Infusions of microbubbles are more cost-effective than bolus injections in Doppler studies of the portal vein: a quantitative comparison of normal volunteers and patients with cirrhosis. *Radiology*. 2000;217(P):396.
68. Skjoldbye B, Weislander S, Struckmann J, et al. Doppler ultrasound assessment of TIPS patency and function—the need for echo enhancers. *Acta Radiol*. 1998;39:675-679.
69. Uggowitzer MM, Kugler C, Machan L, et al. Value of echo-enhanced Doppler sonography in evaluation of transjugular intrahepatic portosystemic shunts. Am J Roentgenol. 1998;170(4):1041-1046.
70. Missouris CG, Allen CM, Balen FG, et al. Non-invasive screening for renal artery stenosis with ultrasound contrast enhancement. *J Hypertens*. 1996;14(4):519-524.
71. Needleman L. Review of a new ultrasound contrast agent—EchoGen emulsion. *Appl Radiol*. 1997;26(S):8-12.
72. Karamehic J, Scoutt LM, Tabakovic M, et al. Ultrasonography in organs transplantation. *Med Arh*. 2004;58(1 Suppl 2):107-108.
73. Benozzi L, Cappelli G, Granito M, et al. Contrast-enhanced sonography in early kidney graft dysfunction. *Transplant Proc*. 2009;41(4):1214-1215.
74. Boggi U, Morelli L, Amorese G, et al. Contribution of contrast-enhanced ultrasonography to nonoperative management of segmental ischemia of the head of a pancreas graft. *Am J Transplant*. 2009;9(2):413-418.
75. Faccioli N, Crippa S, Bassi C, et al. Contrast-enhanced ultrasonography of the Pancreas. *Pancreatology*. 2009;49(5):560-566.
76. Leutoff UC, Scharf J, Richter GM, et al. Use of ultrasound contrast medium Levovist in after-care of liver transplant patients: improved vascular imaging in color Doppler ultrasound. *Radiology*. 1998;38:399-404.
77. Sidhu PS, Shaw AS, Ellis SM, et al. Microbubble ultrasound contrast in the assessment of hepatic artery patency following liver transplantation: role in reducing frequency of hepatic artery arteriography. *Eur Radiol*. 2004;14(1):21-30.
78. Giannoni MF, Palombo G, Sbarigia E, et al. Contrast-enhanced ultrasound for aortic stent-graft surveillance. *J Endovasc Ther*. 2003;10(2):208-217.
79. Iezzi R, Cotroneo AR, Basilico R, et al. Endoleaks after endovascular repair of abdominal aortic aneurysm: value of CEUS. *Abdom Imaging*. 2010;35(1):106-114.
80. Pfister K, Rennert J, Uller W, et al. Contrast harmonic imaging ultrasound and perfusion imaging for surveillance after endovascular abdominal aneurysm repair regarding detection and characterization of suspected endoleaks. *Clin Hemorheol Microcirc*. 2009;43(1):119-128.
81. Partovi S, Kaspar M, Aschwanden M, et al. Contrast-enhanced ultrasound after endovascular aortic repair-current status and future perspectives. *Cardiovasc Diagn Ther*. 2015;5(6):454-463.
82. Oka MA, Rubens DJ, Strang JG. Ultrasound contrast agent in evaluation of abdominal vessels. *J Ultrasound Med*. 2001;20:S84.
83. Castagno C, Varetto G, Benintende E, et al. Contrast-enhanced sonographic follow-up after stenting of visceral artery aneurysms. *J Ultrasound Med*. 2016;35(3):637-641.

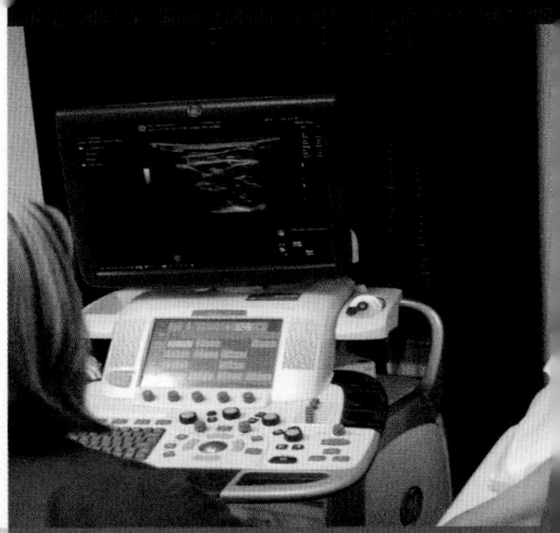

# 其他血管成像法

BRIAN BURKE

# 第 33 章

## 目标

- 说出三种可供选择的成像方式来补充双功能超声对血管的诊断。
- 了解临床情况有助于使用其他血管成像技术。
- 列出使用 CT 和 MR 的重要的禁忌证或限制。
- 阐述血管诊断时 CT 和 MR 与血管造影相比较主要的优缺点。

## 词汇表

**造影(contrast)**:作为成像法的一部分,通过注射药物来区分血管和非血管结构,以突出显示血管大小和形状的变化。

**增强(enhancement)**:注射造影剂后血管腔内图像的亮度增加。

**重定格式/重建(reformat/reconstruction)**:数字图像的多角度呈现(即三维容积重建)。

**空间分辨率(spatial resolution)**:成像法辨识细节的能力。

**减影(subtraction)**:通过对图像的电子处理仅留下对比增强的结构可见。

## 关键词

CT 血管造影(CTA)
造影剂
数字减影血管造影(DSA)
增强
磁共振血管造影(MRA)
最大强度投影(MIP)重建
辐射
重定格式/重建
空间分辨率
减影法

影像专家可以使用多种方法来评估体内的血管。血管造影是传统的金标准,多年来一直在使用数字化技术来减少造影剂用量以及更快速地采集图像。多普勒超声成像作为一种便捷的可选择的无创性检查方法已经使用了几十年,特别是用于颈部和四肢的浅表血管检查。最近,CT 和 MR 硬件和图像处理方法的改进促进了 CT 血管造影(CTA)和磁共振血管造影(MRA)的发展,这在血管成像领域有着广泛的应用前景。

本章回顾了这些可选择的成像技术的基本方法,描述了它们的临床应用,并比较了它们与多普勒超声成像的诊断效果。

## 方式

### 数字减影血管造影及数字减影静脉造影

#### 原则

动脉造影仍是影像评价血管的金标准。它具有比其他技术更高的空间分辨率,能够准确地描述更小更细的分支血管。它还有另一个优点,能够在透视下操纵导管和其他血管内设备,便于治疗干预的引导。

## 技术

血管造影术通过给血管腔内填充碘造影剂并将它们暴露于X线下，可以生成血管腔的图像。现代的血管造影系统已经用数字探测器取代了胶片，数字图像的分辨率取决于像素矩阵的大小。探测器和C形臂的X线管相连，能够在两条轴线上围绕患者旋转，显示所需检测的解剖结构。患者的检查床可以移动来进行动脉造影（图 33-1）。

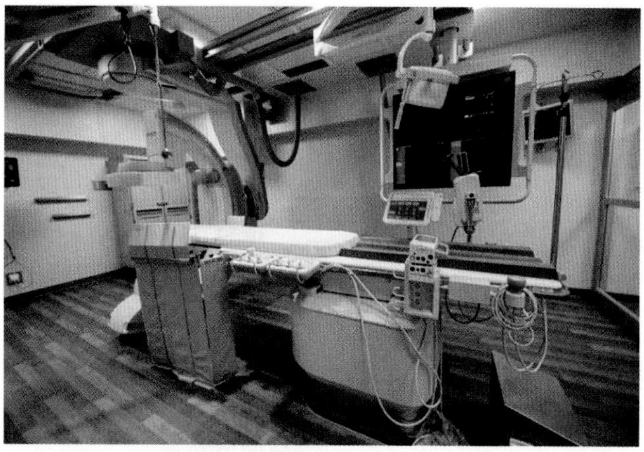

**图 33-1** 有C型臂的血管造影检查床，能获得从垂直和倾斜的角度采集的图像

数字减影是在注射造影剂之前获得一张“蒙片”。对增强后的图像进行数字减影减去蒙片图像，产生一幅新的只含造影剂的图像（图 33-2）。这需要患者的合作才能成功，因为运动或呼吸位移会导致蒙片和增强后图像之间的不匹配。然而，该技术的优点是可以大幅度降低造影剂的用量。

实施造影需要血管通路，这意味着需要直接穿刺血管并将导管放置在感兴趣的血管内。动脉通路部位包括股总动脉、肱动脉和桡动脉。静脉通路部位取决于介入的位置，但通常包括股总静脉和肱静脉。造影剂注射的量和速率取决于血管的大小和血流量。目前的趋势倾向于使用非离子型或低渗造影剂以减少不适和注射相关不良反应。

## 精度

如前所述，增强血管造影仍是血管诊断的金标准，其准确性已通过手术相关性得到证实。例如，在颈动脉系统中，数字减影血管造影（DSA）的图像具有良好的诊断质量，对管腔狭窄的诊断灵敏度为95%，特异性为99%，准确率为97%。[1]在下肢动脉检查中有类似的结果，虽然血管的显影率在小腿和足部较小血管可能限制其准确性。

DSA是一种二维技术，由于动脉病变往往是偏心性的，单次检查不能显示管腔狭窄的全部程度。为了最佳评估狭窄程度往往需要多次检查。

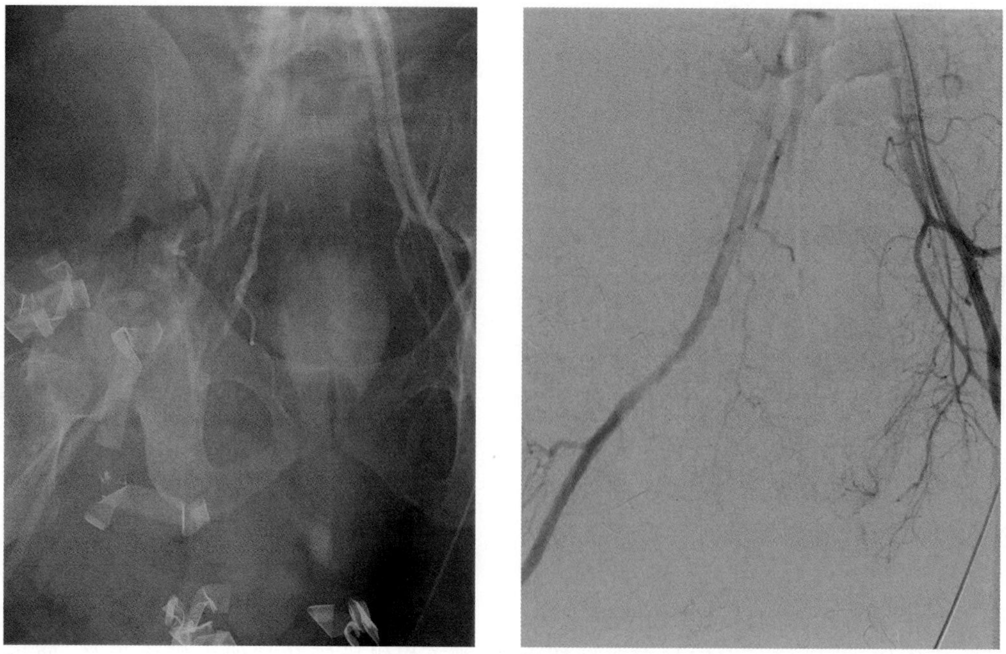

A B

**图 33-2** 对增强图像（A）进行电子减影去掉造影前“蒙片”，形成数字减影血管造影，留下只含造影剂的血管图像（B）

### 局限性

因为直接穿刺动脉，DSA 相比其他影像技术更具有创性，因此可能出现更多并发症。穿刺部位的损伤可引起出血并发症、假性动脉瘤或动静脉瘘形成。血管内损伤可包括内膜剥离、壁内血肿或斑块栓塞。

虽然动脉注射对碘造影剂过敏反应的发生率比静脉注射的要少，这仍然是一个相对禁忌证，并且可能需要术前用药。肾功能差也是相对禁忌证。可以考虑使用可替代的造影剂，如钆或二氧化碳。DSA 的成本通常超过其他成像方式。

## CT 血管造影/CT 静脉造影

### 原则

CTA 和 DSA 一样，利用 X 线显示造影增强的血管。然而，作为一种断层技术，获得的是穿过身体的轴切面图像。数据可以进行数字处理，以不同的切面或三维重建呈现图像。此外，由于 CT 的对比度分辨率优于 X 线放射成像，所以血管壁及周围软组织结构更清晰可见。通过外周静脉注射造影剂，同样的高对比度分辨率使血管系统明显显影。

### 技术

CT 扫描仪配置了 X 线发射源，发射出扇形射线束，并安装在弧形 X 线探测器对面的一个旋转环上（图 33-3）。射线发射源会以 360°的圆圈绕着患者旋转，同时在射线中的患者会在检查床上移动。目前的扫描仪使用多个探测器（64 排或更多）和螺旋扫描模式，这样就可以获得容积数据，而不是多个单独的切面。在一次屏气过程中完成对感兴趣区域的扫描，同时以每秒 3 ~ 5ml 的速度注射造影剂。

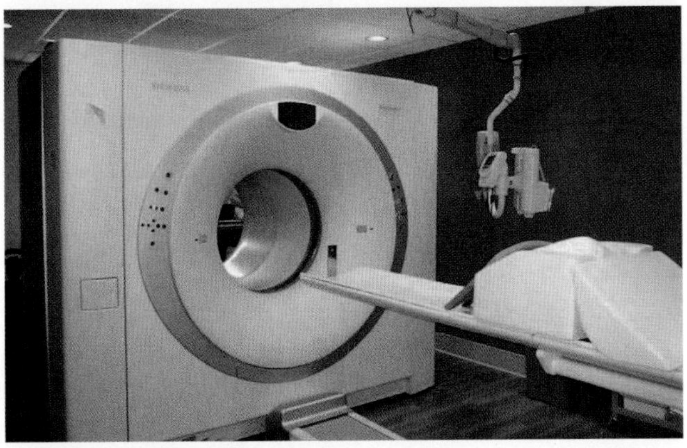

图 33-3 使用多排螺旋 CT 可以在单次屏气中扫描患者更大的区域，在造影峰值时间内可以采集长段血管的影像

造影剂到达感兴趣血管时必须准确计时，以使增强的血管管腔与周围软组织之间的对比度最大化。扫描仪包含了自动跟踪软件，以检测到造影剂到达感兴趣区，并在适当的时间开始扫描（图 33-4）。其他扫描参数，包括视野、层厚和螺距，根据解剖范围的需要进行调整。

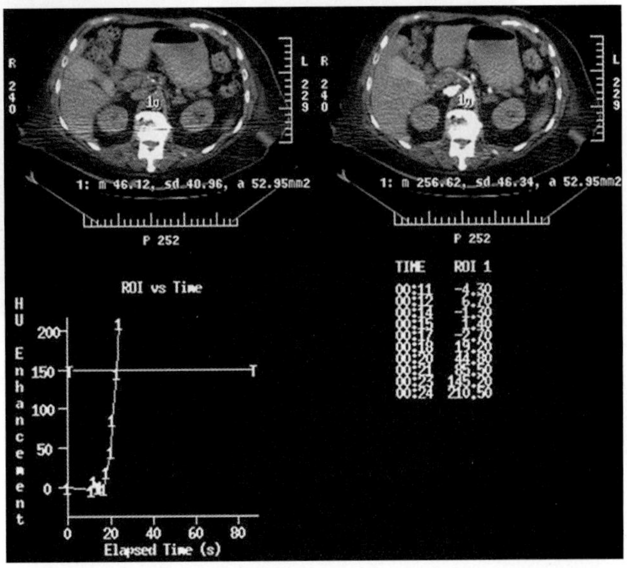


图 33-4 进行造影检查后分析时间增强曲线可以解释血流的个体差异。这项检查可以使用合理的扫描延迟以最大限度地增强感兴趣的血管

由于实际的层厚小于 1mm，可以对数据进行数字处理，使得各向同性分辨率的图像可以在任何投影中显示。进一步的数据处理可以用 3D 形式呈现图像。要显示三维图像可以使用最大强度投影（MIP），它的像素密度对应管腔直径，或用表面遮盖显示法强调内膜轮廓（图 33-5）。然后，3D 图像可以在工作站上处理成各种投影。

### 精度

与 DSA 相比，已发表的研究表明，CTA 在各种应用中很高效。对于颈动脉分叉部大于 50% 的狭窄的诊断，敏感性为 89%，特异性为 91%，准确率为 90%。[2] 根据其检测更小的栓子的能力及 CTA 检查阴性的结果研究中没有复发的血栓栓塞性疾病，CTA 的对于肺栓塞的诊断基本上取代了通气/灌注（V/Q）扫描。对于外周循环直径大于 1mm 的血管，CTA 实质上与 DSA 的精确度基本相当。对于下肢动脉大于 50% 狭窄的诊断，Willmann 和他的同事们[3]发现，敏感性为 96%，

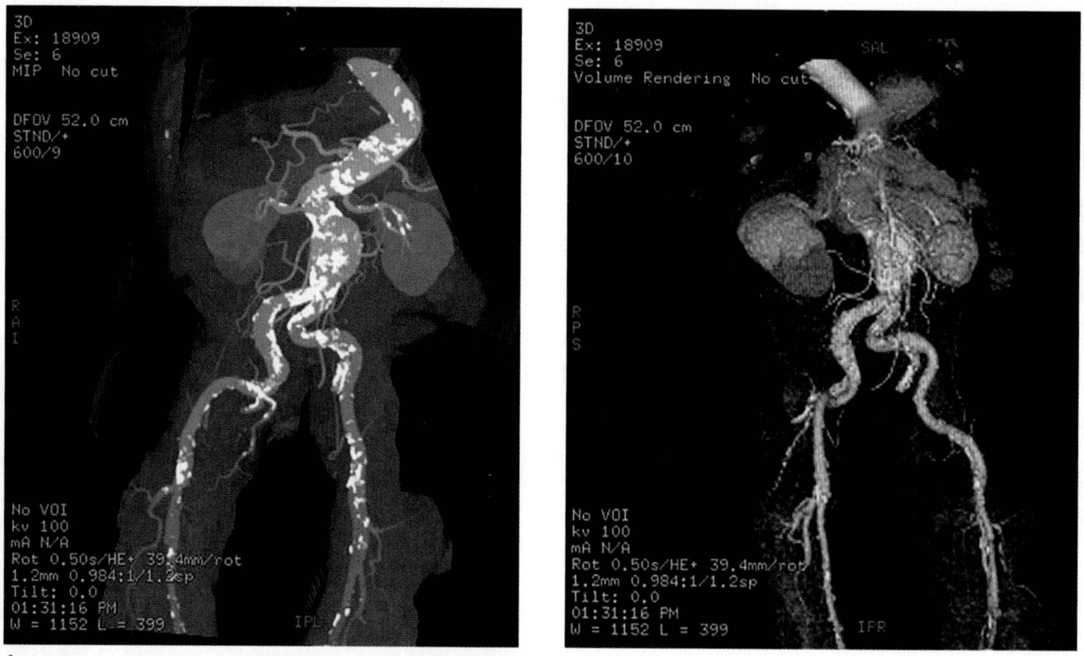


A B

图 33-5 CTA 的轴向扫描数据能通过后处理以医生熟悉的图像形式呈现，并且可以增强对异常的辨识，如 MIP 图像（A）或容积再现重建（B）

特异性为 96%，准确度为 96%。

### 局限性

广泛的内膜钙化阻碍显示小血管管腔，使得狭窄和闭塞难以区分。邻近的金属物体（关节假体及手术夹）产生的伪影会影响血管段的显示。

与 DSA 动脉注射造影剂相比，CTA 静脉注射造影剂更易发生对造影剂的过敏反应。有对造影剂过敏反应的病史可能是进行检查的禁忌指征。肾功能差也是使用碘造影剂的相对禁忌。注射部位造影剂的外渗可导致疼痛、肿胀和组织损伤。[4]

由于 CT 在目前的医疗工作中很常见，而且 CTA 比大多数常规 CT 检查的暴露剂量更高，所以辐射诱发癌症的长期风险是一个令人关注的问题。2007 年的研究模型估计美国未来大约有 29 000 种与 CT 扫描相关的癌症。[5]每一项检查都该应用剂量减少与合理可实现的低水平兼容原则。

## 磁共振血管造影/磁共振静脉成像

### 原理

随着快速扫描技术和图像处理软件的发展，MRI 的血管应用也随之增加，使身体部位大的区域能够屏气成像。MRA 与 CTA 及多普勒技术竞争，评估脑、内脏和外周的动脉和静脉血管。虽然相对 CTA 来说，MRI 对运动伪影的敏感性稍差，但在合作患者中，它能精确评估小血管而不受电离辐射的影响。

MRI 将强磁场应用于患者，使得磁场中体内的质子与磁场保持一致（图 33-6）。进一步应用磁场梯度和射频脉冲使这一方向受到了干扰。脉冲消失后，质子重新排列，在这个过程中能量释放。这种射频能量取决于组织本身的性质和密度，这是 MRI 的基础。

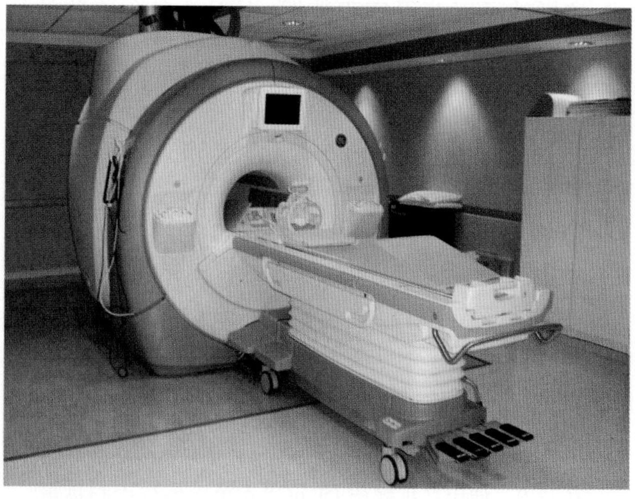

图 33-6 MRI 需要更长的扫描时间，和 CT 相比较监测患者更困难

### 技术

MRA 可以使用或不使用造影剂。非增强 MRA 利用时间飞跃法。通过这种技术，流动血液中的质子进入先前激活的组织内产生强烈的信号。当血管垂直于组织切面时，这种流动相关增强是最强的。选择性动脉或静脉时间飞跃法的检查可以通过成像组织上方或下方的预饱和质子来完成，以分别抑制的动脉或静脉的信号。

增强 MRA 像 CTA 一样，当血管内的造影剂达峰值浓度时对感兴趣区域屏气成像。使用短采集时间的成像序列空间分辨率低，但可以迅速重复显示血管造影图像。

MRA 的造影剂是钆螯合物，具有顺磁性，从而导致增强血管的信号强度明显增加。这种效应是短暂的，需要计算注射时间来捕捉增强的峰值。然而，新的造影剂在血池中停留更长的时间，并能延迟扫描，尤其对静脉检查非常有用。使用移动检查床使我们有可能跟踪进入下肢的造影剂来进行动脉血流的研究。与 DSA 一样，可以使用减影技术来最大限度地加大增强和非增强像素之间的对比度。

### 精度

先进的 MRA 在各种应用中有很高的准确性，类似于 CTA 的准确性。最近的一项 meta 分析评估颈内动脉病变增强 MRA 显示如下的敏感性和特异性：对于中度狭窄（狭窄率 50% ~69%），敏感性和特异性分别为 66% 和 94%；对于重度狭窄（狭窄率 70% ~99%），敏感性和特异性分别为 95% 和 92%；对于闭塞，敏感性和特异性分别为 99% 和 99%。[6]下肢诊断性能评价的另一个研究发现增强 MRA 对大于 50% 狭窄的诊断有 95% 的敏感性和 96% 的特异性。[7]对于深部的内脏血管，由于呼吸和蠕动的限制分辨率较低。

### 局限性

MRI 的一般禁忌证（某些植入的设备、金属异物及幽闭恐怖症）也适用于 MRA。不能配合或不能屏住呼吸的患者是这些检查的不佳受检者。支架、滤器及其他血管植入物产生局部伪影，可以使检查无诊断价值。

肾功能不全患者暴露于含钆造影剂后有肾源性系统性纤维化发展的风险。这种风险对于肾小球滤过率（GFR）小于 30ml/（min · 1.73m$^2$）的患者是最显著的。[8]

## 应用

### 脑血管病

DSA 是评价颈动脉分叉部和颅内血管的金标准（图 33-7）。20 世纪 90 年代进行的主要研究（北美症状性颈动脉内膜切除试验和无症状颈动脉粥样硬化研究）建立了基于这种方法量化颈动脉狭窄的方法。然而，在目前无创性方法成熟的时代，以诊断为目的的 DSA 已被大量取代。对于治疗干预的指导，如颈动脉支架置入术，它仍然起着重要的作用。

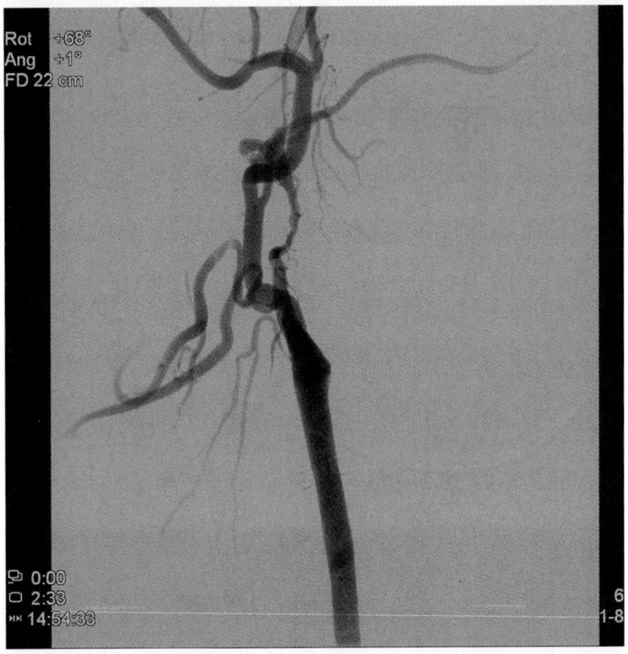


**图 33-7**　颈动脉的 DSA 具有优良的空间分辨率，显示了颈内动脉起始部不规则长节段的狭窄

多普勒超声在颅外颈动脉疾病诊断中有着长期的应用经验。颈内动脉狭窄和闭塞的检测和分级有完善的标准。其局限性包括严重钙化的病变，这种病变影响整个管腔的显示。此外，颈动脉的胸廓段和颅内段难以检查。

CTA 或 MRA 的狭窄分级基于对源轴图像或经过处理的重建图像（MIP 图像）的视觉估计或卡尺测量（图 33-8，图 33-9）。这些技术的空间分辨率不如 DSA 好，但是横截面图像比 DSA 的投影图像增加了不规则/偏心狭窄血管的狭窄程度。[9]此外，CT 和 MR 的对比度分辨率的提高可以显示血管壁和内膜斑块特征，而 DSA 只能描述血管腔。钙化斑块在 MRA 上表现为信号缺失。[10]

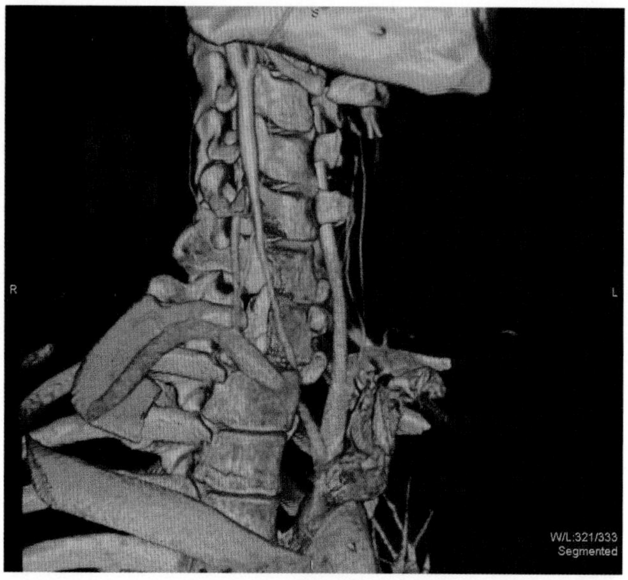


图 33-8 动脉 CTA 的容积重建显示血管炎患者颈总动脉光滑、长节段的狭窄

重度狭窄和闭塞的区别对治疗有重要的影响。所有的方法都能很准确地对此进行区别;然而应注意到,在严重狭窄处,湍流会导致时间飞跃法(平扫)MRA 管腔内局部信号缺失。有时候,其他形式的相关检查有助于解决这种不确定性。

对于手术后或支架术后颈动脉系统的评估最好是用超声检查或 CTA,因为手术夹或支架会导致局部磁场不均匀,图像伪影使血管显示模糊不清。

## 外周动脉疾病

下肢血管的诊断涉及鉴别局部病灶和多灶性或弥漫性病变,局部病灶可接受血管成形术或支架术,多灶性或弥漫性病变将受益于外科搭桥手术。治疗计划需要对远端血管血流进行评估,因为未治疗的远端肢体疾病增加了支架或移植物失败的可能性。对有症状患者的初步评估是用多普勒测量踝肱指数(ABI),ABI 小于 0.90 表示缺血性病变。使用双功能超声、CTA 或 MRA 来确定疾病的解剖部位和程度。动脉造影,例如在颈动脉系统,主要用于引导血管内介入(图 33-10)。

外周动脉 CTA 诊断包括腹主动脉、盆腔髂动脉和下肢动脉造影的评估(图 33-11)。平扫影像对存在广泛血管钙化的患者很有用。必须进行追踪检查以确保在管腔显影的峰值时间成像,当广泛的病变导致造影剂到达足部的时间延迟,可能需要小腿的延迟成像。

除了对狭窄和闭塞部位诊断和程度分级之外,CTA 还可以显示血管异常、侧支循环以及血栓栓塞症的证据。对血管腔周围软组织的描述有助于明确动脉瘤和血管畸形的特征,并能明确有无术后积液。CT 数据的后处理创立了三维或容积重建,其产生的图像形式有利于术前规划。[11]

增强 MRA 能显示的下肢解剖范围与 CTA 类似

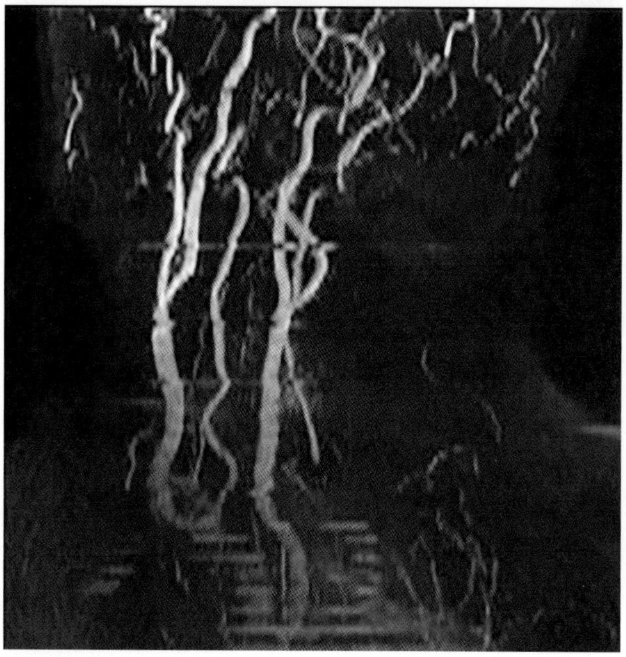

A

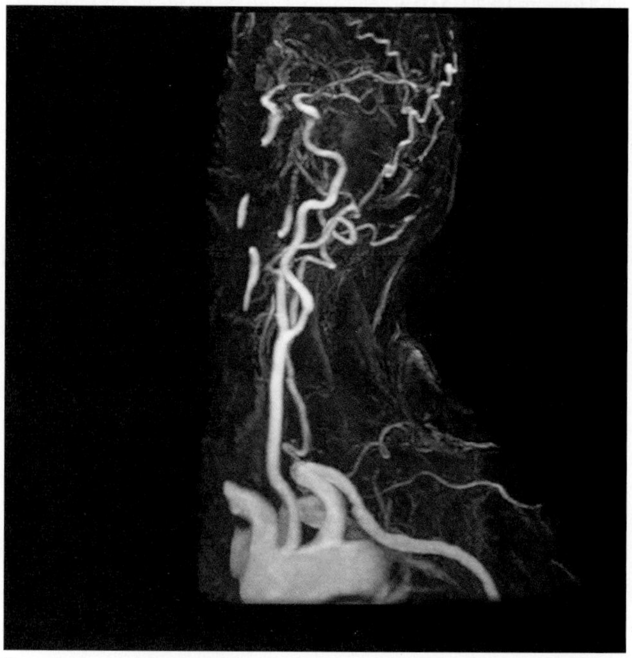

B

图 33-9 时间飞跃法(TOF)MRA(A)比增强 MRA(B)有更多的伪影和更差的空间分辨率。左颈内动脉近端狭窄在后一张图像中显示更清晰

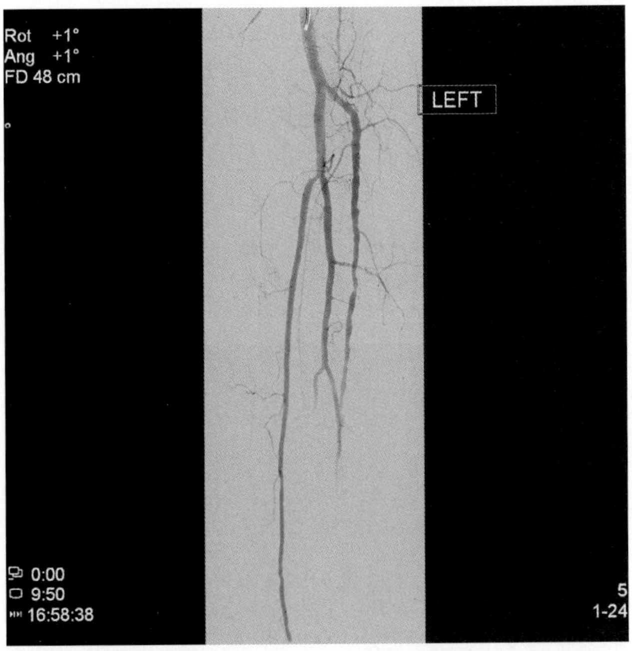


**图 33-10**　下肢动脉的 DSA 显示胫前动脉多发狭窄。检查是在血管成形术和支架置入术之前进行的

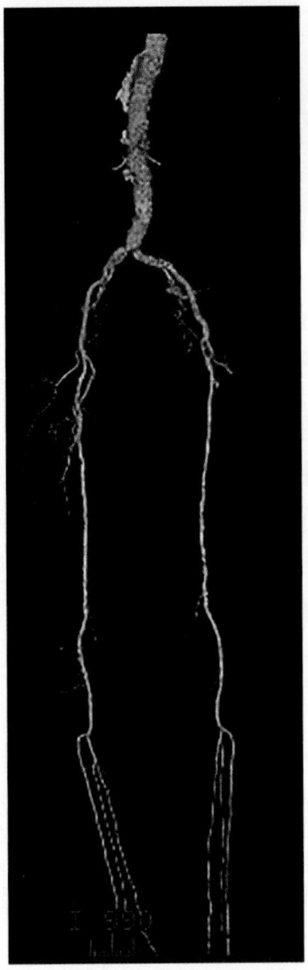

**图 33-11**　CTA 容积重建有利于外科手术和血管内治疗计划。在解释这项检查结果时要与二维轴向扫描相结合

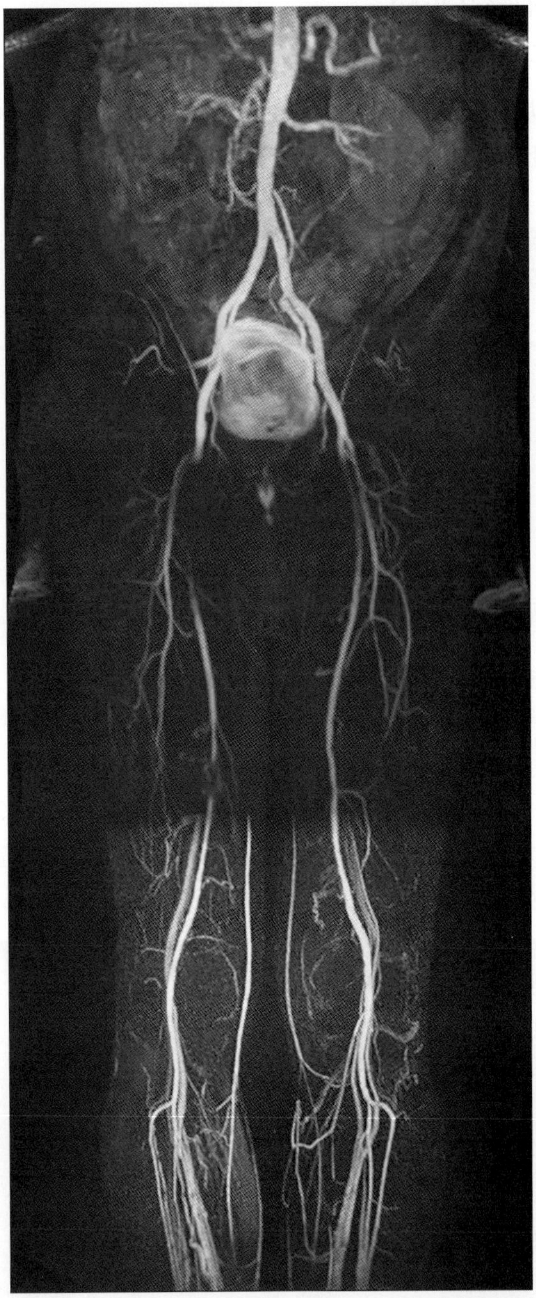

**图 33-12**　只使用 MRA 通过快速扫描序列和移动检查床就可以从腹主动脉向下延续到足部来进行评估。要注意下肢动脉和静脉的重叠

(图 33-12)。钙化斑块的程度显示不太清楚,支架和手术夹产生的局部伪影导致管腔显示模糊。然而,小腿小剂量团注造影快速序列成像(即,时间分辨动态对比成像序列)产生高时空分辨率的动脉造影。

快速扫描采集对不合作的患者有利,不合作的患者以及那些有血管支架或其他金属置入物的患者应使用 CTA 来成像。另一方面,碘过敏的患者和患有广泛血管钙化的糖尿病患者使用 MRA 更好。[12]

## 周围静脉疾病

双功能超声是上肢和下肢静脉血栓的首选检查方法，因为它成本低，准确性高，以及无放射性。在声波不能穿透的地方超声检查受限。

静脉造影很少用于诊断，但是它是溶栓和静脉支架置入等治疗措施的重要组成部分，经常作为透析内瘘管理的一部分（图 33-13）。

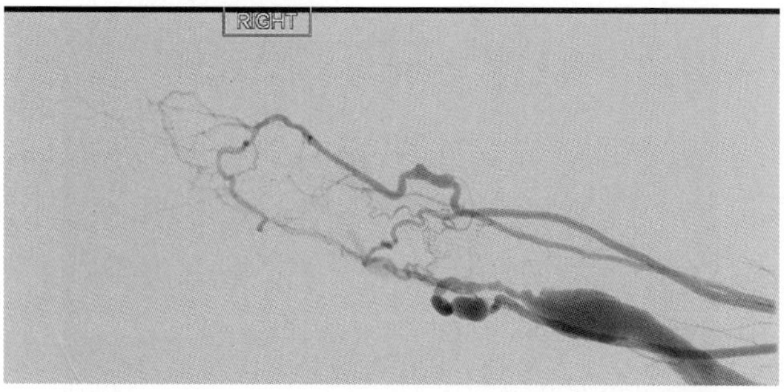


**图 33-13** DSA 常用于透析内瘘并发症的诊断和治疗。在这个桡动脉-头静脉动静脉内瘘中，瘘口处和静脉流出道有狭窄

CT 静脉造影（CTV）有时与肺动脉 CTA 联合应用，用于疑似血栓栓塞性疾病，只需要注射一次造影剂就完成检查。盆腔和下肢的成像延迟至静脉显影，这样小腿静脉通常就可以清晰成像了。

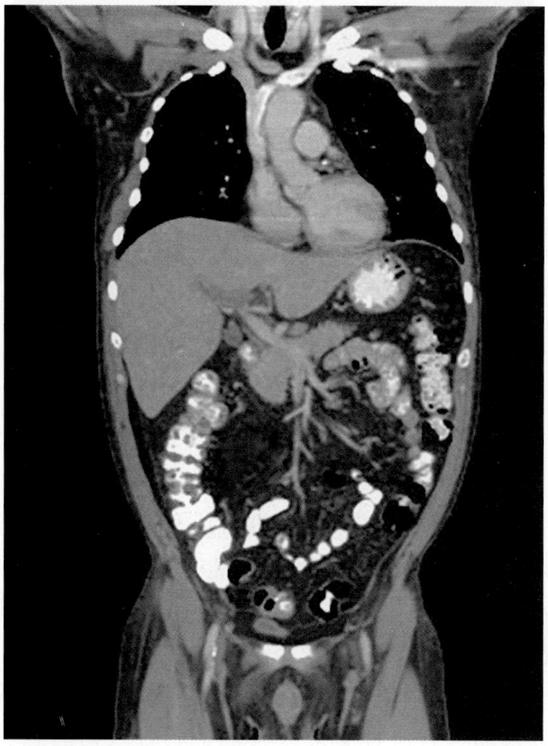

**图 33-14** 虽然双功能超声对内脏血管的评估是有用的，但是对肝门部门静脉主干延伸至门静脉右支的血栓，冠状 CT 重建静脉造影提供了诊断信心

在超声检查受限时，CTV 和 MR 静脉成像（MRV）特别有用（图 33-14）。用这些检测方法往往能最好地检查硬脑膜静脉窦、上腔静脉、下腔静脉、肠系膜静脉和髂静脉的血栓形成。特殊的适应证包括胸廓出口综合征、髂静脉压迫综合征和卵巢静脉血栓形成（图 33-15）。怀孕的患者进行 MRV 检查时不使用造影剂，以避免胎儿暴露风险。[13]

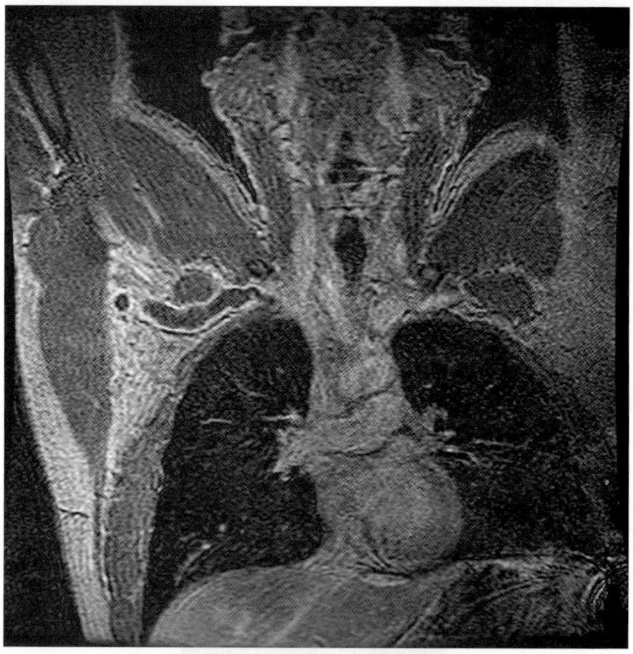

**图 33-15** 胸廓出口综合征。手臂上举高于头部进行颅脑 MRV 检查能显示锁骨和第一肋骨之间的右锁骨下静脉血栓形成伴静脉段狭窄

用这些断层检查方法可以很好地描述复杂的静脉畸形或动静脉畸形的解剖。使用增强 MRV 来鉴别良性和肿瘤栓子已有报道。最后，对于多发静脉血栓的慢性透析患者，使用 MRV 可以方便地检测到可用的静脉通路位置。

## 腹主动脉

动脉瘤外科治疗前使用血管造影作为路线图（图 33-16）。血管造影也被认为是评估主动脉夹层的金标准。然而，它只能显示主动脉管腔，不能评估血管壁或动脉瘤内的血栓，所以它对动脉瘤整个尺寸和程度的评估不可靠。

CTA 能显示动脉瘤的大小及其与毗邻血管的关系，这在行动脉瘤修复术之前非常有用。如果准备置入支架，血管腔的精确测量是必要的。虽然超声能可靠地检测动脉瘤的大小变化，并诊断内漏，但术后或

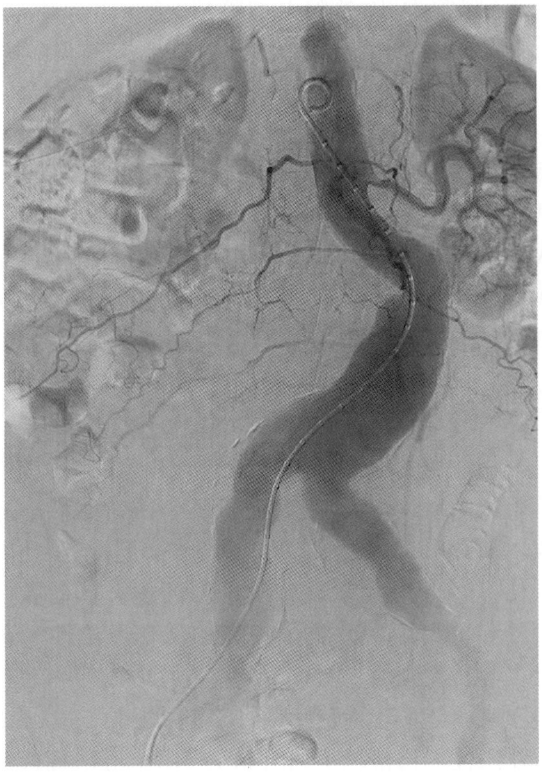

**图 33-16**　DSA 证实的腹主动脉瘤和双侧髂总动脉瘤。血管腔可以显示，但是血管壁和附壁血栓不能显示

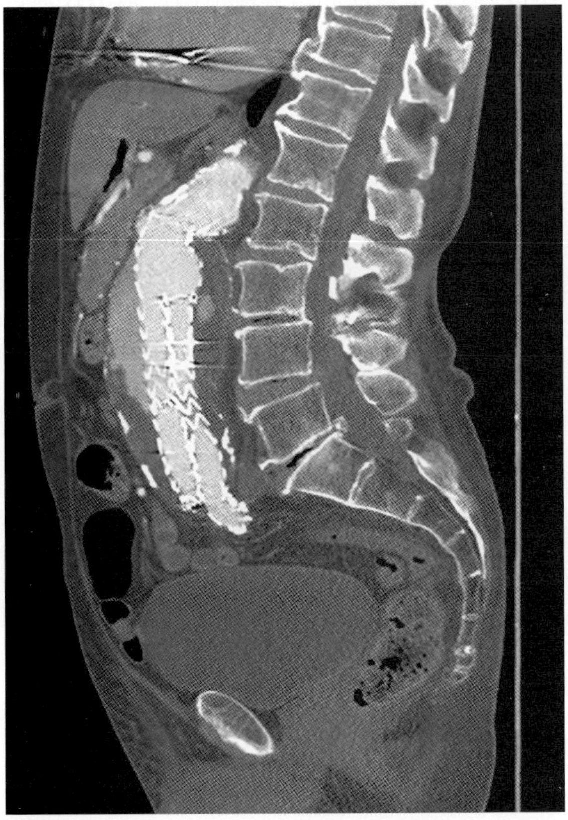

**图 33-17**　腹主动脉 CTA 矢状位重建显示腹主动脉瘤腔内修复术置入了分叉支架。支架外的动脉瘤腔内存在造影剂，说明有内漏

介入治疗后随访通常使用 CTA（图 33-17）。[14]

MRA 是评价动脉瘤和夹层的可选方法。MRA 在碘造影剂是禁忌证时特别有用（图 33-18）。

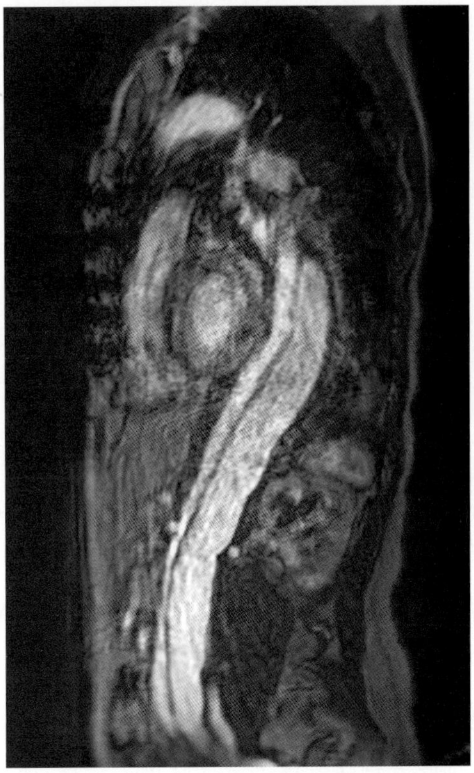

**图 33-18**　主动脉的矢状位 MRA 能显示从主动脉弓延伸到髂总动脉的主动脉夹层的内膜

## 肾血管性疾病

肾动脉狭窄的诊断已应用多模态方法进行，经常因肾功能不全的患者希望使用碘造影剂的剂量减至最小而变得复杂。DSA 能准确评估狭窄程度，并能有效地检测出分支血管狭窄和诊断纤维肌性发育不良（fibromuscular dysplasia，FMD）（图 33-19）。但是，由于其有创性并且在高血压人群中诊断率较低，DSA 常在确诊检查时保留使用，并指导支架置入。

肾动脉的双功能超声经常用于筛查。然而，这在技术上要求很高。实验室里经验丰富的超声检查者准确率高，这需要大量的检查积累经验。

CTA 对于近端肾动脉狭窄的诊断很准确，并且通常能诊断纤维肌性发育不良（图 33-20）。它在识别副肾动脉方面比超声更强。因为它能评估周围的软组织，所以偶尔会发现引起高血压的肾肿瘤或肾上腺肿瘤。

增强 MRA 与 CTA 相比空间分辨率略低，主要是因为组织运动且图像采集时间较长。在肾动脉近端准确性较好，但是在存在广泛的动脉粥样硬化斑块的

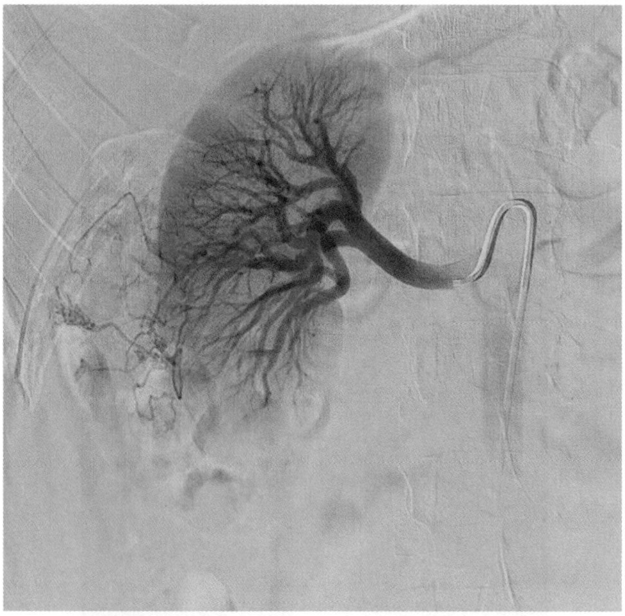

**图 33-19** 选择性 DSA 很好地显示了右肾动脉的各级分支。来源于肾下极的血管团是血管平滑肌脂肪瘤

地方有可能会高估狭窄程度(图 33-21)。MRA 在肾动脉支架置入术后不能使用。[15]

## 肠系膜动脉

慢性肠系膜缺血是由于动脉供血不足,通常发生于三支(腹腔干、肠系膜上动脉、肠系膜下动脉)主要的肠系膜动脉中至少两支闭塞或重度狭窄。DSA、CTA 和 MRA 均能清晰显示这些动脉的起源和近端范围,在诊断上具有较高的准确性。与之相反,栓塞性疾病和血管炎往往存在小分支血管的狭窄或闭塞,对这些病变来说,血管造影是必要(图 33-22)。然而,CTA 和 MRA 适合显示肠缺血情况下的肠壁增厚和肠腔积气,并可以显示肠系膜静脉血栓性疾病[16,17](图 33-23 和图 33-24)。

## 血管损伤

外伤性血管损伤可以出现血管痉挛,伴发或不伴血管阻塞的血管内膜损伤,血管破裂或者假性动脉瘤形成(图 33-25)。因为这些患者经常会发生其他软组织损伤,增强 CT 常常是首次进行的检查。动脉期造影剂外渗可以证实并定位损伤的部位。假性动脉瘤也是很容易发现的(图 33-26)。然后可以使用超选动脉造影来指导血管内治疗(栓塞症)。

在急性创伤情况下通常认为 MRA 不是可行的选择,因为图像采集时间较长,难以监测磁场内不配合的患者。在插管后医源性股动脉损伤的特殊情况下,使用超声检查来诊断和指导凝血酶注射治疗通常是很有用的。

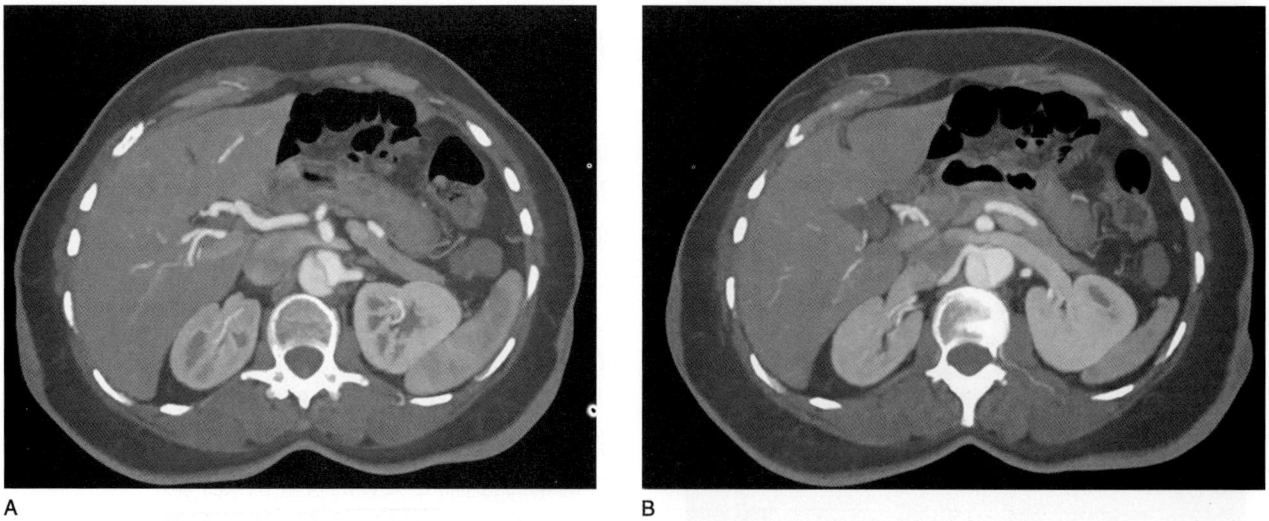

**图 33-20** 肾动脉 CTA 的 MIP 轴向图像显示左侧(A)和右侧(B)肾动脉起始部和近心段。注意主动脉夹层,其双肾动脉均来源于真腔

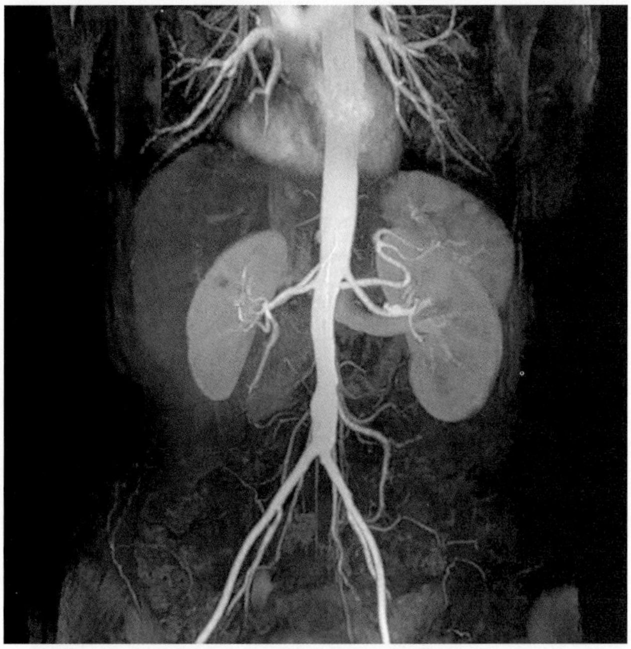

**图 33-21**　肾动脉 MRA 的冠状 MIP 图像。肾实质内分支不如 DSA 显示清楚

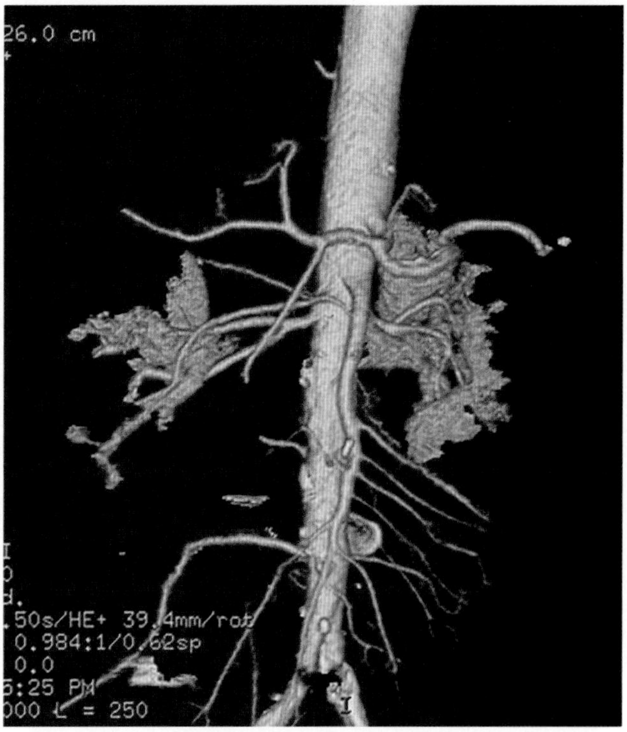


**图 33-23**　腹部 CTA 的三维重建显示了冠状面投影的腹腔干动脉和肠系膜上动脉的分支

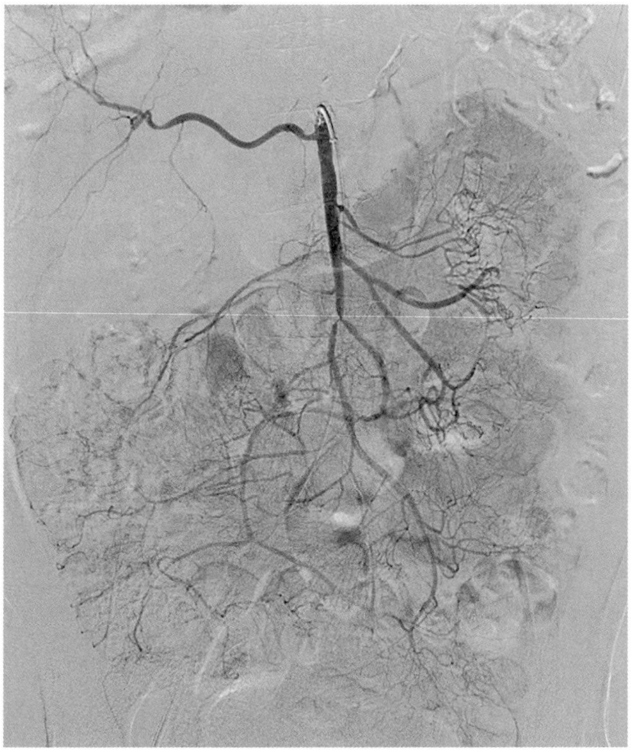

**图 33-22**　肠系膜上动脉的超选 DSA。DSA 显示肠系膜上动脉回肠分支起始部的狭窄，而 CTA 或 MRA 难以显示这个狭窄

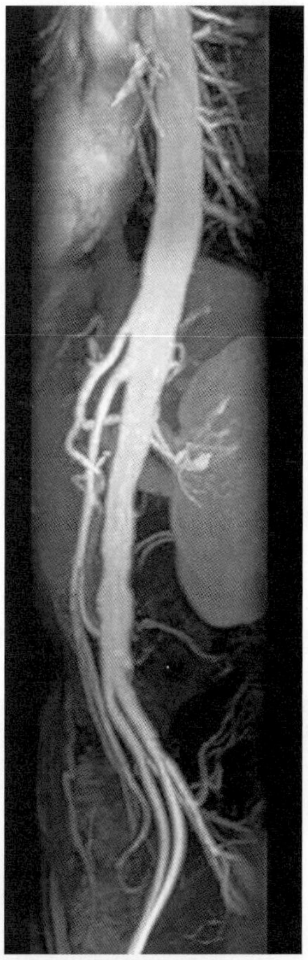

**图 33-24**　肠系膜血管 MRA 的矢状面 MIP 显像显示腹腔干动脉和 SMA。IMA 在图像中几乎是模糊的。IMA，肠系膜下动脉；SMA，肠系膜上动脉

表 33-1 不同类型血管造影的比较

| 类型 | 优点 | 缺点 |
|---|---|---|
| DSA | • 金标准<br>• 高空间分辨率<br>• 高准确性<br>• 有利于指导介入 | • 使用 X 线<br>• 可能对碘造影剂发生过敏反应<br>• 需要穿刺动脉<br>• 穿刺点可能出现并发症<br>• 因为是二维显像,需要多个面的投影显影 |
| CTA | • 三维重建图像<br>• 能显示血管壁、斑块和血管周围组织的细节<br>• 快速采集图像<br>• 对年老和病重的患者要求不高 | • 使用 X 线<br>• 可能发生造影剂过敏反应<br>• 内膜钙化时检查受限<br>• 金属物质会产生伪像 |
| MRA | • 可以不使用造影剂<br>• 不使用 X 线<br>• 对碘过敏者安全<br>• 对孕妇安全 | • 有金属置入物者是禁忌证<br>• 钙化灶会导致信号缺失<br>• 钆造影剂有肾毒性<br>• 图像采集时间长 |

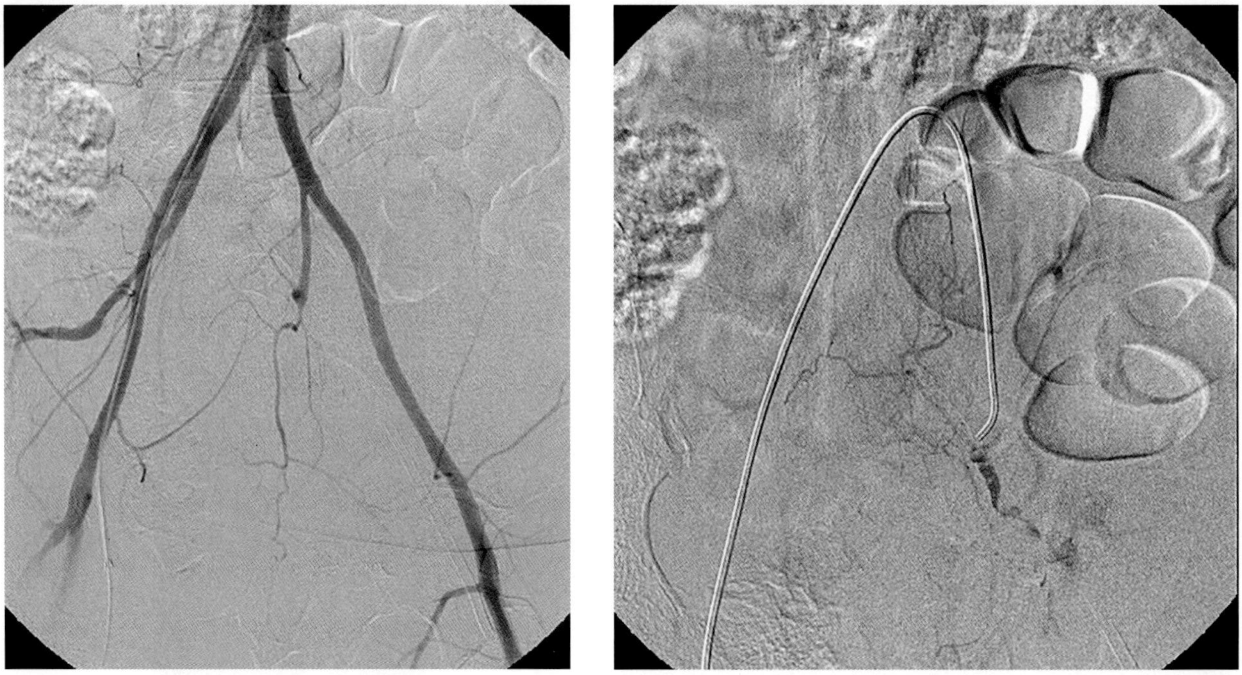
A B

图 33-25 车祸后盆腔 DSA。首先进行主动脉内注射(A)显示左髂内动脉痉挛。随后的超选注射(B)显示了髂内动脉后干造影剂渗出,与活动性出血一致。动脉栓塞治疗成功地止血

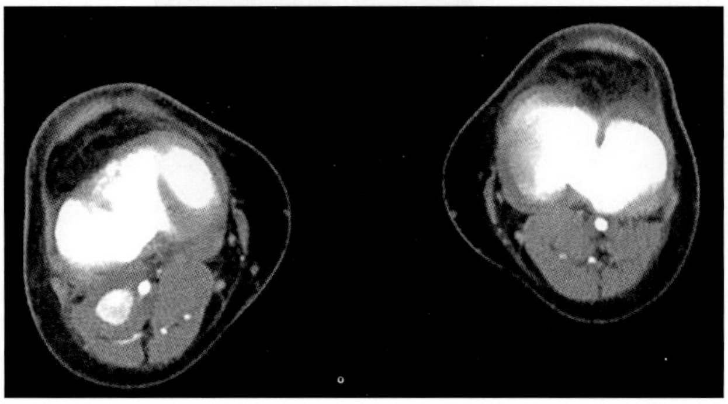

图 33-26 创伤后下肢 CTA 的轴向图像。右侧腘动脉的外侧有一个细瘤颈的假性动脉瘤

## 小结

- 无创断面成像技术，如 CTA 和 MRA，是双功能超声检查的补充。
- 在血管显影重叠时 CTA 和 MRA 有优势。
- 根据患者因素和机构的专业知识，CTA 和 MRA 可能是首选检查。
- 这些检查的诊断结果可能与动脉造影所能达到的诊断结果相媲美。

## 思考题

1. 患者疑似肺栓塞。下肢静脉超声检查没有发现血栓，但由于患者的身体状况，超声无法充分显示盆腔静脉。哪种影像最合适？
2. 在肾功能较差和肾小球滤过率明显下降的患者中，应避免哪种类型的血管造影？

（张梅 译）

## 参考文献


1. Croft RJ, Ellam LD, Harrison MJG. Accuracy of carotid angiography in the assessment of atheroma of the internal carotid artery. *Lancet*. 1980;315(8176):997–1000.
2. Herzig R, Burval S, Krupka B, et al. Comparison of ultrasonography, CT angiography, and digital subtraction angiography in severe carotid stenoses. *Eur J Neurol*. 2004;11(11):774–781.
3. Willmann JK, Baumert B, Schertler T, et al. Aortoiliac and lower extremity arteries assessed with 16-detector row CT angiography: prospective comparison with digital subtraction angiography. *Radiology*. 2005;236(3):1083–1093.
4. American College of Radiology. *Adverse Effects of Iodinated Contrast Media, in Manual on Contrast Media* Version 7. American College of Radiology; 2010:19–23.
5. Berrington de Gonzalez A, Mahesh M, Kim K, et al. Projected cancer risks from computed tomographic scans performed in the United States in 2007. *Arch Intern Med*. 2009;169:2071–2077.
6. Nederkoorn PJ, van der Graaf Y, Hunink MGM. Duplex ultrasound and magnetic resonance angiography compared with digital subtraction angiography in carotid artery stenosis: a systematic review. *Stroke*. 2003;34:1324–1332.
7. Pollak AW, Norton PT, Kramer CM. Multimodality imaging of lower extremity peripheral arterial disease: current role and future directions. *Circ Cardiovasc Imaging*. 2012;5:797–807.
8. American College of Radiology. *Nephrogenic Systemic Fibrosis in Manual on Contrast Media Version 7*. American College of Radiology; 2010:49–55.
9. Anderson GB, Ashforth R, Steinke DE, et al. CT angiography for the detection and characterization of carotid artery bifurcation disease. *Stroke*. 2000;31:2168–2174.
10. Debrey SM, Yu H, Lynch JK, et al. Diagnostic accuracy of magnetic resonance angiography for internal carotid artery disease: a systematic review and meta-analysis. *Stroke*. 2008;39(8):2237–2248.
11. Fleischmann D, Hallett RL, Rubin GD. CT angiography of peripheral arterial disease. *J Vasc Interv Radiol*. 2006;17:3–26.
12. Collins R, Cranny G, Burch J, et al. A systematic review of duplex ultrasound, magnetic resonance angiography and computed tomography angiography for the diagnosis and assessment of symptomatic lower limb peripheral arterial disease. *Health Technol Assess*. 2007;11:1–184.
13. Krinsky G. Body MR venography: the new gold standard. *Appl Radiol*. 2004;33(2):26–33.
14. Moriwaki Y, Matsuda G, Karube N, et al. Usefulness of color Doppler ultrasonography (CDUS) and three-dimensional spiral computed tomographic angiography (3D-CT) for diagnosis of unruptured abdominal visceral aneurysm. *Hepatogastroenterology*. 2003;49:1728–1730.
15. Tan KT, van Beek EJR, Brown PWG, et al. Magnetic resonance angiography for the diagnosis of renal artery stenosis: a meta-analysis. *Clin Radiol*. 2002;57:617–624.
16. Aschoff AJ, Stuber G, Becker BW, et al. Evaluation of acute mesenteric ischemia: accuracy of biphasic mesenteric multi-detector CT angiography. *Abdom Imaging*. 2009;34:345–357.
17. Meaney JF, Prince MR, Nostrant TT, et al. Gadolinium-enhanced MR angiography of visceral arteries in patients with suspected chronic mesenteric ischemia. *J Magn Reson Imaging*. 1997;7:171–176.

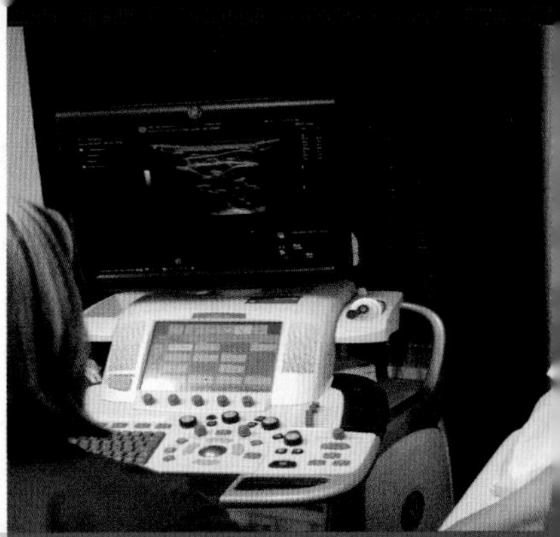

# 质量保证

TERRENCE D.CASE | ANN MARIE KUPINSKI

# 第 34 章

## 关键词

**准确度**
**金标准**
**阴性预测值**
**同行评审**
**阳性预测值**
**灵敏度**
**特异度**

## 目标

- 定义术语“金标准”。
- 描述常见的统计术语,包括灵敏度、特异度、准确度。
- 定义其它常用的统计学参数。
- 使用卡方检验计算基本统计值。
- 描述同行评审的概念。

## 术语表

**准确度(accuracy)**:正确结果的总百分比。
**金标准(gold standard)**:一种公认的、可靠的检验方法,对于血管疾病常用血管造影作为金标准。
**同行评审(peer review)**:一位学者的学术著作由同一领域的其他专家学者来评审。
**灵敏度(sensitivity)**:一项实验能发现疾病的能力。
**特异度(specificity)**:一项实验能正确鉴别阴性结果的能力。

当超声在注重质量保证(quality assurance,QA)的科室中被训练有素的超声检查者使用时,是一种安全、可靠的技术。QA 是指为确保质量标准得到满足而对血管检查的各方面进行系统监测和评估的程序。花费了多年研究与发展才使得医生和其它医疗保健人员相信,用超声技术单独评估血管疾病是准确的。为了建立这种信心,超声专业需要依靠统计学来证明超声检查及多普勒技术在血管疾病评估方面的有效性。

## 统计学

统计学是有效地利用有关个体或试验组数据的一门科学。统计学涉及数据的收集、分析、解释等各个方面。此外,统计学还根据调查及实验设计来计划数据的收集。本章简要介绍一些常见的用于辨别血管超声报告或研究准确度的术语及方法。

## 诊断性试验的比较

### “金标准”

医学采用“金标准”这个术语来将一种诊断性试验与另一种公认的、可靠的、被认为是参考标准的诊断性实验作比较。“金标准”被认为就是真相。血管成像中的“金标准”通常指血管造影(或某些情况下是静脉造影)。血管造影的准确性历史悠久,因此,所有新型的血管成像必须和它作比较来证明疾病是否存在,以及疾病达到哪种程度。然而,血管造影有一些风险,从轻微的穿刺点血肿到致死性的造影剂过敏,这还可能导致脑卒中甚至死亡。医学上,受益必须大于风险,尽管超声目前被认为是安全和准确的,但它必须首先与金标准作比较来确定准确度。理想状态下,现在的血管超声应该与金标准100%符合,但往往不是这样的。有各种常见的方法用于将检查结果与金标准比较。

### 真阳性

真阳性(true positives,TP)是超声检查结果为阳性,存在疾病,且"金标准"也与超声结果是一致的。例如,超声显示一条增粗且不能压缩的股静脉,管腔内没有血流信号,静脉造影证实为股静脉闭塞,临床医生的诊断为深静脉血栓形成(DVT)。因此,所有的检查都一致认为疾病是存在的:这就是真阳性。

### 真阴性

真阴性(true negatives,TN)是超声检查报告的阴性结果同样也被"金标准"报告为阴性。例如,超声显示颈内动脉近端没有明显斑块回声,血流速度正常。动脉造影没有发现任何疾病,医生认为没有颈内动脉疾病。因此,都一致认为没有疾病存在;这是真阴性。

### 假阳性

不幸地,在一些情况下超声和"金标准"的结果不一致。如果使用动脉血管造影作为金标准,几乎每一例血管造影发现的结果都代表着正确的结论。可能存在这样的情况,双功能超声显示速度增高,有狭窄,但是动脉血管造影没有发现病变。另外,例如超声检查者未能使用恰当地方法挤压静脉,便认为这是一条闭塞的静脉。随后的静脉造影证实是这一条通畅的、没有血栓的血管。幸运是,分歧相对比较少见,但是用统计学来帮助确定这些错误是必要的。当出现不一致的时候,要认真复查,以确定错误的原因。

前面段落提到的这些例子是假阳性(false Positives,FP)结果。假阳性是检查结果为阳性,但是"金标准"则显示为阴性。另一种假阳性结果的可能发生在颈动脉超声检查狭窄率符合50% ~79%的标准,而动脉造影显示仅有40%的狭窄。这也是一种假阳性;然而,对放射和超声两者都很重要的是要清楚是什么原因造成了假阳性。流速测量5%的误差,可能把结果从一类归为另一类。而分类上的明显不同可能影响医学治疗,但是实际的差别却相当的小。

### 假阴性

假阴性(false negative,FN)是指一项检查结果是正常的时候,而"金标准"确认有病。举一个假阴性的例子,如果超声报告了腹主动脉管径正常,但是动脉血管造影显示为直径为3.0cm的扭曲的腹主动脉瘤(AAA)。部分人可能认为这是相当小的误差,没有显著的临床意义。然而一份报告显示"股静脉没有血栓",却被证实是一个假阴性结果,这可能会危及生命。很明显,超声检查者希望有高的真阳性和真阴性,没有或尽可能少地出现假阴性和假阳性。

## 准确度

质量保证统计使用TN、TP、FN及FP的计算来判定一项实验中其它的用于描述结果的指标。准确度就是一个这样的指标,它可以被看作是一种"接近"实际值的指标。例如,在血管研究室中,我们收集图像和多普勒数据来确定颈动脉病变的分类,例如50% ~79%的狭窄,或80% ~99%的狭窄。我们通常将我们的结果(双功能超声结果)与"金标准"(动脉血管造影结果)作比较,看超声结果有多"接近"实际值(狭窄度)。准确度是正确结果的百分比。它的重要性在于存在病变时不但能准确发现病变,而且在没有病变时也能识别正常的血管。准确度的计算方式是用正确试验的总数除以所有试验的总数。

## 灵敏度

灵敏度是指被正确诊断出来的结果占实际阳性结果的比例。它是在疾病出现时识别疾病的能力。当阳性的超声结果与阳性的动脉造影结果紧密相关时,就说这个检查有很好的灵敏度。超声能很好地判断是否存在下肢DVT,但在检查肺炎上却没有用。这时可以说超声对DVT有很好的灵敏度,但是对肺炎检测灵敏度较差。

如果一种情况可能是致命的,并且有治疗的方法,那么人们就会希望最大限度地提高检查的灵敏度。在血管检查中,人们可能想要最大限度地提高颈动脉重度狭窄或腹主动脉瘤检测的灵敏度。这两种情况都有可能致命,但很容易治疗。

计算灵敏度是用真阳性除以金标准检查出来的总阳性结果。

## 特异度

作为超声检查者，我们知道在有疾病时诊断出有病很重要，但是在没有发现疾病时，确认真的没有疾病的存在也很重要。医生往往十分依赖超声报告，常单独根据超声报告处理患者。尽管在 20 世纪 80 年代初，当双功能超声开始用于评估是否存在 DVT 时，几乎每一例患者行超声检查后都跟随使用静脉造影评估。随后的时间里，对于识别和排除 DVT，双功能超声一贯稳定的准确性和可靠性最终导致了使用静脉造影来检测下肢 DVT 的实际终结。使用双功能超声来排除 DVT 据说有很好的特异度。特异度是一种检查去判定结果正常或没有病变的能力。

当一个验证性检查是昂贵的或侵入性的，那么就要最大限度提高超声检查的特异度。这将避免正常的患者不必要的进一步检查。

特异度的计算是真阴性结果的数量除以所有金标准判定的阴性结果的总数。

## 可靠性

可靠性是指在相似的条件下获得相似的结果的一致性的程度。从某种意义上说，它是一段时间内的准确度。当检查结果一贯地准确时，实验室或超声科是可信的。一旦医学界确定某学科呈现出的结果始终如一地可信，那么对这个学科的信任就可以确立。

## 阳性预测值

阳性预测值（positive predictive value，PPV）是指被诊断出来的阳性结果中真阳性患者所占的比例。它是衡量诊断方法重要的手段，例如超声，它提供这个检测阳性结果反映了正在进行检测的潜在疾病的可能性。换句话说，在一个科室所有静脉检查阳性结果中，PPV 是以金标准为基础来正确预测 DVT 的百分比。计算方法是用真阳性病例的数除以总阳性数（真阳性加假阳性）。

## 阴性预测值

阴性预测值（negative predictive value，NPV）是无病者在阴性检查结果中的比例。它是一个重要的衡量诊断性方法的手段，例如超声，它提供了阴性检查结果预测没有疾病可能性。当检查显示没有下肢动脉阻塞，如果阴性预测值很高，我们可以肯定地认为没有疾病存在。

# 卡方检验

卡方检验（发音“kye”与“sky”一样）是一种统计检验，总体上讲，是比较你“期望”的和你实际“观察到”的之间的不同。[2] 如果超声的流速正好符合 50% ~ 79% 狭窄的诊断标准，这就是期望能在动脉造影中看到的。在这个例子中实际观察到的是指动脉造影的结果，它与超声得到的期望结果既可以相同也可以不同。

与“金标准”结果一致的试验完成得越多，或者期望的和观察到的不同越少，那么这项检查的准确度就更高。换句话说，被证实的不一致更多，或者期望的和观察到的之间差别更大，检查的准确度就更低。

这种简化的卡方检验是一个包含了 4 个字母（A ~ D）的表格。每个字母代表了期望的和观察到的结果。为了评价超声检查的目的，我们通常定义双功能超声检查结果为期望的结果，动脉造影代表金标准或观察到的结果。

## 卡方检验的练习

打算用卡方检验计算一些数据前，先来做一些简单的练习。拿出一张白纸，在上面画出空白的卡方检验（一个框里包含四个方格）。写上正确的标识，纵向为：双功能超声，横向为：血管造影（图 34-1）。接下来，确认后在恰当的格子中写 A（真阳性 TP）、B（假阳性 FP）、C（假阴性 FN）及 D（真阳性 TN），如图 34-1 所示。现在，拿起你的手指从 A 划到 B（图 34-2）。这些表格代表被报告为阳性的所有结果（既有双功能超

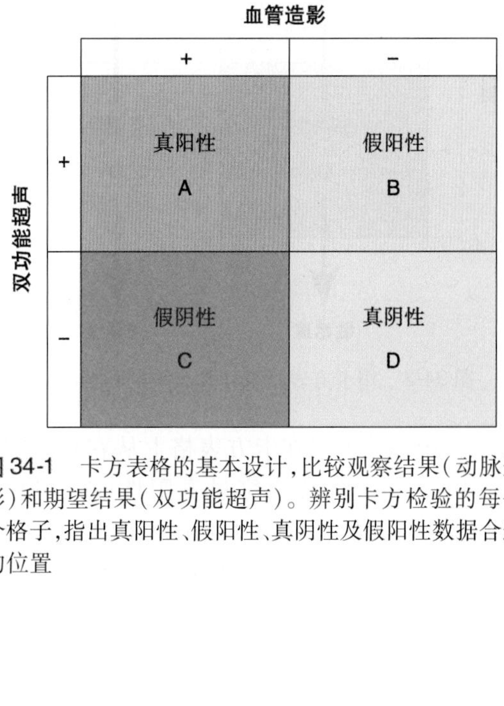


**图 34-1**　卡方表格的基本设计，比较观察结果（动脉造影）和期望结果（双功能超声）。辨别卡方检验的每一个格子，指出真阳性、假阳性、真阴性及假阳性数据合适的位置

声，又有血管造影）。这里，我们想要尽可能地多的真阳性和少的假阳性。这些数字将被用于计算 PPV。接下来，划动你的手指从 C 指向 D。这两个格子的总数代表所有被报告为阴性的结果。这里，我们尽可能想要更多的真阴性患者，更少的假阴性患者。所有的数字用来计算 NPV。

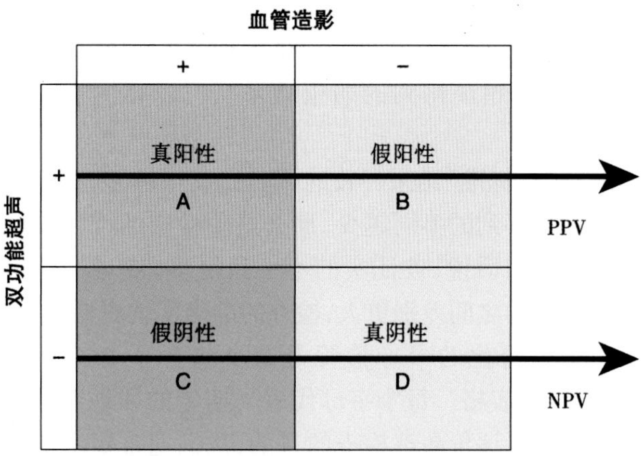


图 34-2 用卡方表格来计算阳性预测值（PPV）和阴性预测值（NPV）

现在，从 A 到 C 向下划动你的手指（图 34-3）。这两格的数字用来计算检查的灵敏度。同样地，假阴性越少，灵敏度越高。然后将你的手指向下从 B 划到 D，这些数字用来计算检查的特异度。正如前面的计算方式，特异度的提高需要多的真阴性和少的假阳性。

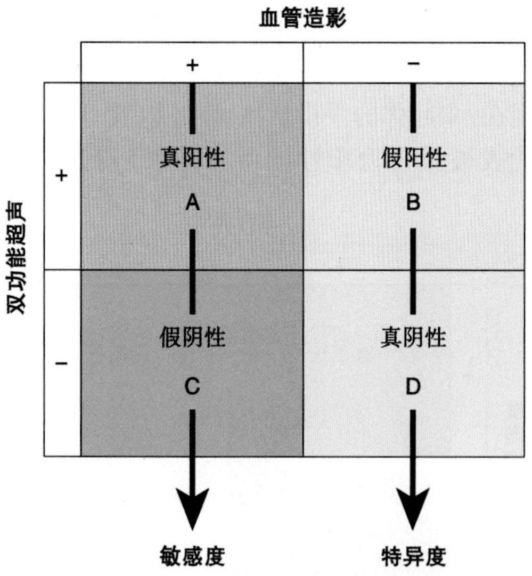


图 34-3 用卡方表格来计算灵敏度和特异度

最后，用你的手指在卡方表格上从右到左向下斜划（图 34-4）。这里，你会穿过真阳性（A）和真阴性（D）的表格，它们的总数除以四个格子的总和（A+B+C+D），这就是总准确度的计算方法。[3,4]

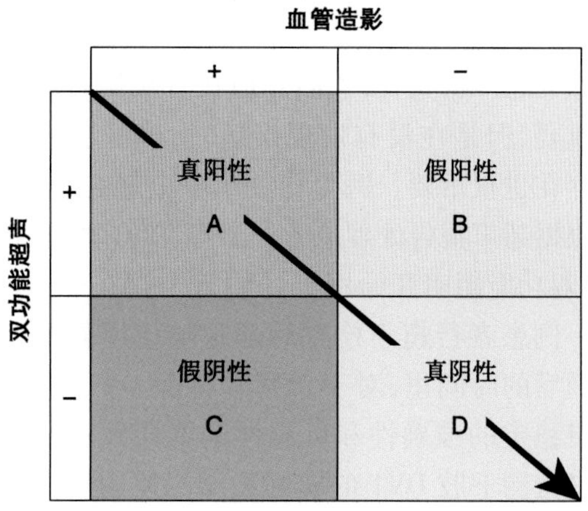


图 34-4 用卡方表格来计算所有准确度

表 34-1 提供了统计参数包括灵敏度、特异度、PPV、NPV 及准确度的总结。所有这些参数可以用卡方检验计算。

通过这些运算，可以看出准确度跟正确发现有疾病和正确确认无疾病的能力都有关系。[5]因此，准确度的绝对值必须介于敏感度和特异度之间。准确度也必须介于阴性预测值和阳性预测值之间。

表 34-1 用卡方计算的统计参数

| 统计参数 | 卡方表变量 | 实际计算 |
|---|---|---|
| 灵敏度 | $\frac{A}{A+C}$ | $\frac{TP}{TP+FN}$ |
| 特异度 | $\frac{D}{D+B}$ | $\frac{TN}{TN+FP}$ |
| 阳性预测值（PPV） | $\frac{A}{A+B}$ | $\frac{TP}{TP+FP}$ |
| 阴性预测值（NPV） | $\frac{D}{C+D}$ | $\frac{TN}{FN+TN}$ |
| 准确度 | $\frac{A+D}{A+B+C+D}$ | $\frac{TP+TN}{TP+FP+FN+TN}$ |

重点：A、B、C、D 适用于卡方表的单元值。参考图 34-1。
TP，真阳性；TN，真阴性；FP，阳性；FN，假阴性

## 统计小测验

根据的已有的公式，用图 34-5 中已提供数据，解答以下问题：

1. 本研究的灵敏度是多少？
   A. 95%　　B. 90%
   C. 60%　　D. 85%
2. 本研究的特异度是多少？
   A. 92%　　B. 96%
   C. 60%　　D. 85%

| | | 血管造影 + | 血管造影 − |
|---|---|---|---|
| 双功能超声 | + | 88 | 7 |
| 双功能超声 | − | 10 | 84 |

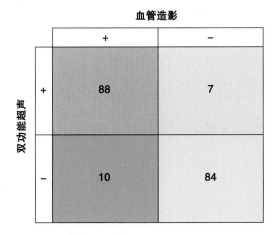

**图 34-5** 一个填入样本数据的卡方表格，比较双功能超声和血管造影的结果

3. 本研究的阳性预测值是多少？
   A. 93%　　B. 96%
   C. 60%　　D. 85%
4. 本研究的阴性预测值是多少？
   A. 33%　　B. 96%
   C. 60%　　D. 89%
5. 准确度是多少？
   A. 76%　　B. 96%
   C. 91%　　D. 85%

## 同行评审

近年来，因为血管超声检查的准确性已经得到了更充分的验证，血管造影和静脉造影等侵入性血管检查的应用有所减少。这种可喜的变化实际上也降低了用血管造影作为金标准来比较验证血管超声检查结果的能力。这一趋势在静脉双功能超声中特别明显，因为在静脉疾病的评估中越来越少地常规使用静脉造影。

鉴于此，对血管超声质量评估的需要仍然存在。事实上，因为患者的医疗决策很可能是在单独只有超声结果的情况下做出的，所以质量更为重要。

同行评审提供了一种行之有效的 QA 方法。同行评审的概念是一位学者的学术由同一领域的其他专家学者来评审。同行评审的过程是一个持续性的项目，涉及到医生和超声检查者。这种合作可以让同事之间分享反馈，从而维持和提高检查的准确性。

一个典型的同行评审过程将会以一组随机抽取的病例进行分析。这个过程可以指定收集的时间间隔和病例的分类。能够反映检查的各个方面的专业指标都要进行评论。这些专业的质量指标的例子如下：

- 测量恰当
- 按照标准
- 技术质量
- 遵循方案
- 完整性
- 时效性

在一些实验室里，医生可能负责诊断评价，包括对标准的遵守。技术人员可以评估研究的完整性和对已建立的方案的遵守。这些数据可以收集在表格、总结中，在 QA 会议上进行讨论。指出不准确和错误之处，并且制定改善结果的行动计划。

### 小结

- 统计值是质量保证不可分割的部分。
- 定期回顾超声数据，并跟金标准作比较，能使血管试验室及超声科的数据可靠。
- 对血管专家及超声检查者来说，理解计算方法及常规统计学参数的含义十分重要。
- 同行评审数据对于相关影像的统计分析是有用补充。在某些情况下，同行评审数据可能是 QA 数据的唯一来源。
- QA 统计及同行评审资料有助于识别潜在的差异，这些差异反过来也可以调整日常工作实践，这将最大限度地提高双功能超声检查结果的质量。

（张静漪　张梅　译）

## 参考文献

1. Case T. *Primer of Non-invasive Vascular Technology*. 1st ed. Boston, MA: Little Brown; 1996.
2. Matthews DE, Farewell VT. *Using and Understanding Medical Statistics*, 5th ed, Basel, Switzerland; Karger; 2015.
3. Rumwell C, McPharlin M. *Vascular Technology: An illustrated Review*. 5th ed. Pasadena: Davies Publishing; 2014.
4. Baldi B, Moore DS. *The Practice of Statistics in the Life Sciences*. New York: Freeman & Company; 2009.
5. Ridgeway DP. *Introduction to Vascular Scanning*, 4th ed., Pasadena, CA: Davies Publishing; 2014.